名 医 心 鉴

主　编　张伯礼
副主编　张　磊
编　委　董历华　韩虹娟　禹　佳
　　　　王馨瑶　黄　凡　蒲晓田

中国中医药出版社
·北　京·

图书在版编目（CIP）数据

名医心鉴／张伯礼主编 . —北京：中国中医药出版社，2018.3（2022.9重印）

ISBN 978 – 7 – 5132 – 4778 – 8

Ⅰ. ①名…　Ⅱ. ①张…　Ⅲ. 中医临床 – 经验 – 中国 – 现代　Ⅳ. ①R249.7

中国版本图书馆 CIP 数据核字（2018）第 029158 号

中国中医药出版社出版

北京经济技术开发区科创十三街 31 号院二区 8 号楼

邮政编码　100176

传真　010-64405721

河北品睿印刷有限公司印刷

各地新华书店经销

开本 787×1092　1/16　印张 27.5　字数 669 千字

2018 年 3 月第 1 版　2022 年 9 月第 3 次印刷

书号　ISBN 978 – 7 – 5132 – 4778 – 8

定价　98.00 元

网址　www.cptcm.com

服 务 热 线　010-64405510

购 书 热 线　010-89535836

维 权 打 假　010-64405753

微信服务号　zgzyycbs

微商城网址　https://kdt.im/LIdUGr

官 方 微 博　http://e.weibo.com/cptcm

天猫旗舰店网址　https://zgzyycbs.tmall.com

如有印装质量问题请与本社出版部联系（010 – 64405510）

前　言

中医的培养，师承教育自古以来就一直占据重要的地位。中医优秀人才的成长，参名师是重要的一环。即便是在中医院校教育占据主流的今天，中医师承教育也是非常重要的内容，院校教育和师承教育互补共进。中医管理部门、中医高等院校也自觉地开展院校和师承教育有机结合，如开展"全国名老中医药专家经验传承工作"、建立"中医传承博士后"制度、举办各类区域特色传承班，也包括中医高校对本科学生指派学术导师的尝试等。

中医是一门需要师承传授的学问，历史上的中医都十分重视学术传承发展，这才保障了中医历久弥新、学术常青。《伤寒论》中就有"各承家技"之说，金元四家和温病诸家都有师承。古今不同，今天的中医学习环境不同于古代的师徒传授、父子相习。学习的不仅是导师的特色经验，还包括导师的医德和接诊技巧。今天的中医学子有更多的机会去多拜师、跟名师。从期刊和书籍中去拜师去学习，也是传承中医学术经验的一部分。

中医的传承，学习者还要有悟性，要善于总结老师的经验，要善于思考和升华。因此，重点是中医思维方式的传承，而不是一方一法一药的照搬。以求在老师的指点下，更快地掌握中医思维方式，熟练临床技能和提高解决临床问题的能力。

中医的传承，也是中医勤求古训博采众方探索求知精神的传承。学习中医者要博览群书，不要刚进入中医学习行列，就自称某派传人。中医各家因为机缘不同，阅读体验有异，临证之时判断和选择有差别。这种差异一定是在对中医典籍有充分的阅读，对临床实践有足够的体会基础上产生的学术特色。不要在刚刚学习中医的时候，就给自己划定了学习的藩篱。

传承的基础上要创新。中医的继承和创新是一个车的两个轮子，缺一不可。陈敏章老部长就提出"传承不泥古，发扬不离宗"。中医文化源远流长，创新也是中医学术常青永远延续的基因。张仲景"勤求古训，博采众方"是创新。张元素谓"运气不齐，古今异轨，古方今病，不相能也"也是强调中医学需要创新。吴又可感喟"守古法不合今病"而作《温疫论》，王清任存疑求真而《医林改错》成书，都是中医划时代变革的成果。《环球中医药》对名医经验类文章能否刊发的核心标准也是文章要有创新点，要展示学者临床特色、用药特点。希望更多的中医学习者立足临床，继承传统，实践求真、勇于探索，避免"各承家技，始终顺旧"，定能够青出于蓝而胜于蓝。

《环球中医药》杂志以"立足科技前沿，贴近临床，服务读者"为出版方针，历来注重杂志的可读性和实用性。杂志设有多个贴近临床的栏目，"名医心鉴"栏目就是具有特色的栏目之一，栏目内容主要介绍现代中医名家的学术经验，是中医名家弟子跟师学习的感悟和临证体会。这些名医主要是国医大师、全国老中医药专家学术经验继承工作指导老师，也包括部分博士生导师和各省市学科带头人。

作为《环球中医药》杂志创刊十周年反馈给读者的一份礼物。本书从《环球中医药》杂志2015~2017年发表的名医经验文章中选择113篇呈献给读者，按照类别分为17章，内容密切联系临床，是中医名家数十年临床体会的菁华，力求展示名医的中医思维模式，展示名医如何用中医的办法解决临床问题的经验，企望本书的出版对读者增进临床技能、提高临床疗效有所裨益。

中国工程院院士
中国中医科学院院长
天津中医药大学校长　张伯礼
《环球中医药》杂志总编辑
2018 年 1 月 8 日

目　录

第一章

理论探讨

国医大师李士懋论"观其脉证，知犯何逆，随证治之"

《伤寒论》创立了中医辨证论治的理论体系，其揭示的辨证思维方法和用方的灵巧思路，两千年来一直指导着临床。李士懋教授在精研《伤寒论》《金匮要略》和《内经》的基础上，创立了以脉诊为核心的平脉辨证论治理论体系。李士懋教授对《伤寒论》有自己独到的体会，提出了许多非常独特的见解。仲景在《伤寒论》太阳篇中言及桂枝汤"坏病"时谓："观其脉证，知犯何逆，随证治之。"李士懋教授认为此即辨证论治的大法，是中医临床思维的灵魂和核心特色，是对《内经》提出的治病要"谨守病机"的完美发挥，体现了对疾病治疗的动态原则。也就是在疾病的过程中，脉象不断地动态变化，反映了病机的变化，治疗方法随之变动。

1　"观其脉证，知犯何逆，随证治之"是仲景提出的辨证论治总的指导原则

仲景创立了中医辨证论治理论体系。近两千年来，这一理论体系一直卓有成效地指导着中医的临床。中医辨证论治体系的核心是证，仲景辨证，虽也四诊合参，但起决定作用的指征是脉，因此提出了"观其脉证，知犯何逆，随证治之"辨证论治的指导原则，也就是辨证论治的总纲。

仲景何以提出观其脉证的理论呢？《伤寒论序》引述文献中有《素问》《九卷》《八十一难》《阴阳大论》《胎胪药录》并《平脉辨证》。《内经》《难经》尚存，其他已亡佚。仲景吸收了前人对脉学的成就，尤其撰用《平脉辨证》一书，对仲景《伤寒杂病论十六卷》的形成有深远影响。由《平脉辨证》一书的书名可知，此书必是据脉以辨证之书。

《伤寒论》每篇的题目皆为"辨某病脉证并治"。这个题目的设立，蕴含着深刻的内涵。辨证论治的目的是明确"证"，进而依证立法、处方。而证的确立，是依脉而定，所以仲景提"脉证并治"，脉在证之上，就是平脉辨证。

仲景说"观其脉证"，未说观其色证、观其舌证、观其形证等，而独曰观其脉证，是以脉辨证、定证。这充分说明，仲景所创立的辨证论治体系，是以脉诊为中心，是凭脉辨证，这是仲景辨证论治体系的精髓。纵观《伤寒论》全书，处处都体现了这一精神，这就是以脉为中心的凭脉辨证法[1]。

2　"观其脉证，知犯何逆，随证治之"是《内经》动态观在疾病治疗上的具体体现

《内经》提出了天地万物在不断地运动变化，人的生理活动也在不断延续与变化的观点，如《素问·六微旨大论》曰："故非出入，则无以生长壮老已；非升降，则无以生长化收藏。""成败倚伏生乎动，动而不已，则变作矣。有期乎？曰不生不化，静之期也。"升降出入，是生物体的运动形式，而生长化收藏是对生物的变化发展阶段的概括，生长壮老已是指生命体的变化发展过程。无论是人还是物，它的运动变化都是永恒的，如果运动

扈有芹（河北省沧州中西医结合医院中医科）

李玉昌（河北省肃宁县中医院专家门诊）

变化停止了，生命活动也就不存在了。运动变化不仅是生理的常态，任何疾病都不会静止不变，疾病的证也在不断地运动变化，因此《素问·至真要大论》说治病要"谨守病机，各司其属"。

那么，如何"谨守病机"？《伤寒论》就很好地回答了这个问题。仲景提出了辨证论治的大法为"观其脉证，知犯何逆，随证治之"。疾病的不断运动变化，如何把握呢？当然要辨其证，证明确了，方能立法、处方。可是证如何确立呢？当然要四诊合参。虽云四诊合参，但仲景着重点出的是"观其脉证"，把脉放在证的上面，这就突出了脉的重要性，是以脉定证，亦即"平脉辨证"，这是贯穿《伤寒论》全书的精神。

如风寒客于肌表，出现太阳表实证，即麻黄汤证，脉阴阳俱紧。如何知道疾病的证变化没变化呢？《伤寒论》第4条："伤寒一日，太阳受之，脉若静者，为不传；颇欲吐，若躁烦，脉数急者，为传也。"此可以看出，疾病传变不传变，诊断的标准在脉。再如第36条："太阳病，十日以去，脉浮细而嗜卧者，外已解也。设胸满胁痛者，与小柴胡汤。脉但浮者，与麻黄汤。"太阳病传入少阳，脉浮细加之嗜卧、胸满胁痛，才可用小柴胡汤，如脉浮仍在表，与麻黄汤。第26条："服桂枝汤，大汗出后，大烦渴不解，脉洪大者，白虎加人参汤主之。"大汗出后，表解未解？伤阴还是伤阳？有没有入里化热？这些如何知晓？《伤寒论》说，以脉定证，此条脉洪大，传入阳明，故与白虎加人参汤。可以说，《伤寒论》以脉定证比比皆是，是《内经》疾病动态治疗观的具体应用。

3　"观其脉证，知犯何逆，随证治之"应用在疾病治疗过程的始终

在疾病治疗的过程中，经常会遇到这样的问题，用一个方子治疗疾病取得了好的疗效，但是再接着用此方却无效，甚至病情加重了，这是为什么？是否应该"效不更方"？李士懋教授[2]指出，疾病的性质、病位、程度、病势是不断变化的，这其中，有量变也有质变。把握疾病的变化，应按照《内经》提出的原则："谨守病机。"而病机的把握关键在脉，以脉定性、定位、定量、定势，这四定，归结起来就是证。脉未变，证亦未变，故法不变，方不变。而所谓的"守方"并不等同于"效不更方"，守方是指在病机未变的前提下，无论病情有没有变化都要"守方"。如岳美中先生说："至于慢性病的治疗，不但有方，还需要有守"，"一些慢性病，都是由渐而来，非一朝一夕之故，其形成往往是由微杳的不显露的量变而到达质变，则其消失也需要经过量变达到质变。"到底证变还是没变，如何判定？李士懋教授[1]提出的"脉未变，证亦未变，故法不变，方不变"是守方的依据。同时李士懋教授提出"效亦更方，不效亦有守方"。当疾病的治疗取得疗效时，脉变化了，证也就发生了变化，治疗随之而变，此即"效亦更方"，当疾病治疗无效时，而脉没有发生变化，证也就未变，疾病的本质未变，治则、治法、方药也就不变，此即"不效亦有守方"，守方变方的关键在脉，即《伤寒论》所讲"观其脉证，知犯何逆，随证治之"，这一观点贯穿于疾病治疗的始终。

4　结语

李士懋教授精研《伤寒论》《内经》，以《内经》解释《伤寒论》，以《伤寒论》为《内经》作注脚，融《伤寒论》《内经》理论为一体，指导临床实践，提炼出平脉辨证思辨体系。《伤寒论》所言"观其脉证，知犯何逆，随证治之"是平脉辨证思辨体系的理论基础，也是《内经》"谨守病机"理论的发挥运用，而李士懋教授的平脉辨证思辨理论，

正是对《伤寒论》《内经》理论的最好实践。

参考文献

[1]　李士懋，田淑霄. 溯本求源 平脉辨证［M］. 北京：人民卫生出版社，2011：34-35，66.
[2]　李士懋，田淑霄. 李士懋 田淑霄医学全集（上卷）［M］. 北京：人民卫生出版社，2015：51.

国医大师李士懋平脉辨证观初探

"观其脉证，知犯何逆，随证治之"，出自《伤寒论·辨太阳病脉证并治上》第16条。原文为："太阳病三日，已发汗，若吐，若下，若温针，仍不解者，此为坏病，桂枝不中与之也。观其脉证，知犯何逆，随证治之。"仲景此处意在为"坏病"提出辨治原则，实则为辨证论治之先声，后世医家据此提出了中医辨证论治的理念。李士懋教授精研经典，博览各家，对辨证论治研究颇有心得，认为辨证论治理论体系源自《内经》，其本则肇端于《伤寒论》和《金匮要略》，因此欲研究辨证论治，必先溯本求源。辨证论治是中医的精髓，脉是证的灵魂，它直接指导着临床实践。辨证论治水平的高低，直接影响着中医的疗效，实有探讨之必要。

1　为什么要重视脉诊

既然仲景创立了辨证论治体系，因此研究辨证论治，就要看仲景是如何辨证的。首先《伤寒论》篇目均为"辨某某病脉证并治"，《金匮要略》亦言"痉湿暍病脉证治第一"。从这些篇目的设立不难理解，辨证论治的目的是"证"，而证的确立要依脉而定，所以仲景设篇目题为"脉证并治"。进而仲景在辨太阳病脉证并治篇又提出了"观其脉证，知犯何逆，随证治之"这个辨证论治的总纲，言"观其脉证"，而不说观其色证、舌证、形证，可见对脉诊的重视。且条文中以脉定证的条文，可以说比比皆是。如《伤寒论》第265条："伤寒脉弦细，头痛发热者，属少阳。"伤寒三阳病均可见头痛、发热，概因脉弦细，而诊为少阳，此即以脉定证的典型例证。李士懋教授正是悟透经典中的这一精髓，结合自己60多年的临床苦心研索，最终形成了以脉诊为中心的辨证论治体系即平脉辨证思辨体系。

2　平脉辨证思辨体系的现实意义

平脉辨证思辨体系的核心是平脉，平脉的目的是证。证，是一个疾病发展过程中某一阶段的病理总和，也是论治疾病的依据。李士懋教授认为一个证的完整诊断，要有四个要素，即病性、病位、疾病的程度和疾病发展变化的趋势。李士懋教授简称曰"四定"，即定性、定位、定量和定势。而在明确诊断的过程中，脉诊起着非常重要的甚至是决定性的作用。如寒凝证的诊断标准中，李士懋教授提出了三个重要指征："一是脉沉弦拘紧，李

李玉昌（河北省肃宁县中医医院专家门诊）
扈有芹（河北省沧州中西医结合医院中医科）
李朋涛（华北理工大学冀唐学院中医系本科生）

士懋教授将此脉称之为痉脉；二是疼痛；三是恶寒。依其在辨证中的权重划分，脉占80%，疼痛占10%，恶寒占5%，其他舌症、体征、症状等可占5%。"[1]可见脉诊在辨证中的重要作用。

2.1　以脉定病性

疾病的性质无非寒热虚实。《金匮要略·胸痹心痛短气病脉证并治第九》有云："师曰：夫脉当取太过不及，阳微阴弦，即胸痹而痛，所以然者，责其极虚也。今阳虚知在上焦，所以胸痹心痛者，以其阴弦故也。"阳气虚于上，阴寒上乘是导致胸痹心痛的原因，乃因脉阳微阴弦，故而知之。再如火郁证，李士懋教授说：不论内外妇儿哪科疾病，只要是脉沉而躁数，那火郁证的诊断就基本成立，临床上就可考虑用升降散治疗。受李士懋教授启发，笔者曾治一例扁平疣患者，男，19岁，高三学生，2013年3月15日初诊。面部扁平疣，多而密集，严重影响面容，想报考军校又怕因面部原因不能被录取而求诊。脉弦滑数，追问患者还有无其他不适，仅诉天热时头痛。二便正常，食可眠安。证属郁热，法宜火郁发之，方宗新加升降散，处方：蝉蜕8g，姜黄9g，栀子12g，薄荷[后下]5g，僵蚕12g，生大黄8g，连翘15g，淡豆豉9g。上方加减，共服20余剂时扁平疣变萎，约服60剂左右，面部疣全部脱落，当年顺利被第二军医大学录取。未跟师前，治扁平疣多是求之于秘方、验方或专病专方等，有时也不知疗效如何。跟师后治病皆以脉为中心，大大开拓了中医思维，已不再拘泥于数方数法，临床疗效大增，求诊者日渐增多。此案脉滑数为热盛，弦主郁，故从火郁论之，治以李士懋教授的新加升降散，谨守病机，坚持治疗而愈。

2.2　以脉定位

定位，即确定疾病的病位。也主要依靠脉象，并结合经络脏腑的症状来判断。如寸部脉象有改变，又出现心经的症状，则可判断病位在心；如若出现肺经症状则可判断病位在肺。

2.3　以脉定量

李士懋教授说："疾病的轻重程度是个既模糊又必须加以明确的概念。说它模糊，是因为难以量化；说它确切，是指医者必须明确病情的轻重，以指导用药治疗。"[2]比如肺热咳喘患者，石膏是用10g、30g还是50g，必须要准确，病重药轻不行，病轻药重同样也不行。李士懋教授认为："疾病的轻重程度也可以从脉上来判断，如脉数为有热，越数实有力热就越重，反之则热轻。"[2]

2.4　以脉定疾病的发展变化趋势

疾病发展变化的趋势大致有三种情况：一是疾病向愈；二是邪正相持，不好不坏；三是病情加重恶化。疾病是不断变化的，而要掌握疾病的各种动态变化，最直接最灵敏的指标就是脉。它往往先于症状或体征而出现变化，因此欲了解疾病的发展变化趋势，就必须了解和掌握脉的变化。中医认为，在疾病的发生、发展过程中，证候是不断变化的，也就是说在治疗某一疾病过程中，证治方药是不断发展变化的，而非一方到底，这就是中医的恒动观，是中医理论特色之一，也是中医人必须遵循的法则，恒动观指导着辨证论治的始终。那么如何确定疾病的变化呢？李士懋教授认为：变化的原则是"谨守病机"，而确定病机的关键是脉。《伤寒论》第4条："伤寒一日，太阳受之，脉若静者，为不传。颇欲吐，若躁烦，脉数急者，为传也。"传变与否的重要标志是脉。仲景在治疗变证时明确提出"观其脉证，知犯何逆，随证治之"的原则，把脉放在证的前面，足见其对脉的高度重视。李士懋教授常常讲，秦伯未曾云，一个医生要能守善变，这是一个医者成熟与否的重要标志。守得住就是在治疗疾病的过程中一时未见疗效，而只要病机未变，就要守原方不变，而不可一时不效，频频换方，转致越行越远，终致医者不知何从，病愈难矣！善变就是病机变了，证候变了，就要及时更改处方。而守与变否的依据是脉。脉变则证变，法亦随之变。脉不变则证未变，法亦不变。仲景在《金匮要略·痰饮咳嗽病脉证并治第十二》详细记述了服小青龙汤后的变化，由小青龙汤到茯苓桂枝五味甘草汤，再变化为苓甘五味姜辛汤、苓甘五味姜辛夏汤、苓甘五味姜辛夏杏汤，最后是苓甘五味姜辛夏杏大黄汤。看完这则记录，不禁令人拍案叫绝。中医辨证论治具有灵活性，决非一方到底，效亦更方，变方与否的依据是疾病证的变化。这正充分体现了仲景"观其脉证，知犯何逆，随证治之"学术思想。李士懋教授正是继承和发扬了中医这一学术精髓，形成了平脉辨证思辨体系。

3 平脉辨证思辨体系临床运用

3.1 肾着案

患者，女，48岁，干部。2012年10月9日初诊。主因腰臀部不适半年。因下楼困难而邀笔者往诊。见患者身形瘦弱，用手扶腰缓慢移行，坐下时也极困难痛苦。自诉臀部坠胀感，总想穿紧裤将臀部兜住。臀部有一块如水滴附着（如坐水中）、腰部如有水泥块附着（板滞感、沉坠感，腰重如带五千钱），病休在家半年，生活不能自理。诊其脉沉而无力，舌淡苔白。思为《金匮要略》肾着之病，湿从何来？随即追问中焦脾胃是否有阳虚之症。患者答已患胃病10余年，平时不敢吃凉的，大便每天4~5次，便稀且伴不消化食物，怕冷衣服比别人早穿一季，四肢常不温。曾在沧州、北京多家医院求诊。已排除腰部器质性病变，多次理疗、按摩，封闭治疗均未显效。证属脾肾阳虚，寒湿痹着。方宗甘姜苓术汤，处方：炙甘草20g，干姜20g，茯苓40g，炒白术20g。5剂后诉臀部坠胀感减，以后又加减服用本方20剂后病情逐渐缓解。但仍诉腰部板滞感，且饮食因吃中药有减少之势。于11月15日请李老诊治，师诊其脉沉细无力，嘱用黄芪桂枝五物汤治疗，服后自觉食欲佳，气力增、腰部板滞感逐渐好转而愈。

按 此案启示：①见腰不治肾，腰部疼痛每责之于肾。因腰为肾之府，所以临床中腰痛即补肾，已形成了惯性思维。是否有效考其原因，缺少发散思维习惯。②腰部均有皮、脉、肉、筋、骨，何独肾主之？五脏之病，均可影响至腰，此为见腰不可独治肾也。③效不更方，效即更方。本案久服肾着汤早期收效明显而后期收效欠佳，改服黄芪桂枝五物汤后逐渐收效而愈，乃不知脉证已变，不知变通之故。④经典学习不能丢。如若不读经典不知肾着之病，此患者治疗难矣，经典条文，为一个个鲜活的医案，不可以等闲视之，要反复揣摩，用于临床，有所收获。

3.2 戒酒案

患者，男，43岁。2013年9月7日初诊。嗜酒多年，欲戒酒而就诊。易怒，食少纳差，腰酸痛，颈僵，身酸痛，活动则舒。每隔一两周入夜即烦躁，不能入睡，需大量饮酒，方可安睡，脉弦数且劲。证属：肝火，法宜清泄肝火。方宗泻青丸，处方：防风8g，代赭石30g，龙胆草8g，生龙牡各30g，大黄4g，栀子10g，旋覆花15g。2013年9月16日诊：上方服7剂，烦躁及身酸痛减，余症同前，脉同上。上方继服7剂。2013年9月23日诊：不用饮酒已可眠睡，烦躁约减二分，仍食少，腰酸痛。脉弦，按之阳弱尺弦，舌暗红嫩苔白。证属阳虚，阴寒上乘，法宜温阳益气。方宗补中益气汤加减，处方：党参12g，茯苓15g，当归12g，肉豆蔻9g，生黄芪12g，柴胡9g，肉桂6g，白术10g，升麻6g，炮附子15g。2013年10月20日诊：上方加减共服21剂，食增，有精神，腰酸痛已愈。

　　按　弦主肝，数主热，故诊为肝火。形成肝火之因概括起来主要有两个方面：①气郁化火。肝为刚脏，内寄相火，喜条达而恶抑郁，气郁日久则化火，此即"气有余，便是火"。叶天士说："情志不适，郁则少火变壮。"[3]②湿热化火。湿热之邪，内侵肝胆，蕴结不解，湿蕴化热，热从火化，易形成肝火。如此案嗜酒无度，助湿生热，久则化为肝火。肝火为患，所见甚广，上可见头痛、目赤肿痛、颊赤龈肿、耳聋耳痛、鼻衄等肝火上炎清窍之症；肝火内扰胸膈，可见烦躁懊侬、失眠易怒等症；肝火充斥三焦上下内外，可见胁痛口苦、目赤肿痛、小便淋痛、阴肿、阴痒等症；肝火下迫大肠，可见下痢后重、腹痛里急、大便脓血、肛门灼热等症。所见症状纷纭繁杂，然其脉多为弦数之脉。治疗肝火，多采用苦寒直折之法。除苦寒直折之外，还应根据肝气易郁的特点，适当配以辛散之品，如泻青丸中羌活、防风，寓升于降，升降相因；肝体阴而用阳，肝火日久，易伤阴耗津，可加用生地黄、当归等滋阴养血之品，如龙胆泻肝丸方中的生地黄、当归，意即指此。本案嗜酒多年，湿热内生，久则化热为火，肝火扰心，故烦躁易怒、失眠，木亢克土，则食少纳差，身痛，腰酸，颈僵，运动则舒，此皆肝火攻冲，气机阻遏之象，故方选泻青丸，泻肝火，散肝郁。得效后三诊时脉由弦数而转为阳弱阴弦之脉。阳弱尺弦，阳弱为气虚于上，尺弦主阴寒盛于下，气虚当补，阴寒当温，故方用补中益气汤加炮附子、肉桂等温阳散寒之品治之。有人可能认为证由热变为寒，此非医之过乎？李士懋教授认为：治病有如抽丝剥茧，去掉一层，方能显示下一层，而其中最能决定其病机证候是否变化的因素是脉，这也是最灵敏的指标，往往先于其他症状的变化之前出现。

3.3　懈怠案

　　患者，男，44岁。2012年7月27日初诊。易疲劳数年，晨起头昏，口干苦，少气懒言。冬季怕冷，纳可，怕食凉，食补药上火，寐时差，大便两日一行。舌稍暗，脉弦拘减。证属肝阳虚，法宜温补肝阳。方宗乌梅丸，处方：乌梅10g，桂枝10g，炮附子[先煎]12g，细辛6g，当归12g，党参12g，川椒6g，干姜6g，黄连9g，7剂，水煎服，每天1剂。2012年8月3日二诊：药后诸症如前，舌稍暗，脉弦减。上方加生黄芪12g，柴胡7g，改桂枝12g，14剂。2012年9月14日四诊，疗效不著，李老诊脉弦无力，尺弦细，予7月27日初诊之方加仙茅15g，淫羊藿12g，肉苁蓉15g，生黄芪15g。2012年10月1日五诊，诸症明显减轻，此后以此加减，继服两月余，终获痊愈。

　　按　此患者以易疲劳为主诉，伴有口干苦，怕食凉，食补药上火，寐时差，舌稍暗，脉见弦拘减，弦主肝之病，拘乃脉欠舒缓，主寒，减为不足，故断为肝阳虚。经曰：肝为罢极之本。肝阳虚故易疲劳，少气懒言，此亦是现代所说亚健康状态。肝虚则一阳不升，故见口干、头昏；肝中内寄相火，肝虚则相火疏泄不利，郁而化热，故口苦、寐易醒，治以乌梅丸温补肝阳。此例诊断清楚，治法用药合理，理当迅速取效，然服药月余，其效不著，笔者学徒私自心下动摇，思李士懋教授当变法更方为妥，不料，李士懋教授仅在一诊处方加数味补肾之品，即峰回路转，获效于数日，予笔者有很大启迪，李士懋教授引秦伯未老先生的话：一个成熟的医生，临床处方，既要守得住，又要变得活。在此案中，肝阳馁弱的病机确定，虽 20 余剂不效，亦能守方不变，同时又善于在细节上找问题，依尺脉弦细，发现隐藏在下面的肾阳虚，不能温煦肝阳，进而加强补肾阳之品，所谓"治病必求于本"。此例既是肾阳不足而水寒，肝阳出自肾水，水寒则肝阳不温而馁弱；其实寐差可能亦有肾水不能上济心火，而不全是肝经郁火扰心之象。故而临床之要在守方变方的协调统一，既不能蛮守，亦不能乱变，而在乎明理，明乎阴阳升降变化之道，此中关键亦在乎知脉。

《伤寒论》最难理解的就是厥阴病篇，乌梅丸一方出自《伤寒论》厥阴病篇，乃厥阴主方，因条文中讲的是治疗蛔厥、主久利，遂被后世湮没为驱蛔、止泻之方，惜哉。李士懋教授精研伤寒，读书临床颇能发煌古意，李士懋教授认为厥阴的生理特点为："肝主春，肝为阴尽阳生之脏，寒乍尽，阳始生，犹春之寒乍尽，阳始萌。阳气虽萌而未盛，乃少阳、弱阳。若春寒料峭，则春之阳气被戕而不升，生机萧索；若人将养失宜，或寒凉克伐，或药物损伤，皆可戕伤肝始萌之阳而形成肝寒。肝寒则相火内郁，于是形成寒热错杂。"[4] 并有寒化、热化两途；寒热进退、阴阳转化是其特点。李士懋教授提出《伤寒论》中"厥阴病的实质是肝阳馁弱，形成寒热错杂之证，肝阳馁弱，则肝用不及，失其升发、疏泄、调达之性，因而产生广泛的病证"[4]。不仅为当代通篇理解《伤寒论》的精义做出贡献，亦大大开拓了乌梅丸的临床使用范围。在乌梅丸的使用上，总结了肝主疏泄的十方面功能，提出执简御繁的乌梅丸应用指征："①脉弦按之减，此即肝馁弱之脉。弦脉亦可兼濡、缓、滑、数、细等，只要弦而按之无力，统为肝之阳气馁弱之脉。②症见由肝阳虚所引发的症状，只要有一二症即可。"[4] 笔者在临床依法使用，治愈很多疑难怪病。

仲景提出的"观其脉证，知犯何逆，随证治之"这一辨证论治总纲强调了脉证并治，肯定了脉诊在中医学中的重要价值。李士懋教授在仲景脉学求索基础上，逐渐形成的以脉诊为核心的平脉辨证思辨体系，为中医学的继承与发展指明了方向和道路，必将在中医学界产生深远的影响。

参考文献

[1] 李士懋. 汗法临证发微 [M]. 北京：人民卫生出版社，2011：22.
[2] 李士懋. 溯本求源平脉辨证 [M]. 北京：人民卫生出版社，2011：39.
[3] 叶天士. 增补临证指南医案 [M]. 太原：山西科学技术出版社，1999：264.
[4] 李士懋. 临证一得集 [M]. 北京：人民卫生出版社，2008：373-376.

国医大师李士懋狭义汗法脉象求索

第二届国医大师李士懋教授，通过对"阳加于阴谓之汗"的深刻思考，结合自己几十

张晓雷（首都医科大学附属北京中医医院呼吸科；北京中医药大学研究生学院）
王玉光（首都医科大学附属北京中医医院呼吸科）

年的临床经验，对汗法具有独特的认识，著有《汗法临证发微》[1]一书，对中医界产生了较大的影响。李老重视脉象，其汗法亦是以"平脉辨证"为核心，因此，理解李老狭义汗法相关脉象，对于掌握李老汗法具有重要的意义。下面，通过对李老狭义汗法的相关脉象进行探讨、求索。

1　狭义汗法用于阴邪外袭或阳虚阴凝之寒凝证

"表证、里证、虚实相兼证及阳虚阴凝者，皆可用（发汗法）。""阴邪包括寒与湿，或夹风而为风寒、风湿。因与阴邪相合，则其性从阴。阴邪袭里者，主要指寒邪。""阳虚阴凝者，并无外邪所客，纯为阳虚所致。由于阳虚阴盛而阴寒凝泣收引，其脉当沉弦细无力且拘紧。""太阳表实的第二个特点是脉紧。""寒湿郁遏表而恶寒无汗、头身痛重，脉当沉紧而濡或弦濡或濡缓，苔当白或白腻，症当兼胸痞。""若风客肌肉，即太阳中风，见汗出恶寒，发热头痛，脉浮缓，主以桂枝汤，解肌发汗。"　"凡寒凝证，皆可以汗法治之。"[1-2]

通过以上文献回顾，可以知道，李老狭义汗法主要针对寒凝证，包括表证［表寒证、表虚证（太阳中风）、表湿证、阴邪外袭肌肉经脉筋骨］、虚实相兼证（寒邪外客兼有阳虚、阴虚、阴阳两虚、气血两虚、兼有他邪等）、里证（实寒、湿证）、阳虚阴凝证。李老强调汗法主要针对寒凝证。湿为阴邪，分为阴湿与阳湿，实际上，阴湿为湿与寒合，阳湿为湿与热合，而狭义汗法主要针对的是阴湿证，即湿与寒合。表虚证（太阳中风）实际上与虚实相兼证相似，即为正气不足兼感寒邪[3]。外袭肌肉、经脉、筋骨较腠理偏里，较脏腑偏表，主要是寒邪或寒与湿合。

综上所述，可以知道李老狭义汗法主要针对的是寒凝证；邪气为阴邪，包括寒邪，或者湿与寒合之湿邪，或者阳虚而阴寒凝涩者（此为纯阳虚而无外袭侵袭）；阴邪可袭于表，或袭于肌肉经脉筋骨，或袭于脏腑之里；同时可兼有阳虚、营卫不足、气血两虚、阴阳两虚或兼有风邪等。

2　痉脉是判断寒凝证的重要指征

李老狭义汗法主要应用于寒凝证，其判断寒凝证的要点包括痉脉、疼痛、恶寒，依辨证权重痉脉占80%[1]，在实际临床上，痉脉的权重可能会更大，是判断寒凝证的重要指征。对于痉脉，李老又有"痉脉""紧脉""涩脉"等说法，如"脉涩与否，是判断汗透邪解的一个主要指征"。"此种涩脉称之为痉脉，即沉弦紧滞，作为寒凝证的一个决定性指征，也作为使用汗法的一个决定性指征，也可作为判断汗透的一个决定性指征。""寒邪内犯，客于脏腑者，其脉沉紧，脉呈拘滞蜷缩状态，吾称之为痉脉。此脉乃是判断寒凝证的主要指征。""寒凝，发病广泛，而判断寒凝证的主要指征就是脉紧。""痉脉是寒凝证之标准脉象。吾于拙著《汗法临证发微》一书中，将痉脉作为寒凝证的主要指征，其权重可占80%以上。凡寒凝证，皆可以汗法治之。"[1-2]

3　寒凝证脉象的主要原理——寒主收引

李老一直强调，狭义汗法针对的是寒凝证，对于寒邪致病的脉象原理，李老解释得比较详细："寒主收引凝泣，血脉亦拘紧，乏舒缓之象，呈一种痉挛状态。拘紧之象越著，则寒凝越重，寒的轻重与脉的拘紧程度呈正比。寒闭于表者，脉即沉紧而拘，寒犯于里者，脉亦沉而拘紧。寒闭表者，因正气尚强，其脉沉而拘紧有力，伴恶寒、头身痛、无汗。寒闭于里者，脉沉而拘紧力减，伴疼痛、畏寒。""寒邪外客，引起脉的蜷缩、绌急。

表现在脉象上，则沉弦拘紧，呈一种痉挛状态，此即痉脉。"湿邪之所以也用汗法是因为湿为阴邪（此处是指阴湿，即湿与寒合者）。"若湿邪所犯，湿为阴邪。阴湿者，脉多兼濡软；然湿又能闭阻阳气，故脉亦兼弦紧。阴湿之脉当沉而弦拘之中，兼见濡软之象。湿盛则濡，湿盛则阳微，脉亦可见沉拘紧无力，症多伴酸、沉、胀、僵，头沉，胸痞，畏寒，苔白腻等。""寒湿郁遏表而恶寒无汗、头身痛重，脉当沉紧而濡或弦濡或濡缓，苔当白或白腻，症当兼胸痞。""盖湿侵经脉，气血不通。痉乃筋之病，筋之柔，须阳气之温煦，阴血之濡润。今湿侵经络脉隧，气血不通，筋失温养，故拘急而痉。痉虽与僵麻、酸胀、痹痿不同，但其理一也，皆须化湿疏风通经。"[1-2]

由此可以知道，痉脉的出现，主要是由于寒邪外袭，寒主收引，血脉收引挛缩，因而脉象出现紧张、拘挛等特征；腠理闭塞，故恶寒而汗出异常，或无汗，或少汗；血脉收引，则气血运行不畅，不通则痛，故而疼痛，这就是李老强调痉脉、疼痛、恶寒对于寒凝证判断的重要性。湿邪外袭，也必须为与寒相合的阴湿，寒湿外袭，亦可闭阻腠理、血脉，因而出现痉脉（或者紧脉、涩脉）等脉象特征，以及恶寒、汗出异常、疼痛等症状。阳虚阴凝者，虽为纯阳虚无外邪侵袭，但阳虚者，阴必凑之，经脉失去阳气之温煦，同样也可以出现痉脉、恶寒（或者说畏寒）、汗出异常、疼痛。但是，此时的痉脉当为拘紧而少力或者无力。一般表证才会出现汗出异常，那么为什么阳虚寒凝也可以出现汗出异常呢？"阳加于阴谓之汗"，如果阳气不足，不能鼓荡阴津上达于腠理而为汗，也会出现汗出异常。应用狭义汗法意在鼓舞、激发阳气[4]，但是也会有因为阳虚而出现汗出不止者，如桂枝加附子汤，大多是由于无汗或少汗伴有恶寒，医家不去辨析脉之有力无力，径用汗法所致。

4　弦、涩、急（滞）是判断寒凝证必备脉象要素

李老论述汗法、寒凝证相关的主要脉象有沉、弦、拘、急、紧、痉、涩、滞、细。下面笔者将详细论述这些脉象的相互关系。

沉、细：沉脉包括正气不足不能鼓荡气血与邪气阻滞气血不能外达两个方面[1]。传统观点认为，"浮脉主表"，"沉脉主里"[5]，李老多年临床观察发现表证多出现沉脉，尤其是寒邪外袭，则脉管收缩，气血受遏，脉沉多见[6]。脉沉与脉细原理相似，因受寒邪收引之性，上下而言则脉位沉，横向左右而言则脉管细。

弦："弦脉对脉位、至数没有特定要求。典型的弦脉，脉力当满张有力，但亦可出现弦而无力之脉。脉体可细，可不细，或大，但一定要长。""主要特征是指脉象端直如弓弦，直上下行，且脉力强于长脉。""寒盛则阳损，脉失温煦而脉弦。"[7]弦脉是由于感受寒邪后，脉管拘挛收缩而出现脉体偏硬的脉象，由于脉体硬，则必然脉易于触摸而长。王振强运用寒痉汤之微汗法治疗下肢动脉硬化闭塞之寒凝证以脉沉弦为判断要点[8]，说明沉、弦是寒凝证的重要脉象要素。但是热邪、阴虚等化风之后，亦可以出现弦象，鉴别要点为：寒凝脉为寒收引，属于由外向内，故而脉多沉、涩、细、滞；化风脉为阳邪化风，属于由里向外，故而脉多浮而大，多兼滑、数之象。关键点为振幅，即脉涩与否。

涩："寒邪凝泣所致。寒为阴邪，其性收引、敛降、凝泣。寒客则气血收引凝泣，故脉涩。""只要脉来之搏起振幅小，就是涩脉。"[2,7]

急、滞：寒主收引，脉管收缩拘挛而紧张度增高，故而脉管搏起时可有受阻滞之滞感，因正气受阻故而可有躁动不安之急象，与火郁之躁数脉[9]相类似。急与滞是同时存在的，因脉受阻滞而滞，因滞而急或急数。

拘：于海[10]认为拘脉与紧脉类似，但敛束之象更明显，具有痉挛的感觉，二者均属于痉脉。实际上紧脉为寒邪收引，血脉亦可出现痉挛，同时李老只提到拘脉一词，常说脉具有拘象，但并未给出拘脉的脉象特点与主病，说明拘并非是一种脉，而是一种像，即寒邪收引，脉管、筋脉出现拘挛收缩之象。正如沙茵茵[11]总结的拘为弦，紧有拘急、抽动之感，李老有的弟子将其描述为"如水滴滴落在桌子上时先散开后因张力回收聚一下的感觉"。

紧：紧脉脉位、至数不定，可浮可沉，或迟或数，因受寒邪拘束，故脉体偏细，有拘急敛束之象[7]。紧脉可主寒（虚寒、实寒）、邪阻（宿食、热邪）等[7]。因寒主收引，故主寒之紧脉必有弦、涩、急（滞），脉位多沉、脉体多细，而主邪阻之紧脉多兼滑数之象，脉体多不细。

痉："脉沉弦拘紧，笔者将此脉称之为痉脉。""吾于拙著《汗法临证发微》一书中，将此种涩脉称之为痉脉，即沉弦紧滞。""寒邪内犯，客于脏腑者，其脉沉紧，脉呈拘滞蜷缩状态，吾称之为痉脉。""脉痉，即紧如弦，直上下行为脉痉，此为寒凝所致。寒主收引，致脉弦紧拘滞，此即脉痉。"[1-2]李老对于痉脉有"沉弦拘紧""涩""沉弦紧滞""沉紧""紧如弦""弦紧拘滞"等描述，实际上他们之间是有关系的。阴邪外袭，气血受邪气拘束，故而脉沉、振幅小；阴邪收引，脉拘挛，故而脉细；气血受邪气阻滞，故而脉多有拘滞不畅之感。因此，脉沉、涩、细、滞实际上指的是血脉受寒邪拘束的不同说法而已，脉沉强调的是脉位，属于静态上下而言；脉涩强调的是脉的振幅，属于动态上下而言；脉细强调的是脉体的宽度，属于静态横向左右而言；脉滞强调的血脉流动，属于动态纵向前后而言。王四平教授[6,12]认为痉脉为弦紧拘滞，可浮可沉。然而，由于寒为阴邪、主收引凝涩，仍以脉沉多见。

综上所述，可以知道寒凝证可以出现沉、弦、拘、急、紧、痉、涩、滞、细等脉象。沉、细、弦、涩、急、滞均为一种脉象，表达了寒邪收引的一种状态，如沉细为脉管受寒后收引而脉位沉、脉体细；脉管收缩拘挛而脉体硬（弦）；正气受邪气阻滞故振幅小（涩）；正气受邪气阻滞故搏起有阻滞之感（滞），同时伴有不宁静之急象。主寒凝证之紧脉，必有弦、涩、急（滞），脉位多沉，脉体多细。痉脉属于典型寒凝证的脉象，为沉弦拘紧（沉弦拘滞）俱备者，为紧脉兼有沉、细之象。拘为脉管受寒邪之后，脉管拘挛收缩之象，为痉脉，脉的拘挛、抽搐的一种描述，属于一种象，不是具体的一个脉，是沉、细、弦、涩、急、滞的总体描述，但是偏于动态，弦、涩、急（滞）为必备要素。总体而说，弦、涩、急（滞）为拘象必备要素，拘又是对紧脉、痉脉拘挛抽搐的象的描述，因此，可以说弦、涩、急（滞）是判断寒凝证必备脉象要素。

5　结语

通过以上对李老狭义汗法相关脉象的分析解读，笔者得出以下结论：狭义汗法主要治疗寒凝证，必有寒邪存在（外袭之寒或者内生之寒）；李老以"平脉辨证"为理论核心，相关脉象常作为判断寒凝症以及是否汗透邪解的重要指征，在汗法的应用中具有重要的地位；寒凝证相关脉象主要原理为寒主收引，筋脉、血管拘挛收缩；相关脉象包括沉、弦、拘、急、紧、痉、涩、滞、细，其中弦、涩、急（滞）是寒凝证脉象的必备要素。

参考文献

[1]　李士懋，田淑霄. 汗法临证发微［M］. 北京：人民卫生出版社，2011：22-30.
[2]　李士懋，田淑霄. 平脉辨证仲景脉学［M］. 北京：中国中医药出版社，2015：199-229.
[3]　李士懋，田淑霄. 平脉辨证经方时方案解［M］. 北京：中国中医药出版社，2012：13.
[4]　张晓雷，沙茵茵，马家驹，等. 浅析"表里和解法"之用［J］. 河南中医，2016，36（3）：387-389.
[5]　明·李时珍. 濒湖脉学·奇经八脉考［M］. 北京：中国中医药出版社，2007：11-38.
[6]　王四平，吕淑静，李士懋. 论沉脉亦主表［J］. 中国中医基础医学杂志，2011，17（2）：136.
[7]　李士懋，田淑霄. 平脉辨证脉学心得［M］. 北京：中国中医药出版社，2014：193.
[8]　王振强，乔凯明. 寒痉汤联用微汗法治疗下肢动脉硬化闭塞症寒凝证临床研究［J］. 中医学报，2015，30（12）：1830-1832.
[9]　李士懋，田淑霄. 火郁发之［M］. 北京：中国中医药出版社，2012：2-33.
[10]　于海. 国医大师李士懋教授平脉辨证医案2则［J］. 中国中医药现代远程教育，2015，13（19）：142-144.
[11]　沙茵茵. 基于定性研究方法的李士懋教授特色汗法传承研究［D］. 北京：北京中医药大学，2015.
[12]　王四平，吕淑静，吴中秋，等. 李士懋论汗法［J］. 中医杂志，2013，54（4）：283-285.

罗元恺教授对"阴阳学说"
在中医理论体系中的定位思想探讨

　　罗元恺教授提出的"阴阳学说，可说是中医理论体系的核心"[1]观点实质是从"道"层面归纳出中医理论体系核心中的最重要成分。在罗元恺教授100周年诞辰之际，重温这一学术思想，对于"阴阳学说"的深刻理解，及其在中医理论体系中的应有定位乃至内涵发挥仍有着重大的理论及实践意义。

1　罗元恺教授对"阴阳学说"在中医理论体系中的定位思想回顾

　　罗元恺教授在《祖国医学的阴阳五行学说》[1]一文对阴阳学说进行了溯源疏流，先旁征博引诸多古籍如《周易·系辞传》的"一阴一阳之谓道""阴阳不测之谓神""广大配天地，变通配四时，阴阳之义配日月，易简之义配至德"，《礼记·礼运篇》的"礼必本于太一，分而为天地，转而为阴阳"，庄子的"《易》以道阴阳"，《老子·下篇》的"万物负阴而抱阳，冲气以为和"等，以述阴阳学说这一哲学思想、宇宙观的起源与奥义。对于阴阳五行学说在医学上的发展和运用上，该文多引《黄帝内经》为证，以辩证法的矛盾观念为参，揭示"阴阳"代表事物本身内在的矛盾，具有普遍性，是一切事物生长、发展、变化的源泉。具体到中医各领域，该文指出："中医对于生理、病理、诊断、治疗，莫不着重对体内矛盾过程的观察、了解与掌握，然后决定治疗法则，使不和调的矛盾（阴阳偏盛偏衰）

潘毅（广州中医药大学中医基础理论教研室）

复趋于和调。"并归纳出："中医的阴阳学说，是根据事物的矛盾法则，即对立统一的法则，来说明机体的现象和过程。符合事物的发展规律，符合唯物辩证法的基本法则的。"

阴阳学说于妇科临床又如何发挥？罗元恺教授明言："妇科专业理论，也离不开阴阳学说的范畴。经、带、胎、产诸病，总离不开阴虚、阳虚、阴盛、阳亢、肾阴虚、肾阳虚、肝阴虚、肝阳上亢等等的病机。治法也常用滋肾阴、温肾阳、养脾阴、健脾阳等等的方药……因此，研究妇科者不可不深究阴阳学说的原理做基础，否则便成为无源之水、无本之木了。"[2]在具体操作上，罗元恺教授论病首论脏腑阴阳，辨八纲以阴阳为本，阴平阳秘为治法之要，药物配伍则阴阳兼顾，大处着眼中又严谨、灵活互见，故临证时妙手纷呈，效如桴鼓[2]。

尤具启示意义的是罗元恺教授以《景岳全书·阴阳篇》"医道虽繁，而可以一言以蔽之曰阴阳而已"之论为据提出了"阴阳学说，可说是中医理论体系的核心"[1]的观点，实是直指阴阳学说的"道"本质而发人深省，也是本文欲在这一观点基础上再作研讨的内容。

2　中医理论体系的"核心"之争

关于中医理论体系的核心问题，在20世纪60年代曾展开过一场大讨论，虽云1963年在全国中医学院教材第2版审修会议上达成认识上的所谓统一，即"经过反复讨论，一致认识到脏腑经络、营卫气血理论是核心"，但这个"统一"远未一锤定音。因为2版之后的教材并没有完全采用这一表述，且争论一直存在，较有影响的观点主要有：①脏腑经络、营卫气血理论[3]；②脏腑学说[4]；③藏象经络学说[5]；④阴阳、脏腑、经络[6]；⑤核心团——阴阳五行藏象经络，核心团之核心——藏象学说[6]；⑥阴阳脏腑学说[7]；⑦时脏阴阳[8]；⑧阴阳五行学说[9]；⑨阴阳学说[1]；⑩气化或气化结构[10-11]；⑪精、气[12]；⑫病机学[13]等。

以上论争，笔者概括起来不外几类：其一，以形质（器-术）倾向为核心者，如"脏腑学说"。其二，以哲学思想（道）为核心者，如"阴阳学说"。其三，道-器相合而折中者，如"阴阳、脏腑、经络"；其四，以病证为统，如病机学，其中又以前两类的影响较大。两类之中，又以第一类之见略占上风。不难看出，前两类之辨实质是"道"与"器"，或"道"与"术"观念下各自核心观之现。

为什么这么归纳？关于道与器的区别，《周易·系辞下》提出了"形而上者谓之道，形而下者谓之器"之说。笔者解读为："形而上"指无形，"道"是万事万物内在的无形规律或法则，道无形，故为形而上；"形而下"指有形，具形则成器，即有可见形态的就称为"器"。以上所分几类的代表学说中，"阴阳学说"是研究天地自然规律且不为具体形质所限，故可归属"道"范畴；"脏腑学说"是有形质结构作为基础的，虽不能说就是纯粹的"器"，但与无形的阴阳学说相较，其"器"的倾向性自然就较著了，而现代对"脏腑学说"的研究方式就使这种倾向更明显了；据以上"道"与"器"的定义，"阴阳、脏腑、经络"之说自然就是道-器相合而折中者了。

3　"阴阳学说"在中医理论体系中的应有定位探讨

笔者以为要真正弄清核心问题，首先应明确"核心"的内涵。核心通常是指事物最主要且赖以生存和发展的那一部分，其词源应该是从果核而来。若以此为逻辑前提展开，不难看出，在整个中医理论体系中，最根本的、最不易改变的基本内核当属上文中的第二类——中医学的哲学思想。它们渗透到中医学领域后，将散在的医学经验贯穿起来，促进了中医理论体系的发生和发展，且融渗到整个理论体系各领域。其中，元气论更接近一种本体自然观，而阴阳五行学说则作为认识论与方法论，共同成为中医学体系的生长点及构建中医学体系的纲领性硬核，以此硬核为基，结合医学素材，构建起脏腑、经络、气血津液等各种生理模型以及病因模型、病机模型、诊断模型和治疗模式，从而构筑起完整的中医理论体系。关于生长点，罗教授明确指出："因为阴阳只是矛盾对立的概括性代名词，故不论物质的、机能的、部位的对立，都可以包括。即矛盾有其普遍性和重要性，是一切事物生长、发展、变化的源泉。"[1]生长点问题是科学的核心性或基础性问题，古代哲学生长点的确立使中医获得明确的发展方向及巨大收益。

　　至于上文所分的第一类——藏象或脏腑学说，笔者是这样定义的：中医的藏象是以"天人合一"观念为指导，以气－阴阳－五行－五脏为基本框架，以"感乃谓之象"为研究方法，以象类比为内在逻辑，以功能为取向，以实用为目的，将解剖象、生理病理象、临床反证象、内证象、阴阳象、五行象、易象（卦爻象、图象）、政官象、天人应象等诸象相参、相鉴、相系、相证，有机地融于一体，构成了一个以五脏为中心，形神合一的各脏腑解剖初态、生理功能、生理特性、相系身形官窍、自然社会应象以及脏腑相互关系，并深刻反映古代意象思维的象系统[14]。不难看出，藏象的本质内涵不单单是果核，而是果核、果肉、果皮均具的成熟果实，可说是中医理论体系中最丰满、完善的代表内容，而代表性内容在表达上容易逐渐移形换位成核心内容，又再进一步简化成了核心，就形成了将丰满果实当果核的结果。这或可看作将中医视为"医术"而不是"医道"的必然结果。

　　而上文的第三类——道－器相合而折中者，看似全面，其实面面俱到，就更属果实而不是果核了，可试着从古代价值观上进一步考察"道"与"器"谁该为核心的问题。中医学当属文化医学，它首先遵循的是"推天道以明人事"（《四库全书总目提要·易类》）的古代文化价值取向。而从认知方法看，可将前述的"形而上者谓之道，形而下者谓之器"再作发挥，"形而上"多指从抽象到具体，以思辨方式为主的研探思路；"形而下"多指从具体到抽象，以实证分析为主的研究方法。若落实到医学比较上，现代医学采用的是实验、实证分析为主的研究方法，主要关注结构、元素、具体器物，较接近"器"的学问；中医学采用的则是以天道推人事的思辨与医疗实践相结合的研究思路，更看重规律、行为、功能，实质是以道驭医，道以医显的学问，甚至有"重道轻器"的倾向。"形而上"与"形而下"还有一个意思就是上下之别，因为道为器物之本源及内涵，器却是道的存显形式，即形由道而立，是道在形之上，形在道之下，因此，中医的学、术、技均以"道"为本，并在用中体"道"。所以中医的特色多彰显在"道"而不在"器"，故中医学的核心也应该主要彰显在"道"而不在"器"。

　　显而易见，对中医学理论体系核心的不同理解，将显化为中医理论研究中从决策到研究方式、手段的导向，从而决定着中医理论的发展路向。罗元恺教授敏锐地觉察到这一点，他指出："有人觉得阴阳学说太抽象了，不若脏腑学说之有实体可据而符合唯物观点，这是受了西医解剖形态学的影响……阴阳是中医学整体观念的大系统，脏腑学说和其他学说是其子系统。"[2]学者徐升阳亦指出："以脏腑学说为核心是一种重形质的观点。"[15]而中医理论体系的核心之选一直是以脏腑学说占主流，由此而导致中医的现代研究走的主要也是重形质之路，而这类"失中道"的运作已渐致中医自身理论某种程度的浅化与异化，这种失真的浅化与异化又导致中医临床一定程度的弱化与西化。

回到核心的本意——果核上，不难看出，既提纲挈领，又有机融渗入中医学中的气－阴阳－五行之道或宇宙观更具核心意义。如果再细分，气、阴阳、五行三者之间谁对中医学的影响更大，更具可操作特征，则无疑是阴阳学说。

"道"有本原与规律之意，在气－阴阳－五行之道中，"气"之道可视为从宇宙本体出发的本原之道，但其内涵虽广，在归纳时却过于言简，用于认识事物与解释事物时并没有提供足够的方便，且其变化终归要落到阴阳气、五行气上，而作为规律之道，中医学更多的是参照阴阳、五行的规律与法则。故在气－阴阳－五行三者的关系中往往呈现出气隐而阴阳、五行显的格局。

在外显的格局中，五行学说重在"以类相推"的事物类比归纳，其生克之说也利于阐明国人擅长且喜欢的关系问题，因此，五行学说更利于构建框架。但五行却有其自然流弊，即往往过于方正，方正则板硬，与阴阳学说相较，缺乏圆通。五行生克关系模式亦时显简单，不足以全面反映复杂事物间的复杂联系，故在中医的一些领域已渐有淡出之势，因此也难以担任"道"的主角。

《周易·系辞上》谓"一阴一阳之谓道"，第一次明确了阴阳的"道"本质，"道"落到了中医学上，就有了《素问·阴阳应象大论》所言"阴阳者，天地之道也，万物之纲纪，变化之父母，生杀之本始"。阴阳之道作为中医的根本"道"，首先是因为它贯穿于中医学科各门类、各领域，罗元恺教授亦指出："'阴阳和调'这种矛盾统一的概念，不仅贯穿于整部《内经》的精神中，事实上也贯穿于整个中医的理论体系中。中医对于生理、病理、诊断、治疗，莫不着重对体内矛盾过程的观察、了解与掌握，然后决定治疗法则，使不和调的矛盾（阴阳偏盛偏衰）复趋于和调。"[1]同时，阴阳学说在对事物的认识与解释上充满圆通、智慧，至今仍生机勃勃，留有较大的发挥空间。

综上，罗元恺教授"阴阳学说，可说是中医理论体系的核心"的观念实是以高阔的眼光，从"道"的层面归纳出的中医理论体系核心中的最重要成分。更难能可贵的是，提出这一观念的《祖国医学的阴阳五行学说》一文发表于1957年，在20世纪60年代那场大争论之前，或许引领了关于中医理论体系核心的思考。罗元恺教授关于"阴阳学说"的诸多论述，不但反映出其对阴阳学说源流的熟习和深刻理解，更显示出其深厚的国学底蕴，可见大临床家必是大理论家、大思想家。

参考文献

[1]　罗元恺. 祖国医学的阴阳五行学说（中医理论研究资料第一辑）[M]. 北京：人民卫生出版社，1957.

[2]　罗颂平，张玉珍. 罗元恺女科述要 [M]. 广州：广东高等教育出版社，1993：13-14，144-149.

[3]　曹鸣高. 参加全国中医学院教材第三版审修会议的体会 [J]. 中医杂志，1964，9（4）：1-2.

[4]　湖北中医学院第二届西医离职学习中医班. 从脏腑学说来看祖国医学的理论体系 [J]. 中医杂志，1962，7（6）：1-8.

[5]　上海中医学院内经教研组. 对"从脏腑学说来看祖国医学的理论体系"一文的商榷 [J]. 中医杂志，1962，7（10）：1-5.

[6]　广州中医学院. 什么是祖国医学理论的核心——祖国医学理论核心问题座谈纪要 [J]. 广东中医，1963，8（2）：1-7，16.

[7]　司徒铃. 试论祖国医学理论体系的核心 [J]. 广东中医，1963，8（4）：3-4.

[8]　王钊. 论"时脏阴阳"为《内经》理论体系之核心 [J]. 国医论坛，1988，3（4）：23-24.

[9]　广州中医学院. 什么是祖国医学理论的核心——祖国医学理论核心问题座谈纪要 [J]. 广东中医，1963，8（3）：1-8.

[10]　李如辉. 论中医学理论体系的核心 [J]. 医学与哲学，2001，22（9）：50-52.

[11]　孔庆洪. "气化结构"假说之探讨 [J]. 中国医药学报，1996，11（5）：56-58.

[12]　尉明德. "精""气"是中医学理论的核心 [J]. 山东中医学院学报，1983，7（2）：28-30.

[13]　成肇智，李咸荣. 病机学是中医学理论体系的核心 [J]. 中国医药学报，1994，9（5）：5-8.

[14]　潘毅. 寻回中医失落的元神 [M]. 广州：广东科技出版社，2013：262.

[15]　徐升阳. 中医理论核心争论中若干问题之管见 [J]. 广东医学（祖国医学版），1963，（3）：1-3.

罗元恺教授临证望诊之经验述要

　　罗元恺教授是著名中医学家，从医 60 年，擅长内、妇、儿科，尤精于妇科。罗元恺教授临证首重望诊，认为中医四诊以望诊为首。《难经》有"望而知之谓之神，闻而知之谓之圣，问而知之谓之工，切而知之谓之巧"之说。而望诊在妇科至为重要，包括了对神、色、形态的观察和对经、带、恶露的辨析，根据中医的整体观念，"有诸内必形诸外"，故能视外而知内。通过望诊可以了解正气的强弱和病情的轻重。

1　察神色以辨病之轻重

　　望诊首先望神，病人的神志、眼神和精神状态，对危急重症的诊断有较大意义。如神志淡漠，反应迟钝，常为大量失血之征，可见于崩漏、堕胎或宫外孕破裂等，尤其是异位妊娠突然破裂，往往阴道流血甚少，而腹腔内出血甚多，需要迅速做出判断，救治不及则可陷入厥脱之危象。如双目无神，眼眶下陷，神志淡漠，肌肤甲错，则为气阴两亏之征，妊娠剧吐重伤气阴，产后发热或盆腔炎之热入营血皆可有此表现。若非危重症而见表情淡漠，不欲言语者，多属阳气不足，往往见于围绝经期或经前期综合征的患者。

　　望面色是望诊中较主要的部分，面部的色泽反映了脏腑气血的盛衰。面色苍白是白而带青之色，主气血虚，常兼肝血不足或有肝风；面色白而虚浮，主肺气虚或气虚血脱；面色萎黄主脾虚、血虚；晦黄为黄而晦暗，主脾肾两虚，尤以肾虚为主；面色红赤则为实热之象；颧红主虚热，尤以午后为甚；面色晦暗或黯斑主肾虚或脾肾两虚。面颊、眼眶或额部晦暗和黯斑常见于妇科肾虚证。晦暗是黑褐而无华之色，属肾之本色。肾主生殖，面色晦暗者多有生殖功能低下之痼疾。对晦暗或黯斑的辨析，则以眼眶黯黑主肾虚，面颊黯斑主脾肾虚，下眼睑浮而晦暗者以脾虚为主。晦暗或黯斑的程度与病情相关，证候重则晦暗或黯斑加深，病情好转则晦暗与黯斑渐消。这种征象多见于崩漏、闭经、不孕、滑胎等病程长而缠绵难愈的患者。此外，环口黯黑则为肾虚冲任亏损，因任脉与督脉交会于唇口，肾之精气不足，则唇口不荣，而艰于生育。但唇色暗又主寒凝、血瘀和心阳不振，应结合全身脉证予以鉴别。

罗颂平（广州中医药大学第一附属医院妇科）

2 望舌以辨脏腑虚实寒热

望舌为望诊中最重要的内容。舌为心之苗窍。曹炳章《辨舌指南》云："辨舌质可辨脏腑之虚实，视舌苔可察六淫之浅深。"妇科舌诊亦有其规律，如舌体瘦小者，是热病伤阴之象，而妇科久病血虚也可见舌体瘦，瘦薄而偏红为阴虚内热，瘦薄而偏淡为气血两虚；舌淡而胖主脾虚、气虚，胖而湿润如水泡猪肝样则主脾虚湿盛；舌红主热，舌尖红为心火盛，舌边红为肝胆热，舌绛红而干为热盛伤阴；舌暗红为血瘀，甚可有瘀点、瘀斑；而舌淡黯不荣润者，则主肾虚，为肾气不足，精血不能上荣之故，其特征是黯滞而淡，无润泽之色，与血瘀之紫暗不同。舌苔则反映邪气的性质与进退、津液之盛衰。苔白主寒，苔黄主热，苔腻主湿，苔黑而干主热炽伤阴，灰黑而湿润为寒水上泛，剥苔或无苔则主伤阴，也为胃气虚衰之象。

3 从形态和经带看妇科病征

望形态在妇科诊断中有特殊的意义。妇科病常与禀赋体质有关，大抵形体消瘦者，阳有余而阴不足，多属阴虚内热，往往虚不受补，忌用温燥；形体肥胖者，有余于形而不足于气，脾气虚则运化失司，肾气虚则开合不利，水湿内停，聚而成痰，其本虚而标实，须温肾健脾，燥湿化痰，不宜滥用清利、寒凉。若女子年逾 18 岁仍矮小、瘦削，乳房不丰，为先天禀赋虚弱，肾气不足，常为闭经、月经稀少之外候。毛发之荣枯，关乎肾精与气血，毛发枯槁、脱落，主肾虚或血枯；若女子体毛浓密，甚至唇口、脐下有粗大的毛孔，有如须眉之象，为冲任当泄不泄，常因痰湿或痰瘀互结，壅滞于冲任、胞脉，以致气血不得下注胞宫而为经血，经候不调，甚至闭经、不孕。

望经带，观察月经、带下、恶露的量、色、质，以辨寒热虚实。如经色鲜红而质黏，为虚热；深红而质稠，为实热；经色淡红而质稀，属气血虚；暗红而质稠，或有血块，为血瘀；若淡黯而质稀如水，则属肾虚。带下以量少常津津润为善，如量多清稀如水，为脾肾阳虚；量多色白而黏，为脾虚湿盛；带下色黄或赤白相间，多为湿热；黏腐如豆渣或青黄如泡沫，为湿浊下注；带下如脓样或五色杂见，为湿毒或热毒，常因肿瘤继发感染所致；带下色赤而量少，可因瘀热；淡黯而稀，则属肾虚。

4 结语

随着科学技术的进步，现在可通过超声波、X 线透视、造影、CT、MRI 等手段诊察体内的病变，是中医望诊的进一步发展。但医生对病人的整体形态与神态进行观察，并诊视局部与分泌物的情况，仍是临证的第一要务。结合问诊、闻诊与切诊，参考其他辅助检查，均有助于对病人做出正确的诊断。

李书义辨识"真中"与"类中"探讨

李书义，北京市著名中医专家，北京市首批中医药薪火传承"3＋3"工程"李书义基层老中医传承工作室"指导老师，北京市第四批老中医药专家学术经验继承工作指导老

孟繁东（北京市朝阳区中医医院内科）

师。李书义老师幼承庭训，后拜伤寒派大师陈慎吾为师，得其亲传，根基深厚。对于脑血管疾病的治疗，针药并用，提高了疗效。笔者有幸跟随李老侍诊多年，受益匪浅。兹将李老对"真中"及"类中"的辨识进行探讨。

1　"真中"与"类中"的历史沿革及各家不同认识

目前认为，中风病是指在气血内虚的基础上，因劳倦内伤、忧思恼怒、饮食不节等诱因，引起脏腑阴阳失调，气血逆乱，直冲犯脑，导致脑脉痹阻或血溢脑脉之外；临床以突然昏仆，半身不遂，口舌㖞斜，言语謇涩或不语，偏身麻木为主证；具有起病急，变化快的特点；多发于中老年人。相当于西医的急性脑血管病，又称脑卒中，是一组以急性起病，局灶性或弥漫性脑功能缺失为共同特征的脑血管疾病。从病理上分为缺血性中风和出血性中风两种[1-2]。唐宋以前医家，对中风病因多从"外风"立论，如王永炎指出："中风的病因学说在汉唐时代，论证皆为外因，金元以后辨证乃识内因。这是中风病因学说发展过程的一大转折。"[3]元末明初医家王履则首次提出了"真中"与"类中"的概念，《医经溯洄集·中风辨》指出："殊不知因于风者，真中风也；因于火，因于气，因于湿者，类中风而非中风也。"[4]此后，对中风病"真中"与"类中"各有侧重，强调"真中"之医家如清代蒋宝素曰："真中风者，真为风邪所中。卒然击仆偏枯，神昏不语等证，与阴亏火盛，阳虚暴脱之击仆偏枯，神昏不语等证相类，而真伪难分，却真有风形可据之证也。"[5]强调"类中"之医家如金元四大医家的刘河间指出："凡人风病，多因热甚……俗云风者，言末而忘其本也。所以中风瘫痪者，非谓肝木之风实甚而卒中之也，亦非外中于风尔。由乎将息失宜而心火暴甚，肾水虚衰不能制之，则阴虚阳实，而热气怫郁，心神昏冒，筋骨不用，而卒倒无所知也。卒中者，由五志过极，皆为热甚故也。"[6]明代医家张景岳的《景岳全书·非风》指出："非风一证，即时人所谓中风证也。此证多见卒倒，卒倒多由昏愦，本皆内伤积损颓败而然，原非外感风寒所致，而古今相传，咸以中风名之，其误甚矣。余以'非风'名之，庶乎使人易晓，而知其本非风证矣。"[7]强调类中之另一代表医家为张伯龙："类中一病，猝倒无知，牙关紧闭，危在顷刻。此症肾水虚而内风动者多，真中风则甚少。此症原非外感风邪，总由内伤气血，肾水焦枯而然。"[8]现在认为，"真中风为风从外来，自表入里，由皮毛至经络到脏腑，常先有寒热、头身疼痛、肢体拘急等外感表证，随之出现口眼㖞斜、半身不遂、僵仆不语等症；类中风为风自内发，无外感表现，常先有中风先兆症状，如眩晕、耳鸣、头痛、肢麻、手颤、舌强等，随之出现㖞僻不遂或突然昏仆、不省人事等症"[9]。

2　李书义对"真中"与"类中"的辨识

2.1　古之"类中"非今之"类中"

在多年中风病的诊治过程中，李老发现目前学术界对于"真中""类中"的概念并不十分清晰，尤其是"类中风"的内涵及外延与前贤已大不相同，对于中风病是外因还是内因致病的认识亦有所不同，必须加以辨别。李老指出，王履首先提出了"真中风"及"类中风"的概念，对中风病因学说是一大创举，但随之也出现了一些概念上的混淆，比如，王履所说的"类中风"是指今之以突然昏仆，半身不遂，口舌㖞斜，言语謇涩或不语，偏身麻木五大主症为特征的"中风病"，而今之所谓"类中风"，是指"临床中将一些不以中风病五大主症为主要临床表现的脑卒中"，即"椎-基底动脉系统及部分颈内动脉系统的脑血管病"，临床以"突发眩晕，或视一为二，或言语不清，或不识事物或亲人，或步履维艰，或偏身疼痛，或肢体抖动不止等为主要表现，而不伴有半身不遂等五大主症，称为类中风，仍属中风病范畴"。"虽然中风病相当于西医的急性脑血管疾病，但以五大主症为主的中风病，多数相当于颈内动脉系统病变的脑卒中，而椎-基底动脉系统的脑卒中常表现为五大主症以外的症状体征，不符合经典的中风病概念，称之为类中风。"[2]由此可以看出，王履所说的"类中风"是指今天所说的"中风病"（急性脑血管病），而今天所说的"类中风"并不是王履所说的"类中风"，而是另有所指，二者名同而实异，学者当加注意。另外，李老认为由于王履所说的"真中风"是指具有外感六经形症的中风，即"真正中于风邪"，似包括现代医学的"面神经炎"（即中医之"口僻"）在内，此点尚待商榷。

2.2 "真中"极少，"类中"居多，应辨识用药

正是由于王履首先提出了"真中风"与"类中风"的概念并对后世产生了很大的影响，所以必须对此加以甄别，从而更好地指导临床治疗及处方用药。此为正确立法及处方用药的前提。诚如张锡纯所言："审证不确即凶危立见，此不可不慎也。"[10]李老指出，汉唐以前医家认为中风病必有外感六经之形症，故治疗皆从外风论治，所用药物均不离发散外风之品，尤其是"小续命汤"，因方名"续命"，又经孙思邈加减推广应用，故混淆多年，影响颇深，不可不察。李老认为只有分清真中与类中，才能针对病因，正确指导临床治疗及处方用药。否则，若真中、类中不分，外风、内风不辨，麻桂姜附，一味升散，本为内风却滥用风药，不但于病无补，甚至会导致严重后果。如王永炎指出："中风的治疗……验之今日临床，内风动越之证必不以外风治，故续命诸方已用之极少。"目前认为，中风病发病的基础是"脏腑功能失调，气血亏虚"，而"劳倦内伤、忧思恼怒、饮食不节、用力过度或气候骤变等为发病诱因"，"在此基础上痰浊、瘀血内生，或阳化风动，血随气逆，导致脑脉痹阻或血溢脑脉之外，脑髓神机受损从而导致中风病的发生"[2]。因此，李老根据多年的临床实践认为临床上真中极少，类中居多。目前学术界亦持此观点，如郭淑云"临床类中较为常见，真中则较少见"[9]。"随着对中风研究的不断深入，对内风是根本原因，外因只是一个诱因已经取得共识。"[11]

3 案例析评

患者，男，53岁。因"左侧半身不遂，语言謇涩近40天"于2009年12月22日就诊。患者于40天前晨起时自觉左侧肢体沉重无力，不能持物，渐至左侧肢体活动不遂，语言謇涩，口角㖞斜，被家人送至某医院，经头颅磁共振成像检查后诊为"脑梗死"，住院治疗，经治病情有所好转，但遗留有左侧偏瘫、语言謇涩、口角㖞斜、走路跛行等后遗症，出院后慕名求诊于中医。诊见左侧肢体活动不遂，语言謇涩，口角流涎并向右㖞斜，伴失眠，急躁易怒，腰膝酸软无力，小便色黄，大便秘结，舌红，苔黄腻，脉弦细，尺脉弱。李老诊察过病人后，认为患者属中风病，类中风，证属肝肾不足，痰瘀阻络，治以滋补肝肾，活血化瘀，除痰通络为法，处方：桃仁10g，姜黄6g，僵蚕10g，生薏苡仁30g，橘红15g，橘核12g，杜仲炭15g，怀牛膝15g，白芍10g，山茱萸15g，首乌藤30g，枸杞子15g，覆盆子12g，鸡血藤12g，炙黄精15g。7剂，水煎服，每日一剂。李老指出，既是类中，故加覆盆子、山茱萸、枸杞子、杜仲补益肝肾，重用牛膝引血下行。不加熟地黄者，乃因舌苔黄腻，恐有滋腻之弊。二诊时（12月31日），症状明显改善，已能自己行走，但仍觉左侧腰膝酸软，双下肢无力，语言仍显謇涩，口角稍㖞斜。舌质红，苔薄黄微腻，

脉弦细，辨证为肝肾不足，瘀血阻络，治以滋补肝肾、活血祛风通络为法。三诊（2010年3月11日）时，患者已能独立行走，不需搀扶，前方稍作调整续服7剂痊愈。

参考文献

[1] 王永炎，高颖. 中风病［M］//中华中医药学会发布. 中医内科常见病诊疗指南·中医病证部分. 北京：中国中医药出版社，2008：56.
[2] 王永炎，张伯礼. 中医脑病学［M］. 北京：人民卫生出版社，2007：137，138，148.
[3] 王永炎中医心脑病证讲稿［M］. 郭蓉娟，张允岭，整理. 北京：人民卫生出版社，2012：74.
[4] 元·王履. 医经溯洄集［M］. 邢玉瑞，阎咏梅，朱岳耕，注释. 上海：上海中医药大学出版社，2011：37.
[5] 清·蒋宝素. 医略十三篇［M］//裘庆元辑. 珍本医书集成（第二册）. 2版. 北京：中国中医药出版社，2012：148.
[6] 刘河间. 素问玄机原病式［M］//金元四大家医学全书. 太原：山西科学技术出版社，2012：20.
[7] 明·张介宾. 景岳全书·上册［M］. 李继明，整理. 北京：人民卫生出版社，2007：231.
[8] 清·张伯龙. 类中秘旨［M］//裘庆元辑. 雪雅堂医案. 太原：山西科学技术出版社，2010：407-413.
[9] 郭淑云. 中风病［M］//周仲瑛，蔡淦. 中医内科学. 2版. 北京：人民卫生出版社，2008：486.
[10] 张锡纯. 重订医学衷中参西录. 上册［M］. 柳西河，重订. 北京：人民卫生出版社，2006：460.
[11] 邹忆怀，曹克刚. 中风病［M］//晁恩祥，孙塑伦，鲁兆麟. 今日中医内科·上卷. 2版. 北京：人民卫生出版社，2011：40.

何晓晖教授对《内经》"脾主唇"理论的阐发及其运用

何晓晖教授系江西中医药大学博士生导师，首批中医药继承博士后合作导师，全国第三、四、五批名老中医学术经验继承工作指导老师，擅治脾胃病证。何师认为《内经》是中医理论的渊源，也是中医临床思维的指路明灯，何师学习并弘扬《内经》脾胃理论，创立的"胃质学说"[1]和阐发的"脾藏营"[2]"胃主五窍"[3]理论独具一格，对《内经》"脾主唇"理论研究深透，并运用于治疗难治性唇病屡获佳效。笔者有幸跟师学习，收获良多，现将何师运用"脾主唇"理论治疗难治性口唇病经验总结介绍如下，以飨同道。

1 生理机制——脾主唇的理论联系

唇，又名飞门，为脾之外候，《内经》言："口唇者，脾之官也。""脾之合肉也，其荣唇也。""其华在唇四白。"口唇与诸多脏腑经络有着密切联系，其中唇与脾的关系最为密切，何师认为脾与唇的生理联系主要为以下四个方面。

1.1 脾生气血以荣唇

正常人口唇丰润红活，需要气血的濡养。《灵枢·营卫生会》曰："中焦亦并胃中，出上焦之后，此所受气者，泌糟粕，蒸津液，化其精微，上注于肺脉，乃化而为血，以奉生身。"肝为血库，肝脉环绕于唇；冲为血海，亦绕口唇，肝脉和冲脉之血均源于脾胃之

周玉杰　花梁　王铭　叶斌（江西中医药大学附属医院消化科）

水谷。《内经》又说："人受气于谷。""五脏六腑之气味，皆出于胃。"人身之气皆生于中焦脾胃。因此口唇依靠脾运化水谷精微所化生的气血来濡养。脾气健运，运化有权，则气血生化有源，口唇得养则现红润光泽。

1.2　脾主散精以滋唇

唇为口腔之外门，风吹日晒，尤需津液的润养，而津液的生成、输布全在于脾胃。《素问·经脉别论》曰："饮入于胃，游溢精气，上输于脾，脾气散精。"《素问·厥论》亦曰："脾主为胃行其津液者也。"脾具升清作用，将胃肠吸收的津液上输于心肺，而后输布至全身，也输送到唇起着滋养润泽作用。脾气健运则津液四布，口唇得养则滋润光华。

1.3　脾主肌肉以充唇

《灵枢·经脉》说："唇舌者，肌肉之本也。"口唇为肉，肌肉是口唇最主要的组成部分。脾胃健运，肌肉健壮，口唇则轮廓分明，运动自如。

1.4　脾气通口以应唇

《灵枢·脉度》曰："脾气通于口，脾和则口能知五味矣。"脾为消化之器，主持口、食管、胃、小肠、大肠等整个人体消化运动。脾开窍于口，故唇为脾之外应，唇的色泽荣枯变化与脾的精气盈亏和功能盛衰密切相关。

2　病因病机——脾与唇的辨证相佐

《灵枢·本脏》曰："揭唇者脾高，唇下纵者脾下。唇坚者脾坚，唇大而不坚者脾脆。唇上下好者脾端正，唇偏举者脾偏倾也。"《口齿类要》曰："脾之荣在唇……若唇情动火伤血，或因心火传授脾经，或因浓味积热伤脾。"何师在临床上十分重视口唇的诊察，把唇象作为推测脾胃及诸脏腑功能盛衰、病情浅深、寒热虚实变化的重要依据。如唇色黄、赤、青、白、黑五种变化可反映脾虚湿困、心脾积热、寒凝血瘀、气虚血亏等病变，唇内有细白点者为虫积的特征[4]。唇痿多为脾气衰竭，唇肿多为脾胃湿热，唇反多为脾败之象，唇糜多为胃火与湿热上攻，也有津亏虚热、脾虚血瘀之虚证。口唇失润，常出现干燥、枯涩、脱屑、皲裂，多由脾经积热伤阴，或外感燥热，或热病津伤。口唇焦黑干枯名唇焦，可由瘀血、热病伤津所致。唇缩多见于脾经寒盛或脾虚生风。

3　治则治法——脾与唇的证治原则

唇为脾之官，唇的病证是脾胃等脏腑病变的外在表现，何师从中焦脾胃论治唇病，积累了丰富的经验，主要归纳为五个方面。

3.1　健脾益营荣唇色

唇为脾之华，口唇色泽反映全身气血盛衰，更能反映脾的精气盈亏。脾失运化，气血乏源，脾营不足，唇失所荣，则口唇淡白少华，临床上何师常通过健脾益营、调理中焦促进脾胃健运，气血和调，常能取得唇色转荣的良好效果。

3.2　泻脾清火除唇热

《诸病源候论》说："脾胃有热气发于唇，则唇生疮。"脾胃积热上炎于唇，则口唇红赤肿胀，灼热痒痛，糜烂破溃，甚者生疮、疔、疽等，常伴口干苦、大便干燥。治宜泻脾清胃，脾胃实火宜泻火清毒，用黄连解毒汤加减；脾经伏火宜清脾散热，用泻黄散加减；阴虚火炎者宜滋阴清火，以清胃散合增液汤加减。

3.3　滋脾育阴润唇燥

脾胃积热，或脾经伏火，可致脾阴亏损，或热病伤津耗液，均可致唇失所润，出现口唇干燥、皱褶，甚则开裂渗血。《温疫论·数下亡阴》："津不到咽，唇口燥烈，缘其人阳脏多火而阴亏。今重亡津液，宜清燥养营汤。"燥者润之，治宜滋养脾阴，益胃生津，清热润燥。何师多用增液汤合沙参麦冬汤治疗，因热病伤津者，可用五汁饮或冬瓜汤代茶饮，以养阴生津润唇。

3.4　清脾化湿疗唇糜

唇糜，即嘴唇糜烂，多见于急、慢性唇炎。临床辨证以脾蕴湿热证多见，表现为唇部糜烂，肿胀色红，灼热瘙痒，有小水疱及渗液，甚则渗血，多伴口苦咽干不欲饮、心烦小便赤。何师认为本证多由脾胃湿热循经上行，环口熏蒸所致，治宜清利湿热，运脾健中，常用连朴饮、茵陈五苓散、甘露消毒丹等方剂加减变化。

3.5　补脾益气安唇瞤

唇瞤，又名唇颤动，多见于脾虚久病老年患者和小儿慢脾风，多由脾胃虚弱，气血津液不足，筋失其养，唇乏其荣，虚风内生，而口唇瞤动。治宜健脾补中以息风，当代名医秦伯未认为虚弱证中出现唇颤动，多为脾虚不能收摄，应予补中为主。何师曾用补气健脾益胃佐以祛风止痉，治愈一例八旬老翁口唇颤动。

4　验案举隅

4.1　唇糜

患者，女，45岁，干部，江西南昌人。初诊：2016年2月5日。主因"口唇糜烂灼痛3个月"就诊。患者3个月来口唇糜烂，灼热痒痛，食热或辣则加重，唇周潮红肿胀，有时长疱疹或渗液，易生口舌溃疡伴灼痛，口干，口苦，思冷饮，大便干结数日一次，心烦寐差，月经量少色红。舌尖红，苔薄黄，脉细数略弦滑。曾多方求治中西医治疗效果不显。辨证为脾胃热炽，治以泻脾清胃，方用泻黄散合增液汤加减。处方：生石膏30g，生栀子10g，防风10g，藿香12g，生甘草6g，生地黄20g，玄参15g，麦冬10g，黄连5g，蒲公英15g，太子参15g，赤芍10g，7剂，每天一剂。二诊：口唇糜烂明显好转，红肿消退，口干已轻，大便通畅，1~2日一行，纳增，寐仍差，在上方基础上加百合20g，7剂。三诊：口唇糜烂基本愈合，无红肿痛痒，滋润有光，口干、口苦已少，大便正常，寐安，在上方基础上去防风、藿香，加黄芪15g，白术12g，再服一周，健脾助正，以防复发。

4.2　唇燥

患者，男，23岁，大学生，江西崇仁人。初诊：2012年10月3日。主因"下唇干燥开裂7年，加重20天"就诊。患者自幼身体虚弱，纳少，便溏，消瘦。中学后压力增大，进食更少，食后腹胀，大便时干时溏。继而口唇干燥，起皱脱屑，时常开裂灼痛。三周前因进烧烤食品，嘴唇干裂渗血，烧灼疼痛剧烈，伴口干咽燥，烦热不安，手心多汗，神疲乏力，多梦盗汗。舌瘦尖红，苔黄花剥，脉细数。辨证为中气虚弱，脾阴亏虚，津不上承，唇失所养；治以健脾益气，滋阴润唇；方用参苓白术散加味。处方：太子参30g，白术15g，茯苓30g，山药15g，莲子肉15g，白扁豆12g，薏苡仁30g，五味子10g，百合15g，山楂12g，甘草6g，14剂，每天一剂。服药2周后，口唇干燥明显好转，脱屑减少，开裂已愈，纳食增进，盗汗见止，花剥苔好转。患者症状缓解，继以前方加减治疗1个半月，口唇完全正常，食欲旺盛，体重增加，精力充沛，数年病痛得愈。随访2年，身体健康。

5　结语

临床上难治性唇病反复发作，严重影响患者生活质量。导师何晓晖教授根据《内经》"脾主唇"理论，重视脾与唇的关系，认为脾与唇的生理联系主要体现在脾生气血以荣唇、脾主散精以滋唇、脾主肌肉以充唇、脾气通口以应唇四个方面，据证分别采用健脾益营、泻脾清火、滋脾育阴、清脾化湿、补脾益气等法则治疗难治性唇病，临床疗效颇佳，值得进一步推广和运用。

参考文献

[1]　何晓晖. 胃质的探讨及其在胃病防治中的应用 [J]. 实用中西医结合临床，2006，(3)：81-82.

[2]　何晓晖. 试论"脾藏营" [J]. 上海中医药杂志，1989，(6)：45-46.

[3]　颜志清，江训猛，刘爱平，等. 何晓晖从脾胃论治五窍病经验 [J]. 江西中医药，2014，(12)：17-18.

[4]　秦伯未. 中医临证备要 [M]. 北京：人民卫生出版社，1978：70.

第二章

用药（方）经验

国医大师李士懋应用辅汗三法验案举隅

国医大师李士懋是中医临床家、教育家，主任医师、教授、博士生导师，中国中医科学院第一批传承博士后导师，第二、三、四、五批全国老中医药专家学术经验继承指导教师。国家中医药管理局为其设立"李士懋名医传承工作室"。

李老一生勤于临床，曾诉在临床上常见应用麻桂剂病者并不出汗，有的甚至连服多剂亦不出汗，每遇此疑难便勤求古训，后据桂枝汤将息法，提出了辅汗三法，即连服、啜粥、温覆。若用发汗剂如麻桂剂发汗，恐汗不出，加辅汗三法，一般皆可汗出。

1　论述辅汗三法

李老认为辅汗三法作用有三：一者助发汗之力；二者调节汗出程度，防止汗出不彻或过汗；三者益胃气，顾护正气。李老在临床上常用此法，用于治疗需发汗的病证，如表证、里证、虚实相兼证及阳虚阴凝等证。

《素问·阴阳别论》曰："阳加于阴谓之汗。"《温病条辨》云："汗也者，合阳气阴精蒸化而出者也。""汗之为物，以阳气为运用，以阴精为材料。"《医学衷中参西录》亦云："人身之汗，如天地阴阳和而后雨，人身阴阳和而后汗。"明确指出了汗出机理。李老认为汗出机理为人身之阴阳和，而阴阳和必须具备两个条件，一者阴阳充盛，二者阴阳升降出入的道路通畅，方能高下相召，阴阳相因，阳加于阴而为汗。辅汗三法发汗之机即是应用发汗剂发汗时辅助调补阴阳，使阴阳充盛，以助汗出。

李老认为人身之汗有正汗和邪汗之别，正汗是阴阳和调的生理之汗，而邪汗为阴阳失调所出之汗。发汗所求皆当以正汗出为标准，李老认为正汗出有四个特点：一是微微汗出，而非大汗或无汗；二是遍身皆见，而非局部汗出；三是持续不断。外感病引起的无汗或汗出异常，经治疗后之正汗，可持续 2～3 小时或 5～6 小时，非阵汗出，待汗出邪退，正气恢复后，此汗自然收敛。若无外邪，因阴阳失调而汗出异常者，经治疗后，亦可见此正汗，汗后自然收敛，转为人体之常汗。四是随汗出，脉静身凉，阴阳和而愈。

李老在应用辅汗三法时，常三法联用，不汗出则继续服；汗已出，则减其衣被，止后服，以调节出汗量，令汗出绵延三五小时，且防其大汗伤正。

2　辅汗三法应用

现举李老病案三例，以飨读者。

2.1　阳虚寒凝案

患者，女，22 岁，2013 年 4 月 12 日首诊。诉腰部僵紧发沉 1 年余，睡凉席汗出吹电扇引起，后逐渐加重。现疼痛僵紧发沉不适，轻微活动后减轻，活动稍多加重，寐差，每夜睡眠约 6 小时，醒后不解乏，晨起目干涩，纳差，胃脘嘈杂，头晕，肌肉瞤动，心悸，

陈艳从（石家庄医学高等专科学校中医系）
于海（河北省中医院治未病科）
邢志峰　于海　董文军　鲁琴　张拴成　王四平（河北中医学院基础医学院）

夜间加重，左腿麻木 2 日，怕冷，大便青黑。脉沉弦紧无力，舌质可，苔白。证属阳虚寒凝，法宜温阳散寒，方宗麻黄附子细辛汤加减。处方：麻黄 9g，炮附子^{先煎}12g，细辛 6g，葛根 18g，生姜 6 片，大枣 6 枚。加辅汗三法取汗，3 剂，水煎服。

4 月 19 日二诊：汗未透，服药后于夜间 11 点~凌晨 1 点呕吐三次，腰部疼紧感减轻不明显，肌肉瞤动减轻，其他症同上。脉沉弦紧无力，舌质可，苔白。处方：上方加桂枝 12g，炙甘草 6g，干姜 6g，黄芪 12g，白芍 12g，麻黄改为 5g。加辅汗三法，3 剂，水煎服。

4 月 26 日三诊：发汗后腰已不疼，稍紧，头晕明显减轻，寐差，目涩，耳鸣。脉沉弦细减，舌质红。证属血虚受寒，方宗当归四逆加减。处方：当归 15g，通草 12g，细辛 6g，炙甘草 6g，白芍 12g，桂枝 12g，黄芪 12g，柴胡 9g，白术 12g。7 剂，水煎服。

5 月 3 日四诊：患者诉服 3 剂药后诸症减轻。但后因食后汗出当风加重，症状加重如初诊状态。现腰背沉紧，寐差，目涩，耳鸣，肌肉瞤动，大便色黑。脉沉弦紧减，舌红少苔。证属阳虚寒凝，法当温阳散寒，方宗麻黄附子细辛汤加减。处方：麻黄 7g，炮附子^{先煎}10g，细辛 6g，生姜 6 片，大枣 6 枚、葛根 15g，当归 15g，桂枝 12g，白芍 12g，通草 12g，炙甘草 6g，黄芪 12g。加辅汗三法，7 剂，水煎服。

5 月 31 日五诊：药后发汗两次。第一次服一剂药周身汗出，腰部症状减轻不明显。第二次服 1.5 剂，微发汗 3 小时，症状减轻，病去八九分。自觉汗出太过，手掌心干燥，发热并发痒。前几日运动太过汗出吹风加重。易汗出，左下肢稍冷，怕风，大便 2~3 次每日。脉沉弦拘紧减，舌质红。证属阳虚寒凝，法宜温阳散寒，方宗桂甘姜枣麻辛附汤加减。处方：桂枝 12g，炙甘草 6g，干姜 7g，大枣 6 枚，炮附子^{先煎}12g，麻黄 5g，细辛 6g，黄芪 12g。加辅汗三法，7 剂，水煎服。

6 月 7 日六诊：药后稍有汗，晨起腰紧稍重，腰酸减轻一半，下肢怕风怕冷较上次减轻七分。大便正常，口干。脉沉弦拘紧减。处方：上方加葛根 15g。加辅汗三法，7 剂，水煎服。

6 月 14 日七诊：晨起腰微紧，腰酸减八分，下肢已不怕冷，口干减一半。脉沉弦拘紧减，舌红少苔。处方：继服上方。加辅汗三法 7 剂，水煎服。

随访，患者诉放假后又回家继续服上方 12 剂，症状全消，至今未犯。

按　李老倡导溯本求源、平脉辨证，一生诊病重视脉诊，认为脉诊在四诊中的权重占到 50%~90%。患者脉沉弦紧无力，脉沉主里，脉无力主虚，脉弦紧主寒，再结合其他三诊诊为阳虚寒凝，法当温阳散寒，方宗麻黄附子细辛汤加减。麻黄、附子、细辛入少阴经启发肾中阳气以散寒凝，葛根入太阳经解肌，生姜、大枣顾护胃气。然恐此方不足以发汗，故连服、啜粥、覆被即辅汗三法，助阳气升腾，祛寒邪外出。首诊汗出未透。汗出的标准正如桂枝汤将息法中所言"温覆令一时许，遍身絷絷微似有汗者益佳，不可令如水流漓，病必不除"，故二诊加辅汗三法再汗。经首诊和二诊连续两次发汗，患者症状明显减轻，脉由沉弦紧无力转为沉弦细减，脉弦减主阳虚，脉细主血虚，汗出易损伤津液，津血同源，故三诊诊为血虚受寒，宗当归四逆汤。四诊患者诉复感风寒，脉沉弦紧减，故宗麻黄附子细辛汤加减，再加辅汗三法发汗。经五、六、七诊及患者自服温阳散寒剂加辅汗三法，患者病终去。患者为河北中医学院学生，曾因此病而多处寻医未果，经李老治愈后更加使其坚信中医，对中医更加热爱，随后跟随李老临证学习。

2.2 外寒内热案

患者，男，33岁，2013年8月24日首诊。患者诉睡醒后不解乏两月余，寐浅，每日睡6小时，精神差，易烦，大便溏，日两行，食可。体重从2008年始增，现重160千克。脉沉弦紧滞，舌略红苔薄黄。证属外寒内热，法宜散寒清热，方宗防风通圣散加减，处方：生大黄9g，荆芥9g，生麻黄9g，栀子15g，赤芍12g，连翘12g，生甘草6g，桔梗10g，川芎5g，当归10g，生石膏20g，滑石15g，薄荷10g，浮萍10g，黄芩9g，白术10g，桂枝12g，生姜10片。加辅汗三法取汗，汗透后，改为每天1剂，7剂，水煎服。

9月7日二诊：服第1剂一煎后透汗出，自觉周身轻松，有精神。左脉沉滑数，右脉沉弦紧数，舌可。处方：上方去浮萍，加竹沥水40mL分冲，胆南星10g。加辅汗三法再汗，3剂。

电话随访，汗后全身舒服，略乏力。

按 患者虽无表证，但李老根据患者脉象沉弦紧滞，诊断为外寒内热，宗防风通圣散加减以散外寒清内热，加辅汗三法以增祛除外寒之力，使外寒得清内热得除而阴阳调和。二诊时患者汗出透，李老认为此为正汗已出。若原为外邪所犯而见正汗出者，标志邪气已除，阴阳调和；若无外邪侵袭，仅由人体的阴阳失调而患病者，此正汗出亦标志阴阳已和。

2.3 风寒痹阻经络案

患者，女，50岁，2013年4月29日首诊。2011年4月出现右体麻木后住院，诊为中风前兆，颅脑CT未见明显异常，有高血压史。现症见右下肢、头面发麻，上肢沉紧，如捆绑状，肢体活动灵活，小腿时麻痛，言语流利，即刻血压140/90mmHg，纳可，寐安，二便调。脉沉弦拘，舌淡苔白，有齿痕。证属风寒痹阻经络，方宗小续命汤加味，处方：桂枝10g，炮附子(先煎)12g，川芎8g，麻黄7g，黄芪12g，党参12g，赤白芍各12g，杏仁10g，防风8g，羌独活各8g，防己10g，全蝎10g，地龙15g，桃红各12g，蜈蚣10条。加辅汗三法取汗，7剂，水煎服。

5月13日二诊：服药后遍身汗出，头面发麻几除，上肢沉紧如捆绑减轻，血压降至正常（配合降压药），即刻血压130/80mmHg，右下肢麻无明显变化，脉沉弦拘，舌可。继服上方，14剂，水煎服。

6月3日三诊。右下肢麻、上肢沉紧几除。自测血压120～130/80mmHg，脉弦滑，稍不舒缓，舌可。上方去附子，14剂，水煎服。

按 李老诊断此患者为风寒痹阻经络，方宗小续命汤扶正祛邪，再以辅汗三法增强祛邪之力，加全蝎、蜈蚣、地龙血肉有情之品，从而增强祛风通络之效。一般血压升高皆认为是经络不通，气血痹阻所致，故经络通，则气血畅，故患者除右下肢麻、上肢沉紧几除外，血压亦随之恢复正常。

3 小结

以上三病案皆加辅汗三法后正汗出而病愈。笔者认为李老所创辅汗三法的发汗机理来源于《素问·阴阳别论》的"阳加于阴谓之汗"，阳即阳气，阴即阴精或津液。汗液形成机理为津液经阳气的蒸腾气化后由玄府出体表，覆被即助阳气，啜粥、连服即助津液，此二者助阴阳盛，故汗出。辅汗三法的应用范围为需发汗，而应用发汗剂但汗不出或汗出不彻的病证。笔者曾多次效仿李老之法治疗此类疾病，如高血压、冠心病、外感病等，取得满意疗效。

杜怀棠教授六和汤临证经验分析

杜怀棠教授师从秦伯未先生、董建华院士，精研二老温病、脾胃病临证经验及学术思想，加上自己从医五十余年，积累了大量珍贵的经验方法。北京中医药大学东直门医院设有杜怀棠名医传承工作室，为研究、挖掘杜怀棠教授临证经验及总结学术思想，传承中医学提供了契机。杜老师熟读经典，喜用经方，现就杜老师临床中常用的"六和汤"部分经验总结如下。

1 六和汤析源

六和汤，较早的记载见于宋代《太平惠民和剂局方》，药物组成主要为人参、茯苓、甘草、藿香、半夏、厚朴、扁豆、木瓜、杏仁、砂仁、香薷，重点治疗心脾不调、气不升降之证。其临床常表现为"霍乱转筋，呕吐泄泻，寒热交作，痰喘咳嗽，胸膈痞满，头目昏痛，肢体浮肿，嗜卧倦怠，小便赤涩"，亦可用来治疗伤暑、酒家病、伤食等。宋代六和汤侧重以人参、茯苓、甘草健脾益气；藿香、扁豆、砂仁、香薷芳香化湿，辟秽和中，升清降浊；半夏、厚朴燥湿和胃；杏仁润肠，通畅表里脏腑；木瓜止泻止呕，柔筋止痉。

对六和汤进行系统阐述的为明代吴昆著的《医方考》，吴氏六和汤将宋代六和汤易香薷为白术，加强补益之力，治疗"夏月饮食不调，内伤生冷，外伤暑气"所致的胃脘痞塞，倦怠嗜卧，气短乏力，不思饮食，恶寒发热，口微渴，小便黄赤，或霍乱吐泻等。吴氏认为，六和汤"开胃降逆则呕吐除，利湿调脾则二便治，补虚去弱则胃气复而众疾平"。

暑多夹湿，脾胃最恶。暑湿侵人，困阻中焦，导致中焦敷化无权，三焦之气血津液通行受阻，其症状繁多而难愈。徐大椿称六和汤为"调中却暑之剂"，"为暑伤脾胃之尚方"。

2 杜怀棠教授对"六和汤"的认识

杜老师认为，六和汤实为和调脾胃、祛暑化湿之良剂，在临床治病过程中常唤作"六和定中汤"，杜老师对于六和汤，有自己的见解。

2.1 六和汤，主要关注的脏腑在"中焦脾胃"

顾名思义，六和定中汤和中焦脾胃，诸如小建中汤、黄芪建中汤、理中丸等，都是以"中"概括指代中焦脾胃。六和汤证，以脾胃病证为常见临床表现，如胃脘部胀满不舒，或胃脘的胀痛，恶心呕吐，食少，纳谷不馨，体重倦怠，腹泻，口渴喜饮，但饮水不解。脾胃也是暑湿作为致病邪气的主要侵损脏腑，临证时可以通过调和脾胃功能来实现升清降浊，痞消痛减，胃开体健。

2.2 六和汤，既可"和六气"，又可"和五脏六腑"

杜老师强调，疾病的发生，不外乎内因、外因或其共同作用，而通过仔细分析病因的

王双 李雁 顾雯靓 黄瑞音（北京中医药大学附属东直门医院急诊科）

类型，以此制定适当的治疗方法，常常可以少些摸索与试探性用药。外感六淫作为重要的致病因素，在脾胃病方面起着不可忽视的作用。风、寒、暑、湿、燥、火均可以侵犯人体，攻伐脾胃，引起脾胃方面的疾患。因此可以通过祛邪救脾胃，调和六气与机体的斗争来达到治疗目的。同时，作为六淫之一的湿邪与脾胃拥有更加密切的关系，临证时更需重点调理。以和湿气为重点和六气，最终实现恢复脾胃受盛腐熟运化功能，是六和汤的立方动机之一。

此外，杜老师还指出，通过六和汤的方义延伸，尚可以起到"和五脏六腑"的作用。五脏六腑互为表里，又相互累及，常同枯同荣，同病相连。"人体之脏腑，脾胃乃基石"，"生命之树，脾胃为根"。脾胃为后天之本，气血生化之源，气机升降出入的枢纽，是五脏六腑的厚土之主，通过重点调理脾胃的功能，和定中土，以实现五脏安静、六腑平和。正如吴昆所言："脾胃者，六腑之总司，六腑不和之病，先于脾胃而调之……脾胃治，则水精四布，五经并行，百骸九窍，皆太和也。"

3　杜怀棠教授对六和汤证的辨证分析

六和汤证的病因，以暑、湿、酒、食为主，其中尤以湿邪为重点。临床上对于六和汤证的辨析，应着重放在"脾胃"与"湿邪"两个方面，而临床需要运用六和汤时，应该首先对四君子汤证、参苓白术散证、藿香正气散证进行详细分析鉴别，以便确定最佳方案。

3.1　四君子汤证为脾虚，治疗大法为补脾益气

四君子汤证临床表现多为气短乏力、面色萎白、舌淡苔白、脉虚弱等脾胃气虚证，以食少、乏力、脉虚弱为辨证要点。以四君子直补亏虚的脾胃，培养后天，充沛气血化生之源。人参、白术、茯苓、甘草均为健脾益气所设，专治但虚无邪之证。

3.2　参苓白术散证为脾虚湿盛，治疗大法为补脾祛湿，以补益为主

参苓白术散证临床表现多为脾胃气虚证加上湿盛困脾证相兼见，以乏力、痞满、便溏为辨证要点。人参、白术、茯苓、甘草、山药、莲子健脾益气，白扁豆、薏苡仁祛湿，桔梗载药上行，培土生金。参苓白术散主要针对脾胃气虚兼湿邪侵扰之证，其中虚证较湿证明显。治疗上则以补益为主，少量配伍祛邪之剂。

3.3　六和汤证为脾虚湿盛，治疗大法为补脾祛湿，攻补并重

六和汤证临床表现多为参苓白术散证加上吐泻转筋、胃脘痞满或痛、身重倦怠、寒热并作、纳谷不馨等，以胃脘痞满、身重、吐泻为辨证要点。方剂组成上以健脾益气与祛湿柔筋为主，双管齐下，并驾齐驱，攻补结合，效力相当，主要针对虚实难分轻重之证，故采用攻邪与补益并举之法。对于湿毒秽浊之邪所致的霍乱、吐泻不止，六和汤中大队的芳香清轻之品，辟秽和中，祛湿止吐，尤为合适。

3.4　藿香正气散证为湿盛，治疗大法为解表除湿，以祛邪为主

藿香正气散证临床表现多为恶寒发热、头痛等外感病证加上胸膈满闷、胃脘连腹疼痛，伴恶心吐泻等脾胃病证，以恶寒发热、上吐下泻为辨证要点。藿香正气散以芳香之品化浊辟秽，以气药行气通滞化湿，以补益之药健脾运湿，以辛温之品发散表寒。诸药相济，共同化解内在湿浊，祛散外在表邪。药理研究亦证明，该组方具有镇痛、解痉、抗菌、止泻作用。藿香正气散系芳香化湿之剂，临证时不必拘泥于表证的有无。而健脾益气药物的配伍，主要意义在于增强化湿和中的功效，实为祛邪的重要方剂。

因此，杜老师概括道：四君子汤证纯虚必补；参苓白术散证虚多邪少，以补益为主；六和汤证虚实相当，攻补双开；藿香正气散证邪多虚少，以祛邪为主。

4　病案举隅

案 1　患者，男，26 岁，2014 年 3 月 12 日就诊。患者 3 年前因公外调至南方某省，后渐现纳少不馨，胃胀，口干饮水不解，伴体倦懒动，大便干。舌淡红，苔薄黄，脉弦细关滑。平素易感冒。辨证为脾虚湿盛证，治以健脾祛湿。处方：藿香 10g，厚朴 10g，杏仁 12g，砂仁打碎 10g，法半夏 10g，木瓜 15g，茯苓 15g，太子参 15g，枳壳 12g，瓜蒌 30g，神曲 15g，莱菔子 15g，生麦芽 15g，陈皮 10g，连翘 10g。7 剂，每日 1 剂，水煎 200mL，早晚分服。

按：患者体弱，调迁南方，脾胃易受湿困，而见纳少不馨、体重、乏力等。湿阻中焦，脾不能为胃行其津液，而见口干渴，饮水不解，大便干结。参以舌脉，以六和汤加减健脾祛湿双调。另加枳壳、瓜蒌开润肠腑，神曲、莱菔子、山楂健胃，陈皮理气化湿，连翘清透郁热。全方从湿邪、脾胃入手，芳香开胃，健脾化湿浊，效果明显。

案 2　患者，女，66 岁，2013 年 11 月 26 日就诊。患者口干渴 2 月余，饮水难解，饮后即如厕，尿清长，伴体倦乏力，微恶风寒，汗出多，舌体胖大，边有齿痕，质淡暗，苔灰黄，脉弦细。否认糖尿病病史，尿常规示葡萄糖（－），尿潜血（＋＋）。辨证为脾虚失运，湿阻中焦之证。治以益气健脾，清热祛湿。处方：藿香 10g，厚朴 10g，杏仁 10g，砂仁打碎 6g，法半夏 10g，黄连 6g，木瓜 15g，茯苓 15g，太子参 20g，炒白术 20g，白扁豆 15g，炙甘草 6g，陈皮 15g，芦根 15g，滑石 15g，旱莲草 15g。7 剂，每日 1 剂，水煎 200mL，早晚分服。

按：口干饮水不解，脾病也。《素问·太阴阳明论》曰："脾病不能为胃行其津液，四肢不得禀水谷气，故不用焉。"饮入于胃，上输于肺，脾气不能散精至口舌，而干渴难解。汗多，小便多，饮后即如厕，为脾虚水液难用所致。故以六和汤健脾助其布散津液，化生水谷精微，充分利用饮食物，濡养机体，提供所需动力。同时，以芳香祛湿药物解除湿性重浊困脾之象。另外加黄连清热燥湿，滑石配甘草成六一散以祛暑湿，芦根既能清热化湿，又可以生津润燥，旱莲草滋肝肾之阴，且凉血止血。

5　结语

杜老师善用经方、古方，通过辨证加减化裁，效果显著。杏林先贤们遗留给中医后辈的典籍可谓浩如烟海，卷帙浩繁，通过不断深入挖掘古籍、古方、古药更广泛的临床价值，总结在临床应用方面的经验，梳理完善基础理论，拓展现代化方剂的应用领域，意义深远。"跟名师、读经典、做临床"，当如此践行中医复兴之路。

李淑良老师用药点兵论

李淑良老师是中国中医科学院西苑医院耳鼻喉科主任医师、博士生导师，中国中医科

董国菊（中国中医科学院西苑医院心内科）

学院著名中医专家学术经验传承博士后合作导师，国家中医药管理局全国师承导师。李师从事临床工作 50 余年，有丰富的临床经验。李师曾教导学生说："不要一谈中医就谈经典，经典固然好，但除了经典，基础知识也很重要。"就在跟师学习的数月内，感受到了李师深厚的中医功底，不仅仅是随口拈来的经典条文，仅就对于中药的把握和驾驭上，都令人耳目一新。李师认为，理法方药是中医辨证论治体系的体现和精华所在。理法是遣方用药的依据和前提，方药是理法的具体体现。同样的理法认识，不同的临床效果，在于不同的方药，更确切地说是药使然，合理的用药才能彰显疗效。所以，古人一直强调"用药如用兵"，只有熟知"兵"的特点，才能发挥其优势，同样，只有熟知药的特性，才能彰显其疗效。有的药对于全方来说有画龙点睛之功[1]。现兹举数例来阐释李老师的"用药点兵论"。

1　车前草

提起车前草，一般人首先想到的是清热利尿的作用，实际上古代经方中很少用到车前草，大多数用的是车前子来利水通淋。李老师在治疗上呼吸道感染时常会用到车前草，是取其清肺化痰之功。首先重新认识一下车前草：甘、寒，归肝、肾、肺、小肠经，有清热利尿、祛痰、凉血、解毒之功。《神农本草经》中提到车前草"主气癃，止痛，利水道小便，除湿痹"；《药性论》中明确指出其能"去风毒，肝中风热……去心胸烦热"；《滇南本草》中记载了车前草可以"消上焦火热，止水泻"。现代药理研究业已证实，车前草有明显的祛痰、抗菌效果，能作用于呼吸中枢，有很强的止咳力；还能促进气管、支气管黏液的分泌，有很好的祛痰作用。李老师对于上焦有热的耳鼻喉科疾病，临证常会用车前草。比如上呼吸道感染，咳嗽有痰、舌苔薄黄的，常和桑白皮配伍，车前草可用至 30g；而对于耳鸣伴听力下降，辨证属于外感引起的入里化热者，或者慢性咽炎合并中耳炎伴肺经郁热者，或者肺经风热未退，仍有鼻塞流涕者，李老师会用车前草 10～30g 不等，除了常与桑白皮（一般 6～15g）配伍，视情况会选用黄芩清上焦热，或者金莲花清利咽喉，清热解毒[2]。

病案举例：患者，女，46 岁，慢性咽炎病史，数天前感冒后咽喉部不适，自觉有痰，但不宜咳出，口干，口渴，舌边尖红，苔薄黄，脉弦细。李老师予以处方如下：车前草 30g，金莲花 10g，苦杏仁 10g，橘红 10g，前胡 5g，芦根 30g，白茅根 30g，蝉蜕 10g，牡丹皮 10g，生甘草 6g。全方总药数不过 10 味，剂量都比较小，而且以草类轻清之品为主。方以车前草、金莲花清肺热为君，以杏仁、橘红、前胡、蝉蜕利咽化痰为臣，以芦根、茅根滋养肺阴为佐，以生甘草为使，全方共奏养阴清热化痰之功，患者服用 5 剂之后咳嗽咯痰症状明显缓解。再如一中年男性患者，感冒后出现左耳闷伴听力下降，舌红苔薄黄，脉滑。李老师予以处方如下：车前草 10g，桑白皮 10g，葶苈子 10g，柴胡 10g，郁金 10g，白芷 10g，辛夷 10g，紫苏叶 10g，防风 10g，黄芩 10g，野菊花 10g，蝉蜕 10g，牡丹皮 10g，生甘草 6g。该方除秉承李老师用药量小的轻清宣上特点，针对患者肺内蕴热、肺气不宣的病因病机，在车前草、桑白皮、黄芩清肺化痰基础上，加用葶苈子宣肺降气化痰，并伍以白芷、防风、苏叶、辛夷等疏风散寒清热之品，表里同治，患者服用 7 剂后诸症痊愈。

2　麦冬

麦冬味甘、微苦，性微寒；归心、肺、胃经，是代表性的经典养阴药。事实上麦冬的功效远不止养阴一点。《本草求真》中批注云麦冬可以清心肺火；《本草备要》也指出麦冬可以补肺清心，泻热润燥。李师说熟知药物方可调兵遣将，运筹帷幄以决胜千里。知麦冬不仅养阴，还可清心；不仅入肺经，为肺经要药，还可以入胃经，降胃火，可以入心经，息心火，还可以助生肾水，涵养肝木，不独于治肺。对于慢性耳鼻喉科疾病，辨证属于肺肾阴虚或者心脾两虚者，李师多选用麦冬，取其养阴润肺、清心泻火之功。为了增强补气养阴之效，常与太子参、五味子配伍，取生脉饮之义。

病案举例：一青年女性患者，慢性反复性耳鸣病史，耳鸣以持续性噎噎蝉鸣声为主，伴失眠、心烦，舌红苔薄白，脉沉细。证属心脾两虚，气阴不足，而兼见心经郁热。处方：生脉饮加减，麦冬30g，五味子10g，太子参15g，灯心草2g，连服7剂后，二诊患者症状即明显好转。

另有一老年女性患者，左侧声带肿物术后，声音嘶哑，舌质淡黯，苔薄黄，脉弦滑。李师辨证认为，患者高龄，慢性病程，声音嘶哑无力，其本证仍属于虚，故治法在清热活血散结的基础上，以生脉饮为主补益肺肾气阴，祛邪不忘扶正，标本兼顾。

再如一老年女性患者，反复头晕头痛，失眠，服用西比灵、尼麦角林等西药均不能耐受。结合该患者动则汗出，舌质淡，苔薄白，脉沉细。李师辨证为气阴不足、髓海失养所致头晕头痛，处方以生脉饮为主补益气阴，合二至丸补肾填髓，辅以疏肝理气升清阳之品，三诊基本痊愈。李师对此解释说，用麦冬不仅仅是取其养阴之效，这类患者大多伴有心烦失眠，属于心神不宁，心神受扰，再取麦冬清心除烦之功，可谓一石二鸟之功。

3　路路通

路路通味苦、微辛、性平，归肝、胃、膀胱经，是祛风通络的代表药物，具有疏肝气、通经络、祛风湿、利水道之功，临床上常用于风湿痹痛、脘腹胀满、小便不利等症。李师用路路通则是取其通利之性，对于慢性鼻炎、耳鸣患者，凡有鼻塞不通、耳蒙重堵塞之积聚症状者，在路路通基础上配伍荔枝核、橘核等理气散结之品，每每收效。早在《本草纲目拾遗》中就曾记录到路路通有辟瘴却瘟之功，认为其性能通行十二经穴。

病案举例：患者，男，3岁半，中耳炎、鼻炎病史，母亲代诉其夜间打呼噜，张口呼吸，磨牙，纳可，二便调，舌质偏红，苔薄白，脉浮数。李师予以处方为：桑白皮10g，车前草10g，辛夷6g，白芷6g，野菊花6g，金莲花6g，橘核10g，荔枝核10g，土贝母10g，炒僵蚕6g，珍珠母10g，苦杏仁6g，化橘红10g，路路通10g。14剂之后复诊，母亲诉患儿夜间呼噜声消失，偶有喘息较粗重，偶尔夜间会张嘴呼吸。复诊调方：路路通10g，橘核6g，荔枝核6g，土贝母6g，炒僵蚕6g，珍珠母6g，胖大海6g，海浮石6g，诃子6g，炒扁豆6g，莲子肉10g，黄精6g，百合6g，生甘草6g。与前方相比，软坚散结通络之品药量下调，增加了黄精、百合、扁豆等顾护脾肺之品，使自身正气得以培补，助驱余邪外出。

再如一中年男性患者，鼻窍堵满了鼻息肉，2005年曾手术，2014年复查又建议手术，考虑术后容易复发，遂求助中医。患者主症为鼻塞，夜间鼻塞尤甚，伴记忆力下降。舌红苔白润，脉沉弦。处方如下：橘核10g，荔枝核10g，路路通10g，土贝母10g，炒僵蚕10g，生牡蛎30g，白花蛇舌草10g，半枝莲10g，赤芍10g，当归10g，白芷10g，辛夷10g，生甘草6g，服用14剂后复诊，自诉鼻塞感明显减轻，但西医仍建议积极手术，拟术后再继续中药调治。

4　防风

无论是防风本身名字的内涵，还是传统的教科书中的记载，都一直把防风作为祛风解表的代表药物，其实防风辛甘而温，能入脾经，有升阳祛湿醒脾之功，李师称之为"启脾火"。金元四大家李东垣在《内外伤辨惑论》中记载的升阳益胃汤即是防风"启脾火"的代表方剂。方中在重用黄芪，并配伍人参、白术、甘草补气健脾养胃基础上，加减使用若干风药如柴胡、防风、羌活、独活升举清阳，解救湿邪围困之脾，取其升脾阳，启脾火之功，适用于脾胃气虚，清阳不升，湿郁生热之证。《珍珠囊》中论及防风为"太阳经本药"，《汤液本草》也提到防风乃"足阳明胃、足太阴脾二经之行经药"。后世也有医家谈到防风可以泻肺实，想来与"肺为贮痰之器，脾为生痰之源"有关，只有脾运化水湿，才能达到健脾燥湿、助肺化痰之功。由此看来，防风泻肺实是其"启脾火"的作用结果。

李师临证时对于慢性鼻炎辨证属于脾肺不足，症见流清涕，纳少，舌体瘦小、舌质淡白、脉沉细者，往往用防风10g"启脾火"，配伍白术、百合、黄精等补益脾肺之品，共奏补脾肺气虚、升举清阳之功。李师认为脾气受困，失之健运，水谷之精不能上荣于肺，肺气虚损，清涕不收[3-4]，故解救受困之脾，恢复脾主健运至关重要，而防风就是"启脾火"之关键。

病案举例：患者，女，83岁，宫颈癌、乳腺癌术后，下咽癌放疗10年。主症：失眠、口干舌燥、头晕头麻头痛、头脑不清楚感，尿频尿急，喉镜结果提示下咽部梨状窝光滑。舌红少苔，脉细弱。证属气阴不足。处方：太子参15g，麦冬10g，五味子10g，茯苓30g，泽泻10g，泽兰10g，炒扁豆12g，莲子肉12g，百合30g，橘红10g，防风10g，炒槐花10g，肉桂3g，灯心草2g，苏梗10g，生甘草3g。李师特别强调，防风在本方中的功用，不仅仅是取其祛风之功，而是取其"启脾火"之效。在醒脾基础上健脾运脾，并脾肺同补、气阴兼顾，并佐以清热利水之品，清虚热、引热下行。连服14剂后，夜眠好转，头脑比较清利，口干减轻。再继服14剂后，诸症均减。

再如一例患者，28岁，以鼻塞为主症，兼见流涕，涕时黄时白，无头痛，舌体瘦小，舌质淡，脉沉细。证属脾肺不足。处方：黄精30g，百合30g，白术10g，防风10g，白芷10g，辛夷10g，炒扁豆10g，莲子肉12g，车前草30g，牡丹皮10g，蝉蜕10g，野菊花10g，生甘草5g。方中防风亦起"启脾火"之功，当然防风亦有泻肺实之效。

5　玉竹

玉竹味甘，微寒，归肺、胃经，有养阴润燥，生津止渴之功。李师临证对于肺肾阴虚的耳鼻喉科疾病，常用玉竹配黄精、百合等滋肺肾之阴。李老师指出，玉竹除了滋阴之外，还有不为一般人所知的祛风热作用，如《外台秘要》方中有葳蕤汤治疗风温表证[5]。故除了滋补肺肾阴，玉竹也常与蝉蜕、辛夷、防风等相配伍，以加强清虚热、疏风止痒的作用[6]。《本草便读》中指出，葳蕤（即玉竹）质润之品，培育脾肺之阴是其所长，而兼可搜风散热诸治，则实为难得。试想能祛风温风热之证者，必有伤阴之虞，而单纯养阴之药，又易碍邪。惟玉竹甘平滋润，滋阴兼祛风热，补而不碍邪。《神农本草经》提及玉竹"主中风暴热，不能动摇，趺筋结肉，诸不足"，即是取其养阴疏风之功。

病案举例：患者，女，25岁，过敏性鼻炎因感冒加重就诊，症见鼻塞，流涕，涕色黄，舌红苔薄黄，脉沉细。属外感之后邪气未清，风邪留恋，郁而化热，耗气伤阴。辨证为肺肾阴虚，兼有肺经郁热。处方：苏叶10g，防风10g，杏仁10g，橘红10g，车前草30g，金莲花10g，百合10g，玉竹10g，白茅根30g，芦根30g，前胡10g，白芷10g，辛夷10g，生甘草6g。方中百合、玉竹、茅根、芦根滋阴润肺，同时玉竹有祛风热之功；苏叶、防风、前胡、白芷驱散风邪，杏仁、橘红、车前草、金莲花清热化痰，甘草调和诸药。服药7剂，诸症缓解，再服7剂，诸症消失。

参考文献

[1] 刘静，李蕾. 李淑良老师临床用药特点探讨［C］// 2012年中华中医药学会耳鼻喉科分会第18届学术交流会暨世界中联耳鼻喉口腔专业委员会第4届学术年会论文集，2012，158-161.
[2] 张予，李淑良. 李淑良教授治疗耳鸣验案3则［J］. 中国中医急症，2013，22（7）：1164-1165.
[3] 李淑良，赵文明，白桦，等. 中医辨证论治变应性鼻炎300例［J］. 中医研究，2010，23（11）：33-35.
[4] 刘静，白桦，李蕾. 李淑良治疗中老年耳鼻喉科疾病辨证思路［J］. 世界中医药，2008，3（S1）：54-55.
[5] 李淑良. 从肾虚论治变应性鼻炎［J］. 江苏中医药，2007，39（2）：4.
[6] 刘静，李蕾，赵文明，等. 散风法治疗慢喉痹［J］. 北京中医药，2011，30（4）：274.

刘如秀治疗心系疾病应用药对经验

刘如秀教授，系北京市第四批名老中医学术经验继承工作指导老师，第五批中医药传承"双百工程"指导老师，国医大师刘志明教授首批学术继承人，从事临床、教学及科研工作三十余载，对内科疾病和疑难杂症的诊治有着丰富经验，临床尤善使用药对治疗心系疾病。刘如秀认为，药对是古今医家对临床药物配伍的宝贵经验总结，用药如用兵，精于方者，必精通于药物之配伍。在临证时，药对以其灵活和固定的特点，让医生在纷杂的症情面前能够游刃有余，事半功倍，故而研究药对伍用有着重要的意义[1]。笔者有幸随师侍诊，现将其临床治疗心系疾病的常用药对整理如下。

1　柴胡－白芍

配伍特点：育阴柔肝，畅达肝气，推陈致新。柴胡气轻味平，长于疏肝开郁，发表和里，条达肝气以宣畅气血。白芍酸敛肝阴，养血抑阳以柔肝，而善治血虚诸证。二药相合，刚柔并济，疏肝不伤阴，柔肝不碍滞，为疏养肝气之良对。此乃刘如秀传承刘志明老中医之经验，即在临床上对于胸痹心痛伴有胁痛胀闷者，每多加用此药对，并根据病机裁决剂量轻重，或用其畅调气机、保养少阳之能，或采其推陈致新之功。刘如秀曾受教于刘老说，此药对但若增大柴胡之制，重用之辄有祛瘀泄下之能，于妇女月经量多者所非宜。

2　龙骨－牡蛎

配伍特点：潜镇敛精，调摄阴阳。龙骨禀阳而伏阴，功专镇敛浮阳，重镇安神，敛肺固肾而翕收神魂之涣散。牡蛎气平微寒，专擅养阴清热，收敛软坚，调纳阴阳，《医学衷中参西录》谓其"能软坚化痰……固精气"。二药相伍，镇潜敛固，养阴摄阳，常施用于阴阳相失者。刘如秀认为，心病患者每多有心神不宁、夜寐难安之情，究其实则为魂魄不定、神主耗散的表现。故而在治疗时加用此二味，可使阴精得敛而固，阳气得潜而封，从

刘签兴（中国中医科学院广安门医院心内科）

而痰火不上逆，虚阳不上扰，肝魂肺魄两安其位，君神阴阳调和即安。既顾其神惶不宁之标，又安其痰火之源，此标本同治之妙笔。同时，刘如秀亦指出若患者心悸伴心率缓慢，则不宜使用此二味，以免加重病情[2]。

3　桔梗－枳壳

配伍特点：宣肺调中，畅膈肃肺。桔梗散滞润燥，利胸中气逆，下气平喘，能宣发上焦以利五谷味，调畅脾胃之升降。枳壳辛行苦降，宽中除胀，能破气除满而消心中痞结，调畅中焦以肃达气机。二者合用宣调上中二焦气机，俾使升降立则生化存，气机展则阴阳复。临床时，刘如秀灵活应用二药，每根据患者病位主次不同而酌量施用，若病位在上则着眼于通下，枳壳用量稍大于桔梗，则去壅除滞、益胃安肠之功方显。若病在下则注重宣上，桔梗用量稍大于枳壳，使气机展布、升降回流，则斡旋中洲、提壶揭盖之效方著。同时，刘如秀亦指出因桔梗、枳壳等理气之品有耗散伤正之嫌，故气虚者宜审慎使用。

4　杏仁－茯苓

配伍特点：止咳行水，开肺运脾，通达心阳。杏仁泻肺解肌，润肺燥而下咳喘，宣通肺气化痰饮以治上焦之不利。茯苓淡能利窍，甘以助阳，除湿益燥，健脾调中而"主胸胁逆气"（《神农本草经》）。二药配伍，脾肺共治，金土同调，共奏运中畅肺、开上运中、通达心阳之功。临床上，刘如秀认为痰饮干于心胸而困厄胸阳者，每多易见心悸、胸闷以及其他明显的肺经症状，此时治疗当效法仲景茯苓杏仁甘草汤法，开宣肺气，使润燥既济，化水湿，通阳气，复胸阳之盈旷，气机之畅达。

5　藿香－茵陈

配伍特点：清化湿热，宣畅中气。藿香芳香芬烈，入肺、脾二经，可升可降，开胃消食，快脾顺气宽中。茵陈凉而能散，功近柴胡而无伤阴之弊，其可清脾胃之湿热，兼能疏通肝胆之郁闭，热消而郁开，则脾胃升降之枢复运如常。二药合用，清化湿热，悦脾宽中，宣畅中气之力倍增。临床上对胸痹兼见湿热脘痞的患者，刘如秀每择用之，其言此法传自刘志明老中医，二药凉热相宜，进退有方，当据患者舌苔之象以施用，然若患者舌苔厚腻证属食滞浊阻者，宣化已然无功，宜转以消导为主。

6　当归－川楝子

配伍特点：疏肝活血，调气清热止痛。当归味甘液浓，功擅补血和血，为血中气药而可升可降，其"内润脏腑，外达肌表"，养血活血之外而兼具柔肝止痛之功。川楝子苦寒性降，能导小肠、膀胱之热，心包亢旺之相火下行，泄郁行气，兼具解痛镇痛之能。二药合用，一入血，一走气，相辅相成，共奏疏肝活血，清热止痛之功。临床上，刘如秀认为二药气血兼调，填血逐虚，实脱胎于古方金铃子散，对于肝郁血虚而有化火之势的胸痹心痛者尤为适宜。

7　桂枝－炙甘草

配伍特点：温通心阳，定悸宁心。桂枝辛甘发散，温经通脉，调和营卫，兼入血分而有安纳心阳之功。炙甘草气薄味厚，大缓诸急，能补益心脾之气而制肝气之暴戾。二药配伍，辛甘合化，而有赞助心阳之绩，其温通而不刚燥，复脉而不壅滞，药简力专，诚为温通心阳、宁心定悸的重要配伍。临床上，刘如秀应用此二味每据患者阴阳不同而斟酌施量，其认为当桂枝2倍剂量于甘草时，药对以辛温宣通为主，功能强心复脉；而当炙甘草

2 倍剂量于桂枝时则甘多于辛，一转通阳之方而成强卫之剂[3]。

8　全瓜蒌-薤白

配伍特点：宣通胸阳，导滞下气，散阴凝痰结。全瓜蒌甘寒不犯胃气，能降泄上焦之火，使痰气下降，理气宽胸散结，性润下滑，利肠腑而调气机之郁滞，疏达肝郁。薤白辛温而滑利，功擅宣通胸中阳气，辛散阴寒凝结，故《本草求真》言其能"调中助阳，散血疏滞"。二药合伍，辛通滑利，通降行滞，于胸痹胸痛属阳微阴弦者为不舍之品[4]。然《本草新编》曾谓："盖栝蒌实最消人之真气，伤寒结胸，乃不得已而用之也。苟无结胸之症，何可轻用？"由此刘如秀告诫为医者用药当知利害，不可冲锋于前，而忘却自家后路。乱投无章而耗伤真元，其过，医者当谨记。

9　吴茱萸-黄连

配伍特点：泄肝郁，除郁痹。吴茱萸禀火气以生，气味俱厚，能疏泄肝郁，除逐痹闭，润肝燥脾，除血泣而医胸中冷气刺痛不仁。黄连泻心火，能消心下痞满之状，实则泻其子，又兼降泄肝胃之功，除中焦之郁热。二药寒热并用，辛开苦降，泄郁除痹，相反相成，共奏宽利心肝郁痞之功。然古语有言："椒性善下，茱萸善上。"故刘如秀在临床上，明言告诫后学："服茱萸者，有脱发咽痛，动火发疮之害，应用之时必佐以苦寒降泄之，方不致火亢为害，如此乃为上举。"

10　酸枣仁-甘松

配伍特点：养血安神，行气开郁。酸枣仁味酸性收，生则补心肝阴血之不足，除虚烦而益胆气，炒香兼可醒脾，《本经逢原》谓其能"散肝胆二经之滞"，因而补而不滞，虚实皆可用之。甘松香温行散，行气宽膈，能开郁结、醒脾气而疗心腹之痛。二药相合，一酸敛，一辛开，敛养开郁，相制相成，为胸脘痞闷，兼见夜卧难安者所适宜。临床上，刘如秀认为"胃络通于心"，在治疗胸痹患者时，心脾同治，在养心安神的同时，适当配伍健脾、醒脾药物，常可收事半功倍之效。

11　石菖蒲-郁金

配伍特点：疏郁化滞，宣壅利窍。石菖蒲气温味辛，醒脾逐痰，走心开窍，又能开发心气，益智利湿。郁金辛苦而寒，行气解郁，清心化浊开滞，解心包络之热，"为心家之血药"（《本草思辨录》）。二药合用，宣壅开闭，清心通窍之功益彰。临证时，刘如秀治疗迟脉属痰浊阻遏心阳者每加此二味，其言，此法乃宗《温病全书》之菖蒲郁金汤，经刘志明老中医精简之后，化裁出入常有较好疗效。另由于二药均以归属气分为主，辨证着眼于舌苔黄腻，以舌之变化验邪气进退。此外，刘如秀临床发现，其对气壅胸膈，胸中闷痛者亦有佳效[5]。

12　熟地黄-黄芪

配伍特点：滋阴补血，益气培元。熟地黄甘苦而温，功专补益精血，景岳谓其："大补血衰，培滋肾水，填骨髓，益真阴，专补肾中元气，兼疗藏血之经。"黄芪气薄味厚，甘温而升，能补益肺脾之气，为补气之圣药。两药合伍，一阴一阳，共奏滋阴补血，益气培元之功。刘如秀认为，对阴阳两虚的心悸患者，重用熟地黄、黄芪之配伍，既可阳中求阴，又可阴中求阳，使阴阳均得培助。而熟地黄剂量宜由轻及重，虽云在黄芪的配伍下，使用地黄少见便溏之弊，但毕竟地黄性黏腻难化，于胃气衰弱患者万不可大剂骤然加临，以防痞塞气机，戕伐生机。

13　当归须－柏子仁

配伍特点：养血润燥，辛润通络。当归气味苦温，助心散寒，补血通脉，其须甘补之力缓，而辛散走通之力胜。柏子仁辛甘平润，禀天秋金气而安五脏，多油而滑，具有润燥之能，然气清香而透心肾，故虽痰多作泻者亦不在忌。二药辛通甘润合用，既滋养心肝阴血，又辛香通达肝络，其辛不燥烈，润不碍络，相辅相成，是"辛润以通络脉"的典型代表。刘如秀认为对于血虚心悸而有虚热表现的患者，当归之性虽温，然因其有补养阴血之功，血复则虚热自除，故当归不在禁忌之列。

以上仅为刘如秀治疗心系疾病临床常用药对的一部分，实际应用中刘如秀取精用简，加减化裁，圆机活法，不落窠臼，值得后辈学子好好继承学习。

参考文献

[1]　刘签兴，李晓洁. 杜惠兰妇科常用药对简析 [N]. 中国中医药报，2013-02-08（004）.
[2]　肖森茂，彭永开. 百家配伍用药经验采菁 [M]. 2 版. 北京：中国中医药出版社，2012：389-391.
[3]　戴永生. 袁家玑临证药对举隅 [J]. 中医杂志，1996，（5）：272.
[4]　马龙，刘如秀. 刘志明教授辨治冠状动脉粥样硬化性心脏病经验 [J]. 中医学报，2013，28（11）：1643-1645.
[5]　李方洁. 路志正从脾胃论治心痹学术思想概要 [J]. 中医杂志，1990，（6）：13.

任光荣内服膏方特色赏析

内服膏方是中药方剂的常用剂型之一，分成方膏滋和临方膏滋（下简称膏方）两类[1]。膏方是辨证论治中医基本理论和个体化治疗特色的集中体现。近年来，随着人们生活水平的日益提高、保健意识的逐步增强和中医药养生知识的广泛普及，量体用药的膏方因具有调节免疫力、防病治病、延缓衰老等综合作用越来越受到人们的欢迎和认可[2]。先师任光荣老中医（全国第四批、第五批老中医学术经验继承工作指导老师、苏州市中医医院主任医师，中医脾胃病专家）擅长治疗慢性胃肠病，其膏方亦颇具特色。现不揣简陋，简述如下。

1　立法重补脾

脾为后天之本、气血之化源，膏方应用对象以中老年患者、体质较差者、慢性病患者、亚健康人群为常见，后天之不足居多。《素问直解》曰："万物均生于春，长于夏，收于秋，藏于冬，人亦应之。"故冬季为进补的较佳时期。任老认为，脾为土属，蕴藏万物而助生长也。补脾可资肝肾心肺诸脏，犹灌中央而溉四旁也。脾胃摄纳、运化功能正常，则气血化生有源，五脏六腑、四肢百骸得气血濡养，身体的各种机能活动才能正常。且脾胃居于中焦，为全身气机升降之枢纽，脾气升则诸气升，胃气降则诸气降，故脾升胃降功能协调，则全身之气机调畅，五脏六腑之功能得以协调和谐、生克制化有道。其中应

陈超（苏州市中西医结合医院肝病科）

于冬季之肾脏主水，为藏精之府，但除先天之禀赋外，全赖后天脾胃化生的水谷精微以充养。脾虚化源不足，则五脏之精气少而肾失所藏，则补脾即所谓补肾、补后天而且充先天也。

2　补脾重气阴

任老作为中医脾胃病临床专家，在脾胃病领域有着深入的研究。任老特别强调：被认为是后天之本的脾（胃），在生命医学中有着重要的作用和地位，要言之其如《内经》所言：脾主人体生、长、壮、老、已。临床上，任老对吴门医派杂病理论，尤其是叶天士脾胃学说进行了继承与创新。就叶天士之"胃属戊土，脾属己土，戊阳己阴"之论进行了阐述和发挥：脾有阴（津）阳（气）；脾病有脾阴（津）虚、脾阳（气）虚之别，治脾首当调补脾脏之阴阳。脾气虚归属于脾阳虚之范畴，二者（气虚、阳虚）之辨主要是"阳虚则寒"、阳虚者功能尤其减退，"形不足者，温之以气"，补气乃补阳之基础；脾阴虚，实指脾精（津液）不足。脾（胃）为后天之本，人体各部的濡养，有赖脾气散精（津液）输布。若胃阴虚，或脾虚不运，阳损及阴，或五味化源不足，均可使脾气散精无源而致脾阴不足证，"精不足者，补之以味"，故调补脾之要点在于补气阴。

故任老认为，脾有阴阳（气），脾病则有脾阴虚、脾阳（气）虚等证，治疗当以调补阴阳，而脾气虚归属于脾阳虚之范畴，二者的区别主要是"阳虚则寒"、阳虚者功能尤其不足，"形不足者，温之以气"，补气乃补阳之基础，故补脾之要点在于气阴。

从任老膏方用药特点进行分析，其治则为扶正祛邪，燮理阴阳，治法为益气养阴，重在补脾，特色为以调为补、不在于生血而尤重养阴，结合因人、因时制宜而进行个体化遣方用药。根据虚证居多、虚中夹实尤其常见的临床现象，补法与清、消合用，但所用药物补益之品重于祛邪之品，益气药物多于养阴。或曰：严冬之时，何以仅以益气平补为主且有当归、地黄、麦冬等甘寒之品？任老认为，冬至一阳生，在"至而不至"之时，附桂当用且量大无妨，然以"当至已至"之时为常见，补气之剂合以天之阳气之"至"，可不用或少用温阳之品，此时平补即是温补，补气即可补阳；所以用养阴药者，不仅可以调整其偏虚状态，更可冀使阳得阴助而彰阴阳互根、生化发动之机。补益的同时，应注意针对患者病情、体质、喜好等个体化情况加以适量的祛邪药物（8∶2至7∶3的比例），因为慢性病以虚证居多，正因为其虚方选用膏方治之。然纯虚者鲜见，虚实夹杂证为其常态：或因病邪缠绵，或因正气不支，或因宿疾而兼新病，内伤又兼外感，导致疾病寒热错杂、虚实互见。膏方本非祛邪之法，应补中有伐。若祛邪攻伐之药太过，正气受损，则病邪更加深入，失去调补的本意，故祛邪要建立在扶正的基础上，祛邪仅为扶正之补充。任老常用的补益药有参类（红参、太子参、党参）、鹿茸、茯苓、生甘草、白术、阿胶、紫河车、白芍药、枸杞子、杜仲、山药、石斛、生地黄等；常用的祛邪药有制半夏、贝母、连翘、郁金、蔻仁、石菖蒲、蒲公英、黄芩等。

从现代营养医学角度来看，冬天气温较低，热量需求较大，胃肠道功能反较其他季节相对活跃，有利于营养物质的吸收和利用。慢性病、老年患者、亚健康状态等需要调养的人群，适合在冬令进行，膏方以其融合诸药、口感上乘、服用方便而受医家和患者之推崇。

3　组方重气味

任老长期致力于"吴门医派"杂病学术思想的研究，对叶天士根据中药四气五味特点立意组方具有独到见解和长期实践。尤其是开具膏方时，组方遣药特别重视药物的四气五味。此为叶天士对《内经》"味厚者属阴""调之以味"的具体实践与创新。任老认为，中药寒热温凉四气是以脏腑学说为基础、用阴阳属性进行总况的。因此，四气寓有阴阳，寒凉属阴，温热属阳。如附子、肉桂、干姜等药性温热，用治脘腹冷痛、面苍脉虚等阴寒证常用膏方，但以"平"为贵。酸苦甘辛咸五味不仅是药物味道的记载，更是药物作用的高度概括。《内经》认为辛散、酸收、甘缓、苦坚、咸软。其中甘味能补、能和、能缓，一般滋养补虚、调和药性及制止慢性疼痛之剂多具甘味，故亦多用于膏方。尤其注意其归经，因甘入脾，以甘味药为主组方即为补脾之方，不但调治慢性胃肠病时需用甘药，一般的膏方均当以味甘气平之品为基础方，参苓白术散、八珍汤是其基本方剂。

任老注重气阴双补达到气血阴阳之调补目的，其奥妙在于气能生血，补血以补气为先，如当归补血汤，重用的非补血之当归而是补气之黄芪；气属阳，补气基础上加温热之品即为补阳，"气生少火"之谓也。补阴自含补血之意，血属阴是谓也，补气生血而气味甘寒者，定有益阴之效；"善补阳者，当阴中求阳，则阳得阴助而生化无穷"。任老特别强调膏方为冬季调补之方，为"冬主封藏"之补法的具体应用之一，补气且生血，益阴可助阳，补益气阴即可气血阴阳通补，不必面面俱到、气血阴阳俱补而成为补益中药之大杂烩。膏方之妙在于缓图，守方渐效，绝不能贪一时之功，大辛大热之物非其所宜。

4　用药重"动""静"

膏方之要，不在于使用多少补益药物，而在于补而不滞，腻而能化。膏方内多含补益气血阴阳的药物，其性黏腻难化，若纯补峻补，每每有碍气机，致使水反为湿、谷反为滞，于健体无益，故配方用药的"动""静"结合至为关键。任老十分推崇即叶天士"辛香通络"和"甘寒""咸寒"之品的联合应用，并将前者谓之为动药、后者谓之为静药。即凡通、散、行、化、升降的药物多属动药；凡补收、敛、涩的药物都属于静药。膏方为甘补之剂，其配伍规律为静药多于动药。任老甘补之剂、益气养阴法中即具健脾助运之妙。

不仅如此，任老还特别注重顾护胃气，常以白扁豆、砂仁、豆蔻、鸡内金、麦芽等助运防腻。任老认为，益气养阴与健脾助运为论治中的一种方法、两个层次：前者指选择方剂、药物言，后者指应用治法言；前者为针对气阴两虚的直接用药，后者为益气养阴的治本之法。健脾助运使用得当，不仅是益气养阴的辅助与补充，更能体现治疗的深入内涵与临证技巧。

5　膏补重四药

任老应用补虚膏方以用好、用活人参、阿胶、冬虫夏草、鹿茸四味补气血阴阳为经验之谈，同时能根据中药资源与病家经济承受能力等情况具体应用之，笔者的体会是用法重于用方、用方重于用药。

人参，性温，味甘微苦，入脾、肺二经，大补元气，有"百草之王"之美誉，亦为补脾要药。可用于益气、回阳、健脾、补血诸方。现代药理研究发现，其主要有效成分为人参皂苷、黄酮类物质，有抗损伤、抗衰老、抗疲劳、对抗有害物质、提高免疫力、调节神经和内分泌系统等功能。如无气虚的病证不可随便服用，即体质壮实、无明显虚弱征象，则不必单用该品，如误用或多用，往往反伤阴血，轻则亢奋不适、睡眠不安，重则鼻衄、纳减、胸闷腹胀等。膏方入人参，并无大忌，较之单用安全，因养阴之品可以制人参温热之性而长其补益之功，气虚者补气、血虚者补气以生血，生血以养阴、补气即助阳，所以为膏方要药。

阿胶，性平，味甘，入肺、肝、肾诸经，以滋阴养血著称。阿胶含胶原、骨胶原、蛋白质以及多种微量元素和氨基酸、小分子活性肽等，能增强机体记忆力、有较强抗疲劳和加速红细胞、血红蛋白生成等作用。常用于强身、延缓衰老、增强免疫力，减少疾病的发生和减轻放疗、化疗的副作用，可预防和治疗老年性骨质疏松，并为美容养颜之佳品，还因其补虚、养血、止血、安胎等而被视为妇科良药。阿胶用于膏方，不仅仅用其补益功用，还因为其可以作为膏方的赋形剂、无胶（阿胶）不成膏而为膏方必用之品。但阿胶味厚质重为滋腻之物，用之须讲究得法：任老多尽可能选用陈阿胶以缓其性，均以陈黄酒浸泡烊化，因酒辛温，去腥味而防滋腻，加之整个膏方的益气、健脾、助运之动药，可无塞滞气机、有碍消化之虞。

鹿茸，性温、味甘咸，入肝、肾二经，有补肾壮阳之效。现代药理研究表明，鹿茸含多种氨基酸、硫酸软骨素、雌酮、骨胶原、蛋白质和钙、磷、镁等矿物质，具有振奋机体功能，对全身虚弱、久病之后患者，有较好的强身作用。《本草纲目》谓之"生精补髓，养血益阳，强筋健骨，治一切虚损"。鹿茸性温而不燥，入膏方则平和补益而无偏激之害（方中多种药物合理配伍使然），非阴虚甚者可不列为禁忌。任老补肾膏方常以鹿角胶代之，因其不仅仅同样有温补肝肾，益精养血之功效，而且其为膏方上好的赋形剂和价格经济而被广泛应用。

冬虫夏草，性温、味甘，入肺、肾二经，有补虚损、益精气、止咳化痰之功效。现代药理研究表明，冬虫夏草含虫草酸、糖类、蛋白质，有益脂肪（82.2%为不饱和脂肪酸）和维生素 B_{12}、麦角脂醇、六碳糖醇、生物碱等，是著名的滋补强壮药，有增强免疫功能、营养心肌、降低胆固醇、抗缺氧、抗氧化、抗病毒、抗菌和抗癌等作用。但冬虫夏草资源有限而价格昂贵，先生多以枸杞代之，虽二者形、质、效相差甚远，但道地宁夏枸杞加之增量使用，亦为不错的选择。

6　病案介绍

患者，女，62 岁。2012 年 1 月 23 日诊。有胃炎病史二十余年，经常于中医、中西医结合门诊就治。1 月前复查胃镜及其活检病理示慢性萎缩性胃炎伴肠化生。刻见：中脘胀闷，偶有隐痛，空腹时甚，得食能缓，面色不华，大便时溏，腰际酸软，舌质暗红，中有裂纹，苔薄微腻，脉弦细带数。体型丰腴，平素情绪低落，动辄太息。西医诊断：慢性萎缩性胃炎伴肠化生。中医诊断：胃脘痛、痞证。证型：脾虚肝郁，气虚气滞，蕴热夹湿，阴络失和。治法：调补肝脾，益气养阴，疏畅气机，清热和络，辛香合以甘平。方选参苓白术散、丹栀逍遥散化裁出入，处方：人参另煎300g，太子参300g，阿胶 300g，枸杞 300g，山药 300g，生地黄 180g，熟地黄 180g，白术 180g，茯苓 180g，白芍药 150g，当归150g，姜半夏 120g，白扁豆120g，莪术 120g，桃仁 120g，杏仁 120g，连翘 120g，蒲公英120g，藤梨根 120g，木香 100g，藿香 100g，佛手100g，旋覆花 60g，失笑散 60g，陈皮 60g，丹皮 60g，砂仁 30g，蔻仁30g，柴胡 90g，浙贝母 90g，煅瓦楞子 300g，鸡内金 120g，生麦芽120g，大枣 500g，饴糖 250g。制成软膏方，每服 1 大汤匙（约30mL），温开水调匀，晨起早餐前、晚餐后半小时各服 1 次。如遇外感等症，则随诊。

按　慢性萎缩性胃炎与中医胃脘痛、痞证之临床特征相类似，是一种本虚标实、寒热错杂的病证，病因多为七情思、怒之伤，六淫寒、热、湿之感，正虚加痰饮、瘀血、络滞等病理性改变，病位主要在脾（胃）、肝（胆），常为肝脾同病。治疗以准确辨证为基础，扶正祛邪为则的综合施治。其中膏方的应用，具有以调补、平衡为主及其用药时间、时长的特殊性，故处方与汤剂的应用治则相同、治法有别；同用方药，多为"大方"。本例以调补肝脾、益气养阴、疏畅气机、清热和络之参苓白术散和丹栀逍遥散、失笑散为主，通过调整机体免疫状态和胃的功能以促进炎症的吸收、萎缩腺体的恢复、肠化和异型增生的消退。在具体用药中，任老根据《内经》"阳化气，阴成形"理论，认为胃腺体萎缩乃为形体亏乏、功能不足。采用肝脾（胃）同治、扶正祛邪的方法，运用参苓白术散合丹栀逍遥散加减。其中改党参为太子参，协助人参以增强其益气补阴之功；中州不足，升降无权，当治肝以利气机。柴胡、生麦芽之升合郁金、佛手之降，使补中有通，升中有降，脾阳升，胃气降，虚实更替，气机自活；叶天士谓"初病结气在经，久则血伤入络"，故病久不忘治络[3]。任老根据临床用药经验配伍使用旋覆花、莪术、桃仁等药加强通络和血、化瘀止痛的功效。此外，先生吸取现代医学经验，认为加浙贝母、煅瓦楞子，可加强抑制胃酸的作用；加连翘、蒲公英、藤梨根等药以加强清热解毒功效，达到消除肠化、异型增生的目的。

参考文献

[1]　王嗣. 中医内服膏方之历史源流 [J]. 中医临床研究, 2012, 4 (14): 118-118.
[2]　史红霞，屠亚军. 膏方在现代临床中的应用 [J]. 中国社区医师（医学专业），2012, 14 (13): 33-33.
[3]　陈超. 吴门医派络病学说在现代慢性肝病中的应用 [J]. 中医杂志, 2010, 52 (8): 761-762.

仝小林教授运用水蛭经验

2010 年版《中华人民共和国药典》（一部）记载，水蛭为水蛭科动物蚂蟥 *Whitmania pigra* Whitman、水蛭 *Hirudo nipponica* Whitman 或柳叶蚂蟥 *W. acranulata* Whitman 的干燥全体[1]，具有破血、逐瘀、通经之功效。"水蛭"亦称"马蜞""马蟥""至掌"等，首见于《神农本草经》。《神农本草经》载："水蛭，味咸、平。主逐恶血；瘀血月闭，破血瘕积聚，无子，利水道。"唐代《药性论》进一步强调了水蛭逐瘀之功，谓其"行蓄血，血症积聚，善治女子月闭，无子，欲成干血痨者"。现代药理研究表明，水蛭具有抗凝抗血栓、抗肿瘤、抗炎、抗纤维化等广泛的药理作用[2]，目前主要应用于心脑血管疾病。仝小林教授经过多年临证经验总结，对水蛭的使用有独特的见解。

1　用量经验

仝小林教授擅用经方，对张仲景经方中水蛭用量进行了实地考究。张仲景在其所创的"抵当汤"中重用水蛭 30 枚，用于热血相结之蓄血重证，"抵当丸"使用水蛭至 20 枚，以峻药缓图，用于蓄血重证而病势较缓者；"大黄䗪虫丸"中用百枚水蛭，用于五劳虚极而致血瘀之证。高小威[3]经考证推算得知，抵当汤相当于每次服用水蛭 10 个，抵当丸相当于每次服用水蛭 5 个，大黄䗪虫丸每次服用水蛭含量其实更少。其学生徐立鹏等[4]亲赴仲景故里南阳田间捉到 30 条活水蛭，湿重为 72.5g；"熬"之后，干重减为 14.6g，即焙

顾成娟　何莉莎　王涵（中国中医科学院广安门医院）

干后 5 条水蛭质量为 2.43g。因此可推测：仲景方中抵当汤的每日剂量可折合为 4.86g，抵挡丸的每日剂量可折合为 2.43g，大黄䗪虫丸则更少。

仝小林教授使用水蛭的常用剂量为 3~6g，与经方的 2.43~4.86g 比较接近，只是剂型发生改变。长期服用，未发生明显不良反应，依据病情病势的不同随证施量。仝小林教授认为[5]，络脉瘀滞贯穿于糖尿病肾病的全过程，故活血通络是糖尿病微血管病变的基本治则，又根据络脉瘀滞的程度而有络滞、络瘀、络闭，水蛭为破血药，主要应用于络瘀、络闭阶段。络瘀者，取其逐瘀通经之用，1~3g 即可；络闭者，取其破血之用，4.5~6g。仲景用水蛭入煎剂，水蛭的有效成分并不能析出，而水蛭打粉冲服，则有利于有效成分的吸收，故3~6g 粉剂冲服可以达到 90g 入煎剂的效果。仝教授认为，沉疴痼疾，非重剂不足以撼动[6]。《中华人民共和国药典》规定水蛭的用量为 1~3g，仝小林教授临床应用时对于肝癌患者水蛭粉用量可达 9g，收得较好的临床效果，且未出现明显的不良反应。早年便有医家对于该剂量的安全性做以探讨，亦认为此剂量虽超药典剂量，但使用依然安全[7-8]。

2　剂型应用经验

水蛭历代应用中，均需加热炮制后使用，其炮制的理论依据主要有二，一是加热可使其易碎、矫味、防腐、便于服用；二是制后降低毒性，但水蛭是否有毒以及是否易伤正气，历代认识不一[9]。水蛭素为水蛭主要有效成分，现代药理研究表明：水蛭素仅存于新鲜水蛭唾液中，在干燥状态下稳定，室温下在水中稳定存在 6 个月，80℃以下加热 15 分钟不被破坏[10]。为防止高温对水蛭素的破坏，仝小林教授在使用水蛭时，大多使用水蛭粉冲服，其药效明显优于水蛭煎剂。临床可见，水蛭在高温煎煮后药效消失殆尽，故水蛭粉优于水蛭煎剂。龚敏阳等[11]对比了宽体金线蛭不同炮制品体外抗凝血活性，净制法和低温冷冻粉碎炮制法均能较好地保持水蛭抗凝血活性，而其他炮制方法炮制的水蛭抗凝血活性不强。水蛭为血肉有情之品，味腥，如患者不能耐受，可装入胶囊使用。

3　配伍经验

3.1　水蛭配伍大黄

大黄为肾脏引经药，用于肾病络脉瘀阻时，两者配伍，化瘀排毒，胶瘤有形之邪先被瓦解，后借大黄之力排出，一通一排，使邪有出路，选用仝氏芪丹军蛭汤。

3.2　水蛭配伍虻虫

《本经疏证》谓两者"一水一陆，一飞一潜，一上一下，在上之瘀，飞者抵之，在下之瘀，潜者挡之"。水蛭味咸胜血，血蓄于下，胜血者必以咸为主，血结不行，需行血，破血者必以苦为助，非水蛭虻虫不能消也。选用抵当汤及丸、下瘀血汤、大黄䗪虫丸。

3.3　水蛭配伍黄芪

水蛭走窜全身上下血脉，活血破瘀，黄芪性平而甘，补全身之气，气能行血，气虚无力推动血液运行为血瘀原因之一。两者配伍，对于气虚血瘀之证，一为治本，一为治标，标本同治。扶助正气乃治疗络病的根本，处方中加入黄芪、白术、鸡血藤等药，气化恢复，络中气血运行方能畅行无滞，络中瘀阻方能逐步祛除。

3.4　水蛭粉配三七粉

水蛭粉和三七粉是仝小林教授常用的两种粉剂，二者合用，用于血瘀重症，三七活血而止血，粉剂服用本身存在伤及脉络导致出血的可能性，配伍三七可保护血管，防止出血，同时又能达到活血不留瘀的效果。

4　应用水蛭治疗不同疾病的体会

活血化瘀通络法贯穿于络病各治疗阶段，根据络瘀严重程度、治疗方法的不同，所选药物有辛香通络、辛润通络、虫类药搜邪剔络的不同。仝教授治疗糖尿病肾病患者全程使用水蛭。水蛭配伍大黄是早期治络、全程通络的体现，可减轻损害，保护肾脏，早期应用还可逆转肾脏病变，延缓肾衰竭进程[12]。肝硬化代偿期时多应用水蛭配伍虻虫。肝硬化代偿期患者多无明显肝硬化症状，常缺乏特异性，B型超声可见肝纤维化改变，肝脏不肿大或轻度肿大，无腹水及其他并发症的出现。此期虽然没有明显症状，却是治疗肝硬化的关键阶段，长期药物干预是防止其进一步发展的重要措施，治疗以活血化瘀、软坚散结抗纤维化为主。仝教授自创化纤散，包含三七粉、水蛭粉、生蒲黄等药，可作为治疗脏器纤维化的辨病方。仝教授临证辨治肝癌时，水蛭粉用量较一般疾病更大，可达9g。对于气虚血瘀的疾病，如糖尿病肾病中晚期，久病耗气伤阴，切不可过于攻伐，配伍益气活血之药更为妥当。

水蛭为虫类药，早期络病多不使用，如使用，亦注意小剂量使用，不可量大以致破血之力太过而伤络。水蛭粉分冲时水温不宜过高，防止温度过高破坏有效成分水蛭素。

5　小结

水蛭常用于络病的治疗阶段。络病泛指发生于以络脉为主要病位、以络脉的功能和或结构失常为主要病机的一类疾病。糖尿病微血管病变归属络脉病变范畴，故以络病理论指导微血管并发症的防治[13]。络病之初，多属气机失调，尚可用草木类药物加以调理，而病久则血伤入络，阳动之气无以旋动，败瘀凝痰，混处络脉，以致痼结难解，因而必须用虫类搜邪剔络[14]。清代傅山明确指出："久病不用活血化瘀，何除年深坚固之沉疾，破日久闭结之瘀滞。"吴鞠通亦言："以食血之虫，飞者走络中气血，走者走络中血分，可谓无微不入，无坚不破。"仝小林教授常用水蛭、地龙、全蝎、僵蚕等虫类药物活血通络。糖尿病络病多初病及络，治疗时采用早期治络，全程通络的原则，早期多用藤类药通络，初入络者预防，久入络者治疗。虫类药有剔邪搜络之功，多用于络病中晚期。

6　问题与展望

水蛭的炮制方法目前尚存在争议，有学者谨遵经典，认为水蛭入煎剂毒性小、疗效尚可，但因煎煮水蛭时公认有效成分水蛭素的破坏，导致水蛭煎剂疗效的丧失，亦有学者认为应当不入煎剂。对于何时使用水蛭煎剂、何时使用粉剂的争执还有待学术界的进一步探讨。水蛭的用量方面，因仝小林教授长期使用水蛭粉 3～6g 冲服，未出现明显不良事件，非药典规定的 1～3g 入煎剂，因此水蛭的量毒性还有待关注。水蛭无论在心脑血管还是在糖尿病微血管病变的预防和治疗方面都拥有广泛的应用前景，值得学界的广泛关注与进一步研究。

参考文献

[1]　国家药典委员会. 中华人民共和国药典（一部）[S]. 北京：中国医药科技出版社，2010：77.

[2]　杨洪雁，杜智恒，白秀娟. 水蛭药理作用的研究进展 [J]. 东北农业大学学报，2012，43（3）：128-133.

[3]　高小威. 张仲景水蛭用法刍议 [J]. 中医学报，2014，29（10）：1429-1430.

[4]　徐立鹏，穆兰澄，郭允，等. 论药材含水量与经方剂量折算 [N]. 中国中医药报，2015-06-12（004）.

[5]　仝小林，周强，赵林华，等. 糖尿病肾病的中医辨治经验 [J]. 中华中医药杂志，2014，29

（1）：144-146.

[6]　郭敬，陈弘东，周强，等. 仝小林运用淫羊藿经验 [J]. 山东中医杂志，2016，35（4）：336-338.

[7]　郦永平，唐德才，吕春英. 关于水蛭的毒性与用量 [J]. 中医杂志，1997，38（10）：635.

[8]　鲜光亚. 水蛭毒性、用量、用法小议 [J]. 中医杂志，1993，34（2）：69-70.

[9]　肖凌，陈科力. 药用水蛭炮制及活性成分研究概况及分析 [J]. 中国药师，2014，17（10）：1760-1762.

[10]　中国药用动物协作组. 中国药用动物志 [M]. 天津：天津科学技术出版社，1979：8.

[11]　龚敏阳，伍小燕，文隽. 水蛭不同炮制品抗凝血活性的比较 [J]. 广西中医药，2010，33（6）：49-50.

[12]　朱葛馨，周强. 仝小林运用大黄经验 [J]. 辽宁中医杂志，2013，40（10）：1988-1989.

[13]　仝小林. 糖络杂病论 [M]. 北京：科学出版社，2011：36-37.

[14]　周水平，仝小林，徐远. 络病的基本概念与病理特点探析 [J]. 中华中医药学刊，2002，20（6）：724-726.

王保和教授运用药对治疗心衰

　　心力衰竭是不同病因引起器质性心血管病的主要综合征，是心血管疾病的严重阶段，也是心血管事件链中的最终环节。因此，被称为心脏病的最后战场，是心血管领域最为棘手和最具挑战性的疾病。中医古籍并无心力衰竭之病名，依据其临床表现可归属于"喘证、水饮、痰饮"等范畴。中医学认为其核心病机为气、阴、阳虚为本，血瘀水停为标，标本俱病是其基本病机。导师王保和教授是天津中医药大学第二附属医院心内科专家，从事中西医结合心血管疾病临床及科研工作数十年，在运用药对治疗心衰时取得了良好的临床疗效，现介绍如下，以飨同道。

1　杏仁与薏苡仁

　　杏仁味苦，微温，主入肺经，味苦降泄，肃降兼宣发肺气而止咳平喘。《药征》："杏仁主治胸间停水，故治喘咳，而旁治短气结胸，心痛，形体浮肿。"现代药理研究亦显示，杏仁具有止咳、平喘的功效[1-2]。薏苡仁归脾、胃、肺经，淡渗甘补，既利水消肿，又健脾补中。《本草纲目》："薏苡仁，阳明药也，能健脾益胃。土能胜水除湿，故泄泻、水肿用之。"

　　心衰患者出现肢体浮肿、喘息咳嗽、气短乏力等症状时，属于中医学的"水肿、喘证"。王保和教授认为此因病久脾虚，脾虚则土不制水而反克，水液代谢失常，致水湿停聚，潴留体内，发为水肿；水饮聚肺，则肺失肃降，肺气上逆而为喘，下不能通调水道，水液泛滥肌肤，亦发为水肿。杏仁功专降气，气降则痰消嗽止，水道通调。薏苡仁调中健脾，脾气实自能升降运行，则水湿之邪从小便而出。故二药合用以调节脾气的升化转输、肺气的宣降通调功能，恢复人体正常的水液运行，启上而渗下，使邪从水解，共奏宣肺利

李烨（天津中医药大学，天津中医药大学第二附属医院心内二科）

汪涛　徐强（天津中医药大学第二附属医院心内二科）

水之功，上述诸症自消。

2　黄芪与葛根

黄芪性甘、温，归肺、脾经，为补气利水之要药。实验研究证明，黄芪皂苷具有显著正性肌力作用，可增加心输出量，并可提高心肌耗氧量，有效保护心肌细胞，改善心功能[3]。葛根味辛升发，归脾、胃经。能升发清阳、鼓舞脾胃清阳之气上升。葛根素亦能够通过提高 Bcl-2、Caspase-3 的表达及降低 Bax 的表达调控心肌细胞的凋亡，从而起到保护心肌组织的功能[4]。

《素问·生气通天论》曰："阳气者，若天与日，失其所则折寿而不彰，故天运当以日光明。"故王教授认为心之气阳虚为发病之本。因心居胸中，为阳中之阳，阳气不振则心气虚，心气虚则心动无力，久之则心力内乏，乏久必竭，从而导致心力衰竭的发生。故心衰患者可见气短，喘咳倚息，动则亦甚；重者张口抬肩，汗出肢冷，舌淡胖，脉沉细。但临证中投用大剂量补益厚重之品效果并不理想，王教授认为此因心居上焦，治上焦宜轻，如《温病条辨》所言："治上焦如羽，非轻不举。"在心衰的治疗过程中，应谨记轻升清阳，顾护心气的重要性，故在补益剂中加用升发清阳之品。黄芪补肺健脾，善补胸中之大气，为补药之长。葛根，气味皆薄，为轻扬升举之药。王教授在此处用葛根取其升发清阳之功，与黄芪共用，相辅相成，起到补阳升阳的作用，胸阳得展，且补而不滞，使气短喘促等诸症自愈。

3　葶苈子与桑白皮

葶苈子、桑白皮二者皆具有泻肺平喘、利水消肿之功效。《本草经疏》言葶苈子为"手太阴经正药，亦入足太阳经"，上可宣肺气之壅塞，下可开窍以利小便，乃泻肺强心之佳药。《本草纲目》言桑白皮"利小便，乃实则泻其子，肺中有水气宜用之"。研究证实，葶苈子水提取物具有强心和增加冠脉流量作用且不增加心肌耗氧量，并有显著的利尿作用。桑白皮水煎液具有较好的止咳、平喘作用及明显的利尿作用[5-6]。

慢性心力衰竭加重期患者表现为咳嗽、喘促不能平卧、双下肢水肿等标实证。《素问》中已有记载，"夫不得卧，卧则喘者，是水气之客也"，指出了该证为水气射肺，泛溢肌肤所致。王教授认为，肺属金，主皮毛，膀胱属水，藏津液，肺气壅塞则膀胱与焉，上窍闭则下窍不通，下窍不通，则水湿泛溢为喘满、肿胀。临证中葶苈子、桑白皮相伍为用，恢复膀胱气化开合的功能，水气从小便出，肺之壅塞亦随之而解，水肿消而咳喘止，此乃二药共奏开上启下之功也。

现代药理研究证明，二者具有强心利尿的作用，因此可减少洋地黄类药物及利尿剂的用量，减少洋地黄中毒及利尿剂抵抗的发生，起到了减毒增效的作用。

4　麦冬与五味子

麦冬味甘，微苦寒，归心、肺、胃经，养阴生津，润肺清心。《医学衷中参西录》记载："能入脾以助脾散精于肺……即引肺气清肃下行，统调水道以归膀胱。"五味子具有收敛固涩，益气生津，补肾宁心之功效。《本草备要》称其"性温，五味俱全，酸咸为多，故专收敛肺气而滋肾水，益气生津"。现代药理研究表明，麦门冬的有效成分麦冬皂贰具有改善心肌收缩力和心脏泵功能，保护心肌，耐缺氧等功效。五味子木脂素具有减轻心肌损伤，调节心肌细胞能量代谢、影响心肌收缩力等作用[7]。

王教授认为，心衰患者心体长期受累，心之气虚、阳虚为本，日久阳损及阴，且由于利尿剂为心衰治疗的基础用药，临床中许多需要长期、大量使用利尿剂的患者，常可出现气阴两伤的情况；表现为胸闷气短、心慌、汗出、乏力、少苔、脉细等。麦冬苦寒，滋燥金而清水源；五味子酸温，泻丙火而补庚金，益五脏之气也。麦冬气禀清肃，肺清则水得生；五味子固表敛汗，防气阴外泄。故王教授常以二者合用，一清一敛，以得平补之功，防气阴之伤。

5 茯苓与泽泻

茯苓性平，偏于渗湿利水。《用药心法》言："茯苓，淡能利窍，甘以助阳，除湿之圣药也。味甘平补阳，益脾逐水，生津导气。"泽泻性寒，长于通利膀胱，《药品正义》记载泽泻"利水第一良品"。研究表明，茯苓水煎剂对于小鼠模型有较显著的利尿作用，小剂量的泽泻醇提取物可以促进尿量增加以及电解质离子的排出[8]。

临床中发现部分患者在足量应用利尿剂治疗的情况下，心源性水肿仍得不到有效控制，这种现象称为利尿剂抵抗。目前，采用连续输注利尿剂并增加剂量、联合应用利尿剂和血管活性药物等治疗方法，往往效果不理想。王教授认为，慢性心衰病位在心，但不局限于心，与脾、肾等都与之相关。在临证中发现此类患者多因脾失转输，肾失开合，膀胱气化失常，导致体内水液潴留。《本草求真》："茯苓，使泽泻以行肾邪之余，最为利水除湿要药。且水既去，则小便自开。"王教授取茯苓滋水源而下降以利小便之功，取泽泻通调水道以下输膀胱之效，合而用之，脾、肾、膀胱功能得以恢复，小便利而水肿消，临床收效显著。

6 麻黄与益母草

麻黄入肺、膀胱经，宣畅肺气，通调水道以利小便。益母草入膀胱经，活血利水。《本草经》谓其"性滑而利，擅退浮肿，下水气，通二便"。药理研究证实，麻黄碱具有显著的利尿、平喘作用。益母草碱从抗氧化、抗细胞凋亡和调节线粒体功能几方面起到保护心肌的作用。

临床中心衰患者出现小便短少、喘息、胸前刺痛、唇甲青紫等症，王教授认为此乃病久体虚，正气不足，易于感受外邪，风邪袭肺，肺失宣降，肺闭水停，膀胱气化失职以致水肿。因正气不足，致血运不畅，瘀血内阻，血不利则为水，影响三焦气化，也是导致水肿的主要原因。如金元名医朱丹溪所言："肺为上焦，而膀胱为下焦，上焦闭则下焦塞，譬如滴水之器，必上窍通而下窍之水出焉。"《金匮要略》开创性地提出了"血不利则为水"的论点，《血证论》在此基础上进一步指出"血积既久，其水乃成"，"瘀血化水，亦发水肿，是血病而兼水也"。可见瘀血也可是水肿形成后的病理产物，而水肿则往往有瘀血见证。基于以上理论，王教授在临床实践中应用麻黄以使外邪祛除，玄府通畅，水液代谢正常，起到"提壶揭盖"的作用；应用益母草取其兼具活血利水之双重功效，故二者合用共奏宣肺活血利水之效。

王教授认为心衰的病机为本虚标实，病位在心，与肺脾肾密切相关。在加重期多表现为水饮、血瘀等标实证，缓解期脏腑功能亏虚导致的本虚证成为主要表现。加重期在脏腑及气血阴阳辨证的基础上，通过宣肺、活血、温阳等多靶点、多途径以达到利水、活血的目的；缓解期应注重平衡气血阴阳，调理脏腑功能，但不可单用纯补之剂，应佐轻清升发之品，使补而不滞。中医药对治疗心衰还可起到减毒增效的作用。如葶苈子与桑白皮，药理研究证明二者具有强心利尿的作用，因此可减少洋地黄类药物的用量，减少洋地黄中毒的发生。而对于利尿剂抵抗的患者，辅以药对茯苓、泽泻，亦可取得明显疗效。综上所述，中医药治疗慢性心力衰竭具有多靶点、多途径、因人制宜、临床症状缓解明显、减毒增效等优点，且"药对"具有紧扣病机、功效专一、药简力宏、疗效确切等特点。临证中王教授运用药对治疗心衰临床疗效十分满意。

参考文献

[1] 甘露. 大鼠 pEGFP-N1-BKβ1 真核表达载体的构建及苦杏仁苷对支气管平滑肌细胞增殖的研究 [D]. 武汉：华中科技大学，2007.

[2] 李寅超，郭琰，张金艳. 苦杏仁和桔梗平喘作用的配伍研究 [J]. 中药药理与临床，2012，28 (2)：111-114.

[3] 周承. 中药黄芪药理作用及临床应用研究 [J]. 亚太传统医药，2014，10 (22)：100-101.

[4] 李军，石博，黄可欣. 葛根素对心肌缺血再灌注大鼠心肌组织 Bcl-2、Bax 和 Caspase-3 表达水平的影响 [J]. 中国实验诊断学，2013，17 (4)：631-633.

[5] 王小兰，赫金丽，张国顺，等. 桑白皮水煎液及化学拆分组止咳祛痰平喘作用研究 [J]. 世界科学技术-中医药现代化，2014，17 (9)：1951-1956.

[6] 郑晓珂，李玲玲，曾梦楠，等. 桑白皮水煎液及各化学拆分组分利尿作用研究 [J]. 世界科学技术-中医药现代化，2014，17 (9)：1946-1950.

[7] 刘威，张茜，张成义. 五味子对心血管系统作用的研究 [J]. 北华大学学报：自然科学版，2011，12 (1)：47-49.

[8] Feng YL, Chen H, Tian T, et al. Diuretic And Anti-diuretic Activities of the Ethanol And Aqueous Extracts of Alismatis Rhizoma [J]. J Ethnopharmacology, 2014, 154 (2)：386-390.

魏玮教授治疗脾胃病常用药对浅析

药对是以辨证论治为前提，结合中药药性理论和临床功用，选择性地将两味药物组合配对，是方剂配伍的最小组方单元，也称为"对药""兄弟药""姊妹药"。它以"七情和合"理论为指导，以相须、相使、相畏、相杀、相恶、相反等形式相配伍[1-2]，以达到增效、减毒、牵制、引经等作用，从而更充分地发挥中药药效，提高临床疗效[3]。古有"用药如用兵"之说，魏玮教授强调治病当先详察病情，以诊断为前提，辨明虚实寒热后方能遣方用药。笔者有幸跟随魏教授临床学习，对脾胃病用药思路有了初步领悟，现结合他治疗脾胃病的基本思想，对其常用药对总结如下。

1 升降和合，调畅气机

1.1 旋覆花与代赭石

脾胃为气机升降之枢纽，通达上下，斡旋气机，脾胃内伤发病常因气机失调，升降失司，故需顺应脾胃生理特性调节气机，使脾之清阳上升，胃之浊气下降。对于胃气不降反而上逆，出现嗳气、呃逆、恶心、吐酸等，魏教授遵"中焦如衡，非平不安"的原则，常以旋覆花与代赭石合用，此出自《伤寒论》旋覆代赭汤，旋覆花苦辛咸，微温，长于消痰行水，降气止噫。代赭石苦寒，长于镇逆平肝[4]，善降善清，二药虽一花一石，质有轻重

宋熠林　郭宇　李依洁（北京中医药大学第一临床医学院）

苏晓兰（中国中医科学院望京医院脾胃病科）

之别，但性均主降，相须合用有较强的降逆止呕、化痰消痞之功，治疗胃食管反流病、慢性胃炎等疗效显著。此外，魏教授继承国医大师路志正教授治疗脾胃病"持中央，运四旁"的思想，在调节脾胃气机时，常兼顾与肺、肝二脏，如加苦杏仁肃降肺气，玫瑰花疏肝理气，以助中焦维持升清降浊的动态平衡。

1.2 厚朴与枳实

《脾胃论》记载厚朴"其上浮入肺治疗痰饮喘咳，中调脾胃化湿除胀满，下沉行气宽肠通积滞"，善行善散，能利能消，有温胃厚肠之功，其味苦性温，以下气为专，多用于消腹胀、除胃满。枳实味苦降泻，长于破气，偏于消积滞、除痞硬；相须配伍，共奏理气消积，降逆化痞之功。现代药理研究证明枳实、厚朴均有不同程度的使胃肠运动收缩节律增强，抑制和调节自主神经、中枢神经的功能，其中枳实可明显兴奋胃肠平滑肌，使胃肠运动节律增强，故二者协同可促进胃肠动力[5]，用于动力障碍所致的胃-食管反流病、功能性消化不良等。治疗寒热互结中焦或气机不利，郁而痞塞不通形成心下痞满、反酸烧心、腹胀腹痛及腑气不通者，或取通因通用之法治疗呕吐、肠鸣下利等，使塞者通，闭者畅。且常强调煎药顺序和时长，对于气机不畅较著者，常嘱二药后下，以使行气消痞之力更甚，而多中病即止，以防久用耗气伤阴。

2 顾全润燥，健脾和胃

2.1 炒白术与炒苍术

脾胃属土，土生万物，《脾胃论》曰："百病皆由脾胃衰而生也。"脾胃燥湿相济，阴阳相合，才能运化水谷精微。《温病条辨》云："脾主湿土之质，为受湿之区，故中焦湿证最多。"脾胃病反复发作，多与痰湿有关，故魏教授十分重视燥湿的运用，他继承国医大师路志正教授"北方亦多湿"的理论[6]，认为现代人多食肥甘厚味，运动量少，胃肠厚实，湿浊壅盛体质者多见。白术甘缓苦燥，气味芳香，功善补气健脾[7]。有研究表明白术挥发油具有促进胃肠道蠕动，提高机体非特异性免疫功能[8]。苍术辛香燥烈，走而不守，健脾胃以燥湿，除秽浊以悦脾。二者作为健脾燥湿基本配对，炒用健脾益气之功更著，广泛用于湿浊内伤，脾失健运所致的食欲不振、脘闷呕恶、头晕乏力或湿邪下注、水走肠间之腹胀、肠鸣、泄泻等症。魏教授强调健脾益气应重用白术，运脾燥湿常重用苍术。根据脾虚湿邪程度，二者剂量可用至30~60g，以求力专效宏。对于兼有表湿或湿邪困脾而缠绵难愈者，还可配伍藿香、佩兰以助脾健运、芳香化湿、振奋清阳。

2.2 石斛与太子参

《伤寒论》贯穿有"令胃气和则愈"的思想，路志正教授认为"脾胃为易受邪之地"，吾师秉承前贤观点，强调无论运用何法治病，都需谨记保胃气、存津液的治则，重视脾胃阴阳盛衰对疾病病性、病程的影响。对于热病后期脾阴耗伤、胃失濡养而脘痛如灼、口干口渴、舌红少津等，尤注重补气生津。石斛性甘，微寒，《本草通玄》说石斛"甘可悦脾，咸能益肾，故多功于水土二脏"。《本草衍义》言其"治胃中虚热"。太子参味甘平，长于益气健脾，《本草再新》曰太子参"治气虚肺燥，补脾土"，其性不温不燥，不壅不滑，长于补气生津，二药均为甘滋清灵之品，合用可使益气生津之力甚，而不滋腻碍脾。多用于治疗胃热津伤、脾阴不足、肝肾阴亏引起的口干舌燥、口渴欲饮、胃中嘈杂、胃痛烦闷等。二者合用，也体现了《脾胃论》中"阴精所奉，谓脾胃既和，谷气上升"之理念。

2.3 半夏与麦冬

叶天士云："脾喜刚燥，胃喜柔润。"《医经余论》提出："治脾以燥药升之，所谓阳光照之也；治胃以润药降之，所谓雨露滋之也。"在润燥理论上，魏教授取各代医家之长，十分重视温燥和濡润的权衡。"釜中无水，不能熟物"，他认为慢性萎缩性胃炎、消化道溃疡等病见脘痛如灼、口干口渴、食欲不振时多与胃阴不足有关，胃阴不足又会导致脾胃运化功能受阻，可见单纯滋阴会加重脾胃负担，故常润燥相宜。麦冬味甘性润，《本草正义》云其"为补益胃津之专品"。半夏辛燥，性滑而降，消痞散结，和胃降逆。二者相配，麦冬得半夏之降，可增其养胃生津之力，半夏得麦冬清凉之性，可减其辛燥之弊，一燥一润，互制其短，相辅相成，用以治疗胃阴亏虚或脾虚痰阻之干呕、呃逆、饥不欲食等，体现了用药平衡之道。

3 调理阴阳，顾护中气

3.1 补骨脂与肉豆蔻

魏教授认为脾肾互相资助、互相充养，若脾虚运化失司，水液代谢失常，水谷并走肠间而泻，久泻则伐伤阳气[9]。也有年老体弱，真阳不足，肾阳衰微，釜底失焰，脾失温煦，而下焦虚寒，不能温煦脾土，脾运失司、固涩无力，久则脾肾阳虚。补骨脂与肉豆蔻合用，出自《本事方》之二神丸，《本草经疏》谓补骨脂"能暖水脏，阴中生阳，壮火益土之要药"，具有补肾助阳，温脾止泻之功效，尤善补命门之火，为治肾虚泄泻、壮火益土之要药。肉豆蔻辛温而涩，为治疗虚寒性泻痢之要药，与补骨脂相配既可助其温肾暖脾之功，又可增其涩肠止泻之效。二药同用，一肾一脾，脾肾双补，补肾阳，温下元，以除下焦阴寒，温中土，运脾阳，以化湿止泻，为治疗脾肾阳虚之便溏、腹泻经典药对，常用于治疗腹泻型肠易激综合征、炎性肠病等。

3.2 炮附子与黄连

脾胃病常因多因素合而为病，病程日久可形成寒热错杂，虚实互见的症候，对于此症，魏教授用药多寒热兼顾，但各有侧重。他十分重视能量的固护，所谓"得阳者生，失阳者亡"，认为阳气是生命的源泉及机体新陈代谢的原动力。对于阳虚寒盛者，常予附子温阳散寒，提供机体能量，附子上可助心阳以通脉，中可暖脾胃以健运，下可补肾阳以祛寒，是温阳散寒要药，然为防附子辛温燥烈，常与苦寒之黄连相配，一大热回阳，一至寒清热，辛苦相投，根据寒热程度调整二者比例，李时珍言药物之寒热相伍："此皆一冷一热……阴阳相济，最得制方之妙，所以有成功而无偏胜之害也。"二者平调寒热，多用于脾肾阳虚、卫阳不固所致的脘腹冷痛、体弱纳呆，或虚实并见、寒热错杂之脘腹痞痛、泻痢或便秘者。

3.3 大枣配生姜

脾胃为元气之本，气血营卫生化之源，脾胃功能正常，元气才得以滋养，则营卫充盛，机体安康。魏教授认为脾胃病患者无论虚实，其运化功能不利，皆可导致营气不充，卫气不强，故临证十分注重驱邪扶正，顾护脾胃。生姜与大枣共用临床应用广泛，历代医家非常重视二者的配伍，大枣甘温补脾以资气血生化之源，生姜辛温以通心阳而行血脉，二药补中有行，补而不滞[10]。大枣味甘和营，《神农本草经》谓："大枣味甘平，主心腹邪气，安中养脾，助十二经，平胃气。"长于补脾益气。生姜味辛走散，《珍珠囊》指出生姜"益脾胃，散风寒"。善于和胃降逆。《本草纲目》云："生姜与枣同用，辛温益脾胃元气。"二药构成调和营卫的基本用药组合，成无己亦曰："姜枣之用，专行脾之津液，而和荣卫者也。"魏教授治疗脾胃虚弱、中焦不利等多种脾胃病时，强调煎药时加入生姜10g，大枣12g共为佐药，并嘱枣掰开入煎，使有效成分充分溶出，意在调和营卫，鼓舞中焦运化，体现了《伤寒论》"无犯胃气"的思想。

4 着眼整体，气血并调

4.1 郁金配醋延胡索

脾胃为气血生化之源，《素问·血气形志》云："阳明常多气多血。"内伤脾胃，气血诸病乃生，脾胃病初起在气，日久入络，或血虚而失于濡养，或血瘀而运行不畅，故气血双调常是治疗关键环节。现代研究表明活血化瘀药具有改善胃黏膜血液循环，修复胃壁屏障功能[11]。郁金辛、苦，微寒，其气先上行而微下达，入于气分以行气解郁，达于血分以凉血散瘀，为疏肝解郁，行气祛瘀要药。醋延胡索功善活血化瘀、行气止痛，《本草纲目》言延胡索"专治一身上下诸痛"，二者配伍，肝胃同治，气血双调，兼顾到"后天脾胃难离肝"的整体观念，广泛用于肝气犯胃或气滞血瘀引起胁腹胀痛、食少纳呆、情志不畅等症。若兼有血虚者，常酌加黄芪补气生血，当归养血活血，共达气血并治之效，若肝胃不和较重者，还常配伍炒谷、麦芽疏肝和胃，健脾消食。

4.2 炒酸枣仁与首乌藤

魏教授认为"胃不和"与"卧不安"二者既是病因，也是病理结果，是互为因果的关系，睡眠质量反映着人体阴阳的盛衰，也是脾胃调和程度的表现，魏教授注重和胃以安神，也强调安神以调胃。炒酸枣仁与首乌藤均为养心安神之良药，《本草汇言》曰："酸枣仁敛气安神，荣筋养髓，和胃运脾。"善滋阴血而宁神定志，常用于心肝血虚、肝火亢旺或情志不畅等所致的眠差多梦、脘腹不适者，而其性柔润滑利，作用缓和，并可兼顾津枯燥结所致的腹痛、便秘等，常用至30~60g。《饮片新参》云首乌藤"养肝肾，止虚汗，安神催眠"，其性安和调达，静而不壅，常用30g。现代药理研究表明首乌藤与酸枣仁为改善睡眠功效显著的协同组合[12]。二药伍用，同气相求，安神宁心之力大增。

脾胃病包含范围较广，证型常错综复杂，魏教授治病思维开阔、思路清晰，擅用经方药对，用药以诊断、辨证为先，充分考虑药性及配伍规律，并应用中西医结合方法综合分析，临证常用药对颇多，除上述之外，还常用黄芪配党参补中益气，金钱草配海金沙利胆排石，白花蛇舌草配半枝莲化瘀散结等。提倡善用药对，巧用药对，用活药对，通过药物的合理配伍，产生协同作用或增进疗效，提高中医临床用药的有效性，具有广泛的研究和应用价值。

参考文献

[1] 段金廒，宿树兰，唐于平，等. 中药药对配伍组合的现代认识 [J]. 南京中医药大学学报，2009，25（5）：330-333.

[2] 陈涤平. 药对在脾胃病中的运用 [J]. 南京中医药大学学报，2009，25（3）：170-173.

[3] 孟祥乐，余奇，郭澄. 中药药对的临床应用与配伍机制研究概述 [J]. 中国药房，2009，20（30）：2394-2395.

[4] 苏晓兰，魏玮，林琳. 魏玮教授论治腹泻型肠易激综合征经验 [J]. 杏林中医药，2012，32（2）：142-146.

［5］　王彦，魏玮. 魏玮教授运用辛开苦降法治疗慢性萎缩性胃炎经验体会［J］. 云南中医学院学报，2013，36（1）：50-51.

［6］　唐瑜之. 杨晋翔教授之药对巧用［J］. 中华中医药杂志，2012，27（12）：3145-3146.

［7］　田辰，史海霞，魏玮. 中医七方十剂及其应用［J］. 中医杂志，2011，52（12）：1076-1078.

［8］　秦立伟，刘桂英. 枳实厚朴汤治疗功能性消化不良65例［J］. 光明中医，2011，26（1）：73-74.

［9］　李滢，陶海燕，杨秀伟. 生白术和炒白术挥发油成分的 GC-MS 分析［J］. 药物分析杂志，2013，33（7）：1210-1217.

［10］　邓中甲，李达. 生姜大枣配伍应用浅析［J］. 陕西中医学院学报，2012，35（2）：67-69.

［11］　王秋风，路杰，边永君，等. 路志正教授调理脾胃心法［J］. 中国中医基础医学杂志，2005，11（12）：941-942.

［12］　王茵萍，潘华峰，李任先，等. 活血化瘀药物对慢性萎缩性胃炎胃黏膜血液循环的影响［J］. 中药新药与临床药理，2003，14（1）：67-69.

岳仁宋教授治疗消渴病常用对药经验浅析

　　岳仁宋教授是四川省中医院内分泌科主任医师，四川省拔尖中医师。业医三十载，熟谙经典，博采众家，精于杂病，尤擅消渴。谨察岳师临证辨治，遣方用药开阖有度，对药之中理奥趣深，或功效趋同合化而治，或补泻并用寒热平调，或性味佐治相反相成，或主辅而配量效显明，总以七情和合为法，阴平阳秘为度。现以岳师治疗消渴病之对药为例，详言之。

1　主辅搭配，增效解毒

1.1　黄连、干姜

　　岳师分三期辨治消渴病[1]，其中"消渴早期当从火断"[2]，且常以大剂黄连（15～60g）施之。黄连性寒味苦，用其治疗消渴古已有之，早在魏晋时的《名医别录》就有黄连"止消渴"之说[3]，明代中药学家李时珍有云"治消渴用酒蒸黄连"[4]。现代药理学[5]亦证实，黄连中提取的黄连素（又称小檗碱）具有降糖效果显著，不良反应少，与其他药物的协同作用好的特性。干姜味辛性热，具有温中运脾，去脏腑陈寒痼冷之功，乃仲景治疗太阴、少阴病之要药，岳师常施小剂（10g左右）以配黄连。黄连、干姜，二者寒热分明，相佐而用，其意有三：一为药味相须，辛开苦降以化中焦湿浊；二为清中寓温，直折火热兼以运脾散精；三为以热佐寒，调和药性以防寒邪流弊。总之，黄连为主，干姜辅之，可起增效解毒之功。

1.2　生石膏、山药

　　生石膏、山药本为张锡纯常用对药[6]，岳师常用于消渴病早期的治疗之中。生石膏味辛性寒，享有"降火之神剂，泻热之圣药"的美称，历代医家常用大剂石膏以解炽盛火邪：在《伤寒论》白虎汤中，石膏用至一斤（约220g）；在《疫疹一得》清瘟败毒饮中，亦重用石膏至240g，消渴早期之热虽不比瘟疫，然亦常具备精灼气藩、通体而热的病机特

张博荀（成都中医药大学临床医学院）

点，故岳师常以大剂石膏（30~90g）施之。山药性味甘平，入脾肾，可治诸虚百损，现代药理证明：山药多糖具有较好调节糖脂、清除氧自由基的作用[7]。这里与石膏同用，其意有三：一为收敛石膏之悍气：石膏乃石药，《素问·腹中论》[8]云："石药之气悍。""热中消中，不可服膏粱芳草石药。"而山药之性与粳米颇似，稠润多汁可收敛石膏剽悍之气，使其留于中焦，缓释药性；二为提高药液中石膏的浓度：生石膏的化学成分为含水硫酸钙（$CaSO_4 \cdot 2H_2O$），水溶性差，而山药之中富含淀粉，可增稠药液，提高疗效；三为先安未受邪之地，山药既可温中涩肠，以防石膏寒凉；又可补益先后二天，缘脾衰消渴病发，肾损消渴病进，脾肾固，正气足，则邪气易除。

2 相辅相成，合力施之

2.1 知母、赤芍

知母，性寒味苦，具有清热泻火、生津润燥之功，《本草求真》载："知母……在中则能退胃火，平消瘅。"[4]《本草正义》亦云："知母……清胃以救津液，消中瘅热宜之。"[4]李春梅等[9]研究证实，知母皂苷能够显著抑制α-葡萄糖苷酶的活性，降低四氧嘧啶糖尿病小鼠血糖。赤芍味苦性微寒，具有清热凉血、散瘀止痛之功。如今，赤芍不仅常见于治疗糖尿病的方剂之中，且研究逐步深入，已有多个专利申请获得批准[10]。岳师用知母，必验于症，或口渴引饮，或汗出便赤，总以气分受邪、热盛津伤为判；用赤芍，必验于舌，或红绛，或瘀黯，总以热入营血、津血瘀滞为机。而临床之中，上述征象常相伴而行，盖热为阳邪，走窜于全身气血，欲治之须气血同清，知母主气，赤芍入血，二药相辅相成，乃清解气血热盛之妙药。

2.2 桑白皮、地骨皮

桑白皮、地骨皮之药对出于钱乙名方"泻白散"，初为小儿肺热咳喘而设。岳师以此用于消渴病，亦是针对"肺热"的病机特点。桑白皮辛甘而寒，世人多关注它泻肺利水之功，而忽视其生津止渴之能，有文献资料[11]显示，在1160首含桑白皮的古代文献中，治疗消渴病的有27首。药理学研究[12-13]亦证实，桑白皮具有明确的降血糖作用。地骨皮性味、功效与桑白皮相似，清虚热之力更优。《本草述》[14]中明确记载其可治疗消瘅，《证类本草》[15]亦云："地骨，去骨热消渴。"李康等[16]研究发现，地骨皮提取物对四氧嘧啶糖尿病小鼠有显著降血糖作用。两者相须为用，肺中虚热、实热皆可除，津液输布有序，气机升降得调，消渴火象得解。

2.3 天花粉、牡蛎

此二味即为"瓜蒌牡蛎散"，乃仲景为"百合病，渴不瘥者"[8]而设，岳师常用此治疗消渴病之渴。天花粉甘苦而寒，可生津润燥，历来皆为治疗消渴病之要药，赵荣华等[17]将古籍中的518个糖尿病处方统计发现，天花粉出现了192次，位列所有药物的第三位。现代药理研究[18]亦证实，天花粉凝集素可促进糖脂代谢的良性循环，对KK-Ay糖尿病小鼠的血糖、血脂水平有显著调节作用。牡蛎咸寒，可益阴潜阳，生津润燥。二味同施，可增强生津止渴之功，盖天花粉藏于地下，牡蛎匿于海中，皆可生津气、去虚热；此外，牡蛎具备收敛之功，既可防止人体津液外泄，又可收涩天花粉所生之津，使之为人体所用。查阅文献，无论是临床观察[19]，还是药理研究[20]，皆证实该药对可有效降低血糖。故此药对确为益阴生津、止渴降糖之要药。

3　同味为伍，酸甘合化

3.1　乌梅、五味子

乌梅、五味子味酸入肝，从五行生克制化来看，"酸胜甘"（《素问·阴阳应象大论》），故岳师常以此治疗体液甘甜之消渴病。具体而言，乌梅酸泻肝木，可消肝中郁火，仲景将"消渴"列为厥阴病提纲症之一，其主方"乌梅丸"亦被证明是治疗消渴病之良剂[21]。五味子五味俱全，酸收独重，较之乌梅，更有补益之功，药理学研究认为：在五味子中提取出的 α-葡萄糖苷酶抑制剂可显著降低小鼠血糖[22]。乌梅与五味子相配，除"酸胜甘"之外，另有如下缘由：一为收敛正气：消渴早期火热炽盛，"炅则气泄"（《素问·举痛论》），"火与元气不两立"（《脾胃论》），故患者虽一派火热之象，气虚神萎亦常相伴，此时以酸收之，可敛将脱之正气；二为滋阴生津：热邪入络，煎灼津血，酸可生津，以补阴液，若辅以甘药，酸甘合化，疗效益佳。故二味虽非大补之品，然可防止热邪耗气伤津之弊，实乃用药之巧思。此外，岳师亦常在患者合并大便稀溏、皮肤瘙痒或肝功异常时应用该药对，疗效确切。

3.2　大枣、生甘草

此二味皆甘味药，常被认作是消渴病的用药禁忌，然岳师常在配伍基础上大胆用之，患者血糖不升反降。究其原因，大枣实乃针对消渴病患者"胃强脾弱"病机特点之良药，"甘则令人中满"（《素问·奇病论》），大剂大枣（60～80g）的应用可缓解患者饥嘈之感，减少其他食物的摄入；"甘入脾"（《素问·宣明五气论》），大枣又可补益中焦，助脾散精，故一药身兼"抑胃扶脾"之功。较之大枣，生甘草既可清热以解消渴热毒，又可调和诸药。药理研究[23]亦发现，其降血糖的作用主要与甘草黄酮的抗氧化、抗自由基相关。二味同施，可佐全方药味，以合脏腑之性，防止因汤药过于苦寒而损伤正气、发生格拒。

4　验案举隅

患者，男，62岁，成都人。因"发现血糖升高1年余"于2014年11月12日就诊，当日空腹血糖11.2 mmol/L，餐后2小时血糖17.8 mmol/L，就诊前自行停服降糖西药1个月。患者自诉口干渴明显，夜间甚，食欲亢进，时有疲倦乏力、烦躁，大便干燥，2～3日一行，小便黄赤。患者长期抽烟、饮酒，生活起居不规律。舌质红苔黄腻，脉滑数。证属实火灼津，胃强脾弱。白虎加人参汤加味，处方：生石膏100g，山药15g，黄芩15g，黄连30g，干姜10g，知母40g，赤芍45g，生晒参20g，生甘草10g，大枣60g，生大黄5g，水煎服，每天3次，一次150mL。患者于1周后复诊，在未服降糖西药的情况下，当日餐前血糖7.7mmol/L，餐后2小时血糖12～14mmol/L。口干渴症状大为好转，大便已正常，食欲不似以前亢进，前方去生大黄，石膏用量减至60g后续服。继以调理脾胃、补益气阴之剂善后。2月后患者消渴症状消失，血糖基本恢复正常。

按　此案乃白虎加人参汤治疗消渴病早期火热亢盛的典型病例。根据患者口干渴、大便干燥、小便黄赤之症，可见患者存在"实火灼津"之证，同时患者还存在食欲亢进、疲倦乏力之象，故亦有"胃强脾弱"之病机，治法上，当以泻火为本，抑胃补脾同施。纵观全方，岳师以石膏、黄连为主药清热解毒，并分别辅以山药、干姜佐制其性，以达驱邪不伤正之功；又有知母、赤芍清气凉血，甘草大枣甘满中焦，诸对对药针对不同病机，有的放矢，各个击破，故能有显著疗效。

5　结语

除上文所谈之外，岳师亦常用黄连、黄芩清热解毒，石膏、知母泄热清气，苍术、厚朴理气祛湿，鸡内金、荔枝核消食化积，桑椹、黄精补肾填精等，皆针对不同阶段、不同病机而设。对药介于单味药与方剂之间，其研究内容既包含药物的性味归经特性，又包含一定的配伍原则，细细品味对药之变化，对于把握岳师临床思路大有裨益。

参考文献

[1]　岳仁宋，王帅，员富圆，等. 2 型糖尿病的中医分期分型辨证探析 [J]. 辽宁中医杂志，2010，37（10）：1917-1918.

[2]　岳仁宋，王帅，陈源，等. 2 型糖尿病早期从火热论治的思考 [J]. 辽宁中医杂志，2010，37（9）：1691-1692.

[3]　晋·陶弘景. 名医别录（辑校本）[M]. 北京：人民卫生出版社，1986：9.

[4]　吴昌国. 中医历代药论选 [M]. 北京：中国中医药出版社：2008：202-291.

[5]　谭学莹，赵林双，胡静波，等. 黄连素的降糖机制及临床应用新进展 [J]. 中国糖尿病杂志，2015，23（12）：1131-1132.

[6]　程图. 张锡纯变通应用白虎加人参汤 [J]. 山东中医杂志，2016，35（3）：253-254.

[7]　李晓冰，裴兰英，陈玉龙，等. 山药多糖对链脲菌素糖尿病大鼠糖脂代谢及氧化应激的影响 [J]. 中国老年学杂志，2014，34（2）：420-422.

[8]　肖月，徐世军，成莉，等. 中医四部经典 [M]. 北京：中国医药科技出版社，2010：68，362.

[9]　李春梅，高永林，李敏，等. 知母皂苷对小鼠血糖的影响 [J]. 中药药理与临床，2005，21（4）：22-23.

[10]　卜璟，王建农. 赤芍有效部位对 KK/upj-Ay 小鼠自发高血糖的影响及其化学成分研究 [J]. 时珍国医国药，2014，25（1）：1-3.

[11]　于彩娜，姜开运，梁茂新. 桑白皮潜在功能的发掘与利用 [J]. 世界科学技术——中医药现代化，2015，17（9）：1780-1784.

[12]　钟国连，刘建新，高晓梅. 桑白皮水提取液对糖尿病模型大鼠血糖、血脂的影响 [J]. 赣南医学院学报，2003，23（1）：23-24.

[13]　郑晓珂，袁培培，克迎迎，等. 桑白皮水煎液及化学拆分组分降糖作用研究 [J]. 世界科学技术——中医药现代化，2014，16（9）：1957-1967.

[14]　明·刘若金. 本草述校注 [M]. 北京：中医古籍出版社，2005：574-578.

[15]　宋·唐慎微. 重修政和经史证类备用本草 [M]. 北京：人民卫生出版社，1957：293-294.

[16]　李康，毕开顺，司保国. 地骨皮中不同组分对四氧嘧啶糖尿病小鼠的降血糖作用 [J]. 中医药学刊，2005，23（7）：298.

[17]　赵荣华，易元琼，李永强，等. 518 个糖尿病处方统计分析 [J]. 云南中医学院学报，1997，20（2）：20-23.

[18]　李琼，张鹏，郭晨，等. 天花粉凝集素对 2 型 KK-Ay 糖尿病小鼠血糖、血脂的调节作用 [J]. 西南大学学报（自然科学版），2016，38（2）：182-188.

[19]　陈林霞，牛旭明. 瓜蒌牡蛎散加味治疗Ⅱ型糖尿病 [J]. 河南中医，1999，19（5）：3.

[20]　姚婷，沈孝丽，周惠芳，等. 栝楼牡蛎散对四氧嘧啶糖尿病小鼠的降糖作用研究 [J]. 江西中医药大学学报，2015，27（2）：97-99.

[21]　张小欢，胡建平，李瑛. 乌梅丸治疗糖尿病的拆方研究 [J]. 中国实验方剂学杂志，2006，12（9）：41-44.

［22］　袁海波，沈忠明，殷建伟. 五味子中 α-葡萄糖苷酶抑制剂对小鼠的降血糖作用［J］. 中国生化药物杂志，2002，23（3）：112-114.

［23］　赵金英，杨卫东，李红兵，等. 栽培甘草中甘草黄酮提取物对糖尿病大鼠血糖血脂的调节作用［J］. 时珍国医国药，2012，23（1）：101-103.

周德生教授脑病专科药对举隅

周德生教授，博士生导师，现任湖南中医药大学第一附属医院脑病专科主任，从事神经内科临床、科研、教学工作 20 余年，对脑病专科常见病及疑难病的中西医结合治疗有其独到的学术见解和丰富的临床经验。现将周教授运用"药对"治疗脑病的诊疗经验总结如下，以供同道临床用药借鉴。

1　药对是单味药方的发展

周德生教授认为药对是单味药方的发展，比较好地反映了七情配伍理论，或相辅相成，同类相从，异类相使，或相反相成，寒热并投，动静相随，升降相因，引经报使，或另生其他作用。周德生教授著有药对专著《袖珍中药配伍与常用药对速查手册》一书。在临床实践中，周教授采用辨病论治和辨证论治相结合的诊疗模式，并配以"药对"处方进行治疗，取得了满意的临床疗效。

2　脑病专科药对举隅

2.1　蚤休和白花蛇舌草——动脉粥样硬化

血脂水平升高和高胆固醇血症是动脉粥样硬化发生和发展的重要危险因素之一，降脂治疗可通过减少及清除斑块内脂质从而使脂核变小，将胆固醇酯转变成胆固醇晶体从而增加脂核强度等作用增加斑块稳定性。周德生教授认为动脉粥样硬化病机为"浊毒内结"。而"清热解毒化浊"则是抓住针对该病贯穿病机始末的基本病理而设。所以周德生教授治疗上习惯用蚤休和白花蛇舌草这一对具有清热解毒化浊功用的药对贯穿治疗的始终。蚤休又名七叶一枝花、重楼，苦寒，有小毒，归肝经，能清热解毒，消肿止痛，息风定惊。现代药理证明蚤休水提液对载脂蛋白 E 基因敲除小鼠动脉粥样硬化晚期斑块能抑制其进一步发展[1]。白花蛇舌草，苦甘寒，归心、肝、脾经，能清热利湿解毒。药理证明其具有降低胆固醇的作用[2]。两药均味苦，性寒，同归肝经，合用清热解毒化浊之力增强。

2.2　蓝布正和鹿衔草——后循环缺血

后循环缺血属"中风先兆""小中风"范畴。"无风不作眩"，"诸风掉眩，皆属于肝"，"风"即可为六淫之中的外风，又可为内因之中的肝风。周德生教授治疗本病擅用风药蓝布正和鹿衔草作为药对引经报使。治血先灭风，但配伍风药不等同于解表或者祛风，此类风药特指其具有辛散、开发、走窜、宣通之性，能开通体表皮肤及体内脏腑组织的腠理玄府，明显增强活血化瘀药物的作用[3]。蓝布正又名头晕草，平辛苦，归肝、脾、肺经，具有祛风除湿、调经的作用，用于治疗头晕头痛、高血压等。实验研究证明蓝布正能提高大脑对缺氧的耐受性，呈现出明显的脑缺血保护作用[4]。鹿衔草甘苦温，归肝、肾

李中　吴兵兵　周颖灿　王洪海　邓龙（湖南中医药大学第一附属医院脑病专科）

经，能祛风湿，强筋骨，止血，用于高血压、冠心病、痹证等。鹿衔草具有明显的扩张脑部动脉血管、抑制血小板聚集，同时激活脂肪分解酶，促进脂类代谢，防止动脉粥样硬化[5]。取两味风药作为药对，两药相伍，相须为用，共入肝经，既可引经报使，又可加强祛风定眩之力。作为佐药引经报使，不宜过多药味，以免燥伤阴液引动内风。

2.3 蒲黄和鸡冠花——脑出血

脑出血归属于"出血中风""薄厥"范畴。出血中风患者常伴瘀象，但临床经验不足的医者，一看"出血"二字则对活血化瘀药望而生畏。周德生教授认为瘀血在体内、脑部，阻止新血化生，所以有瘀就要祛，应用活血化瘀、活血止血、祛瘀生新药物亦是出血中风不可或缺的[6]，常运用具有化瘀止血作用的蒲黄和具有收涩作用的鸡冠花作为药对，并将此药对常常用于出血中风急性期伴有瘀象的患者。蒲黄，甘平，归肝、心包经，能利小便，止血，消瘀血，既利小便又能减轻脑水肿。鸡冠花，甘涩凉，归肝、大肠经，能收敛止血，又能活血止血，用于各种内出血等。实验观察鸡冠花的乙酸乙酯部位、水部位均能在一定程度上缩短小鼠的出血时间和凝血时间，表明鸡冠花具有良好的止血作用[7]。两药均有止血消肿之功，其中蒲黄性平，止血又能活血，走而不守；鸡冠花止血又有收敛之性，守而不走，两药相伍，一开一阖，动静相宜，有走有守，止血而不留瘀，活血又不动血。

2.4 苏木和小通草——脑水肿

脑水肿是脑组织的液体含量增多，引起脑容积增大，是脑功能障碍的主要原因之一，它既是脑梗死发展到一定阶段出现的病理生理改变，也可是脑出血后的主要病理生理改变。周德生教授认为脑出血后脑水肿属于"水饮痰湿"的范畴，其病机为脑络破损，血溢脉外，瘀阻脑窍，形成血肿，"血不利则为水"。因此，脑出血后脑水肿的病理特点是以血瘀为本，水饮痰湿为标[8]。因此，活血化瘀是第一要义，利尿以泄其水分是第二要义，常运用具有活血化瘀功效的苏木，取其味咸性平，而且擅走血分，以利其血分、起到活血祛瘀通经的作用，再配伍具有利尿降压的小通草，其味甘性淡，擅走水分，以利其水分；两药相须为用，活血利尿、开通窍道，从而血水同治。研究表明，苏木中的主要活性成分为巴西苏木红素，对缺血再灌注脑组织有保护作用；小通草具有抗炎、解热和利尿作用，以对抗脑水肿、颅内高压[10]。

2.5 木蝴蝶和蜜炙麻黄——球麻痹

球麻痹即延髓性麻痹，中医对其认识多散在"中风""失语""言謇""喑痱"证等内容中。周德生教授结合现代医学认为球麻痹临床症状均会表现为饮水进食呛咳，吞咽困难，声音嘶哑或失音等一组症候群，从而抓住疾病相同证的证候表现中抽提出的共性症候处方，选用木蝴蝶和蜜炙麻黄贯穿于球麻痹治疗的始终。木蝴蝶，原名千张纸，苦甘凉，入肺、肝、胃经，有清肺利咽止咳、开音、清除声嘶、咽痛的功效，主治肺热咳嗽、喉痹、音哑等。药理证明木蝴蝶具有镇咳和祛痰、抗炎[11]等作用，可治疗癔球症[12]。麻黄，辛微苦，入肺、膀胱经，发汗解表，宣肺平喘。麻黄具有兴奋中枢神经系统、抗病毒及影响神经肌肉传递等作用，麻黄中含有的麻黄碱和伪麻黄碱均有缓解支气管平滑肌痉挛的作用，蜜炙麻黄的平喘作用最强。木蝴蝶属于清热药，蜜炙麻黄属于解表要药，两药虽性能不同，归经不同，但在功效上有可比性，共奏清肺利咽喉之功。

2.6 石楠藤和忍冬藤——帕金森病

帕金森相当于中医"颤证"，其病机为髓海失充，肢体失控，风、火、痰、瘀、虚单一或复合因素均可导致本病。如因风痰阻络者，肢体震颤严重者，需要祛风化痰通络，常选用石楠藤和忍冬藤为对药。石楠藤，辛温，归肝、脾、小肠三经，具有祛风通经、强腰壮骨、缓急止痛的功能。石楠藤中含有丰富的血小板活化因子受体拮抗剂——南藤素和海风藤酮。海风藤酮对人红细胞膜的氧化性损伤有相当程度的保护作用，并具有清除氧自由基的作用[13]。忍冬藤又名银花藤，甘寒，归肺、胃经，能清热解毒，疏风缓急，通络止痉。忍冬藤具有抗炎、提高免疫机能的作用[14]。两者均以藤蔓入药，一寒一温，寒温结合，善走经络，两药相须、相使为用，增强祛风通络止痛之力。

2.7　人参和水蛭——阿尔茨海默病

阿尔茨海默病（Alzheimer disease，AD）属中医"痴呆""呆病"等范畴。AD 为本虚标实之证，本虚乃气血阴阳衰少、心神失养，标实多为气、火、痰、瘀等病理产物的堆积，诸邪凝聚成毒损伤脑络。临床辨证上有多种证型，但一般认为气虚血瘀是阿尔茨海默病各证型的基本病机，故导师在临床上以"补气之首"的药物——人参和"破血逐瘀之首"的药物——水蛭为对药，两药伍用，攻补兼施，攻而不伤正，补而不助邪，共奏益气活血化瘀之功。人参素有"百草之王"的美誉，甘微苦微温，归肺、脾、心经，具有大补元气、安神益智等功效。人参通过减少 β 淀粉样蛋白（amyloid protein β，Aβ）的产生，调节 Aβ 转运，抑制 Aβ 聚集及对抗其神经毒性中的一个或多个环节，从而抑制 Aβ 的沉积及毒性，延缓 AD 病理改变，改善 AD 症状，达到有效防治 AD 的目的[15]。水蛭又名蚂蟥，咸苦平，有小毒，归肝经，能逐恶血、消瘀肿、破血瘕。水蛭中含有水蛭素被认为是最强的凝血酶特异性抑制剂，能阻止凝血酶对纤维蛋白的聚合，故有抗凝的作用，水蛭还有直接溶解血栓的作用，抗纤维化等作用[16]。

2.8　马钱子和甘草——运动神经元病

马钱子极苦寒，有大毒，归肝、脾经，具有通络止痛，散结消肿之功，用于风湿顽痹、麻木瘫痪、小儿麻痹后遗症等。马钱子含多种生物碱，主要为番木鳖碱（士的宁）。士的宁对中枢神经系统有兴奋作用，治疗剂量的士的宁可加速神经冲动在脊髓内的传导，并能提高脊髓反射兴奋性，因此可缩短脊髓反射的时间，增强反射强度，但不破坏脊髓中枢的交互抑制过程[17]。体外神经细胞培养的过程中，士的宁相对对照组使存活的神经细胞增加，浓度为 $10\mu mol/L$ 士的宁所表现出的对神经细胞生长的刺激作用和对 MPP 损伤后的细胞保护作用却很显著[18]。甘草又名"国老"，甘平，归心、肺、脾、胃经，能补脾益气，缓急止痛，清热解毒，调和诸药。现代药理研究甘草单味有明显的解毒作用，能显著降低士的宁的毒性及死亡率[19]。周德生教授运用两药相畏配伍，制马钱子治疗量控制在 $0.3\sim0.6g$，甘草用量为 30g。一方面，甘草能降低制马钱子的毒性，增加安全性，发挥马钱子的"化毒为药""化害为利"的作用；另一方面，马钱子与甘草配伍后，因甘草甜味浓郁，可矫正药对中马钱子极苦之味，改善药物的口感。

2.9　蔓荆子和鬼箭羽——偏头痛

偏头痛属于"头风病"范畴，伤于风者上先受之，风邪侵袭，脑络不通，瘀血内生，不通则痛，故用药遣方得标本兼顾，抓住此病基本病机"风邪外袭，瘀血内阻"。头痛用风药轻扬疏散为先。蔓荆子为"止偏正头痛之王"，辛苦寒，归膀胱、肝、胃经，取其质"清"，引经上行，功能疏散风热，清利头目。现代药理证明蔓荆子具有明显的解热、镇痛、显著的血管舒张作用[20]。鬼箭羽苦寒，直入肝经血分，单味鬼箭羽即可起到降低全血黏度，增加小鼠抗缺氧时间从而起到抗氧化的作用[21]。此药对，一升一降，升降相因，两药合用，共奏祛风活血之功。周德生教授认为在临床上诊治头痛需抓住风邪为此病主要病因，血瘀可以出现在头痛的各类证候和各个发展阶段中，因而以祛风和活血而组成的此种药对，贯穿治疗头痛各种证候之中。

2.10　首乌藤与合欢花——失眠障碍

失眠的主要病机总属肝郁化火，辨证以心肝阴虚、痰热内扰者多见，治当养阴清热、化痰除烦、柔肝宁神，常用首乌藤与合欢花为药对。夜交藤，又名首乌藤，甘平，归心肝经，有养心安神的作用，常用于虚烦不眠，多梦等症。药理研究表明，夜交藤具有明显的镇静催眠作用[22]。合欢花甘平，有疏肝解郁、悦心安神的作用，能使五脏安和，心志欢悦，令人欢乐无忧，收安解郁之效，常用于情志不遂，忿怒忧郁而致烦躁不宁、失眠多梦之症。药理研究证明合欢花具有抗抑郁、镇静催眠等作用[23]。此二药，一为藤枝，一为花萼，同气相求，相须使用，使疏肝解郁、养心安神之功药效倍增。治疗心肝阴血虚少，痰热内扰之失眠多梦，心神不宁尤为适用。周德生教授用首乌藤与合欢花为药对治疗失眠，必重用久服，一般用量为首乌藤30g，合欢花10g。

2.11　雪莲花和玫瑰花——焦虑状态

脑神失养，五脏功能失调，或者五志过极，伤神损脑，发为焦虑，主要属于"郁病"范畴。五志过极，因恐极伤肾可发为阴虚燥热证和阳虚精虚证；因悲极伤肺可发为气虚内热，痰瘀互结证；因思极伤脾胃可发为气虚阴亏证和痰湿内聚证；因思虑过度伤肝可发为气滞血瘀，痰瘀热结证[24]。周德生教授基于"五郁"立论，认为现今尤以"木郁达之"为治疗之本，重在疏理肝气，喜用花类药对治疗该病，认为花类药物具有气味芳香可以调节人的情绪，故常用雪莲花与玫瑰花药对。雪莲花，甘苦温，入肝、肾经，具有散寒除湿、通经活血、排体内毒素等功效。现代药理研究发现其具有镇静、解痉、镇痛、使心率减慢、清除氧自由基及抗疲劳等作用[25]。玫瑰花，甘微苦温，归肝、脾经，功效为理气解郁、活血散瘀和调经止痛。《本草正义》记载："玫瑰花，清而不浊，和而不猛，柔肝醒胃，疏气活血，宣通窒滞而绝无辛温刚燥之弊……气分药之中，最有捷效而最驯良，芳香诸品，殆无其匹。"[26]药理研究表明，玫瑰花对情绪紧张、压抑等引起的胃痛有明显的改善功能。用离体兔胸主动脉进行灌流实验，发现玫瑰花水煎剂无论酸性还是中性，均可使去甲肾上腺素预收缩主动脉条产生明显的舒张作用[27]。

2.12　臭梧桐和海风藤——神经痛以及疼痛症状

神经痛以及疼痛症状均属于"痹证""痛证"范畴，病机为正气不足，感受风、寒、湿、热之邪所致，符合"不通则痛"及"不荣则痛"理论。以风在络中，则络道闭塞，选用具有祛风通络止痛之臭梧桐和海风藤作为药对，两药一为嫩枝，一为藤蔓，根据中医取象比类理论，藤类药物外形多条达，善走经络，故搜风通络之力更甚。臭梧桐，辛苦甘凉，归肝经，有祛风湿、通经络、平肝功效，可治风湿痹痛，半身不遂等。药理研究证明臭梧桐具有镇痛作用，开花前的臭梧桐似乎较开花后的臭梧桐作用强，但是毒性也大[28]。海风藤，辛苦微温，归肝经，有祛风湿、通经络、止痹痛的功效，用于风寒湿痹，肢节疼痛，筋脉拘挛，屈伸不利。海风藤具有抗炎、镇痛的疗效[29]。此药对为藤类药物，具有条达通畅之性，一药性凉，一味性微温，属于"寒温并用"相须使用，可以增强通经络、缓挛急、止疼痛的效果，无论属寒属热之风湿浸淫所致神经痛以及疼痛症状均用此药对。

3　结语

《神农本草经》将两种药物的配伍关系概括为相须、相使、相反、相杀、相恶、相畏6种。药对又称为对药，是中医临床常用的相对固定的两药味的配伍组构，是中药配伍应用的基本形式。药对是辨证论治体系中理、法、方、药的高度概括和集中体现，不仅是中医理论与临床各科的纽带和桥梁，也是提高临床疗效的处方技巧和关键技术[30]。周德生教授所用药对，非为对症，而是强调理论与实践相结合，中医病机与病理、生理相结合，辨病论治与辨证论治相结合，药性理论与中药药理相结合，是在现代医学模式下，采用病证结合，以西医病名为纲，中医辨证为目，这样将疾病的"证"、疾病的"病"有机地结合，以建立脑病专科有效的方药体系。周德生教授认为抓准辨证是不够的，应该同时专注辨病，只有在明确疾病诊断的前提下，辨证才是比较准确的。故周德生教授所创药对均是在权衡疾病基本病理生理和不同时期特定证型表现的配伍用药，兼顾处理。在随证用药中不仅看到因病因证所用之药对，而且还注重运用现代医学药理研究之成果，如马钱子和甘草治疗运动神经元病。以上 12 个药对配伍经验是周德生教授长期临床实践中的经验总结，已经成为其所在脑病专科的临床处方规范之一。

参考文献

[1]　高琳琳，李福荣，康莉，等. 蚤休水提液对 ApoE 基因敲除小鼠动脉粥样硬化晚期斑块的影响 [J]. 泰山医学院学报，2007，28（4）：245-247.

[2]　国家医药管理局中药情报中心. 植物药有效成分手册 [M]. 北京：人民卫生出版社，1986：968-969.

[3]　胡华，刘利娟，林莘才，等. 周德生教授辨治后循环短暂性脑缺血发作的学术思想和临床经验 [J]. 中国中医急症，2012，21（8）：1237，1253.

[4]　赖泳，李辉，方春生. 蓝布正对小鼠脑缺血的保护作用 [J]. 大理学院学报，2005，4（5）：44-45.

[5]　李绪玲. 鹿衔草的药理作用及临床应用研究进展 [J]. 中国医学创新，2010，7（12）：185-186.

[6]　刘利娟，周德生. 脑出血中医药临床研究的困境与对策 [J]. 医学与哲学，2014，35（9B）：84-86.

[7]　包贝华，赵显，曹雨诞，等. 鸡冠花对致热复合出血模型大鼠的凉血止血效应机制研究 [J]. 中国药理学通报，2013，29（10）：1457-1461.

[8]　周德生，刘利娟，陈瑶，等. AOP-4 和 Ca^{2+} 对脑出血后脑水肿作用的研究进展 [J]. 中国临床新医学，2013，6（1）：75-78.

[9]　李慧颖，陈芸芸，雷帆，等. 巴西苏木红素对小鼠脑缺血中能量代谢的影响 [J]. 中国中药杂志，2010，35（18）：2444-2448.

[10]　沈映君，曾南，贾敏如，等. 几种通草及小通草的抗炎、解热、利尿作用的实验研究 [J]. 中国中药杂志，1998，23（11）：687-690.

[11]　潘勇，韦健全，郑子敏，等. 木蝴蝶对小鼠的镇咳祛痰作用研究 [J]. 右江民族医学院学报，2008，30（4）：550-551.

[12]　李绍敏. 木蝴蝶与苯海拉明合用治疗卡托普利引起的咳嗽 34 例 [J]. 中西医结合实用临床急救，1997，（2）：42.

[13]　冀治鑫，赵兵，李文婧，等. 石楠藤的化学成分、药理及临床应用研究 [J]. 安徽农业科学，2012，40（18）：9663-9665.

[14]　鲁思爱. 忍冬藤的化学成分及其药理应用研究进展 [J]. 临沂大学学报, 2012, 34（3）: 132-133.

[15]　李彩云, 胡华, 周德生, 等. 中药及其有效成分抑制 β 淀粉样蛋白沉积及毒性研究进展 [J]. 中国中医药信息杂志, 2014, 21（11）: 130-133.

[16]　袁继伟, 焦跃军, 李晶尧. 中药水蛭的药理药效研究 [J]. 中国医疗前沿, 2009, 4（18）: 18.

[17]　许凤全, 冯兴华. 马钱子中毒及其安全使用 [J]. 药物不良反应杂志, 2008, 10（6）: 426-428, 431.

[18]　杨洋, 周德生, Wolf-Dieter Rausch, 等. 士的宁对多巴胺能神经元的保护作用 [J]. 中国实验方剂学杂志, 2012, 18（24）: 223-227.

[19]　于辉, 李春香, 宫凌涛, 等. 甘草的药理作用概述 [J]. 现代生物医学进展, 2006, 6（4）: 77-79.

[20]　田华, 杜婷, 黄开合. 蔓荆子的药理作用研究进展 [J]. 中国医药导报, 2013, 10（9）: 29-30.

[21]　陈云华, 龚慕辛, 卢旭然. 鬼箭羽及同属植物主要药理作用及有效成分研究进展 [J]. 北京中医药, 2010, 29（2）: 143-147.

[22]　李智欣, 杨中平, 石宝霞. 夜交藤中改善睡眠成分的研究 [J]. 营养卫生, 2007, 28（4）: 327-331.

[23]　蒋春雷, 张永全, 施学丽. 合欢花治疗抑郁症的临床研究 [J]. 广西中医药, 2012, 35（6）: 23-25.

[24]　林萃才, 王仙才, 李煦洵, 等. 周德生教授辨治焦虑症的用药规律及学术见解 [J]. 中医研究, 2012, 25（2）: 53-55.

[25]　李君山, 蔡少青. 雪莲花类药材的化学和药理研究进展 [J]. 中国药学杂志, 1998, 33（8）: 3-6.

[26]　李玉瓒, 赵艳. 玫瑰花的营养价值与保健功能 [J]. 中国食物与营养, 2008, 4: 54-55.

[27]　李红芳, 庞锦江, 丁永辉, 等. 玫瑰花水煎剂对免离体主动脉平滑肌张力的影响 [J]. 中药药理与临床, 2002, 18（2）: 20-21.

[28]　王玉润, 沈家麒. 臭梧桐的镇痛作用 [J]. 上海中医药杂志, 1957, 4: 11-13.

[29]　孙绍美, 於兰, 刘俭, 等. 海风藤及其代用品药理作用的比较研究 [J]. 中草药, 1998, 29（10）: 677-679.

[30]　周德生. 袖珍中药配伍与常用药对速查手册 [M]. 长沙: 湖南科学技术出版社, 2012: 1.

第三章

肺 系 疾 病

周平安教授论表里和解法

　　流行性感冒（简称流感）是由流行性感冒病毒引起的严重危害人类健康的急性呼吸道传染病。流感的危害主要在于并发症发生率较高，尤其是肺炎，常可导致死亡。现代医学防治流感的手段主要是接种流感疫苗和抗病毒治疗，由于疫苗研发的滞后性，抗病毒药物使用严格的时间窗、价格昂贵等限制，流感防治仍面临巨大挑战。中医药在防治流感的长期临床实践中积累了丰富的经验，全国名老中医周平安教授在长期临床实践中总结出我国东北、西北、华北地区季节性流行性感冒的基本规律，认为外感风寒（外因），内蕴热毒（内因）为本病主要病因特征；表寒里热、热毒郁闭为其基本病机；治宜散寒解表、清热透毒为法，在临床用药中，周教授喜用柴胡、黄芩这一配伍，以期发挥透表达里，和解表里的作用，使邪去热清，其经验方取得了良好的临床疗效。

　　为了追溯周教授创立的表里和解法的源流，探寻表里和解法的创制过程和理论基础，周平安教授将现代医学疾病理论与中医病证理论相互融合、相互借鉴，发现我国三北地区季节性流感的病因病机特点，创立新的、有针对性的治法，我们对周教授进行了深度访谈，现将访谈内容整理如下，以为后学者借鉴。

1. 病机分析

　　近 20 年的临床实践表明，单纯从寒或从温论治流感已难以解决临床问题。在我国北方地区，流感为冬春季的多发疾病，传染性强，流行范围广，危害严重。三北地区由于冬春季节室内温度高，故易生内热，而室外气候寒冷，故易感外寒；流感患者多有恶寒身痛的表寒症状，又有发热、咽痛、口渴的里热症状，其病机为表寒里热；基于此特点，在临床中采取散表寒、清里热、和解表里的方法，使表里和，病自愈。1998 年冬春北京大流感，流感双解合剂开始大规模使用，表里和解治疗流感，退热效果佳，一般来说，三剂药即可退热。因此，注重寒温结合、表里兼顾的辨治方法是提高疗效的捷径。

2. 临床特点

　　我国北方地区的流感多发生于气候寒冷干燥的冬季，通常呈急性起病，表现为恶寒、高热、头痛、全身酸痛、乏力等中毒症状；常伴咽痛、流涕、流泪、咳嗽等呼吸道症状；少数病例有食欲减退、腹痛、腹胀、呕吐和腹泻等消化道症状。审证以求因，流感初起为疫毒袭于肺卫，风寒外束，卫阳被遏，毛窍闭塞，肺气闭郁，故表现为恶寒发热、无汗、头痛、周身酸痛、喷嚏、流涕、咳嗽等，疫毒很快入里化热，致卫气同病，肺热壅盛，表现为咽喉肿痛、口渴欲饮、咳黄痰等，若毒邪逆传心包，可见神昏谵语等神经系统症状。因此，北方地区冬季流感发病的主要特点是外寒内热，表里同病。

　　由于我国三北地区冬春季节室内温暖、室外寒冷的生活环境，三北地区季节性流感的

吴志松　曹芳　焦扬（北京中医药大学东方医院重症监护室）

李国栋　马瑞鸿　王玮（北京中医药大学第二临床医学院）

马家驹　王玉光（首都医科大学附属北京中医医院呼吸科）

证候特征及核心病机已经发生变化，表现出表寒里热的特征。目前尚无明确的统计数字。据临床观察，一般流感大流行时，表寒证较少，多表现为里热证为主，表寒证时间短暂、症状轻微甚至没有；而北方地区的季节性流感则多见表寒里热证，在接触到的病人之中，八九成病人为表寒里热证。

3. 治法治则

在临床治疗时，由于流感为发热性疾病，温热药不宜用多，只是通过透邪外达的方法来应用，我常用荆芥、薄荷、防风，夹湿者，加用羌活，这是散表寒的基本方法；清里热，通常在银翘散、麻杏石甘汤的基础上加减，表里和解的内涵即是让外来的寒邪透散出去，同时内里之热也应清出去。若病人有大便干，即大肠阳明经有热有燥实的情况下，加用通腑之药，清泻大肠，即所谓"釜底抽薪"。总的内涵就是既要散表寒用一些辛温、辛凉轻剂，又要清泄里热，多是汗、清、下三法合用。

表里和解法的常用方剂有防风通圣散、柴葛解肌汤、流感双解合剂等。防风通圣散出自《宣明论方》，为表里双解之剂，具有解表攻里、发汗达表、疏风退热之功效，该方的病机特点是表热而不是表寒，里热腑实俱重。柴葛解肌汤为《伤寒六书》中最经典之方，为解表剂，具有辛凉解表、解肌清热之功效。该方温清并用，侧重于辛凉清热；表里同治，侧重于疏泄透散。在病机上强调表寒入里化热，与表感寒、里有热不完全相同，但很相近，在组方配伍时借鉴该方。

我创立流感双解合剂，综合了柴葛解肌汤、银翘散、麻杏石甘汤、董建华院士的感冒方等剂，同时结合现代药理研究，选取有明确抗流感病毒作用的中药。在散表寒方面，董老治疗风寒感冒，常用荆芥、麻黄、防风、杏仁、淡豆豉等，以透邪外达，用药轻清灵巧。清里热方面，银翘散辛凉解表、清热解毒，麻杏石甘汤解表清里，重在清里。流感双解合剂为总结前人经验，接受现代中药药理理论，结合临床体会，综合而成，其配伍符合中医散表寒、清里热，和解表里的理论，自1998年应用至今已16年余，退热效果显著，安全性好，价格低廉，是东方医院的热销处方。

目前临床中现代专家对于流感病机认识不尽相同，治法也各具特色。我治疗流感，多用辛凉微温，强调透邪外达，不主张辛温发汗。发汗也强调要让患者出正汗，不要妄汗，不宜发汗得大汗淋漓。"正汗"的标志是微微汗出，遍身皆见，持续不断，随汗出而热减脉缓，"正汗"是里热清、表卫和的标志，预示着流感高热等中毒症状将逐渐消失，疾病的病程将大为缩短。而药后无汗或汗出不畅则为邪尚未祛，药后大汗出、神疲乏力、脉不静反呈疾数象者，则称之为"邪汗"，提示病情仍将反复，或将出现其他变证。

西药非甾体类解热药发汗峻猛，汗出较多，退热较速，但易伤正，热势容易起伏，而中药取汗法的特点是见"正汗"，取汗较慢、较缓，小汗出，一般在24小时内达到退热的目的，但退热之后很少反复，这种汗出退热方法患者感到舒适，较少耗伤人体的正气。

现代有些专家辛温解表用得较多，患者大汗淋漓，第一易于耗气伤津，第二不是持续汗出，热退后常有反复，第三汗孔大开，易于复感外邪，变生他病。所以治疗流感应解表达邪，不主张辛温发汗。

4. 临床运用

表里和解法具有散寒解表、清热透毒、和解表里之功，主要适用于流行性感冒属于表寒里热证的患者，而在临床中，普通感冒表寒里热证也很多，也可使用。病人表现为急性起病，既有恶寒、高热、头痛、全身酸痛、乏力等中毒症状，又常常伴有咽痛、流涕、流泪、咳嗽等呼吸道症状，还有少数病例有食欲减退、腹痛、腹胀、呕吐和腹泻等消化道症状。

至于禁忌证，对于单纯的风寒或风热证即不适合，选择具体药物的时候还应注重患者的不同体质，是否有药物过敏或药物敏感，如有的患者就对麻黄非常敏感，服之心慌，故不宜再应用。

临床上还应重视解表药的煎服方法，服解表药应遵循银翘散的服法，日三夜一服，即每天服药4次，每4~6小时服4次，每次150mL。根据服药后患者的汗出情况及体温的变化，调整服药次数，待见到正汗后可停用或减量服用，而无汗或汗出不畅者，坚持日三夜一服。

在临床治疗感冒、流感病人时，要非常注重个体化辨证。中医看病，不但要看"病"，更要看"人"。不但重视不同流感病毒本身的致病特征，更重视疫疠之气作用之下不同体质、宿疾的"人"。不同的内伤基础对流感的中医证候特点产生着重要影响，如喘证、哮病、肺胀、痰饮等慢性呼吸系疾病者的流感容易继发细菌性肺炎，咳喘迅速加重，痰色转黄，痰量增多；心悸、怔忡、胸痹、心痹等心血管病患者病后乏力、衰弱症状突出，心律失常、心肌缺血及心功能不全等发生率明显升高；中风、眩晕等脑血管病变者，患流感后易出现头晕目胀等肝阳亢盛的表现，血压容易波动，脑血管病复发率升高；消渴患者气阴两伤以及津液亏虚更为突出等。因此结合临床辨证加减治疗对于提高疗效非常重要。

一般来说，慢性肺系疾病患者，起病早期即有痰热、痰湿征象者，在得汗之后，及时加用瓜蒌皮、天竺黄、金荞麦等清热化痰药物，防治疾病内传。对于高血压、脑血管病患者，以头晕、头痛、结膜充血为主要表现者，慎用麻黄、羌活、桂枝等药物，以桑菊饮为主方调治，表证可选用紫苏叶、荆芥、豆豉等辛平解表。患有糖尿病的病人，早期即使无伤津及气阴两虚的表现，也要适当佐用生黄芪、天花粉、麦冬、生地黄、南沙参等益气生津之品，同时慎用、少用解表药物，防止过汗伤阴。而心血管疾病患者，注意早期要加用太子参、当归、红花、瓜蒌皮等益气、活血、宽胸药物，慎用麻黄、桂枝等辛温解表药物，防止过汗耗伤心血。儿童为稚阴稚阳之体，感受流感疫毒更易化热，其临床多以咽喉肿痛为突出症状，且易夹食、夹滞，临床多选用银翘散为基本方，再加强利咽解毒和化食导滞的作用。

药物的配伍在中医处方中占有很重要的地位，合理的配伍可增强疗效。在流感治疗中可按照卫气同病的思路来治疗，既要宣散卫分的邪气，又要清解气分的热邪。散表寒的药物一般选择用清轻透散之品，因为流感表证期很短，一过即去，不宜用太多过于辛热的药物，宜用微微辛散、辛平之药，用的药味不可多，剂量不可大，时间不可长，不能过，过则助生内热。清里药宜用清轻宣透，不宜大苦大寒，如金银花、连翘之类，同时配伍生石膏，生石膏味辛，具有辛散解肌透邪之功，高热病在气分、血分，可用生石膏以解肌发表。

5. 理论源流

和法是中医八法之一，受到历代医家重视。

和法的提出最早见于《黄帝内经·素问》，首篇《上古天真论》即提出："法于阴阳，和于术数。"特别是在《四气调神大论》篇，指出人的生命活动，与大自然是密切相关的，强调生命、养生一定要与大自然相和谐。可见，《黄帝内经》就特别强调和谐的道理。

　　医圣张仲景在《伤寒论》和《金匮要略》中多次提到"和"，其中最重要的一条是《伤寒论》第67条："凡病，若汗，若吐，若下，若亡血、亡津液，阴阳自和者，必自愈。"重点强调的是一个"和"的观点。阴阳和谐，不论何病，必然自愈；若阴阳不和谐，任何一方偏盛偏衰，不和谐都是病态。凡病即是所有病，治疗的目的都是达到和谐、阴阳和病自愈。张仲景以后，关于和法的研究还是有很多的论述的，都是强调要达到和谐的观点。

　　明清医家研究温热病，用调和法治疗的有吴又可的达原饮，还是从《内经》的膜原基础上推论而来的，病位既不在里也不在表，在于半表半里的膜原，治疗要用和法，这种和法是开达膜原，给邪以出路，达到治愈的目的。他不主张汗，也不主张下，而是开达膜原，此为强调和谐的观点。之后有叶天士、吴鞠通，叶、吴两位大家都主张分消走泄的观点，这其实都是讲和谐的观点。叶天士的分消走泄法在《温病条辨》当中都有提到，吴鞠通写《温病条辨》的时候只有38岁，临床经验没有叶天士丰富，很多条文是根据叶天士的医案来推论的，他提出了"三焦辨证"，他的观点是伤寒由表入里，温病从上到下。

　　表里和解法融合了《伤寒论》、温病学中关于和法的精髓，提出治疗外感热病用和法，认识到表寒里热是我国三北地区季节性流行性感冒的基本病机，制定散表寒、清里热的治法，达到表里和，病自愈的目的。

周平安教授清肠保肺法治疗流行性感冒探析

　　周平安，北京中医药大学教授，现任北京中医药大学东方医院内科首席专家，疑难病研究室主任。周平安教授运用表里和解法治疗流行性感冒（简称流感）取得了较好临床疗效，在抗病毒方面与退热方面具有明显的优势，其中清肠保肺法是周平安教授表里和解法的重要组成部分，下面对其进行介绍。

1　清肠保肺法理论探析

　　1.1　"温邪上受，首先犯肺"：风热疫毒犯肺是病因病机的核心

　　流感病毒属于疫疠之气，流感属于中医"瘟疫""温病"范畴。吴又可在《温疫论》[1]中指出："瘟疫之为病，非风、非寒、非暑、非湿，乃天地间别有一种异气所感……疫者感天地之疠气……此气之来，无论老少、强弱、触之者即病。"周平安教授认为，流感患者并不随地域的改变而出现不同的症状，而是凡感受流感病毒者，均表现为该病毒的致病证状，因此，流感的病因即感受疫疠之毒邪——流感病毒，而非风、寒、暑、湿、燥、火等邪气的侵袭[2]。

张晓雷（北京中医药大学研究生院）

沙茵茵（宁夏医科大学总医院中医骨伤科）

马家驹　王玉光（首都医科大学附属北京中医医院呼吸科）

姜苗（北京中医药大学东直门医院血液肿瘤科）

叶天士在《温热论》中提出"温邪上受，首先犯肺"[1]。在流感初期，易首先出现肺的症状，同时，在流感发病期间肺脏亦常常受累，如马羽萍等[3]统计甲型 H1N1 流感的中医证型：甲型 H1N1 流感患者早期中医证型主要为风热犯卫证 775 例，风热犯卫夹湿型 170 例；后期证型主要为热毒袭肺型 306 例，也可见热毒壅肺型 37 例，极少的气血两燔型 1 例。同时日本对甲型 H1N1 流感死亡病例进行的尸检发现，病毒损坏肺泡，造成肺损伤和间质病变，其血液中也含有大量病毒[4]。因此，风热疫毒犯肺是流感病因病机的核心[2]。

1.2　"肺与大肠相表里"：肺与大肠生理病理相联系

"肺与大肠相表里"雏形见于《黄帝内经》[5]，《灵枢·本输》"肺合大肠，大肠者，传道之府"、《灵枢·九针论》"手阳明太阴为表里"等均论述了肺与大肠具有密切的关系。《素灵微蕴·噎膈解》云"肺与大肠表里同气"[6]。

与气机升降关系密切：肺主宣发肃降，主一身之气机，大肠为腑之下口，肺宣发肃降正常，则大便通畅，大肠畅通而肺宣发肃降有常；肺失宣发，则大便多不畅；肺气不足，则大便多不畅；肺气虚寒，则大便可滑脱；大便不畅，则肺失宣降而出现喘憋、咳嗽等症状。王东强等[7]从气机的角度分析，认为肺与大肠之间存在出入相配、升降相调、聚散相伍、清浊相用、闭证相因、脱证相连等联系。

与津液输布关系密切：肺主通调水道，主一身水液的代谢与输布，大肠主津，吸收津液而向上输达肺脏；肺失通调，津液输布失常，则可出现大便干而不畅，亦可出现大便溏稀而泄泻；大便不能主津，导致水之上源匮乏而出现肺燥证。程静[8]从津液代谢角度分析，认为肺和大肠在津液的生成、输布和排泄中起了重要作用，津液是维持"肺与大肠相表里"的重要物质之一，津液亏虚是导致病变由肠及肺的主要原因，其病理过程是肠燥津亏、腑气不通，进而引起肺生理功能失常。

因此，流感邪热灼伤阴津，应注意补充阴液；流感属于温热邪气蒸蕴，另外，大便干结不畅又可以助肺经热盛，通泄大便有利于热邪的祛除。

1.3　分消走泄是温病的基本治则

分消走泄法首见于叶天士的《温热论》。叶天士指出："如近时之杏、朴、苓等类，或如温胆汤之走泄。""因其仍在气分，尤可望其战汗之门户，转疟之机括。""通阳不在温，而在利小便。""再论三焦不从外解，必致成里结……亦需用下法。"因此可以知道，叶天士分消走泄指的是在调理中焦气机的基础上，兼以透散热邪从肺卫而出，渗利小便使湿热之邪从前阴而出，通泄大便使温邪、湿热邪从后阴而出。

温热病，本身为热邪蕴盛，历代医家强调清热逐邪为温病治疗的第一要义。周长虹等[9]认为分消走泄是湿热病的基本治则。姜良铎教授认为，温热病发病的各个阶段，变证均与热盛有关。对于温热病的治疗，重在祛邪排毒，善用汗下，妙用清法，湿热者妙用宣气化湿，重在通降胃气，体现了宣展上焦、清理中焦、通泄下焦的分消走泄的思想[10]。周平安教授也认为祛除毒邪为温病治疗的关键，治疗原则以祛除毒邪为主，毒去则正安，毒去则正复[2]。毒邪包括流感病毒（属于疫疠之温热毒邪）及体内代谢产生的有毒物质。周平安教授广其义，认为分消走泄应该是温病的基本治则，通过宣肺透邪、清热解毒、理气化湿、化瘀利水、通泄大肠等治疗手段，可以把病毒及其在体内代谢的有毒物质排出体外。

1.4　"温病下不厌早"：可以截断病邪传变，缩短病程，提高临床疗效

"下不厌早"首先由吴又可在《温疫论》中提出："温疫可下者，约三十余证，不必悉具。但见舌黄、心腹痞满，便于达原饮，加大黄下之。""殊不知承气本为逐邪而设，非专为结粪而设也。""况多有粪溏失下，但蒸作极臭如败酱，或如藕泥，临死不结者"[1]。杨上善认为，温病其邪在里，由血分而发出气分，下不厌早；必俟其粪结而后下之，则血液为邪热所搏，变证迭起，是犹养虎遗患也[11]。戴天章[12]认为，时疫在下其郁热；时疫不论表邪罢与不罢，但兼里证当下；时疫上焦有邪亦可下，必待结至中下二焦始下，则有下之不通而死者。以上医家，均主张温病下不厌早。戴聪奇[13]通过实验研究证明，机体在流感病毒感染后不仅造成肺部损伤，而且对肠道菌群的数量分布造成严重影响。

周平安教授也认为，流感的治疗应该及早应用泻下药物，不能拘泥于伤寒下不厌迟。流感早期使用下法，可以防止、阻断热邪内传，截断病邪传变；加用泻下之药，较单纯使用清热药物能够明显提高临床疗效，降温迅速，缩短病程。

1.5　清肠保肺法于流感危重症行之有效

流感危重症患者病情危重，死亡率高，好发于高危人群，应该引起重视。流感危重症导致多脏器功能衰竭[14]，其中以引起胃肠道的损害乃至衰竭——麻痹性肠梗阻尤其重要。麻痹性肠梗阻多发生在腹部手术后、腹膜炎、腹膜后血肿、肾周围脓肿以及感染中毒性休克、低钾等情况下，是由于神经、体液等因素直接刺激肠壁肌肉，使其失去蠕动能力致使肠内容物不能有效地运行，产生胀气而不能自动排出，所发生的肠梗阻[15]。流感病毒感染后在呼吸道增殖，其产物对全身器官有广泛的毒性，发病早期出现坏死性支气管炎、血管血栓形成、间质炎症、肺透明膜形成，危重症患者伴随不同程度的弥漫性肺泡损害、纤维化、支气管鳞状上皮化生，出现急性呼吸窘迫综合征、肺水肿、肺栓塞、肺纤维化、肺部感染、肺气压伤等，进而发生呼吸衰竭[16]。呼吸衰竭时的缺氧与二氧化碳潴留，使胃黏膜细胞代谢障碍，胃黏膜屏障受损，菌群失调，导致胃黏膜充血、水肿、糜烂渗血、应激性溃疡、出血。由肠黏膜吸收肠道内菌群失调、移位产生新的毒素以及全身炎症应激的炎性介质释放入血，形成菌血症、毒血症甚至脓毒血症。研究证明，对创伤或休克复苏后患者、急性重症胰腺炎患者等进行消化道去污染，以控制这一人体最大的细菌库，已经在一定程度上取得确定效果[16]。采用中药鼻饲或者高位灌肠可以改善胃肠黏膜血流灌注、促进胃肠蠕动、缓解麻痹性肠梗阻，降低肠管血管的通透性，减少体内毒素的吸收，进而清除肠内残存物质和毒素，保护胃肠黏膜屏障，促进胃肠道新陈代谢与营养的恢复，针对流感病毒造成的麻痹性肠梗阻及引起的全身炎症反应综合征具有良好的作用。流感患者多伴有恶心、呕吐等消化道症状，尤其是流感危重症伴有麻痹性肠梗阻者，中药的高位灌肠较口服又有较大优势[17]。

另外，患者出现腹胀如鼓，不排便，不排气，肠鸣音消失，亦属于阳明腑实证，应该予以通腑泄热之品以釜底抽薪。

2　清肠保肺法的临床应用及方药探析

2.1　流感的治疗泻下药物应该早用

周平安教授认为应该遵循"温病下不厌早"的原则，在流感的早期即该应用泻下类药物如大黄、虎杖或者合小承气汤。对于大黄，现代大多医家主张应用生大黄，而周平安教

授认为酒大黄可以减少、减轻引起肠痉挛疼痛、肠黏膜刺激等不良反应的发生，并且抗菌消炎、活血化瘀的作用增强，因此，不管流感轻症还是重症均应用酒大黄。

关于泻下类药物的应用原则，对于没有明显可下指征者，可以用小剂量的泻下类药物，此处不在于通泻大便，而是釜底抽薪、分消走泄而祛除邪热；对于大便干结或稀溏而臭秽的热结旁流均属于腑实证者，应该合承气汤类急下泄热；对于大便稀黏却臭秽不堪者，属于湿热毒邪内盛，应该在应用泻下药物中兼用清利湿热之品。

2.2　流感危重急症予高位灌肠有卓效

对于流感重症、危重症出现腹胀如鼓，不排便，不排气，肠鸣音消失，可用灌肠方[2]：大黄（酒制）15g，桂枝 15g，厚朴10g，莱菔子 15g，枳实 10g，蒲公英 30g，煅龙骨 30g，煅牡蛎 30g，浓煎 150mL，结肠滴注，每天 1～2 次。

采用高位灌肠一般用导尿管进入肛门 14～15cm 以上，缓慢输入，每分钟不超过 60 滴，这样就避免了直接大量灌肠而药液从肛门直接排出的情况，促进了药物的吸收，提高了疗效。

现代大多数学者认为肠道功能障碍是多脏衰竭的启动器和中心器官。正常人体每天大肠吸收液体大约为 4～6L，在病理状态，其吸收能力也很强。同时高位灌肠不经过肝脏的解毒作用，不会造成肝损害。

其中大黄、桂枝为成都中医药大学附属医院用于治疗慢性肾衰竭、慢性肾功能不全以降低蛋白、尿素氮之方药，原方用的是生大黄，周老为了提高疗效减轻不良反应，用酒大黄代生大黄；大黄、厚朴、枳实、莱菔子为友谊医院王宝恩教授用于多脏衰竭的灌肠方。煅龙牡用于肠麻痹造成的酸中毒，以中和酸性环境的作用。另外，二者有涩肠止泻、收敛阳气的作用，与泻下类药物起到反佐的作用。蒲公英具有清热解毒、消肿散结、利湿通淋的功效，可以健胃、消炎、促进胃肠蠕动。该方吸收了多位专家的经验，寒热并用，通涩兼施，对于流感引起的肠麻痹具有良好的功效。

3　小结

周平安教授将经典与实际相结合，演绎并发挥了"温邪上受，首先犯肺""肺与大肠相表里""温病下不厌早""分消走泄"等中医经典理论，结合现代医学生理、病理、解剖分析流感对人体损伤的机制，认为对于流感的治疗，祛除疫毒之邪（流感病毒、病毒或机体产生的有毒物质）是关键；精研现代药理，准确把握中药气味、功效，提高了中药对于流感的治疗效果；结合人体解剖，发挥高位灌肠的优势，提高了临床效果及应用范围。

通过以上论述可以知道，周平安教授传承经典，吸收古今名家经验，借鉴现代生理、解剖、病理、药理，并且通过临床实践，探索出了卓有成效的方药、治疗方法，其中清肠保肺法为周平安比较有特色的观点，并且取得了卓著的临床疗效。

参考文献

[1]　中医临床必读丛书合订本·伤寒金匮温病卷［M］. 钱超尘，整理. 北京：人民卫生出版社，2011：287-348.

[2]　《中医杂志》编辑部. 甲型 H1N1 流感中医诊治思路（2）［J］. 中医杂志，2010，51（2）：110-111.

[3]　马羽萍，郭雅玲，康立，等. 甲型 H1N1 流感中医证候规律研究［J］. 陕西中医，2010，31（11）：1491-1493.

[4]　Nakajima N, Hata S, Sato Y. The first autopsy case of pandemic influenza（A/H1N1pdm）virus infection in Japan：detection of a high copy number of the virus in type 2 alveolar epithelial cells by pathological and virological examination［J］. Japanese Journal of Infectious Diseases, 2010, 63（1）：67-71.

[5]　灵枢经［M］. 田代华，整理. 北京：人民卫生出版社，2005：8-161.

[6]　孙洽熙. 黄元御医学全书［M］. 北京：中国中医药出版社，1999：960-961.

[7]　王东强，刘恩顺，张国骏，等. 从气机论肺与大肠相表里［J］. 辽宁中医杂志，2011，38（7）：1345-1346.

[8]　程静. 从津液代谢角度探讨肺与大肠相表里的理论和实验研究［D］. 武汉：湖北中医药大学，2010.

[9]　周长虹，赵绍琴. 论分消走泄是湿热病的基本治则［J］. 中医杂志，1993，34（1）：8-10.

[10]　魏文浩. 姜良铎辨治温热病经验撮要［N］. 中国中医药报，2008-03-06（4）.

[11]　杨璇. 伤寒瘟疫条辨［M］. 李顺保，校注. 北京：学苑出版社，2006：174.

[12]　戴天章. 广瘟疫论［M］. 彭丽坤，点校. 北京：中国中医药出版社，2009：63.

[13]　戴聪奇. 基于"肺与大肠相表里"探讨肠道菌群失调对流感模型小鼠 Th/Treg 平衡的影响［D］. 广州：暨南大学，2013.

[14]　王宝恩. 多系统器官功能衰竭的概念与诊断［J］. 中国危重病急救医学，1995，7（6）：331-333.

[15]　刘谦民，刘变英，郑文尧. 消化系症状鉴别诊断手册［M］. 北京：人民军医出版社，2002：502-503.

[16]　李宁. 甲型 H1N1 流感危重症临床诊断与治疗［M］. 北京：人民卫生出版社，2011：23-265.

[17]　邢圆圆. 中药灌肠治疗肠梗阻的疗效观察［J］. 内蒙古中医药，2014，33（23）：46-47.

王莒生教授"五步法"治疗咳喘病的经验浅析

　　王莒生教授从事临床多年，学验俱丰，是国家中医药管理局老中医药专家学术经验传承工作指导老师，主任医师，博士研究生导师，享受国务院政府特殊津贴，擅长于皮肤病的治疗，但对于呼吸系统疾病的诊治也有自己独到的学术经验及见解，尤其是王莒生教授总结的"1、2、3、4、5"五步法治疗咳喘病，寓方于法，简便易记，并且反映了王莒生教授治疗呼吸疾病的治疗理念。

1　麻黄

　　"1"指的是单味中药"麻黄"。麻黄，始载于《神农本草经》[1]。其味辛、微苦，性温。主治"中风伤寒头痛，温疟，发表出汗，去邪热气，止咳逆上气，除寒热，破癥坚积聚"。历代医家对其运用多有发挥，其主要有发汗、平喘、利水三大功能[2]。王莒生教授则认为麻黄为"肺经专药"，重点在于"开肺窍"的作用，其开宣肺气的作用非他药可能替代，是治疗咳喘类疾病不可或缺的药物。中医理论认为"肺主气，司呼吸"，"主一身之气"，具有"宣发肃降、通调水道"等功能。而麻黄功专发散，开宣肺气为主，因其

祝勇（首都医科大学附属北京中医医院呼吸科）

"宣肺"，故可"发汗、平喘"，"宣肺"还可起到"提壶揭盖"作用，故可利水。麻黄分为炙麻黄、生麻黄，王莒生教授认为生麻黄解表力雄，多用于新发咳喘病及肾病、皮外科疾病等，用其宣散，从里托表，祛邪而出，用量在 5～10g，但其易耗伤正气，老年及小儿慎用；炙麻黄以平喘为主，发汗及利水作用较弱，故用量宜大，常用剂量在 10～15g。许多人顾忌麻黄的副作用，用量偏小，王莒生教授认为张仲景时代即用麻黄，用量较大，毒副作用很少，因此可以放心使用，只要注意配伍合理，有些副作用是可以避免的，如麻黄配苍术（出自苍麻丸），止咳而不至峻汗；麻黄配熟地（出自阳和汤）治疗久咳效佳。

2　二陈汤

"2"指的是"二陈汤"，出自《太平惠民和剂局方》，"治痰饮为患，或呕吐恶心，或头眩心悸，或中脘不快，或发为寒热，或因食生冷，脾胃不和"，被后世称为"祛痰之通剂"[3]。中医理论认为"脾为生痰之源，肺为贮痰之器"，故咳喘病见多痰时多因"痰饮"作祟，多责之于脾。王莒生教授认为二陈汤健脾消痰饮效果最佳，原方虽有"橘红""橘皮"之争，但根据文献[4]以及王莒生教授临床经验，用陈皮燥化湿痰效果更好。对于方中乌梅，王莒生教授认为不可或缺。文献研究表明，从明代开始，就有医家在二陈汤中不用乌梅，且不用者逐渐增多，至清代大部医家已经不用，到近代用者更为罕见[5-6]，而现行《中华人民共和国药典》中二陈丸的制剂标准也未用乌梅[7]。但这与后世部分医家没能对二陈汤方原文本义进行正确阅读、阐释，以及对方中乌梅配伍意义的认识、理解有所偏颇有关[8]。王莒生教授认为乌梅不仅仅与甘草配伍酸甘化阴兼制陈皮、半夏的燥性，根据现代药理学研究[9]，乌梅、姜、甘草有很好的抗过敏作用，对于气道高反应性所致大量白色泡沫样痰有很好的治疗作用。

3　三子养亲汤

"3"指的是"三子养亲汤"，出自《韩氏医通》，由紫苏子、白芥子、莱菔子 3 味药物组成，皆化痰消食、顺气降逆之药，主治老人中虚，痰壅气滞之证。王莒生教授认为三子养亲汤与二陈汤所治痰症并不相同，该汤主治老年人中气虚弱，痰壅气逆，以致食少痰多，咳嗽喘逆的病证，正如吴昆所言："治痰先理气，此治标之论耳，终不若二陈有健脾祛湿治本之妙也，但气虚之证，则养亲汤亦捷径之方矣。"从临床应用实际来看，更适于治疗现代医学所谓的"慢性支气管炎""肺心病"气道分泌物较多的情况。

4　苏芩桑杏

"4"指的是"苏芩桑杏"，此为本院已故名医滕宣光老先生治疗小儿咳嗽的名方[10]，也是滕老重要的学术经验之一。王莒生教授在学习滕老治疗儿科疾病经验期间，继承并发扬了滕老的治疗经验，将传统的"苏芩桑杏"结合施今墨"对药"理念加以完善，常用的药物配伍为紫苏叶、紫苏子、黄芩、桑叶、桑白皮、杏仁。认为该药是对治疗秋燥的名方桑杏汤、杏苏散的总结提炼，对于治疗燥咳，即咽痒、咳痰不利、口燥咽干的咳嗽，无论凉燥还是热燥均可以此方为基本方进行加味治疗。

5　五子衍宗丸

"5"即五子衍宗丸，起源于唐代，记载于《悬解录》中，方由菟丝子、五味子、枸杞子、覆盆子、车前子组成，功能滋阴助阳，固精止遗，多数医家将其用于治疗男女生殖系统疾病[11]。王莒生教授认为咳喘日久则伤肾，故应以补益肾气为主。对于补肾，王莒生教授则认为不宜峻补，应以缓补为宜，使补而不滞，不致"虚不受补"，故选用五子衍宗丸。其与三子养亲汤一样，对于老人及小儿有很好的治疗作用，同时无"上火"等副作用。

综上所述，王莒生教授治疗咳喘病从肺、脾、肾三脏关系入手，总结出"五步法"治疗咳喘病。该"五步法"中"1、4"法主要治疗靶点在肺，宣降肺气与清热祛痰相结合；"2、3"法治疗靶点在脾，二陈汤燥湿化痰与三子养亲汤降气化痰相结合，既绝生痰之源，又清贮痰之器；"5"法治疗靶点在肾，补肾纳气与酸敛肺气相结合，补而不滞。在临床工作中，王莒生教授常常多法共用以治疗咳喘，如慢性阻塞性肺疾病急性加重期时，王莒生教授常常"1、2、3"法并用，以祛邪不伤正为主；而一般的慢性咳嗽又以"1、2、4"法为主脾肺双调，解痉止咳；对于慢性咳喘缓解期的老年病人，多以"1、5"法为主，根据患者具体情况加减"2、3、4"法进行治疗。

6　验案举例

患者，女，42岁，就诊日期：2013年6月19日。主诉"间断咳嗽2个月"。患者2个月前感冒后出现阵发性咳嗽，少痰，咽痒，夜间明显，闻到刺激性气味可加重，曾于本院门诊服中药汤剂及止咳化痰西药，症状无明显改善。近2个月时间每天均被咳嗽困扰，痛苦异常，严重影响工作。就诊时症见时有咳嗽，咳少许白痰，咽痒而干，乏力纳差，胸闷，口微渴，大小便正常，既往患缺铁性贫血。听诊双肺未及啰音，胸片正常，肺功能正常。舌淡红，苔薄白，脉细弦。现代医学诊断：感冒后咳嗽。中医诊断：咳嗽。证型：风邪恋肺，痰浊内阻，气阴亏虚。治法：祛风宣肺，化痰通络，益气养阴。处方：炙麻黄10g，半夏10g，炙甘草20g，蝉蜕10g，紫苏子10g，莱菔子10g，白芥子10g，桔梗10g，陈皮10g，五味子10g，车前子10g，乌梅10g，枸杞子10g，菟丝子5g，女贞子30g，生地10g，黄芩10g，桑叶10g，杏仁10g，生黄芪10g。此方连服7剂，咳嗽已基本缓解，再服1周以巩固疗效。

2013年6月26日二诊：上方稍作调整，增加益气养阴之药，补益肺阴。处方：炙麻黄10g，杏仁10g，炙甘草20g，芦根30g，紫苏子10g，钩藤20g，半夏10g，沙参10g，生黄芪30g，女贞子10g，阿胶10g，生地黄10g，陈皮5g，枸杞子20g，五味子10g，车前子10g，黄芩10g，桑叶10g，杏仁10g，上方继服7剂，症状缓解。

按　慢性咳嗽是呼吸科门诊常见病之一，对于胸部影像学正常的患者且咳嗽大于等于8周的，称为慢性咳嗽，常见有上气道咳嗽综合征、咳嗽变异性哮喘、嗜酸性粒细胞支气管炎等。本例患者治疗难点在于虚实夹杂，一味宣肺止咳，如此则使肺气更虚，气阴更伤，故在应用"五步法"加减宣敛肺气止咳的同时加用生黄芪、女贞子、生地黄益气养阴，症状得以迅速消除。由此可见，对于慢性咳嗽患者要注意患者虚实程度，应注意扶正以祛邪，如此方能标本兼治。

王莒生教授在继承前辈老专家治疗咳喘病临床经验的同时，积极结合现代药理学研究成果，采用中西医结合思维，形成了自己独特的治疗咳喘病的经验，并将治咳喘病大法及经验巧妙的总结为简单的数字法，也体现了王莒生教授与时俱进的学术态度。

参考文献

[1]　顾观光校注. 神农本草经［J］. 北京：学苑出版社，2013：147.

[2]　胡炜，牟重临. 解表药的作用机理探讨 [J]. 浙江中医杂志，2013，48 (10)：771.

[3]　高亮，陈明. 运用二陈汤及其类方的经验 [J]. 辽宁中医杂志，2013，40 (12)：2425.

[4]　刘华东，朱益敏，范欣生.《太平惠民和剂局方》二陈汤方证本义探析 [J]. 现代中医药，2013，33 (5)：37-39.

[5]　朱玉祥. 谈谈二陈汤的组成 [J]. 第一军医大学学报，1983，3 (1)：34-35.

[6]　李威，景龙，邢斌，等. 二陈汤类方用药规律探析 [J]. 北京中医药大学学报，2008，31 (7)：445-447.

[7]　国家药典委员会. 中华人民共和国药典 (一部) [M]. 2005 版. 北京：化学工业出版社，2004：2941.

[8]　彭欣，王冰，秦林. 论乌梅在二陈汤中的祛痰作用 [J]. 山东中医杂志，2009，28 (12)：827-828.

[9]　孙蓉，彭欣，王平，等. 乌梅、生姜对二陈汤功效影响的实验研究 [J]. 山东中医药大学学报，2000，24 (2)：149.

[10]　卢艳文. 苏芩桑杏汤加减治疗痰热壅肺型咳嗽 98 例 [J]. 国医论坛，2008，23 (5)：31.

[11]　孙志伟，李玉洲，张长城. 五子衍宗丸药理作用及其临床研究进展 [J]. 亚太传统医药，2010，6 (12)：179.

王书臣从风论治咳嗽变异性哮喘经验

　　咳嗽变异性哮喘 (cough variant asthma，CVA) 是一种非典型的支气管哮喘，以慢性、持续性或反复发作的咳嗽为主或以咳嗽为惟一症状的哮喘。众医家大多将其分属于 "咳嗽" "喘证" "肺痹" "肺痿" "痉咳" "咽源性咳嗽" 等疾病范畴论治[1]。CVA 的病因很复杂，与感染因素、过敏和环境因素密切相关，导致持续气道炎症和气道高反应性为特点[2]。有报道显示 40% 的患者若没有得到有效治疗，2 年内发展为典型哮喘[3]。近年来，本病的发病率呈逐渐上升趋势，引起医学界广泛关注。

　　王书臣教授是国家有突出贡献专家，享受国务院特殊津贴，为全国第五批师带徒指导老师，从事呼吸疾病的研究 50 余载，学验俱丰，擅长从风论治咳嗽变异性哮喘。近年来，笔者有幸随王书臣教授临证，受益匪浅，现将其经验介绍如下。

1　辛散外风，祛风解痉是根本

　　CVA 具有反复发作的特点，多继发于感冒之后，而每每发作均与风寒、风热等外邪侵袭有关，"伤于风者，上先受之"，风为阳邪，外风上受，首先侵袭肺卫，导致肺气郁遏不宣，清肃失常，气道挛急，呈现鼻痒、眼痒等风邪先兆症状，阵发性剧烈咳嗽、刺激性干咳，无痰或咳有少量黏痰，咽喉、气道奇痒难忍，常在夜间或晨起发作，吸入冷风可加重。王老师认为治疗上除了解表之外，当兼顾辛散透邪外出，祛风解痉止咳。偏风寒者，常用荆芥、防风、苏叶、白芷解表散寒，其中荆芥、防风，轻扬疏散，辛而不烈，微温不

周伟　徐鹏翔 (中国中医科学院研究生院)

樊长征　张文江　苗青 (中国中医科学院西苑医院肺病科)

曹丽霞 (中国中医科学院门诊部)

燥，能疏风解痉止咳，《神农本草经读》谓防风"风伤阳位，则头痛而眩；风伤皮毛，则为恶风之风邪……防风治甘温发散，可以统主之"[4]。苏叶、白芷辛温祛风解表散寒，宣利肺气止咳。尤其注重使用干姜、姜半夏、仙茅、淫羊藿等辛温之品，散寒温肺，助祛风解痉。偏风热者，常用蝉蜕、化橘红、枇杷叶、桑叶等疏散风热、解痉止咳。蝉蜕既可宣散风热，开宣肺气，又能疏肝息风解痉；化橘红辛温理气宽中，燥湿化痰止咳；枇杷叶清肺润燥，用于久咳不止；桑叶疏散风热，兼润肺燥。

2 搜风通络，活血祛风是关键

风邪"善行而数变"，无处不在，变化多端，临床上多有疏散风热不宣透，或解表不彻底，或过早服用补气养阴之剂，或大量使用抗生素等误治[5]，使风邪留滞于肺络，邪郁络管不利，气道挛急，日久形成内风潜藏，久病必瘀，风与瘀合，肺气不畅，肺络瘀滞，气道壅塞，一遇气候骤变，或花粉、尘螨其他因素刺激，内风妄动，同气相求，内风与外风相合，风邪搏于肺络，邪正相争，气道闭涩，表现为咳嗽倏忽来去，时发时止，咽喉、气道奇痒难忍。李用粹将其概括为"内有壅塞之气，外有非时之感"[6]。王老师基于久病入络，风药可以通络理论，选用穿山龙、地龙、丝瓜络、蝉蜕、僵蚕等搜风通络，祛风止咳。穿山龙辛散温通，既能祛风湿，又能通经络，有祛风解痉止咳之用，并能降低气道高反应。僵蚕可祛肝肺二经之风以解痉。地龙活血通络、平喘解痉。穿山龙配伍地龙通络止咳平喘；地龙配伍蝉蜕祛风解痉，利咽止咳，有抗过敏效果。临证时王老师还使用三棱、莪术，配合地龙活血祛风，起到"血行风自灭"的作用，血活可助气动，有利于肺气之宣畅。

3 调肝息风，疏利气机

《内经》云："肝在天为风，在地为木。"肝属风，在五行属木，具有木之升发，条达，风之轻扬，清气之特性，以升为顺[7]。外风经久不去，迁延成内风，郁滞肝脉；肝气郁结，化火生风，内风潜伏肝经，平时相安无事，一遇情志刺激等肝气横逆，引动内风，致内风随气妄动，干咳，胸胁疼痛，咽中如窒，心烦，口苦，目赤，甚或咳血等，正如尤怡所谓"凡人必先有内风而后召外风"[8]。王老师认为此类患者平素常多忧思抑郁，肝郁气滞，木郁生风，致肝风内炽。情志不遂时，内风扇烁，木火刑金，肺失降逆，以致咳嗽，胸胁胀痛。清代医家周学海在《读医随笔》中所说："医者善于调肝，乃善治百病。"[9]王老师在治疗此类CVA时，尤其注重调肝息风，顺应"木郁达之"之性，常运用柴胡、枳实、芍药、甘草疏肝解郁，畅行气血；应用钩藤、蝉蜕平肝息风，定惊止咳，《本草汇言》谓："钩藤祛风化痰"。对于咳嗽剧烈持续不解者，钩藤往往效果奇佳。少佐香附、郁金疏肝解郁，和畅气机，二药配伍丝瓜络解肝郁气滞，通行经络以增宽胸理气之功。肝气既平，肺气肃降得复，人体气机升降方得协调，三焦疏利，内外畅通。

4 健脾益气，祛风化湿

"百病多有痰作祟。"CVA患者或因外感风寒邪气客于脾俞，闭于脾经，或素体脾虚痰湿内蕴（过敏体质），复加外感风邪或吸入过敏原（也可归于"风"的范畴）后引起肺气不宣、气道闭阻[10]，表现为肺脾俱虚，正虚邪恋。脾虚运化功能不及，湿聚生痰，上贮于肺；土虚不能生金，复感风邪形成风痰，羁绊于脾胃之间，受外邪诱发，痰随气升，气因痰阻，相互搏结，壅塞气道，致肺气宣降失常，表现为慢性咳嗽反复发作日久不愈，咳甚则喘，喉间痰鸣，痰黏不易咯出，伴有胸闷脘痞，大便稀溏，体倦乏力，纳呆等症。"治病必求于本"，王老师指出此类型 CVA 的治疗要防止一味专事攻邪，泥于祛邪止咳而忽视扶正，畏用补肺健脾的倾向，应当标本兼顾，健脾补肺益气，祛风化湿。临床常用六君子汤、玉屏风散等补益之剂，从调护正气着手，健脾补肺，固卫止咳；运用苍术、羌活等风药，既可达"风药胜湿"之效，又可健脾祛风；临证时更不忘酌加补骨脂温肾壮阳而暖中焦，加石菖蒲、炒薏苡仁补气健脾，运化水湿。诸药合用，脾运健旺，风邪得祛，痰湿得除，标本兼治，相得益彰。

5　典型病例

患者，女，37 岁。2015 年 3 月 27 日初诊。主诉：间断咳嗽 1 年，夜间加重 1 个月。现病史：患者 1 年前因外感导致咳嗽，反复不愈，吸入冷风或刺激性气味咳嗽加重，外院予沙美特罗/替卡松粉吸入剂，孟鲁司特钠片等治疗，症状时轻时重。1 个月前患者感风寒后出现咳嗽加重，夜间剧烈阵咳，服用多种药物效果不明显。就诊时：昼夜均咳，夜间 9 点至 11 点明显，咽痒，咳甚则胸闷，甚则呕吐，咳少量白痰，恶风，纳眠差，二便调。舌质红、苔薄白、脉细弦。查体：双肺呼吸音粗，未及干湿性啰音。辅助检查：血常规、肝肾功无异常。胸片示：双肺纹理增重。肺功能：通气功能正常，气道激发试验阳性。中医诊断：咳嗽（风邪恋肺）；现代医学诊断：咳嗽变异性哮喘。治以疏风解痉，宣肺止咳。处方：穿山龙20g，地龙 15g，僵蚕 10g，仙茅 15g，淫羊藿 10g，蝉蜕 10g，干姜 10g，姜半夏 12g，五味子 12g，钩藤 20g，丝瓜络 10g，荆芥 10g，防风 12g，苏叶 12g。服药 1 周后咳嗽明显减轻，咽痒消失，上方随症加减 3 周后痊愈，随访 3 个月未复发。

参考文献

[1]　罗杜文，李友林. 咳嗽变异性哮喘的中医证候学研究 [J]. 北京中医药大学学报（中医临床版），2007，14（3）：11-14.

[2]　陈塨. 加味消风散治疗成人咳嗽变异性哮喘疗效观察 [J]. 内蒙古中医药，2010，14（24）：3-17.

[3]　辛建保，自敏，陶晓南，等. 慢性干咳伴有气道高反应性即是咳嗽变异性哮喘 [J]. 中华结核和呼吸杂志，1998，21（3）：138.

[4]　清·陈修园. 神农本草经读 [M]. 北京：人民卫生出版社，1983：2-3.

[5]　胡珀，尹新中，狄冠麟. 逆流挽舟法治疗咳嗽变异性哮喘理论探讨 [J]. 环球中医药，2013，6（6）：446-447.

[6]　清·李用粹. 证治汇补 [M]. 上海：上海科学技术出版社，1963：278.

[7]　杜国辉，李雪青，石志敏. 风药在脾胃病方剂中的配伍规律分析 [J]. 陕西中医，2015，36（9）：1212-1214.

[8]　清·尤怡. 伤寒贯珠集 [M]. 北京：中医古籍出版社，1998：72.

[9]　清·周学海. 读医随笔 [M]. 江苏：江苏科学技术出版社，1983：188.

[10]　李惠群. 补气祛风法治疗小儿咳嗽变异性哮喘 38 例 [J]. 中医儿科杂志，2008，4（3）：22-23.

赵法新教授卫前学说与外感热病预防四法

　　赵法新教授是河南省中医药研究院主任中医师、全国第四批老中医药专家学术经验继承工作指导老师。赵教授从事工作 50 余年，学验俱丰，提出"卫前学说"及"积热病论"等独特学术观点。明清以来，外感热病的诊疗得到长足发展，卫气营血是已病证治四法，证治明了，令人叹服，但重治疗，轻预防，如能未病、欲病先防，更符合中国"预防为主"的卫生工作方针。赵教授认为"卫前阶段"是防止外感热病发生的最佳时期，在此阶段有效先防，可阻止外感热病发生，为此他提出"卫前学说"，并提出卫前预防四法，现阐述如下，以飨同道。

1　外感热病，重在卫前预防

　　"上工治未病"，对发病急、传变快、病情重的外感热病尤是如此，据此，乔富渠提出"卫前证"概念，认为"卫前证"系外感热病在典型卫分证出现之前，诸如疲乏无力、全身违和、肌肉关节疼痛、食欲减退等各系统的一些相关症状。对乔富渠教授的学术观点，赵法新教授深有同感，《素问》言：正气存内，邪不可干，邪之所凑，其气必虚。赵教授认为外感热病在卫、气、营、血已病之前应有"卫前"蛰伏阶段，"卫前阶段"是预防外感热病的最佳时期。

　　"肺开窍于鼻，胃开窍于口"，与外界贯通，六淫、疫毒之邪最易由口鼻而入，鼻咽黏膜是第一道屏障，首当其冲。鼻咽黏膜微血管丰富，温度恒定，是天然培养基，细菌病毒易于定植、繁殖，留邪为患，故应未病先防，严把此关。若鼻咽黏膜光滑，结构完整，坚固屏障，免疫力强，则细菌、病毒不能定植，则不发病；若鼻咽黏膜破损，失去屏障作用，则微生物乘虚而入，在上呼吸道等黏膜黏附、定植、生长、繁殖，此阶段上腭及鼻咽黏膜微有不适，或痒，或干，无明显全身症状，如不干预，则细菌、病毒等微生物更进一步深入黏膜下层，进入血液循环，导致机体发病。这是外感热病顺传常道，预防之策最当筑城御敌于外，首先保护鼻咽黏膜完整、增强免疫力，令细菌、病毒等微生物无法粘黏定植，截断外感热病"卫前"蛰伏通道，防病于未然，此即外感热病卫前预防学说。

2　外感热病，卫前预防，四法施治，因人而异

2.1　清利咽喉，保护黏膜

　　肺胃郁热，独出口鼻，往返蒸损喉间；口鼻与外界贯通，时邪燥热常侵，易损伤鼻咽黏膜，治当清利咽喉、保护黏膜，修复黏膜损伤。赵法新教授针对此种人群组方柿霜含片（柿饼霜、蒲公英、陈莱菔叶、大青叶、玄参、牡丹皮、赤芍、冰片、硼砂、青黛、玄明粉、薄荷脑、桔梗、甘草）清热解毒，养阴生津，凉血散瘀，改善循环，修复黏膜，增强免疫之功。

　　方中柿霜，入胃经，甘寒，益阴生津，清热润燥，善治咽干喉痛，为君药。胃中火

张社峰（河南省中医药研究院附属医院内分泌科）

赵晓东（赵法新名医工作室）

胜，上熏于肺，下汲于肾，致肺胃肾三焦俱热，清泻胃火是釜底抽薪之策。蒲公英，甘平而兼有微寒，泻胃火之药，其气甚平，既能泻火，又不损土，可以长服久服而无碍。朱丹溪言："气有余便是火。"降气即泻火，陈莱菔叶，辛苦平，入脾胃肺经，《随息居饮食谱》言其治"凡一切喉症，时行瘟疫"。燥热伤阴，阴伤则火亢，发为火病，治当壮水以制火。玄参，苦而甘，苦能清火，甘能滋阴，《品汇精要》言其："消咽喉之肿，泻无根之火。"本品既清热泻火，又滋水养阴，针对本证火毒内盛、真阴不足，实为必用之品；故本方以蒲公英、玄参、莱菔叶降气泻火、清热解毒、滋阴生津，为臣。阴伤血热而瘀成，咽喉黏膜充血水肿甚者增生、糜烂，大青叶，味苦气寒，入肝心胃脾经，为清热解毒之上品，专主温邪热病，实热蕴结，治热毒、喉痹、口疮。青黛，咸寒，入肺胃经，清热解毒，兼能凉血；牡丹皮，味苦而微辛气寒，辛以散结聚，苦寒除血热，能清泻心胃肺肾四经血分伏火，兼凉血活血。热入血分，久灼必瘀，毒瘀互结，腐咽蚀喉，肿痛溃烂，硼砂，甘咸而凉，入肺胃经，功能清热消痰，解毒防腐，伍冰片、玄明粉为五官科名方"冰硼散"，专治咽喉口齿肿痛及久嗽痰火咽哑作痛；更有薄荷脑，散风热、利咽喉。故取大青叶、牡丹皮、薄荷脑、冰硼散，为佐。生甘草，《药品化义》言其凉而泻火，主散表邪、消痈肿、利咽痛、除胃积热，合桔梗为甘桔汤，系治咽喉病之名方，并引诸药上行直达病所，故为之使。

2.2　固卫实表，增强免疫

赵法新教授认为老幼体弱多病者最易外感热病，且病势凶险，更应积极预防。老幼体弱多病者多卫气虚弱，卫外不固，玄府洞开，外来之邪容易侵袭且缠绵难祛，补气固表实卫为正治之法。卫出中焦，源于水谷精微，脾胃之气盛衰与卫气强弱密切相关，脾胃气衰，土不生金则肺气虚而卫阳不固。故当补中益气健脾实卫，以资化源，元气充则肺气旺而能御邪。凡老人小儿脾虚气弱，卫气虚，元府不闭，免疫功能低下，反复感冒、缠绵难愈者，赵法新教授主张在"卫前期"即予健脾补气、固表实卫，未病可扶正御邪，已病早期可扶正祛邪，防邪留恋，变生他疾，缠绵不愈。赵法新教授在学习蒲辅周应用玉屏风散基础上加味、调整君臣佐使配伍，创制"参归屏胶囊（白术、西洋参、黄芪、防风、当归、冬虫夏草）"内服，以培土生金、固卫实表、益气活血、修复黏膜、固本免疫而防外感热病。

方中白术，苦甘温，入脾胃经，能健食消谷，为脾脏补气第一要药也，本方取其健脾益气，培土生金之功，为君药，正是蒲辅周老先生应用玉屏风散以白术多于黄芪的经验。人参，味甘，大补元气，补脾益肺，合白术补脾胃益肺气之力倍增；黄芪，甘温，入脾肺经，能益元气，壮脾胃，温分肉，实腠理，充皮毛，善补气升阳、益气固表。故取参、芪助君药白术，补中益气之功倍增，为臣药。脾胃为后天之本，滋养元气之源，气血旺盛，元气充足，则可修复鼻咽黏膜、坚固屏障、增强免疫力。当归，甘辛苦温，入心脾肝经，补血活血最为王道，伍黄芪乃东垣补血汤，功善大补脾肺之气，以资化源，养血和营，阳生阴长，气旺血生。林珮琴云："肺为气之主，肾为气之根。"冬虫夏草，味甘温，入肺肾经，能滋肺补肾，提高免疫力，金水相生也，故取归草扶正御邪，为佐药。防风，辛甘温润，入脾胃膀胱经，遍走周身之表，引参、芪走表固卫力增，甘能益阴补气，助参、术、芪补气健脾力倍，故赞誉："防风之善祛风，得黄芪以固表则外有所卫；得白术以固里，则内有所据，风邪去而不复来。"故为使药，全方共奏培土生金、固卫实表、益气活血、修复黏膜、提高免疫之功。鉴于冬虫夏草价格昂贵，故另改简便廉验之煮散剂型，全方去冬虫夏草，余药不变，打粉，每天 12g，凉水浸泡 10 分钟，文火煎 6 分钟，滤过加开水，再煎 10 分钟，两煎合并，分 2 次早晚温服。

2.3　清热解毒，釜底抽薪

名医施今墨认为外感热病应重视内因，内有蓄热方易感外邪。近代名医黄星垣用"热由毒生，变由毒起"的观点来解释温热病的发生及其演变规律，认为"不论温热、燥、暑之邪均有此共同致热因素，所以将其致病的共同因素，以毒概之"，而"毒不除，则热不去，变必生"，尤应注重清热解毒。

外感热病病因主要是热邪，赵法新教授认为素体肺胃郁热者更易感受热邪，盖阳热亢胜，上蒸咽喉，气血怫郁，结滞壅塞，黏膜破损，热邪更易入侵，"同气相求"也。对于素体肺胃郁热之人治当遵《内经》"治热以寒"之旨，组方三根三叶汤（大青叶、霜桑叶、紫苏叶、干葛根、芦苇根、板蓝根、甘草）清热解毒、防微杜渐，防治外感热病。

方中芦根甘寒入肺胃经，清热养阴，生津止渴，益胃安中，为君；桑叶苦甘寒，具清肺胃之热而养阴之功，葛根辛甘，生津止渴，为臣。热郁成毒，治当清热解毒，板蓝根、大青叶味苦大寒，入肝胃经，既走气分，又入血分，故能凉血解毒；紫苏叶辛温，既引诸药走表，发汗祛邪，又防大队寒药遏表，本方取其辛甘发散、凉血解毒之功，为佐。甘草甘平，入十二经，和诸药而清热解毒，为使。全方共奏辛凉疏表、清热凉血解毒之功。

2.4　消积导滞，安内攘外

国医大师李振华言"无伤不感"，赵法新教授认为，的确如此，特别是脾胃内伤导致外感热病反复发作临证比比皆是，凡饮食不节、胃强脾弱，能食不能消者，多内有积热，尤其小儿为最。积热伤胃，耗气竭阴，降低免疫力，遇外邪感触即病。此积为因，热为机，耗气竭阴，降低免疫力，感而即病。治病必求于本，盖积不消，热不除，治当以枳术消积丸（莱菔子、槟榔、枳壳、焦三仙、鸡内金、牵牛子、大黄、连翘、蒲公英、牡丹皮、赤芍、三棱、莪术、白术、甘草）消积导滞清热、通腑泄热排肠毒。赵法新教授认为此即安内攘外之法，也是内伤外感之机理及预防方法。

方中莱菔子辛甘而平，入脾胃肺经。辛能行气，甘能益脾，既行脾胃气滞而消积导滞，具推墙倒壁之力，推陈致新，故能治一切食积气滞，既有推而泻下之功，又无三黄苦寒败胃之弊，为之君。积而气滞，痞塞胀满，枳壳苦辛微寒，入脾胃经，气香味厚，苦能泄，辛能行，走而不守，行气之力较猛，能破气消胀，消积导滞。槟榔辛苦温，入胃大肠经。辛散行气，以除胀满，苦温降泄，以通腑气，相须配对，共助君药，消积导滞、除胀之力倍增，为之臣。饮食伤胃，取焦三仙、鸡内金，以消食化积而助运，积滞化热，佐苦寒降泻之品，导热下行；牵牛子苦寒清降，入大肠走谷道，治宿食不化、腹胀便秘；大黄苦寒沉降，善荡涤积热，通腑泻下，祛其邪，泻其热，保其津；余热未尽，佐以连翘、蒲公英等药食兼用之品，甘寒微苦，清热健胃，甘能益脾，寒能清热而养阴，微苦健胃，至为合宜；食积气滞而血瘀必成，三棱、莪术相须用，辛苦温，入肝脾经，行气破血，消积削坚，治食积腹痛、胸腹满闷；血热而瘀，牡丹皮、赤芍凉血散瘀；积热瘀之邪虽去，脾虚当补，故重用白术，合枳壳为枳术丸，消补兼备，健脾益气，补而不滞，既助运祛邪，又固本防复。此十三味药，相互协作，祛邪扶正，共为之佐。甘草调和诸药，为之使。全方共奏消积导滞、通腑排毒、清泄胃火、安内之功。

3 结语

近年来外感温热病（包括细菌感染、病毒感染及传染病等）有多发趋势，现代医学多采用注射流感疫苗等预防措施，但收获甚微，特别是 SARS、禽流感、手足口等恶性传染病流行，易成坏病，不治者多矣，当下面对外感温热病新形势，更应主动预防，采取超早期干预措施，先发制病，把疾病截断于萌芽阶段，即可有效预防温热病发生。

第四章

心 系 疾 病

国医大师刘志明从心肾论治室性期前收缩医案举隅

室性期前收缩又称室性早搏，其产生原因是在窦房结产生的电冲动尚未传导到心室之前，心室中的异位节律点提前发出电冲动，引起了心室肌细胞的除极，导致心室收缩。虽然室性期前收缩是临床上最常见的一种室性心律失常，但 Ataklte F 等[1] 的研究表明，频发的室性期前收缩会明显增加心源性猝死的可能，并且可能是潜在的心脏疾病的标志；Agarwal SK 等[2] 在对无器质性心脏病的居民的随访观察报告中发现，无论室性期前收缩负荷轻重，室性期前收缩仍使心力衰竭的发生风险升高 1.63 倍。故不应忽视其临床的重要性，室性期前收缩临床表现多变，且病情的轻重与症状的严重程度没有严格的对应性，临床多见心悸、胸闷，自述心跳时有"漏跳"，后伴有过力的心脏搏动等症状，根据症状可将其归属于中医"心悸"的范畴。国医大师、第一批全国中医药专家学术经验继承工作指导老师刘志明教授，饱览诸家经典论著，并结合自身七十余载的临床经验，对心悸的病因病机有着独到的见解，治疗上也取得了卓异的疗效，为本病的诊治提供了新思路。

1　从肾论治心悸的理论依据

1.1　肾为先天之本

《素问·六节藏象论》云："肾者，主蛰，封藏之本，精之处也。"精是生命的本源，为人的生长发育的动力。肾内寓元阴元阳，元阴滋润形体之精血、津液，为诸阴之本；元阳为脏腑生化之源，诸阳之根[3]。刘师临床治疗历来重视内因在疾病发生发展过程中的重要地位，五脏六腑四肢百骸皆需依赖肾气的滋养温煦，肾精充盈才能不惧虚邪贼风，才可"正气存内，邪不可干"。而肾虚也是各脏腑功能减退和人衰老的开始。《素问·上古天真论》曰："五八肾气衰，发堕齿槁；七八肝气衰，筋不能动，天癸竭，精少，肾脏衰，形体极；八八则齿发去。"《素问·阴阳应象大论》云："年四十而阴气自半也，起居衰矣。"又有《素问·藏气法时论》指出："肾病者……虚则心中痛。"明代周慎斋亦言："肾水之中有真阳，心火之中有真阴……欲补心必先实肾，欲补肾必先宁心。"

经多年临证经验积累后，刘师发现室性期前收缩的发病率随年龄的增大而升高，且中药疗效在不同年龄层的患者也有差异。中青年患者肾气尚且充盈，生机未衰，中药配伍治疗适宜益气宁心，调畅气机，经短期的治疗调养即可见到明显的改观；而老年人素体肾精空匮，天癸已竭，生机已衰，形神皆近其极，五脏皆衰，肾水亏无力养心而至心悸发病率增高，治疗上也更应注重益肾以宁神。因此，治疗老年性、慢性心悸，刘师重视补肾固本培元，喜用《伤寒论》中治疗心动悸、脉结代的名方炙甘草汤加减化裁。以生地黄、麦冬、阿胶、麻仁、甘草、大枣补肾精益营血，资气血生化之源；以人参、桂枝、生姜补益心卫两气，使阳行阴中，通血脉，脉得以复；更是遵从原方重用"生地一斤"的特点，取地黄"补五脏内伤不足，通血脉，益气力"之功，临床常用量 30～50g，酌病人情况不同而调整加量，同理也常用生脉散配以生地黄治疗老年慢性肾虚性疾病。

李慧　刘如秀（中国中医科学院广安门医院心血管科）

1.2 心肾相交，通利气机

中医对"心悸"的定义为心中悸动，惊惕不安，甚至不能自主。《内经》指出，心下虚里跳动多为"宗气泄"，而肾中所藏的精气正是化生宗气必不可少的组分。《圣济总录》认为心悸的发生"每本于心气之不足"，《张氏医通·悸》[4]则言："心下悸……夫气虚者，是阳气内微，心下空虚，内动为悸。心气不定，五脏不足。"指明心悸的病机为心气亏虚，心失所养，功能失常而代偿性地引起心跳加快，致使心动不安[5]，而此症的出现也间接地反映出五脏亏虚的状态。《类经》[6]也有类似解释，强调心悸的根本原因在于"谓真阴之虚"，认为"肾虚不能纳，故宗气泄于上，则肾水竭于下，肾愈虚则气愈无所归"。

刘师对心悸病机的理解为肾精亏虚，无以温煦心主，心失所养，气虚不得固，而致心气外泄。临床曾遇因工作劳累、熬夜失眠、情绪悲喜波动、大恐受惊等有明显诱因引发心悸的患者，刘师解释为虚劳、七情等诸多内外病因，可致心气骤夺而大虚，加之肾精短时上济不及，虚则生风而动，阳浮于上，发为心悸，病因实乃本虚标实。治疗主张补益心气，同时兼顾养肾阴，补下元亏虚，肾水才得上济于心，固护宗气，取得事半功倍的疗效[7,8]。针对这种阳虚心悸烦躁不安的患者，选方多以桂枝甘草龙骨牡蛎汤为基础，解决阴亏于下而虚火浮于上的病情。桂枝是《伤寒论》中针对治疗"心悸"的要药，仲景在小建中汤、少阳病四逆散方后都曾注："悸者，加桂枝五分。"据此刘师对桂枝这味药的运用也不仅仅局限于外感病，治疗心律失常也喜用桂枝，取其温筋通脉止烦之功效，又有《神农本草经》载桂枝有"补中益气"之功。龙骨甘涩，可收敛心气；牡蛎能敛阴潜阳，补肾安神；甘草补脾宜气，调和诸药，对症治疗伴有烦躁失眠等心肾不交的患者效果显著。

2 典型病案举隅

2.1 病案一

患者，女，54岁。2014年1月16日初诊。主诉：心悸间断发作5年余，加重2周。现病史：患者5年前休息时无明显诱因出现发作性心悸，自测脉搏跳动不规律，持续时间1小时到1天不等，可自行缓解，曾反复就诊于首都医科大学附属复兴医院，查动态心电图（简称Holter）后诊断为心律失常、频发室性期前收缩短阵室性心动过速，建议行射频消融术，患者拒绝。期间曾先后服普罗帕酮、比索洛尔、美托洛尔等药物治疗，症状无改善。于2009年行Holter监测示室早总数14093次，2013年Holter监测示室早总数21628次，心律控制情况不良。2014年1月7日自感心悸加重，复查Holter结果显示室早总数23715次，室速总数10次。现为求中医治疗就诊。刻下症见：间断性心悸，每天4~5次，伴头晕，劳累后加重，平素心神不宁易紧张，常感乏力，无胸闷、喘憋、黑蒙，纳可，眠差易醒，大便溏，小便尚可，舌质红，苔薄白，脉结细，沉取无力。既往有高脂血症、胆囊息肉。现代医学诊断：心律失常，频发室性期前收缩，短阵室性心动过速，高脂血症。中医诊断：心悸。证型：心肾阴虚，气阴两虚。治法：养心安神，滋肾益气。处方：黄芪20g，当归12g，生地黄15g，牛膝12g，太子参20g，炒酸枣仁10g，柏子仁30g，柴胡12g，珍珠母30g，丹参15g，炙甘草10g。7剂，水煎服，每天1剂，早晚分服。

2014年1月26日复诊：患者服汤药后自感心悸次数较前减少，每天1~2次，多出现于劳累运动后，头晕、乏力、紧张情绪明显缓解，睡眠改善。效不更方，原方继服1月后，复查Holter结果显示室早总数3310次，室速总数0次。嘱继服原方以巩固疗效，不可过度烦心劳累，畅情志，以防复发。

按　本例患者正值绝经期前后"女子七七"之际，原本天癸将竭，阴阳失和，肾气渐衰，心悸时作，造成情绪常年紧张，心神不安，耗散心血，心神失养，更加之夜间心悸失眠，肝肾不得"藏"，暗耗肾阴，阳失潜藏，久而造成心肾阴虚，气阴两虚的病理状态。故刘师结合四诊辨证，以养心安神，滋肾益气为旨，主在养心，兼以补肾，遣方用药以柏子养心丸为主方加减化裁，太子参、酸枣仁、柏子仁、珍珠母共用旨在益气养血、安神定志；黄芪、当归、生地黄、牛膝以补肾填精，意在精血相生，心脉得养；佐以丹参、柴胡，疏肝理气，通畅血脉。复诊时患者室早总数减少 87.5%，室速消失，紧张情绪和睡眠均得到改善，心神得安，治疗效果显著。

2.2　病案二

患者，男，69 岁，2014 年 7 月 14 日初诊。主诉：心悸间断发作 1 年余。现病史：1 年前劳累后出现心悸，未予重视，后症状加重，就诊于当地医院，经 Holter 诊断为室性早搏，予稳心颗粒等药物治疗，期间无明显诱因心悸发作逐渐频繁，1 周前自行就医，查 Holter 结果显示室早总数 16411 次。现为求中医治疗就诊。刻下症见：间断性心悸，发作无规律，常乏力，无胸闷、喘憋，纳眠可，大便溏，小便夜尿多，舌质暗，苔薄白，脉结、沉、细。现代医学诊断：心律失常，频发室性期前收缩，高血压；中医诊断：心悸。证型：心肾两虚。治法：滋补心肾，益气养阴。处方：西洋参 10g，麦冬 10g，五味子 10g，炙甘草 10g，生黄芪 30g，当归 10g，炒酸枣仁 20g，柏子仁 30g，三七 3g，生熟地黄各 15g，茯苓 15g，苦参 10g。7 剂，水煎服，每天 1 剂，早晚分服。

2014 年 8 月 2 日二诊：患者服汤药后症状减轻，自行抄方继续服中药治疗，现休息、安静时偶发心悸，自感精神变好，睡眠质量较前提高，起夜减少。复查 Holter 结果显示室早总数 10805 次。嘱中药见效，继服原方治疗。

2014 年 10 月 27 日三诊：患者心悸症状明显减轻，诸症进一步好转，偶发心悸，2~3 次/周，精神可，无乏力，纳眠可，起夜 1 次，二便调。复查 Holter 显示室早总数 5570 次。继服上方疗效。

按　本例患者年老肾元匮乏为发病之根，病程迁延且脑力劳动日久，耗伤心神，在原本五脏皆衰的基础上更加重了心主之负担，心气大虚出现间断性心悸，老年心肾两虚，精亏血少，肾失温固，症见大便溏、夜尿多。与病案一不同的是，本例患者年迈，肾亏为本，心气亏虚为标，治疗应"急则治其标，缓则治其本"，先重补肾精之亏虚，配以滋补心肾，益气养阴，选方以生脉散合炙甘草汤加减，选用当归、黄芪、生地黄、熟地黄以滋肾益气养血；西洋参、麦冬、五味子、炙甘草益气养阴，补宗气之不足；柏子仁、酸枣仁、茯苓，养心安神。肾阴得复，心气可固。半月后二诊时患者室早总数减少 34.2%，三个月后三诊时减少 66.1%，且伴随症状得到很好的改善，取得了较明显的疗效。但考虑到患者年老体虚，生气不足，恢复力弱，应坚持长期治疗以巩固疗效。

3　讨论

室性期前收缩是临床多见病，流行病学调查约有 15% 的新生儿、15% 的青年人和 66% 的成年人存在室性早搏。西医早年认为对于无器质性心脏病及血流动力学障碍的患者，不需要进行药物干预治疗，随着研究的深入，人们的看法也有所改变，2014 年欧洲心律协会（EHRA）、美国心律学会（HRS）和亚太心脏节律学会（APHRS）联合发布的室性心律失常专家共识，对室性期前收缩给出明确的指导意见，首次提出了症状性、非持续性室性心律失常患者可考虑 β 受体阻滞剂治疗性试验，即把患者的自觉症状加入到评价是否进行药物干预的范围中来。由此可见，西医也逐渐重视改善室早患者临床症状，提高患者生存质量。国医大师刘志明教授自幼饱读经典古训，毕生治病重视准确辨证，治病求本，每每临证必缜密分析病情，力求把握病人病证本质，考虑个体之差异及兼夹之不同，治疗分清因果先后，有章有法，有主有次，灵活多变。基于多年的临床经验，在治疗心悸病方面对病机及治疗独出己见，主张滋肾养心，心肾同治，兼以调理气血。刘老辨证精准，治疗主张辨明缓急轻重，遣方用药条理清晰，临床效果显著，值得后学潜心学习。

参考文献

[1]　Ataklte F, Erqou S, Laukkanen J, Kaptoge S. Meta-analysis of ventricular premature complexes and their relation to cardiac mortality ingeneral populations ［J］. Am J Cardiol, 2013, 112 (8): 1263-1270.

[2]　Agarwal SK, Simpson RJ Jr, Rautaharju P, et al. Relation of ventricular premature complexes to heart failure (from the Atherosclerosis Risk In Communities ［ARIC］ Study) ［J］. Am J Cardiol, 2012, 109 (1): 105-109.

[3]　刘志明, 刘如秀. 辨治胸痹心痛的几点体会 ［J］. 浙江中医药大学学报, 2009, 33 (5): 709-714.

[4]　张璐. 张氏医通 ［M］. 北京: 人民卫生出版社, 2006: 112.

[5]　千杰, 张明雪. 浅谈《伤寒论》对心悸的证治析 ［J］. 医学综述, 2008, 14 (6): 940-941.

[6]　明·张介宾. 类经 ［M］. 北京: 中国中医药出版社, 1997: 7.

[7]　刘如秀. 刘志明教授治疗心脑血管病的经验 ［J］. 新疆中药, 1993 (4): 34-37.

[8]　刘志明, 刘如秀. 冠心病辨证论治的认识及体会 ［J］. 中国医药学报, 1994, 9 (3): 46-49.

国医大师刘志明从"肾虚血瘀"论治冠心病经验

冠心病是心血管临床多发病，好发于 40 岁以上成人，其发病率、致残率和致死率随着人口老龄化的发展呈现逐年上升的趋势，是严重危害人类健康的常见病。中医历代典籍中虽无"冠心病"病名，但早在《黄帝内经》即有"心痛""卒心痛""厥心痛"等记载。汉代张仲景在《金匮要略》中首先提出"胸痹"病名，并以"阳微阴弦"高度概括了胸痹的病因病机，提供了瓜蒌薤白白酒汤、瓜蒌薤白半夏汤等一系列临床有效方。明清以降，众多医家不断丰富胸痹的病机认识与治疗，一般认为其由正气内虚、气滞、寒凝、瘀血等引起。到 20 世纪后期，基于对张仲景、王清任、叶天士等化痰除湿、活血化瘀学术思想的继承与创新，胸痹中痰湿血瘀的病因病机成为共识，然而经过几十年的临床实践之后，发现采用化痰除湿、活血化瘀之法治疗，其有效者，亦有不效者。中国中医科学院广安门医院刘志明老中医遍览诸家论述，结合自己临床经验，对冠心病病因、病机及治疗提出独到见解，并凝练出从"肾虚血瘀"论治冠心病的学术观点，提出"补肾""通阳"

刘签兴　刘如秀（中国中医科学院广安门医院心血管科）

"化瘀"的治疗三法，临床辨证施用，疗效显著。

1 辨因析理，肇始于肾

流行病学调查发现，冠心病发病多在 40 岁以后。中医学认为，人的衰老亦自四十而始，《灵枢·天年》曰："人生十岁，五脏始定……四十岁，五脏六腑十二经脉，皆大盛以平定，腠理始疏，荣华颓落，发鬓颁白，平盛不摇，故好坐。"《素问·阴阳应象大论》也云："年四十而阴气自半也，起居衰矣。"唐代孙思邈《备急千金方》更明确指出"人年五十以上，阳气日衰，损与日增，心力减退"。由此可见，衰老与冠心病发生密切相关。

刘教授认为冠心病患者，均存在不同程度的肾元匮乏。患者胸痹心痛发作之时，运用活血化瘀、温通祛痰等法，虽能取效于一时，但医者若审证不详而长期妄施攻伐，一派大开大破之药，势必戕伤患者正气，动摇根本，使肾元妄动，难以取得长远疗效，愈活血，愈心痛，得不偿失[1]。刘教授认为，冠心病的发生，应以正虚为本，邪实为标。正虚首当责之于患者年老正气亏虚，五脏衰弱、气血阴阳俱不足等，但尤以肾元匮乏为要。年老肾虚不仅为冠心病发生始动环节，更是其发展恶化的根源。

2 推论病机，肾虚血瘀

刘教授认为，年老肾虚是老年人胸痹发生的始动因素，而瘀血则为胸痹的重要实邪，这两个方面相互影响交织，形成了冠心病迁延难愈和反复发作的基础。故冠心病之"肾虚血瘀"实乃既有本虚的一面，又有标实的一面，即肾亏为本、血瘀为标[2]。心肾相关、肾病及心，肾元亏虚，标邪丛生。

2.1 心肾相关，肾病及心

从生理上说，心肾的关系如《灵枢·经脉》云："肾足少阴之脉……其直者，从肾上贯肝膈，入肺中，循喉咙，夹舌本；其支者，从肺出络心，注胸中。"经络相连，少阴同气，感传相受；心居上焦属阳主火，肾位下焦属阴主水，上者宜降，下者宜升，心肾相交，水火既济，如《千金要方》曰："夫心者，火也；肾者，水也。"水火相济，方能交泰阴阳，坎离相合；心主血脉而藏神，肾主封藏而纳精，神为精之主，精乃神之根，古人"积精全神"之道，就是赖此心肾精神互用之能；心者，君火之位，肾者，相火之宅，君相安位，则主明下安。故此《类证治裁》总结心肾之间的关系，谓："阳统乎阴，心本于肾。"

从病理上说，《素问·上古天真论》云："五八，肾气衰，发堕齿槁……肾脏衰，形体皆极。"明言随着年龄的增长，人体存在肾精渐亏、肾气渐衰的情况，加之本病多见于脑力工作者，"泥丸宫"精髓渐消，神气内耗，又加重了心肾之间水火的不平衡[3]；张景岳曰"心本乎肾，所以上不宁者，未有不由乎下。心气虚者，未有不因乎精。"指出了病理上，心肾之间的下虚则上不宁的普遍关联。《素问·藏气法时论》中云："诸心痛者，皆少阴厥气上冲也。"是将心肾同属少阴，经气同求，一逆皆逆之理来说。《医林改错》云："元气既虚，必不能达于血管，血管无气，必停留为瘀。"《医学衷中参西录》亦谓："或纵欲过度，气血亏损，流通于周身者，必然迟缓，血即因之而瘀。"指出了肾虚血瘀的原因，即肾之元气已虚，气虚不能推动血行，进而造成脉涩而瘀阻为患，发为胸痹之谓。

2.2 心血瘀阻，标邪丛生

胸痹发作的主要病机为心脉痹阻，无论气滞、寒凝、痰浊，还是脏腑气血阴阳亏虚，其结果均最后以导致瘀血，心脉痹阻，胸阳失旷而发为胸痹。故可以认为瘀血既作为其他致病因素引起的病理产物致病，也可单独作为致病因素或与其他因素共同致病。对此，施今墨老中医曾论："有心虚邪干而痛，有阳气郁伏而痛，有血瘀在络不行而痛，有血虚不荣而痛，有痰湿阻抑而痛。最后皆导致血行不畅，不通则痛。"对此论，刘教授亦有同感，并认为瘀血是胸痹的重要实邪，这与胸痹病"邪之所凑，其气必虚"的脏虚本质有着密切联系。现代研究亦证实，血瘀证在冠心病心绞痛中的证型分布最多，临床丹参等养血活血药使用率最高[4]。

3　据证施法，精简方药

在胸痹的治疗上，根据"虚者补之，实者泻之"的治疗原则，"扶正祛邪"当属胸痹的治疗大法。刘教授认为，临证之时医者必须分清轻重缓急，标本虚实。急则治其标，缓则治其本或标本兼顾。因冠心病的本质属虚，因虚致实，故治疗原则应以补为主，以补为通，通补兼施，使补而不壅，通而不伤，总结"补肾""通阳""化瘀"治疗三法[5]。

3.1　补肾

刘教授根据患者肾元亏虚的基本生理病理特点，按阴阳互根与五脏相关理论、病情进展情况，辨证地施以滋肾填精、补肾扶阳、潜敛浮火等药物，使补而不壅，填而不滞，俾使精血神气得以互化，下源培植之水不绝。现代研究表明，补肾药能降低冠脉阻力，扩张冠脉，增加冠脉血流量，改善冠脉循环；显著提高小鼠对缺氧的耐受力，并能消除动脉硬化；改善脂质代谢[6]。此正如周慎斋所说："欲补心者，须实肾，使肾得升……乃心肾之法也。"

3.2　通阳

《金匮要略》认为"阳微阴弦"是胸痹发生时的基本病机，故而宣通胸旷之阳，复其离照，是治疗当中的重要一环。刘教授认为，"阳无取乎补，宣而通之"，因阳气积于胸中，宣通流畅，则有助心行血之能；若不流通，则有心火亢旺，焚屋燎原之势。且刘教授借《医学发明》"通则不痛，痛则不通，痛随利减，当通其经络，则疼痛去矣"之言，阐释通养胸阳之法对迅速缓解临床症状的重要意义[7]。

3.3　祛瘀

《素问·举痛论》道"心痹者，脉不通"，"心脉痹阻"是胸痹心痛的病机特点，故而活血祛瘀当为急治之法。刘教授告诫，胸痹虽应首重补虚，但治疗之际，还应标本兼顾，佐以化瘀、活血、理气等祛邪之法。活血祛瘀可使心阳得展、血脉得通、心痛得止；理气活血可使气机通畅、血脉得养、胸痹得消。

3.4　方药

胸痹的具体用药，刘教授提倡精简药对，巧妙立方，灵活化裁，务求契合病机，不做添足无用之功。在疾病急性发作期，治疗当以祛邪治标为主，虽乌头、附子不避其温；虽川芎、延胡索，不嫌其峻。在疾病缓解期，治疗当以滋肾复本为主，佐以通阳化瘀为辅，刘教授认为，此时选方可宗首乌延寿丹合瓜蒌薤白剂之意化裁。首乌延寿丹是清代陆九芝推荐的老年常用方，现代研究认为其可以抗动脉粥样硬化，保护缺血的心肌，是老年强壮方[8]。瓜蒌薤白剂则是张仲景治疗胸痹的专方，临床疗效显著。刘教授化合两方，将补肾、通阳、祛瘀三法熔于一炉，用于治疗肾阴亏虚、心阳瘀阻型冠心病，疗效显著。方中制何首乌为君，补肾精，滋肝血，精血互化，使心脉得养；瓜蒌宽胸涤痰，薤白通阳散结，二者合用为臣，痰去结散，胸阳得展；佐以三七，活血化瘀，使血脉通畅。诸药合用，共奏补肾、通阳、化瘀之功。

刘教授临床常喜用生晒参－生地黄、黑桑椹－制何首乌、山茱萸－枸杞子、三七粉－丹参、瓜蒌－薤白等药对，其认为医者用药配伍，必须开阖升降，气味薄厚，正反互佐，阴阳相须，此是医家治疗慢性病必须考虑的[9]。因胸痹病程多以年月累计，其病情进展与静止多交替出现，病邪长期共存，且兼有长期性和复杂性的特点，因此在整体治疗的合理阶段注意兼顾祛邪，则可以大大缩短治疗周期。另刘教授强调，稳定期改汤剂为丸剂，徐徐渗入，亦可收到稳固疗效。

4　学习反思，体会心得

从单纯化瘀治疗的喜忧参半，到反思新的观点、医理论证，研用方药、证之临床，笔者综观刘教授从"肾虚血瘀"论治冠心病学术观点的形成过程，有以下体会。

4.1　整体观念

在整体观念指导下的辨证论治，一直被认为是中医治疗疾病的一大特色，而真正基于整体视角下的临床疾病治疗，却往往是难以落到实处的。《素问·咳论》中"五脏皆令人咳，非独肺也"开启了一个"五脏相关"的认识模式，五脏六腑，表里内外，牵一发而动全身。因而"见痰治痰，见血治血"的医师只能算是"粗工"，真正做到"见痰不治痰，见血休治血"才是对整体观念有了深层次的理解与认识。治疗胸痹，如果没有整体观念，没有五脏相关的意识，便只会有"言必活血，方必化瘀"的认识，让人产生活血化瘀尽愈胸痹的错误认识，僵化中医思维，使中医疗效难以提高。

4.2　学术发展

借鉴西医的检查和技术，中医可以认识一些以前不曾认识的问题和现象，从而促进学术的发展。如关于再生障碍性贫血，中医学认为属于"虚劳""血证"范畴。20 世纪 70 年代老中医根据"脾主生血"，多用健脾养血法，方选归脾汤或当归补血汤治疗；20 世纪 70 年代后，结合西医检查，认为是骨髓造血功能减低或衰竭造成本病，于是，依据"肾主骨生髓"的认识，从补肾填精为主治疗，疗效才得以大幅提高[10]。对于胸痹的认识与治疗，亦经历了这样的过程，并且随着研究的深入，还在有新的学术发展和进步。刘教授从"肾虚血瘀"论治冠心病的学术经验，在临床和基础研究方面都有着可靠的依据。刘如秀[11]研究发现，从"肾虚血瘀"论治冠心病，可以明显改善肾阴亏虚、心阳瘀阻型冠心病患者胸痛、胸闷、气短、腰膝酸软、头晕耳鸣等临床症状，缩短心绞痛发作时间，减少硝酸甘油用量。周小明等[12]发现，"补肾""通阳""化瘀"治疗三法，可以显著降低冠心病患者血浆超敏 C 反应蛋白、基质金属蛋白酶-9 水平，具有明显的抗炎、稳定动脉斑块的作用。同时，可以调节冠心病心肌缺血肾阴亏虚、心阳瘀阻模型大鼠心肌差异蛋白表达，起到保护心肌、防治冠心病作用。这些中西医研究的结果，为今后更加深入的研究冠心病，提供了一条可资借鉴的道路。

参考文献

[1]　刘如秀. 刘志明医案精解［M］. 北京：人民卫生出版社，2010：11-12.

[2]　杨霞，陈学忠. 陈学忠教授以补肾活血法治疗冠心病心绞痛经验［J］. 广西中医药，2012，35（5）：47-48.

[3]　沈水杰. 从肾论治胸痹的理论源流探析［J］. 山西中医，2015，31（5）：1-2.

［4］ 赵娇娇，董建业，柴丽丽，等. 冠心病心绞痛中医证型分布与中药用药规律系统综述［J］. 实用中医内科杂志，2017，31（2）：1-4.

［5］ 刘志明，刘如秀. 冠心病辨证论治的认识及体会［J］. 中国医药学报，1994，9（3）：46-49.

［6］ 李红，郑思榕. 试论中医肾虚与冠心病关系［J］. 广西中医药，2002，25（5）：42-43.

［7］ 刘如秀，刘宇，徐利亚. 刘志明从肾论治胸痹［J］. 四川中医，2013，31（2）：1-3.

［8］ 王桂敏，吴秀青. 首乌延寿丹抗血管内皮细胞老化的实验研究［J］. 中医药学刊，2002，20（3）：314-315.

［9］ 周小明. 名老中医刘志明辨治冠心病心绞痛经验总结与临床研究［D］. 北京：中国中医科学院，2010.

［10］ 刘玥，史大卓. 方病对应关系之思考［N］. 中国中医药报，2005-05-05（004）.

［11］ 刘如秀. 滋肾通阳化瘀法治疗冠心病50例［J］. 中华实用中西医杂志，2000，（12）：2616.

［12］ 周小明，刘如秀，李敏，等. 冠心爽合剂治疗不稳定型心绞痛的疗效及作用机制研究［J］. 中医杂志，2011，22（6）：179-182.

李文泉安和五脏法辨治胸痹经验

胸痹是由诸多病因导致的心脉痹阻不通，心之阴阳气血失调为主要病机的病证。临床以膻中或胸部憋闷疼痛为主要表现的一种疾病，相当于西医的冠状动脉粥样硬化性心脏病，其临床症状因病情轻重而不同，重者相当于心肌梗死，属于真心痛范畴[1]。李文泉教授从事中医临床工作40余年，是第五批全国名老中医学术经验继承工作指导老师，对心、脑血管疾病和危重疑难病证的中医治疗有丰富的经验。笔者有幸作为学术继承人跟师学习，现将李老师安和五脏法论治胸痹的诊治思路及个人体会介绍如下。

1 谨守病机，明辨虚实

李教授认为，胸痹的基本病机为本虚标实，本虚证为五脏功能不足，有心气虚证、心阳不振证、心阴亏虚证、气阴两虚证、心阳暴脱证；标实证为气血津液的敷布、运行、转输障碍，进而产生血瘀、痰浊等病理产物导致心脉瘀阻，常见有气滞心胸证、痰浊闭阻证、心血瘀阻证、寒凝心脉证。李文泉教授将胸痹的病机特点概括为四多，即多虚、多郁、多瘀、多痰。多虚主要见气虚、阳虚、阴虚、血虚；多郁见肝气郁结、气郁化火证；多瘀见心血瘀阻证；多痰见痰浊扰心、湿浊阻滞证。多虚者为年老久病胸痹者，病位常见于心、肾；多郁者常见于情志失调者，病位在心、肝二脏；多瘀者为胸痹急性发作或病情反复发作，久病入络者常见，病位在心；多痰者往往合并代谢障碍，病位在心、脾二脏。李文泉教授认为胸痹病机虽有虚实之分，但就其本质而言，心气虚与心阳虚在胸痹的发病机制中占主导地位，心气虚乃至心阳衰微是胸痹心脉瘀阻的根本病理基础，正虚为先，邪实为后，正虚为因，邪实为果，虚实关系中强调应以正虚为主，邪实为辅。

2 安和五脏，权衡缓急

现代研究对心与五脏的关系有诸多论述，如路志正提出主张调理脾胃治疗胸痹[2]，孙

胡文忠（首都医科大学附属北京朝阳医院中医科）

兰军认为应从肾论治冠心病[3]，魏刚[4]提出五脏调治胸痹心痛的观点，都将心与五脏相关理论作为辨治胸痹的依据，以脏腑辨证作为胸痹辨证论治的首选方法。李文泉教授秉承其先师方和谦教授"燮调阴阳，以平为期"的生理观[5]，结合临床个人经验提出"安和五脏，权衡缓急"作为胸痹的辨治思路，是对胸痹心与五脏相关理论的进一步阐述与发展。对胸痹的辨治，将整体观念贯穿胸痹辨治的始终。胸痹病位以心为主，涉及人体各脏腑器官，故辨治时以本脏病变为首要，更注重调节心与其他脏腑之间的阴阳失衡。所谓安和五脏，辨证论治均要以心脏为中心，强调要调整心与其他各个脏腑间阴阳的盛衰关系，治疗以平为期。心与其他各脏腑相关性并非是一一对应的简单关联关系。不同脏腑在心病的发病机制及病理演变过程中也有虚实、正邪偏盛之不同。根据五脏相关的整体观念"五脏六腑皆可致心病，非独心也"。故心与五脏疾病的关系有肝心痛、脾心痛、肾心痛的不同证候，则治法也有从心、从肝、从脾、从肾论治的不同。对于复杂病例亦有三脏或多脏腑合并为患者治疗也应诸法同用，从五脏论治。

《金匮要略》中将胸痹的基本病机定义为"阳微阴弦"[6]，上焦阳虚，阴乘阳位。阳虚于上焦，此为病之本，阴弦是心阳虚极，引起阳微不运，瘀血、痰浊、寒凝、气滞诸多阴寒之邪客于心之血脉，导致气血虚损、脉道不利、气血凝滞痹阻不通而发为胸痹。现代中医研究认为，胸痹常见证素分布频率由高至低依次为血瘀、痰浊、寒凝、气滞，心血瘀阻证出现频率明显高于其他证候[7]。瘀血为本病的主要病理产物，同时又作为致病因素，久而不去，阻碍气血津液的运行，可使心脉痹阻不通则痛，或不荣则痛，发为胸痹。从心论治，采用补益心气、活血化瘀的主要治法，具体方药多以生脉饮合丹参饮、桃红四物汤方加减应用。

肝主疏泄，有调节和畅达脏腑经络气机的作用，以保持脏腑经络气血的运行和输布。近代医家也有主张肝失疏泄，气血瘀滞为胸痹发病的根本原因[8]。李教授认为疏肝之法用于胸痹治疗关键在于辨证准确，须注意在疏肝理气的同时应配合益气养阴，健脾柔肝之品，以防行气过甚而伤及气阴之本。肝气郁结者选用柴胡疏肝散加减，气郁化火则用丹栀逍遥散化裁。

肾藏精，肾脏乃人体的根本，心得肾之水则滋润，肾得心之火则温暖[9]。正常人心肾相交，水火既济。李教授认为老年胸痹病人辨证以心脉瘀阻，肝肾阴虚证为主，如临床观察中成药心脑宁口服液治疗心脉瘀阻，肝肾亏虚证取效明显[10]。肾阴不足，心火独亢，或心火炽盛，独亢于上，不能交下，表现为心肾不交证，治宜滋阴清热，交通心肾。方用天王补心丹合左归丸加减。若心肾阳虚，以附子、桂枝（或肉桂）补水中之火，用六味地黄丸壮水之主，从阴引阳，合为温补心肾而消阴翳。心肾阳虚兼见水饮凌心射肺，而出现水肿、喘促、心悸，用真武汤温阳化气行水；心肾阳虚见虚阳欲脱厥逆者，用四逆加人参汤。

依据"急则治标，缓则治本，标本俱急，标本同治"的治疗原则。在治疗顺序上，讲究权衡缓急。对标实之证的治疗，宜从瘀论治。李教授认为冠心病心绞痛急性发作的主要病理机制为心脉瘀阻，而瘀血常贯穿于胸痹的整个发生、发展过程中，从瘀论治胸痹，采用活血化瘀治法应为冠心病心绞痛的主要祛邪治法。李教授治疗胸痹心痛常用的活血药有丹参、郁金、川芎、三七，化瘀药有桃仁、红花、莪术、地龙、檀香、降香。此外，临床还有痰瘀互结问题。痰瘀作为病理产物，常相兼为病，痹阻心脉而成胸痹。痰瘀互结是胸痹的重要证候，是胸痹发展到中后期的主要病理机制，痰、瘀作为致病因素阻碍胸中之阳气，不闭阻清阳的同时损耗气血，从而导致虚实夹杂的病证缠绵难愈。李教授化痰常用陈皮、法半夏、胆南星、天竺黄，配以虎杖、决明子、生山楂、干荷叶降脂化浊。对本虚之证的治疗，当补其不足。年高脏器衰弱，或久病体虚、暴病耗气的胸痹患者多由心气不足所致。心气虚者，宜补心气；久病体虚，或暴病伤阳者多表现为阳气不足，胸阳不振。"阳"对人体有推动温煦的作用。若胸阳不振，则温运血脉不利，血失温运则血流不畅，心脉痹阻，心失温养，不通不荣则痛。心阳虚，宜温之；心血虚，宜养之；心阴虚，宜滋之；心气阴不足，则心神失养，故多兼用养心安神之法。气属阳，血属阴，心气虚进一步发展及阳而成心阳虚，心阴虚亦多兼心血虚，所以治疗心阳虚必加用补心气药，治心阴虚亦多兼用养心血药。治疗心气虚可酌加少许温心阳药，取"少火生气"之意；养心血时可加补气之药，益气以生血。若气血双亏，阴阳俱虚，应两者兼治。

3 分期论治，诸法并用

李教授治疗胸痹以安和五脏为总体思路，调和五脏气血，注重扶助心阳以行心血。对于胸痹治疗遵循整体观，着重治疗的同一性；遵循辨证论治的特点，强调个体化的治疗。辨证施治按分期论治：早期以治标为主，着重开郁、活血、化痰；后期治本为主，着重补虚扶正。胸痹早期：气滞心胸者，治以开郁之法，用柴胡疏肝散加减疏调气机，和血舒脉；气郁化火者，用丹栀逍遥散加减疏肝泻火；瘀血痹阻者治以化瘀之法，用血府逐瘀汤加减活血化瘀，通脉止痛；痰浊闭阻者，治以化痰之法，用瓜蒌薤白半夏汤加味通阳泄浊，豁痰开窍；或病因寒凝心脉而发作，治以祛寒活血，宣阳通痹，用当归四逆汤加减。胸痹后期：以补虚之法调心脏之气血阴阳。心气虚者，用保元汤加减补养心气，鼓动心脉；心阳不振者，用参附汤合桂枝甘草汤加减温振心阳；心阴虚者，用天王补心丹加减滋阴清热，养心安神；心血虚者，用四物汤加减补益心血。

具体治法常常以补法、温法、理气、活血化瘀、祛湿化痰等诸法配合，多药联用。其治疗原则提出八字方针，即补虚、开郁、活血、化痰。具体治法及加减应用根据临床证候不同而化裁应用。如治疗胸阳不振，痰浊瘀血互结于胸之胸痹，采用二陈汤、瓜蒌薤白半夏汤、桃红四物汤化裁，体现了李文泉教授益气活血与健脾化痰并重的治疗思路。具体用药选择上多以药组配伍应用以提高临床疗效。如以太子参、炙黄芪、红景天、炙甘草为补益心气常用药组，桃仁、红花、丹参为活血化瘀常用药组。陈皮、法半夏、浙贝母、茯苓为化痰常用药组，加以木香、砂仁理气化痰，薤白、苏梗宽胸理气。炒酸枣仁、柏子仁、茯神、合欢花为养心安神常用药组。

4 强调动态思维

胸痹心痛具有病程长，病情较重，变化迅速的特点，其发生发展转归是一个不断变化的过程，应随着疾病的进展采取不同的治疗措施。本病多表现为虚实夹杂，寒凝、气滞、痰浊、瘀血等可相互兼杂或互相转化，心之气血、阴阳的虚损也可相互兼见，并可合并他脏亏虚之证。本病失治或疾病后期又可变生瘀血闭阻心脉、水饮凌心射肺、阳虚欲脱等危重证候。因此，安和五脏辨治胸痹的思路不仅体现在五脏并治，更应理解为依据各脏腑在胸痹发展变化中因虚致瘀，因郁致瘀，因痰致瘀等不同的病证转化，在治疗过程中密切观察病情变化，诸法同用时应根据具体临证表现而辨证论治，遣方用药应随症加减变化，灵活掌握，强调个体化治疗，不可执一方一法而通治本病。如补益心气法和活血化瘀法虽为临床通用之法，往往贯穿胸痹心痛治疗始终，但在不同时期，不同个体的具体应用时，往往对药味及剂量进行加减变化，急性期应用大量活血化瘀药组，急则治标，病情平稳须以补益心肾之气血为主，缓则治本。这充分体现了李老师针对复杂病证动态变化的思辨方法。

5　个人体会

李老师治疗胸痹经验在于首先抓住心气不足、心脉瘀阻这一病机关键，辨证始终先权衡心之气血阴阳之盈亏，再论有无兼见肝、脾、肾之诸脏亏虚，治疗强调通过补益阴阳、气血而纠脏腑之偏衰。李老师提出的安和五脏辨治胸痹的思路一方面是指本病虚实夹杂，取效关键在于权衡标本虚实之轻重，确定补泻法度之适宜。无论从何脏入手，选用何法治疗，最终必须通过安和五脏使心脏气血充盛、血脉通畅，胸痹才能治愈；另一方面是指针对胸痹病情复杂变化迅速的特点，应当于胸痹未发作之时即调和五脏气血，五脏气血充和，则心脉气血流通，达到未病预防，既病防变的目的。活血通络法在不同的证型及分期中均在安和五脏，扶正补虚的基础上视病情轻重随证配合加减应用。在胸痹发病早期及心痛反复发作阶段，李文泉教授对于胸痹重症者强调辨清证候之顺逆，尤其注意脱证的预防与治疗，一旦发现脱证之先兆，须尽早使用益气固脱之品，并中西医结合救治。

参考文献

[1]　周仲英. 中医内科学 [M]. 2 版. 北京：中国中医药出版社，2007：22.
[2]　李小可. 国医大师路志正调理脾胃法治疗胸痹经验发挥 [J]. 中华中医药杂志，2012，27（1）：123-125.
[3]　李长月，孙兰军. 孙兰军从肾论治冠心病经验 [J]. 河南中医，2011，31（12）：1365.
[4]　魏刚. 胸痹心痛的五脏调治 [J]. 中医药学刊，2006，24（6）：1088.
[5]　李文泉，范春琦，权红，等. 方和谦学术思想研究 [J]. 中医杂志，2010，51（6）：491-494.
[6]　张机. 金匮要略方论 [M]. 北京：人民卫生出版社，1982：26-27.
[7]　杜莹，贾连群，王列等. 冠心病心绞痛证型分布及辨证规律系统综述 [J]. 实用中医内科杂志，2014，28（3）：1-11.
[8]　黄小燕，刘中勇. 从肝论治冠心病心绞痛 [J]. 江西中医药大学学报，2014，26（1）：19-22.
[9]　傅山. 傅青主女科 [M]. 上海：上海科学技术出版社，1959：16.
[10]　曹锐，李文泉. 心脑宁口服液治疗胸痹（冠心病、心绞痛）31 例临床观察 [J]. 北京中医，2001，（1）：57－61.

陈伯钧教授中医药治疗高血压临床经验

陈伯钧教授是广东省中医院大学城分院急诊科主任，博士研究生导师，长期从事于心血管病学的临床、教学以及科研相关工作。基于多年临床经验的基础，结合对高血压的客观认识，陈伯钧教授在中医药治疗高血压方面具有自己的辨证治疗思路及方法，在临床治

张烈元　刘炜枫（广州中医药大学第二临床医学院）
赵帅（广东省中医院大学城分院急诊科）

疗应用上取得较好的疗效。

　　高血压病多归属于中医"眩晕""头痛"范畴，长期的血压升高如不加以控制，将进行性损害各脏腑功能，结合高血压病随时间进行性发展特点，陈伯钧教授提倡以疾病的发展时期分类来加以辨证。论及分期，当究其起病之脏腑，而肝在高血压的病机发展过程中，占有重要位置。肝的气血阴阳变化，与高血压病的病机演变息息相关。各脏腑之间密切相关，脏腑病证之间具有互相传变、交叉错杂的特点。高血压病若持续发展，病机将趋于错综复杂，风火痰瘀等病理产物易于内生，故导师认为临床中医药治疗高血压病，可以分期辨证论治为主，佐以气血及脏腑辨证，顾及标本虚实。

1　从肝论治，分期辨证

　　高血压病是指在静息状态下动脉收缩压和/或舒张压增高，其直接因素有心脏泵血功能增强、血管壁弹性降低、循环中液体量增多等，血量与血管舒缩空间的矛盾是高血压的直接发生机制。而中医理论认为，肝的主要生理功能为藏血及疏泄。肝主藏血，是指人处于安静状态时，部分血液回肝而藏之，处于活动状态时，血行脉中，以供应各脏腑功能活动，血量的调控与高血压关系密切；肝主疏泄，则是指肝气具备疏通、条达的特性，肝失疏泄，气郁化火，生风动血，且肝气主升主动，升发太过则肝气上逆，血液运行失司，离肝窜脉，引起高血压。目前认为[1-2]高血压病因无外乎禀赋不足、情志失调、饮食不当等，且其不同程度地涉及肝气、肝火、肝风、肝阳、肝阴等肝脏病理基础，为气血阴阳失和的病理表现。故本病早期病位多起于肝，当从肝论治。

　　高血压病的进展是一种正气渐衰、实证变虚证的过程，由起病之肝论，早期机体正气充实，人处于情绪稳定状态，气行血运、阴阳调和。当情绪激动、情志异常的时候，肝疏通气机、调节血量的功能均会有所影响，肝为刚脏，为"将军之官"，其气易逆易亢，古有大怒伤肝之说，情志欠畅则肝不舒，疏泄失司可见气郁、气逆、化火、生风、动血，继之，阳气偏亢，内伤真阴，《素问·阴阳应象大论》提及"阳盛则阴病"，见及肝阴受损、肝阳上亢之证，晚期伤阴及阳，阴阳俱损，正气虚衰。陈伯钧教授根据疾病病机的发展过程将证型与时期对应，提出分期辨证理论，旨在系统化地对高血压病进行防治。分期辨证理念是基于中医理论而确立的，主在辨证，后及分期，此更有利于评估疾病发展预后。大部分高血压患者早期由于过度的精神刺激，导致肝的疏泄失常、气机调畅失司，气郁化火上扰、动血而发病，此期肝阴肝阳未损，病情尚轻；病机发展，肝火失制则耗劫肝阴，阴不制阳，肝之阳气升浮亢逆，见肝阳上亢之证；肝藏血，肾藏精，精血同源互化，肝阴和肾阴互相滋养，随着肝阴耗损，久则伤及肾阴，此阶段为肝肾阴虚型，病情较前加重；孤阴不生，孤阳不长，阴伤久之必及阳，此期阴阳皆虚，病情偏重；如若病情继续恶化，阴阳耗损严重，可见阳气衰微之象。具体辨证治疗如下：

　　1.1　疾病早期（肝火上炎型）

　　机体正气不虚，多由于情志因素影响而致肝失疏泄，肝气郁滞，郁而化火，肝火上扰清窍，火热动血而致病，症见头晕胀痛，面红目赤，烦躁易怒，心烦不眠，舌红苔黄，脉弦数。治疗上主要以清肝泻火为法，予龙胆泻肝汤（龙胆草、黄芩、山栀子、泽泻、木通、车前子、当归、生地黄、柴胡、生甘草）加减。

　　1.2　疾病中期（肝阳上亢型）

　　肝郁化火，火盛伤阴，肝阴受损，肝阳上亢，症见头晕目眩，头痛面赤，视物模糊，心悸失眠，口干，舌质红，苔黄少津，脉弦细。治疗上以滋阴潜阳、柔肝息风为法，予天麻钩藤饮（天麻、栀子、黄芩、杜仲、益母草、桑寄生、首乌藤、茯神、牛膝、钩藤、石决明）加减。

1.3　疾病中后期（肝肾阴虚型）

久病及肾，肾阴亏虚，肝失所养，肝肾阴虚，肝阳偏亢，上实下虚，症见眩晕，耳鸣眼花，口干舌燥，失眠多梦，手足心热，舌质暗红，苔淡黄或少苔，脉细。以滋补肝肾、平肝潜阳为法，予六味地黄丸（熟地黄、山茱萸、山药、牡丹皮、茯苓、泽泻）加减。

1.4　疾病后期（阴阳两虚型）

阴虚及阳，阴阳两虚，症见眩晕，心慌心悸，肢冷无力，腰膝酸软，夜尿频多，失眠多梦，舌质暗淡，舌苔薄白，脉弦细无力。以滋阴补肾、温阳利水为法，予金匮肾气丸（熟地黄、茯苓、山药、山茱萸、牡丹皮、泽泻、桂枝、附子）加减。

1.5　疾病末期（阳气衰微型）

阴伤阳损，阳气虚弱，症见眩晕，肢冷无力，腰膝酸重，小便不利，畏寒，舌质淡，舌苔薄白，脉沉细无力。以温补肾阳、化气利水为法，予济生肾气丸（熟地黄、山茱萸、牡丹皮、山药、茯苓、泽泻、肉桂、附子、牛膝、车前子）加减。

2　气血辨证论治高血压

在人体的生命活动中，气血作为重要物质基础，具有维持机体正常生理活动的作用。气为阳，可以推动、统摄血的运行，血为阴，是气的载体，有濡养的作用，故气的虚衰或升降出入失常必然影响血，而血的异常，是导致高血压发病的直接原因。血在气的推动下循行脉中，当气血的动态平衡遭受到破坏，运行失于畅达，气血失和、逆乱而见血压升高、眩晕头痛之象。

现代有学者[3]从气血理论对高血压病进行论治，将其分为气虚、气滞、血虚、血瘀、气虚血瘀、气血上逆等证型，是对高血压病气血变化病机的一种详细分析，而其中对于气血上逆型的理解，黄建平[4]从气血论高血压急症中强调气血亢逆为高血压病的重要病机，更是高血压急症的病机特征。陈伯钧教授认为气血失和主要究其实与虚、行与滞，即气或者血的虚损瘀滞是气血失和的主要病理机制，高血压患者除常见头晕、头痛等不适症状外，气虚者可伴见气短乏力、语声低微、动则汗出、舌淡、脉弱等；血虚者伴见面色苍白或萎黄、肢体麻木、筋脉拘挛、头发枯焦、舌淡、脉细弱等；气滞者见喜叹息、胸闷不舒、胸胁胀痛、纳差、脉弦等；血瘀者可伴面色晦滞、疼痛如刺、舌暗淡或紫、脉涩等。治疗当以调和气血为大法，虚则补之、滞则行之、瘀则化之。临床上高血压患者以老年人居多，年老而脏腑渐衰，多表现为气血亏虚、气虚血瘀证型，选方用药上，导师多予归脾汤、补阳还五汤主之，对症适当加减。另气血逆乱则更多的是指气血所具备功能的一种紊乱状态，此多由情志刺激引起，导致肝疏泄太过，肝气上逆，血随之上壅而发病，症见头目眩晕、脑部胀痛、面色发红、心中烦热、脉弦长有力等，应以平镇肝阳、潜降气血为法，可予镇肝息风汤加减。

3　脏腑辨证特点

陈伯钧教授论及高血压的中医病因病机虽与肝密切相关，但思维亦不可局限于肝之病机变化，病人来诊，如若辨证涉及多个脏腑，更不可舍症弃脉，当以四诊合参，明确各脏腑病机变化从而施治，五脏六腑之阴阳、气血、虚实、寒热等均应为考虑之要素。目前主要认为该病首责之于肝，肝喜条达，情志失调、失于疏泄则气机郁滞，化火生风，火盛伤阴，肝阳上亢，故常以清肝泻火、平肝滋阴潜阳为法治疗；若因饮食不节，脾失健运，湿浊久蕴化火，灼津生痰，痰浊夹风发病，脏腑当累及肝、脾，在息风之法中当加以健脾运湿，治疗上，可予半夏白术天麻汤加减；而疾病发展，久病伤肾，肝肾阴虚，肝阳上亢，脏腑累及肝肾，上实下虚，阴阳失衡，此时当以调和阴阳为主，予六味地黄丸、肾气丸等方剂加减治疗；后期脏腑相互传变，风火痰瘀共存，可以累及心肝脾肾等，病性为本虚标实，此时当辨析各脏腑气血阴阳虚实，明辨主要病变脏腑而治，注意其正邪之强弱，攻补之力当调和，攻邪勿伤正，补正勿滋邪，兼之息风泻火、化痰祛瘀。

4　标本兼治

朱丹溪提及"无痰不作眩"，杨仁斋《直指方》曰："瘀滞不行，皆能眩晕。"强调了痰浊、瘀血两种病理产物为高血压发病中不可忽视的因素。王文靖[5]在标本兼顾治疗高血压的探究中提出高血压以肝肾阴虚为本、痰瘀互结为标的观点，而魏品康更提倡痰浊是现代人患高血压的主要病因[6]。陈伯钧教授提及高血压病的发展是一个实证变虚证、正气耗损、邪气内生的过程，若以正邪而论，正气是为本，而邪气为标，邪实除外痰、瘀等有形之邪内生，还应包括风火等无形之邪，正虚则为肝肾阴虚、阴阳两虚等。本病早期以标实为主，随着疾病渐渐发展，实邪伤正，病性趋于虚实夹杂，继而出现本虚标实之证。

风火痰瘀作为病机发展的病理产物，可出现于疾病的各个阶段，如因情志刺激而肝失疏泄，气郁化火，为标实之证，以清肝泻火为法予龙胆泻肝汤加减；火热灼阴，肝阴耗伤，肝肾同源，虚则同虚，肝阳失制化风，肝肾阴虚动风，阴伤为本，内风为标，当以滋阴、息风为治法，内风偏重可予镇肝息风汤加减，阴伤较重予大定风珠加减；抑或因饮食不节而致脾失健运，聚湿生痰，脾气虚为本，痰浊为标，可考虑予二陈汤加减治疗；当气血亏虚，运行无力，可导致血脉瘀滞，则气血亏虚为本，血瘀为标，可根据轻重缓急予八珍汤、补阳还五汤等方剂加减。故而，导师强调在辨证过程中，论脏腑、论气血阴阳均当顾及标本，辨及阴虚是否存有风火上扰，气虚有无夹痰存瘀等，标本同治应以补虚祛邪为法。

5　结语

针对中医药治疗高血压病，陈伯钧教授基于多年的临证经验，提出了分期辨证进行论治的观点，高血压的病机呈阶段性发展，症状亦随之加重，分期对高血压患者辨证治疗，一方面有利于评估患者病情轻重，另一方面可以更加系统地指导对证治疗，高血压的各个分期的证型，都是每个阶段病机特点的表现，系统加以分期，能更好地控制高血压的发展、改善高血压患者的症状。高血压病病性多属虚实夹杂，如若病机趋于错综复杂，除外分期辨证，还应当从气血、脏腑、标本虚实对高血压患者加以辨证评估，中医博大精深，精髓在于辨证施治，固守分期模式乃舍本逐末之作为。

参考文献

[1]　方誉，方显明. 从肝论治高血压病的研究进展［J］. 广西中医药，2011，34（5）：1-3.

[2]　章杰. 从肝论治高血压病经验［J］. 江西中医药，2007，38（8）：58-59.

[3]　骆淑媛. 从气血分型治疗高血压病［J］. 吉林中医药，2004，24（7）：9-10.

[4]　黄建平. 高血压急症从气血论治［J］. 上海中医药杂志，2004，38（6）：8-9.

［5］　王文靖. 标本兼顾治疗高血压的机理探讨［J］. 吉林中医药，2011，31（8）：713-714.

［6］　叶敏. 魏品康从痰论治高血压病经验总结［J］. 中国中医药信息杂志，2011，18（2）：95，108.

陈镜合教授临证思辨特点

　　陈镜合教授是广州中医药大学首席教授、主任医师、全国名老中医药专家学术经验继承工作指导老师，擅长心脑血管疾病和疑难杂证的诊治。陈教授临证五十载，学贯中西，治学严谨，医术精湛，医德高尚。陈老有长达 30 多年的急诊科和重症监护病房（ICU）的工作经历，尤其重视临床实效，他立足临床，脚踏实地，师古而不泥古，既守古人法度，又有创新精神。临证坚持中西医两套诊断，主张中西医结合、优势互补，形成了"能中不西，先中后西，中西结合"的现代中医诊疗风格。笔者有幸跟师学习，临证侍诊，获益多多，现将其诊疗经验介绍如下。

1　谨守病机，脾胃为本

　　肾为先天之本，脾为后天之本。陈教授认为，中医的脾胃是一个代谢、形态和功能的综合概念，除了消化系统之外，还涉及全身多系统多器官的功能范畴，如调节、代谢、免疫等；《内经》曰："饮入于胃，游溢精气，上输于脾，脾气散精，上归于肺，通调水道，下输膀胱，水精四布，五精并行。" 可见机体的整个代谢过程，脾胃是关键。李东垣云："人以胃气为本"，"脾胃有伤，则中气不足，中气不足，则六腑阳气皆绝于外，故营卫失守，诸病生焉"。脾胃的状况，不仅与气血的生化及五脏的濡养密切相关，同时也是许多疾病发生的内在因素。脾胃为气机升降之枢，若脾失健运，则水湿停滞，痰浊中生，患者可出现痰饮、痞满、泄泻等证。痰浊闭阻心脉，瘀血阻络，可出现胸痹、心痛、心悸等病证。痰浊蒙蔽清窍，则可产生眩晕、中风、痴呆等。可见，脾胃在五脏六腑中显得格外重要。脾胃功能正常，水谷精微得以运化并濡养脏腑及四肢百骸；若脾胃虚损，则五脏失养。故陈教授强调，临证时常需特别重视脾胃的状况，不仅诊病辨证，治疗用药更是如此。脾胃健运，同时也是提高和巩固疗效、增强抗病能力和促进机体康复的重要因素。故有"百病不已，宜从中治"之说，善医者只论元气精神。正所谓"知其要者一言而终，不知其要，流散无穷"。

　　典型病例

　　患者，女，58 岁，因反复胸闷、心悸 30 余年，加重 1 月就诊。西医诊断为"风湿性心瓣膜病"（二尖瓣中度狭窄并关闭不全，主动脉瓣狭窄并中重度关闭不全，三尖瓣脱垂并中度关闭不全），西医建议手术治疗。然患者有"血小板减少"史，不愿手术，遂寻求中医治疗。症见：面色萎黄，神疲乏力，胸闷心悸，头晕腰酸，失眠，易激动，记忆力差，纳呆，口不干苦，平素易腹泻。舌暗淡紫，苔白，脉弦细。辨证属脾虚肝郁气滞。故以益气健脾、疏肝解郁为治则，方以陈夏六君丸合逍遥散加减以治之。处方：党参、茯苓、白术、陈皮、法半夏、当归、白芍、柴胡、大枣、生姜、炙甘草。患者第二次复诊

梁东辉（南方医科大学中医药学院）

时，诉服药后病情明显好转，胸闷、心悸发作次数减少，头晕失眠皆有所缓解，但仍感疲乏，纳可，已无腹泻，惟进食后易出现腹胀，舌脉同前。此乃土虚胃气壅塞，脾失运化所致，故以香砂六君丸加味。处方：党参、茯苓、白术、陈皮、法半夏、木香、砂仁、炙甘草、黄芪、槟榔、厚朴。三诊时患者诉服药后备感舒服，腹胀明显减轻，胸闷、心悸减少，精神体力恢复，纳好，寐安，舌暗淡，苔白，脉弦细，知药已对证，继以前方续服巩固治疗，定期复诊。

按：心病虽病位在心，然五脏相关，脾乃关键。陈教授治疗心病，尤其重视脾胃，脾胃为后天之本，气血生化之源，脾气旺则心血有生化之源，中焦气机升降有序，健脾和胃是论治心病的最基本的治疗。而肝为风木之脏，为心之母，心肝二脏存在着相互资生、相互协同、促进助长的关系。本案是严重的心脏器质性病变患者，陈教授的治疗以中医辨证为指导，重视五脏相关学说，从肝脾入手，以陈夏六君和香砂六君丸为底方调理脾胃，配以疏肝理气以治之，症状明显改善，效果显著，彰显了陈教授治疗心脏病重视脾胃的学术思想。

2　重视气郁，创立"开心方"

七情所伤，气郁为先。《丹溪心法·六郁》云："气血冲和，万病不生，一有怫郁，诸病生焉。故人身诸病，多生于郁。"人体的各种生理活动，以气为动力，能推动脏腑气化，输布津液，宣畅血脉，消化水谷。若情志过极，忧思郁怒，首害气机。肝气郁结，疏泄失常，气机郁滞，气郁由是而成。所谓气郁，通常是指肝气郁结。肝主疏泄，以气为用，气之疏泄，则可使周身之气机，脏腑之功能活动条达畅顺。若肝气郁结，疏泄失司，木郁而致诸脏气机皆不得畅达。陈教授根据多年的临床实践，发现许多慢性病患者常常存在"气郁"现象，神经官能症、抑郁症等"郁"固然是发病之关键所在，但冠心病、高血压病、中风、胃肠病等病患者的病情亦常因情志失调、情绪波动而变化，故陈教授提出要"重视气郁"的诊治观点，指出肝气郁结，其临床表现有两大类：一是肝气郁于本经，二是肝气郁结病及它脏，如肝郁乘脾、肝气犯胃。气郁及血可形成血郁，气郁日久化火则形成火郁，还可以导致心气郁滞、脾气郁滞、肾气郁滞、肺气失宣等脏腑气机郁滞。治疗应"治病求本，调气为先"，因而创立"开心方"（以越鞠丸合失笑散加减组成。处方：香附、苍术、川芎、栀子、建曲、党参、山楂、三七、白芍、甘草、红花等），该方气血痰热湿食同调，兼以扶正，不仅对"郁证""神经官能症"的疗效显著，用该方协同治疗冠心病、高血压病等亦屡获良效。

典型病例

患者，女，43岁，平素体弱，1年前体检，心电图提示 ST－T 改变，因其父有冠心病，故格外紧张，曾行心脏冠状动脉 CT 造影（CTA）检查未见异常，但仍常觉有胸闷，心悸不适，头晕头痛，失眠，疲乏，口干苦，两胁胀满，善太息，纳呆，大便不畅，小便可，舌质暗淡，苔薄白，脉弦细。证属肝气郁结，气郁血瘀。治法：疏肝解郁，理气活血通络。以"开心方"治之。处方：香附、苍术、川芎、栀子、建曲、党参、山楂、三七、白芍、甘草。7剂，水煎服，每天1剂。1周后复诊，患者喜形于色，诉服第1剂药后约半小时，连续打嗝3次，继之矢气2次，顿觉胸中豁然开阔，头脑清醒，全身通畅，身体变得轻快灵活，头痛亦大减。复诊时，除偶有头痛，大便稍干结之外，余无不适，舌脉同前。遂守前方加瓜蒌仁 20g 以加强宽胸散结、润肠通便，继服，半月后患者症状完全消失。

　　按：由本例可见，中医取效之关键全在辨证，抓住病机是关键。本例患者由于忧思恐惧，引起气机失常，血脉不和而出现胸闷心悸，这也是陈教授常说的"吓出来的心病"。由于情志不遂，肝之疏泄失职，气机郁滞，影响血行而致血瘀，影响津液输布而致湿郁，聚湿成痰则为痰郁，影响脾胃收纳运化而成食郁，气滞日久，郁而不解又可化热生火，诸郁随之而起而病"郁证"。六郁之中以气郁为主，"开心方"立意重在行气解郁，活血行血，气畅血行则痰食湿火诸郁随之而消。陈教授创立的"开心方"是以越鞠丸合失笑散加党参、三七等组成。"治病求本，调气为先"，气机升降如常，故应手取效。

3　善用经方，灵活化裁

　　陈教授精研仲景的《伤寒论》和《金匮要略》，对《伤寒论》辨证论治和理法方药运用娴熟，善用经方，并结合自己的临床实践经验，加减化裁得法，常常收到相得益彰的效果。陈教授使用经方的经验是：凡病机相符，方证合拍者，按照条文原方使用，如矢贯的；条文义近者，抓住病机主证，以法统方，可数方合用，或确定主方，变通加减。用药少而精灵，反对药杂量重。他认为治病关键在于对证，药若对证，"四两也能拨千斤"。若滥投重剂，不但无效，反而有害，故临床处方常是 9 ~ 11 味，很少超过 12 味。对一些慢性病，只要辨证明确，治疗有效，就不轻易更方，只根据症状略为加减，体现了"验不变法，效不更方，随症加减"的治疗原则。

　　陈教授强调运用经方，首先要理解经方，掌握方规，重视药物的配伍。例如，半夏泻心汤，原文主治寒热错杂之痞证，其方规一为辛开苦降，一为调和寒热。故可治疗少阳病误下出现"但满而不痛""呕而肠鸣、心下痞"等症。然仲景以半夏泻心汤为基础方，根据病情演变加减配伍有系列方，包括半夏泻心汤、生姜泻心汤、甘草泻心汤、大黄黄连泻心汤、附子泻心汤等，这五个泻心汤的病因病机侧重点各有不同，但脾胃气机失调，升降悖逆则基本一致。半夏泻心汤治寒热交结之痞，生姜泻心汤治水与热结之痞，甘草泻心汤治胃虚气结夹湿之痞，大黄黄连泻心汤治误下邪陷、内热壅盛之痞，附子泻心汤则适于邪热有余而卫阳不足之痞，均为辛开苦降、寒温并用、补泻兼施之剂。可见，理脾胃、调升降，是治疗痞证的关键所在，这是仲景遣方用药的真谛。因此，只有深刻理解经方和精于辨证，临证时，处方用药与病机丝丝入扣，并随证变化，相机取舍，才能常中知变，取得好的疗效。

　　典型病例

　　患者，女，24 岁，因反复左眼眶上疼痛 1 年，加重 2 周就诊。患者 1 年前无明显诱因出现左眼眶上部疼痛，当时以为是感冒而未予重视。后左上眶疼痛反复发作并向头面部放射，病情日益加重。患者先后到中山大学第一附属医院、省人民医院、省中医院等处多方诊治，曾查磁共振成像提示左内直肌增粗，诊断为"眶上神经痛"，先后使用泼尼松、洛索洛芬钠片、抗生素滴眼液等及中药治疗，用药时症状稍减轻，停药后即加重，反复不愈，经人介绍前来就诊。症见痛苦面容，面色萎黄，形体偏胖，疲乏，诉左眼眶上疼痛并向头部放射，痛如触电样，痛甚时伴呕吐痰涎，纳差，进食寒冷食物疼痛加重，口不干苦，舌暗红胖大，边有齿印，苔白腻，脉弦滑，寸脉浮数重按无力。

　　患者眼眶上部疼痛剧烈，寸脉浮数，为风热外袭，上扰清空，经脉阻滞不通所致。然患者不能进食寒凉之物，痛甚伴呕吐痰涎，舌边有齿印，苔白腻，此乃太阴脾寒之证。故此为上焦有热，中焦虚寒之寒热错杂之证，予升麻葛根汤合吴茱萸汤加减治疗，并嘱停服西药。处方：升麻、葛根、白芍、吴茱萸、党参、生姜、甘草、大枣。7剂，水煎服，每天1剂。嘱其每剂药煎煮两次，早晚各服1次。

二诊时患者诉疼痛明显减轻，发作次数明显减少，仍诉较疲劳，时头晕，舌脉同前。予原方加黄芪续服，以加强补气扶正。三诊时患者病情持续好转，疼痛已基本缓解，精神体力恢复，舌淡红，苔薄白，脉弦细。守前方7剂以巩固疗效。后随访，病情一直稳定。

按：清代林珮琴《类证治裁·头痛论治》谓："眉棱骨痛，由风热外干，痰湿内郁。"因眉棱骨为阳明经所过之处，升麻葛根汤善于透解阳明风热邪毒，具有散阳明风邪，升胃中清阳，解毒透热，升津祛风之功，故选用之。然患者同时伴有太阴中寒脾气虚症状，故祛外邪的同时亦需温中培固本，《伤寒论》云："干呕，吐涎沫，头痛者，吴茱萸汤主之。"遂合用吴茱萸汤温中散寒，降逆止呕。本案乃寒热错杂，本虚标实之证，陈教授谨守病机，辨证用药，以升麻葛根汤合吴茱萸汤，清上温中，平调寒热，使阴阳调和而获佳效。

4　病证结合，优势互补

辨病是对疾病整个过程变化规律的认识和概括，辨证是对疾病某一阶段病因、病位、病性、病势等方面的辨析和归纳。辨病与辨证相结合是目前中医和中西医结合临床采用的主要诊疗模式，以获得临床疗效最大化为目标，充分体现了中西医优势互补的特点。陈教授数十年的临床经验亦证明，运用病证结合的思维模式可以更好地发挥中西医诊疗优势。陈教授常说中医和西医有各自的优势与不足，否定中医是错误的，夸大中医也错，否定现代医学更错，十分强调"中西医结合诊断，以中医治疗为主"的原则，即用中医四诊和西医各种检测手段对疾病做出诊断，同时在中医理论指导下进行辨证分析，明确中医证型，然后辨证施治。陈教授不论是对内科急症，还是各种慢性病、疑难病证，都坚持运用这种思维模式进行诊疗，并形成了"能中不西，先中后西，中西结合"的现代中医诊疗风格。例如急性心梗的患者，要求紧急开通血管需进行介入治疗，这是西医的疗效优势。患者术后体力的恢复、并发症的预防，特别是冠脉支架术后再狭窄的预防则是中医药的疗效优势，对这类病人的治疗中西医结合的疗效远比单纯用西药的疗效好。而对于某些外感疾病、慢性胃肠炎、过敏性疾病、神经官能症等，是中医治疗的优势病种，可单纯用中医中药治疗。因为相对于西医而言，中医具有整体调节的优势，常可使这些疾病得到更好的疗效。陈教授临证时运用病证结合的思维进行遣方用药，既重视了中医的宏观认识，也重视西医的微观世界，真正实现了中西医的优势互补，中西医结合。

典型病例

患者，女，62岁，因四肢震颤3年余，加重伴头晕心悸1月于2009年初就诊。患者有高血压病史十余年，就诊前在香港医院诊断为帕金森综合征3年，服西药治疗，血压控制好，下肢震颤有减轻，但双手仍抖动明显，并出现周身不适，疲乏，头晕，心悸，活动后加重，经常上腹胀痛，嗳气，口干口苦，失眠，纳差，小便正常，大便干结难解。症状逐渐加重，致使生活不能自理。望其面色萎黄，舌暗红，苔白。脉弦细，尺脉沉弱。

患者帕金森综合征及高血压病诊断明确，服西药后血压控制较好，肢体震颤减轻，但出现周身不适、疲乏、头晕等症，辨证属心脾两虚，血虚生风之证。治以健脾补心，养血息风，方以归脾汤加减。处方：党参、茯苓、黄芪、木香、龙眼肉、酸枣仁、远志、当归、石斛、麦冬。并嘱续服盐酸苯海索、多巴丝肼片、缬沙坦氢氯噻嗪片、拜阿司匹林等西药。

复诊时患者诉服药后心悸头晕等症状明显减轻，胃纳好转，睡眠改善，肢体震颤亦较前减轻，舌暗红，苔薄白，脉弦细，予原方加龟板、山茱萸续服以加强补肾填精，西药同前。此后患者定期复诊，病情逐渐好转，精气神明显改善，至今已坚持了 4 年多，目前肢体震颤已基本消失，血压稳定，生活完全可以自理。

按：本病案充分体现了陈教授临证时坚持"中西结合，优势互补"的诊疗风格。西药取效快，例如降压药能比较满意地控制血压达到治疗目的，但用药后患者常常出现各种各样的副反应，如胃肠道不适症状、疲乏等，这时结合中医辨证治疗，常可减少西药的副作用，提高患者的生存质量。此外，中医具有整体调节的优势，与西药联合应用，还常常有很好的协同治疗作用。本患者配合中药治疗后，不仅其他症状明显好转，肢体震颤亦较单纯服用西药时明显改善，并逐渐缓解。实践证明，中药可减少，甚至缓解帕金森病患者长期应用左旋多巴类药物后出现的"开关现象"，中西医优势互补是中西医结合的方向之一。

5　心身同治，食疗药膳

随着社会的发展和进步，医学模式已经从过去的纯生物医学模式向生物 - 心理 - 社会医学模式转变，这就要求广大医务人员要用生物 - 心理 - 社会医学模式的观点来认识和处理疾病。临床上，许多疾病的发生、发展及预后都与精神心理因素有关。诸如高血压病、冠心病、糖尿病、消化性溃疡、风湿病等，均与精神因素有关。同时，许多疾病的转归也受精神因素的影响。尤其是人长期患病之后，心理状态往往会相应地发生改变。陈教授临证时十分关注患者的精神和心理健康，经常教导学生作为一个好的医生，光从躯体结构方面为病人治疗是远远不够的，医生要将爱心、真心和耐心融入诊疗工作中，要心身同治，要将单纯的"用药医人"，转变为"用心医人"，即在给予患者躯体药物治疗的同时，还要重视其精神心理的治疗，那样才能取得好的效果。陈教授还经常在紧张的诊疗工作期间，针对不同的病人，不厌其烦地告诫病人，要多运动，要保持心情舒畅，可以配合食疗药膳等。经常有病人在看完病拿到处方那一刻就说"谢谢陈教授，听您一席话，我的病都好了一半了"。病人的感激之情溢于言表，陈教授欣慰的微笑更是尽显大医风范。此外，陈教授还充分利用电视台、健康教育讲座等形式，给大众普及中医养生保健常识和食疗药膳方法，受到广大患者的欢迎和追捧。

典型病例

患者，男，47 岁，ID 号 6457415。因讲话不流利 6 年余，加重伴头晕头痛 2 月就诊。患者 6 年前看世界杯赌球，一次输掉 20 万元后，心情抑郁，逐渐出现讲话不流利，结巴，想讲却说不出，劳累后加重。6 年来四处求医，先后到过深圳北大医院、南方医院、中山大学第一医院、康宁医院等处多方治疗无效。最后诊断为双向情感障碍。先后服用过帕利哌酮缓释片、利培酮、拉莫三嗪片、苯海索缓释片、奥氮平等药物，效果不佳，亦求治于其他中医师，服过数十剂中药治疗，病情仍无好转，且进行性加重，严重影响生活，并因此而失去了工作，后经人介绍前来就诊。

症见面色萎黄，神情紧张，精神抑郁，讲话非常不流利，吞吞吐吐，结结巴巴，十分勉强地表达自己的想法。诉头晕头痛，疲劳，气短乏力，手抖，口干苦，纳呆，不寐，二便正常。舌暗淡苔白，脉滑数。查阅既往病历及用药，遍用疏肝理气、活血通络之剂，然效果不佳。分析患者病程长达六年，久病怪病多痰，久病入络，久病多虚。辨证为风痰闭阻舌脉，气虚夹瘀，治以祛风化痰、益气活血通络为治。处方：法半夏、陈皮、全蝎、蜈蚣、僵蚕、黄芪、茯苓、防风、白芥子、甘草。水煎服，每日 1 剂。嘱先续服西药（奥氮平 5mg，1 次/天），以后逐渐减量至停西药。每天早晚快步行走 2 小时，服药膳"甘麦大枣汤"，每天 2 次。告诉病人只要自己有信心，并严格按照医生的要求做，就一定会有效果的。

患者二诊时诉头晕头痛减轻，睡眠改善，精神、食欲好转，讲话较前流利，疲劳感亦较前减轻。舌暗淡苔白，脉滑数。知药已对症，初显其效，以原方加当归以加强养血通络，续服。奥氮平减量为 2.5mg，1 次/天。后患者每周就诊 1 次，连续服药 1 个月后，即五诊时：患者病情已大为好转，已无头晕头痛，讲话流利甚多，纳可，寐安，诉仍易紧张，出汗，易疲劳，舌暗淡苔白，脉弦细。予前方加浮小麦 30g 以加强养心敛汗，续服 14 剂以巩固疗效，停服西药。

大约半年后，患者带其亲戚来找陈教授看病，告知其病情一直稳定，讲话已流利，头晕头痛手抖等症状均已消失，精神体力好，已经恢复正常工作。平素劳累后有发病先兆时，自行按病历上的处方在当地配 3～5 剂药即可缓解。

按：本案体现了陈教授"能中不西"的学术思想。大胆使用中医中药治疗西医处理无效的病例，充分发挥中医的整体治疗的特点和优势，运用心身同治，配合食疗药膳疗法收获佳绩。该患者久病多方诊治不愈，自诉服西药越治越差，以致无法正常工作。后经陈教授悉心治疗，仅 1 个月即获显著疗效，半年后随访病已痊愈。可见中医治疗疑难杂症，只要辨证准确，治疗方法得当，效如桴鼓绝非虚言。

参考文献

[1]　黄汉超. 陈镜合中西医结合临证新悟［M］. 北京：人民卫生出版社，2013：16-21.
[2]　余锋. 陈镜合教授论治冠心病学术思想简析［J］. 新中医，2009，41（2）：9-11.
[3]　叶志中，李思宁. 陈镜合教授论治冠心病的临证思路［J］. 中国中医急症，2005，14（7）：660-661.
[4]　李俐. 陈镜合治疗郁证经验［J］. 辽宁中医杂志，2009，36（3）：346-347.

刘景源教授辨治胸痹经验

胸痹是指以胸部闷痛，甚则胸痛彻背、喘息不得卧为主症的一种疾病，轻者仅感胸闷如窒，呼吸欠畅[1]。现代临床常见的心血管疾病如冠心病、心绞痛等，多属于中医学"胸痹"范畴。刘景源教授系第五批全国老中医专家学术经验继承工作指导老师，从事中医临床、教学、科研工作四十余载，学验俱丰，在内科杂病的诊治方面积累了丰富临床经验，疗效卓著。笔者有幸跟师侍诊，获益颇丰，现将其辨治胸痹经验介绍如下。

1　溯病机，宗本虚标实

胸痹是以"胸"言病位，以"痹"名病机。《灵枢·本脏》载"肺大则多饮，善病胸

郑丰杰（北京中医药大学基础医学院）

痹，喉痹，逆气"，指出胸痹与肺有关。《金匮要略·胸痹心痛短气病脉证治第九》不但明确提出胸痹病名，并系统地阐述了其病因病机与主证，谓"夫脉当取太过不及，阳微阴弦，即胸痹而痛，所以然者，责其极虚也"，指出胸痹心痛是由于胸中阳气不足，下焦阴邪偏盛，痰浊寒饮上乘阳位，搏结于心胸，阻塞气机所致。刘景源教授认为"责其极虚"，一语中的，指明了胸痹病的根本病机所在，即虚是胸痹之本，临床应该给予充分重视。然到底虚在何处？仲景续云："今阳虚知在上焦，所以胸痹心痛者，以其阴弦故也。"上焦，即胸中，为心肺所居之处；阳虚，即胸中阳气虚衰，当是指宗气而言。《灵枢·邪客》云："宗气积于胸中，出于喉咙，以贯心脉而行呼吸焉。"对此，尤怡《金匮要略心典》曰："胸中，阳也，而反痹，则阳不用矣；阳不用，则气之上下不相顺接，前后不能贯通，而喘息、咳唾、胸背痛、短气等证见矣。"[2]

"责其极虚""阳虚知在上焦"强调了阳气虚是胸痹发病的内因，而"以其阴弦故"则强调阴邪亢盛是其外因。仲景所言"平人无寒热，短气不足以息者，实也"与"责其极虚"，看似矛盾，实则对比发明，提示胸痹在发作时多以标实为主，恰恰反映出胸痹主要病机为心脉痹阻，本虚标实，虚实夹杂。盖气为血帅，气行则血行；阳气不足，无力推动血液正常运行，久则瘀；气虚不能敷布津液，则痰浊阻滞；胸阳不足，阴寒之邪乘虚侵袭，寒凝气滞则痹而疼痛。因此，刘师认为，胸痹之病总属本虚标实，气血阴阳俱虚是胸痹的发病根本；气滞、寒凝、血瘀、痰阻、水停，痹阻心脉是胸痹的病机关键，故察气血、审阴阳，辨痰、水、瘀、寒是胸痹的审证要点。

2　立治法，重通阳化浊

《素问·调经论》云："寒气积于胸中而不泻，不泻则温气去，寒独留，则血凝泣，凝则脉不通，其脉盛大以涩，故中寒。"《素问·痹论》曰："心痹者，脉不通，烦则心下鼓，暴上气而喘。"又曰："痛则寒气多也，有寒故痛也。"指出寒邪凝滞，痹阻心脉而痛。仲景遵"寒淫所盛，平以辛热"原则，针对阳伤胸痹，清气不运，仲景每以辛滑微通其阳，并创瓜蒌薤白白酒汤、瓜蒌薤白桂枝汤等9方（九痛丸大多认为系后人所附，非仲景方），其中通阳祛邪者8方，补虚者1方；用药20种，以白酒、桂枝、干姜、人参、蜀椒、附子、乌头补阳益气，以瓜蒌、薤白、半夏、生姜、橘皮、厚朴等行气化痰散结，以茯苓、白术、薏苡仁等健脾运化水湿。正如喻嘉言《医门法律·痹证》所言："盖胸中如太空，其阳气所过，如离照当空，旷然无外。设地气一上，则窒塞有加。故知胸痹者，阳不主事，阴气在上之候也。仲景微则用薤白、白酒以通其阳，甚者用附子、干姜以消其阴。以胸痹非同他患，补天浴日，在医之手眼耳。"[3]基于以上认识，刘师常引《临证指南医案》所述"胸痹伤阳，清气不运，仲景每以辛滑微通其阳"[4]，认为通阳化浊是为胸痹基本治法，指出治胸痹当以通阳益气为主，务使胸中气机通畅，方能推动血液运行，运化水湿，宣散寒邪，如此血脉得以濡养而痹痛缓解，进而根据不同的症状表现或活血或化痰或养阴或补血，随证变治，方能取得事半功倍的效果。

刘师认为，胸痹的治疗，当以补为本，以通为用，通补结合，补虚泻实。补本则独重心脾，盖心主血而贯宗气，培补宗气可使心脉充实而流畅全身；化浊则须辨明气滞、寒凝、瘀血、痰湿、水饮等饮邪之不同，气滞当调，血瘀可逐，痰阻应豁，停饮可化；若两种或多种浊邪相搏为患，则择其善而并用之。然于浊邪之辨，刘师十分重视舌脉，如咳唾痰浊固为辨痰阻之力证，然必察于舌，凡苔腻或白或黄，纵无咳唾痰浊，亦可以痰浊或痰热内蕴视之；若得"沉滑无力"或"滑数"之脉，则更属痰浊壅滞；再如舌痿唇青固是瘀血内阻，但凡心痛如刺如绞，舌有瘀斑、瘀点，多从瘀血论治。刘师并不推崇一见胸痹心痛就不加辨证，而惟用活血化瘀止痛之法，妄投攻破，不但无助于心脉畅通，反有耗气破血之弊。盖心为阳中之太阳，其生理是以阳为主，而并血脉。故而提出，不论虚证、实证或虚实夹杂，治当终使心阳之气通达、血脉流通，"以补为主，以通为用"的通阳化浊之法，理应在胸痹的诊治中得到重视和肯定。这一认识，与清代以前医家治疗胸痹心痛以温里通阳药为基本药物，理气、活血、化痰是其增效和辅助配伍的用药规律相一致[5-6]。

3 组方药，精合方加减

仲景云："胸痹之病，喘息咳唾……关上小紧数，瓜蒌薤白白酒汤主之。""胸痹不得卧，心痛彻背者，瓜蒌薤白半夏汤主之。""胸痹，心中痞气……枳实薤白桂枝汤主之，人参汤亦主之。""胸痹，胸中气塞，短气，茯苓杏仁甘草汤主之，橘枳姜汤亦主之。"选用半夏、瓜蒌、厚朴、枳实等药，化痰开结，宽胸理气，温运阳气，主治痰结胸中闭阻气机所致胸痹。由此可见，仲圣辨治胸痹，因阳虚阳郁、阴寒浊邪痹阻轻重微甚不同，已为后人垂万世之法门。刘师对此推崇备至，临证常从方证（病机）相应角度出发，依仲景所言"病皆与方相应"，合方辨治加减，融瓜蒌薤白半夏汤、枳实薤白桂枝汤、橘枳姜汤、茯苓杏仁甘草汤等，合为一方。因胸痹之病，有偏气与偏饮、痛与胀之不同，并常相兼而作，故而合方，以力求全面而切于实际，俾上焦之寒得宣，上逆之阴浊得降，胸痹方解。

如此合方，看似罗列《金匮》疗胸痹诸方药，假兼备以幸中，实不知刘师治学上溯内难伤杂，下及东垣叶吴诸家之学，且博览深思，知源识流，融会贯通；虽时方、验方亦很重视，并撷采所长，运用独具匠心。如气阴两虚者，合以生脉散或生脉保元汤，益气滋阴；气血瘀滞则加丹参饮或冠心2号方，活血化瘀，行气宽中止痛；阴寒凝滞则以宽胸丸，散寒通阳。此外，刘师临床最重辨证施治，强调治病求本，活法随机，如既有补阳通阳之桂枝、薤白、姜附，亦常以生地、阿胶、麦冬等滋阴养血；不仅以人参、茯苓、远志、柏子仁、酸枣仁等益气安神，而且以桑寄生、杜仲、牛膝等补肾填精；既有调气的枳实、桔梗、枳壳、香附、郁金，亦有祛痰化浊的瓜蒌、半夏、南星，活血止痛的丹参、红花、桃仁、延胡索及平肝清热之天麻、钩藤、菊花等。总之，刘师组方用药，通阳而不耗气，滋阴而不碍阳，通补兼施，温而不燥，滋而不腻，以平为期。

4 病案举例

患者，男，59岁，2013年9月16日初诊。形盛体胖，冠心病10年。2003年因心前区阵发性剧烈绞痛，住国外医院确诊为心绞痛，经治疗缓解。近日，因劳累、心痛发作频繁且程度愈来愈重，故来求诊。症见心前区疼痛每日4～5次，须含硝酸甘油方能缓解，伴胸闷气短，心中痞塞，疲乏，便溏寐差，自汗盗汗，恶风寒，手足冷，脉沉滑无力，舌淡暗苔白厚。现代医学诊断：稳定性心绞痛。中医诊断：胸痹，证属胸阳不振，气阴两虚，气滞痰瘀，血脉痹阻。治法：通阳化浊，心胃同治，予瓜蒌薤白半夏汤、人参汤、茯苓杏仁甘草汤、橘枳姜汤等合方化裁。

处方：瓜蒌皮15g，薤白15g，清半夏10g，桂枝10g，茯苓30g，茯神30g，杏仁10g，炙甘草10g，橘皮15g，枳实10g，生姜3片、党参30g，麦冬10g，五味子6g，生黄芪30g，炒白术 30g，防风 10g，川芎 10g，红花 10g，丹参 20g，檀香 10g，砂仁 10g，乌枣 20g，生地黄 10g，阿胶 10g，荜茇 6g。水煎服，每天 1 剂，分 3 次饭前 1 小时温服。

上方服 14 剂，觉体力渐增，心前区疼痛发作频率减为 2～3 次，疼痛减轻，且发作时隐痛可忍，但仍心悸气短，脉沉细而弱，舌质微黯。上方加减继服 2 月，除劳累后偶有心慌、心前区隐隐刺痛外，别无不适。

按：本例胸痹，气短疲乏，自汗盗汗，便溏，手足冷，脉沉滑无力，舌淡暗苔白厚，以心气血两虚为本；心中痞塞而痛，苔厚腻，为痰湿水饮；心前区刺痛、舌黯则瘀阻脉络。治当通补兼施，补则心胃同治，益心阳，健脾气，养阴血，以气血同补，心胃同治；通则行气化痰，活血消瘀。故以瓜蒌薤白半夏汤宣痹通阳、豁痰开结，加桂枝以鼓振心阳，则不但专于补，而又能驱逐阴邪；用人参汤、生脉饮、复脉汤益气养血，玉屏风固表实卫；茯苓杏仁甘草汤宣肺利水，橘枳姜汤和胃降气，丹参饮活血化瘀，行气止痛。诸药合用，共奏通阳化浊之功。

参考文献

[1]　周仲瑛. 新世纪全国高等中医药院校规划教材·中医内科学［M］. 北京：中国中医药出版社，2003：142-143.
[2]　孙中堂. 尤在泾医学全书·金匮要略心典［M］. 北京：中国中医药出版社，1999：126.
[3]　陈熠. 俞嘉言医学全书·医门法律［M］. 北京：中国中医药出版社，1999：259.
[4]　黄英志，叶天士医学全书·临证指南医案［M］. 北京：中国中医药出版社，1999：128.
[5]　陆一竹，李园白，毛静远，等. 胸痹心痛古代文献用药规律及聚类分析［J］. 天津中医药，2013，30（10）：629-631.
[6]　王俊霞，年莉，周志焕. 古代胸痹心痛方剂配伍规律研究［J］. 中医学报，2014，29（4）：610-611.

刘燕池教授从"五脏同调"治疗高血压病的临证经验

高血压是脑卒中、心肌梗死、心力衰竭及慢性肾脏病等慢性非传染性疾病的重要危险因素，严重影响心、脑、肾等重要脏器的结构和功能。全球高血压病患者总数超过 10 亿人，中国高血压人数达 2 亿，已成为全球重大公共卫生问题。近年来，现代医学在降压治疗上取得进展，更加关注联合用药，综合干预，平稳缓和降压[1-2]。高血压病的病机复杂，临床上并发症繁多，而且较之古人，现代人暴饮暴食多于饥寒交迫，心理压力多于体力压力，这使得高血压病的病机趋于复杂化。

刘燕池教授是国内外著名的中医学家、国家级名老中医、全国第三批和第四批名医师带徒指导教师及北京市"刘燕池名医工作站"、国家中医药管理局"刘燕池名医工作室"的主持人。刘教授精于辨证，考虑周密，用药灵活而不失法度，尤善从"五脏同调"治疗高血压病，治疗思想独具特色。

郑舒月　牛晓雨　成西　马淑然（北京中医药大学基础医学院）

1　刘燕池教授论五脏与高血压病的关系

关于高血压病的病因病机，一般认为该病属于中医眩晕证的范畴。《素问·至真要大论》："诸风掉眩，皆属于肝。"指出眩晕与肝关系密切。现代大多数医家们也认为"眩晕的病位在头窍，病变脏腑以肝为主，涉及脾、肾"。纵览这些论述，从内生病理因素来看主要为"痰浊和瘀血"；从脏腑方面来看，主要涉及肝脾肾；从正气方面来看，多为阴虚阳亢。

刘教授认为在高血压病发病的病因病机中脏腑阴阳气血失调以及内生的病理因素是一个密切相关的有机整体，五脏功能失调是产生内生病理因素的基础，而内生病理因素进一步加剧五脏功能的失调，形成一个恶性循环。因此刘教授认为，高血压病的病因病机实质上是五脏功能失调，本虚标实。

1.1　肝与高血压病

肝为风木之脏，其性主动主升，体阴用阳。《内经》指出："阴在内，阳之守也；阳在外，阴之使也。"若肝阴不足，无法涵敛肝阳，则易导致肝阳生发太过而有上亢之势。所以刘燕池教授认为在临床上最常见的病因，即是患者由于素体阳盛，加之恼怒过度，致阳升风动发为眩晕，或见因长期忧思过度，气郁化火，使肝阴暗耗，阳亢风动，上扰清窍，发为眩晕。所以此时的高血压病患者临床往往表现为眩晕耳鸣，头痛且胀，遇劳、恼怒加重，肢体震颤，失眠多梦，急躁易怒，舌红苔黄，脉弦。

1.2　肾与高血压病

肾藏精，肝藏血，肾主封藏，肝主疏泄，所以肾与肝的关系主要表现在精血同源、藏泄互用上。早在《素问·阴阳应象大论》就有记载，"北方生寒……肾生骨髓，髓生肝。"更加明确地指出了肾、肝间的母子关系。肾阴是一身之阴的根本，只有肾阴充盛才能滋养肝阴，所以当肾阴不足，肝阴失其所养，则会导致阴不敛阳，肝阳上亢。此时的高血压病患者临床多表现为眩晕久发不已，视力减退，两目干涩，少寐健忘，心烦口干，耳鸣，腰膝酸软，舌红苔少，脉弦细。

在高血压病的辨证中，刘燕池教授认为还需要特别注意辨识肾阳虚为主的证型。肾阳虚不能蒸腾气化水液，水液内停则增加心脏的容量负荷，使循环血量增多，增加血管壁的压力，最终使高血压病的症状加重。此时临床多表现为眩晕耳鸣，腰膝酸冷，尿少，肢体浮肿，畏寒肢冷，面色白，舌淡胖嫩，苔白润，脉沉细。

1.3　脾与高血压病

脾主运化水谷，为气血生化之源。脾气健旺，运化水谷，散精于肝，利于肝的疏泄。刘燕池教授认为现代人长期大量进食肥甘厚味，肥甘厚味易生湿助热，使得内生湿热邪气阻滞于胃和肠道，加上"饮食自倍，肠胃乃伤"，脾胃受损，更易生湿，根据五行相克的原理，土壅则木郁，肝失疏泄，同时湿邪阻滞气机，气机不畅，"气有余便是火"，则致肝气亢盛，风阳上扰清窍。所以此时的高血压病患者临床多表现为眩晕耳鸣，头痛如裹，乏力脘痞腹胀，纳呆腹胀，肠鸣泄泻，困倦嗜睡，舌苔腻，脉弦滑。

1.4　心与高血压病

心主血脉，推动血行，心藏神，主司精神活动。刘燕池教授认为此高血压病宜从肝与心的相生关系分析入手，肝与心具有木生火的母子关系，所以可表现为子病及母的三个方面：①心血不足，子行虚弱，累及母行，引起母行不足，故肝血亦亏，终致子母两行皆虚的心肝血虚证，临床多表现为头晕、目眩、心悸、失眠多梦等；②心火亢盛，引发肝火亢盛，子病犯母，导致心肝火旺，多表现为头痛头胀，眩晕耳鸣，烦躁易怒等；③心火亢盛，损伤肝阴，子盗母气，故临床上也可兼见前两方面的症状。

1.5　肺与高血压病

《素问·刺禁论》指出了肝与肺的气机运动，"肝升于左，肺藏于右"，所以肺与肝的关系主要表现在调节气机升降方面。刘燕池教授认为肺为五脏六腑之华盖，其气以清肃下行为顺，肺气降则全身气机升降失调，有利于肝气上升并防止其升发太过，所以若肺失其清肃，则易致肝气上逆升发太过，此时临床往往有眩晕头痛、胸胁胀满、烦躁易怒、舌红苔黄、脉弦的表现。

由此可见，其余四脏功能失调皆可影响及肝，出现高血压病，临证必须分辨虚损程度，并根据五脏失调的具体情况加以诊断治疗，才可取得良好的疗效。

2　刘燕池教授论各病理因素与高血压病的关系

在高血压病发病过程中，除与五脏功能失调相关外，还会与风、火、痰湿、瘀等多种病理因素存在相关，这是由于脏腑功能失常，因虚致实，产生了各种病理因素。因此，临床诊治中还必须权衡这些因素所影响病情的比重多少加以分别用药。

风邪：多由于情志所伤，操劳过度，耗伤肝肾之阴，以致阴虚阳亢，水不涵木，浮阳不潜，久之则阳愈浮而阴愈亏，终至阴不敛阳，肝之阳气升动而无制，便亢而化风。临床上多表现为筋惕肉瞤、肢麻震颤、眩晕欲仆等肝风内动的症状，而肝型高血压病的症状则以肝郁化火、肝阳上亢为主，产生风邪的病理因素是长期脏腑功能失调的后期变化。

火邪：阴虚则阳亢，该火邪多指阴虚火旺所致之虚火。临床上多表现为五心烦热，午后颧红，失眠盗汗，口燥咽干，眩晕耳鸣，舌红少苔，脉弦细数。

痰湿：痰湿多表现为病程缠绵，眩晕，头重昏蒙，视物旋转，胸闷恶心，呕吐痰涎，食少多寐，苔白腻，脉弦滑等，以痰湿偏盛为主，而脾型高血压病的症状则是以脾虚证为主，是长期痰湿困脾，因实致虚所致的虚证证候。

瘀血：常伴有心脑系方面的症状，多为眩晕头痛，兼见健忘、失眠、心悸、精神不振、耳鸣耳聋、面唇紫黯、舌有瘀点瘀斑、脉弦涩。

综上，各种病理因素在高血压病发病过程中虽然可以单独存在，但随着病变过程延长，往往以多种因素相间的证候出现。因此，必须用整体、辩证的思维，动态看待各种病理因素的兼夹，进行辨证治疗。

3　刘燕池教授治疗高血压病以五脏同调为核心

刘教授认为，高血压这种复杂的慢性疾病往往是多个脏腑功能失调的结果，所以必须抓住五脏同调，首先从复杂的症候群中抓住病变的脏腑，并区别心、肺、肝、脾、肾之主次，理清主要矛盾和次要矛盾，并考虑它们之间的生克制化关系，从而对五脏调理有一个整体的认识，然后遵循虚则补之，实则泻之，虚实夹杂，审察阴阳的法则进行综合调治。而且随着病情的进展，往往会出现各种病理因素，此时则需要把握好祛邪与扶正的关系，权衡这些因素所影响病情比重的多少加以分别用药。

高血压病基本方：生石决明[先煎]30g，珍珠母[先煎]30g，杭菊花15g，薄荷[后下]6g，生地15g，当归15g，焦山楂30g，怀牛膝10g，炒山栀10g，炒黄芩10g，柴胡10g。如患者阴虚较盛，加麦冬10g，玄参10g，女贞子10~15g，地骨皮15g，滋补肝肾之阴；若肝火较盛，则加龙胆草6~10g，夏枯草15g，炒栀子10g；便秘，则加酒大黄3g；若痰湿较重，则加陈皮 10g，半夏 10g，茯苓 10g；瘀血阻窍重则加赤芍 10g，川芎 10g，桃仁 10g，红花 10g，丹参 15g，鸡血藤 15g，地龙 15g；阴虚火旺则加知母 10g，黄柏10g；肾阳虚则加生杜仲 15g，土鳖虫15g，温补肾阳。

刘教授认为高血压病的病位在肝，故该方主要运用生石决明、珍珠母、杭菊花、薄荷来清泻肝火和平抑肝阳。刘爽等[3]采取石决明给药对正常麻醉大鼠血压的影响及对清醒自发性高血压大鼠血压的影响分析其降压效果，结果表明两种实验给药后血压均迅速下降，具有明显的降压效果；张晓媛等[4]研究证明，菊花可以扩张心脏冠状动脉，增加动脉血流量，提高心肌细胞对缺氧的耐受能力，临床可用作降压药物。肝为藏血之脏，以血为体。血属阴，故其体阴；而肝主疏泄，调畅气机，以气为用，故其用属阳，故曰"肝体阴而用阳"，所以该方亦用生地、当归补益肝阴、肝血。Yeh 等[5]发现当归水煎液能促进血管生成，这为研发新的血管生成调节剂治疗心血管疾病提供了依据。焦山楂消食健胃，化浊降脂，防止土壅木郁，肝郁化火，肝阳上亢。现代药理研究显示，山楂中的黄酮苷及复杂的二聚黄烷和多聚黄烷类，有显著的扩张血管、降低血压作用[6]。怀牛膝功擅活血逐瘀，引血、热下行，补益肝肾，用于改善心肺血液循环，通过心肺血液循环的改善来缓解病人高血压病的发作程度和频率，现代药理研究显示，怀牛膝具有降血压、抗炎、抗肿瘤、调节免疫、抗衰老等药理作用[7]。炒山栀清心泻火，取"实则泻其子"之意，即根据木生火的原理，泻心火来辅助除肝火，现代药理显示，栀子煎剂和醇提物有降压作用，静脉给药降压迅速，维持时间短暂[8]。柴胡和黄芩引药入肝经，同时共奏疏肝、清肝之效。

4　病案举隅

患者，男，35 岁，2014 年 10 月 6 日初诊。主诉高血压发病 1 月余。血压 160/120mmHg。患者自述其平素嗜酒，好食肥甘肉类，夜晚五心烦热，经常眩晕，胃脘时作痛，大便成形但黏；观察其就诊时上下眼睑浮肿，舌偏红苔薄尖赤，左右脉均弦细。患者现患有中度脂肪肝，医生触诊时肝区无痛楚，尿酸 470μmol/L（临界偏高），血脂 7.2 mmol/L（临界偏高）。辨证：肝阳上亢，有食滞兼阴血亏虚。治法：平肝阳、消食滞兼涵养阴血。处方：生石决明[先煎]30g，珍珠母[先煎]30g，杭菊花 15g，薄荷[后下]6g，天麻 10g，草决明 20g，酒大黄[后下]3g，生地 15g，当归 15g，龙胆草 10g，夏枯草 10g，炒山栀 10g，炒黄芩 10g，柴胡 10g，焦山楂 15g，焦神曲 15g，车前子 10g，泽泻 10g，生杜仲 15g，怀牛膝 10g，荷梗 15g，败酱草 30g，荷叶 15g。药后二诊，诸症大减，除眩晕仍旧，舌红苔薄尖赤，左右脉均转为弦滑；血压稍减。故在原方的基础上去焦神曲、车前子、泽泻、生杜仲，另夏枯草减为 6g，水煎，14 剂。再诊时血压已趋于正常，后又加减服药 28 剂，基本痊愈。

按：此例高血压病患者初诊时，病位主要在肝脾，因患者的高血压主症为眩晕，"诸风掉眩，皆属于肝"，结合其发病才 1 月余，病程不长，故定其主从肝辨证论治；又由其夜晚五心烦热结合舌偏红、左右脉细判断患者含有阴血亏虚的病机。因患者平素嗜酒，好食肥甘肉类，现胃脘时作痛，大便黏，可推断其高血压极可能是由食积化火诱发，所以此时首应去其胃肠糟粕。按中医从五脏辨证高血压病的思维体系，初拟平抑肝阳，去食滞兼涵养阴血的治法。选用生石决明、珍珠母、杭菊花等药来平抑肝阳，龙胆草、夏枯草主清肝，焦山楂、焦神曲清食滞，酒大黄荡涤肠中糟粕，再配以生地、当归滋阴养血，并用柴胡和黄芩引诸药入肝经，添车前子、泽泻利湿来治疗上下眼睑浮肿的症状，抓住病机中的主要矛盾同时兼顾次要矛盾，使药物环环相扣，综合治疗。二诊时，诸症大减，故将利湿药除却，并去焦神曲而保留既能消食又可降压的焦山楂，由于高血压指标未达正常，还需继续巩固治疗。刘教授坚持法随证立，方从法出的制方原理，疗效必然卓著。

参考文献

［1］　陈可冀. 关于高血压病的中西医结合研究 ［J］. 中国中西医结合杂志，2010，30（5）：453.

［2］　Wang J, Xiong XJ. Control strategy on hypertension in Chinese medicine ［J］. Evid-Based Compl Alt Med, 2012, 2012：284847.

［3］　刘爽，肖云峰，李文妍. 石决明药理作用研究 ［J］. 北方药学，2011，8（11）：21.

［4］　张晓媛，段立华，赵丁. 菊花化学成分及药理作用的研究 ［J］. 时珍国医国药，2008，19（7）：1702-1704.

［5］　Yeh JC, Cindrova-Davies T, Belleri M, et al. The natural compound n-butylidenephthalide derived from the volatile oil of Radix Angelicae Sinensis inhibits angiogenesis in vitro and in vivo ［J］. Angiogenesis, 2011, 4（2）：187-197.

［6］　黄凯，杨新波，黄正明. 金丝桃苷药理作用研究进展 ［J］. 药学进展，2009，28（8）：1046-1048.

［7］　田硕，苗明三. 牛膝的化学、药理及应用特点探讨 ［J］. 中医学报，2014，（8）：1186-1188.

［8］　牧丹，苏日那，格根塔娜，等. 栀子的化学成分与药理作用研究 ［J］. 中国疗养医学，2015，（1）：34-36.

史大卓教授基于 "虚""瘀""痰" 理论辨治冠心病的临床经验

冠状动脉粥样硬化性心脏病（冠心病）指冠状动脉发生粥样硬化引起管腔狭窄或闭塞，或（和）因冠状动脉功能性改变导致心肌缺血、缺氧或坏死而引起的心脏病[1]，以阵发性胸前压榨性疼痛为主要特点。汉·张仲景在《金匮要略·胸痹心痛短气病》中称本病为"胸痹""心痛"，把病因病机归纳为"阳微阴弦"。随着对冠心病研究的不断深入，近代有学者提出"血脉瘀阻""气虚血瘀""痰阻血瘀"为冠心病的主要病机。在继承前人理论的基础上，结合多年临床实践，史大卓教授提出冠心病的病因病机不能局限在单纯的因虚致瘀、因虚致痰上，而可以概括为"虚""瘀""痰"的互结互化，探索三者之间的内在联系与转化关系，是认识本病的关键。

1　史大卓教授对本病病机认识

史大卓教授认为，冠心病的病因病机多为虚实夹杂，即"虚""瘀""痰"三者的互结互化，而"虚""瘀""痰"互结互化的过程实际就是疾病发展的不同阶段。

1.1　气虚为本

冠心病初始阶段的基本病因源于心气亏虚，正如《景岳全书·论虚损病源》记载：

柴华　　曲华　　梁芳（北京中医药大学研究生院，中国中医科学院西苑医院心血管科）

"心为君主之官，一身生气所系，最不可伤。"心气耗伤，则气失温煦，虚寒内生，此为寒凝；心气亏虚，不能布津，则内生水湿，化饮成痰，以致痰饮停聚心脉，此为痰饮；心气不足，无力推动血行，则血运涩滞乃为瘀血，内阻心脉，此为血瘀；心气耗伤，则气机不畅，血脉滞塞心胸，此为气滞。可见心气亏虚在冠心病进展过程中所起的重要作用。史大卓教授认为，若患者或因禀赋不足，或因后天失养导致心气不足，气虚无力推动血液运行，即"无力帅血"，血运不畅，甚或停留，极易产生瘀血，痰浊等病理产物，因此，心气亏虚是早期冠心病的病理基础。

1.2 因虚致瘀、致痰

心气亏虚进一步发展，气虚不能布津，则内生水湿，化饮成痰，以致痰饮停聚心脉，此为痰饮。《圣济总录·痰饮门》曰："水之所化，凭气脉以宣流……脉道闭塞，则水饮停滞，不得宣行，聚而成痰。"心气不足，无力推动血行，则血运涩滞乃为瘀血，内阻心脉，此为血瘀。《医林改错》云："元气即虚，必不能达于血管，血管无气，必停留而瘀。"

1.3 痰瘀互阻

冠心病的中晚期，痰浊既生，可影响气机，病殃及血，致血行迟滞，瘀血内停；瘀为有形之邪，可阻碍津液的输布，从而导致痰浊化生。两者周而复始，恶性循环，最终导致痰、瘀互结互化。史教授常从气血津液辨证的角度出发，心主血脉，津血同源，津是血的重要来源部分，在一定条件下，血和津通过渗出或渗入作用而互相转化，互为生成之源。《灵枢·痈疽》云："肠胃受谷……上注溪谷而渗孙脉，津液调和，变化而赤为血。"血和津液同行于脉中，在脏腑之气的推动下，周流全身，运行不息，但因血脉如环无端，血不能出于脉外而行，因此血只能通过渗透作用将血中之津液渗于脉外以合津液，而津液也只有通过渗透作用渗入血脉以滋润血液。病理状态下，血中之"清"渗于脉外而为痰饮等病理产物停聚心脉；血中之"浊"则滞于脉内而形成动脉粥样硬化斑块，即为"有形之瘀"堵塞血管。"痰""瘀"相互作用，相互影响，既可以因瘀致痰，又可以因痰致瘀，最终导致痰瘀互结。

瘀血、痰浊阻滞日久，还可蕴生毒邪。现代医学冠状动脉粥样硬化斑块的形成是一系列炎症反应的结果。史教授认为炎症反应正契合了中医的"毒"邪致病的特点。

综上，冠心病的发展过程为"虚""瘀""痰"互结互化的不同病理阶段。临床辨治时可根据不同的证候特点，辨别疾病所处的病理演变阶段，从而确定治则、治法与相应的方药。根据长期的临床工作，史教授总结出了自己的用药特色，并取得了良好的效果。

2 史大卓教授治疗本病特色

心主血，指心气推动血液运行，并对人体各脏腑器官具有滋养的作用。《素问·五脏生成论》云："诸血者，皆属于心。"心主行主养，贵在和顺，史教授认为顺其"性"曰补，冠心病的治疗要顺应心脏的特性，以调和血脉为主要目的。

2.1 参芪并用

针对年迈体弱、劳力、劳心过度而成者，见心气亏虚，鼓动乏力，心胸隐痛，伴心悸怔忡，疲乏气短，舌质淡、胖嫩或有齿痕，脉细缓或结代等症状，史大卓教授善于参芪并用以补养心气、鼓动心脉。黄芪甘温补气，补而兼升，性善走而不守；人参甘温，善补元气，又能上补肺气、宗气，中补脾气。两者合用不仅可复元气，还使宗气、肺气补之有源，行贯血脉以运血行之用。现代研究表明[3]，参芪合用，还能明显抑制血小板聚集，减少心肌细胞受损和坏死，改善心肌纤维变性及血管重构，缓解管腔狭窄。且黄芪还具有化腐生肌的作用，不仅能促进新生肌肉，还能促进血管的再生。史教授常重用黄芪 30 ~ 60g，人参 10g（有热者用西洋参 8g，使气生化有源），以达到益气化腐生肌的目的。

2.2　活血化瘀

冠状动脉粥样硬化患者在形态学上多伴有管腔的狭窄，其病理生理改变如血管内膜损伤、平滑肌细胞增殖、胶原沉积等导致血液流通不畅，甚至闭塞不通，均提示了微观基础上瘀血存在。临床可根据病情不同，采取养血活血、益气活血、行气活血、破血逐瘀等治法。活血化瘀自古以来就是治疗胸痹心痛的一个主要方法，《肘后备急方》即记载桃仁治疗卒心痛；宋代《太平惠民和剂局方》代表方失笑散一直沿用至今，此外还广泛应用血竭、乳香、没药等活血化瘀药；清代王清任擅用行气活血、益气活血两法；叶天士则以虫类通络、辛润通络治疗胸痹心痛，对后世皆颇有影响。现代药理研究证明活血化瘀药具有扩张冠状动脉、抗血小板黏附聚集、防止血栓形成等作用[3]。史教授认为，冠心病常在斑块破裂的基础上诱发血小板聚集，并激活一系列凝血机制导致血栓形成，因此活血化瘀可作为现代治疗冠心病的一个主要方法。若病情较轻，脉细弦，舌质稍黯，舌下稍有曲张者，史教授常用当归、鸡血藤（常用 20 ~ 60g）以养血活血；若胸闷痛，舌苔垢腻，舌体胖大，兼见脉弦滑而有力者，史教授常用二陈汤、平胃散等方燥湿化痰，再配伍郁金、香附等行气活血；若兼见脉象虚弱或细弱，舌苔少，史教授常用香砂六君子汤等方益气健脾，适当加入丹参、赤芍等活血化瘀药以益气活血。史教授认为益气药与活血药并用，不仅利于活血通脉，以促血行；还有助于引益气药入血分，达到气主血脉，促进血管再生、改善心肌血液循环的目的。临床上患者胸痛部位多游走不定，史教授认为这多为风邪作祟，在活血化瘀的基础上，史教授常配伍白蒺藜（20 ~ 30g）以祛风通络。

2.3　破血散结

中医治疗中，一般癥瘕积聚时多会用到破血散结之药，史教授认为西医中所提及的血管内斑块，可以理解为血内出现的癥瘕，这样在治疗中适当配伍破血散结的药物，往往收效显著。临床上疼痛剧烈、舌质紫黯、脉紧而涩者，史教授常用莪术 20 ~ 30g，桃仁 5 ~ 10g，赤芍 20g 等破血逐瘀，此类破血散结的药物，性峻而不猛烈。现代研究发现[4]，莪术具有抗血小板聚集、抗血管内皮细胞增生作用、抗氧化、调脂等广泛的药理作用。瘀重者，常用水蛭、全蝎、地龙等虫类药物破血通络。

2.4　调畅气机

血府逐瘀汤出自清代王清任的《医林改错》，方中用牛膝通利血脉、引血下行、配伍桔梗宣上导下、调畅气机，使血活气行，瘀化热消而肝郁亦解，诸症自愈。由此可见，在治疗血瘀证时，既要行血分之瘀滞，同时又要解气分之郁结，调畅气机升降，以达气行血自行之目的。对于冠心病患者，多为气血不畅或闭阻，引发胸痛，在治疗时，史教授特别重视调畅中焦的气机。史教授认为，脾胃居于中焦，脾主升，胃主降，脾胃只有升降相因，才能维持正常的生理功能。而心与脾胃以横膈膜相邻，心胃生理功能是否正常必与胸腹间的气机升降有关，若脾胃升降失司、气机不畅，则阻碍胸中之气的宣发与肃降，从而聚湿生痰，影响心功能的正常发挥，引发胸痹、心悸等病。此类患者多表现为胸部闷痛，舌苔垢腻或滑腻，舌体胖大，脉弦滑，治宜顺从脾胃的特性，使气机升降相因。史教授常用半夏泻心汤加减，配伍香附、葛根、川芎等药物以条达气机，取方中辛味药半夏、干姜主升，苦味药黄芩、黄连主降，两者合用，辛开苦降，共同达到开通气机、助脾胃运化以散瘀祛痰的效果。

2.5　清透解毒

瘀血、痰浊阻滞日久，可化热酿毒，因此史教授对于临床上有舌质紫黯，伴瘀斑、瘀点，舌苔黄厚腻或黄燥者，往往采取解毒治疗。史教授强调毒邪不但有热毒，还有寒毒、湿毒。解毒当分清毒邪的性质，如热毒表现为舌质红，舌苔黄浊垢腻，心烦，可伴有心下痞满，可以选用金银花、黄连、黄芩清热解毒，《友渔斋医话》云："黄连清心火，同瓜蒌、枳实泄胸痞如神。"如用小陷胸汤（黄连、半夏、瓜蒌实），佐以理气活血之品，如郁金、枳实、赤芍等；寒毒当表现为胸痛，受寒则甚，舌质淡，苔白，脉弦紧，可用荜茇、细辛等散寒解毒，如用宽胸丸；湿毒表现为胸闷痛，舌苔厚腻，四肢沉重，可以在瓜蒌薤白半夏汤的基础上，佐以藿香、佩兰等芳香解毒，《名医别录》记载藿香主治"心痛""去恶气"。史教授常在祛毒的基础上，辅以生黄芪、三七、血竭等祛瘀生肌药，对促进心肌愈合、改善其预后，亦有一定的作用。

3　病案举隅

患者，男，68 岁，2015 年 12 月 11 日初诊。患者 2 年前无明显诱因出现胸闷痛，时作时止，遂于医院就诊，经查诊断为"冠心病"，予对症治疗，好转后出院。现患者胸部闷痛，时作时止，乏力，气短，头晕，肢体沉重，形体肥胖，舌体胖，舌质黯，舌苔腻，舌下络脉曲张明显，脉沉细弦。辨证为气虚血瘀痰阻。处方：生黄芪 30g，西洋参 10g，黄连 10g，葛根 30g，升麻 30g，炒苍术 30g，金银花 30g，陈皮 10g，法半夏 10g，丹参 30g，赤芍 20g，川芎 20g，生甘草 8g，水煎服，每天 2 次，口服 14 剂。

2015 年 12 月 25 日复诊：患者胸闷痛症状已经明显缓解，乏力气短较前好转，偶有口干口苦，舌质稍黯，舌苔根部厚腻，脉缓。处方：生黄芪 30g，红景天 20g，黄芩 15g，葛根 30g，荷梗 10g，炒苍术 30g，金银花 30g，陈皮 10g，法半夏 10g，丹参 30g，赤芍 20g，郁金 20g，藿香 15g，石斛 20g，水煎服，每天 2 次，口服 14 剂。

按　本案患者平素心气亏虚，水饮痰浊内生，渐积成瘀，气虚、痰浊、血瘀合而为病，以致心前区闷痛等症状。故治宜益气活血化痰为主，舌下络脉曲张明显，舌黯红，均为痰瘀日久，血分有热之象，故用金银花以清血分之热，全方共奏益气活血化痰兼清里热之效。二诊时患者气短乏力较前明显好转，遂去西洋参以补气；加用红景天，以加大益气活血养心之力；舌苔根部厚腻，时感口干口苦，加用石斛 20g 益气养阴，配伍郁金 20g，藿香 20g 清热化湿，全方共奏活血、化痰、清热之效。

参考文献

[1]　葛均波，徐永健. 内科学 [M]. 8 版. 北京：人民卫生出版社，2013：227.

[2]　赵冬. 北京地区急性冠心病事件发病率研究的启示 [J]. 中国循环杂志，2013，（2）：83-84.

[3]　陈可冀，史载祥. 实用血瘀证学 [M]. 北京：人民卫生出版社，1999.

［4］　钱伟，赵福海，史大卓. 莪术及其提取物的心血管药理研究进展［J］. 中国中西医结合杂志，2012，（4）：575-576.

赵志付教授寒热并用论治复杂性心脏神经症经验

赵志付教授是中国中医科学院广安门医院心身医学科学术带头人，潜心研究心身疾病数十载，对心身疾病的理论与临床形成了一套颇具创新性的中医辨证诊疗体系。临床上复杂性心身疾病患者由于病程绵长，久治不愈，导致脏腑虚实相兼、病机寒热错杂，以致很多医家在辨证诊病时抓不住主要矛盾，遣方用药时颇感棘手，惟恐犯"虚虚实实"之戒。在治疗复杂性心脏神经症方面，赵志付教授应用寒热并治之法学验丰富，疗效显著，总结如下。

1　肝心在生理病理上互为影响

心脏神经症在中医学里可归入"惊悸""怔忡""心痛"等范畴[1]，《灵枢·经别》言："足少阳之正，绕髀，入毛际，合于厥阴；别者入季胁之间，循胸里属胆，散之肝，上贯心。"所以，心肝在经络上关系密切，肝的功能异常可直接影响心的功能状态。《内经》云：心主血，神为心之主，随神往来者谓之魂；肝藏血，罢极之本，魂之居也。心主神明，肝主疏泄，二者共同调节人体的精神情志活动[2]。《血证论》云"肝属木，木气冲和条达，不致遏郁，则血脉得畅。"故血液在脉中正常运行亦赖于肝气的正常疏泄。《明医杂著》云："肝为心之母，肝气通则心气和。"所以，肝血不足，母不生子，心脉失养，血运失常。肝失疏泄，则肝郁血滞，脉道不利，心络为瘀血痹阻，滞涩不通。"肝气实则怒，虚则恐"，肝的功能失常是心脏神经症的致病之本，所以肝气虚损，人体就会产生恐疑不安，紧张易怒的表现，出现心前区不适、心慌等症。

2　寒热错杂的病理机制演化

赵志付教授提出："中医心身疾病，首先伤肝，次及心肺，终必及脾肾。"[3]可见，复杂性心身疾病的发展是一个颇为漫长的过程。疾病起始阶段多单一脏腑受损，病因相对简单，一般见于实证，久之则演变成虚证。进而多脏腑受损，主证与全身症状多有矛盾，寒热错杂，虚实夹杂。

可以说，寒热错杂证是中医复杂性心脏神经症的代表证候，其发展过程较为复杂，其具体演变过程如下：患者素体多为阳刚急躁之人，即素禀肝旺。肝为刚脏，主疏泄，调畅一身气机，所以情志过极最易伤及肝阳。同时，肝体阴而用阳，肝主藏血。若肝脏长时间疏泄太过或不及，肝气上逆或郁怒不舒，则易化火伤阴，则肝阴受损。所以，赵教授认为情志致病中寒热错杂证最易出现在素体阳刚急躁的人群中[4]。中医学认为，心为神之主，主血脉，为肝之子，正如《石室秘录》云"肝旺则心亦旺"。《明医杂著》亦云"肝为心之母，肝气通则心气和"。所以，肝血不足，母不生子，心脉失去濡润，则心不能荣。肝阴不足，心脉失养，久之将导致心肝阴虚为本，不能敛降上焦浮阳为

柳红良（中国中医科学院广安门医院心身医学科，中国中医科学院研究生院）

标，就会表现一系列阴虚阳亢症状，这便是"上热证"。具体表现为：①虚阳上扰：因肝魂不藏，心神不敛表现为心慌，心前区不适，入睡困难，眠浅易醒，多梦；因肝气上冲表现为心烦易怒，易激惹，头目昏眩，甚则头胀痛；同时，"冲为血海"[5]，《素问·骨空论》曰"冲脉为病，逆气里急"[6]。由于肝与冲脉关系密切，肝血不足，冲脉失去濡养，遂沿冲脉经脉向上出现逆气上冲，面部阵发性烘热等上逆症状，故表现为身潮热伴汗出。②心肝阴虚：因心肝阴虚，体失所养，而出现两目干涩、咽干口燥、爪甲不荣等症状。

　　日久伤及脾肾，便会表现出"下寒证"。具体表现为：①女子月经不调。《素问·上古天真论》云："女子二七而天癸至，任脉通，太冲脉盛，月事以时下，故有子……七七任脉虚，太冲脉衰少，天癸竭，地道不通，故形坏而无子也。"明确提出了肾中精气与妇女月经、生殖和衰老的关系[7]。肾气虚衰，天癸将竭，冲任二脉功能逐渐减退，所以月经周期不稳定，时崩漏淋漓，时点滴即无。②脾阳、肾精不足。同时，肾精不足，火不暖土，脾阳亦受损伤，肝旺亦克脾土，正如《金匮要略》云"见肝之病，知肝传脾"[8]。日久脾阳必受损伤，四肢不能禀脾胃水谷之精气，故双下肢酸困、怕冷，需多裹衣物。脾主运化，脾阳不足，运化不及，则表现为纳少、无食欲、口中淡、便溏、小便清长。

　　肝阳盛久伤及肝阴，母不生子，渐累及心，出现心肝阴虚之候；患者多年过半百，天癸将竭，精气亏虚，火不生土，同时肝旺克土，脾阳渐受累。总之，阴损及阳，阴阳俱虚，出现阴虚阳亢于上、阳虚损于下的寒热错杂局面。所以，复杂性心脏神经症的病理特点可以概括为"阴常不足，阳非有余"，辨证要点为心肝阴虚兼脾肾阳虚。

3　心身同治，遣方用药注重寒热并用

　　在药物治疗方面，囿于疾病性质寒热错杂，临床上处理往往较为棘手。主证与兼证往往自相矛盾，所以治疗容易出现偏颇，单一从阳而治，或单一从阴而治，疗效往往不显，甚至变证重重。赵志付教授临床应用寒热并调之法清上温下，疗效颇佳。心脏神经症寒热错杂证的病机总结为心肝阴虚兼脾肾阳亏，所以，赵教授针对"上热证"采用柔肝清心之法以滋心肝之阴缓上焦阳亢，针对"下寒证"采用健脾固肾以补健脾阳，滋养肾精，以期达到阴阳既济、寒热平调的平衡状态。

　　《内经》云："用辛补之，用酸泻之。"《金匮要略》亦言："见肝之病，补用酸，助用焦苦，益用甘味之药调之。"因此，柔肝首选白芍、酸枣仁，二者质地甘酸质润，一方面取其酸泻之性以泻肝旺，缓其疏泄太过，另一方面养血补肝，宁心安神。《金匮要略》中记载的百合病是由邪热耗伤心肺阴液引起，百合是君药，清养心阴，对于治疗心身疾病恰为合拍[9]。张锡纯言柏子仁得秋金肃降之气，且富含油脂，一方面能补助心气，治心虚惊悸怔忡；另一方面能滋养肝木，治肝气横恣胁痛[10]。遂加用柏子仁、百合清养心阴，涵濡肝木。合用丹参取其清心活血之性，使滋阴养血药补而不滞，利于生血养阴。龟板为阴中之精，朱丹溪用来大补真阴，同时其性重坠。所以，阳亢症状过重，可以加用龟板以大补真阴，平肝潜阳，镇心安神，从根本上改善上热症状。所以，白芍、丹参、炒枣仁、百合等是赵教授常用的一组药，用来柔肝之本。

　　栀子干姜汤是《伤寒论》中用来治疗上热下寒引起烦躁的代表方。其病机乃邪热扰于上焦，阳不入阴，遂致烦躁；中焦虚寒，不能升清降浊，遂致便溏。方中以苦寒之栀子清

上焦邪热，以辛热之干姜温中焦虚寒，用之则寒热并除[11]。赵教授取栀子干姜汤之意，应用栀子、菊花清利上焦虚浮之肝火，以治阳亢之标。干姜往往换用炮姜，一方面炮姜不似干姜辛热燥烈，在温养脾阳的同时不会加重上焦浮火，另一方面炮姜可以入血分，合用在滋阴养血药中有助于生血养阴。在此基础上加用白术、茯苓、小茴香、砂仁温化脾阳，升清利湿，可以从根本上改善下寒症状。

全方寒热并用，而无偏废之弊。以甘润养阴之品壮水之主，以制阳光，又以甘温益阳之品益火之源，以消阴翳。正所谓：善补阴者阳中求阴，善补阳者阴中求阳。既育其阴，又补其阳，既培其不足，又损其有余，故对阴阳不调、寒热错杂者，用之则功效益彰，这是"治其身"。

同时，赵教授提倡"心身同治"，这与心身医学模式是社会 – 心理 – 生理医学模式不谋而合。首先要评估患者社会 – 心理因素对心身疾病影响，对患者的日常行为方式做出相应的指导[12]。建议其改变认知行为，调整心态，凡事顺其自然，不求过于完美。引导其正确对待社会负性事件，激发患者恢复积极的生活态度；增加有氧运动，每日坚持走路 1 万步，使周身微微出汗；保证夜间 10 点到次日早晨 6 点正常休息，睡眠充足。这是"治其心"。

4　典型验案举隅

患者，女，52 岁，2014 年 3 月 13 日就诊。主诉：心悸胸闷伴下肢冷 3 月余。现病史：3 月前因家庭琐事繁多劳心过度所致，自服谷维素、柏子养心丸等治疗，疗效不显；后就诊于当地人民医院，诊断为心动过速，服 1 周酒石酸美托洛尔片，未效。现症见：阵发性心悸，并伴有恐惧感，胸闷憋气，心烦，易激惹，眠浅易醒，夜间易受惊惕，上身潮热伴汗出，双下肢酸困、怕冷，需多裹衣物，纳少，无食欲，口中淡，便溏，小便清长。月经周期不稳定，时两月余一至，时半月一至。时崩漏淋漓，时点滴即无。舌质红，苔白，脉弦细数。各项辅助检查排除器质性心脏病。焦虑量表示轻度焦虑。平时工作压力大，家庭琐事较多，劳心过度。性格平素急躁，敏感好强，做事追求完美。西医诊断：心脏神经症。中医诊断：心悸病（心肝阴虚兼脾阳虚证，寒热错杂证）。治疗当采用寒热并用之法，柔肝清心，兼温脾肾。

处方：白芍 10g，丹参 30g，炒枣仁 50g，柏子仁 50g，百合 30g，首乌藤 30g，菊花 12g，栀子 10g，炒白术 30g，茯苓 30g，砂仁[后下]6g，小茴香 12g，炙龟板[先煎]30g，熟地黄 20g，山茱萸 18g，肉桂 3g，炮姜 6g，炙甘草 6g。7 剂，水煎服，每天 1 剂。并嘱改变认知行为，对家庭琐事调整心态，凡事顺其自然，不求过于完美；增加有氧运动，每日坚持走路 1 万步，使周身微微出汗；保证夜间 10 点到次日早晨 6 点正常休息，睡眠充足。

2014 年 3 月 18 日二诊：自诉服药后心慌在程度和频次上明显好转，已无胸闷短气，睡眠质量得到改善，睡眠时间可以延长 2 小时，下肢渐有力，怕冷减轻，大便渐成形。舌质红，苔薄白。脉弦细。上方加麦冬 20g，肉桂改为 6g，分 3 次饭后温服，并嘱其要坚持每日运动 1 万步，调整心态。

2014 年 5 月 5 日三诊：自诉因症状改善明显，遂将上方连续服用 3 周。现各项症状均趋好转，已无明显不适，纳眠可，舌脉调。嘱原方继服 2 周以巩固疗效，坚持每日运动 1 万步，遇到社会负性事件时要调整心态，泰然处之。

5　总结

赵志付教授在中医心身医学上造诣深厚，复杂性心脏神经症寒热错杂证是临床常见证型，中药寒热并用疗效显著。在对其寒热错杂病机的认识和治疗中，赵教授四诊合参，微观辨证与整体辨证相结合，寒热并用，清上温下，多能获效。赵教授言寒热并用之法，是有经验的医家常用的处方配伍，其关键之处是准确分析疾病的寒热规律，寒热用之有度。若仅顾一面而疗之，单纯用热或单纯用凉，往往有失偏颇，甚至变证重重。并指出寒热并用，绝不是简单的寒热药相加，而是分析病机主次，有的放矢，辨证论治。同时结合患者特殊的心理社会因素"心身同治"，故收良效。

参考文献

[1]　矫增金. 从肝论治心脏神经官能症探微 [J]. 辽宁中医药大学学报，2013，15（5）：210-211.
[2]　赵龙梅. 肝心同治法治疗心悸体会 [J]. 山东中医杂志，2013，32（11）：806-808.
[3]　赵志付. 浅析心身疾病的刚柔辨证 [J]. 中医杂志，2006，47（2）：146-147.
[4]　肖怡，赵志付. 赵志付辨疗情志致病上热下寒证经验 [J]. 北京中医药，2009，28（9）：681.
[5]　王晓萍. 从奇经论治妇女更年期综合征 [J]. 中国医药学报，1995，10（4）：43-45.
[6]　岩崎由美，李绚. 妇女更年期综合征"上热下寒证"的研究 [J]. 天津中医药，2006，23（5）：432-433.
[7]　岳仁宋，喻国. 围绝经期综合征的认识及治疗 [J]. 四川中医，2012，30（2）：39-40.
[8]　区鸿斌，陶衔玥，金伟孝，等. "见肝之病，知肝传脾，当先实脾"理论及其临床应用 [J]. 中医杂志，2012，53（9）：797-799.
[9]　周翔. 百合病病名及脏腑病位探析 [J]. 辽宁中医杂志，2007，34（7）：901-902.
[10]　卢月. 张锡纯对某些药物的独特理解 [J]. 光明中医，2009，24（8）：1572-1573.
[11]　徐刚.《伤寒论》寒热并用相反相成用药规律探讨 [J]. 河南中医药学刊，1996，11（1）：9-10.
[12]　李健，赵志付. 刚柔辨证治疗郁证四法 [J]. 中华中医药杂志，2013，28（5）：1529-1531.

刘景源教授应用经方辨治失眠经验述要

　　失眠症是目前临床上的多发病、常见病，中医古籍记载为"不寐""不得卧""目不瞑"。主要表现为持续性（多为 3 周以上）睡眠时间、深度的不足，可见入睡困难、多梦易惊、醒后再难入睡甚至彻夜不眠等睡眠障碍。长此以往，将严重影响正常的工作学习生活。随着生活节奏的加快，现今失眠症的发病率不断提高，流行病学调查显示，失眠症发病率在美国为 33%，欧洲为 4% ~22%，在中国亦高达 10% ~20%。相对于西药的依赖性和不良反应，中医中药的辨证论治有其独特优势。目前，中医多认为失眠系心、胆、脾、肾的阴阳失调，气血失和，以致心神失养或心神不安。刘景源教授是第五批全国老中医专家学术经验继承工作指导老师，从事中医临床、教学工作四十余载，熟读经典，学验俱丰。刘师对于失眠症的辨治，临证常分营卫不和、心肾不交、肝郁气滞、痰浊扰心等证辨证论治，师古而不泥古，常获良效。现将刘师治疗失眠经验整理如下，以期对失眠症的治疗有所启发。

1　调和营卫，燮理阴阳

　　中医认为"天人相应"，生理条件下人之阴阳盛衰应随自然界的阴阳转化而变化，人

潘超　郑丰杰（北京中医药大学基础医学院）

的寤寐由环形无端的营卫二气所司，《灵枢·营卫生会》曰："卫气行于阴二十五度，行于阳二十五度，分为昼夜，故气至阳而起，至阴而止……夜半而大会，万民皆卧，命曰合阴，平旦阴尽而阳受气。如是无已，与天地同纪。"指出若营卫二气在体内的循行失其常度，卫气不得入于阴，则出现"目不瞑"的病理状态。刘师援引《灵枢·邪客》所言"卫气者，出其悍气之慓疾而先行于四末、分肉、皮肤之间而不休者也，昼日行于阳，夜行于阴，常从足少阴之分间行于五脏六腑"，认为卫气昼夜循行规律，决定了白昼阳气主事，夜间阳入于阴的自然规律。若"厥气客于五脏六腑，则卫气独行其外，行于阳不得入于阴。行于阳则阳气盛，阳气盛则阳跷陷，不得入于阴，阴虚，故目不瞑"，谓邪气客于五脏六腑，卫气运行受阻，独行于阳分而不得入阴，阴阳失调而失眠。

《伤寒论》第 53、54 条分述了因卫外不固、卫气不和致使营卫不和的自汗出症，指出治当调和营卫，宜桂枝汤发汗则愈。针对营卫不和的失眠病证，刘师认为其症虽与自汗出相异，但其机却相类，故刘师常活用桂枝汤，外燮营卫，内调气血，使卫气能入于阴，阴阳正常交合而人能入睡。若心悸加龙骨、牡蛎镇静安神；动辄汗出，心烦者，加附子扶阳固表、白薇清热除烦，成"二加龙骨牡蛎汤"，陈修园谓"此方探造化阴阳之妙，用之得法，效如桴鼓"。

此外，刘师还常合用半夏秫米汤燮理阴阳。半夏秫米汤即《灵枢》所载之半夏汤，专为治不寐而设。现代医家都认为其主治痰湿内阻，胃气不和之失眠，大大地局限了半夏秫米汤的临床运用。刘师援引《灵枢·邪客》"此所谓决渎壅塞，经络大通，阴阳得和者也"，指出半夏秫米汤实能使"阴阳已通，其卧立至"。半夏性温味辛能通阳，降逆而通泄卫气；秫米性味甘凉，李时珍谓其"治阳盛阴虚，夜不得眠，半夏汤（即半夏秫米汤）中用之，取其益阴气而利大肠也，大肠利则阳不盛矣"。"流水千里以外，扬之万遍"者，取其源远流长，能荡涤邪秽，疏通下达，用其煎药可调和阴阳。半夏、秫米（刘师常以薏苡仁代之）合用，具有沟通阴阳、和利营卫之功，故以其与桂枝汤合用为治疗营卫不和、阴阳失调之失眠的基本方剂。

2　泻南补北，交通心肾

心肾不交是失眠中最常见的证型之一。心主火在上，肾主水在下，心火下降，肾水上升，心肾交通，水火既济，阴阳为之平衡。若肾水亏虚不能上济于心阴，心火独亢不能下温肾水，则心肾不交，故心烦不寐。此类患者或因素体阴虚，或因房劳过度，阴衰于下，不能上济于心，水不济火，心火亢盛，致心肾不交而神志不宁。症见失眠，入睡困难，心烦多梦，口干口苦，头晕耳鸣，腰膝酸软，五心烦热，舌红或绛少苔，脉细而数等。

《伤寒论》第 303 条言："少阴病，得之二三日以上，心中烦，不得卧，黄连阿胶汤主之。"黄连阿胶汤是后世用来治疗心肾不交之失眠的常用经典方剂，陈修园歌诀曰："四两黄连三两胶，二枚鸡子取黄敲，一芩二芍心烦治，更治难眠睫不交。"方中清心火之黄连用到四两，以泻火为主，直折心火，以治心烦，故吴鞠通谓："邪少虚多者，不可服之（指黄连阿胶汤）。"刘师认为该方滋肾阴之力不足，且苦寒太过，恐伤及脾胃，故常减少黄连用量，加肉桂、百合、生地黄，合用栀子豉汤，以栀子、淡豆豉助黄连清心除烦，百合清热养阴，生地黄助阿胶滋肾水，肉桂益火之源，开腠理，致津液。如此加减，药味简而不繁，却融栀子豉汤、百合地黄汤、交泰丸于一体，旨在使肾水上奉于心，君火下交于肾，水火既济，阴平阳秘，则失眠自愈。

3　疏肝解郁，健脾和胃

肝郁脾虚也是失眠患者比较常见的证型之一，此类患者往往因工作压力大或生活琐事，肝气郁结，甚至郁而化火，上扰心神，症见失眠，重则彻夜难眠，心烦，急躁易怒，口苦，脉弦而数，舌质红等。同时，木旺乘土，故肝气郁结型患者常伴随着脾胃虚弱的症状，如食欲不振，腹痛泄泻，烧心泛酸等症。现代研究表明，睡眠与抑郁有着共同的病理生理学基础，睡眠改变常出现在抑郁症发作之前，并持续到发作之后。同时，人体的胃和小肠在晚上会产生一种对消化道黏膜有修复作用的化学物质三叶肽因子2蛋白质，睡眠不足会影响该物质的产生从而增加消化道疾病的发病几率。四逆散被称为是疏肝解郁之祖方，《伤寒论》318条言："少阴病，四逆，其人或咳，或悸，或小便不利，或腹中痛，或泄利下重者，四逆散主之。"对于此条原文，历代医家认识不一，近年来多认为其病机是气机不畅，阳气郁滞。刘师认为，本方为疏肝柔肝、调和肝脾之祖方，后世的柴胡舒肝散、逍遥散等依此方加减化裁而成。故常选用四逆散、丹栀逍遥散为主方，疏肝解郁，调和肝脾；酌情加用绿萼梅、代代花、玫瑰花、白梅花、白菊花等花类药以调畅病人情志；又宗"见肝之病，知肝传脾"，对兼见消化道症状（如食欲不振、胃胀、呃逆、吐酸等）者，选用焦三仙、制酸五味（乌贼骨、煅瓦楞、浙贝母、黄连、吴茱萸）等。

临床所见，病情常错综复杂，并非一方一证所能及。刘师多年临床经验发现经方叠用可大大提高临床疗效。如兼见沉默寡言、精神恍惚不定、口苦、小便赤、舌红、苔少津者，可合用百合地黄汤；症见小腿痉挛拘急疼痛者，可合用芍药甘草汤。若心神不安，则加龙骨、牡蛎、茯神镇心安神。若头痛者，酌加天麻、钩藤以平肝潜阳。刘师还提出要多读书，从古人那里汲取营养，借鉴一些成熟经验，提高临床水平。如《冷庐医话》引《医学秘旨》云："一人患不睡，心肾兼补之药，遍尝不效，诊其脉，知为阴阳违和，二气不交。以半夏三钱，夏枯草三钱，浓煎服之，即得安睡。"夏枯草，辛、苦、微寒，气秉纯阳，补肝血，缓肝火，解内热，散结气，半夏配伍夏枯草，辛开苦降，寒热平调，调气而沟通阴阳。刘师认为，夏枯草辛寒散肝火之结，夏枯草得至阳而长，半夏得阴而生，二药相伍，养阴和阳，均治不寐。加薏苡仁助半夏除痰和胃，胃和则心神安。珍珠母平肝潜阳定惊，且有清肝火、滋肝阴之功，无疑是对半夏秫米汤的进一步发展。

4　祛痰化浊，降逆和胃

刘师治疗失眠，十分重视化痰和胃。若痰湿内蕴，郁而化火，或素有痰湿，郁怒后不寐者，常以温胆汤加味治疗。湿浊困阻于内，气血运行不畅，阴阳失交则入睡困难。湿邪、痰浊郁久化热，湿热阻滞于手少阳三焦经则心烦，口渴不欲饮。痰火扰于足少阳胆经则惊悸不安。痰湿日久，气血不通，则生瘀滞，痰、湿、瘀合并为患。故《景岳全书·不寐》曰："痰火扰乱，心神不宁，思虑过伤，火炽痰郁而致不眠者多矣。"此类病证多见于中老年人群中的"三高"患者以及代谢综合征患者，其人常嗜食肥甘厚味，损伤脾胃，内生痰湿，或脾胃素弱，运化不及，聚湿生痰。

温胆汤源于姚僧垣《集验方》，《外台秘要》言其"出第五卷中"，此方中无茯苓而重用生姜，言"治大病后，虚烦不得寐，此胆寒故也"。《备急千金要方》载本方，用药相同，惟枳实用量加倍。《三因极一病证方论》依据《备急千金要方》又加茯苓、大枣。此后方书均沿用此方，刘师所用之温胆汤亦是此方。全方有燥湿化痰，清热除烦，和胃清胆之功。若患者头晕、头重如裹的症状明显，常加天麻、钩藤；对血压偏高的患者，加川牛膝、茺蔚子、益母草；血脂偏高，有冠心病史者，加佩兰、荷叶、山楂、牡丹皮等。

除温胆汤外，刘师还常用半夏泻心汤平调寒热，健脾和胃治疗失眠，《素问·逆调论》言"胃不和则卧不安"。曾诊治一老妪，失眠反复发作，屡治不愈，日渐严重，竟至彻夜不眠，胃脘满闷，泛泛欲呕，便溏不爽，刘师认为欲使安眠，先要和胃，用半夏泻心汤辛开苦降甘补，加枳实行气导滞，食欲恢复，睡眠显著改善。此案启示若失眠患者伴随胃肠症状，要重视治疗胃肠病，解决了胃肠病，失眠的难题或可迎刃而解。

5　验案举隅

患者，女，2012 年 9 月 10 日初诊。失眠 2 个月。患者已妊娠 5 个月余，怀孕 3 个月左右时开始出现入睡困难，睡后多梦易醒，醒后再难入睡，伴见手脚心发热，神疲乏力。因怀孕恐西医安眠药对胎儿有影响，遂来中医求治。刻诊：入睡困难，多梦易醒，醒后再难入睡，伴手脚心时发热，神疲乏力。舌苔白，中心略厚，脉滑数左大。证属心肾不交，营卫不和。治当交通心肾，调和营卫。方用黄连阿胶汤合桂枝加龙骨牡蛎汤加减：白芍 20g，阿胶^{烊化}15g，黄芩 6g，黄连 6g，鸡子黄^冲2 枚，茯苓神各 30g，合欢皮 20g，首乌藤 20g，桂枝 6g，生姜 3 片，大枣 20g，炙甘草 10g，龟板^{先煎}15g，醋柴胡 10g。水煎服，分温二服。服上方 7 剂，睡眠好转。刻诊：每夜睡眠由之前的 2 小时增加至 5 小时，但仍多梦易醒、便秘。仍交通心肾，调和营卫。方用黄连阿胶汤合桂枝龙骨牡蛎汤加减：阿胶^{烊化}15g，白芍 20g，黄连 6g，黄芩 6g，制首乌 15g，茯苓神各 30g，首乌藤 20g，合欢皮 20g，桂枝 10g，生姜自备 3 片，大枣 20g，炙甘草 10g，生龙牡各^{先煎}30g，清半夏 15g，生薏苡仁 30g，龟板^{先煎}20g，当归 15g，肉苁蓉 15g，炒酸枣仁 20g，赤芝 20g，生白术 30g。服上方 14 付，诸症痊愈。1 个月后随访，未见复发。

按：本案患者妊娠后出现失眠，入睡困难，多梦易惊，醒后再难入睡，且伴见手足心发热，脉滑数左大，舌苔白中心厚，证属心肾不交，营卫不和。刘师以黄连阿胶汤清心火，滋肾水，使心肾既济而能入睡；桂枝加龙骨牡蛎汤调和营卫，使卫气能合于营阴，龙骨、牡蛎镇惊安神，用半夏秫米汤，调和阴阳，健脾祛湿和胃。刘师用药不拘于一法一方，常常两三个方剂加减合用。但方剂的合用并非机械地堆药，而是有结构有层次地结合。对于长期失眠患者来说，营卫不和、心肾不交、肝郁气滞、痰浊内阻的病机可以互为因果，相互作用。多个临床证型可以并见，如肝郁气滞型失眠，肝郁日久化火，肝火上炎，心火必旺，心火旺则肾水不济，心肾不交。见肝之病，知肝传脾，木旺乘脾土，脾虚则内生湿浊，致痰浊内阻。而肝郁化火、心肾不交、痰浊内阻皆将导致营卫不和。故刘师在治疗失眠病人时，遵循"有是证则用是方"的原则，常使用复方，如逍遥散合黄连阿胶汤、交泰丸，桂枝加龙骨牡蛎汤合逍遥散、黄连阿胶汤，温胆汤合逍遥散、交泰丸，三仁汤合黄连阿胶汤等。

王焕禄临床治疗抑郁症经验浅议

　　抑郁症是一种常见的情绪障碍性疾病，表现为一种持久的抑郁状态，伴情绪低落、躯体不适和睡眠障碍等症状[1]。现代医学一般采用口服药物治疗，虽然疗效尚可，但具有药物依赖性及副作用。在中医学中，它归属于神志类病，结合抑郁症的症状表现，属"郁病"范畴；由于抑郁症的表现复杂多样，根据临床主诉的不同又可归属于"百合病""脏躁""癫狂""梅核气"等范畴。王焕禄是国家级名老中医，行医五十余载，积累了丰富的临床经验，对抑郁症的病机和治疗形成了自己的观点，临床疗效颇佳。现将王焕禄对抑郁症发病病机的观点和临床治疗经验总结如下，与同道交流。

1　气机郁滞，责之于肝

　　王焕禄认为抑郁症的发生始于气机郁滞之机。多年的临床实践，使王焕禄总结出抑郁症患者发病前多有情感创伤史，由此引发患者情志不遂，精神抑郁，进而导致肝失疏泄，气机郁滞。《内经》云："愁忧者，气闭塞而不行。"中医学认为，人精神、意识的正常表现，有赖五脏六腑的生理功能正常发挥，正如《灵枢·卫气》所云："五脏者，所以藏精神魂魄者也。"脏腑功能的正常，就需要人体内气机升降出入正常，这自然与五脏中肝之疏泄功能密切相关。肝主疏泄，可以调节全身气机的运行，亦可以调畅情志。肝失疏泄，则气机运行失常，"出入废，则神机化灭"（《素问·六微旨大论》）。亦如《医碥·郁》所云："百病皆生于郁……郁而不舒，则皆肝木之病矣。"故临床可见情绪低落的精神状态，并伴见胸闷不舒、善太息、胸胁胀满等症。

　　临床治疗上，王焕禄主张疏肝解郁为法，临床常用基础方为柴胡10g，枳实10g，白芍10g，八月札10g，香附10g，炒酸枣仁30g，菖蒲30g，远志10g，生龙骨20g。方中柴胡、枳实、八月札、香附共奏疏肝理气之效，白芍养血柔肝，炒酸枣仁、菖蒲、远志、生龙骨调心神，养心镇静安神。

　　王焕禄认为，气郁是抑郁症产生的基础病机，贯穿于抑郁症发展的全过程。有临床流行病学关于抑郁症中医辨证及证候指标调查的分析结果也显示，肝郁气滞证是抑郁症最基础的证候[2]。因此，疏肝解郁法是治疗抑郁症的基本治法。气郁日久，则波及影响其他脏腑生理功能，伴生新的病理机制。

2　痰浊内蕴，胆腑被扰

　　肝主疏泄，调节全身气机之升降出入。肝木条达，对于保证全身气血的正常循行起到重要作用。肝疏泄失常，除了可以直接影响其调畅情志之功外，还会间接影响其他脏腑生理功能而引发情志变化。与肝脏相表里的胆腑为"中精之腑"，喜清静，恶抑郁，亦主气机调畅，正如《素问·阴阳离合论》云："是故三阳之离合也，太阳为开，阳明为阖，少阳为枢。"若肝失疏泄，最容易影响胆的功能，造成胆气不利；若肝郁气滞，影响中焦脾胃运化，造成气血津液运化失常，痰湿内生，二者侵扰胆腑，则胆气失于调达，其主决断

燕莉　王洪蓓（北京市西城区展览路社区卫生服务中心中医科，北京中医药大学）

功能受到影响。由于人体精神心理活动与胆的决断功能有关，胆失决断临床上可以见到患者胆怯易惊、善恐、失眠、多梦等症状。

临床治疗上，王焕禄选用陈无择《三因极一病证方论》中所载的温胆汤加减治疗，意在化痰浊，利胆气，使脏腑功能恢复正常，气机调顺，神志自安。杨鹏[3]提出温胆汤具有调畅气机的作用。王焕禄常用临床经验方药组成为清半夏10g，陈皮10g，茯苓10g，枳实10g，竹茹6g，胆南星6g，生甘草10g，菖蒲30g，白梅花10g。方中半夏降逆和胃，燥湿化痰，为君；陈皮理气燥湿，茯苓健脾渗湿，为佐；竹茹清热化痰，止呕除烦，枳实行气消痰，使痰随气下，为臣；甘草健脾和胃，协调诸药，为使。胆南星、菖蒲化痰开窍。虽然以上群药配伍可清化痰浊、胆气调顺，但由于肝胆互为表里脏腑，二者在生理上相互为用，相互促进，正如《类经·藏象类》所云："胆附于肝，相为表里，肝气虽强，非胆不断，肝胆相济，勇敢乃成。"因此，王焕禄经验方中又加疏肝理气解郁的白梅花，助肝之疏泄如常，从而使胆气更利。诸药合用，共奏理气化痰、清胆和胃之效。若肝火旺盛，加龙胆草6g，黄芩10g，栀子10g，清肝泻火；若肝郁气滞明显，加八月札10g，郁金10g，助白梅花疏肝理气解郁；若睡眠较差，加炒酸枣仁30g，远志10g，生龙骨30g，养心安神。

3　痰火内扰，心神错乱

在中医学中，痰火扰心所引发的神志症状临床可见狂躁不安、打人毁物、哭笑无常、不避亲疏等，这一系列表现似乎与以心境低落为主要表现的抑郁症极不相称，更符合中医学中"狂病"的表现，但王老师结合多年临床经验，提出痰火内扰、心神错乱是抑郁症日久由气郁进一步发展的常见病机之一。其实，在现代医学心理学中关于抑郁症患者情绪的描述中，也指出部分患者表现为具有明显的焦虑和运动激越，严重者可出现幻觉、妄想等精神病性症状，并非疾病全程表现为情绪消沉，同时伴见入睡困难、睡眠障碍等。据Kesssler等报道抑郁障碍共病焦虑障碍的比例达50%[4]。此类抑郁症患者主要是由于情志不遂，气机郁滞，病程日久，郁而化火，正所谓"五志过极皆从火化"。热伤津液，炼液为痰，痰火扰动心神；或木郁土不达，运化失常，痰湿内生，火邪夹痰浊上扰心神，痰火作祟，变化多端，故临床表现焦虑，悲观失望，烦躁易怒，胸胁胀满，多梦，耳中轰鸣，头晕，头胀，腹胀，口苦，咽有异物感，恶心，小便短赤，或胸脘痞闷，或不寐，或奇怪之梦，或咳喘痰稠，舌质红，舌苔黄腻，脉弦数或滑数等症[5]。在上述表现中，王焕禄认为此型患者的烦躁易怒发作程度较重，甚则暴怒不能自控。

临床治疗时，王焕禄选用王珪所创用于治疗老痰怪病的名方礞石滚痰丸加减变化。其经验方药组成为青礞石10～20g，黄芩10g，大黄6g，沉香面1.5g，炒酸枣仁30g，菖蒲30g，清半夏10g，胆南星6g。方中青礞石甘、咸、平，坠痰下气，平肝镇惊安神；黄芩清热泻火；大黄清热泻下，使热从大便清；沉香降气安神；半夏、胆南星燥湿祛痰；炒酸枣仁、菖蒲化痰安神开窍。全方配伍，共奏逐痰泻火、宁心安神之效。若伴肝火旺盛，方中加龙胆草6g，栀子10g，清肝泻火；若肝阳亢逆，加珍珠粉0.6g，生石决明30g，平肝潜阳。

4　心肺阴虚，心神被扰

王焕禄根据其多年临床经验，认为由气郁导致心肺阴虚，从而引发的以心神被扰为主要表现、属于中医"百合病"范畴的病证也是抑郁症在临床中常见的一种形式。关于百合病的记载，早在汉代即由医圣张仲景所记载。《金匮要略》记载此病的发生多见于热病后，即指出此病为热邪伤阴，虚火扰神，心肺受累所致。而情志内伤，亦可形成百合病。病者情志不遂，郁热伤及心肺之阴，心肺阴虚内热，百脉故而受病[6]。对于素体阴虚的患者，适逢情志不遂，形成上述病理发展机制，加重原有阴虚之候，亦可发病。临床症见患者情绪低落，对生活缺乏兴趣，"意欲食不能食，常默默，欲卧不能卧，欲行不能行，饮食或有美时，或有不用闻食臭时，如寒无寒，如热无热……诸药不能治……如有神灵者，身形如和，其脉微数"（《金匮要略·百合狐惑阴阳毒病》）等诸多神经症样表现。

临床治疗时，王焕禄临床选用代表方剂百合知母汤（或百合地黄汤）加味化裁治疗，正所谓"法随证出，方随法立"，"有是证用是药"。其经验方药组成为百合10g，知母10g，炒酸枣仁20~30g，菖蒲30g，远志10g，生龙骨40g。方中百合养阴润肺，知母清热养阴，若热象较重则易为生地清热养阴、凉血。由于抑郁症临床多见睡眠障碍及气郁表现，方中配伍生龙骨、远志、菖蒲、炒酸枣仁安神定志；菖蒲、远志二药味辛，又有辛散之功，可助疏理气机、解郁开窍。若患者为处于围绝经期的中年妇人，临床伴见善悲欲哭之症，则上方加甘麦大枣汤以润燥养心安神。若患者肝郁气滞症状明显，则合柴胡疏肝散组方治疗。若入睡困难明显者，可加缬草15g，以助疏肝解郁，安神定志。

5　典型病案

患者，女，23岁，于2014年4月29日主因"情绪低落7年，间断脾气急躁3年"初诊。患者7年前在校读书时因为同学排挤引发情绪低沉，在当地精神病医院就诊，诊断为"抑郁症"，因患者家长及患者自己担心西药抗抑郁药的不良反应，故未遵医嘱服药。近3年来患者仍经常情绪低落，善悲，少言寡语，甚则对生活失去希望，但有时又脾气暴躁不能自控。时有心慌气短，胸闷，恐惧，疲乏无力，夜寐早醒，有时幻想。以往大便干结，目前大便稀，月经经常先期而至。舌淡红，苔黄厚，脉弦滑。西医诊断：抑郁症。中医诊断：郁病（痰火扰心）。处方：青礞石20g，黄芩10g，生大黄10g，沉香曲10g，菖蒲30g，郁金15g，炒酸枣仁30g，胆南星6g，龙胆草10g，栀子10g，甘草10g，连服14剂，告知患者若服药后大便偏稀或次数增加无碍。二诊时患者诉脾气急躁明显减少，恐惧略减，但仍有幻想，自觉精力、体力增加，入睡时间缩短，仍多梦、早醒，上午恶心，纳食不佳，仍大便溏稀。舌淡红，苔黄较前转薄，脉弦。遂减郁金为10g，加清半夏10g，茯苓15g，继服14剂。三诊时，患者恐惧感减轻，但仍畏惧上学，仍早醒，幻想，有时情绪不能控制。舌苔黄，根部略厚，脉弦滑。遂守初诊方去沉香曲、郁金、胆南星、生甘草，加生地10g，川楝子8g，甘松10g，生麦芽30g，茵陈30g，继服14剂。如此又复诊2次，根据病证变化，守初诊方继续加减进退，又服药1个月未再复诊。时隔3个月后电话追访，患者诉目前情绪稳定，可自行调节，疲乏改善，恐惧、幻想消失，已基本可以正常生活、学习，遂停药。

按：本患者因上学被同学排挤，引发情志不遂，气机郁滞，故症见胸闷、气短；肝失疏泄，调节情志功能受累，症见情绪低落。木郁则土壅，脾运失常，因而生湿生痰；又气郁日久化火，炼液为痰；痰火相结，上扰心神，心神不宁，故症见心烦易急躁，有时情绪暴躁，甚则出现幻想，夜寐早醒。证属痰火扰心，肝经火旺，治以化痰清火，清肝泄热为法。方中青礞石涤痰下气，平肝镇静；龙胆草、栀子、黄芩清肝泄热；大黄清热泻火，导热下行；沉香降气安神定志；菖蒲、郁金、炒酸枣仁解郁化痰安神；胆南星燥湿化痰；甘草调和诸药。二诊患者精神躁扰症状减轻，后调整方药加清半夏、茯苓增强化痰之力。三诊，患者恐惧减轻，仍早醒，有时情绪不能自控，故调整方药，增加清利肝胆之品。又复诊调整方药 2 次，最终使痰消火清，心主神志恢复如常，患者可以恢复正常学习、工作。

6　结语

综上所述，王焕禄临证治疗抑郁症时，强调气郁为本病发生的基础病机，无论是疾病早期的单纯气机郁滞，还是病程日久，伴生痰浊、痰火和阴虚之机，调理气机贯穿于抑郁症治疗的始终，为治疗本病不离之法。在临床治疗时，王焕禄指出梳理气机之法要根据病证灵活运用，调畅气机不应仅仅拘泥于选用疏肝理气之品，对于那些可以恢复人体气机正常升降出入的治法方药，均可视为调理气机，例如痰浊内蕴者化痰降浊，痰火扰心者逐痰泻火安神，心肺阴虚、心神被扰者养阴清热安神，诸法用之，助机体气机调畅，则神机复常。除此之外，王焕禄对于抑郁症患者常见的睡眠障碍症状比较重视，强调治疗抑郁症时要积极予以干预治疗，对于改善患者的抑郁状态大有裨益。据有关报道指出超过 90% 的重度抑郁症患者存在失眠或白天睡眠[7]，临床中有很多抑郁症患者是以睡眠障碍为主诉来求医，这一症状也是让患者感到最痛苦的事情之一。长时间的睡眠障碍，会让患者感到身心疲惫，从而加重患者焦虑、紧张的情绪，对抑郁症的预后有不利影响。郭克峰[8]的研究提示睡眠障碍是加重抑郁症病情的重要因素，是影响抑郁症患者康复的主要障碍之一。正是由于改善睡眠状况对抑郁症患者病情改善具有重要意义，王焕禄临证用药时必选安神助眠的药物，如炒酸枣仁、远志、生龙骨、菖蒲等养心安神定志之品。另外，王焕禄还指出，抑郁症属于心理、情感障碍，临床上除了药物调治神志外，还应重视对患者的精神调摄。在临床接诊时，除了处方用药外，还注意对此类患者进行心理疏导，指导对象包括患者和患者家属两方。对患者而言，王焕禄会支持、鼓励患者接受并正视罹患精神疾患的现实，告知他（她）此病可以治愈，促使其建立战胜疾病的信心；鼓励患者积极参加各种社会活动，对促进患者疾病恢复有很大帮助。正如《临证指南医案》中指出："郁证全在病者能移情易性。"对于患者家属而言，王老师要叮嘱其家人多与患者沟通、交流，给患者更多的关爱，为其创造良好的家庭氛围，对于促进患者康复也具有重要作用。这种心理调摄也可以看作是王老师治疗抑郁症调畅气机的非药物干预之法。

参考文献

[1]　沈渔邨. 精神病学［M］. 北京：人民卫生出版社，1998：358.

[2]　胡随瑜，张宏耕，郑林，等. 1977 例抑郁症患者中医不同证候构成比分析［M］. 中国医师杂志，2003，5（10）：1312-1314.

[3]　杨鹏，王彦辉. 温胆汤调畅气机的作用［J］. 中华中医药杂志，2012，27（3）：647-64.

[4]　陈忠. 抑郁障碍并存焦虑或失眠症状的药物治疗对照研究［J］. 临床精神医学杂志，2011，21（2）：80-83.

[5]　唐启盛. 抑郁症中医证候诊断标准及治疗方案［J］. 北京中医药大学报，2011，34（12）：810-811.

[6]　吴晓哲，郭晓冬. "百合病"与"脏躁"异同辨析［J］. 实用中医内科杂志. 2011，25（12）：76-77.

[7]　霍小宁，杨小龙，刘新发. 右佐匹克隆与阿普唑仑辅助治疗抑郁症睡眠障碍对照研究［J］. 国际

精神病学杂志. 2012, 39（4）：208-211.

[8]　郭克峰，关菊香. 抑郁症患者睡眠障碍与康复的关系研究［J］. 中国临床康复，2002，6（7）：952-953

唐启盛教授治疗抑郁障碍及焦虑障碍的经验总结

　　唐启盛教授是全国第五批名老中医药专家学术经验继承指导老师，其主要研究方向为中医药防治脑病，研究内容包括抑郁障碍、焦虑障碍及中风病等。唐教授从事中医脑病临床研究三十余年，对精神类疾病，尤其是抑郁障碍及焦虑障碍的治疗独具心得。笔者跟师两年余，在抑郁障碍、焦虑障碍辨证论治中受益匪浅，现将导师在临床中治疗抑郁障碍及焦虑障碍的经验总结如下。

1　抑郁障碍的治疗经验

　　抑郁障碍以显著而持久的心境低落、活动力减退、认知与思维功能迟缓、意志活动减退等为主要临床特征。患者常以悲观失望、多愁善感、疏懒退缩、兴趣索然、精神不振、胸胁满闷、时有太息、畏寒嗜睡、胸闷短气、面色晦暗、性欲低下、月经不调为主要临床表现，可兼有神思不聚、足痿无力、耳鸣如蝉、小便频数等症，其舌质多淡黯、舌苔白腻，脉沉细或沉弦。抑郁障碍属于中医学的"郁病""不寐""癫证""百合病""梅核气"等范畴。

1.1　抑郁障碍主要学术思想

　　在抑郁障碍的治疗方面，唐教授主张中西医结合治疗，尤其重视"三因制宜"。与大多数医家的疏肝解郁思路不同，他认为抑郁障碍的发病往往因神机抑郁、所愿不遂、所欲不得而起，渐而神机郁滞、气机郁滞、耗气伤精，最终导致肾精亏虚、脑髓失养，因此在抑郁障碍不同的发病阶段，应给予不同的治疗，最终往往从益肾填精，配合疏肝解郁而起效。由于疾病的发生、发展与转归受时令气候、地理环境、患者体质等多方面影响，在防治疾病时，需因时、因地、因人分析，制定相应的治疗方法。

1.1.1　因时制宜　抑郁障碍的发病，复发及加重与季节因素密切相关，研究发现，冬季是抑郁症最易发病的季节。中医学认为，四时气候和昼夜晨昏变化对人体生理功能及病理变化均产生一定影响，《素问·厥论》中提出人体"春夏则阳气多而阴气少，秋冬则阴气盛而阳气衰"，《素问·四时刺逆论》也指出，人体气血运行随四时交替或浮或沉，"春气在经脉，夏气在孙络，长夏气在肌肉，秋气在皮肤，冬气在骨髓中"。冬季阳气收藏，万物萧索，人之神机亦伏蛰而不生发，故易见情绪低落，诱发抑郁。唐教授根据不同的季节气候特点制订不同的抑郁障碍用药原则：春天，借助肝木升发之气，多采用疏肝理气治疗；夏天，天气炎热，火时当令，故采用清心肝火；秋天，天气渐凉，金气当令，故多以润肺养阴为主；冬天，天寒地坼，多以益肾填精为法。

杨军（北京市朝阳区香河园社区卫生服务中心中医科）

孙文军（北京中医药大学第三附属医院脑病科）

　　唐教授认为,中西医结合诊疗抑郁障碍,要注意中医药介入的最佳时机和方法。重点关注两个时期,一是发病初期,二是发病后期,这两个时期以中医药治疗为主导地位。在抑郁初期,患者症状初起,属于阈下抑郁范畴,症状未能完全暴露,此时的诊断不成立,亦未有明显用药指征,而中医辨证论治无须满足西医用药指征,即可以积极予中医辨治,调理脏腑,补虚泻实,从而有效遏制抑郁症的发展与加重。后期患者病情严重,社会功能受损严重,甚至有自杀观念或行为,必须给予足够疗程的中药和西药抗抑郁治疗。此时单纯中医药辨治往往难以取得满意的疗效,应同时联用抗抑郁西药,甚至采用电休克治疗,迅速地控制重度抑郁发作,但往往会带来伴随的副作用或者出现难以撤药情况。唐教授运用中医辨证论治,对于缓解抑郁障碍的躯体化症状取得了非常满意的疗效。

　　1.1.2　因地制宜　根据不同地区的地理和气候特点,考虑治疗用药。地方区域不同,抑郁症发作各有特点,因而治法也各不相同。高者气寒,阴盛阳虚,治疗慎用寒凉,以免伤伐阳气;低者气热,阳盛阴虚,治疗慎用辛燥,以免损及阴精。《医学源流论》云:"西北之人,气深而厚,凡受风寒,难于透出,宜用疏通重剂;东南之人,气浮而薄,凡遇风寒,易于疏泄,宜用疏通轻剂。"故此但凡是北方病人,唐教授多以柴胡疏肝散之重用柴胡以推陈致新疏肝而为治,南方之人多以逍遥散香附易柴胡之轻疏而散为用,中土之地禀脾土之厚,唐教授在酌用疏肝健脾之同时,尤重视健运脾气为要。

　　1.1.3　因人制宜　人的体质有强弱不同,性别、年龄、生活习惯等不同,唐教授认为抑郁症的发生发展是由多种因素作用于人体,又随人体的特异性而出现的一系列反应,因此在治疗抑郁症时,需要分析患者自身的不同情况,采用不同治疗方法。唐教授临证时认为情绪的不同、性格的差异、经历及所处的社会环境的差别,对抑郁症的发生发展也具有不同影响,在治疗抑郁症的同时,还注重了患者的思想情况、性格特点,并予以心理开导,充分发挥患者的主观能动性。

　　1.2　抑郁障碍的辨证论治

　　唐教授在辨证论治中强调对抑郁障碍辨证的准确性,结合现代数据挖掘技术及临床研究,将抑郁障碍分为以下八种证型[1-2]:①肾虚肝郁:情绪低落,郁闷烦躁,悲观失望,神思恍惚,反应迟钝,腰膝酸软,胸胁胀痛,舌淡,苔白,脉沉细。②肝郁脾虚:精神抑郁,胸部闷塞,胸胁胀满,善太息,纳呆,脘痞嗳气,大便时干时溏,舌苔薄白,脉弦细或弦滑。③心脾两虚:多思善虑,头晕神疲,心悸胆怯,失眠,健忘,纳差,倦怠乏力,面色不华,舌质淡,苔薄白,脉细缓。④心肾不交:情绪低落,多愁善感,虚烦不寐,心悸不安,健忘,头晕耳鸣,腰膝酸软,手足心热,口干津少,舌红,苔薄,脉细或细数。⑤肝胆湿热:情绪抑郁或急躁易怒,郁闷不舒,失眠多梦,胁肋满闷,口苦纳呆,呕恶腹胀,大便不调,小便短赤,舌红苔黄腻,脉弦滑数。⑥心胆气虚:抑郁善忧,情绪不宁,胆怯恐惧,心中惕惕不安,自卑绝望,难以决断,舌质淡,苔薄白,脉沉细或细而无力。⑦肝气郁结:情绪不宁,郁闷烦躁,胸部满闷,胸胁胀痛,脘闷嗳气,不思饮食,大便不调,舌质红,苔黄,脉弦或弦数。⑧忧郁伤神(脏躁):精神恍惚,心神不宁,多疑善虑,悲忧善哭,喜怒无常,时时欠伸,或手舞足蹈,骂詈喊叫,舌质淡,苔薄白,脉弦细。

　　唐教授在治疗上,对于肾虚肝郁证以滋水清肝饮加减,根据肾阴阳虚程度不同,予左归丸、右归丸加减;对于肝郁脾虚证以逍遥散合半夏厚朴汤加减,临证所用方中多辛温苦燥之品,仅适宜于痰气互结而无热者,如证偏阴亏津少或者阴虚火盛者,则不宜用,此型患者病程多较长，注意结合心理暗示进行疏导；对于心脾两虚证以归脾汤化裁，治疗以滋养为法，但不能用药过于滋腻，适当辅以行气醒脾之药，以防碍脾；心肾不交证以黄连阿胶汤合交泰丸加减，本病病程较长，故应随时根据病情变化调整二者比例，另外要注意加用健脾理气、固护脾胃之品，以防滋阴之品滋腻碍胃，寒凉之剂苦寒伤胃；肝胆湿热证以龙胆泻肝汤加减，本方药多苦寒，易伤脾胃，故对脾胃虚寒和阴虚阳亢之证，皆非所宜，且使用不可过久，待湿热之象减退，需立即更方，以防脾胃受损，又生变证；心胆气虚证多以安神定志丸加减，治疗本证时，应注意虽为心胆气虚表现，但肝胆互为表里，肝脏精微入胆而化为胆汁，故温补心气、胆气之时应不忘养血柔肝，养肝体而助胆之用；肝气郁结证以柴胡疏肝散合丹栀逍遥散加减，本证患者虽以肝气郁结起病，但治疗时仍不忘养血柔肝，养肝体而助肝用，当郁结证候减退，应逐渐加大滋补之力，而不可一味攻伐；忧郁伤神（脏躁）证以甘麦大枣汤加减，在发作时，单纯药物治疗疗效欠佳，可根据病情选用适当的穴位进行针刺治疗，并结合语言暗示和诱导，对控制发作、解除症状常有较好的效果。

2　焦虑障碍的治疗经验

焦虑障碍是一种以没有明确客观对象和具体观念内容的提心吊胆和恐惧不安的心情，常伴有显著的自主神经症状（如心悸、胸闷、胸痛、咽部阻塞感和窒息感、全身发麻、呼吸浅快、多汗、头昏、震颤等）、肌肉紧张以及运动不安等症状，以广泛和持续性焦虑或反复发作的惊恐不安为主要特征。中医文献中并无焦虑症病名的记载，但有关情志致病的病因病机及治疗方法等十分丰富。汉代医家张仲景的《伤寒论》和《金匮要略》确立了中医临床辨证医学体系。其中记载的多种疾病和证候与焦虑症有许多相似之处，如所论百合病、妇人脏躁、奔豚气等病证及小柴胡汤证、半夏厚朴汤证、生姜半夏汤证等。

2.1　焦虑障碍的主要学术思想

焦虑障碍与抑郁障碍同属神志疾病，唐教授认为，神志疾病的治疗，除常规的脏腑辨证之外，应当辅以中医神志病学独特的神志辨证，从神的层面进行干预，方能取得较好的临床疗效。他深入地研究五藏神的理论，将脏腑辨证体系与神志有机融合，用于该病的治疗。注重从五神角度进行安神志、定魂魄、辨脏腑、辨虚实及化六郁，往往疗效显著。

2.1.1　安神志、定魂魄　"心者，君主之官神明出焉。""神"内舍于心，以心为发挥、运作、舍藏之器。《素问·宣明五气论》："心藏神。"《灵枢·邪客》："心者，五脏六腑之大主也，精神之所舍也。"倘若心神被扰，则神明失其主，扰动而不安，则心思犹疑不决，无法自主。"随神往来谓之魂……肝藏血，血舍魂。"孔颖达疏："附气之神曰魂……谓精神性识，渐有所知，此则附气之神也。"杨上善云："魂者，神之别灵也。如若神魂颠倒，则喜怒无常，优柔寡断，思维呆滞，精神恍惚；并精出入谓之魄。"《左传·昭公七年》："人生始化为魄。"孔颖达疏："附形之灵曰魄……附形之灵者，谓初生之时，耳目心识，手足运动，啼哭为声，此魄之灵也。"《类经》云："魄之为用，能动能作，痛痒由之而觉也……魄盛则耳目聪明，能记忆。"《素问·六节藏象论》曰："肺者，气之本，魄之处也。"魄之功能主要为调节人体感觉代谢机能，协调人体精神肢体运动。神、魂、魄囊括了人体主要精神活动内容，其中神为主导，统率魂魄，如日光普照，明鉴体内罅隙纤毫，起到主导和监督精神活动运行、发动思维、调摄情志的作用[3-5]。因此唐教授主张养心以藏神，敛肝以安魂，补肺定魄。

2.1.2　辨脏腑病位　焦虑障碍病位涉及心、肝、脾、肺、肾、胆诸脏腑，不同证型各有侧重。治疗时应辨明脏腑，调理脏腑阴阳气血，方收全效。如见情绪不稳，动则烦躁易怒，易激惹或常喜叹息，或常喜欠伸，则主要涉及肝；多思善虑，常愁眉苦脸，郁郁不乐，甚至不思饮食，神疲乏力，则主要涉及脾；心悸胆怯，惶惶不可终日，或者心中烦乱，坐卧不宁，夜不成寐，食不甘味，稍有紧张，则坐立不安，则主要涉及心胆；如出现周身不适，麻木疼痛倏发倏止，如寒无寒，如热无热，惊恐发作，饮食行为异常，反应迟钝、记忆减退等症状，则主要涉及肺肾。

2.1.3　辨虚实　以实证为主者，初多为气滞，为肝脏疏泄功能低下，疏泄不及，肝失条达所致。久则兼见血瘀、化火、痰湿、食滞等，最终脏腑气血失调之证渐显，或肝病及脾，或肝火灼伤心阴、心血，耗损肾阴、肾精，可损伤心、脾、肾而由实转虚，形成虚实夹杂。而以虚证为主起病者，初多以脾气亏虚，心气、心血不足，肾精亏虚为主，久则因虚致实，兼见水湿、痰结、食积、气滞等证。综观焦虑障碍的虚实病机，本病属于本虚标实，虚实夹杂之证，故临床辨证应明辨虚实，开郁祛实之时，适当予以益气滋阴养血之品，以防伤正气；滋补脏腑气血之时，亦应略加行气活血之品，以防阻碍脏气，而内生实邪。

2.1.4　化六郁　焦虑障碍实证的病机有气郁、血郁、痰郁、火郁、食郁、湿郁之分，所以须分辨六郁之不同，分而治之。气郁者，情绪不宁，喜太息，胸胁胀满疼痛，痛处不定。血郁者，性情急躁，头痛或胸胁疼痛，疼痛固定不移，或身体某部位有发冷或热感。火郁者，性情急躁易怒，胸胁胀满，口苦而干，或目赤耳鸣，或嘈杂吞酸，大便秘结，失眠多梦。湿郁者，情绪不宁，胸中满闷纳差，脘腹胀满，腰背酸楚，四肢乏力。痰郁者，精神不宁，胸部闷塞，食欲下降，或有咽中不适如有异物梗阻，吞之不下，吐之不出。食郁者，不思饮食，嗳腐吞酸，食谷不化，肠鸣矢气，大便臭秽。所谓六郁者，为常见之实邪，但总以气郁为先，气机不行则血瘀、痰结、化火、食滞、湿停。故临床诸郁多兼夹而现，治疗时也需把握主证，以理气为先，兼施活血、化痰、清热、消食、祛湿诸法，或独行或兼行或并行，方能获全效。

2.2　焦虑障碍的辨证论治

唐教授在临证中将焦虑障碍分为以下七种证型：①肝郁化火：情绪不宁，郁闷烦躁，胸胁胀痛，脘闷嗳气，或见口苦而干，或头痛，目赤，耳鸣，舌质红，苔黄，脉弦或弦数。②肾虚肝旺：情绪不宁，郁闷烦躁，胸胁胀痛，心悸善恐，少寐健忘，易惊，精神萎靡，腰膝酸软，头晕耳鸣，舌淡，苔薄白或略黄，脉沉弦而弱。③肝胆湿热：惊恐不安，心烦意乱，性急多言，夜寐易惊，头昏头痛，口苦口干，舌红，苔黄腻，脉滑数。④心脾两虚：心悸头晕，善恐多惧，失眠多梦，面色无华，身倦乏力，纳呆脘痞，舌淡苔薄，脉细弱。⑤肝郁脾虚：情绪不宁，郁闷烦躁，胸胁胀痛，身倦乏力，脘腹胀满，食欲不振，善太息，大便时溏时干，舌淡苔薄，脉细弱。⑥心肾不交：心悸不安，虚烦不寐，口干健忘，头晕耳鸣，腰膝酸软，手足心热，或见盗汗，舌红，苔薄，脉细或细数。⑦心胆气虚：心悸胆怯，善恐易惊，精神恍惚，情绪不宁，坐卧不安，少寐多梦，多疑善虑，苔薄白或正常，脉沉或虚弦。

肝郁化火证治以丹栀逍遥散[6]，本证患者多易急躁，平素要注意饮食调养，忌烟酒及辛辣食物，可在药物治疗同时，加用心理调节方法，对病人进行疏导，同时配合导引气功疗法，从而达到较好的疗效；肾虚肝旺证治以滋水清肝饮，因肾亏而致肝旺是本证的两个基本要素，并且兼夹肝魂妄动与肺魄不宁的证候，因此临床治疗除应用益肾清肝之法，还需注意安魂定魄之品的使用；肝胆湿热证治以黄连温胆汤合龙胆泻肝汤加减，但本方药多苦寒，且多金石重镇之品，长期服用易伤脾胃，故对脾胃虚寒和阴虚阳亢之证，皆非所宜，如病情较重，急则治标可短期服用，但使用不可过久，待痰热之象减退，需立即更方，以防脾胃受损，又生变证；心脾两虚证以归脾汤加减，此属焦虑障碍之虚证，多因气滞日久而致，或素体虚弱，又加情志所伤而成，病程一般较长，难于短期起效，治疗以滋养为法，常做成丸药、胶囊长期服用；肝郁脾虚证治以半夏厚朴汤合逍遥丸加减，治疗本证时，应用健脾化痰之法，要注意健脾为本，脾胃健运而痰浊自消，如一味化痰行气而不固脾土，痰浊之源未截而舍本逐末，非痰浊不能尽化，更兼辛温苦燥之品伤及正气，而生阴虚内热等变证；心肾不交证治以黄连阿胶汤合交泰丸加减，本病根本在于心肾阴亏，故用药应以滋阴为主，清热为辅，因本病病程较长，故应随时根据病情变化调整二者比例；心胆气虚治以安神定志丸，本证的发生多属体质使然，胆气本弱，心气不充，属胆怯多虑、优柔寡断的性格，故此型患者在温助心胆之气的同时，应注意结合心理疏导，移情易性方为治本之法。

3　总结

每一位老中医专家都是一座中医药学知识宝库。唐启盛教授在继承古代医家的论述基础上结合现代临床观察，对抑郁障碍及焦虑障碍具有深刻的理解，在抑郁障碍方面强调中西合用，以"三因制宜"为主，凸显了辨证论治的灵活性；在焦虑障碍方面，重视安神定魂魄，辨脏腑病位及虚实，化六郁治疗，他的这种治疗被广泛应用在精神疾病的治疗方面，体现了中医药的特色和优势。

参考文献

[1] 唐启盛. 抑郁症中医证候诊断标准及治疗方案 [J]. 北京中医药大学学报，2011，34 (12)：810-811.

[2] 唐启盛，曲淼. 抑郁症中医证候的贝叶斯网络研究 [J]. 中医杂志，2008，20 (11)：1223-1225.

[3] 孙文军，唐启盛. 张锡纯思想中的心脑相通理论 [J]. 中华中医药杂志，2011，26 (3)：427-429.

[4] 孙文军，田青，曲淼，等. 黄元御的神志观 [J]. 北京中医药，2014，33 (8)：601-604.

[5] 曲淼，唐启盛，孙文军，等. "神、魂、魄"理论在精神疾病辨治中的应用 [J]. 北京中医药大学学报，2013，36 (7)：437-440.

[6] 徐硕，唐启盛，赵瑞珍，等. 疏肝清热健脾法治疗广泛性焦虑的探讨 [J]. 北京中医药，2014，33 (7)：514-516.

第五章

脾胃疾病

邓贵成和法治疗脾胃病经验

邓贵成主任，幼承家学，勤学经典，理论基础扎实，曾师从中医名家刘春圃教授学习，临床工作五十余年，学验俱丰，现为北京市"3＋3"薪火传承邓贵成老中医基层工作室指导老师。和法为中医八法之一，邓老认为中医和法理论思想丰富，临床应用最为灵活，广泛应用于临床各科，其中脾胃病应用较多，笔者仅就自己的一点体会，简述如下。

1　中医和法与脾胃病理论渊源

1.1　中医和法理论渊源

中医"和"的思想，来源于对人体生理病理的描述，最早见于《内经》，如"内外调和，邪不能害""阴平阳秘，精神乃治"，治疗的目的在于达到身体平和状态，如"微和胃气""温药和之""下之则和"，成无己首次将小柴胡汤称为"和解"方。戴天章在《广瘟疫论》中提出："寒热并用之谓和，补泻合剂之谓和，表里双解之谓和，平其亢厉之谓和。"[1]总结精当，对临床具有较强的指导意义。程钟龄正式将"和法"归为医门八法之一。当代医家对"和法"理解，大致可概括为广义和狭义两方面，狭义"和法"为和解半表半里少阳证，广义"和法"为调和脏腑气血，平衡阴阳水火，调其寒热虚实，和解表里，升清降浊，皆本于升降出入法[2]。"和法"具有如下特点：针对病机复杂如寒热虚实互结、脏腑气血运行失调，依据中医药性理论，选用药物多为寒热并用；五味理论依照《内经》"辛甘发散为阳，酸苦涌泄为阴"用药多以辛、甘、苦为主；归经理论多涉及肝、脾、胃、肺、心，涉及气血运行的脏腑；升降浮沉理论具有升、降特性。整体"和法"具有关注气机升降，用药相反相成以达到调和的特点。

1.2　"和法"治疗脾胃病的基础

中医和法重在调节气机升降，而脾胃为人体气机的枢纽，与气机升降密切相关，和法应用于脾胃病取决于脾胃生理、病理特点。

1.2.1　脾胃的生理特点

脾胃通过经络构成表里关系，属土，同居中州，为人体枢纽，共同发挥受纳饮食、运化水谷津液、化生气血和气机升降的作用，脾胃生理特性如下：①脾属脏，藏精气而不泻，胃属腑，传化物而不藏；②脾主升清，水谷津液得以输布，胃主降浊，糟粕得以下行；另外脾胃升清降浊，为五脏转枢气机，肝升肺降，心火下交，肾水上济，皆有赖于脾胃的升清降浊功能健运，如《四圣心源》说："脾升则肝肾亦升，胃降则心肺亦降。"③脾为阴土，性喜燥而恶湿，赖阳以煦之，胃为阳土，其性喜润而恶燥，须阴以和之，故《临证指南医案》说："太阴湿土得阳始运，阳明燥土，得阴自安。"

另外，脾胃与肝胆关系密切，肝胆为东方甲乙木，性喜调达而恶抑郁，肝胆生理功能与脾胃相关的生理功能体现在几个方面：①肝主疏泄气机，疏泄气机功能正常，则气血调和，肝性升发有助于脾胃运化水谷精微以及水液的转输；②肝主疏泄胆汁，有助于脾胃运

来要良　和媛媛　李淑兰（北京市宣武中医医院脾胃科）

化水谷。

脾胃关系密切，两者升降特性具有相反的生理特点，相辅相成，两者相互协调，共同完成水谷精微的化生运化，肝胆疏泄功能正常有助于脾胃完成运化功能。

1.2.2 脾胃病的病理特点　《素问·太阴阳明论》提出"阳道实，阴道虚"，概括脾病多虚、胃病多实的特点。脾胃为人体气机升降枢纽，枢纽调节失常，可见脾不升清、胃不降浊、水火失济、肝升肺降失调。脾为阴土，依赖阳气发挥运化功能，胃为阳土，依赖阴气以发挥受纳腐熟水谷的作用，两者燥湿相济。另外，病理上也互相影响，如肝失疏泄，则气机不畅，出现脾胃运化异常，可见胃痞纳呆、食欲不振、疼痛、大便异常等症状，或影响胆汁排泄，出现胁痛、口苦、食少等不适症状；气机郁结，水湿失运，形成水湿停留可见膜胀、纳差、嗳气呃逆等症状。

根据以上特点，脾病多为阳气不足，以虚证、寒证为多，易为湿困，表现为化生、运化、升清功能减退，出现乏力、眩晕、泄泻、胃痞闷、食欲不振等；胃病多见阴液不足，以实证、热证为多，表现为受纳、腐熟、降浊功能减退，出现口苦、口臭、反酸、烧心、恶心、呕吐、便秘等，即"清气在下，则生飧泄，浊气在上，则生膜胀"。另外，在病理上，肝胆气机疏泄失常影响脾胃水谷运化，导致气、血、水、痰、湿等病理产物的产生。脾胃同居中州，两者发病常相互影响，或肝胆导致的脾胃病常表现为气机升降失调、虚实寒热夹杂。

2 脾胃病"和法"应用

脾胃生理特性决定脾胃病易出现寒热虚实互见，气机升降失调的特性，病变常涉及脾、胃、肝、胆、三焦，而和法具有寒热并用，兼顾虚实，调整气机的作用，所以脾胃病应用"和法"较多。邓老在临床治疗脾胃病使用"和法"的具体治法有：和解少阳、调和寒热、调和肝脾（胃）、分消走泄等。

2.1 和解少阳

少阳为三阳枢纽，由胆、三焦所主，少阳主表里、上下气机升降出入，也是水液运行通道，是人体气机升降出入的枢纽。脾胃为后天之本，五行属土，土性敦厚，脾胃依赖胆木升清降浊功能，胆升降调达之性能够帮助脾脏疏散精微，助胃传化糟粕[3-4]。少阳病治疗以和解表里，梳理气机，以张仲景小柴胡汤为代表方。

小柴胡汤应用在脾胃病主要病机为肝木克土，临床治疗病种涉及肝胆、脾胃和神志等疾病，主要表现为胸胁苦满，嘿嘿不欲饮食，心烦喜呕，口苦，临床中属于少阳经气不利，皆可应用。

《伤寒论》中柴胡类方有六个，为小柴胡汤、大柴胡汤、柴胡桂枝汤、柴胡加芒硝汤、柴胡桂枝干姜汤及柴胡加龙骨牡蛎汤。聂惠民教授以和法论治为主线，对柴胡类方衍化模式进行了论述，认为和法的主方为小柴胡汤，和而兼汗法柴胡桂枝汤，和而兼下大柴胡汤，和而轻下柴胡芒硝汤，和而兼温柴胡桂枝干姜汤，和而镇惊柴胡龙骨牡蛎汤[5]。黄煌教授认为柴胡类方方证复杂，患者主诉繁多，临床使用可以参考"柴胡证""柴胡带""柴胡体质"，体质类型鉴别能够执简驭繁，较快地抓住疾病的本质[6]。马明越总结名老中医应用小柴胡方经验，认为小柴胡汤临床应用思路应参考解邪热、析病机、辨方证、参经络等四种方法[7]。

邓老在临床中对小柴胡汤加减如下：脾虚乏力，加香砂四君子汤；脘痞痰多者，加平胃散以行气除胀；胃脘水饮明显者，加五苓散、苓桂术甘汤；失眠多梦易惊者，加龙骨、牡蛎、珍珠母以重镇安神；伴头晕恶心者，加天麻、白术等以祛风化痰；伴气郁者常用香附、紫苏、郁金、合欢皮等。小柴胡汤临床应用不要局限于口苦、咽干、目眩、往来寒热、胸胁苦满等症，凡是有气机郁滞者，均可应用。

2.2　调和寒热

脾为阴土，胃为阳土，脾主升清，胃主降浊，脾之为病多虚，胃之为病易实，脾胃病常有虚实夹杂、寒热错杂、气机升降失常，调理脾胃气机升降，常以辛热配苦寒，取"辛以散之""苦以泄之""治寒以热""治热以寒"之意，达到"辛开苦降"的目的。代表药物为三泻心方、旋覆代赭汤、黄连汤、干姜黄芩黄连人参汤、乌梅丸等。

半夏泻心汤证为小柴胡汤证误下导致脾胃气虚，或湿热留滞，寒热错杂，升降失常，气机痞结所致心下痞伴有呕吐；生姜泻心汤证为汗出后胃中虚弱，谷气未复，余邪未尽，复内陷心下，饮食不化，余邪与水食并结，而致心下痞伴有腹中雷鸣、下利；甘草泻心汤证为反复误下导致脾胃损伤，外邪内陷，以致寒热错杂于中，升降失常，出现干呕心烦不得安。三泻心汤药味相同，药物剂量不同，所主疾病也有所不同，半夏泻心汤治疗痰浊气痞，气机壅塞而导致心下痞兼呕吐之证；生姜泻心汤治疗湿浊滞胃，枢机不利而导致心下痞兼水、气相搏之证；甘草泻心汤治疗胃虚气逆而导致心下痞兼完谷不化之证[8-9]。赵松森[10]认为泻心汤能治天气不降、地气不升，即心、肺之气不降，肝、脾之气不升的所有病证，除脘腹痞满、呕吐、下利等病证外，尚可治疗如阳不入阴所致的不寐证，心火不降所致的脱发证，肺气不降所致的咳喘证，阳不潜藏所致的自汗、盗汗证，胃气不降所致便秘证，概括泻心汤能够降阳升阴，转否成泰。

旋覆代赭汤为发汗、泻下之后，胃虚而发生痞证，出现痰气上逆，嗳气不除；黄连汤为半夏泻心汤去掉黄芩加桂枝而成，此为胸中有热，胃中有寒，呕吐腹痛并见，而不见心下痞。干姜黄芩黄连人参汤证为伤寒误下误吐，导致脾胃虚寒，上焦有热，导致寒热格局，食入即吐，本方清上温下，和中降逆治疗寒热相结成痞。乌梅丸出自《伤寒论》，本为治疗胃热肠寒蛔厥证，现代医家认为，乌梅丸具备调和法的特性。乌梅丸辛苦酸甘并用，辛开苦降，共奏开宣气机之功，酸如乌梅，能敛阴柔肝制木，甘如人参、当归，能补气养血益土，刚柔相合，有利于调整脏腑气血和整体阴阳的平衡。

邓老在应用泻心方常用加减：肝郁化热，可加入四逆散；肝脾不和，见腹泻肠鸣较甚者，可加入痛泻药方；肝气郁滞两肋疼痛，加金铃子散；肝气犯胃，痰浊上逆，见呕逆剧甚，可加入旋覆代赭汤、香附、苏子梗、旋覆花；胃热反酸明显加左金丸；脾胃失和，痰湿壅滞，肺失肃降者，可加入桔梗、贝母、百部等；湿浊内蕴可加入藿香、佩兰、厚朴；痰热郁结合小陷胸汤；腹痛明显加乌药、延胡索、川楝子、佛手；老年患者心气不足出现心慌、失眠者，加生脉饮、酸枣仁汤或酸枣仁、柏子仁、石菖蒲、远志等。

2.3　调和肝脾（胃）

脾胃为气机升降枢纽，受制于肝气的调节，若肝失条达，疏泄失常则脾土壅滞。现代社会，人们工作压力较大，长期反复、持久的情志刺激，如忧、思、悲、恐、惊等情志因素作用下，亦会使肝气郁结，气机不畅，或饮食失调，脾胃乃伤，土虚木乘，均可导致肝失疏泄，横逆乘脾犯胃。肝脾或肝胃失和，以调肝理脾、调肝和胃为法，以四逆散、逍遥散为代表。

四逆散首见于《伤寒论》，刘渡舟认为："结合临床观察，四逆散证的原因不外两个方面：一是过服寒凉药物致使阳气冰伏、闭郁而不达于四肢。如外感热病过早或过量使用寒凉药后，出现手足厥逆即是。二是由于精神刺激，使肝气郁结不舒，少阴阳气被郁而不达于四末，以致出现四肢厥逆。凡此厥逆，使用四逆散调达气血、疏畅阳郁，则多能获得较好疗效。"张路玉谓："此证虽属少阴，而实脾胃不和，故而清阳之气不能通于四末。"在病机上又涉及脾胃。临床中凡是出现肝脾不调或少阳被郁均可以此方为基础进行加味。逍遥散首先见于宋代《太平惠民和剂局方》，其组方来源于四逆散和当归芍药散，具有疏肝健脾和养血，临床治疗病种涉及肝胆、脾胃、情志、疫病等，在脾胃病表现为反酸、烧心、口干、口苦、胁痛、郁病等，临床中凡是出现肝脾失调者皆可以此方化裁。

邓老在运用四逆散或逍遥散时，临证时常根据病邪、兼证及病位加减。在病邪方面，湿盛者，常合用平胃散；饮停者，合用五苓散；痰浊明显者常合用二陈汤、温胆汤等；食积或食欲不振者，常加焦四仙。在兼证方面，反酸烧心明显者，加用左金丸或乌贝散；嗳气呃逆者，加用旋覆代赭汤；郁证明显者，加用石菖蒲、远志、郁金；便秘者，酌情加用增液汤、五仁丸、麻子仁丸等。在病位方面，使用行气药，上焦选用旋复花、郁金、白梅花等药物；中焦选用陈皮、枳壳、木香、香附等；下焦常用焦槟榔、枳实、荔枝核、橘核等药物。

2.4　分消走泄

脾胃相因为脏腑的生理特点，加之目前饮食习惯，患者湿热阻滞之证较多。清代叶天士论治三焦湿热谈及分消走泄法。《叶香岩外感温热篇》云："再论气病有不传血分，而邪留三焦，亦如伤寒中少阳病也。彼则和解表里之半，此则分消上下之势，随证变法，如近时杏、朴、苓等类，或如温胆汤之走泄。因其仍在气分，犹可望其战汗之门户，转疟之机括。"本条文指出温病的三焦气分湿热证，与伤寒病中少阳病的病机有相同之处，而何秀山在《通俗伤寒论》蒿芩清胆汤按语云："足少阳胆与手少阳三焦合为一经，刘景源教授[11]指出：足少阳胆经从横向主半表半里，为气机表里出入之枢，它的气化功能是疏泄胆汁，参与水谷的消化；手少阳三焦经从纵向贯通上、中、下三焦，为气机上下升降之枢，参与人体阳气和水液运行；两经相辅相成，主管人体气机升降出入，相互为用；如果气机出入障碍，则升降必然阻滞；反之，气机升降阻滞，则出入也必然发生障碍；和解法的大范围内，和解表里法适用于足少阳胆的病变，分消走泄法适用于手少阳三焦的病变。分消走泄法的代表方为温胆汤、蒿芩清胆汤、三仁汤、杏仁滑石汤、黄芩滑石汤等。

温胆汤出自《备急千金要方》，清代罗东逸认为本方针对的病机为胆热内扰，加之脾胃湿热内蕴，临床治疗病种涉及脾胃病、情志病，脾胃病临床表现为口苦、恶心、烦躁、易惊等。蒿芩清胆汤应用为三焦湿热，胆经湿热内蕴，临床治疗病种涉及肝胆、脾胃、疫病、心肾、情志等疾病，在脾胃病主要表现为口苦，吐酸，恶心或呃逆，胁肋胀痛，心烦自汗，大便黏滞，舌红苔白或厚腻。三仁汤主治湿热病初起，湿重于热，临床病种涉及脾胃病、肝胆病、疫病等，脾胃病临床表现为胃痞、食欲不振、腹泻或便秘、胸闷、头痛身重等。杏仁滑石汤和黄芩滑石汤均治疗中焦湿热，湿热并重之证，其中湿热弥漫三焦者选用杏仁滑石汤，湿热胶着者选用黄芩滑石汤。杏仁滑石汤开上、畅中、渗下并重，以分消三焦弥漫之湿热；黄芩滑石汤中则多用利湿行气之品，"共成宣气利小便之功"，使湿热从小便而驱，以解中焦胶结之邪[12]。

　　邓老在治疗脾胃湿热疾病常遵循温病法，开上、畅中、渗下三焦同治。开上常用药物为藿香、佩兰、杏仁、紫苏叶、青蒿等；畅中常用药物法半夏、砂仁、苍术、白蔻仁、草果、厚朴、大腹皮、陈皮、薏苡仁、黄连、黄芩、栀子等；渗下药物常用茯苓、泽泻、冬瓜皮、滑石、车前子、通草、竹叶。湿热之证兼有脾虚者，常用山药、白术、茯苓、冬瓜皮等健脾而不用参芪，脾被湿困而有化滞者用砂仁、白蔻仁、焦四仙、炒薏苡仁，兼有气滞者，常用大腹皮、厚朴、陈皮、郁金等。

　　和法在脾胃病临床应用较广，临床应用应注意联系相关脏腑，如肝胆脾胃肠，注重脾胃的本身生理特点及功能失调产生的病理产物。总之，治疗脾胃病，应联系肝胆、脾胃相互参治，兼顾调理病理产物。

参考文献

[1]　清·戴天章. 广瘟疫论 [M]. 北京：人民卫生出版社，1992：57.

[2]　方和谦. 方和谦（中国现代百名中医临床家丛书）[M]. 北京：中国中医药出版社，2008：219.

[3]　诗哲. 论"少阳枢""少阴枢"的理论及临床运用 [J]. 浙江中医杂志，2006，41（3）：125.

[4]　张志军. "少阳枢机"的原理及其临床意义初探 [J]. 光明中医，2009，24（6）：998-1000.

[5]　聂惠民. 经方防治疑难病临床经验——从柴胡剂与和法论治阐述 [J]. 中医药通报，2005，4（1）：21-25.

[6]　黄煌. 中医十大类方 [M]. 南京：江苏科学技术出版社，1995：52-54.

[7]　马明越，申晓伟，梁峰. 当代名老中医应用小柴胡方经验述评 [C]. //全国第二十二次仲景学说学术年会论文集，2014：97-100.

[8]　陈金亮，黄涛. 五泻心汤方证探析 [C]. //中华中医药学会第二十二届全国脾胃病学术交流会论文集，2010：842-845.

[9]　聂惠民. 泻心辈方证演化与疑难杂病论治 [C]. //中华中医药学会第十七届仲景学说学术研讨会论文集，2009：38-44.

[10]　赵松森. 半夏泻心汤方义新解 [J]. 新疆中医药，2009，27（4）：63-64.

[11]　刘景源. "分消走泄"法在湿热病治疗中的应用（一）[J]. 中国中医药现代远程教育，2006，4（8）：32-35.

[12]　刘景源. "分消走泄"法在湿热病治疗中的应用（二）[J]. 中国中医药现代远程教育，2006，4（9）：2-3.

李汉文主任治疗慢性萎缩性胃炎经验

　　慢性萎缩性胃炎系指胃黏膜上皮遭受反复损害导致固有腺体减少，常伴不完全型肠上皮化生或中、重度异型增生的一种慢性胃部疾病[1]，病情缠绵难愈，世界卫生组织将其列为胃癌前状态，属临床多发病、疑难病。中医文献中对本病并无独立的病名记载，根据其发病特点及临床表现而散见于"胃痞""胃脘痛"等病证范畴。

王玉娟（济南市中医医院脾胃肝胆科）

邓华亮（山东中医药大学科技处）

山东省名老中医李汉文主任临证三十余载，临床经验丰富，认为本病或寒凝气滞，或寒热并存，或虚实夹杂，多呈复杂之势，临证立足于脾胃气阴两虚，胃络瘀阻，气滞痰凝的本虚标实的病理机制，强调圆机活法，辨证施治，通过病证结合，采用和中消痞、宣畅气血、寒热并用、祛瘀生新等治疗大法，共奏扶正祛邪之功，以和为圣度，取得了满意的临床疗效。笔者有幸侍其左右，现谨对李老治疗该疾病的经验做一总结，与同道共勉。

1 圆机活法，和为圣度

李主任结合本病长期慢性胃病的病程，认为虚实夹杂，本虚标实可以概括其发病机理，而脾胃气阴两虚是其根本机转，胃络瘀阻、气滞痰凝则贯穿了疾病的整个病理过程。

李老认为任何一种致病因素破坏了人体"内稳态"，引起脾胃功能紊乱，影响水谷腐熟与运化，导致气机不畅，血络失调，均可形成痞满、脘痛等病证。临证中要善于立足于整体观念，正确分析病因病势与邪正消长，圆机活法。施治以客者除之，结者散之，热者寒之，寒者热之，虚者补之，实者泻之。升降之气得调，阴阳相和，《素问·生气通天论篇》中"因而和之是谓圣度"，所言极是。

2 调畅气机，脾胃兼顾

气机升降出入运动是人体生命活动的基本形式，升降失调是疾病发生的渊薮[2]。脾与胃经络相属相关，互为表里，在生理功能及病理改变上相互影响。华岫云评注《临证指南医案》云"脾宜升为健，胃宜降则和"。脾胃为全身气机之枢纽，胃主通降，脾升清阳，一升一降，共同完成水谷的运化和输布，二者互为必要条件。

李老强调升清与降浊之间，既是对立，又是统一的，病理条件下，二者常常相因为病。脾虚则清阳易于下陷，胃弱则浊阴之气易于上逆，因此在该病的治疗过程中，始终贯穿着条畅脾胃气机升降的基本治则，兼顾脾胃，升清降浊，祛疾为安。

临证遣方组药时，常遵叶天士"忌刚用柔"之旨，慎用辛香温燥之品，多以四君子汤或六君子汤化裁，胃阴不足则酌加木瓜、乌梅、芍药、甘草等以酸甘化阴，以求脾气以升为顺，胃气以降为和，诚如吴鞠通"中焦如衡，非平不安"之谓。

当然，虽然升阳降逆贵为治疗脾胃疾患之大法，但在临证中更当详辨脾胃之别，切勿升降太过。若脾阳一度得升，然胃气不得顺降，浊气则无从下行，反致胃气上逆；如过度应用厚朴、枳实、代赭石等降气药物，力降胃气，可致脾气不能上升反成中虚气陷之弊。

3 燮理阴阳，辛开苦降

慢性萎缩性胃炎常因脾胃升降乖戾，运化功能薄弱而助湿生痰，痰湿之邪作祟既可挫伤阳气，又可郁而化热，从而引起寒热互结，虚实错杂之"夹热""夹寒"等多端变征。日本·丹波元坚《药治通义》尝言："有病但冷但热而寒热并行者，是一取其性，一取其用，性用适自成一种方剂矣。"而清·张志聪在《侣山堂类辩》寒热补泻兼用辩篇中亦有"寒热补泻兼用、在邪正虚实中求之"的记述。

李老临证每见心下痞满，或肠鸣泄泻，或呕吐，苔多黄白相间之病患，常寒热并用以燮理阴阳，多施和胃降逆，辛开苦降之法，疏以泻心汤类方治之。

李老强调运用此法针对中气不足，寒热互结，升降失常，脾胃不和，可使热处得清、寒处得温、实者得泻、虚者得补，脾胃得和，升降相因，消补同施，务求其平。而有学者Meta分析比较，辛开苦降立法之中药组方治疗慢性萎缩性胃炎的有效率明显优于单纯西药[3]。

胃脘灼热痞塞，乏力纳差，又见畏寒喜暖，或便溏肠鸣，多属脾寒胃热，痰湿阻滞，泻心汤类方既温煦脾阳又清泻胃热，可和胃消痞，清热散寒，临床效果明显。

4 祛瘀生新，活血通络

病久入络，慢性胃脘痛一般病程较长，多有血络瘀阻[4]。脾胃失和，气滞痰凝，胃络瘀阻概括了慢性萎缩性胃炎的病理机制并涵盖了其病理演变过程。李老认为络脉瘀阻，胃络失于濡养，是导致胃腺体萎缩的重要因素，临床上有时瘀血体征不甚明显，但病理组织学及胃镜检查可发现黏膜充血、水肿、色黯或灰暗，结节隆起，粗糙不平，则提示了局部组织血运不畅，缺氧缺血，致使腺体萎缩，肠上皮化生、增生、恶化等病理表现。

血行不畅、络脉失养、气血瘀滞、津凝痰结、络毒蕴结等病理变化涉及了血管活性物质调控异常、血管内皮细胞平滑肌细胞的损伤机制、细胞外基质代谢异常、细胞因子及信号传导通路调控异常等生物学内容[5]。

基于此种认识，临证中李老多用丹参、莪术、穿山甲、皂刺、酒大黄等以活血通络，祛瘀生新，效果颇佳。而现代研究表明，活血化瘀药可以改善胃癌前病变胃黏膜微循环灌注，并建立侧支循环，使局部缺血缺氧得到改善，增加胃黏膜血流量，促进局部炎症吸收，使萎缩腺体复生[6]。

本病的病位在胃，与肝脾关系密切，脾胃不和，木郁乘土，导致胃气阻滞，胃络瘀阻，胃失所养，不通则痛。

5 临证举隅

患者，男，42岁，2013年8月10日初诊。多年胃病史，素喜辛辣肥甘厚味。胃痛较著，伴脘腹痞满，嘈杂嗳气，大便溏结不调，舌体胖大质暗，苔薄黄，根略腻，脉弦细。胃镜提示：慢性萎缩性胃炎；病理诊断：（胃窦）慢性萎缩性胃炎伴肠上皮化生，少许腺体上皮细胞轻度非典型增生。中医诊断：胃脘痛。证属胃络瘀阻，寒热错杂，治以和中消痞，祛瘀活络，燮理阴阳。拟方：枳壳12g，炒白芍12g，柴胡12g，石斛12g，佛手15g，黄连9g，干姜12g，半夏12g，丹参30g，莪术15g，乌贼骨30g，浙贝母15g，生甘草6g，14剂，水煎早晚分服，每天1剂。

8月26日复诊：自述疼痛明显减轻，纳食稍增，二便调可，胃脘微有饱胀感，舌胖质暗，苔薄白根黄略腻，脉沉弦。沿袭前法，方用逍遥散加味以疏肝健脾，行气化滞：柴胡24g，当归15g，白芍12g，茯苓20g，炒白术15g，蒲公英30g，煨木香12g，黄连9g，干姜12g，半夏12g，丹参30g，莪术15g，乌贼骨30g，浙贝15g，酒大黄9g，生甘草9g。

遵循上述理法方药，患者服药半年，病情趋稳，自觉机体状况良好，已无明显不适症状，胃镜示慢性浅表性胃炎。病理诊断：（胃窦）黏膜轻度慢性炎症。

按：该案脾虚木乘、胃阴亏虚与络脉瘀滞并存，寒热虚实错杂，治以和中消痞，祛瘀活络，燮理阴阳。以四逆散疏肝和脾，解郁透热，乌贝散以制酸消积，合半夏泻心汤燮理阴阳，契合寒热错杂之病机，寒热并行而不悖；酌加活血通络，祛瘀生新之品并逍遥散疏肝健脾，药证相符，辄收良效。慢性萎缩性胃炎病机复杂，治疗棘手，李主任注重病证结合，临床上强调圆机活法，辨证施治，随症加减，疗效明显。

参考文献

[1]　Wang J, Chi D. S, Kalin G. B, et al. Helicobacter pylori infection and oncogene expressions ingastric

carcinoma and its precursor lesions [J]. Dig Dis Sci, 2002, 47 (1), 107-113.

[2]　邓华亮, 王玉娟. 试论气机升降 [J]. 辽宁中医药大学学报, 2008, 10 (7)：36-37.

[3]　安静, 杨晋翔, 来要良, 等. 辛开苦降法治疗慢性萎缩性胃炎临床疗效的荟萃分析 [J]. 环球中医药, 2013, 6 (7)：505-510.

[4]　王垒, 高积, 粮王皓. 慢性胃脘痛治疗经验浅析 [J]. 世界中医药, 2014, 9 (6)：764-765.

[5]　李岩, 赵雁, 黄启福, 等. 中医络病的现代认识 [J]. 北京中医药大学学报, 2002, 25 (3)：1-5.

[6]　宋立人. 现代中药学大辞典：上册 [M]. 北京：人民卫生出版社, 2001：750-751.

唐旭东教授香苏饮辅用 H_2 受体拮抗剂治疗胃食管反流病经验

胃食管反流病 (gastroesophageal reflux disease, GERD) 作为临床常见病与多发病, 目前已受到越来越多的关注。2013 年 2 月 Am J Gastroenterol 公布了最新的胃食管反流病指南[1], 将反流性食管炎 (reflux esophagitis, RE) 列为 GERD 并发症之一。基于遗传易感性、胃肠道动力障碍、内脏高敏感性等共同的发病基础, GERD 可同时伴见其他功能性胃肠病重叠症状[2]。

现代医学药物靶向治疗对本病证状改善并不明朗, 质子泵抑制剂 (proton pump inhibitor, PPI) 过度使用也已成为近些年亟待解决的问题。中医药治疗强调整体观念与辨证论治的特质在与现代医学的碰撞与交融中显现无遗, 为本病的个体化治疗提供了良好的契机。

GERD 的相关症状, 可在古医籍 "嘈杂" "吐酸" "反胃" 等病证中找到表述, 但不能等同论之, "食管瘅" 这一病名则可反映本病的病位因机。本病病位在食管与胃, 与肝胆脾肺关系密切[3]。本病虽病因复杂, 但病机不外乎气机升降失调, 胃失和降, 胃气上逆。唐旭东教授秉承董建华院士 "通降论" 学术精髓, 结合二十余年临床经验, 遵循脾胃分治、理气通降的原则, 将香苏饮与 H_2 受体拮抗剂 (H_2RA) 应用于 GERD 的临床治疗, 疗效颇佳。

1　以 "通降论" 为立足点, 着重脾胃分治

脾胃 "通降论" 是著名国医大家董建华院士在传承传统中医学对脾胃生理病理认知的基础上, 结合现代医学对胃肠疾病的认识深化、发展而来[4]。该理论以胃为中心, 由胃及脾, 可归纳为两大特点：①脾胃认识上的三要素：即生理上以降为顺, 病理上因滞而病, 治疗上以通祛疾；②脾胃病治则上的两点论, 即 "脾胃合治" 与 "脾胃分治"[5]。

1.1　脾胃病认识上的三要素

脾胃病认识上的三要素主要从脾胃的生理、病理、治疗着手进行探讨。脾胃同居中焦, 以膜相连, 两者功能可概括为 "水谷纳运相得, 气机升降相因, 阴阳燥湿相济"。脾胃共主中州, 脾主升, 胃主降, 是气机升降的枢纽, 但胃的通降是脾主升清的前提和基

陈婷　王凤云　卞立群　康楠　王晓鸽　朱恩林 (中国中医科学院研究生院)

础。只有保持其舒畅通降之性，方能奏其纳食传化之功。脾胃的通降主要表现为脾胃气机通畅，胃腑传化物及脾主升清功能正常。若其功能失调，则表现在以下几个方面：胃气不降所致噎膈、脘腹胀满、便秘等；胃气上逆所致反酸、呃逆、嗳气等；脾失升清所致腹泻、疲乏、精神倦怠等。治疗时则以"通"字立论，以调理气血为轴线，综合把握病机审症求因，因势利导，可谓"通降不伤正，补益需寓通"[5]。病情属实，则以通降为主，专祛其邪，不可误补；虚实夹杂，则通补并用，补虚行滞，标本兼顾。

1.2　脾胃病治则上的两点论

脾主运化升清，胃主受纳腐熟，共同调节饮食物的消化与吸收。两者在生理上紧密联系，病理上息息相关。因一脏一腑同中有异，故治疗时，既要重视其"同"以合治，即常在补脾之品中佐以健胃之品，或在理气通降之品中辅以升清之品；又要根据其不同之处以脾胃分治。脾属脏，藏精气而不泻，胃属腑，传化物而不藏，因此临床治疗时多有侧重，虚证方面多侧重于脾，实证方面多侧重于胃。

唐旭东教授以"通降论"为立足点，认为 GERD 发病与胃通降功能异常密切相关。胃为水谷之海，"传化物而不藏"，以降为顺，以通为用，通是降的结果和表现，通降是胃的生理特点的集中体现[4]。若通降功能异常，则表现为胃气阻滞，不降反升。治疗时，强调以通祛疾，但这并不意味着单纯采用攻伐之品，而是审症求因，因势利导。本病病位在食道和胃，着重治胃，以通降为主，以祛病邪，这正是"脾胃分治"这一思想要旨的体现。但若迁延及脾，出现虚实夹杂之症，则通补并用，补虚行滞，降胃理脾。临床遣方用药时，唐旭东教授多"脾胃合治"，常在理气降气之品中少佐健脾之品，以调畅气机，气机升降调达，则诸症可除。

2　以"香苏饮"为基础方，遣方用药量少而精准

"香苏饮"由宋代《太平惠民和剂局方》中经典名方"香苏散"化裁而来。原方主治"四时瘟疫，伤寒"，后世医家多用其治疗气机壅滞所致的疾病。唐旭东教授运用本方化裁治疗 GERD，疗效颇佳。方中紫苏梗辛甘微温，归肺、脾、胃经，理气宽中，切中病机，是为君药。香附辛苦甘平，行气开郁，为臣药。君臣相合，紫苏梗得香附之助，则调畅气机之功益著；香附借紫苏梗之升散，则能上行外达以祛邪。佐用理气燥湿之陈皮，一则协君臣行气滞以畅气机，二则化湿浊以行津液。甘草健脾和中，与香附、陈皮相配，使行气而不耗气，并调和药性，是佐药兼使药之用。诸药相配，则气机畅而壅滞消。故唐旭东教授多以此方化裁治疗 GERD 以调达气机，交通上下。

唐旭东教授临证时，每方不过十余味药，用量亦轻，皆疗效颇佳。唐教授指出，中药治疗本病优势明显，但不应一味抑酸，应切合因机，辨证施治。若烧心、反酸多因情志因素诱发，常伴胸闷脘胀，连及两胁，嗳气频频，多辨为肝胃不和证，治疗多在和胃通降的基础上，合用四逆散以疏肝解郁；若在上述表现基础上出现心烦易怒，口干口苦等肝胃郁热之症，常酌加左金丸、龙胆草等品以清泻肝火，和胃降逆，且左金丸的用量严格配以 6∶1；若伴见餐后脘胀，纳谷不馨，神疲乏力，气短懒言等症，则多以脾虚气滞证论治，遣方时多在香苏饮基础上，合用黄芪、党参、炒白术、木香、砂仁等健脾益气、行气之品，这亦体现了通降论"脾胃合治"的思想要旨。若症见烧心反酸明显，胃痛隐隐，喜温喜按，空腹时胃脘饥嘈不适，进食后症状缓解，口苦咽干，脘腹满闷等寒热错杂、中焦气机升降失调之象，则合用半夏泻心汤以辛开苦降，降逆和胃。如患者烧心反酸症状多在

空腹或夜间明显，可在行气同时酌加血分药，调血以和气，如赤芍、丹参、生蒲黄、五灵脂等活血之品，使得行气而又不伤阴。

GERD 患者往往伴见胃痛、脘痞等其他重叠症状。若见脘腹胀满甚者，常加用枳壳、枳实、大腹皮、大腹子等品以行气滞；若见舌苔白腻者，常酌加佩兰、白豆蔻、荷梗等芳香化湿之品以醒脾，苍白术等品以健脾；若见舌苔黄腻者，常配以黄芩滑石汤；大便秘结者，未曾用大黄、番泻叶、决明子等峻下之品，常加生白术、桃仁、杏仁、瓜蒌等品以润肠通便；大便稀溏者，酌加炮姜炭以温中暖脾止泻，但应注意其用量，因本品虽有温中止泻之功，但因其温燥之性可加重 GERD 患者咽部不适，防止此病虽调而他病由生。

3　以 H_2 受体拮抗剂为辅助，酌情抑酸效果明显

自 1988 年第一代 PPI——奥美拉唑问世以来，因其高效而持久的抑酸，一直以来被认为是治疗酸相关疾病最有效的药物，并逐步取代 H_2 受体拮抗剂（H_2 receptor antagonist，H_2RA）的治疗地位。然而近些年来，关于 PPI 过度使用的报道越来越多，已然成为临床医师亟待解决的问题。一项研究对 PPI 过度使用后可能引起的不良反应和风险进行评估，结果显示，PPI 可能与氯吡格雷有相互作用，长期使用会适度增加骨质疏松、骨折及肺部感染的风险，也可在一定程度上增加患食管腺癌的风险[6-7]。PPI 抑酸作用强大而持久，一次抑酸后大部分胃酸分泌被抑制 24 小时以上[8]，致使胃酸分泌量骤减，而胃酸作为胃内消化吸收过程中的重要因子被长期抑制，会使 GERD 患者产生食欲不振、饥不欲食等消化道症状。因此，选择合理而又有效的抑酸药物则变得尤为关键。H_2RA 可选择性阻断外源性或内源性组胺对壁细胞上 H_2 受体的作用，抑酸强度较 PPI 弱，从而在一定程度上降低胃酸分泌的刺激作用[9]。同时，有研究显示，对于长期使用 PPI 的患者，睡前加服 H_2RA 可显著减少夜间酸突破（nocturnal acid breakthrough，NAB），但加服 PPI，NAB 减少并不明显[10]。

唐教授每逢门诊都会谈及现阶段 PPI 过度使用的现象，跟诊两年，从未见唐旭东教授应用大剂量 PPI 治疗 GERD。对于长期服用 PPI 治疗 GERD 的患者，唐旭东教授多嘱其停服埃索美拉唑、雷贝拉唑、兰索拉唑等高效抑酸药，改用小剂量法莫替丁睡前服用。法莫替丁作为第三代 H_2RA，抑酸作用适中，抑酸时间可维持 6~8 小时，且不良反应较少，唐旭东教授常用此作为抑酸的首选辅助药物。唐教授明确指出，GERD 患者泌酸节律紊乱，对于白昼分泌的较多胃酸，一方面可通过进餐得以利用，另一方面中药香苏饮化裁方可改善酸反流所致的不适症状；而夜间分泌的胃酸则需要抑酸药加以控制。唐教授多嘱 GERD 患者三餐后 0.5~1 小时服用中药；睡前加服 1 片法莫替丁（20mg）。

4　以移情易性为着眼点，PRO 量表作为疗效评价指标

有研究表明[11]，胃食管反流病发病与精神因素密切相关。焦虑抑郁等精神因素会明显加重病情，影响患者生活质量，一些精神科药物亦被用于 GERD 的辅助治疗中。对于该类患者，唐教授多嘱其遵医嘱服药的同时，克服对疾病的恐惧心理，尽量参加群体活动（如集体跳舞、跳操等），以助舒缓情绪，缓解病情。与此同时，唐教授结合二十余年的科研工作，主张将患者对本病的主观感受纳入疗效评价指标当中，制定了具有中医特色的适用于慢性胃肠疾病的基于患者报告的临床结局（patient reported outcomes，PRO）评价量表，为中医中药治疗 GERD 提供了新的思路。该量表以患者为着眼点，以全身症状、反

流、消化不良、心理、排便、社会功能6个维度评价慢性胃肠疾病的干预效果[12]。该量表已经在"十一五"国家科技支撑计划"胃癌前病变早期诊断早期治疗的关键技术研究"课题中显示了较好的信度、效度及反应度，故在"十二五"国家科技支撑计划"病证结合治疗腹泻型肠易激综合征的临床示范性研究"课题中，再次将该量表作为肠易激综合征的疗效评价标准之一。因胃肠疾病往往存在症状重叠现象，故可尝试将PRO量表作为GERD临床研究的疗效评价工具之一。

5　结语

笔者跟随唐旭东教授学习两载，受益良多。唐教授治疗GERD，以"通降"为要旨，以条畅脾胃气机为大法，以"香苏饮"为基础方进行辨证施治。虽然PPI制剂已经作为治疗GERD的主流药物，但是唐旭东教授甚少用之。近些年来，唐旭东教授亦致力于建立通用性广、特异性强、能反映中医诊疗特色的中医药疗效评价体系。笔者认为，中医药诊治消化系疾病优势明显，但由于其辨证分型标准与疗效评价标准不统一，部分专家的诊治经验只能作为个案报道，其循证医学等级较低。因此，在总结唐旭东教授经验的基础上，希望能遵循唐旭东教授的思辨思维，建立具有中医特色的中医药治疗GERD的疗效评价体系，将更加实用的诊疗标准应用于GERD的临床诊疗中，以期提供中医药治疗本病的循证医学等级。

参考文献

[1]　Philip O，Lauren B，Marcelo F. Guidelines for the diagnosis and management ofgastroesophageal reflux disease [J]. Am J Gastroenterol，2013，108：308-328.

[2]　唐旭东，卞立群，王凤云，等. 功能性胃肠病证状重叠现象与中医药治疗思路 [J]. 中医杂志，2010，51（3）：271-273.

[3]　中华中医药学会脾胃病分会. 胃食管反流病中医诊疗共识意见 [J]. 中医杂志，2010，51（9）：844-846.

[4]　唐旭东，卞立群. 脾胃"通降理论"及其应用-脾胃学说传承与应用专题系列 [J]. 中医杂志，2012，53（14）：1171-1181.

[5]　唐旭东. 董建华"通降论"学术思想整理 [J]. 北京中医药大学学报，1995，18（2）：45-48.

[6]　王国建，陈建. 质子泵抑制剂过度使用常见不良反应的循证评价 [J]. 中国医院药学杂志，2013，33（11）：919-922.

[7]　Rosch PJ. Letter：proton pump inhibitors，GERD and Oesophageal adenocarcinoma [J]. Aliment Pharmacol Ther，2014，（40）：319.

[8]　杨忠兰. 质子泵抑制剂的合理使用 [J]. 中国民族民间医药，2011，20（24）：52，55.

[9]　王世鑫. 抑酸剂的现状与展望 [J]. 中国消化内镜，2008，2（4）：41-46.

[10]　潘涛，王一平，刘芙成. 睡前加服H_2受体拮抗剂抑制夜间酸突破的系统评价 [J]. 中国循证医学杂志，2006，6（5）：416-420.

[11]　倪东升. 关于胃食管反流病与精神因素的相关性研究 [J]. 中外医学研究，2014，12（5）：152-153.

[12]　唐旭东，王萍，刘保延，等. 基于慢性胃炎疾病患者报告临床结局测量量表的编制及信度、效度分析 [J]. 中医杂志，2009，50（1）：27-29.

谢晶日教授治疗溃疡性结肠炎验案管窥

溃疡性结肠炎（ulcerative colitis，UC）是一种慢性的、易复发的原发性炎症肠系疾病，以腹泻、腹痛、黏液脓血便、里急后重为主要临床表现，病程漫长，病情轻重不一，容易癌变为主要特征，严重影响生活质量，同时破坏患者日常生活能力。中医学认为本病以湿邪为主要致病因素，脾胃虚弱为其根本，湿浊瘀血诸邪相互夹杂为标。病因上以外感邪气、饮食失宜、情志失调、先天禀赋不足为主，病理产物上以气滞、湿热、痰浊、瘀血多见。本病多见虚实夹杂之证。初病以实证为主，久病以虚证居多。

谢教授从事消化及代谢系统疾病诊疗工作四十余载，擅长以调肝理脾法治疗消化系统疑难杂病，多年来将此法贯穿于 UC 治疗的各个阶段，取得佳效。另外，谢教授治疗本病并非皆用清热解毒之品，而是着重调整脏腑机能，恢复阴阳平衡状态，以守为攻，收效显著。

1　调肝理脾化湿浊

谢晶日教授结合现代人们的疾病特点，发现近年来本病的发病多与情绪和饮食关系比较密切。大多数患者因情志不畅，肝气失于疏泄条达，气机升降失常，脾胃失于运化，反生湿邪，留于胃腑肠间，生为飧泄，日久为瘀为热。临床常表现为腹痛腹泻，泻后痛减，便中夹有黏液可伴或不伴有血便，每因情志而发，可伴见胁肋部隐痛。《证因脉治》云："七情内伤痢之因，忧愁思虑则伤脾，脾阴既伤……气凝血泣，与稽留之水谷相胶固，则脾家壅滞，而滞下之证作矣。"反映出情志在 UC 的发生中有着重要的影响。

谢教授治疗 UC 以多年总结的肝脾论为指导原则，治疗上多以调肝理脾为大法，辨证加减，通过调畅气机、补脾胃助运化为主，使致病因素湿邪无以化生。谢教授强调补脾胃必须配伍调肝之品，气机畅达方能达到健脾除湿之效，自古皆有五脏归于五行，各有其所属，各脏之间关系密切。如张锡纯《医学衷中参西录》中言："盖肝之系连气海，兼有相火寄生其中……为其寄生相火也，可借火以生土，脾胃之饮食更赖之熟腐，故曰肝与脾相助为理之脏也。"指出中焦运化腐熟水谷的功能只有在肝的帮助下才能发挥正常的生理功能。故谢教授治疗 UC 重视对肝脾的调护。

谢教授临床用药重视对入肝经、调气机的药物的运用，常选用柴胡、佛手、香橼、防风、厚朴等，以疏肝郁、理脾气，达到疏肝理脾，对里急后重之腹痛腹泻、大便不尽等症有显著的效果。现代文献表明，理气药对 UC 有较好的治疗作用，如厚朴、吴茱萸等药即可降低肠道平滑肌紧张性，又可以缓解平滑肌痉挛，具有一定的止泻作用。谢师临证活用葛根芩连汤治疗 UC，以柴胡、黄芪二药代替葛根以增强其生发脾胃清阳之气之效达到止下利之功用，又可调理肝脾，效果显著。

周羚（黑龙江中医药大学）

李明　李贺薇（黑龙江中医药大学附属第一医院肝脾胃科）

2 清热利湿缓症急

谢教授常以中西医结合方法对疾病进行诊治，在辨证论治的同时，运用现代医学的检验方法，进行分期，对急性期和缓解期分类诊治。UC 的急性发病多因外感湿热或饮食失宜等原因伤及脾胃，致使湿热留滞于大肠，损伤肠络，热蕴肠络，络破血溢，则便下脓血，血色鲜红。《景岳全书·痢疾》云："凡治痢疾，最当察虚实，辨寒热，此泻痢中最大关系。"故谢晶日教授常言治疗 UC 首辨缓急，在急性发作期以清热利湿之品为主药，缓解病之急症，方可获佳效。

谢教授认为在 UC 急性发作期，应以急则治其标为第一要务。本病此阶段以脏毒、湿、热、瘀为标，久则肠络腐败，化为脓血，治以清热解毒化湿、兼以凉血止血之法，对疾病之湿热邪毒进行治疗，忌过早使用收涩止泻之品，以免闭门留寇。

谢教授临床上常用清热解毒的药，如黄连、黄芩、黄柏泻三焦之热，燥脾胃、大肠之湿，效果显著，重者白花蛇舌草，临床上以清热燥湿药进行灌肠，多用黄芩、黄连、苦参等药，使药物直达病所，对消炎、止痛、止血及促进溃疡面愈合有很大帮助。内外联合用药，清肠化湿，敛疮生肌，疗效更佳。另外，谢师临床常用薏苡仁一味，取其除湿热之性，治疗 UC 之湿热下痢不止。朱震亨在谈苍术一药时认为其治湿，上、中、下焦皆可用，配合赤石脂，甘温调中，味涩质重，入于胃肠，增强止泻之力，且可止血。

3 温肾助阳散寒湿

谢教授认为脾肾阳虚也是 UC 的重要发病机制，肾开窍于二阴，肾气的推动和固摄功能与大肠的传导功能相互关联，当肾阳虚衰，无力推动时，糟粕久留于胃肠，与湿邪相合，致使寒湿内蕴，则下痢白冻样便。《医宗必读·痢疾》云："未有久痢而肾不损者。"另外，脾与肾为先后天之本的关系，二者互助互生，相互协调维持身体的正常机能，故治疗上常常注重温补脾肾之阳。

谢教授运用温补脾肾法时，强调根据病人的实际病情，辨证论治，灵活配伍，恢复其温煦运化之功，正如《医宗必读》所记载："是知在脾者病浅，在肾者病深。肾为胃关，开窍于二阴，未有久痢而肾不损者，故治痢不知补肾，非其治也。"故以温补肾阳之药治疗久痢之虚损，亦可以助脾胃止泻。

谢教授临床治疗上以补骨脂、肉豆蔻共奏温肾助阳之效，此方名"二神丸"，治脾肾虚弱，全不进食，补骨脂四两（炒香），肉豆蔻二两（生）。谢师认为二药虽兼补，但无斡旋，故配伍佛手、紫苏子、砂仁之类以顺其气。本法对于年老者，或者久病久泻难愈者效果显著，另外，黄芪、炒白术、炮姜、吴茱萸等补益之品共用，冀求达到扶正祛邪、以补为用之功。

4 宣通肺气畅肠腑

谢教授重视脏腑相关论，认为肺与大肠相表里，其在经络上为相互络属的关系，在功能上肺主宣发肃降，大肠主传导糟粕，二者相辅相成，又相互影响。在《医门法律》中记载："肺移热于大肠，久为肠澼。"表明 UC 一病与肺脏密切相关。若肺失宣降、通调水道的功能受到影响，则会产生痰、饮、湿邪等病理产物，加重肠道湿热之疾。

谢教授常常将经络学说运用到 UC 的治疗当中，即肠病治肺，考虑大肠传导失常必将影响肺气的宣发肃降功能，故治疗上宜宣肺气，通肠腑，体现治疗 UC "通因通用"的特点。

谢晶日教授治疗 UC 多结合补肺气，助宣发之品，既可通大肠之腑气，又可除肠内之湿浊，以黄芪、党参、桔梗、紫苏子等药配合，补气之不足，行气之郁滞，疗效颇佳。

5　活血通络祛久滞

谢教授认为本病易反复发作、缠绵不愈，久病则必有瘀，气血与邪气搏结，损伤血络，见便中脓血。《证治汇补·瘀血痢》云："恶血不行，凝滞于内，侵入肠间，而成痢疾。"可见本病与气血瘀滞有关，治疗上当活血与止血兼顾。

谢教授用药严谨，灵活使用活血通络法，其认为大抵出血一病，必兼瘀滞，即非单纯的止血可治，止血药有闭门留血之弊，故常与活血化瘀药同用，可使得止血不留瘀。常选用活血之三七、乳香、没药，配合化瘀止血之血竭、白及等药，使瘀滞脓腐得祛，新肉得生，肠黏膜得以修复，则诸症自除。

6　验案举隅

患者，女，60 岁，2014 年 10 月 19 日初诊。主诉：腹痛、腹泻、便脓血反复发作 2 年余。患者 2012 年 11 月确诊为溃疡性结肠炎，期间采用奥沙拉秦钠胶囊、康复新液灌肠等治疗后病情缓解，病情反复，缠绵难愈，影响患者正常生活。患者初次就诊时腹痛、腹泻并夹有脓血，每天 4～5 次，便时右下腹痛，畏寒，乏力，饮食欠佳，舌质黯红，体胖，边齿痕，苔白腻，脉弦滑。肠镜诊断：溃疡性直肠炎（轻度）；便常规检查示：可见脓细胞，便潜血弱阳性。患者自诉自确诊至今，中西药皆有尝试，治疗效果皆不明显，遂前来就诊，经谢晶日教授辨病辨证结合，确定诊断为痢疾（脾肾阳虚，寒湿血瘀证），治以温肾助阳，燥湿止泻法，用自拟方：柴胡 15g，补骨脂 25g，肉豆蔻 15g，诃子 10g，黄柏 15g，土茯苓 20g，苍术 15g，薏苡仁 25g，炒白术 15g，黄芪 15g，延胡索 10g。10 剂，每天 1 剂，水煎服。二诊：大便好转，每天 3 次，少量脓血，畏寒好转，舌脉同前。上方加五味子 15g，五倍子 15g，10 剂，继续巩固治疗。三诊：半月后就诊患者自诉大便已成形，有少量黏液，余无明显不适。病情控制稳定，嘱其注意饮食调养，调畅情志，予以柴胡 15g，补骨脂 25g，肉豆蔻 15g，薏苡仁 25g，炒白术 15g，陈皮 10g，马齿苋 10g，续服 1 个月，以调肝理脾。1 年后复查，溃疡性结肠炎肠镜下转阴。

按：本案难点为老年女性反复不愈，机体缺乏防御能力，很难维持机体的阴阳平衡的状态，故治疗上谢教授以四神丸为主要药物温肾阳助脾阳，配伍健脾益气之芪、术，激发人体自身的保护机制，加上升阳助运之柴胡，既有调气助运之功，又有助脾运化之效，在调肝理脾中柴胡为君药对气机进行调整。加上健脾清热燥湿之黄柏、薏苡仁、土茯苓等治疗疾病之标，二诊随症加减，便中无脓血，故以收涩之五味子、五倍子治其标，无闭门留寇之忧。三诊诸症好转，去掉收涩药和清热药，以相对平和之补脾肾、调气机之剂，继续巩固治疗，纵览全方配伍精当，治疗老年性的反复难愈性 UC。

杨晋翔教授应用"清法"治疗脾胃病的经验

　　杨晋翔教授，中医脾胃病学临床专家，在临床、科研和教学方面卓有成效，师从已故中医内科名医董建华院士，对脾胃病研究造诣较深，通过长期的临床经验，形成了自己独特的脾胃病学术经验。杨教授认为脾胃病的发生发展过程可扼要地分为三阶段，即在气、在血、在虚。其在气者又有气滞、湿阻、热蕴之分；在血者有寒热轻重之别；气滞有胃、肝、胆之异；虚证者有阴阳之辨。笔者有幸跟师学习，现将杨师应用清法治疗脾胃病的经验及笔者体会总结如下。

1　学术源流

　　胃脘痛的病机，历来多以脾胃虚寒为主。正如《素问·举痛论》所述："寒气客于肠胃之间，膜原之下，血不得散，小络急引，故痛。"李东垣的《脾胃论》指出："脾胃不足之源，乃阳气不足，阴气有余。"《太平圣惠方》曰："脾积冷气乘之于心，正气与邪气上下相击，故令心腹疼痛也。"杨师认为脾胃虚寒说法在战乱年代，饥饿冻馁，曾发挥了重要的指导价值，但目前的脾胃病患者，多由于恣食肥甘厚味，饮酒过度，而致胃气壅滞，郁而生热，再复寒凉生冷；或外感寒邪，郁闭气机，助热为毒；另一方面，生活压力大，节奏快致情志不畅，肝气郁结化热，如再进温补香燥之品，势必加重病情，因而提出了胃热学说。正如早在《内经》就指出："诸呕吐酸，暴注下迫，皆属于热。"朱丹溪亦说："病得之稍久则成郁，久郁则蒸热，热久必生火。"因此杨师在胃热学说的指导下，提出运用"清法"治疗脾胃病，在临床中取得了很好的疗效。

　　清法又称清热法，是运用寒凉性质的方药，通过其泻火、解毒、凉血等作用，以解除热邪的治疗大法[1]，凡热证、表证已解，里热炽盛，而尚未结实的情况下使用，适用于里热证、火证、热毒证以及虚热证等。中医清法是清广义之邪，清致病之邪气及因邪而生的各种病理产物，即清外来之邪及内生邪毒，而非仅限于细菌感染，亦非是单一的清热解毒。清法属中医治疗八法之一，是治疗热证的基本治则。

2　辨证特色

2.1　清热泻火

　　感受外寒或饮食生冷，郁而化热，另一方面，平素情志不遂，肝气郁结，气闭热自内生，症见胃脘灼热疼痛，口干舌燥，烦渴欲饮，甚至口舌糜烂，牙龈肿痛，舌红苔黄，脉洪数，胃镜显示，胃黏膜糜烂、出血、充血、水肿[2]。证属胃热炽盛，治宜甘寒滋润，清热生津，杨师常投以清气分热的白虎汤加减。临床多用白虎汤治疗热病气分证，杨师另辟蹊径用之治疗脾胃病。方中石膏清胃热生津止渴，知母养阴生津，甘草、粳米护卫和中，共奏清热泻火之效。胃脘灼热者，加竹茹、桑白皮、栀子；口渴者加天花粉、芦根。因石

刘婷　胡建庆　闫红霞　赵汉甫（北京市房山区大石窝镇社区卫生服务中心中医科）

安静　邢恩龙（北京中医药大学第三附属医院脾胃科）

贺梅娟（北京市丰台区卢沟桥社区卫生服务中心中医科）

膏寒凉克伐不宜久用，宜中病及止。胃中灼热消除，口亦不渴，应以甘凉平剂调治。

2.2　清热祛湿

脾胃病患者多本虚标实，脾胃虚弱为本，脾胃虚弱运化失职，水湿内生，湿浊郁而化热，遂成湿热为患；另一方面，嗜食肥甘厚味，酿成湿热。症见脘腹胀满，呕恶纳呆，食后为甚，吐酸苦水，口干不欲饮，舌红苔黄腻，脉滑数，胃镜显示，黏膜红白相间，以红为主，局部黏膜充血水肿、糜烂，分泌物有臭味[3]。证属湿热壅中。湿热两邪相合如油入面，胶着难解，病程缠绵，治宜苦寒与辛温并进，芳香与燥湿并施，因热为阳邪，非苦寒不能解其热，湿为阴邪，非辛温不能芳化其湿，杨师常投以蒿芩清胆汤加减。方中青蒿、黄芩清热利湿，半夏、竹茹化痰止呕，陈皮、枳壳理气畅中，茯苓健脾祛湿，共奏清热化湿、和胃降逆止呕之效。湿较甚加车前子、萆薢、蚕砂利湿；热重者加黄连。临床可灵活运用甘淡淡渗利湿、苦寒清热祛湿、甘温健脾固本祛湿等法。

2.3　清热通腑

平素饮食不节、嗜食肥甘厚味而致食积内停，胃气郁滞，腑气不通，郁而化热。症见胃中灼热，脘腹胀满疼痛拒按，大便干结，口渴引饮，舌红苔，黄脉沉实有力，胃镜显示，胃黏膜红黄相间，出血、糜烂、红肿较甚。证属胃腑壅滞。此时若用温补，则郁火更盛，单用寒清，则亦难收功，治宜因势利导，通腑泄热，杨师常投以大黄黄连泻心汤加减。方中大黄通腑泄热，给邪以出路，黄芩清上焦之火，黄连清中焦之火，共奏清热泻火、通腑泄热之效。临床可酌情加枳壳、大腹皮理气消胀；瓜蒌开宣肺气，提壶揭盖，以助腑气通畅。因大黄苦寒不宜久服，待黄苔退尽，胃中偶有灼热感，大便时干，遂以甘凉之剂调治。

2.4　清热生津

胃为阳明燥土，邪客易从阳化热化燥伤阴；另一方面，胃痛日久不愈，气郁化热亦易伤阴。症见胃中灼热，嘈杂，饥不欲食，口干少津，舌红少苔，脉细数。胃镜显示，胃黏膜片状红白相兼，黏膜变薄，胃黏膜干燥，黏度少，胃酸偏低（慢性萎缩性胃炎居多）[4]。舌红少苔，舌上少津，是此证的辨证关键。证属胃阴亏虚。此时用药一忌过于苦寒，二忌过于滋腻，治宜甘凉濡润加行气化滞，杨师常投以益胃汤加减。方中生地黄、麦冬养阴清热，生津润燥，沙参、玉竹养阴生津，全方甘凉清润，清而不寒，润而不腻，共奏养阴生津止渴之效。阴虚明显者可加石斛、百合、益气养阴；气滞明显者加大腹皮、苏梗理气消胀；虚热明显者加桑白皮、地骨皮清虚热。

2.5　清热化痰

脾胃病患者多本虚标实，脾胃虚弱为本，邪实为表。脾胃虚弱，运化失常，停痰停水，郁而化热，遂成痰热为患。症见脘腹胀满，呕恶纳呆，泛吐痰涎，舌红苔黄腻，脉滑数。胃镜显示，胃黏膜分泌黏液，量多而稀薄。证属痰热蕴结。治以清热化痰，降逆止呕，杨师常投以小陷胸汤加减。方中黄连清热祛湿，半夏燥湿化痰、降逆止呕，瓜蒌宣肺化痰，共奏清热化痰之效。痰热较甚可加桑白皮、贝母、竹茹清热化痰；腹胀甚者可加苏叶、荷梗、大腹皮理气消胀。

2.6　温清并用

患者若本胃火炽盛，复为寒邪所客，或饮食生冷，遂成寒热错杂局面。症见胃脘胀满疼痛，受寒或饮食生冷诱发或加重，得温痛减，心下痞满，舌红苔黄，脉濡缓。胃镜显示，胃黏膜充血、水肿、糜烂，局部苍白。证属寒热错杂，治宜温清并用，杨师常投以半夏泻心汤加减。方中半夏、干姜辛热，温中散寒，黄连、黄芩苦寒清降泄热，共奏寒热平调，辛开苦降之效。临床运用时可依据寒热比例调整半夏、干姜和黄芩、黄连的用量比例。反酸者加煅瓦楞子、乌贼骨；寒甚者加荜澄茄、高良姜温胃散寒。

2.7 清热解毒

青壮年患者，平素嗜食膏粱厚味，致胃火炽盛，热毒充斥三焦，而致胃热毒盛。症见胃脘灼痛，口燥咽干，口舌糜烂，牙龈肿痛，烦躁，或伴皮肤痈疡疔毒，舌红苔黄，脉数有力。胃镜显示，胃黏膜充血、水肿，糜烂较甚，伴有溃疡。证属胃热毒盛，治宜清热解毒，杨师常投以黄连解毒汤加大黄苦寒直折，去三焦之火邪热毒。方中黄芩清上焦之火，黄连清中焦之火，黄柏清下焦之火，栀子清泄三焦之火，加大黄泻热通便，导热下行，给邪以出路。此方苦寒直折，不宜久用，患者年轻气盛方可用之。热毒炽盛者可加白花蛇舌草、半枝莲、蒲公英等，同时现代研究证明清热解毒药对幽门螺旋杆菌具有杀菌作用。

2.8 清肝和胃

中青年女性患者，平素情志不舒，肝气郁结，肝气犯胃，易致肝胃郁热。症见胁肋疼痛，胃脘部胀满灼痛，疼痛与情绪关系密切，嗳气，呃逆，口干口苦，舌红苔黄，脉弦。胃镜显示，胃黏膜充血明显，并常见黏膜下出血，十二指肠球部炎症较重，溃疡多见[5]，且多伴有胆汁反流。证属肝胃郁热，治宜清肝和胃，杨师常投以小柴胡汤加减。方中柴胡、黄芩、清半夏和解少阳，清肝和胃。杨师运用小柴胡汤时此三药从不拆散，三者为小柴胡汤的主要药物，本为和解少阳以治疗邪在少阳半表半里证，老师却将其疏肝和胃清热，用于肝胃郁热，气机郁滞之胃脘灼热胀痛，反酸不适等症。临证可加香橼、佛手疏肝不伤阴；胃脘灼痛者加竹叶清热。

3 临证特色

杨师认为胃热的形成与以下原因有关，寒郁化热、气郁化火、湿热蕴结、痰火搏结、饮食不节等，适时提出胃热学说，善于运用清法治疗脾胃病。在辨证论治的基础上，常选用一些清热药对，以达事半功倍之效。

3.1 黄连、吴茱萸

二者即左金丸，源自《丹溪心法》，治疗肝经郁火犯胃，肝胃不和，症见胁痛口苦，嘈杂反酸。临床多用于治疗反流性食管炎、慢性胃炎、胃溃疡等。多重用黄连为君，清肝火，肝火得清，自不横逆犯胃，亦清胃热，胃火降则其气自和，两清肝胃，标本兼顾。然纯用大苦大寒恐郁结不开，又折伤中阳，故又少佐辛热之吴茱萸，一者疏肝解郁，以开郁结，一者反佐以制黄连之寒，使泻火而无凉遏之弊，一者取其下气和胃降逆，一者引黄连入肝经。一味而功兼四用，以为佐使，共收清泻肝火、降逆止呕之效。杨师认为反酸兼有舌红苔黄者，属于热，本方最为适合。临床使用时黄连与吴茱萸比例为6∶1，根据患者寒热多少，灵活使用二者用量。

3.2 柴胡、黄芩、半夏

三药为小柴胡汤的主要药物，本为和解少阳，治疗少阳的半表半里证。而杨师将其疏肝和胃清热，用于肝胃郁热，气机郁滞之胃脘灼热胀痛，反酸不适等症。此巧取于小柴胡，巧用于疏肝和胃清热，巧合于肝喜疏泄而不过，胃喜清润而不燥，是以取效奇焉。

4 结语

杨师在深刻研究脾胃病病机的基础下，主张胃热学说，独创清法治疗脾胃病，临床取得了很好的疗效，杨师指出运用清法治疗脾胃病时，临床辨证必须抓住以下四点：① 舌红苔黄，此是胃热辨证的最直接依据；②胃中灼热；③吞酸；④胃黏膜的表现为充血、水肿，糜烂，具有中医红、肿、热、痛的表现。抓住以上四点辨证，灵活地运用清法治疗脾胃病，临床往往可取到意想不到的效果。

参考文献

[1]　田炳坤，王建勋. 中医治法 20 讲 [M]. 西安：西安交通大学出版社，2010：10.

[2]　潘奔前，周俊亮. 消化性溃疡胃镜表现与中医证型的相关性研究 [J]. 新中医，2005，37（12）：34-36.

[3]　曹银炉. 据胃镜征象辨治慢性萎缩性胃炎 30 例 [J]. 安徽中医临床杂志，2001，13（1）：10-11.

[4]　张林，王忠鑫，迟太升，等. 胃镜下慢性胃炎与中医辨证分型的相关性研究 [J]. 中国中西医结合消化杂志，2007，15（2）：40-42.

[5]　张晓琴. 胆汁反流性胃炎中医辨证与胃镜象关系初探 [J]. 南京中医药大学学报，1998，14（3）：182.

张声生诊治胃痛的临证经验荟萃

胃痛多因忧思郁怒、饮食不节、劳倦过度、感受外邪等导致胃气阻滞，不通则痛，或因脾胃虚弱，络脉失养，不荣则痛[1]。中华中医药学会脾胃病分会主任委员、北京中医医院首席专家张声生教授博古通今，医术精湛，诊治脾胃病经验丰富，认为胃痛虽病位在胃，但与肝脾密切相关，通过治肝、治脾、治胃三个靶点入手，恢复肝司疏泄、脾主运化、胃主和降之职，每能药到病除，为广大患者解除病痛。笔者有幸侍诊于侧，获益匪浅，今将张师治疗胃痛经验作一探析，以飨读者。

1　首辨虚实寒热

胃痛多伴有胃胀、呕吐，分清虚实是其首要目的。"百病之生，皆有虚实"，张师根据疼痛喜按拒按、胀满减与不减、进食后症状减轻或加重、呕吐的缓急、病程长短、形体盛衰、脉象无力与有力判定虚实。此外寒热辨证是辨证中不可忽略之处，根据饮食喜恶、呕吐物酸腐或清稀无臭、平素怕寒怕热、口臭或口淡、口渴与否、尿色清长或短黄、大便稀薄或干结辨别寒热。此即"一病之虚实，全在有汗无汗、胸腹胀痛与否、痛之拒按与喜按、病之新久、禀之厚薄、脉之虚实以分之"以及"一病之寒热，全在口渴与不渴，渴而消水与不消水，饮食喜热与喜冷，烦躁厥逆，溺之长短赤白，便之溏结，脉之迟数以分之"[2]在胃痛辨证中的应用与延伸。

2　把握病机，治病求本

2.1　饮食伤胃，治胃为先

"饮食自倍，肠胃乃伤"，因暴饮暴食、过食生冷、嗜食辛辣诱发或加重的胃痛多从胃论治。胃主受纳、腐熟水谷，以降为用，以通为顺。治疗上包括降胃、温胃、和胃、养

张恒钰　王跃旗　赵鲁卿　李培彩（首都医科大学附属北京中医医院消化病科）

胃、清胃、开胃、护胃。①降胃法：用于胃气阻滞不降而上逆，症见胃痛伴恶心呕吐、呃逆、嗳气，张师认为反酸、口臭亦为胃气上逆之表现。常用方如旋覆代赭汤、橘皮竹茹汤，喜用药对如嗳气不除、酸水上泛用旋覆花与代赭石（代赭石质重沉降，常用剂量10~15g，不可过大以免损伤胃气），呃逆不止用丁香与柿蒂，恶心呕吐用竹茹与枇杷叶、姜半夏与陈皮、紫苏梗与木香。②温胃法：用于寒邪凝滞胃脘，症见胃痛遇寒痛甚、得温痛减、口淡不渴。常以良附丸加味，药对如香附与高良姜、白豆蔻与荜茇、干姜与紫苏叶。③和胃法：用于肝胃不和，症见胃脘隐痛不舒或嘈杂。常与疏肝法（见下文）同用，药对如佛手与陈皮、香橼与枳壳。④养胃法：用于胃阴不足，症见胃脘隐痛不舒、饥不欲食、口干欲饮、苔薄少津。方选益胃汤、沙参麦门冬汤，药对如石斛与北沙参、麦冬与天花粉。⑤清胃法：用于胃热壅盛，症见胃脘烧灼、消谷善饥、口干欲饮冷水、口舌生疮、牙龈肿痛。以清胃散加味，药对如黄连与浙贝母、连翘与蒲公英或半枝莲、石膏与知母、白花蛇舌草与蜂房。亦用于胃黏膜病理提示慢性炎症基础上出现急性炎症、慢性萎缩性胃炎伴癌前病变之热毒较盛者，且现代药理证实连翘[3]、蒲公英[4]具有消炎作用，白花蛇舌草[5]、半枝莲[6]和蜂房[7]具有防癌、抗癌作用。⑥开胃法：用于暴饮暴食后出现的胃痛、嗳气酸腐、不思饮食。取保和丸之意，药对如鸡内金与金荞麦、连翘与焦三仙以开胃散结消食积。⑦护胃法：用于胃镜下伴见胃黏膜糜烂、溃疡，药如白及、三七面、凤凰衣、刺猬皮、煅瓦楞子。

2.2　素体虚弱，治脾为本

张师认为民以食为天，人以脾为本，"脾劳"则百病由生[8]。临证若见素体虚弱、劳则病复者从脾论治。脾为后天之本，主运化，在体合肉，喜燥恶湿，治脾包括补脾、升脾、运脾、悦脾、祛湿。①补脾法：用于脾气虚弱、运化无力，症见食少纳呆、神疲乏力、腹胀便溏等，多选四君子汤。张师常说用药如用兵，讲究排兵布阵，此时当甘温益气之品作为先锋，药如黄芪、党参、白术、炒薏苡仁，其中黄芪补益之性最强，但用之不慎易致中气壅滞，而党参次之，白术补益之中尚祛湿，薏米药食两用，炒用后专于健脾。②升脾法：用于中气下陷，症见胃下垂，或表现胃脘坠痛。方如补中益气汤、升陷汤，药对如黄芪与木香、黄芪与枳壳。张师谓木香可升（升脾气）可降（降胃气），需看与何药相配伍，木香与黄芪相配则健脾益气升提，与厚朴相配则通降胃气。③运脾法、悦脾法、祛湿法：多不单独使用，常与健脾法同施。区别在于当病机以湿浊困阻中焦为主时，运脾与健脾同施应以运脾为主，健脾为佐。方以平胃散加味，用药多为味苦温燥之品，以应脾"喜燥恶湿"之性，药对如苍术与厚朴、苍术与石菖蒲。病机以脾气虚弱为主时，悦脾与健脾同施应以健脾为主，悦脾为佐，悦脾药如砂仁为醒脾开胃之要药，蚕砂重在化浊，藿香偏温兼可解表，佩兰性平和不伤阴。病机以脾虚湿盛为主时，当健脾与祛湿同施，祛湿有淡渗利湿、行气化湿、健脾祛湿、苦以燥湿、芳香化湿之别，淡渗利湿多用于下肢水肿或眼睑浮肿者，药用茯苓、萆薢、六一散、玉米须；行气化湿用于气滞中焦水湿运化不利，药用陈皮、佛手、大腹皮、焦槟榔；健脾祛湿多用脾虚泄泻，取参苓白术散之意，常用山药、生薏苡仁、白扁豆；苦燥分苦温与苦寒两类，苦温燥湿如前所述之运脾法，苦寒燥湿用于湿热中阻见口中黏腻或口气重、苔黄腻，药如黄连、黄芩、龙胆草、苦参，黄连偏于清脾胃大肠湿热止泻痢，黄芩清中上焦湿热愈口疮，龙胆草清肝胆湿热除口苦，苦参能清湿热止瘙痒；芳香化湿法同悦脾法。

2.3　肝气犯胃，治肝为要

张师认为肝与胃关系密切，生理上肝之疏泄有助于胃之受纳腐熟，病理上肝木过盛则横逆犯胃、疏泄不及则胃纳受阻。临证见因情志失调、肝气犯胃导致胃痛从肝论治。随着社会发展节奏加快，人们生活压力与日俱增，"生物－心理－社会医学模式"[9]已得到广泛认可，心身疾病发病率逐年增高，已有学者[10]将胃病中的肝气犯胃证、肝胃郁热证纳入心身病证范畴。张师行医近三十载，勤求古训，运用肝主情志、"形神一体观"理念及"肝为起病之源，胃为传病之所"，从肝论治脾胃病治法达十五种[11]。从肝论治包括疏肝、清肝、平肝、柔肝、滋肝。①疏肝法：用于肝气郁结、疏泄不及影响胃受纳腐熟，症见胃脘胀满疼痛，伴两胁胀痛、善太息、心情抑郁、不思饮食、脉弦。方选柴胡疏肝散加味，药如北柴胡、延胡索、郁金、香附、合欢花、佛手、香橼、八月札、白蒺藜。②清肝法：用于肝气郁而化火，症见胃脘胀痛、吞酸、口干口苦、急躁易怒、面红目赤、舌红、脉弦数。因肝气疏泄正常自不郁而化火，常在疏肝基础上予以清肝，药如牡丹皮、珍珠母、栀子、黄连、夏枯草。③平肝法：用于肝阳上亢，症见头晕目眩，喜用药对如天麻与钩藤、珍珠母与白蒺藜。④柔肝法：常与疏肝同用，在疏肝基础上加入白芍、当归，体现刚柔并济之意。⑤滋肝法：用于肝阴不足，症见胁肋脘腹隐痛、双目干涩。因乙癸同源，故肝肾同补，选一贯煎加减，药对如枸杞子与山茱萸、女贞子与墨旱莲。

3　胃痛经久不愈，治宜气血同调

胃属阳明，多气多血。"病初气结在经"，可见胀满疼痛，以胀为主，痛处不定；"久病则血伤入络"，可见刺痛或隐痛，痛处固定，夜间尤甚。张师临证通过气血同调，"疏其血气，令其条达"，使多数顽疾得以康复。"血之运行上下，全赖乎脾"，"气为血之帅"，"瘀血不去，新血不生"，故常采取健脾益气活血法、行气活血散结法、养血活血通络法。诸血属心，心生血、肝藏血、脾统血，根据药物性味归经，常选用归心、肝、脾经之药。药对如炙黄芪与香附相伍，炙黄芪补中壮脾胃，气旺血自行；香附乃气病之总司，既可调气开郁，又可活血以推陈出新，二者合用，补中有行，行中有补。活血药虽种类繁多，但各有侧重，如三七粉具有止血不留瘀，活血不破血之性。丹参偏于活血安神；酒大黄偏于活血通便。当归养血活血而不伤血，行血中之气，使气血各有所归，常用剂量10～15g，以防量大滑肠。郁金入心，专治血（行滞气，亦不损正气；破瘀血，亦能生新血）[12]。姜黄入脾兼入肝经，理血中之气。延胡索入肝，能行血中滞气，气中滞血。此外，亦用丝瓜络、九香虫、地龙等活血通络药深入络脉以除顽疾。应用活血法不拘泥于症状上刺痛、痛处固定、夜间尤甚，或面色黧黑、肌肤甲错，或舌质紫黯、有瘀斑瘀点，临床上部分患者瘀血表现并不典型，但胃镜检查提示黏膜出血、增生等，运用活血化瘀法治疗亦有效。

4　证见虚实夹杂，当消（通）补兼施

针对"虚中夹实"之候，纯补则壅滞，纯消则伤正，采用消补兼施，以期补而不滞，常用炒白术与鸡内金相配伍，张师谓"鸡内金乃鸡之脾胃，消积又可健脾胃，以形补形"，与白术同用健脾胃消饮食。因脾胃互为表里，脾以升为健，胃以降为和，张师认为胃以通为顺，顺其气亦为补，多通补兼施，常用药对如党参与厚朴、党参与莱菔子。古人云莱菔子不可与参类同用，恐其影响参类补益作用，张师见解独到，认为脾胃同居中焦，针对中虚气滞者，通过党参健脾益气、莱菔子理气通腑，二者相得益彰，使得补气而不壅滞，行气而不破气。

5　三因制宜，灵活用药

"人以天地之气生"，在整体观念指导下，张师临证亦根据发病季节变化、所处地域、患者个体特点的不同灵活用药。

5.1　因时制宜

春季少阳之气始生，肝气升发，喜条达，且"肝木可疏脾土"，多用柴胡配白芍、柴胡配五味子，一散一收，一疏一敛，补肝体助肝用；长夏多暑湿，困遏脾阳，壅滞中焦，多用藿香、佩兰、砂仁芳香化浊以运脾；冬季严寒，多数病人本有畏寒肢冷阳气不足之象，受凉后又胃痛加重，此"阳虚寒凝"所致，多用杜仲、狗脊、益智仁、桂枝补肾助元阳，且张师认为杜仲补阳而不助火，狗脊补阳之力强于杜仲，益智仁可补先后天之阳，桂枝可温阳达于四肢，尚可配合香附、荜茇、白豆蔻、干姜温中散寒。

5.2　因地制宜

西北方易脏寒生满病，针对久居严寒之地表现出阳气不足的病人，重用温中散寒药如香附、荜茇、白豆蔻、吴茱萸等，少加黄连、生地黄以反佐，以防药物过于温热导致病人出现牙龈肿痛、口舌生疮等。东南潮湿之地多湿邪，祛湿虽有淡渗利湿、苦以燥湿、行气化湿、健脾胜湿、芳香化湿之不同，但针对久处湿地者仍以健脾胜湿为要。

5.3　因人制宜

妇人易忧虑者加合欢花、玫瑰花疏肝解郁，兼见月经不调、痛经有血块者用香附（谓妇科之仙药）、益母草、桃仁、红花；性情易急躁或高血压肝阳上亢者加珍珠母、夏枯草清肝平肝；好饮酒者多生湿热加玉米须、六一散；嗜食辛辣者易生火热加蒲公英、连翘；"胃不和则卧不安"，反之夜寐难安亦会加重胃脘不适，可加合欢花、柏子仁、酸枣仁、首乌藤养心安神，张师常说此时兼用柏子仁最优，因补脾药性多燥烈，柏子仁辛甘而润，故能在诸燥烈药中发挥悦脾的作用。

6　生活调摄，不容小觑

张师临证每每关注患者日常生活，有无相关诱因导致症状复发或加重，常说胃病"三分靠治，七分靠养"。"养"就是日常生活调摄，包括饮食调摄、情志调摄、运动调摄、起居调摄。①饮食调摄：指导病人在药物治疗基础上，勿过饱、贪凉饮冷、嗜食辛辣刺激之物、过食油腻，当三餐准时，细嚼慢咽，七分饱为好，应均衡营养，切忌偏食，此亦《内经》"谷肉果菜，食养尽之"的诠释。②情志调摄：遇到思想负担重的病人要细心开导劝说，帮助病人树立战胜疾病的信心。嘱咐病人"虽人生不如意之事十有八九，但应常想一二"，豁达面对生活。③运动调摄：适当运动可强健体魄，正气充足自可御邪，还可增加生活乐趣，建议患者根据个人喜好选择慢走、气功、太极拳、健身操、平板支撑等，保持劳逸适度。④起居调摄：建议患者慎起居，作息规律，避免熬夜。

7　结语

张师深谙诊疗胃痛之法，在准确辨证基础上，抓住从胃、从脾、从肝论治的主线，常常效如桴鼓。根据导致胃痛的不同原因提出三大法则：病起于饮食不调，从胃论治；病起于禀赋薄弱，从脾论治；病起于情志内伤，从肝论治。同时施治时亦不忘顺从胃、脾、肝的生理特性及从整体观念出发，灵活化裁处方。

参考文献

[1]　张声生，汪红兵，李乾构. 胃脘痛诊疗指南 [J]. 中国中医药现代远程教育，2011，9（14）：

127-129.

[2]　清·程国彭. 医学心悟［M］. 北京：中国中医药出版社，2009：15.

[3]　胡竟一，雷玲，余悦，等. 连翘的抗炎解热作用研究［J］. 中药药理与临床，2007，23（3）：51-52.

[4]　于立恒. 蒲公英药理作用研究进展［J］. 实用中医药杂志，2012，28（7）：617-620.

[5]　崔健，施松善，王顺春，等. 白花蛇舌草的化学成分及药理作用研究进展［J］. 上海中医药杂志，2005，39（7）：57-59.

[6]　张素华，辛春兰. 半枝莲的药理作用及应用［J］. 中医杂志，2007，48（6）：572-573.

[7]　王斌，张成桂，高鹏飞，等. 中药蜂房的化学成分及临床药理研究进展［J］. 国际药学研究杂志，2014，41（2）：184-189.

[8]　张声生，李乾构. 名医重脾胃［M］. 上海：上海科学技术出版社，2014：220.

[9]　GI E. The need for a new medical model: a challenge for bio-medicine［J］. Science，196（4286）：129-136.

[10]　王文新，陈玉洁. 对身心疾病认识的中西医学比较［J］. 继续医学教育，2001，15（2）：41-44.

[11]　周强，张声生. 论调肝十五法［J］. 中医杂志，2015，56（19）：1648-1650.

[12]　清·汪昂. 本草备要［M］. 天津：天津科学技术出版社，1996：64.

尉中民教授运用《黄帝内经》脾阴学说临床经验举隅

尉中民教授，国家级名老中医，北京市名老中医，北京中医药大学"四大经典"国家级教学团队《金匮要略》课程首席教授，中国中医药学会顾问，国家亚健康学会专家。

脾阴学说最早源于《黄帝内经》，《灵枢·本神》言"脾藏营"，《灵枢·营卫生会篇》言"营出于中焦"，说明脾阴由中焦水谷精微所化生。《素问·玉机真脏论》指出"脾为孤脏，中央土，以灌四旁也。"《灵枢·邪客》更进一步阐述了脾阴的功能："营气者……以营四末，内注五脏六腑。""营气者，泌其津液，注之于脉，化以为血。"阐明脾阴有营养机体、化生血液的功能。《素问·平人气象论》云："脏真濡于脾。"《灵枢·五邪》："阳气有余，阴气不足，则热中善饥。"《素问·太阴阳明论》："脾病不能为胃行其津液，四肢不得禀水谷气，气日以衰，脉道不利，筋骨肌肉皆无气以生，故不用焉。"各脏腑赖脾阴以存，脾阴不足，失其濡润，则有食少纳呆，或食后腹胀，胀不拒按等脾胃运化失司之症；脾阴虚不能为胃行其津液，更见口唇干涩，大便干结或先干后溏；脾阴虚不可濡养四肢，则皮肤干燥，形体消瘦，甚则手足心热，舌质红欠津等表现。但《黄帝内经》只在《素问·五脏生成》和《素问·刺法论》中给予治疗药物性味提示"脾欲甘""宜甘宜淡"，为后世理论及临床发展提供了指导。脾阴学说在《黄帝内经》先显雏形，后世医家研究更甚。缪仲淳指出："胃气弱则不能纳，脾阴亏则不能消。世人徒知香燥温补为治脾阴虚之法，而不知甘凉滋润之有益于脾也。"，明确了甘淡药物补脾阴原则[1]。吴鞠通认为："哕，脾阴病也……泄则腹满甚，脾阴病重也，亦系阴阳皆病。"薛生白提出"脾阴虚则便溏"[2]。蒲辅周根据自己的临床经验概括出脾阴虚临床特点，即手足烦热，口干不欲饮，烦满和不思食[3]。尉中民教授继承发扬了蒲辅周老师思想，认为但凡腹满、

高雅　王彤（北京中医药大学基础医学院）

纳差、舌质红者都可归至脾阴虚范畴，根据阴亏及虚火程度，可以甘寒、酸甘之法，并少佐升清，健脾气之品，以顺脾生发之性。常用药物有山药、薏苡仁、扁豆、石斛、麦冬、沙参、玉竹、粳米、白术等。现结合医案阐述如下。

1　肝脾同调

肝脾的病理传变，早在《黄帝内经》既有明确论述，如《素问·至真要大论》云："木之胜也，土湿受邪，脾病生焉。"[4]《金匮要略》进一步提出肝脾同病的预防与治疗，提出"见肝之病，知肝传脾，当先实脾"[5]，对肝脾不和证，予四逆散、当归芍药散等肝脾同治。迨金元，李东垣指出："木性动荡轩举，是其本体。今乃地中无所施为，即是木使其性。人身有木郁之证者，当开通之。"[6]指出脾胃病者，亦当注重调肝。叶天士云："补脾必以疏肝，疏肝即以补脾也。"[7]道出治脾当与调肝并举。根据五行生克关系，肝脏最易乘脾，故当先安脾土。尉中民教授认为肝胆不适时，在养肝血、疏肝气的同时稍加益脾阴药物，如甘草、粳米、石斛、山药等，效果更佳突出。

病案一：患者，女，58 岁。2013 年 1 月初诊。诉右胁下不适，北京大学第三医院 B 型超声显示"肝内有四个气泡"，2012 年因胆囊结石行胆囊切除手术，后未服西药治疗。近来自觉症状加重，遂前来就诊。刻下症：右胁下刺痛感显著，咽干，恶油腻食物，易恶心呕吐，影响睡眠，二便正常。舌质红，舌上横纵向裂纹密布，脉细缓。患者平素饮食肥甘厚味居多，自 2012 年手术后并未更改饮食习惯，致现今右胁刺痛。中医诊断：胁痛（脾虚血瘀证）。治法：健脾疏肝，兼以化瘀。处方：党参 10g、生白术 12g、茯苓 10g、生甘草 10g、粳米 30g、石斛 10g、山药 30g、柴胡 10g、旋覆花[包煎]30g、茜草 10g、延胡索 10g、酸枣仁 30g、郁金 15g、竹叶 10g。水煎服，每天 1 剂，早晚 2 次分服。14 日后复诊，右胁下刺痛明显减轻，咽干，睡眠好转，舌上裂纹少，苔薄白，脉细缓。原方去郁金、延胡索，继服 14 剂，药后未来复诊，电话随访，症状已消。

按　此患者肝胆不利，日久成瘀，故有刺痛；肝气过盛，必克脾土，脾主运化，出现纳差、恶油腻，而舌质红，舌上裂纹，烧灼感正是脾阴亏虚之象，治疗必先安脾土，疏利肝胆，兼以化瘀。尉中民教授以麦门冬汤加减（党参、甘草、麦冬、粳米），益脾胃阴，石斛、山药滋脾土，生白术、茯苓益脾气，补脾胃为根本。尉教授引《金匮要略·五脏风寒积聚病脉证并治》中"肝着，其人常欲蹈其胸上，先未苦时，但欲饮热，旋覆花汤主之"，运用旋覆花汤加减（旋覆花、茜草），配合柴胡、郁金、延胡索疏肝气，行肝血，治疗肝胆不适；再加以酸枣仁治疗睡眠不安，竹叶泻心经热，治疗舌不适感。肝脾疏泄协调，藏泻互用，在生克关系上，肝可乘脾，脾可反侮肝。尉教授在治疗肝胆不适时，见腹满、纳差、舌质红症时，均加治疗脾阴虚药物，往往效果显著。

2　养心健脾

《灵枢·经脉》载："脾足太阴之脉其支者……复从胃，别上膈，注心中。"确立了心脾之间的经脉联系，张仲景开创了"心脾相关"理论应用于临床的先河，可心脾母子并补。如大、小建中汤，运用温运心阳药物，以"建中"；《金匮要略》中记载"胸痹，心中痞气，气结在胸，胸满，胁下逆抢心，枳实薤白桂枝汤主之，人参汤亦主之"，提出"从脾治心"方法。邓铁涛在 20 世纪 50 年代提出"五脏相关学说"，其中"心脾相关"是"五脏相关学说"的一个子系。邓教授认为，在心与它脏联系中，心脾在生理、病理和治疗上关系最为重要[8]。调补心气重在调脾，心脏疾病，多为本虚标实，脾为后天之本，气血生化之源，脾主升清，可升腾脾阳，益气养心。尉中民教授认为，脾胃乃气机运转之枢纽，脾气得运，则可运化他脏之气，而脾气有赖于脾阴滋养，在运脾气同时切不可忽视脾阴。

病案二：患者，男，37岁。2013年3月来诊。诉心慌，惊动不安月余，近日加重。刻下症：心悸发作频繁，睡眠差，大便不成形。舌质红，苔薄白，体大，脉弦滑。《伤寒论》67条："伤寒若吐若下后，心下逆满，气上冲胸，起则头眩，脉沉紧，发汗则动经，身为振振摇者，苓桂术甘汤主之。"[9]患者脉弦滑，大便不成形，舌体胖大，内有水湿之邪，水湿上泛，则发为心悸怔忡，若发作过于频繁，势必影响睡眠。尉中民教授临证善用经方，谨守方证。中医诊断：心悸（心脾两虚）。治法：滋补心脾，平冲降逆。处方：茯苓15g，桂枝10g，苍术10g，白术10g，炙甘草10g，扁豆30g，山药30g，生薏苡仁30g，煅龙骨[先煎]30g，煅牡蛎[先煎]30g，共7剂，水煎服，每天1剂，早晚2次分服。7日后复诊，心悸发作明显减少，睡眠渐佳，大便渐成形，脉象趋于平和。原方减苍术，加黄精10g，增益脾之功。继服14剂后，病愈。

按：此证极对苓桂术甘汤病机，尉教授用原方，再结合患者大便不成形、睡眠不佳、舌质红等特点，加苍术健脾化湿，煅龙骨、牡蛎镇静安神，扁豆、山药益脾阴。心脾互为母子，心系疾病虽病位在心，补脾亦可养心，临证时宜时时顾念脾胃，还需视脏腑虚实不同，或补气血，或理阴阳，求阴平阳秘，心乃自安。

3　培土生金

《素问·阴阳应象大论》曰："天气通于肺，地气通于嗌，天地之气通肺脾，气味相合化气血，肺脾共司气血津液生化，为后天之天地。"[4]而肺失宣降则脾不升清，脾运失常则气机壅滞，脾肺为母子，肺以肃降为顺，肺气虚损，多连及脾，除少气懒言，倦怠乏力外，多有腹胀，便溏，泄泻等脾气不足之象；脾气虚损，亦会出现咳嗽，自汗，气短之状。路志正教授秉"持中央"而"调升降"思想治疗疾病，尤在肺系疾病多用，认为脾胃功能失调，气机运行不利，血与津液不能正常输布，会出现咳喘、咯血、腹泻等症状，在用药时应遵循气血津液生成运行规律，以调"中央"为先，再辨证施治。尉中民教授继承并发扬路师思想，善用培土生金之法，肺气虚损必先实脾，以滋脾阴。

病案三：患者，女，57岁。2015年5月来诊。诉口干4年，近日加重。协和医院检查尿酸587μmol/L（正常值89~357μmol/L），抗RO（即SSA）弱阳性，抗着丝点B抗体强阳性，医院确诊为干燥综合征，西药治疗效果不明显。刻下症：口干明显，手脚凉，略干，时腿肿，大便偶干结。舌质红，苔白苔剥，横纵向裂纹若干，脉细滑。中医诊断：燥证（肺脾阴虚证）。治法：滋阴润燥，补益肺脾。处方：麦冬15g，生地黄15g，玄参15g，百合30g，生黄芪20g，粳米30g，当归10g，生甘草10g，石斛15g，乌梅10g，枸杞子30g，丹参15g，薄荷10g，共14剂，水煎服，每天1剂，早晚2次分服。14剂后来诊，诉口渴好转，皮肤干燥减轻，见舌裂纹减少，舌质转淡。原方去丹参，再服14剂，病愈。

按：此方为增液汤与麦门冬汤加减，培土生金，滋肺脾阴，同时百合大补肺阴，濡润皮毛，当归、丹参活血养血，枸杞滋养肝肾，乌梅生津止渴，酸甘化阴，薄荷补而不滞。尉教授依据"肺主皮毛"，主通调水道，认为患者口干，皮肤干，大便干结，舌质红，有裂纹，属气阴两虚，宜养肺气，兼益脾阴。尉中民教授在治疗干燥综合征时，往往顾及肺、脾、肝、肾四脏，多以麦冬、玄参、杏仁等养肺阴，黄芪补肺气，粳米滋脾阴，白芍、当归、丹参养血而补肝阴，同时加少许乌梅，收涩并有生津止渴作用。脾肺本为母子，遇肺系疾病，兼顾脾脏，可培土生金，疗效卓著。

4　养先后天

《素问·五脏生成论》曰："肾之合骨也，其荣发也，其主脾也。""肾者胃之关也，关门不利，故聚水而从其类也。"[4]《黄帝内经》根据五行理论，认为脾肾相关。《金匮要略·虚劳病脉证并治》篇提出调补脾肾，甘温扶阳治法，奠定了脾肾双补基础。南宋许叔微在《普济本事方·二神丸条》指出："肾气怯弱，真元衰劣，自是不能消化饮食，譬如鼎釜之中，置诸米谷，下无火力，虽终日米不熟，其何能化?"[10]将肾火与脾胃联系，进一步阐述脾肾相关。脾肾，一为后天，一为先天，相互为用，临床可养后天益先天，也可补先天促后天。尉中民教授认为，脾非先天之气不能化，肾非后天之气不能生，补脾，"饮食之精，只能下注于肾"，肾气壮，丹田之火经上蒸脾土，脾土温和，中焦自治，膈能开食矣。

病案四：患者，女，44岁。2013年11月来诊。诉胃部、背部及腰冰冷感经年，疲乏，近日加重。刻下症：晨起便溏，今年骨折4次，北京大学人民医院诊断为"骨质疏松"，患者舌质红，苔薄白，脉缓。肾主骨生髓，腰为肾之府，肾阳亏虚则五更泻，腰凉，泻多则疲乏无力。中医诊断：五更泻（脾肾虚衰）。治法：滋补肾阳，养脾肾阴。处方：制附片先煎6g，苍术10g，白术10g，干姜10g，炙甘草10g，补骨脂10g，肉豆蔻10g，杜仲12g，鹿角胶10g，龟板胶10g，炒谷芽15g，炒麦芽15g，山药30g，扁豆30g，共7剂，水煎服，每天1剂，早晚2次分服。7剂后复诊，腹泻好转，原方减鹿角胶、龟板胶，防滋腻以碍中州运化，附子减为5g，继服14剂，后来诊，腹泻消失。

按：《伤寒论》云："霍乱，头痛发热，身疼痛，热多欲饮水者，五苓散主之，寒多不用水者，理中丸主之。"脾胃虚寒泻利者多用理中汤主之，患者有五更泻表现，已牵及下焦肾阳，宜加少量附子温肾固脱，二神丸（补骨脂、肉豆蔻）温肾涩肠；续断、杜仲强腰膝；常年腹泻，舌质红，可知脾肾阴伤，加少许鹿角胶、龟板胶滋脾肾阴；山药、扁豆补脾肾止泻；炒谷麦芽健脾和胃。鉴于"脾肾相关"理论，尉中民教授在治疗肾系疾病时，多顾及脾胃，如有腹泻、疲乏、舌质红时，加山药、扁豆、黄精、鹿角胶、龟板胶之类，脾阴得滋，脾气健运，肾气充实，以后天养先天，事半功倍。

5　结语

"脾具坤静之德，而有乾健之运，故能使心肺之阳降，肾肝之阴升，而成天地交泰，是为无病之人。"[11]专输肝气者，不如补脾以滋其源；专养心阴者，不如健脾以安其神，专补肺气者，不如培土以生其金；专补命火者，不如运脾以健其中。世人多只顾一脏，以偏概全，置脾阴于外而不顾，治阳虚者不离桂附，治阴虚者不离知柏，殊不知脾"治中央""溉四旁"，中州得运，百病乃安。脾居中央，五脏传变多与之相关，故治病多从脾入手。阴者，藏精而起亟，益脾阴可助脾气达，而脾胃自和，脾胃和则五脏自安。

尉中民教授善用五脏生克制化关系，诸如益脾阴，肝脾同调；疏肝气，养肝血，同时益脾阴；养心健脾，补心气，滋心阴，同时益脾阴；培土生金，健肺气，润肺阴，同时益脾阴；养先后天，脾肾同补。认为但凡腹满、纳差、舌质红者，都可归至脾阴虚范畴，根据阴亏及虚火程度，可以甘寒滋阴如山药、薏苡仁、石斛、麦冬等，酸甘化阴药如乌梅、五味子、白芍、山茱萸等，并少佐升清健脾气之品，以顺脾升发之性。

参考文献

［1］　刘凯军. 脾阴虚沿革初探［J］. 江西中医药，2006，12（37）：14-15.

［2］　叶天士，薛生白. 温热论　湿热论［M］. 北京：学苑出版社，2013：3.

［3］　蒲辅周. 蒲辅周医疗经验［M］. 北京：人民卫生出版社，2005：148.

［4］　黄帝内经［M］. 北京：人民卫生出版社，2012.

［5］　张仲景. 金匮要略［M］. 北京：人民卫生出版社，2006：3.

［6］　赵小军. 肝脾相关的理论研究［D］. 武汉：湖北中医药大学，2008.

［7］　叶天士. 叶天士医学全书［M］. 北京：中国中医药出版社，1995：4.

［8］　刘泽银，邹旭. 邓铁涛心脾相关论治疗心悸临床经验总结［J］. 中国中医药信息杂志，2007，14
（7）：82-83.

［9］　张仲景. 伤寒论［M］. 北京：人民卫生出版社，2005：34.

［10］　许叔微. 普济本事方［M］. 北京：中国中医药出版社，2007：53.

［11］　朱丹溪. 格致余论［M］. 北京：人民卫生出版社，2005：31.

第六章

肝胆疾病

罗凌介辨证治疗黄疸七法

　　现代医学认为，黄疸的发生是由于胆红素代谢障碍而引起血清内胆红素浓度升高所致，其临床上表现为巩膜、黏膜、皮肤及其他组织黄染。引起黄疸的疾病甚多，但最多见于肝脏疾病、胆道疾病[1]。全国名老中医罗凌介教授认为黄疸主要是由湿热之邪侵犯人体所致，并与瘀、毒有关[2]。缘于患者受疫毒、药毒、酒毒所伤，或失治、误治，或患者素体虚弱、嗜食肥甘厚味、情志所伤等，湿热蕴遏于中焦脾胃，留滞肝经，熏蒸肝胆，肝胆失于疏泄，胆汁不循肠道，上熏头目，泛溢肌肤，下注膀胱，表现为目黄、身黄、尿黄[3]。因湿为阴邪，其性黏滞，故本病复杂多变，病程迁延。罗凌介教授为第三批全国名老中医药专家，海南省中医院主任医师，海南省名老中医。罗老从事中医临床五十余载，在治疗黄疸方面经验丰富，总结出中医治疗黄疸的七大治法，临证灵活加减用药，每获良效。现与同道分享如下。

1　宣表解毒法

　　黄疸早期，外邪袭表，若正值湿热蕴结中焦，阻碍表邪之外解，从而形成表闭而湿热蕴郁发黄的证候[2]。临床症状可见黄疸初起，伴有恶寒发热，头重身疼，倦怠乏力，脘闷不饥，咳或不咳，小便黄，亦可伴有头面或下肢浮肿，舌苔薄腻，脉浮弦或浮数[3]。

　　《金匮要略》云："黄疸……脉浮着，当以汗解。"宣肺既可以提壶揭盖，使湿邪从小便而出，又因为肺与大肠相表里，可使大便通畅，使病邪从大便而出。又《伤寒论》第262条云："伤寒瘀热在里，身必黄，麻黄连轺赤小豆汤主之。"故罗老在治疗此类黄疸时，主张有表当先解表，治疗以宣表解毒为主，清热利湿为辅，选用麻黄连翘赤小豆汤加减，方药组成：麻黄、连翘、赤小豆、桑白皮、杏仁、生姜、甘草。常酌情加入白茅根、茵陈等。

2　疏肝健脾法

　　因胆汁的生成和排泄与肝的疏泄功能密切相关，肝属木，主疏泄，肝气郁滞，疏泄失职，导致胆汁不循常道、渗入血液而发为黄疸。《金匮要略·黄疸病》云："黄家所得，从湿得之。"脾的生理功能是主运化水湿，脾病则影响水湿运化，故化湿应注重健脾[4]。而根据肝病传脾的理论，木郁土虚，肝病日久必传脾，肝气不疏在影响胆汁排泄的同时也影响脾胃之运化，而形成肝郁脾虚的证候。临床症状可见皮肤巩膜黄染，纳差乏力，或有恶心欲呕，时有胸胁胀满，烦躁易怒，小便黄，舌淡红或红，苔薄白或黄，脉弦细[3]。

　　罗老在治疗这一证型的黄疸时，治以疏肝健脾为主，清热利湿为辅，方选慢迁肝方加减。慢迁肝方为罗老治疗肝郁脾虚型肝病的代表方[5]，药物组成为柴胡、当归、白芍、丹参、党参、白术、茯苓、神曲、甘草等。见黄疸者在原方基础上加茵陈、虎杖、鸡骨草、田基黄、垂盆草等。

　　另一方面，黄疸消退后，若患者仍有食欲不振者，多为热去湿存、木不疏土而致湿邪

蔡媛媛　程亚伟　杨永和（海南省中医院脾胃肝病科）

困脾，罗老强调此时仍应重视疏肝健脾，在清利湿热的同时应注意促进脾胃功能的恢复。治疗用方选参苓白术散加减，药用党参、茯苓、白术、白扁豆、薏苡仁、陈皮、神曲、鸡内金、茵陈、鸡骨草、田基黄等。

3　清利湿热法

若湿遏热伏，肝失疏泄，胆液不循常道，溢于肌肤而发黄疸，因湿为阴邪，湿重于热者，或长夏湿热之际罹患黄疸，出现典型的三焦湿热见证，临床症见发黄，其色鲜明而带黯滞，或一身面目俱黄，或者身黄不著，头重如裹，纳差，胸脘痞胀，口苦而渴或渴不多饮，小便黄，大便溏滞不爽，舌苔黄白相间而腻，脉濡数[3]。

《金匮要略》云："诸病黄家，但利其小便。"《景岳全书》指出："阳黄证多以脾湿不流，郁热所致，必须清火邪，利小水，火清则溺自清，溺清则黄自退。"故罗老在治疗此类黄疸时，强调以清利湿热为法，主以通利小便，代表方为罗老"急肝三方"。"急肝三方"由《温病条辨》三仁汤加减而成，基本药物组成为绵茵陈、白豆蔻、薏苡仁、杏仁、淡竹叶、茯苓、藿香、滑石、甘草等，可酌情加入猪苓、茯苓、泽泻以增淡渗利湿之力，或选茵陈五苓散加减。

4　通腑解毒法

若湿热蕴蒸，热重于湿，肝胆失于疏泄，胆汁不循常道而泛溢于肌肤，发为黄疸，因热为阳邪，故身目色黄鲜明，此热重于湿发黄证，临床症见：一身面目皆黄，黄色鲜明如橘子色，身热心烦，胁肋疼痛，口渴腹胀，脘痞呕恶，大便秘结，小便黄赤，舌苔黄腻，脉弦滑[3]。

《金匮要略》云："一身尽发热而黄，肚热，热在里，当下之。"《证治准绳》提出："脉沉，心中懊憹，或热痛腹满，小便不利而赤，自汗出，宜下。"故在治疗此类黄疸之时，罗老在湿热黄疸的治疗上遵循"黄疸之证，皆湿热而成"之理，以《伤寒论》茵陈蒿汤为基础方，创制了"急肝二方"作为治疗黄疸（阳黄）的基本方。方药组成为绵茵陈、大黄、栀子、神曲、鸡内金、鸡骨草、田基黄、甘草等。其中茵陈用量宜大，可用至30～90g；大黄宜用生品，可用至15～60g，嘱其后下，其效更佳。如湿热较重，患者消化道反应明显，呕吐频繁，难以服用中药者，《金匮要略·呕吐哕下利病脉证治》有云"食已即吐者，大黄甘草汤主之"，或可将"急肝二方"改为灌肠剂，或选择单味大黄保留灌肠，亦可达到通腑解毒退黄的目的[6]。

5　温阳化湿法

《临证指南医案》指出："阴黄所作，湿从寒化，脾阳不得化热，胆液为湿邪所困。"若素体虚寒，或劳伤太过，过服寒凉药，导致脾胃虚弱，不能运化水湿，湿从寒化，以致寒湿阻滞中焦，胆汁排泄受阻，溢于肌肤而发黄疸者，即为阴黄。临床症见身目俱黄，晦暗不泽或如烟熏，身重怕冷，四肢不温，腹胀便溏，口淡不渴，舌质淡苔白滑或白腻，脉沉无力[3]。

北宋韩祗和在《伤寒微旨论》中提出："仲景治伤寒发汗已，身目为黄，所以然者，以寒湿在里不解故也，以为不可下也，于寒湿中求之。"[2]故治疗上，罗老以温阳化湿健脾为法，方选茵陈术附汤加减，药用茵陈、白术、附子、干姜、炙甘草、肉桂等。

6　活血化瘀法

黄疸湿热之毒内侵气分，留恋不化，正气渐伤，正不胜邪，邪入血分，血行不畅而成瘀，湿与瘀胶着难解，而成黄疸瘀毒之征，临床可见黄色晦暗，面目青黑，少腹硬满，大便黑而时溏，舌见瘀斑或瘀点或夹青见紫，脉沉弦、涩[7]。更有甚者，黄疸迅速加深，甚或烦躁不宁、皮肤瘀斑等而趋于重型肝炎。

《金匮要略·黄疸病脉证并治》曰："脾色必黄，瘀热以行。"所谓"瘀热发黄"说明黄疸是血分受病，治黄必然要从血入手，亦即在清热祛湿（或温化寒湿）的基础上，加用活血药物[7]。故黄疸治疗过程中，罗老多加入活血化瘀、凉血解毒之品，瘀血祛除，血脉流畅，气机宣通则湿浊易消；水湿得利，气机畅达，血脉调和则瘀血易散，此法与关幼波的"治黄必治血，血行黄易却"如出一辙[8]。且现代药理研究证实活血化瘀药物能抑制或减轻肝细胞变性、坏死及炎症反应，促进肝细胞再生，并有抗纤维化作用[9]，临床上常选用的药物有赤芍、郁金、丹参、桃仁、红花等。罗老认为，赤芍在瘀黄的治疗过程中是要药，可大量用至 30 ~ 120g。现代研究提示，赤芍总苷具有一定的退黄降酶作用，其作用机制可能与增加胆汁分泌量，增加肝脏解毒的能力，促进胆红素代谢等有关[10]。

7　滋阴清热法

素体阴虚，黄疸日久，湿热郁而化火，内外相合，或肝经湿热蕴结成毒，热毒炽盛，日久导致肝阴耗损，终损及阴血，临床症见皮肤萎黄，低热，心烦，口干，或可见牙龈肿胀等，舌红，苔少，或可见舌根腻，脉弦细数等。

《金匮要略》云："疸而渴者，其疸难治；疸而不渴者，其疸可治。"治疗上虽未明确提到滋阴清利的治法，但已经认识到黄疸治疗过程中除了清利的同时要顾护阴津[11]。故遇此情况，罗老多予滋阴清热法，方多选一贯煎加减，药用沙参、生地黄、麦冬、当归、茵陈、女贞子等。且肝脏体阴而用阳，故罗老强调在治疗黄疸过程中应适当时时顾护阴液。

8　结语

黄疸多由于胆红素代谢障碍而引起。正常人血清胆红素的浓度为 1.7 ~ 17.1 μmol/L，当总胆红素升高至34.2 μmol/L以上时，临床上即可出现黄疸[3]。现代医学治疗黄疸，主要从病因出发，区分溶血性黄疸、肝细胞性黄疸、胆汁淤积性黄疸，分别给予对因对症治疗[2]。而中医治疗黄疸，贵在给邪以出路。所谓出路，或发汗，或利小便，或通大便。罗老根据患者体质及疾病发展特点，辨证使用宣表解毒法、疏肝健脾法、清热利湿法、通腑解毒法、温阳化湿法、活血化瘀法、滋阴清热法等。其中，清热利湿、疏肝健脾、活血化瘀作为主线贯穿治疗始终。用药方面，无论是在黄疸的治疗，甚至是肝病治疗的用药过程中，罗老提出了"疏泄不可太过，补脾不可太壅""祛湿不可太燥，清热不可太寒""祛瘀不可太破，养阴不可太腻"六大用药原则[12]。即肝病过程中表现为肝郁气滞者，罗老主张疏肝应首选药性平和之品，因疏肝理气药大多辛温香燥，用量过大，或使用过久，或配伍不当，易伤阴液，甚至化风动火，即"疏泄不可太过"。而补脾药物多选平补之品，以防壅补，因肝病日久，病人常有不同程度的脾胃功能紊乱，即使未出现消化障碍的症状，如过用壅补之品，必影响脾胃运化功能，即"补脾不可太壅"。"湿"是肝病的一个重要致病因素，非温药不足以祛湿。罗老认为用药须温而不燥，多选用芳香化湿之品，因大辛大热之品，易损伤肝阴、胃阴，且易引动肝阳，即"祛湿不可太燥"。湿与热蕴于中焦，郁于肝经则影响肝之疏泄，碍于脾胃则引起脾胃运化失责，日久肝脾同病而见肝脾两虚、虚实夹杂，罗老在清热过程中喜用药性偏寒凉之品，少用大寒药物以免损伤脾胃阳气，即"清热不可太寒"。久病必瘀，肝病日久，多兼夹血瘀，罗老在临床中最常选用活血化瘀药，而破血逐瘀之品则少用，过用易出血，终伤肝脾，即"祛瘀不可太破"。另外，肝病患者多有消化道症状，与肝之疏泄失常，影响脾胃运化功能有关，过用养阴滋腻药更易影响脾胃运化功能，即罗老强调的"养阴不可太腻"。无论是从罗老治疗黄疸的治则到用药，均提醒在治疗过程中，正确辨清扶正与祛邪的侧重不同，祛邪不忘顾护正气，且时时谨记顾护脾胃与阴液[5,12]。

参考文献

[1]　陈灏珠，林果为，王吉耀. 实用内科学［M］. 14 版. 北京：人民卫生出版社，2013：1881-1887.
[2]　姜德友，韩洁茹. 黄疸病源流考［J］. 中华中医药学刊，2009，27（1）：16-18.
[3]　田德禄. 中医内科学［M］. 北京：人民卫生出版社，2007：237-238.
[4]　陈英，刘春阳，牟淑敏. 从脾虚湿滞论述黄疸病机［J］. 辽宁中医杂志，2015，42（2）：272-273.
[5]　程亚伟，蔡媛媛，杨永和，等. 罗凌介"肝脾同治"治疗慢性乙型肝炎经验［J］. 广州中医药大学学报，2013，30（3）：416-418.
[6]　吴建，王际云，徐伟，等. 中药保留灌肠对重度黄疸肝炎的退黄作用观察［J］. 浙江中医药大学学报，2007，31（1）：91-93.
[7]　杨菊. 中医药治疗黄疸研究进展［J］. 河南中医，2010，30（2）：205-207.
[8]　柳诗意，刘燕玲，洪慧闻，等. 关幼波辨治急性肝炎经验［J］. 山东中医杂志，2013，32（4）：283-285.
[9]　王新月. 活血化瘀药保肝作用机理研究概况［J］. 中药医药学报，2000，（15）：157-160.
[10]　罗琳，窦志华，吴锋，等. 赤芍总苷退黄降酶的作用及机制研究［J］. 中国现代应用药学，2010，27（4）：285-288.
[11]　喻平瀛. 黄疸型肝炎治疗应重视滋阴初探［J］. 陕西中医，1993，14（1）：18-19.
[12]　杨永和，程亚伟，蔡媛媛，等. 罗凌介调治慢性乙型病毒性肝炎经验［J］. 河北中医，2010，32（5）：645-647.

符思教授分期论治病毒性肝炎临床经验

　　病毒性肝炎根据其临床特征，可归属于中医黄疸、胁痛、鼓胀、肝着等范畴。《金匮要略》云："黄疸之病，当以十八日为期，治之十日以上者差，反剧为难治。"这与现代甲型黄疸型病毒性肝炎的临床表现、预后相吻合。资料表明[2]，通过辨证论治运用中医药整体治疗，可改善病毒性肝炎患者的临床症状，调节其免疫系统，同时有抗肝纤维化、保护受损肝细胞的作用。符思教授提出明辨各阶段病机，分期论治的思想，临床疗效显著，现将其经验介绍如下。

杨晓颖　李秀艳（北京市朝阳区来广营社区卫生服务中心）
马洪悦（北京市通州区次渠社区卫生服务中心）

1　符思教授对病毒性肝炎病机的认识

病毒性肝炎的发病，大多数学者归结为"湿热相搏"，即无形热邪与有形湿邪相互搏结，胶固不化，壅滞不解，使邪无出路，日久瘀而发黄，治疗原则以清热、利湿为两大法则。符思教授认为，病毒性肝炎病机的关键为外感湿热毒邪与体内湿热之邪共同为患，致湿毒内蕴，阻滞气机，日久耗伤正气，邪气乘虚客络入血，导致病情深重。在此过程中湿热、气滞、血瘀既是主要病因，又是病理产物，三者中以湿热为最，贯穿本病始终，归结起来具有以下特点。

1.1　阴阳合邪，脾失健运

湿为阴邪，热为阳邪，二者搏结则形成阴阳合邪的胶着局面。湿性黏滞，易阻滞气机，一方面热因湿阻而难解，另一方面湿受热蒸而使阳气耗伤，水液不能宣行而生湿邪，明代赵献可曰"阳盛则火胜，化为湿热"，可见湿可助热，热亦可生湿。而导致病毒性肝炎湿热之所以持续不清的原因，主要责之于脾。因脾属土，主运化水湿，脾胃运化功能一旦受阻，则湿热之邪内聚为患，同时湿为阴邪，易耗伤阳气，而脾阳首当其冲，因此脾阳是否健运为本病关键。

1.2　内外合邪，胶结难解

病毒性肝炎的发病是内外因共同作用的结果，即整个疾病过程中，既有外来之湿热之邪，又有内生之湿热，二者合而为贼。脾失健运，湿热内伏，则机体抗湿功能低下，此时外界湿热之邪最易内犯。且内外合邪，每每同气相求，素体内蕴湿热则易招致湿热，故古人有"内里无伏热，不易受外感"的说法。由于内外邪气性质相同，合邪发病时，则更加难以解除。

1.3　正邪交争，虚实错杂

病毒性肝炎的临床进展过程实则是典型的正邪交争的过程。疾病初期正气无明显虚象，湿热毒邪为盛，若此时治疗得当，可阻断疾病进展，若失治误治，贻误病机，则热毒深入，熏蒸肝胆，重伤脾胃，致正气受损，气滞与湿热并见，此时正虽伤，但尚耐克伐。如疾病进一步进展，肝失疏泄，气血运行不畅，邪气客于络脉，湿热瘀阻，深伏于血分，日久致血溢脉外，则可出现耗血动血之征。叶天士《临证指南医案》云："久病在络，气血皆室。"此时病机复杂，易出现危机证候。

2　分期论治

在治疗方面，符教授立足于扶助正气，以调整人体机能为主旨，针对邪气深入、正邪交争的具体情况，将病毒性肝炎分为邪盛正足、邪盛正伤、邪盛正虚三个病理阶段，并分阶段在扶正固本的同时辅以清热利湿、清肝解毒、活血通络等祛邪之法。在用药方面力争做到清而不寒，疏而不烈，补而不腻，化瘀不伤正，补虚不留邪。

2.1　初期邪盛正足，湿热搏结

此阶段患者处于邪盛而正气足，其致病因素主要为湿热合邪，而不单是湿邪或热邪，湿热两邪相互搏结，更加胶固难化，且迅速蔓延，侵及肝脾，弥漫三焦。临床可导致肝炎患者出现双胁胀痛、口干口苦、脾气急躁、食欲不振、小便黄赤、大便干结或黏腻费力等症，化验室指标常提示转氨酶升高，病毒复制活跃。此阶段应以治疗湿热为主，重用清热利湿和清热解毒之品，这既符合西医的抗病毒疗法（针对病因治疗），又符合中医急则治标之古训。

用药体会：一方面湿为阴邪，热为阳邪，二者对立矛盾，治疗上也存在着矛盾。临床中清热药多选用黄连、黄芩、大黄、栀子、茵陈、虎杖等，但其性大苦大寒，清热效果虽好，但易重伤脾胃，阻遏气机，导致病情加重；湿无温不化，故治湿关键在温运脾阳，宣通气机，用药多选藿香、佩兰、苍术、厚朴、砂仁、半夏、陈皮等辛温之品，以行气除湿。但这一类药多有助热伤阴的弊病，因此在治疗中应注意权衡利弊，在药物配伍和用量上加以斟酌。另一方面可辨病与辨证相结合，参照化验室指标而选取一些特殊的解毒药，常用药物有板蓝根、蒲公英、土茯苓、山豆根、白花蛇舌草、半枝莲、半边莲、蚤休等。资料显示[3]，蒲公英有降低血清转氨酶的作用，动物实验表明其有效成分能减轻肝细胞炎性反应、保护肝细胞的作用。有临床报道重用白花蛇舌草治疗急性黄疸型肝炎临床收到良好疗效[4]。此外，中医学自古就有"治湿不利小便，非其治也"的说法，临床在治疗病毒性肝炎初期湿热壅盛阶段，当用利尿的方法，既能祛热，又能使热从小便出，给邪以出路，使清热与利湿得到统一，正如《金匮要略》所讲"诸病黄家，但利其小便"。药物可选择茯苓、猪苓、泽泻、玉米须、白茅根、滑石等淡渗利尿之品。符教授最擅长运用玉米须清热利湿，保肝降酶，用量一般在30g左右。临床资料显示[5]，玉米须不仅能利胆退黄，还具有降低转氨酶和胆红素，保护受损肝细胞的作用。

2.2　中期邪盛正伤，湿热与气滞并存

此阶段的主要矛盾为湿热之邪内侵，损伤脾阳，导致阳气被遏，肝失疏泄，气机不调则肝郁气滞，湿热与气滞并存，临床多表现为肝区胀闷不适，咽干口苦，胃脘痞塞，食少纳呆，大便稀溏，甚至可出现乏力、气短。中期的治疗要紧紧抓住"湿热伤脾，肝郁脾虚"这一病机，注重顾护脾胃，这既符合西医的免疫调节疗法，又遵循中医缓则治其本的古训。有学者研究表明[6]，气机不畅、正气不足是慢性肝病进展的关键，故调养肝脾成为本阶段的治疗大法，或化湿运脾，或疏肝健脾，或补益脾胃，均以顾脾为要旨，提高人体正气，所谓"正足邪自退"，常用的中药有党参、白术、茯苓、白扁豆、大枣、薏苡仁、山药。

用药体会：黄芪、党参为补气药，以黄芪配伍党参（或太子参）有提高机体免疫力的作用，再者黄芪能加快上皮细胞增生，促进伤口愈合，《本草纲目》谓其"疮家圣药"，故而黄芪具有促进肝细胞再生的作用。白术味苦、甘，性温，功能益气健脾、通利水道，现代药理研究表明其不仅有升高白蛋白和纠正白蛋白比例的功效，还有抗凝血和显著持久的利尿作用，临床用量宜重，一般在40g以上。值得注意一点，在补益脾胃的同时，还应注意调整脾胃升降功能，如配伍柴胡、升麻、枳实、陈皮，取其升清阳、疏肝郁、泄浊阴、散气滞，补中要寓疏通之意，注意脾气之生发，为实脾之道，此乃源于"肝病治脾"之训。临床中柴胡常有劫肝阴的弊端，可与白芍配伍，既能养血柔肝而疏肝，又无劫阴之弊，一旦肝郁得疏，土壅得散，切断湿热内生之源，病情可迅速改善。

2.3　后期邪盛正虚，湿热与瘀血并存

肝病日久入络，湿热蕴郁，阻于血分，肝胆疏泄失职，胆汁不循常道，溢于皮肤、血脉而发黄，如《伤寒论》所讲"瘀热在里，身必发黄"，临床多表现为患者面色萎黄或暗黄，身疲气短，口苦咽干，食欲不振，肝区隐隐作痛。肝病发展到后期必然会出现血瘀络阻的病机，所谓"瘀热发黄""血瘀发黄"，都印证了黄疸是血分发病之一，故病毒性肝炎后期治黄必然要从治血入手。此阶段治疗应以凉血活血为主，清血分之热，行血分之

滞。这种清热祛湿或疏肝健脾与活血通络同用的治法，既符合西医减轻肝细胞受损，修复肝组织的原则，又能防止肝纤维化，延缓肝硬化，有利于肝脾肿大的回缩。常用凉血活血药物有赤芍、丹皮、丹参、当归、泽兰、益母草、大黄、茜草等。

　　用药体会：泽兰味辛性温，有"通肝脾之血"的特点，横行肝脾之间，活血而不伤血，补血而不滞血，常配伍白茅根同用，既能清热利湿，又能活血化瘀，凡血瘀发黄所致的各类黄疸均可使用。大黄善清湿热、入血分，破一切瘀血，该药不仅能利胆退黄，且能活血祛瘀，改善肝脾淤血，促使转氨酶恢复正常，对肝功能恢复起重要作用。在重症肝炎中，每天可用大黄 30～60g，浓煎保留灌肠，对排空肠道积滞、防止血氨升高有良好效果。当归辛温，为养血活血之药，又能宣通气分，使气血各有所归，其性能升能降，内润脏腑，外达肌表，能缓肝木之急，本品可与苦参、白茅根并用，对慢性肝炎湿热内盛、瘀血阻络者，疗效甚佳。从现代医学来看凉血活血药对肝炎后期也是十分有益的，它既能调节肝脏炎症过程中抗原 – 抗体反应所引起的免疫反应的强度，减少机体应激性损害，又能作用于机体的血液循环系统，协助清除免疫应答中产生的有害复合物，减轻其对机体的损害，促进炎性渗出物的吸收。

3　验案举隅

　　患者，男，49 岁，慢性乙型肝炎病史 30 余年，肝癌 6 个月，2013 年 8 月于地坛医院行介入治疗，治疗后转氨酶持续升高，伴肝区刺痛，不能入睡，口服 20 余天西药保肝、降酶药未好转，2013 年 9 月 3 日经人介绍转至符教授门诊。患者首诊时面色暗黄，精神不振，肝区刺痛，夜间明显，双眼干涩，恶心，食欲不振，小便黄赤，大便 5 日未行，舌淡黯、有瘀斑、苔黄厚而腻、脉沉弦细。8 月 29 日肝功提示：谷丙转氨酶 415U/L，谷草转氨酶 381U/L，总胆红素 90.6μmol/L，结合胆红素 77.4μmol/L，甲胎蛋白 58ng/mL，现代医学诊断：慢性乙型肝炎后期，肝癌介入术后。中医诊断：癥瘕。证型：肝郁脾虚，瘀热内阻。治法：清肝解毒，益气健脾，活血消癥。处方：白花蛇舌草 30g，土茯苓 20g，蒲公英 15g，板蓝根 15g，黄芩 10g，赤芍 15g，丹参 10g，当归 15g，生甘草 6g，炒白术 10g，炙黄芪 20g，炙鳖甲 15g，夏枯草 15g，玉米须 30g，白茅根 20g，车前子 10g。连服 14 剂，肝区刺痛明显缓解，精神好转，仍食欲不振，大便 2 天 1 次，继服上方 21 剂，复查肝功：谷丙转氨酶 117 U/L，谷草转氨酶 96 U/L，总胆红素 26.2μmol/L，结合胆红素 11.4μmol/L，甲胎蛋白 21ng/mL，上方化裁，连续服用 5 个月，2014 年 3 月 16 日复诊，除两目干涩外，其他症状基本消失，复查肝功能正常，1 周前已恢复上班，仍从原法治疗，巩固疗效，至今随访未复发。

　　按：本案为典型病毒性肝炎后期，湿热之邪久羁肝脾，致肝失疏泄，脾失健运，正气亏虚，气血凝聚，脉络痹阻，留于胁下，而成癥积之证，但尚未进展为鼓胀。正气虽已虚，尚耐克伐，故治疗应以清肝解毒为先，加以益气养血，调养肝脾，使外溢之血得以归经，加入软坚散结的鳖甲、夏枯草，消补兼施，旨在缓图。

4　结语

　　病毒性肝炎的临床发展过程十分复杂，治疗中分清患者所处的阶段尤为关键。一般情况下，本病患者连续治疗的时间应不少于 6 个月，一些中重度患者则需要持续 1 年以上的治疗，即便当乙肝表面抗原转阴后，仍需继续巩固一段时间，防止复发。而整个治疗过程都应以健脾化湿、清肝解毒为主旨，这与张仲景"见肝之病，知肝传脾，当先实脾"的理论相契合。多数慢性肝炎患者都与机体免疫功能低下有关，用健脾的方法不仅可以提高机体免疫力，还可延缓肝硬化的进程。此外符教授还指出，临床中慢性迁延性肝炎因偏重于湿，亏损偏重在脾，失调偏重在气，临床表现以肝郁脾虚者多，其病机总的特点是偏于在气分，所以病情较轻。慢性活动性肝炎因偏重于热毒，亏损偏重在肝，失调偏重在血，临床表现以阴虚血瘀者多，其病机总的特点是偏于在血分，所以病情较深较重。当认清疾病本质，辨证论治，切勿贻误病机。

参考文献

[1]　中华医学会肝病学分会，中华医学会感染病学分会．慢性乙型肝炎防治指南（2010 年版）［J］．临床肝胆病杂志，2011，27（1）：1-16.

[2]　肖袁柳．急性病毒性肝炎的用药体会［J］．内蒙古中医药，2010，22（48）：56.

[3]　任丽平，杜钢军，崔新萍．蒲公英对酒精性肝损伤的影响［J］．中国实验方剂学杂志，2011，11（55）：189-191.

[4]　张国熙．白花蛇舌草治疗急性：黄疸型肝炎［J］．中医杂志，2007，48（8）：722-723.

[5]　朱爱华，马玉杰，陈沛林．玉米须煎剂对黄疸型肝炎的保护作用［J］．中国药师，2009，12（4）：486-487.

[6]　侯岩，崔丽萍，张明香，等．慢性肝病中医证候规律分布特征［J］．环球中医药，2012，5（4）：19-20.

薛博瑜教授从祛湿及解毒论治乙型病毒性肝炎

乙型病毒性肝炎是一种广泛分布，严重影响人类生命健康的传染性疾病。乙肝病毒（hepatitis B virus，HBV）主要经输血、母婴及性接触传播，2006 年全国乙型肝炎血清流行病学调查表明[1]，中国有 HBV 感染者约 9300 万人，其中慢性乙型病毒性肝炎患者约为 2000 万例。

薛博瑜教授是国家中医药管理局重点学科中医肝胆病学科带头人，师从国医大师周仲瑛教授，并深得其真传，在中医药治疗病毒性肝病方面造诣颇深。笔者有幸师从薛教授，随师侍诊，获益匪浅，现将薛教授治疗乙型病毒性肝炎经验整理简述如下。

1　病因病机发微

1.1　疫毒与湿邪为患

现代中医学家对乙肝的发病原因虽众说纷纭，但大多都认同感染疫毒之邪为乙肝发病的主要病因之一。对此，薛教授认为，乙肝之疫毒，与六淫邪气等致病因素有所不同，是一种人们感官所不能感受到的致病因素，即吴又可在《温疫论》中所形容的"夫温疫之为病，非风、非寒、非暑、非湿，乃天地间别有一种异气所感……无形可求，无象可见，况无声，复无臭"[2]，并且致病具有极强的传染性，"大约病遍于一方，延门阖户，众人相同"[2]。感染疫毒之邪后，若素体正气充足，"壮者气行则已"，形成隐性感染；若正气

李木子（南京中医药大学第一临床医学院）

不足，则"怯者着而成病"，正气无力祛邪，疫毒伏于血分，病程缠绵。乙肝疫毒之邪气，还具有喜欢在"湿"的环境下生存的特性，因此薛教授强调要重视湿邪在乙肝发病中的重要作用。此湿既可以是外邪侵袭，又可以是饮食不节、脾胃内伤所生之内湿。外感与内生湿邪常常又互相影响，外湿困脾，健运失常，则易形成湿浊内生；而脾阳虚损，水湿不化，亦易招致外感湿邪的侵袭。乙肝患者常见头身困重、四肢酸楚沉重、腹水、水肿、大便排泄不爽、口黏口苦、舌苔厚腻等症状，皆为湿邪作祟所致。

湿邪疫毒若携热邪侵袭人体，困遏脾胃，壅塞肝胆，则发为急性肝炎。急性肝炎，湿热之邪充斥三焦表里内外，少阳枢机不利，故症状可见身热不退、不思饮食、恶心呕吐、皮肤瘙痒、巩膜黄染、小便黄赤等表现。急性期余湿未净，病情迁延，进展为慢性乙型肝炎。湿邪伤脾，脾失健运，气血乏源，肝体失养；同时疫毒深伏，入于血分，耗气伤阴，气机不通，血行不畅，瘀毒互结，肝失条达。症见身困倦怠、肝区疼痛、肝脾肿大、脘腹胀满、腹胀如鼓、舌苔厚腻等；若血热妄行，瘀热灼伤肝之络脉，更可出现腹壁静脉曲张、食管胃底静脉曲张甚至破裂出血等临床表现。综上所述，乙型病毒性肝炎的基本病机为湿邪疫毒蕴结肝脾，肝胆失疏，脾胃不健，气滞血瘀，肝络失和。

1.2　肝脾肾损伤

薛教授认为疫毒邪气致病具有专一性的特点，即《温疫论》所指"适有某气专入某脏腑经络，专发为某病"[2]。肝炎疫毒专入肝经，侵袭肝脏，专发为乙型病毒性肝炎；又脾为阴土，性喜燥恶湿，湿邪外感，脾脏首先受累，故乙型病毒性肝炎病位主要在于肝脾两脏。肝脏功司疏泄，脾主运化升清，"土得木而达"，肝木司职有助于脾土健运，脾土健运则肝体得养；且肝藏血，脾统血，脾运健旺，生血有源，肝有所藏，肝用才能正常，因此肝脾两脏的病变又必然互相影响。

此外，薛教授还指出慢性乙肝久病及肾，《温病条辨》云："湿久，脾阳消乏，肾阳亦惫。"[3]脾之健运有赖于肾阳温煦，肾中精气亦依靠脾运化之水谷精微的充养。湿邪贯穿乙肝整个病程，易伤阳气，轻则脾气不运，重则脾阳不振，累及肾阳；"乙癸同源，肝肾同治"[4]，肝肾同源于精血，肝病患者多病程较长，病情缠绵，邪毒久困，暗耗肾精。故慢性乙型肝炎肝脾受损，病久必然累及肾脏，出现腰膝酸软、畏寒肢冷、小便清长等肾精、肾阳亏虚症状。肝脾肾三脏功能失调，鼓胀积聚更甚，癥积内聚，腹水内停，甚至演变成癌毒。

2　临证用药特色

乙型病毒性肝炎病机虽然错综复杂，但薛教授认为本病总属本虚标实之证，湿邪与疫毒之邪为发病关键，因此祛湿和解毒法乃是临证基本共同治法，但具体辨证之时还需灵活变通，应根据邪实正虚的轻重、在气在血、病情进退等具体情况加减药物。同时慢性乙肝病久及肾，后期还需重视补肾法的应用。

2.1　祛湿与解毒法贯穿始终

湿邪与疫毒之邪伴随整个乙肝的病程，因此，薛教授认为，祛湿与解毒之法需要贯穿疾病之始终。湿为阴邪，性质重浊而黏腻，乙型病毒性肝炎病程的各个阶段都存在不同程度的倦怠、身困、二便异常、舌苔腻等症状，祛湿之法应长期应用。脾喜燥恶湿，湿邪最易困遏脾胃之气，"治湿当健脾，脾旺湿自绝"，健脾祛湿乃是通用治法。薛教授在临床治疗时常用药物有党参、白术、黄芪、半夏、山药等。此外还要分化湿、利湿法。化湿法常用于湿浊困脾、运化失常所致的脘腹痞满、食少体倦、大便溏薄、舌苔白腻等症，常用药物有苍术、厚朴、砂仁等；利湿法则多用于水湿内停之水肿、腹胀、腹水、小便不利等症，常用茯苓、泽泻、薏苡仁、葫芦皮等药物。同时湿邪亦可热化或寒化，温清之法应当随证变化。

疫毒之邪感染之后不易根除，易耗气劫阴，瘀血凝痰，留滞脏腑，形成邪气亢盛正气衰败之势。若湿热疫毒化火内陷，侵犯肝胆脾胃，瘀热火毒炽盛，迅速弥漫三焦，深入营血，内陷心肝，则发为急黄，症见黄疸、腹水、昏迷、出血等危急重症[5]，因此薛教授十分重视解毒法的运用，慎防急黄之变。薛教授常强调："毒邪去，似釜底抽薪，可顿挫病势，兼夹之邪随之而消。"[6]临证之时，常选用的药物有黄芩、茵陈、水牛角、生地黄、大黄、地耳草、虎杖、半枝莲、白花蛇舌草等。若急性迁延转为慢性，此时病机多为正气耗伤、余毒存在，治疗在扶正之余勿忘解毒，不宜纯补，谨防邪恋。

2.2　临证之时灵活变通

薛教授认为祛湿和解毒之法虽为乙肝的基本治法，但临床施治时还需灵活变通。不仅要分清邪实、正虚的轻重，还要辨别湿、热、瘀、毒等诸多病理因素的侧重，同时把握早期在气、久病入血的发病规律，并随时根据病情之进退调整辨治方案[7]。具体而言，急性期邪实炽盛，以中焦湿热为主，治疗重点在于清热利湿，佐以解毒化瘀，宣畅三焦，此时应慎用补虚之品，以免闭门留寇，致使病情迁延；慢性期则以湿热瘀结为主，治疗重点在于清化瘀毒，化湿利湿；病情迁延至后期以虚为主，兼有邪实，扶正之时仍需配合化瘀解毒。正如《医宗必读·积聚》篇所说："初者，病邪初起，正气尚强，邪气尚浅，则任受攻；中者，受病渐久，邪气较深，正气较弱，任且攻且补；末者，病魔经久，邪气侵凌，正气消残，则任受补。"[4]这些原则对乙型病毒性肝炎的治疗具有重要的指导意义。临证具体选方，实证为主者，薛教授常以犀角地黄汤、柴胡疏肝散、茵陈蒿汤加减；虚证为主者，结合阴虚、气虚等不同，分别以归芍地黄汤、归芍六君子汤加减等治疗，虚实夹杂者当两者兼顾。

疾病初起在气分者，多属脾失健运，肝气不舒，治当疏肝理气健脾为主，常以逍遥散、柴胡疏肝散、四逆散加减；慢性乙肝病程较久，病多迁延，故病在血分更为多见，瘀血留于肝脾络脉，宜采用活血化瘀之法，如失笑散、桃红四物汤等。

临床施治过程中还需随时观察病情之进退。疾病初期，湿热疫毒炽盛，应使用苦寒之品积极祛邪，以防湿热疫毒化火内陷而出现急黄之变。随着病情的进展，正气渐亏，苦寒药物又不可使用太过，应当中病即止，若过用苦寒之品则正气易损，更加难以托邪外出，造成疾病缠绵难愈。

2.3　后期重视补肾法的应用

乙肝病情迁延，肝血亏虚，脾运失职，肝脾之伤，穷必及肾。临证之时，薛教授十分重视乙肝后期补肾法的应用。临床以肾阳亏虚为主者，常伴有畏寒乏力、腰酸腿软、头晕耳鸣、小便清长、舌淡有齿印、尺脉沉等症状，治疗上当温肾益阳，常用药有熟地黄、淡附子、巴戟天、肉苁蓉、山茱萸、菟丝子、补骨脂等，成方方面则多选用金匮肾气丸、济生肾气丸合五苓散加减；以肝肾阴虚为主者，通常出现五心烦热、口干咽燥、入夜尤甚、腰膝酸软、舌红少苔、脉细数等症状，治以滋养肝肾为主，多以一贯煎、兰豆枫楮汤等加减，常用沙参、麦冬、生地黄、当归、淫羊藿、女贞子、旱莲草等药物补益肾精。现代亦有研究发现补肾健脾的中药可通过调节树突状细胞促进 Th1/Th2 的分化来提高治疗慢性乙肝的疗效，并通过对 T 淋巴细胞亚群的影响，上调干扰素－γ、白细胞介素－2 水平，说明补肾法可提高慢性乙型肝炎患者的免疫功能和抗病毒能力[8]，亦证实了补肾法是治疗慢性乙肝的有效方法。

3　病案举隅

患者，男，47 岁，2014 年 9 月 22 日初诊，因"发现乙肝小三阳 2 月余"就诊于薛教授处。刻下：胁肋胀痛，时有腹胀，口黏口苦，怕热，纳食欠佳，大便稀溏，小便正常。舌质红，苔黄腻，脉细弦。肝功能检查显示：谷丙转氨酶 95 U/L，谷草转氨酶 78 U/L，HBV－DNA 2.05×10^5 IU/mL。证属湿热蕴结肝脾，肝气不舒，治宜清化湿热瘀毒，疏肝行气，处方：醋柴胡 10g，枳壳 10g，炒白术 15g，赤芍 15g，炒白芍 15g，炒当归 10g，虎杖 30g，垂盆草 30g，地耳草 15g，鸡骨草 15g，白花蛇舌草 30g，半枝莲 15g，叶下珠 15g，桑寄生 15g，丹参 15g，炒薏苡仁 30g，甘草 3g，14 剂，水煎服，每天 1 剂；并配合服用阿德福韦酯抗病毒治疗。

2014 年 10 月 20 日复诊，药后胁肋胀痛、口黏苦症状明显好转，仍不耐劳累，纳食欠佳，舌淡红，苔薄黄，脉弦，查肝功能恢复正常，上方去赤芍、虎杖、垂盆草、叶下珠，加炒党参 15g，干姜 3g，淫羊藿 15g，14 剂，水煎服，每天 1 剂。2014 年 12 月 8 日复诊时患者无明显不适，肝功能检查显示 HBV－DNA ＜500 IU/mL，舌淡红，苔薄白，脉弦。上方去地耳草、鸡骨草，继续服用以巩固疗效。

按：乙型病毒性肝炎病机总属湿邪疫毒蕴结肝脾，肝胆失疏，脾胃不健，气滞血瘀，肝络失和。薛教授认为本例患者初诊时处于疾病初起阶段，湿热疫毒炽盛，正气尚足，应积极祛邪，用药方面选用大量清热解毒之品清解湿热毒邪，顿挫病势，并辅以疏肝行气活血等法对症治疗。患者服药后再次就诊时热象渐消，湿邪困脾日久，脾虚之象突显，薛师便稍减清热解毒力度，以免苦寒太过耗伤正气，并加用炒党参平补脾胃，以增益气之功，同时不忘兼顾补肾法，乃"补火生土"之义，肾阳充旺，脾土健运，肝木条达，症状缓解。

参考文献

[1]　李海，贾继东. 2010 版《慢性乙型肝炎防治指南》解读——慢性乙型肝治疗目标和适应证 [J]. 临床肝胆病杂志，2011，27（8）：791-793.
[2]　明·吴又可. 温疫论 [M]. 北京：中国医药科技出版社，2011：7.
[3]　清·吴鞠通. 温病条辨 [M]. 北京：人民卫生出版社，2005：27.
[4]　明·李中梓. 医宗必读 [M]. 上海：上海科学技术出版社，1987：34.
[5]　陶夏平. 周仲瑛教授诊治病毒性肝炎经验 [J]. 环球中医药，2012，5（6）：446-448.
[6]　孙丽霞. 薛博瑜论治病毒性肝炎的思想探析 [J]. 湖北中医杂志，2002，24（5）：11-12.
[7]　薛博瑜. 慢性乙型肝炎中医临证治疗方略 [J]. 药品评价，2009，6（2）：74-76.
[8]　刘肆辉，张永华. 健脾补肾法对拉米夫定治疗慢性乙型肝炎患者外周血树突细胞调 Th1/Th2 的影响 [J]. 中国中医药科技，2009，16（5）：345-346.

第七章

肾 系 疾 病

国医名师吕仁和应用中医药联合激素
治疗原发性肾病综合征经验初探

　　肾病综合征（nephrotic syndrome，NS）是用来概括多种肾脏病理损害所致的严重蛋白尿、低蛋白血症、高度水肿、高脂血症等一组临床表现，是常见的、治疗时十分棘手的肾脏病证之一，类似于中医"水肿""肾水"等。本文主要讨论原发性 NS 的治疗。免疫异常是原发性 NS 的重要发病机制，故免疫调剂和免疫抑制是其治疗的重要方法，目前临床常用糖皮质激素。激素的应用遵循"足量、慢减、长期维持"的原则[1]。

　　吕仁和为北京中医药大学东直门医院主任医师、教授、博士生导师，为国家级名老中医、首都国医名师、名老中医"师带徒"指导老师。吕教授从事临床工作五十余载，在慢性肾脏病的诊治方面造诣颇深，尤其是在中医药联合激素治疗原发性肾病综合征方面积累了丰富的经验，疗效突出。笔者有幸侍诊，对其中医药联合激素治疗原发性肾病综合征的经验有所体会，现总结一二，以飨读者。

1　古为今用——肾络"微型癥瘕"病机假说

　　关于肾脏疾病的形成机制，吕仁和教授将络病理论和癥瘕理论进一步发展，形成肾络"微型癥瘕"病理假说。络脉是气血汇聚之处，是内外沟通的桥梁。同时，络脉也是内外之邪侵袭的通路，邪气犯络或久病入络，均可以导致络脉瘀滞，气滞、瘀血、痰湿、热毒等诸邪滞留于络脉，阻碍气机升降，气血运行，诸病由生。至于"癥瘕"概念，早在《内经》就有论述，"癥者，征也，有形可征也"，"瘕者，假也，假物已成形也"。癥瘕为病，初则聚散无常，假物成形，尚属易治；聚久成积而不散，有形可征，难于治疗。肾之络脉病变，"癥瘕"形成，属于微型癥瘕的一种，是络脉的病理产物之一。

　　吕教授认为本虚标实是慢性肾脏病发病基础。肾脏本虚，湿阻水停，热毒瘀结，相互转化，经久不去，结为癥瘕，聚于肾络。其中，瘀血是形成肾络癥瘕的关键因素之一，这也和现代医学认为的肾病综合征存在高凝状态的论述相吻合，故吕教授非常重视活血利水法，几乎贯穿整个病程。

2　洋为中用——激素的"性味归经"

　　吕教授重视中药的现代药理研究价值，认为现代医学从化学及分子生物学等角度对中药进行研究，可以为中医临床用药提供重要参考和提示。同时，吕教授也强调从中药的四气五味、升降浮沉、归经等药性理论角度认识西药，如治疗 NS 的常用西药激素。

　　中医认为，肾乃水火之脏，为阴阳之根，是维持一切生理活动的基础，与激素对机体的调节功能密切相关。吕教授认为，中医的"肾"和下丘脑－垂体－肾上腺轴（the hypo-thalamic-pituitery-adrenal axis，HPA 轴）功能相近，维持着机体内环境的稳定，以达到机

黄苗　闫璞（北京中医药大学第一临床医学院）

王世东（中国中医科学院博士后流动站；北京中医药大学第一临床医学院内分泌科）

肖永华（北京中医药大学第一临床医学院内分泌科）

体的阴平阳秘状态。激素的分泌受 HPA 轴调控，其功用类似于辛燥甘温之性的中药，大剂量和（或）长期应用，极易助阳生热，耗气伤津，致阴虚燥热，阴亏阳亢之候，类似于过服中药纯阳燥热之品所致的表现，日久耗阴损阳，使肾成为无根之木、无源之水。

激素在具备很强药理作用的同时，也存在着诸多不良反应，如何用好这把"双刃剑"，达到中西药结合、减副增效的目的，吕教授有其独特的临床经验。吕教授认为，激素的使用除了遵循"足量、慢减、长期维持"的大原则外，激素的启用和用法用量有以下方面（吕教授口传）：①诊断为肾病综合征，中医药治疗效果不显。②尿蛋白定量持续 >3.5g/24h。③以前用过激素治疗，为激素敏感型，此次复发，重度蛋白尿。④复发型 NS，起始量为 40mg 隔日顿服（激素大于 40mg 其带来的不良反应风险大于收益）。⑤自查尿蛋白持续阴性，可每周减量一次。⑥采用"隔日减"方案。如：起始 10 片，每天 1 次，撤减方法：10/10 片→10/9 片（即"奇数日 10 片，偶数日 9 片"，后依次论推）→10/8 片→……→10/0 片（即"隔日 10 片"，后依次论推）→9/0 片→8/0 片→……→1/0 片→停药。⑦减至 20mg 隔日顿服时，维持量治疗半年。⑧减至 15mg 隔日顿服时，维持量治疗 3 个月。⑨逐渐减量，一直减到 1 片，隔日顿服，再停药。

3　减毒增效——中医药"三段加减法"

肾病综合征的临床表现相当于《金匮要略》所载的"肾水"，现代西医多以激素治疗，但存在不良反应大及复发率高等一系列难以解决的实际问题。吕仁和教授在学习前贤的基础上，结合自己多年临床经验，提出了中医药"三段加减法"联合激素治疗 NS 的思路，明显提高了临床疗效，减少了激素不良反应和撤减激素过程中的疾病复发率。具体如下。

3.1　第一段

NS 病人使用激素，出现食欲亢进、口臭、怕热、多汗、血压升高、反复感冒或感染、舌红、脉数等阴虚燥热、血瘀血热、湿热毒蕴证候，治以清热解毒、凉血散瘀。因此期激素用量较大，若见阴伤者，加增液汤；若见气耗者，加太子参、黄芪等；若见阴虚内热者，加生地黄、牡丹皮、地骨皮等。常用清养利肾方（经验方），组成如下：金银花 20g，连翘 20g，黄芩 10g，玄参 15g，生地黄 20g，赤芍 30g，白芍 20g，炙甘草 10g，丹参 30g，石韦 30g。

3.2　第二段

当激素用量减至隔日 30 ~ 20mg 时，易出现便溏、食欲减退、少气乏力、腰酸软等脾肾气虚、血脉不通之象，治以益气活血、健脾补肾。常用自创的"补血二丹汤"，所谓补血二丹汤，即由黄芪 30 ~ 60g，当归 10 ~ 15g，丹参 10 ~ 60g，牡丹皮 10 ~ 30g，赤芍 10 ~ 30g 组成。其中，黄芪、当归取意于当归补血汤，黄芪益气固表，当归补血活血，两药相伍，共奏益气生血、阳生阴长之效；丹参善于活血祛瘀，性微寒而缓，且丹参又具养血之功，NS 患者病程中后期，常有气血不足之象，故吕教授最喜用丹参；牡丹皮凉血活血，通经消瘕；赤芍清热凉血，散血热瘀滞。补血二丹汤为吕教授常用效方，补虚泻实，标本兼治，临床实践也证明其疗效颇佳。

3.3　第三段

经前两段治疗后，病情趋于稳定，但仍有乏力、腰酸软、抵抗力差、易感冒等肺肾亏虚表现，治疗上注重补益肺肾，提高机体免疫力。在辨证处方的基础上，常加用灵芝、红景天补益正气，提高抵抗力，减少感染的发生；加羌活、益智仁减少激素对 HPA 轴抑制，防治激素不良反应。吕教授认为羌活属于风药范畴，归膀胱、肾经，符合肾病"从风论治"的治疗思路[2]；益智仁归脾、肾经，具有暖肾固精温脾之功，可以补肾气、填肾精。除了中医认识，吕教授还关注药物的现代药理研究，以达到中西医有效结合。现代药理研究[3-5]表明，羌活具有调节垂体－肾上腺系统的作用，拮抗激素对该系统的抑制作用，此外，羌活中的紫花前胡苷具有改善学习记忆障碍的功能。另有文献[6-7]也提到，益智仁具有保护神经、提高学习记忆等作用，减少或消除激素对患者记忆力和精神状态的影响。

4　病案举例

患者，女，22 岁。2012 年 6 月 5 日初诊。患者主因"持续尿蛋白半年"来诊。现病史：患者半年前无明显诱因出现双下肢水肿，继之水肿加重，就诊于当地医院，确诊为"肾病综合征"，肾穿刺活检示：肾小球膜性肾病（Ⅰ期）。予口服泼尼松 60mg 治疗，每天 1 次，尿蛋白持续阳性至今。刻下症：倦怠乏力，口干咽干，劳累后双下肢水肿甚，休息后水肿缓解。纳眠尚可，二便调。舌黯紫，边有齿痕，苔腻，脉弦数。现用泼尼松 55mg，每天 1 次。中医辨证：热毒蕴结，水停瘀阻。治法：清热解毒，活血利水。处方：桑叶 10g，菊花 10g，金银花 10g，连翘 10g，辛夷 10g，白芷 10g，猪苓 30g，茯苓 30g，白花蛇舌草 30g，泽兰 30g，14 剂，水煎服，每天 1 剂，早晚分服。医嘱：①泼尼松撤减方法：60mg，每天 1 次（即 12 片/天，或写成 12/12 片），服用 2 周后，测尿蛋白若持续阴性，则减量为 12/11 片，若持续阴性，每周减量一次，依次为 12/10 片→12/9 片→12/8 片……12/0 片→11/0 片→10/0 片……减至 4/0 时，维持半年。②阿法 D_3，每天 0.25μg。

2012 年 9 月 10 日五诊：乏力，轻度皮肤瘙痒，月经量明显减少，2 天即净。纳可，眠佳，大便稀，日行 1 次，小便调。舌质淡，苔白腻，脉沉。查尿蛋白（－）。目前泼尼松用量 7/0 片。辨证：气血不足，肝肾亏虚，瘀阻水停。治法：益气养血，补益肝肾，通经活络。处方：生黄芪 30g，当归 10g，猪苓 30g，川芎 15g，茯苓 30g，白花蛇舌草 30g，刘寄奴 10g，羌活 30g，益智仁 10g，生地黄 30g，制何首乌 10g，14 剂，水煎服，每天 1 剂，早晚分服。

2013 年 6 月 3 日十诊：全身皮疹，瘙痒，平躺腰酸，余无不适。纳眠均可，二便调。舌淡苔黄腻，脉滑数。查血常规、尿常规无明显异常。目前泼尼松用量 3/0 片。辨证：血瘀血热，风毒伤肾。治法：活血凉血，祛风解毒。处方：羌活 20g，益智仁 10g，丹参 30g，川芎 15g，牡丹皮 20g，赤芍 20g，荆芥炭 10g，防风 10g，炒栀子 10g，蝉蜕 10g，紫花地丁 15g，白蒺藜 20g，28 剂，水煎服，每天 1 剂，早晚分服。

按：该案患者肾穿刺活检提示为肾小球膜性肾病，而对于此种病理类型，单用糖皮质激素治疗常常无效或疗效有限，故该患者服大剂量激素（60mg，每天 1 次）近半年，尿蛋白仍持续阳性。吕仁和教授治疗肾病综合征，首先在中医整体观的指导下，嘱患者在饮食方面，低盐、优质低蛋白饮食；在情志方面，开导患者"智慧的沐浴，思辨的快乐"；活动量上，强调要适当，要量力而为，以不感到疲乏为度等。初诊时，此为病程第一段，患者激素用量较大，且是治疗初期，热、毒、水、瘀阻于肾络，以标实为主，故药以桑叶、菊花、金银花、连翘、辛夷、白芷、白花蛇舌草清热解毒，猪苓、茯苓、泽兰活血利水。五诊时，病程进入第二段，查尿蛋白（－），肾脏病病情基本缓解，但出现乏力、月经量少等气血不足，肝肾亏虚之象，故标本同治，补虚为主，辅以活血利水、通经活络以治标。十诊时，病程进入第三段，小剂量泼尼松维持治疗。由于激素的累积使用，患者出现全身皮疹、瘙痒等激素不良反应，且瘀久亦可化热，故用羌活、益智仁减少激素对 HPA 轴抑制，缓解激素不良反应；丹参、川芎、牡丹皮、赤芍、紫花地丁活血凉血，清热解毒；荆芥、防风、栀子、蝉蜕为吕教授常用"药串"，合白蒺藜，共奏疏风、祛风、搜风、灭风之效。

5 小结

目前，单独应用西药治疗原发性肾病综合征效果不甚理想，不良反应大且易复发。单独应用中药，则可能存在起效较慢且有可能错过激素治疗时机。因此，中医药联合激素治疗原发性肾病综合征在减毒增效方面的优势突显出来。吕仁和教授在临床一线工作五十余载，在中医药联合激素治疗原发性肾病综合征方面具有丰富而独到的经验，不仅中药处方药简效专，而且激素的用量用法独具特色，且临床证明疗效颇佳。吕教授这种"古为今用，西为中用"的治学态度，值得每一位中医工作者思考和学习。

参考文献

[1] 王海燕. 肾脏病学 [M]. 北京：人民卫生出版社，1996：597.
[2] 赵进喜，肖永华. 吕仁和临床经验集（第一辑）[M]. 北京：人民军医出版社，2009：166-171.
[3] 李智勇，张兴水，王军练，等. 羌活的研究进展 [J]. 陕西中医学院学报，2003，26（6）：56-59.
[4] 徐惠波. 羌活挥发油的药理作用研究 [J]. 中草药，1991，22（1）：28-30.
[5] 张鹏，杨秀伟. 羌活化学成分进一步研究 [J]. 中国中药杂志，1996，21（5）：295-296.
[6] 陈萍，王培培，焦泽沼，等. 益智仁的化学成分及药理活性研究进展 [J]. 现代药物与临床，2013，28（4）：617-623.
[7] 嵇志红，于新宇，张晓利，等. 益智仁水提取物对东莨菪碱所致记忆获得障碍大鼠的干预效应 [J]. 中国临床康复，2005，9（28）：120-122.

王耀献运用清上固下法治疗慢性肾脏病经验

慢性肾脏疾病涉及范围广泛，复杂难治。王耀献教授，北京中医药大学东直门医院院长、中华中医药学会肾病分会会长，擅长治疗肾脏疾病、内分泌疾病及风湿免疫性疾病。王耀献教授根据咽喉与肾脏在生理、病理方面的密切联系，临床中采用"清上固下法"，联合运用中药内服、中药代茶饮治疗慢性肾脏病，疗效满意。现将其运用清上固下法治疗慢性肾脏病经验介绍如下。

姚洁琼（山西省中医院，山西省中医药研究院肾病一科）
滕福斌　孙卫卫（北京中医药大学东直门医院肾病内分泌科）
晋瑜霞（北京中医药大学第一临床医学院）

1　"咽肾相关"理论是清上固下法的理论基础

咽喉是司饮食、行呼吸、发声音的器官，上连口腔，下通肺胃，又是经脉循行之要冲。《灵枢·经脉》[1]云："肾足少阴之脉……其直者，从肾上贯肝膈，入肺中，循喉咙，夹舌本。"咽喉与肾脏在生理和病理方面都密切相关：咽喉得肾之精气濡养则能正常行使生理功能，邪毒无所犯；邪毒从气道而入，结于咽喉，随少阴经脉下犯，可致肾脏发病；肾阴不足或肾阳不足，相火无制，虚火上炎，上攻咽喉亦可致病[2]。西医学也有相似的发现，许多慢性肾脏病患者常有扁桃体炎反复发作的病史，扁桃体炎可诱发、加重慢性肾脏病。西医学对此尚缺乏有效的治疗手段，以对症治疗为主。因此，中医药有着巨大的发展潜力。

慢性肾脏病临床上常见血尿、蛋白尿、水肿等症状。根据"咽肾相关"理论，究其病机：风邪上受，搏结咽喉，下迫于肾，损伤血络，引起血尿；毒邪客咽，循足少阴之经脉而伤肾，致肾的气化功能失调，三焦决渎失职，影响膀胱之气化，水液潴留，泛溢肌肤，发为水肿；肾失封藏，精脂下流，出现蛋白尿。临床研究证实，根据"咽肾相关"理论，从咽论治慢性肾脏病有确切疗效，值得进一步研究和应用。

2　中药代茶饮与汤剂并用是清上固下法的治疗特色

中药代茶饮历史悠久，理渊道博，且其在治疗疾病、保健养生等方面具有简单、方便、有效的特点，在中医药学中独辟蹊径，发挥着重要的作用。中药代茶饮主要以中草药（单味或复方）根据需要加工成粗末或细末，采用沸水冲泡或者加水煎煮取汁，不拘时间随意饮用[3]。中药代茶饮既保持了中医学辨证论治、疗效确切的优点，又克服了传统中药汤剂煎煮烦琐、携带不便的缺点[4]，更加适应快节奏的现代生活，有着广阔的发展前景。将中药代茶饮与中药汤剂并用，一方面，可以让中药代茶饮持续作用于咽喉局部，从而避免咽喉部病灶诱发、加重慢性肾脏病；另一方面，可以让中药汤剂更加有针对性地对肾脏疾病发挥作用，从而截断咽喉与肾脏之间的恶性循环。中药代茶饮与中药汤剂并用，能有效控制咽部感染，延缓慢性肾脏病患者病情进展。

3　清上固下法的治法与用药

中医学强调整体观念，认为人体是一个有机的整体。根据咽喉与肾脏在生理、病理方面的密切关系，王耀献教授提出清上固下法，截断疾病在咽喉与肾脏之间的恶性循环。

3.1　清上

"清上"主要运用由石斛、麦冬、金银花等组成的代茶饮。石斛益阴清热、养胃生津，用于热病津伤、胃阴不足等；麦冬养阴润燥，主治肺津不足的燥咳、津液不足的口干等咽部疾患；金银花清热解毒、热毒疮痈，主治咽喉肿痛等证。全方合用，共奏清热解毒、养阴生津之效。

3.2　固下

"肾藏精"，肾失封藏导致精微外泄形成蛋白尿。因此，固肾是治疗慢性肾脏病最重要的方法之一。"固下"法不拘一格。或运用五子衍宗丸加减，以益精助阳为固。五子衍宗丸原是治疗男性不育的古方，在《悬解录》《新唐书·艺文志》和《通志·艺文略》中均有记载[5]。该方以菟丝子、枸杞子为君，补肝肾之阴，为化生精血提供物质基础；覆盆子、五味子为臣，二者均属性温味甘而酸，覆盆子滋精、五味子生血，两药虽温但不热不燥，共起温和泌精滋肾之协同作用；车前子是该方中惟一味甘性微寒之品，为佐药，起利尿固精之效，同时泻肾中之虚火，以微寒之性对方内他药的温性略起制约作用。或运用和解聚散方加减，以和解聚散为固。现代医学证实，慢性肾脏病的发生、发展遵循着共同的机制。大多数肾脏疾病的发生都有免疫机制的参与，大多数肾脏病的发展结局都遵循肾脏纤维化这一共同通路，而肾络微型癥瘕理论又是肾组织纤维化的共同病机[6]，其中聚散消长是肾络微型癥瘕的核心病机。肾脏在聚散失衡的状态下，产生气滞、湿热、血瘀等病理产物，阻滞脉络，损伤正气，日久形成微型癥瘕，并造成正气的耗竭。因此运用和解聚散方以促进机体向平衡态转变。和解聚散方主要由生黄芪、当归、海藻、穿山甲、生牡蛎等组成。其中，海藻、生牡蛎消癥散结，以聚而散之；黄芪、当归补正气以散而聚之[7]。临床证实，和解聚散方对延缓肾纤维化进程疗效确切。

3.3 有辨证，也有辨症

临床中，王耀献教授十分注重湿热在慢性肾脏病中的重要地位。湿热既是慢性肾脏病的病理产物，又是慢性肾脏病的病理因素。现代人嗜食肥甘厚味、缺乏运动锻炼的生活习惯，以及服用助湿生热之激素、免疫抑制剂药物的病情特点，均会导致湿热的产生。因此，王耀献教授喜用黄蜀葵花、积雪草，二药清热利湿、解毒消肿，用在慢性肾脏病的治疗中，疗效满意。王耀献教授还擅长取二至丸之意，将女贞子与墨旱莲配合使用，二者皆味甘，归肝、肾经，能滋补肝肾之阴，除此之外，女贞子兼能清虚热，墨旱莲又能凉血止血，常用于临床伴见血尿者。辨证治疗的同时，王耀献教授也注重辨症治疗，如腰痛常加用狗脊、川续断、川牛膝、杜仲等；失眠常加用炒酸枣仁、贯叶金丝桃、柏子仁、首乌藤等；皮肤瘙痒常加用地肤子等。

4 病案举隅

患者，男，43岁。初诊：2015年10月22日。患者1年前自觉乏力、腰酸，2014年10月查24小时尿蛋白定量0.46g/d。尿常规检查示：尿潜血（＋＋），尿蛋白（＋），变形率100%。抗核抗体、肿瘤标志物检查未见异常。2015年10月12日复查尿常规：尿潜血（＋）、尿蛋白（＋），尿红细胞数目80/μL。24小时尿蛋白定量0.55g/1500mL。诊断为慢性肾小球肾炎。刻下症：乏力，易感冒，腰酸，有下坠感，易汗出，偶感咽干、咽痛，纳眠可，大便黏，每日一行，夜尿3次。舌淡红，苔薄白，脉沉细。咽黏膜充血，色鲜红。既往史：慢性咽炎病史1年，高脂血症病史1年。西医诊断：慢性肾炎；中医诊断：慢肾风，肾气不足。治法：补肾益气。中药内服处方：菟丝子15g，覆盆子10g，车前子10g，五味子10g，枸杞子15g，生黄芪30g，炒白术10g，防风5g，炒薏苡仁30g，女贞子30g，墨旱莲15g，狗脊30g，川续断30g，川牛膝30g，三七4g，30剂，每日1剂，水煎服。代茶饮处方：金银花3g，石斛3g，麦冬3g，30剂，每日1剂，泡茶饮用。

二诊：2015年12月17日。服上药后未再感冒，偶有气短、头晕。2015年12月11日查24小时尿蛋白定量0.416g/d。舌黯，苔薄白腻，脉弦细。咽黏膜充血，色淡红。中药内服处方：前方加天麻30g，生黄芪用量改为50g，30剂，每日1剂，水煎服。中药代茶饮处方同前。

按：此病案患者有慢性咽炎病史，若不给予咽喉病灶足够的重视，单纯着眼于肾，往往很难收效[8]。基于咽喉与肾脏之间密切的生理病理联系，为了避免客于咽喉的邪气循经伤肾，王耀献教授根据"清上固下"法，在运用代茶饮清上的同时，运用中药汤剂内服固下。此患者肾气不足，精微下泄，故见蛋白尿；腰为肾之府，肾精不足，故腰酸、有下坠感；气虚失于鼓动，故见乏力；气虚，失于固摄，故易汗出。针对患者乏力、腰酸伴下坠感等症状，初诊方中用五子衍宗丸加减补肾益精。其中，菟丝子补肾助阳，覆盆子、枸杞子补肾固精，五味子酸收固精，车前子利湿祛邪。针对患者乏力、易感冒之症，予有如屏障、珍贵如玉之玉屏风散益气固表。现代研究证实，玉屏风散可调整机体免疫功能、对肾炎有病理修复作用，还能抗病毒、抗感染，增强机体对有害刺激的防御能力，发挥屏障作用。针对患者腰酸之症，取脊瓜汤之意，采用狗脊、川续断、牛膝等补肾强腰。二诊时，患者病情已有好转，故守方继进、略作加减。针对头晕之症，加用天麻息风定眩；针对患者气短，加大生黄芪用量以补气。

5　结语

综上所述，根据咽喉与肾脏在生理、病理方面的密切关系，王耀献教授十分重视慢性肾脏病患者的咽喉部情况。值得注意的是，有些患者咽喉部症状并不明显，往往容易被忽视，如只有轻微咽痒不适，或咽部异物感，有些甚至无咽喉部症状，仅表现咽部暗红、咽后壁滤泡增生等。因此，对慢性肾脏病患者要重视咽喉部诊查。对于咽喉部有病灶的慢性肾脏病患者，王耀献教授擅长根据清上固下法，联合运用中药代茶饮清上、中药汤剂内服固下。临床证明，应用清上固下法能有效控制咽部病灶，防止因咽部感染迁延所致慢性肾脏病迁延不愈，从而减少病情的反复。当然，对于慢性肾脏病患者来讲，日常调护也尤为重要。王耀献教授常常鼓励患者练习太极拳，增强体质；还需注意积极治疗慢性病，严防各种感染，避免使用对肾脏有损害的药物，改善熬夜、嗜食肥甘厚味等不良生活习惯。

参考文献

[1]　张新渝，马烈光. 黄帝内经·灵枢 [M]. 成都：四川科学技术出版社，2008：110.
[2]　荣堃.《内经》耳鼻咽喉科学理论探析及临床 [D]. 济南：山东中医药大学，2005：12.
[3]　范敬. 浅议清宫中药代茶饮 [J]. 中医研究，2009，22（6）：2-3.
[4]　张靖，张晋京，苏爽，等. 慢性咽炎协定处方代茶饮两种制备方法的比较 [J]. 环球中医药，2016，9（12）：1459-1462.
[5]　曾镛霏，李荣. 五子衍宗丸方义及临床应用 [J]. 江西中医药，2014，45（3）：12-13.
[6]　王耀献. 辨机论治慢性肾脏病 [J]. 中国中西医结合肾病杂志，2016，17（10）：847-849.
[7]　孙卫卫，王耀献，刘尚建，等. 和解聚散方对单侧输尿管梗阻大鼠肾间质纤维化的防治作用 [J]. 中国中西医结合肾病杂志，2012，13（10）：861-864.
[8]　高芳，王庆斌. 利咽汤治疗急性肾小球肾炎 60 例 [J]. 甘肃中医，1997，10（3）：25.

名老中医杨宗善治疗原发肾病综合征经验

名老中医杨宗善系陕西省名老中医，解放军第四五一医院中医科原主任医师，从医六十余载，学验俱丰，笔者随其多年，获益匪浅，兹将杨老治疗原发肾病综合征治疗经验加以总结与同道分享。

林为民　杨莉红　石鹏（解放军第四五一医院肾病中医科）

1　辨标本虚实

肾病综合征临床表现以大量蛋白尿、低蛋白血症、水肿、高胆固醇血症为特点的一组综合征。杨老认为本病属于中医学中"水肿""肿胀"的范畴，若水肿消退后，患者身觉疲乏无力，腰膝酸软，化验显示"低蛋白血症"而且恢复较慢，此阶段属于"虚损证"范畴。关于治疗原则，水肿期多宗《素问·汤液醪醴论》提出的"开鬼门""洁净府""去菀陈莝"，即发汗、利尿、活血祛瘀，所谓的"治水三法"。虚损证期应宗《素问·阴阳应象大论》提出的"因其衰而彰之"的治疗原则。肾病综合征的核心是大量蛋白尿[1]。蛋白是维持人体生命活动的重要物质，属中医学"精微物质"范畴，宜藏而不宜泄。蛋白尿的产生与肾脾两脏密切相关，肾为先天之本，藏真阴而寓元阳，脾为后天之本，气血生化之源，主统摄而升清，若因各种原因作用于脾肾，致使肾封藏失司，固摄无权，精微下泄；脾虚不能升清降浊，清气不升反下注，形成蛋白尿。

在水液代谢方面，除肾主水，为主水之脏外，肺为华盖，主行水，为水之上源，肺气宣发肃降而行水的功能有赖于肾气的促进，故肺肾功能失调可导致水液代谢障碍而出现水肿。正如《景岳全书·肿胀》曰："凡水肿之证，乃肺脾肾三脏相干之病，盖水为至阴，故其本在肾，水化于气，故其标在肺，水惟畏土，故其制在脾，肺虚则气不化精而化水，脾虚则土不治水而反克，肾虚则水无所主而妄行。"因而外感风邪，肺失宣肃，或脾虚生湿，湿邪内侵，或瘀血内停，肾开阖失司，三焦气化不利，水湿内停而致水肿。精微不固，病迁日久，正气愈虚。正气亏虚，水湿内停，可致气机不利，郁而化热，热化伤阴，再则湿热之邪又可使脾肾更虚。水湿停积，一则脏腑阳气受损，血失温运而停滞；二则久病入络，血流不畅，可致瘀毒自生，血行不利，血不利则为水，而又加重水肿。故本病的病理特点是虚实夹杂，本虚标实。因此临证中应注意辨标本虚实，谓"知标本者，万举万当"。

2　水肿证分型论治

杨老认为中医治疗肾病水肿，首先要遵朱丹溪提出的应辨清是属阳水还是属阴水，然后，再施以不同的治法。一般来说，阳水的病程较短，病势较急，浮肿多从头面部肿起，肿势以腰以上为重，皮肤颜色光亮而薄，按之凹陷而易恢复，多因感受风寒、风热、水湿、湿热、疮毒等邪气所致，病变脏腑多在肺脾两脏，以表证、热证、实证多见；而阴水病程较长，常由阳水失治、误治转化而来，浮肿多从下肢开始，肿势以腰以下为甚，皮肤颜色萎黄或灰暗无泽，按之凹陷而不易恢复，多因饮食劳倦、房事过度、久病正虚、元气亏损所致，病变脏腑多在脾肾，以里证、寒证、虚证多见。就肾病综合征而言以阳水为多，阴水为少。

2.1　阳水

2.1.1　风寒水肿　症见浮肿，恶寒，无汗，鼻塞流涕，头痛，脉浮紧，舌苔白。治宜疏风散热，解表利水。以麻桂五苓五皮饮加减（麻黄、桂枝、杏仁、紫苏梗、茯苓、白术、猪苓、泽泻、大腹皮、桑白皮、陈皮、生姜皮等）。

2.1.2　风热水肿　症见浮肿，发热，咽喉肿痛，口干，尿少色黄，舌红苔黄，脉浮数。治宜疏风清热利水。方用银翘散合五皮饮加减（金银花、连翘、牛蒡子、桔梗、玄参、茯苓皮、猪苓、泽泻、大腹皮、桑白皮、陈皮、生姜皮等）。

2.1.3　水湿浸渍　症见全身浮肿，甚者胸腹水，皮肤明亮绷紧，身重转侧受限，尿少，脉沉滑或细滑，舌体胖有齿痕，苔白润。治宜祛湿利尿行水。方用五苓五皮五子（车前子、牵牛子、葶苈子、椒目、莱菔子）或疏凿饮子（商陆、茯苓皮、大腹皮、槟榔、椒目、赤小豆、秦艽、羌活、泽泻、木通）加减。

2.2 阴水

阴水一般为患者素体阳虚，病程日久，或过服寒凉峻泻剂转变而来。

2.2.1 阳虚水肿 症见浮肿尿少，面色㿠白，形寒肢冷，乏力纳差，腹胀便溏，甚至倦怠嗜睡，口淡不渴，脉象沉细或沉弱，舌质淡白，胖大有齿痕，苔白滑润。治宜温阳利水。方用真武汤，若夹有表证合麻黄附子细辛汤，若以脾气阳虚突出者用实脾饮加减。

2.2.2 阴虚水肿 症见浮肿，面色萎黄，头昏头晕，全身乏力，口干唇燥，气短心悸，腰膝酸困，尿少色黄，大便干燥，脉象沉细或沉数无力，舌质红少苔少津。治宜滋阴利水。方用猪苓汤、六味地黄汤加白茅根、益母草、车前子、冬瓜皮、地骨皮、桑枝等。

3 虚损证分型论治

本病水肿治愈后可出现两种证型，一种即虚损证，其中有阴阳气血的不同，另一种是虚中夹实，即虚实并见，本虚标实[2]，后者多见有湿浊内盛和瘀血阻滞，它们既是病理产物，又是病因，致使正气不断耗伤，病情缠绵难愈，形成难治或顽固性肾病综合征，终至脾肾衰败。虚损常见的证型有以下4种。

3.1 肺脾气虚

面浮肢肿，面色萎黄，乏力纳差，便溏，易感冒，舌淡苔白有齿印，多用参苓白术散加减。

3.2 脾肾气虚

面浮肢肿，乏力纳差，腰困痛，腰膝酸软，舌淡胖，脉沉细，多用参芪地黄汤加减。

3.3 脾肾阳虚

浮肿明显，面色㿠白，畏寒肢冷，腰脊酸痛或胫酸腿软，足跟痛，神疲，纳呆或便溏，阳痿或月经失调，舌嫩淡胖，有齿印，脉沉细弱，方用桂附地黄汤、右归饮，若有水肿用真武汤合五苓散。

3.4 肝肾阴虚

目睛干涩，视物模糊，头昏，耳鸣，五心烦热，口干咽燥，腰脊酸痛，舌红少苔，脉弦细数，方用杞菊地黄汤、滋肾化瘀清利汤[3]，若有水肿合猪苓汤。

虚损证（期）除上证型外，气血阴阳俱虚兼见者亦较常见，杨老常用党参龟鹿丸（汤）（党参、龟板胶、鹿角胶、阿胶、熟地、当归、山药、山茱萸、白术、陈皮、砂仁）加减，或制成丸剂或膏滋剂，每次10g，2~3次/天。

若血浆蛋白低下用黑料豆丸[4]。黑料豆丸由黑料豆、黄芪制成，每次10g，每天2次。用此法治疗原发性和继发肾病综合征的低蛋白血症，能降患者尿蛋白，升高血白蛋白，降低血脂，调节免疫功能，对肾病综合征低蛋白血症具有良好的作用。

若尿蛋白量多，血浆蛋白低下，杨老用自拟方"固肾合剂"：黄芪、芡实、金樱子、玉米须各30g，白术15g，水煎浓缩成100mL，每服50mL，每天2次。

杨老认为，肾病综合征患者若用中药为主治疗，未用激素，水肿消退后出现虚损证，表现单纯者，治疗易于收效；若用过激素治疗尤其是激素抵抗者多夹有湿热内蕴、瘀血，如肥胖身重，心烦躁热，失眠多梦，易惊易醒，面赤痤疮，毛发增多，舌苔白黄浊腻，脉象滑数等，阴虚内热，湿瘀互结等虚实夹杂征象，病情常缠绵，治疗不易快速取效，应滋阴、降火、祛湿、活血，常酌加生地黄、山茱萸、女贞子、旱莲草、知母、黄柏、地骨皮、玄参、泽兰、益母草、川芎等。

4 病案举例

患者，女，22岁，2007年3月28日初诊。腰痛、浮肿2个月。患者2个月前无明显诱因出现颜面及下肢浮肿，伴腰痛，尿少，大便正常。在外院诊断为肾病综合征，已在门诊予一般治疗近2个月，病情不见好转，故延杨老诊治，并请求不接受激素治疗，拒绝住院，在门诊主要服中药治疗。查体：血压104/58mmHg，全身凹陷性水肿，以眼睑、腰骶部、双下肢明显，按之凹陷。脉弦滑，舌质淡红苔白。尿常规：蛋白（＋＋＋＋）、潜血（＋）；24小时尿蛋白定量4.6g；血浆白蛋白26g/L，胆固醇10.8mmol/L；肾功正常。现代医学诊断：原发性肾病综合征。中医诊断：水肿（水湿浸渍）。辨证：肺之宣化、脾之运化、肾之关合及三焦决渎失调。治法：利尿消肿，健脾补肾。处方：黄芪30g，白术12g，茯苓15g，猪苓12g，泽泻12g，茯苓皮30g，桑白皮15g，大腹皮12g，陈皮12g，生姜皮12g，薏苡仁30g，桂枝9g，桔梗9g，白茅根30g，益母草15g，山楂15g，水煎，每天1次，早晚分服。同时给予金水宝胶囊，每次4粒，每天3次，黄葵胶囊每次4粒，每天3次，低盐饮食。

二诊（第二阶段）：经1月余之治疗，浮肿基本消失，但近日受风出现咽痛，全身不适，腹泻黄色稀便，每天2~3次，不发热，食欲正常。脉细，舌苔白。尿常规：蛋白（＋＋＋），镜检：白细胞0~2/HP。处方：黄芪30g，苍术12g，白术12g，茯苓12g，防风12g，蝉蜕9g，僵蚕10g，荆芥10g，葛根12g，金银花30g，薏苡仁30g，甘草6g，生姜6g。每周复诊1次，以上方略行增减，煎服法同上。

三诊（第三阶段）：又经1个月治疗，自觉症状基本消失，虽坚持正常工作但觉身疲困倦。脉细无力，舌苔白。实验室检查：尿蛋白（＋＋），24小时尿蛋白定量2.21g，血浆白蛋白在29g/L，血清胆固醇9.30mmol/L。调整治疗思路，给予健脾益气，补肾固精。处方：黄芪30g，党参30g，茯苓15g，苍白术各12g，益母草18g，白茅根30g，僵蚕12g，蝉蜕10g，姜黄12g，鸡内金15g，山楂15g，黑豆30g，防风12g，薏苡仁30g，炙甘草8g，红枣5枚，煎服法同上。为加强补肾固摄生精之效，特拟膏方一并服用，以增健脾益气、补肾养血之功。膏剂方：黄芪90g，党参30g，苍术12g，白术12g，山茱萸60g，当归50g，熟地60g，阿胶90g，龟鹿二仙胶各50g，山药60g，茯苓60g，砂仁30g，丹参60g，淫羊藿50g，黑豆100g，桑叶30g。制成膏剂，每次10~15g，每天2次。

四诊（第四阶段）：经3个月的治疗，自觉良好，无阳性体征。脉滑，舌苔薄白。血压96/55mmHg。尿蛋白消失，隐血阴性，镜检红、白细胞阴性。血清胆固醇5.80mmol/L，24小时尿蛋白定量0.18g，肝肾功正常，临床治愈。予自拟方保肾灵胶囊（处方组成：黄芪、冬虫夏草、何首乌、川芎、水蛭、大黄）[5]，每天4粒，每天3次，以资巩固。

按：此例患者现代医学诊断为"肾病综合征"，属于中医"水肿"范畴。在初期水肿时主要用"洁净府"法，方用五苓散、五皮饮等利尿剂。在病中因外感风邪，短暂用了"开鬼门"法，如防风、蝉蜕、荆芥、葛根、金银花等辛凉解表发汗药，收到预期疗效。当水肿尽消后，患者出现疲困无力、低蛋白血症，杨老认为证型有变，水肿证已经治愈，刻下属病后虚损证，对水肿期治疗效果能否巩固不至于反复，对前期病损及治疗泻水利尿伤正在所难免，此刻补虚扶正之治有着承上启下的重要作用，《内经》云"因其衰而彰之"，予健脾益气，补肾固精膏方，方中党参、黄芪、白术、茯苓补气健脾，熟地、阿胶、当归养阴补血，山萸萸、山药、熟地、龟鹿二仙胶补肾欲求阴阳俱补，砂仁醒脾温肾，丹参活血化瘀，桑叶疏肝解郁，使其防补易滞、易腻、易壅之弊。治疗历时 3 个多月获愈，经 1 年随诊，尿常规、肝肾功检验均属正常。

5　结语

杨老认为肾病综合征证分水肿、虚损两型，治分两步，水肿期以祛邪利水为要，虚损期以扶正补虚为务。对水肿未去，正已虚或正先虚者，就应分清主次，灵活权变。病程中尚可兼夹湿、热、瘀、外感等证，致临证中常出现虚实并见、寒热夹杂的复杂情况，因此在立法处方时要标本同治，攻补兼施，寒热并用。做到滋而不腻，利湿而不伤阴，清热而不克伐阳气，补气而不壅滞，从而改善病情，促使疾病痊愈。

参考文献

[1]　王海燕. 肾脏病学 [M]. 3 版. 北京：人民卫生出版社，2008：940-960.

[2]　付宇，林为民，赵武，等. 杨宗善治疗肾炎蛋白尿的经验 [J]. 陕西中医，2012，33（1）：75-76.

[3]　林为民. 时振声教授治疗原发肾小球疾病经验 [J]. 陕西中医，1992，13（11）：498-450.

[4]　高红勤. 陈以平教授治疗老年肾病综合征的经验 [J]. 中国中西医结合肾病杂志，2011，12（11）：951-953.

[5]　杨宗善. 杨宗善名老中医临证精要 [M]. 西安：西安交通大学出版社，2014：128-129.

第八章

糖 尿 病

栗德林教授治疗糖尿病周围神经病变经验

　　糖尿病周围神经病变（diabetic peripheral neuropathy，DPN）是糖尿病最常见的并发症之一，严重影响糖尿病患者的生活质量。国家级名老中医栗德林教授从事临床、科研及教学工作多年，擅治各种疑难病证，尤其专攻糖尿病及其并发症的中医药治疗，临床疗效显著。对于此病，栗教授在临床治疗时，以益气养阴、活血通络为法组方治疗，收效颇佳。笔者有幸跟师侍诊，受益匪浅，现将其治疗糖尿病周围神经病变的经验介绍如下。

1　对本病病机认识

　　中医无本病专用病名，根据糖尿病周围神经病变的临床表现，可归属于中医"痹证""血痹""五体痹""痿证"范畴，现代一些文献、教材亦有"消渴病痹痿""消渴病痹证"之称，栗教授认为将此病称为"消渴病痹痿"更为贴切，既体现了本病的主要症状，又明确了本病与"消渴病"的关系。栗教授在长期的临床实践和理论研究中发现，糖尿病患者大多存在先天禀赋缺陷，又在后天各种因素如忧思郁怒劳倦、过食肥甘厚味辛辣、过度安逸少动等相互作用下，发展为具有气阴两虚表现的糖尿病[1]，久而又因失治误治，"久病入络"，导致血行不畅，瘀血内生，夹痰湿浊邪壅塞肢体经络肌肉而发为本病，正如《临证指南医案》指出："经主气，络主血，凡气血既久阻，血亦应病，循行之脉自痹。"本病基本病机可概括为五脏柔弱，内热熏蒸，伤津耗气，血稠液浓，瘀血阻络。其病位在经络肌肉，病变脏腑与五脏均有关，但以脾、肾两脏尤为关键。脾为后天之本，居于中州，乃气血生化之源、气机升降出入之枢，主运化水湿，是津液生化输布之枢机，五脏六腑、四肢百骸皆禀气于脾胃。消渴病人由于饮食不节，过食肥甘厚味，损伤脾胃；或忧思劳倦损伤脾胃；加之消渴病日久损伤脾胃，脾失健运，津液输布异常，水湿内停，水聚为饮，饮凝成痰，痹阻经络。同时，脾虚水谷精微不能生化输布而聚集酿痰，加之阴虚燥热灼津为痰，痰浊凝聚，阻塞经络，正如李中梓《医宗必读》云："惟脾土虚弱，清者难升，浊者难降，留中滞膈，聚而成痰。"脾主肌肉，《内经》言："四肢皆禀气于胃，而不得至经，必因于脾，乃得禀也。今脾病不能为胃行其津液，四肢不得禀水谷气，气日以衰，脉道不利，筋骨肌肉皆无气以生，故不用焉。"因此脾虚肌肉失养，日久亦并发肌肉萎缩无力。肾为先天之本，主水藏精，五脏柔弱，先天禀赋缺陷，又以肾最为关键。"五脏之伤，穷必及肾"，素体肾阴不足或久病肾阴亏虚，则虚火内生，水亏不济，火热内亢，并在促成内热的各种因素如郁怒、过食肥甘辛辣等参与下造成内热熏蒸，伤津耗气，血稠液浓，而致血行不畅，瘀血阻络，正如王清任在《医林改错》中云："元气既虚，必不能达于血管，血管无气必停留而瘀，因此肾气虚损，血行无力，瘀血内滞。"

2　治则强调标本兼顾

　　"治病必求于本"，对于糖尿病本病的治疗，栗教授提出"权衡邪正盛衰，斟酌清养主次，抓住胃腑肾脏，主要采用甘润药，重视合并阳伤，养阴不忘补气，详察继发病证，

钟柳娜（北京同仁堂中医医院中医内科）

治标治本兼顾"这一总体指导思想[2]。糖尿病周围神经病变作为糖尿病的继发之病，其病机演变也遵循糖尿病的发展规律，为本虚标实、虚实夹杂之证，以气阴两虚为本，以瘀痰湿浊之邪阻络为标。治疗应以标本兼顾为原则，扶正与祛邪并举，使"扶正不留邪，祛邪不伤正"，方能取得佳效。

3　治法立足于"益气养阴、活血通络"

3.1　"益气养阴、活血通络"为基本治法

栗教授认为气阴两虚、血瘀贯穿在糖尿病的全过程，糖尿病周围神经病变是其瘀在肢体经络肌肉的具体表现。在糖尿病周围神经病变的发生发展过程中，气阴两虚与瘀浊阻络互为因果而使病情呈恶性循环式加重。一方面气虚推动无力，阴津亏损肢体经络失濡而瘀滞更重，另一方面瘀浊不去又使气阴难复[3]。气阴两虚是糖尿病及糖尿病周围神经病变的基本病机，瘀浊内阻是糖尿病周围神经病变发生发展的重要因素。气为血帅，气行则血行，气虚不能推动血液运行，血液停滞成为瘀血；阴液不足，阴虚燥热，煎熬津液，津亏液少更甚，津血同源，互相滋生，津亏则不能载血畅行而致瘀血；痰湿浊邪亦为气阴两虚导致的病理产物，气虚不能行津，津停为痰，阴虚虚火灼液为痰；脾肾气虚，对水液蒸腾、气化、输布的功能失司，以致水湿停聚，湿浊潴留[4]。因此栗教授确立益气养阴、活血通络为基本治法，视兼症情况又辅以燥湿祛痰化浊之法。

3.2　研制益气养阴通络方

根据益气养阴、活血通络的基本治法，栗教授研制了益气养阴通络方作为治疗DPN的基本方，其药物组成为黄芪、生地黄、玄参、葛根、苍术、丹参、益母草、当归、川芎、穿山龙、制草乌。方中黄芪味甘，微温，入脾、肺经，取其升发之性，补气力强又能升阳，以助脾之升清，复其散精输布之力；生地黄味甘，性寒，入心、肝、肾经，滋阴生津清热，二者益气养阴，共为君药；玄参、葛根滋阴清热、生津止渴，为臣药；苍术健脾燥湿化痰，当归补血活血行瘀，川芎行气活血化瘀，穿山龙活血通络，丹参、益母草活血祛瘀生新，制草乌温经散寒、除湿止痛，以上诸药共为佐药。其中川芎为血中之气药，走而不守，可上行颠顶，下彻血海，旁达四肢，通行十二经脉，引药直达病所，兼为使药。本方思维缜密，围绕糖尿病周围神经病变的病机特点，方证合拍，诸药合用，共奏益气养阴、活血通络之功。另外，还应根据临床病情变化及兼症情况加减用药。如气虚重者酌加人参、党参或太子参；阴虚重者酌加麦冬、五味子、黄精；肢体抽搐、疼痛者酌加全蝎、蜈蚣、地龙；肢体冷痛甚者酌加炙麻黄、制附子、细辛；上肢症重者酌加桑枝、桂枝；下肢症重者酌加川牛膝、木瓜；麻木如蚁行者酌加独活、防风、僵蚕；湿浊重者酌加半夏、茯苓、蚕砂等。

4　重视运动调摄

"久卧伤气，久坐伤肉"，缺乏运动往往是加重糖尿病及其并发症的重要因素。适当运动有利于血糖代谢，并可促进周围血液循环，改善周围神经的营养，防止神经损伤进一步加重及肌肉失用性萎缩。早在隋朝《诸病源候论》中就指出，消渴病人应"先行一百二十步，多者千步，然后食之"，唐朝《外台秘要》亦提倡"食毕即行走，稍畅而坐"。运动方式不宜过于剧烈，能起到锻炼全身筋骨、肌肉作用的运动均可选用，如行走、慢跑、骑车、打太极拳等，根据个人喜好和条件，选择适合个体的运动方式及运动量，长期坚持，对本病的治疗均会有益。由于本病引起神经感觉功能异常，对外界温度刺激不敏感，洗澡、洗脚或泡脚的水温不宜太高,以防止烫伤,重者有可能引起继发感染,导致病情加重。

5　典型病例

患者,男,68 岁,2013 年 12 月 23 日初诊。主诉:双侧足趾麻木疼痛半年。患者有糖尿病史 12 年,近半年来出现双侧足趾麻木疼痛,并逐渐加重,曾在外院经各项相关检查诊为"糖尿病周围神经病变",曾服"弥可保、依帕司他"等药治疗,症状无明显改善,遂来寻求中医治疗。现双侧足趾麻木疼痛,有蚁行感,时呈针刺样疼痛,入夜加剧,神疲倦怠,口干不欲饮,手足心热,大便偏干,1~2 日一行。舌质淡暗,边有瘀点,舌边前少苔,中根白厚,脉沉细涩。查:双侧足趾肤色正常,局部皮肤痛觉减弱,跟腱反射减弱。中医辨证属气阴两虚,瘀血阻络,拟用益气养阴、活血通络法。处方:黄芪30g,生地黄 15g,玄参 15g,葛根 15g,苍术 10g,丹参 15g,益母草 15g,当归 10g,川芎10g,穿山龙 15g,制草乌 10g,分心木 15g,蚕砂 15g,茯苓 15g,鸡血藤20g,全蝎5g。7 剂,水煎服。此后守上方随症变化以蚕砂、分心木、全蝎、无柄灵芝、黄连、黄精、蜈蚣、地龙、炙麻黄、制附子、细辛、桂枝、川牛膝、木瓜、独活、路路通、僵蚕等药物出入加减治疗 3 月余,各种症状基本消失,血糖控制良好。

按　患者久病消渴,其气必虚,阴液耗伤,气虚则无力推动血行,阴津亏损亦影响脉管充盈,而致血行不畅,瘀浊阻络,经络不荣则麻木,不通则疼痛,故见肢端足趾麻木、疼痛;阴虚日久而生内热,故见口干、手足心热、大便干。其舌脉亦为气阴两虚、瘀浊内阻之征。故治疗以益气养阴、活血通络为法,方投自拟益气养阴通络方。本病病位在肢体经络肌肉,栗教授补气多用黄芪,因其不仅能补气,亦能升阳、通阳,"走经络而益营……善达皮腠,专通肌表",有医家认为黄芪能补脏腑,尤善补经络,其补经络之力远胜人参,堪称经络补气之圣药[5]。生地黄、玄参、葛根滋阴生津清热;苍术健脾燥湿化痰;丹参、益母草活血祛瘀生新;当归、川芎补血行气,活血化瘀;穿山龙活血通络;制草乌温经散寒,除湿止痛;茯苓健脾渗湿,祛邪而不伤正;鸡血藤行血补血,舒筋活络,以其为藤类药,以藤达络,引药直达病所;分心木、蚕砂是栗教授治疗糖尿病及其并发症常用的对药,药理研究表明它们有降低血糖、血脂的作用;无柄灵芝亦是栗教授治疗糖尿病的常用之药,其补气扶正,且有较好的降糖作用。另外,由于"久病入络"瘀重,栗教授还选用了全蝎、蜈蚣、地龙、僵蚕等虫类药,因虫类药搜剔筋骨、通经活络之力较植物药更强。临床还根据病情变化及症状特点,随症加减用药,津伤热甚时酌加黄连、黄精,寒甚时酌加麻黄、附子、细辛;上肢症重加桂枝;下肢症重加川牛膝、木瓜、独活等。本例患者通过以上益气养阴、活血通络治疗,取得了良好的疗效。

参考文献

[1]　李泽光,栗德林. 栗德林教授关于糖尿病足的理论研究 [J]. 中医药信息,2009,26 (5):56.
[2]　栗德林,庄扬名,钟柳娜,等. 栗德林 (中国现代百名中医临床家丛书) [M]. 北京:中国中医药出版社,2014:18.
[3]　耿嘉,王丹,朴胜华,等. 栗德林教授辨治糖尿病肾病的学术思想简介 [J]. 中国中西医结合肾病杂志,2005,6 (5):254.
[4]　耿嘉,栗德林. 糖尿病肾病病因病机的辨治 [J]. 首都医药,2005,(8):46.
[5]　王涵,周强,仝小林. 仝小林治疗糖尿病并发症应用黄芪经验 [J]. 环球中医药,2013,6 (4):273.

仝小林教授治疗糖尿病合并泌尿系感染的经验

泌尿系感染在糖尿病（diabetes mellitus，DM）合并各种感染中占第二位[1]，除了糖尿病本身的症状以外，还伴有不同程度的尿频、尿急、尿痛。葡萄糖是细菌的主要营养物质，为细菌的繁衍提供了绝好的环境。高血糖、高尿糖环境利于细菌生长繁殖。因此，糖尿病患者非常容易发生泌尿系感染。目前公认的治疗方案是在降糖的同时予以抗感染治疗。但是，由于DM泌尿系感染菌株的耐药性已十分严重[2]，并且糖尿病患者自身具有比较特殊的身体大环境，自身免疫力低下，血糖、尿糖是细菌繁殖的良好培养基等原因，糖尿病患者的感染具有不易控制，且易反复的特点。仝小林教授长期从事糖尿病及其相关并发症的临床实践，对于糖尿病合并泌尿系感染的患者的治疗具有独特的见解。

1　本虚标实为本病的核心病机

泌尿系感染隶属于中医淋证范畴，以小便频急，滴沥不尽，尿道涩痛，小腹拘急，痛引腰腹为基本特征。《金匮要略·消渴小便不利淋病脉证并治》云："淋之为病，小便如粟状，小腹弦急，痛引脐中。"传统淋证根据不同的临床表现分为热淋、石淋、血淋、气淋、膏淋、劳淋。传统淋证有虚实之分，而本病则多虚实夹杂。亦有学者认为本虚标实为糖尿病合并泌尿系感染的病机，因消渴阴虚为本，湿热为致病之标。但仝小林认为，消渴阴虚为本的病机尚有待考究，但糖尿病患者日久其气必虚，为本病本虚之源，糖尿病合并泌尿系统感染虽隶属于淋证，但分型却又与传统淋证有所区别。其虚并非阴虚为本，而是因糖尿病患者免疫力低下所致的虚。糖尿病患者自身免疫力低下，尿糖是细菌的良好培养基，因此泌尿系易受感染而致病。仝小林教授认为该病患者多属本虚标实之证，发病部位以肾和膀胱为主，但是随着病情的进展，病理因素侧重点发生变化。在发病初期以下焦湿热为重，多实；后期以脾肾两虚为主，多虚。亦有下焦湿热与脾肾两虚夹杂，即虚实夹杂者。现代医学亦认为泌尿系防御系统机能减退是造成尿路感染的主要原因，与"正虚"之理不谋而合。"久病入络"，本病日久常兼有脉络瘀阻的病机特点。

仝小林认为本病初期多实，病理因素以湿热为主。本病初期，湿热下注，郁久化火，溲系失利，故见尿频、尿急、尿痛等泌尿系感染症状；湿热缠绵，胶结不去是本病的根本，因此本期治疗在兼顾原发病证状的同时，应以清利湿热为主。

此病中期为下焦湿热合并脾肾阳虚，即虚实夹杂，机体阴阳平衡失调，脾肾亏虚，正气不足，湿热侵犯，感微邪即可发病，与糖尿病患者自身免疫力下降，易感染相吻合。此时患者虚象较前加重，在清利的同时，佐以补肾降火、清解热毒之品。本病后期以脾肾两虚，肾虚火旺为主，易热毒蕴结，耗伤津气。此期病理因素以虚为主，治以补肾降火，滋阴解毒。患病日久，肾虚火旺，机体防御能力减弱，易感染邪毒，毒邪从下焦侵入，以致热毒蕴结下焦，故见尿频尿急，尿道灼热疼痛，小便点滴黄赤，带下量多，黄稠如脓等；

顾成娟　王涵　何莉莎（中国中医科学院广安门医院内分泌科）

虚火扰心可见心烦失眠，阴虚津亏则口干，肾虚腰府失养则腰酸隐痛，肾虚骨失所养则足跟疼痛。

2 根据本虚标实的偏重分期辨治

糖尿病合并泌尿系感染的临床特点由于糖尿病患者蛋白质合成减少、分解加快，使免疫球蛋白、抗体、补体合成减少，淋巴细胞转化率降低[3]。患者血中白细胞的游走、吞噬、调理、趋化和杀菌能力明显降低[4]，糖尿病合并泌尿系感染具有发病率高、起病隐袭、易反复、需综合治疗的特点。有相当一部分糖尿病患者发生泌尿系感染后无自觉症状，而是在做尿常规检查时才被发现[5]。基于本病反复缠绵的特点，中医治疗有明显的优势。明代《景岳全书·淋浊》提出，热者宜清，涩者宜利，下陷者宜升提，虚者宜补，阳气不固者温补命门。实则清利，虚则补益，是治疗淋证的基本原则。糖尿病患者自身免疫能力低下，自我修复及抵御外邪能力下降，故通补兼施合以降糖为本病治疗总则。本病总属本虚标实，在疾病发展的不同时期，由于病理因素的偏重，结合疾病特征，进行分期辨治。徐灵胎评《临证指南医案·淋浊》时指出："治淋之法，有通有塞，要当分别，有瘀血积塞住溺管者，宜先通，无瘀积而虚滑者，宜峻补。"肾与膀胱互为表里，关系密切。

早期湿热为重，仝小林擅用六一散加减。滑石甘淡性寒，体滑质重，通利水道，使三焦湿热从小便而泄。现代药理研究表明滑石具有消肿和利尿作用，甘草可以延长滑石的利尿时间[6]，二者合用，湿热得清。下焦火热明显宜以黄柏清下焦火热，感染湿毒者佐以苦参清热燥湿解毒；如少阳枢机不利，出现持续低热，则酌加小柴胡汤调理少阳枢机。仝小林强调，对于各种原因所致低热持续，临证时参以调理枢机之意，常可收佳效。

虚实夹杂时仝小林擅用滋肾通关丸合当归贝母苦参丸以奏清利湿热、补益脾肾之效。《金匮要略》曰："妊娠，小便难，饮食如故，当归贝母苦参丸主之。"当归贝母苦参丸为治疗湿热淋证的常用方，用当归和血润燥，又防苦参苦燥伤阴；贝母清水之上源，开肺气以助气化，通调三焦水道，消散湿热气血之结滞；苦参长于治热，利窍逐水，佐贝母入行膀胱以除热结也。三药合用，使清阳得升，浊阴得降。所谓正气存内，邪不可干，因此补肾扶助正气为治本之法，故佐以滋肾通关丸加减治疗。滋肾通关丸主要由黄柏、知母、肉桂组成，黄柏清热燥湿，泻下焦湿热为君，知母滋阴泻火，借肉桂引火归原，助膀胱气化以通利小便。久病入络，佐以大黄、水蛭以取抵当汤之义，破血逐瘀。肾气不足是淋证发病的根本，亦是防治上的关键，因此此期患者需要补益脾肾，清利湿热，同时要兼顾活血以防久病入络。

后期以补益为主，方以知柏地黄丸补肾降火，清热滋阴。方中黄柏、熟地、山萸肉，滋肾阴以清虚火；苦参清热解毒，杀虫利尿。如热毒较甚，佐以解毒要药土茯苓、败酱草以驱秽浊毒邪；心烦则用竹叶清心除烦利尿，炒酸枣仁、五味子养心安神。

3 强调对症特效靶药选择

仝小林教授将在治疗中对症状和理化指标具有特殊作用的药物称为"靶药"。"靶药"无论是对疾病的症状或是理化指标都能具有明显的改善作用。很多中药改善指标的效应已经从细胞、分子等层面得到科学证实，例如红曲降脂、黄连降糖、威灵仙降尿酸等，此类药物的发现使我们在药物的选择上更加具有针对性和科学性，是现代临床的重要需求。在本病治疗中仝小林教授擅用苦参、黄柏、土茯苓、淫羊藿作为靶药。苦参清热燥湿，杀虫，利尿，长于清热，利窍逐水，现代研究表明，苦参不仅可以降糖[7]，亦具有免疫调节和抗炎作用[8]。因此，苦参适合治疗具有尿痛、尿道灼热的患者。黄柏清热燥湿，泻下焦湿热，具有降糖、抗菌、抗炎、解热的作用，不仅可以改善尿道灼热，还可以降血糖以治疗原发病。土茯苓清热解毒，具有很强的抗菌作用，由于糖尿病合并泌尿系感染的致病菌中最常见的就是大肠埃希菌[9]，而土茯苓具有杀菌作用，且对大肠埃希菌的作用最为明显[10]。仝小林认为患者尿常规显示尿细菌＋＋以上，则该药便可明显减少尿细菌。淫羊藿，是仝小林治疗本病的一味妙药，《本草备要》云其补命门，益精气，坚筋骨，利小便。现代药理学研究表明，淫羊藿具抗病毒[11]、增强免疫[12]的作用。"邪之所凑，其气必虚"，仝师善用淫羊藿主要取其增强免疫补虚之功，机体免疫提高，则可除疾病缠绵之势。本虚亦为本病难点之一，在本病三个阶段均可酌加淫羊藿，取其增强免疫、抗病毒之效。在肾阳虚衰、肾气不足的糖尿病患者中，仝小林常用 12～15g 淫羊藿充肾气，临床常收奇效。

4 验案举隅

患者，女，48 岁，体检时发现糖尿病 3 个月，饮食运动控制，糖化血红蛋白 6.5g/dL，空腹血糖 7.12 mmol/L。近一年半反复泌尿系感染，尿频，尿急，尿道灼痛，予以常规抗感染治疗不效。刻下症：口唇干，腰酸隐痛，小便黄赤，双下肢沉重。月经周期正常，本次月经淋沥不尽，色暗红。尿常规检查尿细菌高倍视野下 467.91（0～23.4），血压 120/80mm/Hg。舌红，胖大，苔黄厚，脉沉，略数。辨证为肾虚湿热。处方：淫羊藿 9g，知母 30g，赤芍 30g，黄芪 30g，盐黄柏 30g，生地黄 30g，苦参 9g，生姜 15g，炒杜仲 30g，西洋参 6g，三七粉^分冲 1.5g。患者服药 1 月，患者小便黄、腰酸腿沉症状明显缓解，尿细菌高倍视野下 23.88，效不更方，本方加减继服 2 个月，诸症缓解，复查尿细菌（－）。

按 本例患者近一年反复出现泌尿系感染，伴有腰酸，小便黄赤，双下肢沉重，为脾肾两虚且以肾虚火旺为主，治以补肾降火，清热利湿。患者病程日久，肾虚火旺，机体防御能力减弱，毒邪从下焦侵入，以致热毒蕴结下焦，故见尿频尿急，尿道灼痛，小便黄赤；脾肾两虚，故见月经淋沥不尽，色暗红；脾虚不能运化水液，故见双下肢沉重；阴虚津亏则口干，肾虚腰府失养则腰酸隐痛。舌红，胖大，苔黄干，脉沉略数，均是脾肾两虚、阴虚火旺之象。方中知母、黄柏滋阴泻火以除病因，热去津液自复；赤芍清热凉血，散瘀止痛，清热以助生津，散瘀以防入络；苦参清热解毒，杀虫利尿，因势利导，使湿热随小便排出；炒杜仲补肝肾，强筋骨，西洋参补气养阴，清热生津；脾肾亏虚久淋不愈，湿热耗伤正气，倍加黄芪，另补气养血以防苦参燥热伤阴[13]。佐以少量三七粉活血化瘀，防久病入络。综合全方，知柏地黄丸补肾降火，以补益肝肾、清热生津为主，佐以益气固表，黄柏、淫羊藿、苦参均为降糖和抗菌的靶药，标本兼顾，全面调节患者的脏腑功能，补敛同用，实则清利，虚则补益。

参考文献

[1] 范丽凤，张小群，陶旭，等. 糖尿病患者泌尿系感染及其相关因素 [J]. 中华护理杂志，1996，31（12）：683-686.

[2] 黄伟，李颖，周锋，等. 糖尿病患者泌尿系感染病原菌的耐药现状 [J]. 中华医院感染学杂志，2012，22（4）：852-853.

[3] 张桂敏，徐承棉，高建华. 头孢哌酮/舒巴坦治疗糖尿病合并感染的疗效观察 [J]. 中华医院感

染学杂志，2005，15（8）：939.

[4] 吕大力，董寒香，张诚，等. 糖尿病医院感染危险因素分析及防治 [J]. 中华医院感染学杂志，2004，14（8）：27-28.

[5] 韩宝玲，韩静，张方，等. 2型糖尿病合并泌尿系感染的临床特点及防治 [J]. 中华医院感染学杂志，2007，17（9）：1094-1095.

[6] 王春丽，王炎焱，韩伟，等. 常用矿物药及其类方药理作用研究概况 [J]. 时珍国医国药，2007，18（6）：1343-1345.

[7] 王静妮，侯华新. 苦参中黄酮成分的药理研究进展 [J]. 海峡药学，2006，18（1）：14-16.

[8] 刘雪花. 苦参生物碱的药理研究进展 [J]. 中国实用医药，2009，4（14）：232-234.

[9] 韩宝玲，韩静，张方，曹晶. 2型糖尿病合并泌尿系感染的临床特点及防治 [J]. 中华医院感染学杂志，2007，17（9）：1094-1095.

[10] 王建平，张海燕，傅旭春. 土茯苓的化学成分和药理作用研究进展 [J]. 海峡药学，2013，25（1）：42-44.

[11] 谢娟平，孙文基. 淫羊藿属植物化学成分及药理研究进展 [J]. 乌鲁木齐：海峡药学，2006，18（5）：17-20.

[12] 李龙. 黄芪多糖、淫羊藿多糖免疫增强作用研究 [D]. 乌鲁木齐：新疆农业大学，2013.

[13] 王涵，周强，仝小林. 仝小林治疗糖尿病并发症应用黄芪经验 [J]. 环球中医药，2013，6（4）：272-274.

赵进喜辨体质、辨病、辨证"三位一体"诊治糖尿病性便秘经验

糖尿病性便秘是糖尿病常见的一种慢性并发症，现代医学研究认为其主要与长期高血糖、胃肠动力下降、胃肠激素紊乱、直肠肛门功能障碍、肠道菌群失调、饮食药物心理等多种因素相关[1]，目前治疗尚存在许多困难。赵进喜是北京中医药大学东直门医院主任医师、教授、博士研究生导师，治学崇仲景而师古今百家之学，认为三阴三阳可以赅百病，重视体质，强调辨方证、选效药，提出了糖尿病辨体质、辨病、辨证"三位一体"的诊疗模式，应用于临床，疗效显著。现将赵进喜教授治疗糖尿病性便秘的经验总结如下。

1 辨体质、辨病、辨证"三位一体"诊疗模式

赵进喜教授受《伤寒论》三阴三阳辨证启发，提出"三阴三阳系统论""三阴三阳体质论"，认为人体存在三阴三阳六系统，六系统功能的平衡是相对的，不平衡往往是绝对的，而相对不平衡的这一系统往往代表了该个体的体质类型[2]，这样人群体质就可划分为三阴三阳六个类型，即太阳体质、阳明体质、少阳体质、太阴体质、少阴体质、厥阴体质。每一型根据机体正气强弱和阴阳偏差再分3个亚型[3]。

如阳明体质可分胃阳亢盛、胃热阴虚、胃寒气实。胃阳亢盛之人多形体肥胖，食欲好，精力充沛，容易大便干，发病多表现为承气汤类证；胃热阴虚之人多形体消瘦，食

申子龙　王世东　吴文静　贾冕　黄为钧（北京中医药大学东直门医院肾病内分泌科）

庞博（中国中医科学院广安门医院）

欲可，容易便秘，发病多表现为麻子仁丸证；胃寒气实之人多怕冷，大便易干或不畅，发病多表现为大黄附子汤证。少阳体质可分少阳气虚、少阳气郁、少阳郁热。少阳气虚之人多见体弱女子，形体消瘦，爱生闷气，发病多表现为逍遥散证；少阳气郁之人多见性格内向，体格一般，发病易表现为小柴胡汤证；少阳郁热之人多见急躁易怒，大便易干，发病多表现为大柴胡汤证。太阴体质可分为脾胃气虚、脾胃阳虚、脾虚湿盛。脾胃气虚体质之人多表现为纳少，容易乏力，大便溏，发病多表现为参苓白术散证；脾胃阳虚之人多表现为畏寒，喜热食，发病多表现为理中汤证；脾虚湿盛之人多表现为形体肥胖，虽纳少但体重不减，发病多表现为平胃散证。少阴体质之人可分为少阴阳虚、少阴阴虚、阴阳俱虚。少阴阳虚之人平素多畏寒，口不渴，大便稀，发病易表现为四逆汤证；少阴阴虚之人多形体消瘦，爱思考，容易腰酸，大便干，发病易表现为黄连阿胶汤证；阴阳俱虚之人多禀赋不足，不耐寒热，体质较差，一旦发病病情严重，多表现为参附龙牡汤证。

不同体质的人，易感外邪、易受病因不同，发病临床表现各有特点，进一步发展，转归预后也有区别。体质是糖尿病及其并发症的发生、发展和演化的基础，正是因为有这样的体质，才易患这种疾病，有是病，故有是证。因此，赵进喜教授认为辨体质是辨病辨证的基础，辨病是辨证紧密联系的环节，辨证是决定选方用药的关键，提倡辨体质与辨病、辨证"三位一体"的糖尿病辨证模式[4]。

2　"三位一体"诊疗模式诊治糖尿病性便秘经验

2.1　辨体质

观察发现，糖尿病性便秘，常发生于阳明胃热、胃热阴虚、少阳气郁、少阳郁热、太阴脾虚、少阴肾虚体质之人。阳明胃热体质之人，受邪易从热化，热伤津液，多表现为"亡津液，胃中干燥，大便难"，临床常用大黄、炒莱菔子、瓜蒌、炒牛蒡子等。《神农本草经》云："大黄，味苦，寒。主下瘀血，血闭寒热，破癥瘕积聚，留饮宿食，荡涤肠胃，推陈致新。"指出大黄通腑力峻，有"荡涤肠胃，推陈致新"之功。莱菔子消食除胀，降气化痰，《本草纲目》云："莱菔子，生能升，熟能降。"故临床宜炒用，生用可动胃气而出现恶心，常用量15～30g。实验研究表明莱菔子生物碱有降血压作用[5]，宜用于便秘兼有高血压者。瓜蒌清热化痰，润肠通便，肺肠同治，临床常合用小陷胸汤，常用量15～30g。炒牛蒡子，性苦味寒，可疏散风热，利咽喉，有滑肠之弊，便秘兼咽喉不利者用之则化弊为功，常用量9～15g。胃热阴虚之人发病多为脾不能为胃行其津液，表现大便干、小便数的麻子仁丸证，临床常加用生当归15～30g，火麻仁30g，郁李仁10g等。少阳气郁之人所得便秘主要为气血郁滞所致，临床常用四逆散行气活血，调畅气机，柴胡9～12g，炒枳实、枳壳并用各9g，赤白芍并用各15～30g，炙甘草6g。少阳郁热体质之人多表现为肝胃郁热，多用大柴胡汤清解郁热，方中多赤白芍并用，白芍敛阴柔肝，赤芍清肝火，二药合用，既可攻补兼施，又可通大便。《伤寒论》云："太阴为病，脉弱，其人续自便利，设当行大黄芍药者，宜减之，以其人胃气弱，易动故也。"指出白芍性寒，用于大便稀者，有伤胃气之弊，需减量，若用于大便干者，则可重用。太阴脾虚便秘者，多用生白术30g健脾润肠通便，正如《伤寒论》云："若大便坚，小便自利者，去桂加白术。"少阴肾虚体质之人多见于年老体弱者，表现为阴液不足，大肠失润，治当润肠通便，常用方有增液汤、增液承气汤等。

2.2　辨病

任何疾病的发生、发展都有其一定的规律，而规律背后蕴藏的是贯穿于整个疾病发展过程中的基本病机，即疾病发生、发展的基本矛盾，基本矛盾是由于疾病本身所决定的，但是因为疾病在发展过程中由于受到自身体质、环境因素、治疗措施等多种因素影响，使得疾病在其每个发展阶段都有其特殊性，这种特殊性是由疾病当前阶段的主要矛盾所决定的。只重视基本矛盾，忽略具体细节，不能应对临床的复杂问题；而只重视主要矛盾，缺乏对整个疾病整体的把握，会使医者陷于被动的处境[6]。因此，临床诊治疾病，既要考虑其基本病机，又需要重视疾病当前阶段的主要矛盾，临证根据病情缓急、轻重灵活处理二者关系。

赵进喜教授认为"热伤气阴"为糖尿病的基本病机，并且贯穿于糖尿病发生发展的全过程，从而提出治疗糖尿病应重视清解郁热、益气养阴治法。糖尿病性便秘为糖尿病的慢性并发症，一样存在"热伤气阴"病机，临床常用栀子清热通便，《景岳全书》云："栀子味苦，气寒。解消渴，除热郁……大小肠热秘热结。"故用栀子治消渴，通大便。《伤寒论》云："凡用栀子汤，病人旧微溏者，不可于服之。"仲景明示脾虚便溏者忌用栀子，临床反其道行之，用于糖尿病性便秘郁热内盛者，常用量 9～15g。实验研究表明栀子的有效成分栀子苷可促进 β 细胞增殖，增加胰岛素分泌，从而达到降低血糖的目的[7]。热伤气阴，气阴两虚者，加用太子参、生黄芪、生地黄、玄参、北沙参、麦冬等。另外，赵进喜教授继承吕仁和教授分期辨治糖尿病学术思想，认为糖尿病性便秘属于中医消渴病消瘅期，即糖尿病并发症阶段，存在血瘀病机，如《灵枢·五变》云："怒则气上逆，胸中蓄积，血气逆留，髋皮充肌，血脉不行，转而为热，热则消肌肤，故为消瘅。"故临床治疗糖尿病性便秘重视活血化瘀治法，药物常用当归、赤芍、虎杖、郁金等。

2.3　辨证

赵进喜教授临床辨证推崇辨方证，方证一说源于《伤寒论》第 317 条通脉四逆汤方后注"病皆与方相应者，乃服之"，此处"病"应指疾病的某一阶段，其病机与方合拍，故又可称为方证或汤证，可以认为其为疾病当前阶段本质的概括。清·柯琴受仲景所言太阳证、桂枝证、柴胡证启发，在《伤寒来苏集》中"宗此义，以证名篇，而以论次第之"，主张类病证的基础上类汤证；清·徐大椿《伤寒论类方》一书类方思想与《伤寒来苏集》类汤证有异曲同工之妙。此后方证辨证理论研究蔚为大观，现代名医刘渡舟教授有"方证相对论"之说，经方家胡希恕先生认为"辨方证是辨证论治的尖端"。方证的内涵包括方剂的适应证、方剂背后所隐藏的病机、方剂药物组成以及煎服法等[8]。《伤寒论》一书中有大量方证的论述，如《伤寒论》云："呕不止，心下急，郁郁微烦者，大柴胡汤主之。""食已即吐者，大黄甘草汤主之。""心下痞，按之濡，其脉关上浮者，大黄黄连泻心汤主之。""阳明病，不吐、不下，心烦者，调胃承气汤主之。"

赵进喜教授认为糖尿病性便秘常见以下方证，①承气汤类证：症见腹满，大便干，或见潮热谵语，或见燥屎五六枚，或见手足濈然汗出，或见绕脐痛，烦躁，或见痛而闭，舌苔黄，少津，脉沉紧或脉沉迟或脉滑而疾者，根据便秘缓急轻重程度可分别予调胃承气汤、小承气汤、大承气汤、增液承气汤；②麻子仁丸证：症见数日不大便不知所苦，大便干，小便数；③小柴胡汤证：症见情志不畅，默默不欲饮食，口苦，咽干，目眩，心烦喜呕，胸胁苦满，不大便，舌质淡，苔白，脉弦；④大柴胡汤证：症见口干口苦，心下急，郁郁微烦，胸胁苦满，大便干，按之心下满痛，舌质红、苔黄，脉弦滑；⑤四逆散证，症见情志不畅，善太息，经前乳房胀痛，大便不畅，舌上有白沫，脉弦；⑥大黄黄连泻心汤证：症见衄血，牙痛，心下痞满，大便干，舌苔黄腻，脉滑；⑦增液汤证：症见口干不欲饮水，手足心热，大便干，舌质红，少苔，脉沉细；⑧黄龙汤证：症见乏力，气短，口干，大便干，腹满，舌质红、少苔，脉沉；⑨大黄附子汤证：症见畏寒，便秘，身体偏侧痛，舌淡苔白，脉沉；⑩济川煎证：症见习惯性便秘，小便清长，腰膝酸软，头目眩晕，舌淡苔白，脉沉迟。

3 病案举例

患者，女，42岁，住山东济南市。2004年4月6日初诊。患2型糖尿病6年，便秘5年，大便每5天一行，有时呈羊屎状，每次排便时间15~20分钟，腹胀，经常服用牛黄解毒片等药，无明显效果，泻药用量有不断加大的趋势。面色白，腰膝酸软，手足冷凉，夜尿频，舌质暗，舌苔白腻，脉沉细。现代医学诊断为糖尿病性便秘。中医辨证为肾虚便秘，治当补肾润肠通便。处方如下：生当归30g，肉苁蓉30g，杜仲12g，生白术30g，升麻6g，枳壳9g，泽泻9g，川牛膝15g，怀牛膝15g，赤芍25g，白芍25g，炒莱菔子30g。每天1剂，水煎服。二诊：服药7剂，大便通畅，腹满减轻，自述头晕，乏力，测血压90/56mmHg，遂减莱菔子，加生黄芪25g，生地黄24g，丹参25g。坚持服药月余，便秘已经基本解决。

按：该例患者辨体质当属少阴肾虚体质，消渴病日久伤肾，气血阴阳俱虚，肾气虚肠道传导无力，肾阴虚肠道失于濡润，肾阳虚温通无权所致，辨方证当为济川煎证，辨病存在血瘀病机，舌质暗即为明证，所以用济川煎加味补肾润肠通便，赤白芍并用活血化瘀对病论治，又可通大便。炒莱菔子行气消胀通便。用升麻、枳壳、泽泻、牛膝者，有升有降，升清以降浊也。用大剂量生白术者，以白术甘润可以通便。用药后便畅头晕者，是莱菔子用量过大破气导滞引起了血压下降。所以二诊处方去莱菔子，加黄芪、生地黄、丹参，益气养阴，活血化瘀，针对消渴病发展后期气阴两虚、血瘀病机。

4 体会与评析

综上所述，赵进喜教授治疗糖尿病性便秘，主张先辨体质，次辨方证，体质为纲，方证为目，纲举则目张，并且应针对糖尿病"热伤气阴"病机及糖尿病并发症"血瘀"病机重视清解郁热、益气养阴、活血化瘀治法的运用，即辨体质、辨病、辨证"三位一体"综合治疗。

参考文献

[1] 向旭，朱海杭. 糖尿病便秘的发病机制及治疗进展 [J]. 临床消化病杂志，2013，25（4）：251-252.

[2] 王欣麒，赵进喜. "三阴三阳体质学说"与糖尿病防治思路 [J]. 中华中医药学刊，2007，25（1）：119-121.

[3] 宫晴，赵进喜. 纲举目张——论三阴三阳与辨方证的临床意义 [J]. 中华中医药学刊，2012，30（5）：1120-1122.

[4] 赵进喜.《伤寒论》三阴三阳辨证与糖尿病临床 [J]. 浙江中西医结合杂志，2009，19（4）：199-201，211.

［5］　杨金果，李运伦，周洪雷. 钩藤和莱菔子生物碱抗高血压血管内皮细胞损伤效应 ［J］. 中成药，2013，35（5）：889-893.

［6］　申子龙. 辨证论治当与专病专方专药相结合 ［N］. 中国中医药报，2015-02-05（004）.

［7］　姚冬冬，舒娈，杨蕾，等. 栀子苷降糖作用及相关机制研究 ［J］. 中草药，2014，45（8）：1121-1125.

［8］　申子龙.《伤寒论》证的三重含义 ［N］. 中国中医药报，2015-01-26（004）.

第九章

风湿免疫病

国医大师王琦治疗痛风经验

　　痛风是一种单钠尿酸盐沉积所致的晶体相关性关节病,与嘌呤代谢紊乱及(或)尿酸排泄减少所致的高尿酸血症直接相关,属于代谢性风湿病范畴[1]。痛风和高尿酸血症可并发肾脏病变,且与其他代谢综合征有相关性[2-3],全球痛风患病率约为 0.08%[4]。40 岁以上的中老年人是痛风的高发群体,并且患病率随年龄的增加而上升,近年来有年轻化的趋势,男性患病率高于女性[5]。其病因和发病机制不清,可受地域环境及饮食结构的影响,沿海一带多发,广州地区痛风患病率居全国首位[6]。现代医学一般采取对症治疗措施,通过饮食或药物控制血尿酸维持在正常水平。急性期可给予秋水仙碱、糖皮质激素或非甾体抗炎药,起效快,但易出现严重的不良反应,造成皮肤黏膜、消化系统、血液系统、泌尿系统、神经系统、肌肉骨骼以及特殊器官的损害,如排尿困难、神经炎、肝功能异常等[7]。王琦教授是第二届国医大师,全国第二、三批老中医药专家学术经验继承工作指导老师,长期从事中医教学、临床、科研工作,对内伤杂病、男科疾病等具有丰富的临床经验。对于痛风一病,王琦教授诊疗思路与方法独特,临床疗效显著,笔者师从王琦教授,跟诊学习,收益良多,现将王琦教授治疗痛风的临床经验总结如下。

1　痛风之为病,体质偏颇为本,湿热痰瘀交阻为标

1.1　体质偏颇为本

　　痛风作为病名最早出现于朱丹溪的《格致余论·痛风》,但其含义与现代医学的痛风不同。在众多古代文献中,将风寒湿热瘀等邪气痹阻经络,引起的关节肌肉疼痛均归为痹证,又有历节、筋挛等称谓。《证因脉治·痹证论》中有道:“痹者,闭也。经络闭塞,麻痹不仁,或攻注作疼,或凝结关节,或重着难移,故名曰闭。”而痛风属热痹范畴。关于热痹,在《内经》中早有论述:“厥阴有余病阴痹,不足病热痹。”“其热者,阳气多,阴气少,病气盛,阳遭阴,故为痹热。”表现为关节伸屈不利,红肿热痛等。

　　王琦教授[8]认为体质是机体的固有特质,是百病滋生和发展的内在基础,应从体病相关的角度去认识疾病。如徐大椿《医学源流论》中所述:“天下有同此一病,而治此则效,治彼则不效,且不惟无效而反有大害者,何也?则以病同而人异也。”所谓“正气存内,邪不可干”,人体正气的旺盛与否取决于其体质状态。痛风患者由于先天禀赋和后天环境等因素的影响,机体存在阴阳失调,脏腑功能紊乱,从而导致体质偏颇。痰湿体质、湿热体质、血瘀体质为痛风的高发体质,以痰湿体质最为多见,余者次之。诸多流行病学调查结果[9-10]也印证了这一观点。其余几种体质也可发生痛风,但所占比例较少。痰湿体质是 8 种偏颇体质中的一种,因体内津液运化失司,痰湿凝聚而形成,主要特征为黏滞重浊。究其根本,则为脾胃功能失常,对水液以及水谷精微的运化能力减弱,进而津液输布异常,停积于体内,水饮痰湿渐生。长此以往,痰湿凝聚,阻遏气机,困阻清阳,则脾湿更甚,周而复始,终成痰湿之体。因其水液代谢障碍,机体产生的尿酸无法正常排出,沉

包蕾　张惠敏　闵佳钰(北京中医药大学中医体质与生殖医学研究中心)

积在肢体关节处，形成痛风，表现为水液泛溢四肢，骨节肿胀，胸脘痞闷，足肿面浮等。《张氏医通·痛风历节》有云："肥人肢节痛，多是风湿痰饮流注。"此外，痰湿体质人群多嗜食肥甘厚味，如动物内脏、鱼、烧烤等，这些食物大多含有嘌呤成分，为外源性尿酸的重要来源，在一定程度上可促使痛风的发生。与此同时，过食肥甘厚腻又可加剧体内痰湿的堆积，使得痰湿体质偏颇更甚。湿热体质是以湿热内蕴为主要表现的一种体质状态。由于先天禀赋及后天饮酒过多、嗜食辛辣食物等因素，导致机体湿热蕴结而形成。《万病回春·痛风》中提到"一切痛风，肢节痛者，痛属火，肿属湿"。湿热结聚于体内，灼伤脉络，气血运行不畅，阻滞经络，而易发痛风。

1.2 湿热痰瘀交阻为标，然非风寒湿邪之过

王琦教授认为，痛风的病机为患者自身存在体质偏颇，湿、热、痰、瘀交阻，经脉不通，而非风寒湿邪外袭机体，这与现在许多医家的观点不同。奚九一教授认为本病病机为先天禀赋或年高肾气不足致使膀胱的气化功能减弱，排泄湿浊量少速缓，日久困脾，脾失健运，肾失蒸腾，湿浊内生[11]。邓运明教授认为痛风以脾胃失和，湿热痹阻为主要病机，惯用健脾和胃、清热利湿之法治疗本病[12]。牟淑敏教授治疗本病主张据临床表现进行分期辨证治疗，将其分为湿热壅盛型、阳虚寒凝型、脾虚湿盛型、肝肾亏虚型[13]。王琦教授指出无论痰湿体质、湿热体质抑或血瘀等体质的痛风患者，发病之初或因湿阻，或因热结，或因血瘀，然日久湿与热结，热与血结，循环往复，必成湿热痰瘀结聚之势，阻碍气血运行，浊毒留聚筋骨关节，而有红肿热痛，伸屈不利的表现。

2 治疗特色

2.1 调体治疗贯穿始终

王琦教授治病遵循辨体、辨病、辨证三辨合参的原则，认为治病当先治本，根据体质具有可调性，通过使用药物、精神调摄等方法可以调整体质偏颇，改善体质状态，增强机体正气和抗御外邪的能力。故针对每一个痛风患者，必先辨其体质，根据患者各自的体质特点加减用药。痛风分为发作期和缓解期。在发作期，用药针对疾病本身，以清热利湿活血化瘀、泄浊的药物为主，同时予以调体质方剂；在缓解期，则以调理偏颇体质为主，改善体质状态，增强机体御邪能力。

针对不同体质的痛风患者，遣方用药也不尽相同。对于痰湿体质者，予以自创经验方"益气健运汤"治疗，主要组成为山楂、荷叶、海藻、昆布、蒲黄、黄芪等药物，以健脾益气，化痰消脂，除湿化浊；湿热体质者治疗当清热泻火，分消湿浊，常用薏苡仁、白茅根、赤小豆、茵陈等药物；血瘀者多用桃仁、生地黄、赤芍、红花、当归等活血化瘀通络。其余几种体质发作痛风少见，气虚者以黄芪、白术、党参等益气健脾；阴虚者应加熟地黄、山茱萸、麦冬、玉竹、百合等滋阴清热；阳虚者应加附子、肉桂、干姜等温补元阳；气郁者应加柴胡、香附、陈皮、枳壳、川芎以疏肝行气；特禀质应予乌梅、防风、蝉蜕、灵芝等益气固表，凉血消风。

2.2 主病主方

王琦教授认为一病必有主方，一方必有主药，在临床上常以主病主方的思想来治疗疾病。王琦教授善用四妙勇安汤加减治疗痛风性关节炎。四妙勇安汤首见于华佗的《神医秘传》，是治疗热毒脱疽的名方，王教授古方新用，取异病同治之意。方中重用金银花为君，清热解毒。玄参凉血解毒，泻火滋阴。两药合用，则既可清气分之邪热，又可泻血分热

毒，有气血双清之效。当归以养血活血散瘀，可养阴血以濡四末，兼润肠通便。甘草和中，清解百毒，缓急止痛。四药合用，则有散瘀止痛，清热解毒，活血之功效。现代药理学研究显示此方有抗炎解毒、抑制血细胞凝聚、扩张血管、促进血液循环的作用[14]。

2.3　遣方用药灵活，参考中药现代药理学研究结果

王琦教授遣方用药灵活，除主方四妙勇安汤外，另根据病情对主方进行加减，常用药物有威灵仙、土茯苓、薏苡仁、忍冬藤、萆薢、金樱子等。与此同时，王琦教授用药注重参考中药现代药理学研究结果。如土茯苓可清热利湿，活络除痹，通利关节，现代药理学研究表明其镇痛作用良好，可有效改善急性痛风性关节炎的症状[15]；生薏苡仁淡渗利湿，清热消肿，可促进尿酸的排出[16]；金樱子可抑菌、消炎，改善肾功能，降低尿蛋白[17]，《本草新编》记载其有开尿窍以利水的功效；防己利水消肿，其有效成分盐酸青藤碱可抗变态反应及抗炎[18]；姜黄行气活血、通经、止痛，研究显示姜黄有降血脂、降尿酸及抗炎杀菌等作用[19]；威灵仙祛风通络，且可通过抑制 JAK2/STAT3 通路起到抗炎消菌、镇痛的作用[20]。

3　病案举隅

患者，男，43 岁，2012 年 12 月 19 日因右侧脚趾骨节灼热疼痛前来就诊。患者自 2012 年 1 月开始出现右侧脚趾骨节疼痛、红肿、灼热的症状，查血尿酸 688μmol/L，每月发作 1～2 次。未曾服药治疗。其面色暗，额头面部出油多，易生粉刺痤疮，脱发，体形肥胖，腹部肥满松软，身重不爽。夜间睡眠时打鼾，痰多，胸闷，口微干，有口臭，嗳气，纳可，寐差，醒后疲乏，精神萎靡。大便黏滞不爽，小便黄。患者患有高脂血症，中度脂肪肝，喜饮酒。舌淡胖，苔黄腻，脉沉滑。王琦教授辨其体质类型为痰湿体质兼夹湿热体质。现代医学诊断：急性痛风性关节炎。中医诊断：痹证。证型：热痹。治疗：应辨体、辨病、辨证合参，故予健脾利湿、化痰泄浊以调整体质偏颇，同时针对疾病本身治以清热通络，祛风除湿。处方：黄芪 20g，制苍术 20g，生蒲黄[包煎]10g，生薏苡仁 20g，生山楂 30g，赤小豆 20g，忍冬藤 30g，萆薢 20g，土茯苓 20g，晚蚕砂[包煎]15g，30 剂，每天 1 剂，水煎服。

按：因患者处于缓解期，故以调理体质偏颇为主，稍佐以针对痛风性关节炎的药物。患者体胖，面色晦暗，额头出油多，腹部肥满，夜间睡眠时打鼾，痰多，苔白腻，脉滑，是典型的痰湿体质，此外患者又有大便黏滞不爽，易生粉刺痤疮，苔黄腻，可认为兼夹湿热体质，王琦教授使用自创方药益气健运汤以益气温阳、化痰祛湿、活血祛瘀之法调整患者体质偏颇，痰湿体质源于气虚阳弱，脾湿运化失常而水湿内停，进而痰湿夹瘀。方中制苍术可解湿郁、消痰水，生山楂合生蒲黄以活血祛瘀，黄芪益气健脾，生薏苡仁、赤小豆、忍冬藤利水渗湿，另加萆薢、土茯苓、晚蚕砂清热利湿祛浊。

2013 年 1 月 23 日二诊：血尿酸 540μmol/L，服药期间共疼痛 1 次，疼痛程度较之前减轻，精神渐振，嗳气减轻。患者查有甲状腺结节。一诊方加夏枯草 20g，蒲公英 30g，皂角刺 20g，30 剂，水煎服，每天 1 剂。

按：因患者服用前方后，精神状态转好，嗳气减轻，且血尿酸降低，痛风发作时疼痛症状减轻，故治依前法。因患有甲状腺结节，故加夏枯草、蒲公英、皂角刺，用此三药以清热解毒，消肿散结。

2013 年 3 月 20 日三诊：血尿酸 433μmol/L。体重减轻，咳痰减少，舌淡红，苔薄黄，

脉沉滑。第二诊方加金银花 20g，当归 15g，玄参 20g，金钱草 30g，金樱子 20g，昆布 20g，海藻 20g，炮甲粉^{冲服}3g，30 剂，水煎服，每天 1 剂。

按：患者体重减轻，咳痰减少，痰湿体质已得到改善，故此次处方主要针对痛风疾病本身，予以四妙勇安汤加减，以清热解毒、活血、散瘀止痛，加金钱草清热利湿，金樱子开尿窍以利尿酸排出。除原调体方药外，另予昆布、海藻化痰软坚以助调体；针对甲状腺结节加入炮山甲活血散结，消肿溃坚。

2013 年 4 月 26 日四诊：两次查血尿酸分别为 410μmol/L、390μmol/L，痛风未发作，病愈。血脂明显改善，体重减少 10 kg。故用调体方继续调体，以期患者得以阴平阳秘，体质平和。

后定期随访，两年来未再发作。

4　总结

痛风作为一种难治疗、易复发的临床常见疾病，严重影响患者的生活质量和身体健康，通过详述王琦教授治疗该病经验，笔者认为，对于该病，防胜于治。《内经》曰："上工救其萌芽……下工救其已败。"中医"治未病"包括未病先防和既病防变两个方面。即在未病阶段和无症状高尿酸血症期，进行体质类型辨识，针对好发体质人群，及时进行干预，可通过饮食、锻炼、精神调摄以及药物治疗等方式调整体质偏颇，纠正阴阳失衡，消除痛风发生的内在病理基础，从而有效预防该病的发生。对于已病防变和愈后复发，应在治疗过程中关注体质因素对疾病的影响，将调理自身体质偏颇这一理念贯穿始终，因人制宜。

参考文献

[1]　中华医学会风湿病学分会. 原发性性痛风诊断和治疗指南［J］. 中华风湿病学杂志，2011，15 (6)：410-413.

[2]　Rider Tom G. Jordan Kelsev M. The Morden Management Of Gout［J］. Rheumatology, 2010, 19 (1)：5-14.

[3]　Viazzi F, Leoncini G, Pontremoli R. Cardiovascular And Renal Effects Of Hyperuricaemia And Gout ［J］. Reumatismo, 2012, 63 (4)：253-262.

[4]　Smith E, Hoy D, Cross M, et al. The Global Burden Of Gout：Estimates From The Glodbal Burden Of Disease 2010 Study ［J］. Ann Rheu Disea, 2014, 73 (8)：1470-1473.

[5]　朱君，于俊文. 高尿酸血症和痛风的流行病学及其危险因素的研究进展［J］. 现代生物医学进展，2008，8 (1)：191-195.

[6]　臧路平，刘志刚，吴新荣. 高尿酸血症发病机制及其药物治疗研究进展［J］. 医药导报，2011，30 (1)：69-73.

[7]　杨媛，李静，甄健存，等. 抗痛风药别嘌呤醇，苯溴马隆及秋水仙碱不良反应报告分析［J］. 中国医院药学杂志，2013，33 (15)：1296-1297.

[8]　王琦. 中国人九种体质的发现［M］. 北京：科学出版社，2011：2.

[9]　蒋春梅，李娟. 痛风危险因素、体质类型与中医证型的相关研究［J］. 热带医学杂志，2011，11 (5)：590-595.

[10]　邓棋卫，涂爱国. 痛风的辨证调养［J］. 时珍国医国药，2008，19 (6)：1307-1308.

[11]　赵凯，张磊，赵兆琳. 奚九一教授治疗痛风经验介绍［J］. 河南中医，2008，28 (11)：30-31.

[12]　李华南，刘峰，涂宏，等. 邓运明教授从脾胃辨证论治痛风经验［J］. 南京中医药大学学报，

2014, 30 (2)：180-182.

[13]　鲁浩, 牟淑敏. 牟淑敏痛风论治经验 [J]. 亚太传统医药, 2015, 11 (6)：72-73.

[14]　黄瑛. 四妙勇安汤在周围血管病中的运用 [J]. 湖北中医杂志, 2000, 22 (4)：25.

[15]　戴蕾. 痛风康治疗痛风的临床研究——痛风康临床疗效及早期肾保护作用观察 [D]. 合肥：安徽中医药大学, 2014.

[16]　丁炜, 许丽清, 许爱兰. 提高中医药治疗痛风临床疗效的思路 [J]. 江苏中医药, 2007, 39 (5)：26-27.

[17]　吴玉兰. 中药金樱子的化学成分及其药理作用研究进展 [J]. 微量元素与健康研究, 2012, 29 (1)：53-56.

[18]　宫崎瑞明. 防己黄芪汤加木通车前子治疗痛风 [J]. 日本医学介绍, 1998, 19 (5)：235.

[19]　李幼玲. 四妙散加味治疗急性痛风性关节炎 64 例观察 [J]. 现代临床医学, 2012, 38 (2)：114.

[20]　邓龙飞, 汪永忠, 韩燕全, 等. 威灵仙总皂苷抑制佐剂性关节炎大鼠 JAK2/STAT3 信号通路 [J]. 细胞与分子免疫学杂志, 2015, 31 (2)：153-158.

林兰教授中西医结合治疗桥本甲状腺炎经验撷菁

　　林兰教授是第二届首都国医名师、第四批全国老中医药专家学术经验继承工作指导老师、全国中医药传承博士后合作导师、中国中医科学院临床医学（中医师承）博士专业学位导师、中国中医科学院首席研究员, 享受国务院颁发的特殊津贴。林兰教授从医五十余年, 在桥本甲状腺炎等甲状腺疾病的诊治方面有着丰富的临床经验, 将现代医学诊断治疗与中医辨证论治紧密结合, 在西医明确诊断该病的基础上进行中医辨证论治, 疗效显著。笔者有幸侍诊, 现将导师治疗桥本甲状腺炎的经验加以总结, 以飨同道。

1　强调明确诊断及鉴别诊断

　　桥本甲状腺炎是当前常见的甲状腺疾病, 30 ~ 50 岁为发病高峰, 女性多见。中医药在治疗此病方面凸显优势。林教授常强调现代医学检查手段对明确诊断该病的重要性。目前桥本甲状腺炎的诊断要具备甲状腺肿大, 而又排除其他病因（如 Graves 甲状腺功能亢进等）, 出现下列检查一项异常即可诊断：①甲状腺球蛋白抗体（thyroglobulin antibody, TgAb）阳性；②甲状腺过氧化物酶抗体（thyroid peroxidase antibody, TPOAb）阳性；③细针穿刺细胞学检查提示甲状腺内淋巴细胞浸润有确诊价值[1]。桥本甲状腺炎的临床表现多样, 应详问病史, 仔细查体, 结合甲状腺功能及甲状腺自身抗体, 以及甲状腺超声等辅助检查, 注意与下列疾病相鉴别, 避免误诊误治。桥本甲状腺炎引起的一过性甲状腺功能亢进（简称甲亢）需与 Graves 病引起的甲亢相鉴别, 吸碘率是鉴别二者的金指标。桥本甲状腺炎伴甲状腺功能减退（简称甲减）应与原发性甲减相鉴别。桥本甲状腺炎伴甲减常出现甲状腺自身抗体的升高。甲状腺明显肿大、质地坚硬伴结节者需通过细针穿刺细胞学检查与甲状腺癌鉴别。结节性甲状腺肿常出现甲功正常, 甲状腺自身抗体低滴度或阴性, 桥本甲状腺炎可见淋巴细胞浸润, 结节性甲状腺肿可见增生的滤泡上皮细胞, 无淋巴细胞

王秋虹　　魏军平　　王师菡（中国中医科学院广安门医院内分泌科）

浸润[2]。

2 对病因病机新释

根据颈前肿大的临床特点，桥本甲状腺炎应归属中医学瘿病、瘿肿范畴。林兰教授阅览古籍发现任督二脉及肝、心、脾、胃、肾经均循行经过咽喉部，即甲状腺所在位置。从其五十余年临床观察来看，甲状腺主要具有调畅气机和生发阳气的功能。甲状腺既具五脏之形实，又有六腑敷布气机之虚，似脏非脏，似腑非腑，七经贯通，却无表里配对关系，在此基础上，林老提出了甲状腺为"奇恒之腑，助肝疏泄，助肾生阳"学说[3]，从而为甲状腺疾病的中医诊疗提供了新的理论指导。林教授认为桥本甲状腺炎的主要病因是情志内伤，且与体质因素密切相关。主要病机特点为肝郁脾虚和脾肾阳虚[4]。病位在甲状腺，与肝、脾、肾多脏功能失调有关。病理性质属于本虚标实，以虚证多见，治疗以扶正为基本治则，扶正重在补益脾肾，兼以行气、化痰、利湿、祛瘀，重视调理脾胃。

3 主张病证结合、分期论治

病证结合作为一种临床诊疗体系包含了多种结合形式和诊疗模式。在桥本甲状腺炎的治疗上，西医诊病与中医辨证结合模式占主导地位。林教授指出鉴于桥本甲状腺炎自身的疾病特点，疾病分期分阶段的论治模式更适用于此病。桥本甲状腺炎在疾病发展过程中常常甲状腺肿、甲亢、甲减的表现交互出现。起病缓慢隐匿，患者发病早期临床症状常不典型，可见颈部增粗、咽部不适等症状，实验室检查甲状腺功能多在正常范围，而TPOAb和（或）TGAb滴度持高不下。起初可出现一过性甲亢，多数患者后期会出现怕冷、嗜睡、黏液性水肿、乏力、皮肤干燥等甲减症状。桥本甲状腺炎的各个阶段临床症状迥然不同，临床表现特征突出，把桥本甲状腺炎分成几期几个阶段有利于中医辨证分型、针对性治疗，故林兰教授提出桥本甲状腺炎的病证结合模式趋向于以疾病分期分阶段论治模式为基础，结合辨证与辨病论治结合模式和无证从病模式。

3.1 早期疏肝理气、化痰消瘿

林兰教授常分期对本病进行辨证论治。本病初期，可无典型症状，或仅见精神抑郁，急躁易怒，颈前肿胀，稍晚可见胸胁乳房胀痛，多汗，心悸，倦怠乏力，苔薄黄，脉弦数等。治宜疏肝理气，化痰消瘿，方以四逆散或柴胡疏肝散加减。若有颈咽部不适可加牛蒡子、射干、薄荷；若有热盛风动者加炒山栀、钩藤、石决明；若有阴虚者加枸杞子、生地、二至丸；若颈部瘿肿大者，可加夏枯草、生牡蛎、浙贝母软坚散结；心悸者，加柏子仁、酸枣仁、五味子养心安神；失眠加生龙骨、生牡蛎、珍珠母以重镇安神。

3.2 甲亢期滋阴清热、软坚散结

桥本甲亢期时，可见颈前瘿肿，质地坚韧，心悸虚烦不寐，腰酸耳鸣，五心烦热，潮热盗汗，口干咽燥，双手震颤，舌红少津，脉细数或弦细数。治宜滋阴清热，软坚散结，方以左归饮或知柏地黄丸加减。虚烦不寐者，加酸枣仁、柏子仁养心安神；双手震颤者，加生龙骨、煅磁石平肝潜阳；心悸者，加太子参、麦冬、五味子补益心气。

3.3 甲减期温补脾肾、化痰祛瘀

桥本甲减期时，可见颈前肿大，质韧而硬，面色苍白，乏力倦怠，形寒肢冷，颜面四肢浮肿，嗜睡健忘，纳呆腹胀，大便秘结，男子阳痿，女子经闭，舌质淡胖，苔白腻，脉沉细或细弱。治宜温补脾肾，方以金匮肾气丸合二仙汤加减。若浮肿甚者加大腹皮、车前子以利水消肿；心悸者加瓜蒌、薤白、桂枝以温通心脉；乏力倦怠者加党参、黄芪以补益中气；头晕目眩者加当归补血汤；女子闭经因血虚者加胶艾四物汤；因瘀血明显者加桃仁、红花、当归、丹参；若有结节者加穿山甲、半夏、海藻、海蛤壳。

4　倡导膏方调补

膏方是指将辨病论治、辨体调治和辨证施治相结合，兼顾四时阴阳的变化，精确辨证，选择单味或多味中药组成配伍严谨的方剂，浓煎后加入蜂蜜、阿胶、冰糖等辅料而制成的一种剂型。秦伯未指出："膏方非单纯补剂，乃包含救偏却病之义。"[5]说明膏方兼具滋补和治疗作用。与汤剂相比，膏方服用方便，药物浓度高，作用缓和、持久，口感较好；与丸散剂相比，膏方药物浓度高且易于机体吸收[6]。桥本甲状腺炎患者大多需要长期治疗，而长期汤剂、丸散剂治疗势必造成患者依从性欠佳。而当前使用膏方治疗桥本甲状腺炎的报道较少[7]。桥本甲状腺炎一旦发生，病情即呈慢性进展，正虚邪恋，而膏方兼具"补养"和"调治"的功效，基于此病"虚实夹杂，以虚为主"的病机特点及患者虚实夹杂的体质特点，兼顾服药的便利，膏方更适合桥本甲状腺炎患者的需要。林教授强调处制膏方前当先以"开路方"短期调理为佳。处方时当精确辨证，明辨患者气血、阴阳、脏腑之不足，用药上主张动静相宜，阴中求阳，以平为期，避免选用乳香、没药等有碍口感之品。在运用补益气血之静药时，适当加用健脾助运之动药如苏梗、佛手、砂仁、蔻仁、枳壳等，使补而不滞。补气常用黄芪、党参、太子参、茯苓、白术、山药等；理气常用柴胡、郁金、醋香附等；温补肾阳多用肉苁蓉、巴戟天、仙茅、淫羊藿、益智仁等。林老在温阳为主的方药中常酌加补肾阴之品，防温燥伤阴之弊，如用女贞子、旱莲草、生地黄、知母、黄精、枸杞子、山茱萸等滋补肝肾之阴，以"阴中求阳，则阳得阴助而生化无穷"[8]。

5　临床用药匠心独运

5.1　分期选用含碘方药

林兰教授提出分期选用含碘方药。在桥本甲状腺炎的甲亢期，应忌用海藻、昆布等有"消瘿"但无"抑甲亢"作用的富碘中药，避免过量碘引起甲状腺内碘有机化障碍而导致的碘逸脱现象。可适当选用夏枯草、玄参、浙贝母、香附、山慈菇、黄药子等含碘量少的中药和不含碘的生龙骨、生龙齿等。在桥本甲状腺炎的甲减期应选用含碘量少或不含碘又具有化痰散结作用的中药。当患者出现甲状腺肿大或伴甲状腺结节而甲功正常时，适当选用海藻、海蛤壳等富碘中药，常选用夏枯草、牡蛎等含碘量小的中药，以及不含碘的龟甲。

5.2　选用改善免疫功能中药

林兰教授提倡借鉴现代医学药理研究成果指导临床治疗，强调在符合中医辨证论治原则的前提下，选用一些经现代药理研究证实对桥本甲状腺炎具有针对性治疗作用的药物。降低甲状腺自身抗体滴度较为棘手，林教授常运用紫河车、穿山龙等改善桥本甲状腺炎患者免疫功能，降低甲状腺自身抗体的滴度，常获良效。

6　联合西药、对症处理

中西医结合治疗该病，弥补了单纯西医治疗疗程长、复发率高的缺陷及功能缓解与免疫缓解不同步现象[9]。林教授常根据甲状腺肿大和甲状腺功能异常程度分阶段，给予西药以对症处理。甲状腺轻度肿大，无明显压迫症状，甲状腺功能在正常范围者，可只予中药调理；当肿大的甲状腺压迫邻近器官，出现压迫症状时，可用左旋甲状腺素治疗以减少甲状腺组织增生减轻压迫症状；当肿大的甲状腺压迫邻近器官，出现明显的压迫症状，局部疼痛明显，或发现可疑恶性病变者，可考虑手术治疗；出现一过性甲亢者，可短期内应用β受体阻滞剂；出现桥本病伴甲亢者，使用抗甲状腺药物、β受体阻滞剂等治疗；桥本甲状腺炎甲减期，宜用甲状腺激素替代治疗，可用甲状腺片或左旋甲状腺素，宜从小剂量开始服用，剂量视病情而定，视甲状腺功能恢复及甲状腺肿缩小情况，逐渐调整剂量，直至甲状腺功能及促甲状腺激素降至正常、甲状腺肿大渐缩小。林兰教授强调要指导患者长期规范用药，不可随意加量、减量及停药。

7　注重心理疏导

《黄帝内经》中指出"精神不进，志意不治，病乃不愈"，这说明心理因素对病情影响较大。《济生方·瘿瘤论治》曰："夫瘿瘤者，多由喜怒不节，忧思过度而成斯疾焉。"桥本甲状腺炎多与情志因素有关，且此病慢性进展，一般很难治愈，患者常会出现抑郁焦虑等心理障碍，患者精神状态的好坏对治疗效果影响较大。林教授指出治疗此病当"先医其心，后医其身"，十分注重对病人的心理疏导，明确告知患者此病的发生发展规律及中西医干预措施，给予患者疾病预后的良好暗示，提高患者依从性，鼓励其坚持规范长期治疗。在进行药物干预同时常劝导其多与人交流，增加户外运动，保持心情舒畅。林教授强调只有消除病人的心理负担，才能取得满意的临床疗效。

8　"治未病"思想贯穿于治疗始终

8.1　既病防变

林兰教授强调该病起病隐匿，早期多数症状不典型，多无特殊临床表现，应尽早完善相关检查尽早明确诊断。桥本甲状腺炎患者早期症状不明显，甲状腺功能（总三碘甲状腺激素、总四碘甲状腺激素、游离三碘甲状腺激素、游离四碘甲状腺激素、促甲状腺激素）在正常范围，仅见 TGAb、TPOAb 两抗体滴度升高，甲状腺肿大不显著、无显著压迫症状者可随诊观察，适当给予化痰消瘿疏肝理气药物，以消甲状腺肿大；予患者紫河车、穿山龙、甲状腺片、硒酵母片等以降低 TGAb、TPOAb 滴度。在亚临床甲减期及早配合小剂量甲状腺片干预。亚临床甲减期、甲减期及平台期可适当选用膏方调补，从而将治疗重心提前，防止或延缓疾病进展。

8.2　瘥后防复

林教授指出在桥本甲状腺炎愈后或病情稳定期，要采用各种预防措施，预防其复发。应用药物巩固治疗，并定期复查甲状腺功能、甲状腺自身抗体及甲状腺超声。外感、情志刺激，劳累过度等是桥本甲状腺炎复发的常见诱因。饮食上，常嘱患者避免食用海带、海鱼等含碘丰富的食物，尽量食用无碘盐。另外要注意预防外感，避免情志刺激，注意劳逸结合。

9　小结

林兰教授指出桥本甲状腺炎与肝脾肾多脏失调有关，提出了疏肝理气、滋阴清热、健脾化痰消瘿和温补脾肾之法，并根据患者具体情况进行加减施治。指出要明确诊断，注意鉴别诊断，避免误治。林教授诊治桥本甲状腺炎在辨证论治的基础上参照此病的病程和分期分型，中西医结合治疗，兼顾合并甲状腺结节、女性月经失调等特殊病情，同时注意对患者进行心理疏导，倡导膏方调补，并将中医"治未病"的思想贯穿于治疗的全程。林兰教授认为中医药治疗桥本甲状腺炎有其独特优势，但明确诊断该病必须借助现代医学的检查手段，强调西医诊断、中医辨证、中药为主、西药为辅、分期分阶段治疗的中西医结合诊疗思路。在西医明确诊断的基础上进行中医辨证论治，取中医之缓解症状、西医之改善指标，以达早日病愈之目的。

参考文献

[1]　刘超. 慢性淋巴细胞性甲状腺炎 [J]. 国际内分泌代谢杂志，2009，29（1）：57-59.
[2]　中华医学会内分泌学分会《中国甲状腺疾病诊治指南编写组》. 中国甲状腺疾病诊治指南——甲状腺炎 [J]. 中华内科杂志，2008，47（9）：785-786.
[3]　任志雄，李光善，倪青. 林兰教授从中医新释甲状腺疾病 [J]. 世界中医药，2013，8（1）：96-97.
[4]　任志雄，李光善，倪青. 林兰论治桥本甲状腺炎的学术思想 [J]. 辽宁中医杂志 2013，40（4）：681-682.
[5]　张玉萍. 秦伯未膏方集 [M]. 福州：福建科学技术出版社，2007：1.
[6]　王秋虹，魏军平. 膏方防治甲状腺功能减退症 [J]. 长春中医药大学学报，2012，28（2）：283-284.
[7]　黄纲，楼映. 唐汉钧教授运用膏方防治外科病的经验 [J]. 中华中医药杂志，2007，22（10）：695-697.
[8]　郑亚琳，黄达. 林兰教授治疗甲状腺疾病经验介绍 [J]. 新中医，2013，45（9）：176.
[9]　裴晓华，李桃花. 近 10 年桥本甲状腺炎中医辨证分型及中西医结合治疗进展 [J]. 河南中医，2009，29（1）：97-99.

王文彦教授治疗痹证经验

　　王文彦教授为全国第一批名老中医，为辽宁中医药大学建院元老之一。王老临床治疗痹证经验丰富，现笔者将王老治疗痹证学术思想和临证经验整理汇报如下。

1　断痹证的"四审法"

　　关于痹证，《内经》中已有专篇，根据邪气的偏盛，有行痹、痛痹、着痹之分，其曰："风寒湿三气杂至，合而为痹也，其风气胜者为行痹，寒气胜者为痛痹，湿气胜者为着痹。"[1]后世医家对本病进一步发展研究认为，痹证成因是由风、寒、湿、热等外邪乘虚侵袭机体，闭阻经络，气血运行不畅，导致肌肉、筋骨、关节酸痛、麻木，屈伸不利，甚至关节肿大灼热的一类疾病[2-4]。然痹证是由风、寒、湿等外邪等量侵入，还是一邪或两邪、三邪各有轻重侵入人体呢？诸家看法颇不一致。王老认为，痹证的发生不需三邪俱备，其中一邪或两邪相合均可致痹，亦有三邪杂合而致者。但不论二邪或者三邪杂合，所致的邪气绝非等量而入，而是各有所偏盛。由于感邪有风、寒、湿之异，体质有强弱之分，病有新久之别，故临床表现的症状有所不同，临证时需认真加以辨析，从中掌握必要的客观依据，故而王老归纳总结出诊治痹证的"四诊法"。

1.1　审痹痛之部位，以查邪气之深浅

　　风寒湿邪侵袭人体，损伤不同部位的皮、肉、筋、骨、脉及关节的组织结构，产生不

李莹　卢秉久（辽宁中医药大学附属医院科研处）

同的症状。审痹痛的部位，就是指病变发生或传变的部位，因为部位是随着邪气的传变而推移的。王老认为内伤之病多病于升降，外感之病多病于出入，因而形成了痹证发生发展的不同层次。随着病邪的强盛，病程的发展，病位的深浅也在不断地变化。一般来讲，初感风寒湿邪，正气未衰，病位较浅，多在皮肉之间，症以肌肤麻木不温，恶寒畏风，或以肌肉沉重酸痛为主；若病邪入里或直入筋脉之间，则出现肢体关节疼痛、肿胀、屈伸不利；若痹证日久，邪气留滞不去，经脉受阻，正气渐虚或再复感外邪，病位则继续推进深入骨骱而致病位根深，难以遽除，故症见关节肿胀、屈伸障碍或畸形、疼痛较重。痹证病位之深浅与病邪之盛衰、体质之强弱有很大关系。体质强盛者，病邪传变较慢或不再深入；体质虚弱或反复感受外邪，病变部位则深入较快，病情越来越重。因此，王老认为审视病位可判断痹证发生发展到哪一阶段，判断病邪之深浅，是决定使邪从表解还是邪从里除而遣方用药之根据。

1.2　审痹痛之性质，以判病邪风寒湿

痹证所感的邪气各有所偏盛，不能等同而论。如偏于风邪者，因风性善行而数变，故其疼痛呈游走性，部位不定，多发生于上肢、肩背部；偏于寒邪者，因寒性收引凝滞，使气血凝滞不通，故其疼痛拘急或冷痛，部位多在关节而不移动，往往因寒而痛剧，得温则痛减；偏于湿邪者，因湿邪黏滞而缠绵，故其疼痛重着、腿脚沉重木胀或关节肿胀；偏于热邪着，因热为阳邪，其性急迫，最易灼伤津液，使之留聚成邪，故症见关节红肿热痛，疼痛较为剧烈，手不能触，并多兼高热、口渴等全身症状。在以上邪气中，湿邪居于首位，寒邪次之，风、热之邪虽然常见，但均伴有湿邪，如风湿或湿热并存。辨别痹痛的性质，是为了针对病因而辨证施治。

1.3　痹证之新久，以测正邪之盛衰

审痹证之新久，可以测知正气与邪气的盛衰。一般而言，新病邪气实，久病正气虚；新病邪在肌肉或筋脉，久病邪气入里，多在筋脉或骨骱之中。随着病程的发展，其病位不但发生改变，且初感邪气的性质也必然随着病情和机体变化而发生不同的改变。如风为阳邪，善行数变，初感人体后，邪在肌表，有汗则能随之外泄而风消，无汗时风邪亦可随着血行而势减，故风邪袭人时痛无定处。寒邪之至，多伤于阳，寒主收引而痛，初病寒邪较盛，病久则随着体内阳气的变化而寒气较弱，疼痛减轻，以恶寒为主。若寒邪过盛，体阳被伤，湿气不化，出现寒湿互结，久治不愈。风寒之邪相合，初以游走剧痛为主，久则风去而寒留，寒与湿结而转化成寒湿痹。亦有初缓寒湿痹，久痹不通而瘀结化热，转变成湿热痹；或病初寒气盛，病久则寒邪随体阳而减又可转化为湿盛。湿邪致病，初以肢体沉重、头重如裹为主，久则随着机体阴阳盛衰的变化而出现两种从化：从阳则热，转化为湿热痹；从阴则寒，转化为寒湿痹。寒湿互结，易伤气血，缠绵不愈，又湿邪重着黏滞，滞留阻碍气机，关节肿胀而变形。湿热之邪易入血脉，热邪夹湿上侵于心，常见于心痹。因此，王老认为审病之新久，是为了了解病邪的转化规律，掌握病势的变化特点，对于辨证论治是大有裨益的。

1.4　审体质之强弱，以辨气血之盛衰

审体质之强弱，是根据痹证的病因病机及临床表现综合性地分析机体正气的强弱，这对病势的转归及指导用药十分重要，历代医家均十分重视。《医门棒喝》云："知病之要，首当察人体质之阴阳强弱而后方能调之使安。"体质影响病势的变化，而人的体质又与饮食、情绪及所处环境有关，要全面分析疾病与整体气血盛衰的情况，正气的强弱常常是疾病进退的关键因素，要想有效地祛除病邪，必须依靠正气的充实，在正气不足的情况下，单纯祛邪往往是无效的，所以在调整气血的同时方能祛除邪气。

2　辨证论治

对痹证的辨证首先要在"四审"的基础上确定痹证的性质，并掌握病邪之新久、病位之深浅及气血损伤脏腑亏虚的证候。治疗痹证总的原则以祛风、散寒、除湿、清热及疏通经络为主。常用方剂有独活寄生汤、羌活胜湿汤、蠲痹汤、二妙汤、木瓜丸、活络丹等。这些方剂诚然有效，但若原方不动去应用，实难达到理想的效果。王老充分分析诸方之优势，根据临床症状重新组方、对症加减，其辨证用药特点如下。

2.1　风邪盛者当先活血，慎用疏风

"风为百病之长"，多与寒、热、湿并存。当风邪偏盛时，用药当先活血为主，因风为阳邪，善行而数变，风邪虽盛，但随着血液运行而风势日减，故新病风盛时当慎用疏风，待风邪势减可改用和血疏风；若久病多虚者，虽有风邪窜痛之症，但因寒湿所阻而不易除，故慎用疏风。因风散泄气，每使正气更虚，宜用活血，风随血行，血行风自灭，不用疏风之药而风自散也。王老临床常用当归、川芎、赤芍、鸡血藤、红花等。

2.2　湿邪盛者当先利水，慎用燥湿

湿为阴邪，其性黏滞重着，病邪在里，尤忌燥湿，燥而散发，犹如沸水之气散发于体内其他部位，终为隐患而后发病，王老临床治疗湿邪较盛者主张"治湿先治血，血行湿自除，祛湿不利水，湿邪无路行"。常用茯苓、泽泻、防己、萆薢除湿，木通引湿邪从小便而出；若偏湿热者，用茵陈、黄柏、黄芩、木通。不宜用知母、石膏，因知母、石膏虽能清湿热，但有生津滋阴之作用，用之则邪恋不出。

2.3　寒邪盛者当先温经通络，禁用大热

王老治疗寒邪较盛的痹痛从不用草乌、川乌、附子之类，他根据多年临床实践经验认为，寒邪较盛时用活血通络的温热药效果较好，疾病恢复较快。若用辛温大热之药，会使体内寒湿之邪凝聚，热包裹于外，邪不能出，疾病恢复缓慢。临床常用川芎、桂枝、赤芍、红花、五灵脂、鸡血藤之类以活血温经。

2.4　久病邪深者用强力攻冲药

病邪日久，深入骨脉之中用一般祛风湿药效果不显著，必用强力攻冲走窜之剂，常用药物有姜黄、穿山甲、山甲珠、王不留行、蜈蚣等。

2.5　久治不愈"顽痹"用小柴胡汤

王老认为，有久治不愈者，虽在炎热盛夏之际，亦必穿着棉裤而尚无热感者，否则自觉寒冷难当。此为病邪入里，阻止气血之通路，邪居表里之间，使少阳经脉不通，病邪外出无路，内泻不通。虽有各种活血化瘀、祛湿散寒之药，均不能通达而除之。只有加强少阳枢机作用，令其表里通达，使病邪有路排出，惟有小柴胡汤可以通其枢转之途径。

3　验案举隅

患者，女，42岁。初诊日期：1991年9月7日。患者自诉周身关节游走性窜痛半年余，曾诊为风湿病，用中西医治疗无好转而来诊。刻下：自觉症状日重，四肢关节疼痛较重，左右上下窜痛无定处，夜间常痛不得眠。夏季适值天气炎热，亦觉关节透风而不能穿裙衣。现天气渐寒，症状加重。神志清，面色光泽，形体正常。肢体关节无红肿，活动不受限，舌质淡红，舌苔薄白，脉沉细。血象检查：红细胞沉降率、抗链球菌溶血素"O"均正常。中医诊断：行痹。证属风寒之邪阻滞脉络、风邪偏盛所致。治法：活血通络，祛风散寒。处方：当归15g，川芎15g，赤芍20g，防风15g，秦艽20g，桑枝20g，姜黄15g，豨莶草20g，海桐皮15g，五加皮15g，6剂，水煎服，早晚分服。二诊：关节窜痛显减，仍恶风畏寒，守方去防风，加鸡血藤20g，牛膝15g，6剂，服法同前。三诊：关节窜痛全消，但四肢关节仍隐隐酸痛，自觉寒凉有透风之感觉。上方加丝瓜络15g，黄芪30g。又治疗半个月而痊愈。随访1年未复发。

　　按：王老认为，此为行痹，因风寒之邪侵袭，风邪侵入，善行而不停留，一般的规律是随着病程而风自渐减。此患者发病半年之久，风邪无减，其原因是寒邪恋之，邪气日深而难出。风邪虽然随血运行，但因寒邪束之而不能散发于外。故方用当归、川芎、赤芍以养血活血。用防风、秦艽疏风散寒，防风甘温发表，使风寒从表解，配秦艽疏风力更强。两药温而不燥，为祛风药中的润剂、散药中的补剂，且无泄气之弊。桑枝、姜黄祛风通络之力直达四肢。五加皮、豨莶草、海桐皮祛风，且寓有补肝肾、强筋骨之功。当风邪稍减后，去防风，加鸡血藤、丝瓜络、牛膝行血补血，温通不伤血；用黄芪补气祛邪，补而不滞，共收活血祛风散寒之功效。

参考文献

[1]　黄帝内经太素［M］. 杨上善，撰注. 北京：人民卫生出版社，1983：535-542.
[2]　张伯臾. 中医内科学［M］. 上海：上海科学技术出版社，1985：265-269.
[3]　施桦，符思. 活血逐瘀法治疗类风湿性关节炎［J］. 新中医，1989，21（11）：36-37.
[4]　郭骏骥，齐力，郭卉艳. 五子蚂蚁精治疗类风湿性关节炎62例［J］. 吉林中医药，1999，19（5）：33.

高社光教授治疗干燥综合征临床经验

　　高社光教授是全国第四、五批名老中医药专家学术经验继承工作指导老师，国家中医药管理局科技咨询和评审专家，河北省第二批中医药师带徒指导老师，河北医科大学硕士研究生导师，天津中医药大学博士研究生导师，全国优秀中医临床人才，师承于著名中医大家路志正、薛伯寿和颜正华等人。笔者有幸跟随高老师临证抄方，观师辨治干燥综合征方正法严，药专效宏，审因辨治，每以常法收效，侍诊之余，受益匪浅，兹将高老师治疗干燥综合征的经验总结于下。

　　干燥综合征（Sjögren's syndrome，SS）是一种侵犯外分泌腺体尤以侵犯唾液腺和泪腺为主的慢性自身免疫性疾病，常与其他风湿病或自身免疫性疾病重叠，临床主要采用对症治疗和系统治疗。近年来，生物制剂中针对B细胞的抗CD20单克隆抗体和抗CD22单克隆抗体也开始应用于治疗本病[1-2]，但其远期疗效和引起的不良反应仍有待进一步观察，

刘童童　李媛媛（河北中医学院中西医结合学院实习医院邯郸市中医院）
谷占卿　王红霞　魏勇军（河北省邯郸市中医院风湿科）

而实践证明中医药疗法能有效缓解病情、提高患者生活质量，且不良反应少[3]。

1 对干燥综合征的认识

中医并无"干燥综合征"的病名，根据其临床表现应属中医"燥证""燥毒"等范畴，20 世纪 80 年代初，路志正教授首创"燥痹"病名，将干燥综合征归属其内，指导临床实践[4]。《素问·气交变大论》记载"燥痹"是因岁金太过，燥气流行，肝木受邪而致，患者多表现为两胁下少腹痛、目赤痛、眦疡、耳无所闻等症。

高老师根据多年临床经验认为干燥综合征有以下特点：①病因分内外，皆可致病。即四时之令，皆能为邪；五脏之气，各能受病。或因时行戾气，或因感六淫之邪；或因先天禀赋不裕，或因七情饮食而致肝肾阴虚，或因痰湿瘀毒阻络，耗灼津液，皆可形成燥痹。②病机复杂，虚实夹杂。干燥综合征虽以津液亏虚、清窍失濡为主要表现，但痰湿内阻，湿与热结，或瘀血阻络，毒浊内蕴，皆可影响人体津液的疏布，久而闭阻经络血脉关节，形成燥痹。③起病隐匿，病情缠绵，遍袭脏腑。干燥综合征初起，患者仅觉口干、眼干，多不会引起重视，随着病损时间延长，机体多出现脏腑的损害，如出现肾损害、肺功能异常、胰腺炎等，尤其是肝损害，说明燥痹其性凶猛，非同一般，可"遍赤地千里也，有干于外则皮肤敛揭，有干于内则精血枯涸，干于津液则荣卫气衰，肉烁则皮肉著于骨，随其大经小络所属上下中外前后，各为病所。"④治疗不单滋阴，应兼八法。干燥综合征之燥或因亡液为燥，或因风热胜湿为燥，或因痰湿瘀阻，津凝不布为燥，故不可单以润治燥，不求病情，不适病所，"犹未免涉于粗疏耳"。因此，高老师治疗干燥综合征强调审因、辨证、施治三过程，以审因为主，辨证为纲，施治为要。

2 治干燥综合征思路

高老师治疗干燥综合征时强调以审因为法，辨证论治，临证尤为重视因和证的关系。《医门法律》云："知病所由生者而直取之，乃为善之。"即治病必求于本，而不应困惑于疾病本身的表现。如阳虚而不能化气之干燥综合征，虽表现口干、眼干等症，但其脉沉，或细或不细，高老师常用附子，附子虽辛热，却每收良效。《至真要大论》论述治病必伏其所主，而先其所因，热因寒用，寒因热用，塞因塞用，通因通用，因和证候应属包含关系，有是因，而相合于机体本身体质、环境变化而表现为不同的证候，故因是起源，证为支流。辨证不忘审因，方能捷效。

2.1 辨病因

干燥综合征病因多端，但大体可归纳为虚、邪、瘀三者。若先天禀赋不足，或肝肾虚损，或后天脾胃不常，精不足以化，阴不足以生，则脾散精无力，筋脉关节九窍失于濡养，气血运行受阻，不荣而病，则应以补虚为要，如地黄饮子等；气运太过，或寒邪闭阻气机，或风邪胜湿，或秋燥蒸灼等，闭阻气机，蒸灼津液而为燥，不通为病，治宜祛邪为主，可用杏苏散、桑杏汤之类；顽病日久，瘀血内阻，经络不通，气机升降失常，津液不能随气蒸发升腾，故见皮肤敛揭或肌肤甲错，舌质紫黯、紫绛，或有瘀斑，治宜活血祛瘀为主，酌选血府逐瘀汤为妙。

2.2 辨阴阳

《素问·阴阳应象大论》云："善诊者，察色按脉，先别阴阳。"人体阴阳统治一身气血精津液，如阴虚则内热，阴凝则生燥，阳盛则阴病，阳馁则生湿，故应根据患者阴阳盈亏的不同，损有余而补不足，阳病不能化气，则可于阴中求阳，阳得阴助而生化无穷；阴病无从化形，则可于阳中求阴，阴得阳升而泉源不竭。

2.3 辨寒热

燥痹有寒热之殊，热者多表现为身热，汗出，喜热饮，心烦，尿黄短，舌苔薄黄或薄白而干，脉象细数等。如热为高热而烦渴引饮，则治宜清热泻火，可用白虎汤加减：生石膏、知母、炒栀子、何首乌、女贞子、旱莲草、生地黄等。如低热而五心烦热，则治宜滋阴清热，可用一贯煎加减：沙参、麦冬、当归身、生地黄、枸杞子、川楝子、石斛、知母等。寒者多以虚寒为主，表现为无汗，四肢逆冷，口不甚渴或渴喜热饮，舌苔薄白而干，脉象弦涩等，治宜温阳化气，可用肾气丸加减：熟地黄、山药、山茱萸、丹皮、茯苓、泽泻、附子、五指毛桃、白术等。

2.4 辨病位及病势

五脏皆可令人燥，如肝血之燥，则肝气急；心液之燥，则小便道涩如淋；脾气之燥，则有肠结之苦；肺逆生燥，则阴液不能上承，咽喉失于濡润；肾精之燥，则妇泄泻，两尺无神。故病邪致病部位及病情发展程度不同，所需治法不同。另外，燥痹初期，可以滋阴药物为主，如：生地黄、石斛、玄参、麦冬之属，若燥病日久，则需配合益气活血之药方能捷效，如黄芪、赤芍、当归、香附之类。

2.5 辨兼证

干燥综合征以津亏为主，亦常兼痰湿瘀毒等。痰湿阻滞气机，不能布散津液，头身困重，痰多食少，多寐，舌胖大有齿痕，治宜化痰祛湿，如半夏白术天麻汤、二陈汤之类；瘀毒阻络，气血凝滞，戕噬气血，偏身麻木、肌肤不仁、语言不利，舌黯有瘀斑，脉细涩，治宜通络解毒，活血祛瘀，可选解毒活血汤、活血通络汤一类。

3 治疗干燥综合征特色

3.1 燥邪酷烈，治宜缓缓图之

干燥综合征属于病及人体多系统的一种免疫性慢性疾病，病程缠绵，迁延日久，故治疗当根据病者阴阳虚实程度，使正气复而邪气退。如病之初起，元气尚充，无论轻重，当以重剂，急去其病；病之中途，元气渐衰，正邪宜兼筹并顾，当以平和相济之药，缓急得宜，方能收效；病至末路，元气已亏，惟宜养正为先，正气充足，邪气自除，此时用药万不要峻猛，须缓缓图之而不可急功，方能每收指臂之效。

3.2 不可专事滋阴，必以阳中求阴

干燥综合征患者，津液亏虚日久，故非单以滋阴之药可获全效，应宗"阳化气，阴成形"之理，在大堆滋阴药物中稍稍配伍小剂量的黑顺片，宜涵阳为度，以求"善补阴者，必于阳中求阴，则阴得阳升而泉源不竭"之意。高老师指出，阳化气之法适用于脉沉细之阴虚伴阳虚的患者，但以阴虚为主，而阳不能育阴之时，如单纯的阴虚轻证与阳盛诸证均应慎用之，以免犯虚虚实实之误。

3.3 适当加用开郁散结之品

高老师在辨治干燥综合征时，常加用浙贝一药，其意有三：①燥为阳邪，故燥病多灼津，使炼液为痰，浙贝苦寒，可化痰散结，又当今人们过食肥甘，痰浊由生，浙贝开郁化痰，故用之。②干燥综合征病程较长，久病多郁，《本草正言》言浙贝一药善开郁结，故用之有合拍之妙。③现代药理研究证实浙贝具有很好的扩血管和抗炎作用，即从病理的角度改善了干燥综合征的发生。

3.4　以脾胃为主，运化四傍

《素问·太阴阳明论》中言脾者土也，治中央，常以四时长四脏，故土者生万物而法天地。其具体含义有三：①脾胃为后天之本，即"五脏者，皆禀气于胃，胃者五脏之本也，脾脉者，土也，孤脏以灌四旁者也"。②脾胃之精可以濡养一身表里，助养正气，如《素问·经脉别论》："食气入胃，散精于肝，淫气于筋。食气入胃，浊气归心，淫精于脉。饮入于胃，游溢精气，上输于脾，脾气散精，上归于肺，通调水道，下输膀胱，水精四布，五经并行"。③四季脾旺不受邪，即"胃虚则脏腑经络皆无以受气而俱病"。

4　典型病案

患者，女，42岁，2015年7月13日初诊。患者口眼干燥1年余，加重3个月，前来就诊。1年前于河北省某医院诊断为干燥综合征，并用小剂量甲泼尼松龙和白芍总苷维持治疗，效果不理想，现求中医诊治。症见：口干，咽干，手掌干燥，关节疼，怕冷，小便清长，舌红少苔，脉弦细。实验室检查：类风湿因子67.50 U/mL，红细胞沉降率38mm/h，尿常规检查潜血（＋），抗核抗体谱ANA（＋），抗SSA（＋）、抗SSB（－）。证属阴阳两虚，津液不承。拟取助阳化气、滋养清窍之意，疏方：黑顺片[先煎]10g，黄芪30g，五指毛桃20g，桂枝10g，白术15g，赤芍15g，天花粉25g，防风10g，生石膏30g，生地黄25g，徐长卿15g，防己15g，茯苓15g，炒谷麦芽各15g，乌梢蛇12g，炙甘草15g，14剂。

二诊：患者诉口干、咽干、关节疼、怕冷等均明显好转，予上方加太子参15g，焦三仙各15g，21剂水煎服。

三诊：患者自觉症状较前好转，口中已有少量津液，在上方基础上去黑顺片，加百合20g，继服21剂。

四诊：患者诉一般症状消失，实验室检查示类风湿因子21 U/mL，红细胞沉降率20mm/h。遂在原方基础上继续加减调服1个月后停药，并嘱饮食应清淡，勿过食辛辣，随访半年病情稳定。

参考文献

[1]　Pijpe J, Imhoff G W, Spijkervet F K, et al. Rituximab Treatment in Patients with Primary Sjögren's Syndrome：An Open-label Phase Ⅱ E Study [J]. Arthritis Rheum, 2005, 52（9）：2740-2750.

[2]　Pratuzumab Steinfeld S D, Tant L, Burmester G R, et al. Humanised Anti-CD22 Antibody in Primary Sjögren's Syndrome：An Open-label-phase Ⅰ/Ⅱ Study [J]. Arthritis Res Ther, 2006, 8（4）：129.

[3]　谭玲，钱先. 干燥综合征中医辨证论治九法 [J]. 辽宁中医药大学学报，2008，10（3）：12-13.

[4]　张华东，边永君，路洁，等. 路志正教授从气阴两虚论干燥综合征发病机制 [J]. 中华中医药学刊，2008，26（9）：1903-1905.

胡荫奇从三焦辨证论治肌痹

三焦辨证学说是藏象学说的发展，源自于《难经》《黄帝内经》，清代温病学家吴鞠

夏淑洁　王义军（中国中医科学院望京医院风湿病科）

通在总结前人经验基础上，对温病上、中、下三焦辨证论治提出了"治上焦如羽，非轻不举；治中焦如衡，非平不安；治下焦如权，非重不沉"，确立了相对完善的外感热病三焦辨证论治体系，为后世学者更深入地学习三焦辨证提供了主要理论依据。肌痹最早见于《黄帝内经》，《素问·长刺节论》云："病在肌肤，肌肤尽痛，名曰肌痹。"是由于寒湿、湿热、热毒等邪浸淫肌肉，闭阻络脉，气血壅滞，出现一处或多处肌肉疼痛、麻木不仁甚者肌肉萎缩、疲软无力、手足不遂的一类疾病[1]。西医中风湿性多肌痛、多发性肌炎、皮肌炎、纤维肌痛综合征等均属于肌痹范畴。国家级名老中医胡荫奇教授从事临床、科研、教学工作近五十年，在治疗风湿病方面，学验皆丰，临证屡起沉疴。临床上巧妙地运用上、中、下三焦辨证，纵横立体化治疗肌痹，效果满意。笔者有幸跟随学习，收获颇多，现将胡教授从三焦辨证治疗肌痹经验整理如下。

1 病在上焦者，宜解肌宣痹清热

肌痹病在上焦者，病位以肺为主，病人多表现为发热恶寒、咳嗽、肌痛、皮疹、瘙痒、苔薄、脉浮等，因肺主卫，外合皮毛，肺又为娇脏，湿热、寒湿、热毒等外邪侵袭，首先伤肺，营卫不和则发热、恶寒；热毒袭肺，煎灼津液，肺气郁闭则口干、咳嗽、气急；湿热或寒湿日久，郁而生热，痹阻肌肤，则肌肉酸痛、无力；若毒邪充斥皮肤则发疹。热毒炽盛，内陷心包则发为高热烦躁、迅速软瘫、喘憋心悸等。此为肌痹初起，当从上焦辨治，正如《温病条辨·上焦篇》第2条所述"凡温病者，始于上焦，在手太阴"。临证治疗多以解肌、宣痹、解毒为主，临证多选取辛散轻透之剂如银翘散，宣表化湿之品如藿朴夏苓汤以及清热泻火之类如白虎汤等。"治上焦如羽，非轻不举"，药虽以辛凉为主，但也应根据侧重的不同对应选药，不可一概而论，同时应注意疏散，因肌痹为病，痹者，多有闭塞不通的病机，而过于寒凉之药易凉遏血液，故应加入适当的祛风通络辛散之品如防风、羌活等。

案1：患者，女，30岁，于2015年10月12日就诊。2年前因四肢肌肉无力、眼睑水肿红斑，在当地医院就诊，查血清酶等相关指标异常，诊断为皮肌炎，遵医嘱服用甲泼尼龙、环孢素、甲氨蝶呤，效果一般。刻下症：疲劳感明显，上举、抬足困难，全身多处肿痛，上眼睑水肿，眶周红斑，胸前区散在斑疹，恶风发热，口微渴，胃纳欠佳，夜寐可，二便正常，舌黯红，苔薄白中微黄，脉濡。实验室指标：肌酸肌酶741 U/L，血沉35mm/h。中医诊断：肌痹，风热犯肺证。治以清热解肌，兼凉血通络。方选银翘散加减，处方：金银花30g，连翘15g，蒲公英30g，葛根60g，荆芥10g，牡丹皮15g，紫草10g，土茯苓30g，浙贝母15g，生石膏[先下]30g，穿山龙30g，伸筋草10g，路路通10g，生薏苡仁30g，木瓜15g，生甘草15g。7剂，水煎服，日一剂，早晚分服。2周后患者复诊，自诉四肢无力症状明显改善，斑疹减轻，口干明显，汗出，于原方基础上加黄精30g，生地黄30g，麻黄根15g，葛根30g，减石膏、木瓜。继服一月，激素用量减半，肌酸激酶降为396U/L，血沉正常，临床症状也明显减轻。

按 本例疾病处于肌痹初期，病在上焦，正气尚存，以邪实为主，当先从肺论治，以辛凉之品金银花、连翘、荆芥等外疏表邪，其中金银花、连翘配蒲公英、土茯苓、浙贝母以清热解毒，现代药理学研究表明，清热解毒药可降低风湿免疫疾病发作期的炎症指标[2]；重用葛根以解肌兼透疹生津液；紫草、牡丹皮清热凉血以透疹消斑；石膏以其辛寒透热外达，然寒凉之品用之过多惟恐凉遏血液，故适当加入行散通络舒筋之品如穿山龙、路路通、生薏苡仁等，其中穿山龙乃治疗风湿疾病妙药，对于细胞免疫与体液免疫均有调节作用。以上诸药共奏清热解肌、凉血通络之功。而邪热日久易耗伤津液，故加入黄精、生地黄、麻黄根以固护阴液。

2　病在中焦者，宜清热利湿解毒

病在中焦者，病位在脾胃，此时患者有肌肉酸胀不适、关节红肿疼痛、乏力发沉、食欲减退、腹胀恶心、苔厚或腻、脉濡等，此乃上焦病变未及时控制，进一步传变入中焦，或外邪直中中焦，脾胃受损，而中焦脾胃乃全身气机之枢纽，邪气内犯脾胃，以致气机不畅，津液运化失常，聚湿生痰，痰湿之邪流注全身肌肉筋骨，而发为肢体酸重不适，日久化热，湿热夹杂或热毒内蕴，外注肌肉筋骨，故肌肉痛不可触，甚至出现关节红肿、皮肤红疹等。肌痹中期多出现以上证候，故当从脾胃论治，而又以湿热为主，湿热内蕴又易成瘀化毒，故治疗时根据具体临床兼证应分别重视清热、祛湿、解毒，同时注意畅通中焦气机，以统筹兼顾，斟酌用药。《温病条辨》曰："治中焦如衡，非平不安。"若湿热同在，应注意清热的同时祛湿，否则热邪难退，正如叶天士所言"湿不去则热不除"，临床上常用方剂有清热利湿之品如四妙丸、白虎加桂枝汤合宣痹汤、三石汤等，并常结合清热解毒之品蒲公英、金银花、黄连等。此外，反复难治性肌痹，体内常有瘀血为患，故临床上治疗肌痹时，常佐以活血化瘀之品，如牡丹皮、赤芍、鸡血藤、莪术等。

案2：患者，男，64岁，于2016年3月10日就诊。全身肌肉游走性疼痛1个月，行相关检查，于当地医院诊断为"风湿性多肌痛"，类风湿性关节炎病史2年，长期服用甲氨蝶呤、来氟米特治疗。刻下症：全身肌肉酸痛不适，呈游走性，常因天气变化而加重，口渴喜饮，胸脘不适，乏力，自觉全身困重不适，各大小关节无明显肿痛，胃纳欠佳，夜寐可，小便偏黄，大便正常。辅助检查：血沉55mm/h。舌淡红，苔黄腻，脉弦滑。中医诊断：肌痹，中焦湿热证。治以清热通络，祛风除湿。方选白虎加桂枝汤合宣痹汤加减，处方：石膏[先下]30g，知母15g，桂枝10g，葛根30g，连翘10g，土茯苓30g，黄芩15g，砂仁10g，佛手10g，赤小豆20g，防己10g，穿山龙30g，忍冬藤45g，地龙10g，当归10g，乌梢蛇10g。7剂，水煎服，日一剂，早晚分服。另予中成药风湿安颗粒6g口服，一天2次。一周后复诊，自诉全身肌肉酸痛减轻，口渴明显改善，胃纳可，全身困重感减轻，继予前方服用，2周后诸症明显好转，复查血沉恢复至正常范围。

按：湿邪中阻，郁而化热，而欲除湿者，当首先从中焦论治，因脾喜燥而恶湿，故有"治湿不理脾，非其治也"之说，同时还要注意湿热并治。方中石膏、知母、连翘专为热而设，配葛根又可生津止渴；黄芩、砂仁、赤小豆、土茯苓专为湿而设，其中砂仁可引药入中焦并行气醒脾，配佛手以行气燥湿，寓"气化则湿化"之意；外邪内侵，气血周流不畅，经络闭阻而为痹，故治疗痹证常使用祛风活血通络之品，如穿山龙、忍冬藤、防己、地龙、乌梢蛇等，其中地龙、乌梢蛇两味虫类药，以其走窜搜剔之功专治全身肌肉游走疼，并配以辛温养血之品桂枝、当归以制其偏性，又可增强药效。另外，予胡教授自创药风湿安颗粒清热除湿以抗炎调节免疫[3]协助治疗。

3　病在下焦者，宜益气血补肝肾

病在下焦，以肝肾为主，表现为肌肉萎缩、皮肤发黑、畏寒、疼痛较前可减轻、形体消瘦、头晕耳鸣、牙齿脱落、舌黯、脉沉等，此因疾病日久，正气渐虚，病邪深入下焦，元阴受损，肾精暗耗，又肝肾同源，精血互化，故肝肾阴虚，甚至阴损及阳或久服寒凉之品伤及脾阳，后脾肾阳虚，阳损及阴，以致元阴、元阳受损而可形成阴阳两虚之证。此时邪少正虚，症状虽有所缓解，但病机复杂，正气大衰，若复感它邪，则极易发展成邪盛危候。另外，可有上中下三焦同病，虚实夹杂，故肌痹后期，在重视培补正气从肝肾论治的同时应当注意整体辨证，以补不足，损有余。此期常用药物多归肝、肾二经，性味多为甘、咸、寒，以质重、性沉降或血肉有情之品为主，如山茱萸、熟地黄、怀牛膝、鹿角胶、龟板等，诸药直趋下焦而填补真元，此谓"治下焦如权，非重不沉"，常用方剂有一甲复脉汤、二甲复脉汤、大定风珠、虎潜丸、六味地黄丸、八珍汤等。

案3：患者，男，40 岁，于 2015 年 8 月 6 日就诊。四肢肌肉无力 1 年，未系统治疗。刻下症：四肢无力，颈部僵硬，双上肢抬举困难，下肢颤动，语言不利，肌肉疼痛不明显，心烦盗汗，口干口苦，吞咽偶有不适感，二便调。舌嫩红，中间裂纹，舌苔薄白，脉弦细。中医诊断：肌痹，肝肾不足、阴虚血瘀证。治以补益肝肾，滋阴活血，方用独活寄生汤合大定风珠加减，处方：山茱萸30g，石斛20g，麦冬 10g，龟板胶^{烊化}12g，白芍30g，熟地黄30g，川牛膝15g，桑寄生15g，羚羊角粉^{另冲}0.6g，天麻15g，茯苓15g，当归 15g，鬼箭羽10g，鸡血藤20g。14 剂，水煎服，日一剂，早晚分服。半月后复诊，诉四肢肌肉无力感减轻，口干口苦明显症状改善，夜寐欠佳，舌红苔腻，脉沉细，遂于前方基础加鳖甲^{先下}30g，珍珠母^{先下}30g，莪术 10g，玫瑰花 10g，减石斛、麦冬。1 个月后患者诸症明显改善，继续随诊续方。

按：肌痹后期，多从下焦论治，热邪久留，伤津耗液，以致肝肾阴精损耗，治当滋补肝肾之阴，所谓"留得一分阴津，便多一分生机"。方中山茱萸、熟地黄配血肉有情之品，龟板胶、鹿角胶主入肝肾以大补五脏真阴；石斛、麦冬滋阴清热以助补肝肾之阴，并有滋水涵木之意；白芍、羚羊角、天麻平肝息风用治下肢肌肉颤动；川牛膝、桑寄生补肝肾而强筋骨；当归、鸡血藤、鬼箭羽、莪术等以其辛散之性而活血通络，并与大队滋阴之品相伍，使之补而不腻，诸药共奏补益肝肾、滋阴活血之功。后患者舌苔偏腻，提示滋阴过甚，故适当减少滋阴增液之品。

4　讨论

作为一个中医辨证体系，三焦辨证与其他各种辨证如卫气营血、六经、脏腑辨证等，都是医者在长期大量的实践与反复研究中，从个别到一般、从具体到抽象进而系统有逻辑地总结出来的。不同的是，从上、中、下三焦辨证既是对卫气营血横向辨证的进一步发展，形成了温病的纵横辨证体系，又将脏腑辨证融入其中，重点论述以三焦所属脏腑的病变，吴鞠通在《医医病书·治内伤须辨明阴阳三焦论》中提到："必究上中下三焦所损何处，补上焦以清华灵空，补中焦以脾胃之体用各适其性，使阴阳两不相奸为要，补下焦之阴，以收藏纳缩为要，补下焦之阳，以流动充满为要。"可见在内伤病中，三焦辨证亦是强调以脏腑辨病位，以脏腑之体用确立治疗原则。因此，三焦辨证并不仅局限于外感温热病、湿热病的范畴，以三焦概五脏作为证治体系和主线可广泛运用于许多疾病。临床上，对肌痹的辨证论治缺少统一规范，多以脏腑辨证为主，但证型分类繁多，不易准确掌握，未能明确揭示疾病发展传变的过程，而三焦辨证既以脏腑为基础，又能揭示肌痹的病机、病位特点和病程发展，并且简明、实用，临床上运用更方便。

肌痹属五痹之一，《素问·痹论》载："风寒湿三气杂至，合而为痹。……以至阴遇此者为肌痹。"初起病位在肺，主要为湿热、热毒之邪外侵，或寒湿之邪郁而化热，闭阻脉络、肌腠，当从外邪犯肺论治；邪气内侵，脾气受损，化湿无权，湿热内蕴，病位在脾胃，当从脾胃湿热论治；邪气久留，阴液暗耗，气血不足，肝肾亏虚，病位在肝肾，当从肝肾不足论治。然肌痹属于痹证范畴，其临床证治也当有特殊之处，痹者，经脉不通也，此乃疾病的基础，故在以上中下焦论治时，须将活血通络法贯穿于疾病治疗始终。总之，三焦辨证作为指导中医临床实践的经典理论，既要继承，也要创新，更要因时因病制宜，不可生搬硬套，不知变通。

参考文献

[1]　王承德，沈丕安，胡荫奇. 实用中医风湿病学［M］. 第 2 版. 北京：人民卫生出版社，2009：531-532.

[2]　唐庆芝，魏长志. 清热解毒药与抗菌、抗病毒药的抗感染作用分析［J］. 河北中医，2013，6（6）：910-911.

[3]　常志遂，王义军，胡荫奇. 风湿安冲剂对实验性类风湿性关节炎大鼠免疫功能影响的观察［J］. 中国中医基础医学杂志，2000，6（3）：29-31.

[4]　梁鹤，李其忠. 应用脏腑辨证细化分型法研究温病三焦辨证初探［J］. 江苏中医药，2009，41（10）：6-8.

胡荫奇中医辨证治疗成人斯蒂尔病经验

　　成人斯蒂尔病以不明原因持续或间歇性发热，反复出现一过性皮疹、关节痛、咽痛、淋巴结肿大或肝脾肿大等为特点。现代医学主要运用糖皮质激素、免疫抑制剂、非甾体抗炎药等治疗本病，但长期使用上述药物治疗带来的不良反应及撤减激素后易复发等问题使单纯西医治疗显现出诸多弊端[1]。胡荫奇教授师先后承于谢海洲教授、焦树德教授和路志正教授，从事中医临床、教学、科研工作四十余载，在成人斯蒂尔病的中医治疗方面取得了丰富的临床经验，辨病与辨证相结合，分期制宜，获得满意疗效，兹介绍如下。

1　胡荫奇论成人斯蒂尔病的中医病因病机

　　胡教授认为本病以持续或间歇性发热、关节痛、皮疹、咽痛等为主要特点，当属中医"热痹"范畴。自古以来关于热痹的描述就有诸多记载，如《素问·四时刺逆从论》曰："厥阴有余病阴痹；不足病生热痹。"《医学入门》："热痹，或湿生热，或风寒郁热。"宋·骆龙吉在《增补内经拾遗方论》中指出："风寒湿三气杂至，而客于经络，郁而为热痹也。"胡教授结合疾病发病过程及具体临床表现，认为该病是由人体正气不足，复感风湿热邪、时疫毒邪，邪气潜伏于体内，日久化热、生痰、成瘀，日久耗气伤阴，在劳累、七情内伤、饮食失调或感受外邪后，引动伏邪，邪气痹阻经络、肌肉、骨节，热毒充斥卫、气、营、血而发病。

　　"邪之所凑，其气必虚。"风湿热毒之邪侵袭，潜伏体内，日久耗气伤阴，从阳而热

曾真　王义军（中国中医科学院望京医院风湿免疫科）

化，传变迅速，形成热入卫、气、营、血之象。初起风热之邪侵袭，正邪交争于卫表，则形成一派卫分证的表现。若初起即感湿热毒邪，邪气壅盛，痹阻于经络、肌肉、骨节，形成湿热蕴结之证，则见发热、日晡热甚、口苦、纳呆等症状。邪气入里，痹阻于少阳，交织于半表半里之间，则形成热郁少阳之证，故见寒热往来、汗出热减、心烦、干呕、脉弦等。若治疗不当或邪气亢盛，进一步内传，导致气营两燔之证，则见高热持续不退、烦躁不安、口渴、咽痛甚、皮疹色红等症状。邪气潜伏日久化热，热伤阴津，而成阴虚内热、余邪未尽之证；而后阴液耗伤日益加剧，血脉瘀滞，易致阴虚血瘀之证，故常出现热势已减而仍有低热不退、五心烦热、皮疹不消、结节不散等症状；病邪日久，耗损甚剧，最终易致气血两伤，故见低热绵绵、头晕眼花、身倦乏力之象。

2　胡荫奇论成人斯蒂尔病的中医治则治法

对于"热痹"的诊治，古代众医家多从卫气营血论治，如叶天士提出了"营中热""热入血分"等证候诊断，如："今痹痛多日，脉中筋急，热入阴分血中，致下焦为甚，所谓上焦气、下焦属血耳。"胡教授认为成人斯蒂尔病发病原因复杂多样，病情易于反复，临床疗效往往欠佳，难以用单一理论将该病病因病机及进展过程详尽阐述，故将卫气营血理论和六经辨证融合于成人斯蒂尔病的治疗中，根据疾病病因病机、发展过程及具体的临床特点，将该病分为进展期与缓解期，强调辨病与辨证相结合，分期制宜。

2.1　进展期当以祛邪为主

胡荫奇教授认为疾病进展期邪气盛，当以祛邪为主。初起邪犯肺卫，治当宣肺解表，使邪从卫表而解；若正邪斗争剧烈，交争于半表半里之间，形成热郁少阳之证，则当和解少阳，透泄热邪；甚或形成湿热蕴结之象，当清热解毒，利湿通络。继而正不敌邪或治疗不当，邪气直入气营，导致气营两燔之象，则当清热解毒，透泄热邪。

2.2　缓解期当以扶正为主或扶正兼祛邪

缓解期发热不著，正邪交争不剧，正气虚，邪气尚存，当以扶正为则或扶正兼祛邪。缓解期以阴虚内热、余邪未尽证，阴虚血瘀证和气血两虚证多见，故治以养阴清热、活血化瘀和甘温除热为法。

3　胡荫奇论成人斯蒂尔病的辨证分型

3.1　进展期

常见邪犯肺卫证、热郁少阳证、湿热蕴结证和邪炽气营证。①邪犯肺卫证：以发热，微恶风寒，口干微渴，咽红肿痛，舌边尖红，苔薄白或薄黄，脉浮数为主要表现；治宜宣肺解表，方用银翘散加减。若关节疼痛较剧，加忍冬藤、威灵仙、豨莶草祛风除湿、通络止痛。②热郁少阳证：以寒热往来，汗出热减，咽干或咽痛，心烦易怒，舌质红，苔薄白或薄黄，脉弦为主要表现；治宜和解少阳，方用小柴胡汤加减。怕风怕冷明显者，酌加生黄芪、羌活以益气固表散寒；关节红肿热痛明显酌加忍冬藤、蒲公英清热解毒。③湿热蕴结证：以全身困乏，发热，日晡热甚，口苦，纳呆或恶心，下肢沉重酸胀疼痛，舌质红，苔黄腻，脉象滑数为主要表现；治宜清热解毒、除湿通络；方用三仁汤合宣痹汤加减。关节明显红肿热痛，甚或浑身壮热，须酌增清热解毒药，如金银花、蒲公英、板蓝根、苦参等。④邪炽气营证：以高热持续不退，烦躁不安，汗出，口干渴，咽痛甚，关节肌肉疼痛较剧，多发红色皮疹，小便黄赤，大便干结，舌质红或绛，苔黄燥少津，脉洪数为主要表现；治宜清热解毒，凉血泻火，方用清瘟败毒饮加减。关节痛甚者加徐长卿；口渴甚剧者加天花粉、麦冬、石斛。

3.2 缓解期

分为阴虚内热、余邪未尽证，阴虚血瘀证和气血两虚证。①阴虚内热、余邪未尽证：以低热，昼轻夜重，或午后潮热，五心烦热，面色潮红，盗汗，筋骨痿软，关节隐痛，口干咽燥，心烦失眠，舌红苔薄白或薄黄而干，脉细数为主要表现；治宜养阴清热，方用青蒿鳖甲汤加减。②阴虚血瘀证：以热势减缓但反复低热不退，手足心热，盗汗，两颧潮红，乏力，皮疹隐隐未净，关节酸痛而胀，口干，舌质嫩红或兼瘀斑，苔薄白或薄黄而干，脉细微数为主要表现；治宜养阴清热，活血化瘀，方用增液汤合血府逐瘀汤加减。③气血两虚证：以劳累后发热或热势加剧，自汗，易感冒，头晕眼花，身倦乏力，气短懒言，面色少华，唇甲色淡，舌质淡，苔薄白，脉细弱为主要表现，治宜甘温除热，方用补中益气汤加味。

3.3 胡荫奇对于成人斯蒂尔病辨证分型的创新

以往医家通常将该病分为风热犯肺证、气营两燔证、湿热内蕴证和阴虚血瘀证。胡荫奇教授考虑到少数患者有寒热往来症状，故创立热郁少阳证；又根据患者缓解期每一阶段临床表现，将缓解期划分为三个阶段，即阴虚内热、余邪未尽证，阴虚血瘀证和气血两虚证。李东垣在《内外伤辨惑论·饮食劳倦论》中说："《内经》曰'劳者温之''损者温之'（原文"损者益之"），盖温能除大热。"胡荫奇教授将李东垣所创"甘温除热法"运用到成人斯蒂尔病后期元气耗损所致气血两虚证，疗效显著。

4 胡荫奇治疗成人斯蒂尔病的经验药对

胡荫奇教授提出在辨证与辨病相结合的基础上加用现代药理学研究证实的具有类激素作用及能减轻激素不良反应的中药。胡教授在长期临床实践中总结出了独具特色的针对成人斯蒂尔病的经验药对：第一，发挥类激素样作用：①免疫抑制，如穿山龙与萆薢；②退热，如穿山龙与知母、巴戟天与知母等。第二，帮助撤减激素，减少激素的撤减反应，如秦艽与知母[2]。上述药物配伍使用可以发挥类激素样作用，对成人斯蒂尔病的发热、关节肿痛、皮疹可发挥良好的治疗作用，尤其对长期应用激素需要逐渐撤减激素者，可以帮助患者平稳撤减激素[3]。

5 验案举例

患者，女，42岁。2014年7月27日初诊。主诉：间断发热伴皮疹、咽痛、关节疼痛2年余。间断服用激素及免疫抑制剂治疗，症状反复。20天前外感风寒后诸证加重，自行将甲泼尼龙加量至20mg，每天2次，症状控制欠佳。刻下症：反复低热，乏力，左踝关节轻度肿胀，双下肢关节肌肉酸痛，双上臂少量皮疹，心烦，纳寐可，二便调。舌暗红，苔白腻花剥，脉细弱。中医诊断为痹证，辨为阴虚内热、余热未尽之证。治宜益气养阴，清热利湿，方用青蒿鳖甲汤加减，处方：青蒿20g，生地黄20g，地骨皮20g，白薇20g，知母10g，生甘草6g，半枝莲15g，丹皮12g，生黄芪20g，积雪草30g，肿节风15g，当归10g，葛根30g，佛手12g，百合20g，淡竹叶10g，栀子10g，淡豆豉10g。7剂，水煎服，每天1剂。

二诊（2014年8月3日）：左踝关节肿胀消失，无发热，乏力，舌暗红，苔白腻花剥，脉细弱。守一诊方，减肿节风、淡豆豉，加党参15g，7剂。

三诊（2014年8月10日）：疼痛缓解，皮疹渐消，轻度乏力，心烦，糖皮质激素量未减，故继续来诊。舌暗红，苔白腻花剥，脉细弱。上方加白豆蔻10g，佩兰10g，淡豆豉10g，14剂。

四诊（2014 年 8 月 24 日）：乏力减轻，皮疹已消，口微渴。甲泼尼龙片减至 12 mg，每天 1 次。舌暗红，苔薄白微腻，脉细弱。上方去知母、生甘草、半枝莲、丹皮，加玉竹 10g，麦冬 10g，14 剂。

五诊（2014 年 9 月 9 日）：诸症缓解。现服用甲泼尼龙片 6 mg，每天 1 次。舌淡红，苔薄白腻，脉细弱。上方加太子参 10g，14 剂。守方加减变化 28 剂，停服甲泼尼龙，随访半年，未复发。

按：本案例以青蒿鳖甲汤为基础方治以养阴透热、凉血解毒，加用半枝莲、肿节风、积雪草、白薇配伍使用，共奏清热解毒、活血散瘀、消肿止痛之功。又以黄芪益气扶正，当归补血活血，两药合用使正气复而祛邪外出。淡豆豉、栀子、百合三药配伍，共奏除烦安神兼养阴清热之功。后患者来诊，关节肿胀消失则减肿节风；发热及关节肿痛缓解则去知母、生甘草、半枝莲、丹皮；舌苔腻则加白豆蔻、佩兰以化湿；乏力则加党参、太子参补气生津；口渴则加玉竹、麦冬养阴生津。

参考文献

［1］　郑毅. 成人斯蒂尔病［M］//吴东海，王国春. 临床风湿病学. 北京：人民卫生出版社，2008：252-253.

［2］　唐先平，刘燊仡. 胡荫奇风湿病学术经验传薪［M］. 北京：科学技术文献出版社，2012：27-28.

［3］　章少华，田鑫，罗敏. 具类激素样作用的植物类中药的研究现状［C］//全国中医药防治老年病学术交流会. 全国中医药防治老年病学术交流会论文集，西安，2011：101-103.

第十章

肿瘤疾病

周岱翰教授从"三层广义"理念疏调肝脾论治甲状腺癌

　　周岱翰教授从医五十年，是新中国成立后较早从事中医药治癌、中西医结合抗肿瘤临床探讨和开设中医肿瘤学课程的学者之一，被聘为全国老中医药专家学术经验继承工作指导老师，享受国务院特殊津贴。周师提出肿瘤辨证施治规范的形成始于《伤寒杂病论》，六经、八法乃中医肿瘤治疗之绳墨，首倡放射线致放射反应和损害属"火邪""热毒"论。甲状腺癌是最常见的头颈部恶性肿瘤之一，近年来甲状腺癌的发病率在全球呈逐年上升趋势。在美国，甲状腺癌约占每年新发内分泌肿瘤的 94.5%[1]。笔者跟师侍诊，见多例甲状腺癌患者，或术后脏器转移，或西药治疗后诸多不适，多次复诊，均获良效，遂将周师从"三层广义"理念辨治甲状腺癌、疏调肝脾法运用于临床的经验案例总结如下。

1　"三层广义"理念辨治甲状腺癌

　　病、证、症是中医诊断学中最基本的概念，三者之间的关系类似点、线、面的关系。病名是代表疾病全过程的特点与规律的根本性矛盾；证名（证型）是代表疾病当前所处阶段的主要矛盾；而症纷纭复杂，可能是证的具体表现，也可能出现无证可辨的情况。"病"在古代与"疾"同，合称为疾病，二者间的微小差别是疾轻病重，诚如《说文解字》云："疾，病也。""病，疾加也。"在《内经》中，疾病称为"病能"，即病态。《伤寒论》言六经运气辨病，《金匮要略》强调脏腑辨病，药王孙思邈所录"治关格，大便不通方"、"治齿痛"之含漱汤方、"治鼻中息肉方"等均为辨病之认识。而对于证的认识，古有《玉篇》云："证，验也。"《增韵》云："证，候也。"《说文解字》中有"證""证"字。"證"的本义为证实、验证；"证"通"證"，为证据、证验之义，已被引申作为疾病的征象、证据[2]。《伤寒论》各篇均称"病脉证并治"，证既可指具体症状，如"但见一证便是"，又可指证候，如"麻黄汤证"等。在古医籍中，"证"和"症"二者相通，"症"字在医学用语中虽义同"證""证"，但将部首"言"改为"疒"，随着时代变迁，"证"与"症"不仅仅是字形的改变，而且有了各自的含义。

　　对于癌肿的辨治，周师提出的"三层广义"理念，首层即为辨病，二层为辨证，三层为辨症。如《金匮要略》所云的"某某病脉证并治"，即先认病后辨证，证（症）乃由病所派生，若只讲证不认病，有如皮之不存，毛将焉附？辨病的意义在于对疾病整个转归的把握，在肿瘤疾病的辨识方面尤为重要，可放于其首。譬如瘿瘤、瘰疬，均为颈部痰核有形，从其外观肤色变化、质地软硬、边界分清以及局部与全身的关系，甚至进行穿刺活检方能辨明疾病性质。如青中年甲状腺癌绝大部分为乳头状癌，一般以痰湿为主，质地偏软、发展慢、积极治疗可长期生存，而老年尤以男性为主的甲状腺癌可见恶性度较高的未分化癌或髓样癌，偏为瘀血，发展迅速，质地坚硬，易于走行他脏别腑。搜集四诊资料，不拘中西派别，依据病理进行中医辨病是周师认病的一贯理念。周师常云："中医治疗肿瘤的理论必须引入现代技术，方可进步创新，辨病的理念是老祖宗传下来的，应该在我辈中枝繁叶茂。"而对于恶性程度较高的未分化甲状腺癌、重复癌等病例，即使在康复期，

蒋梅（广州中医药大学第一附属医院肿瘤中心一区）

周师仍强调寓攻于补，处方亦常见牡蛎、蜂房、白英、龙葵、海藻、昆布等解毒软坚类药物。但需注意，海藻、昆布含碘量较高，长期持续摄入过量的碘，会导致机体出现高碘的适应，发生碘阻断的"脱逸"现象，从而导致甲状腺激素合成的增加，引起甲亢、毒性甲状腺结节的发生。

二层辨证是辨肿瘤在某阶段的证候群。在把握病的前提下准确辨证体现了中医诊断技术的高低。如甲状腺癌术前颈部肿块生长缓慢，随吞咽上下，伴颈部胀满发憋感，可见咳吐痰涎，舌淡红，苔白腻，脉弦滑，属肝郁痰湿证，治疗着重化痰消瘿，尤倡祛瘀，药物常选用昆布、海藻、牡蛎、郁金一类。而术后需长期服用甲状腺素片，或经放射性碘治疗，并伴有口干、盗汗、头晕目眩、腰膝酸软、舌黯红苔薄、脉沉细症状的肝肾阴虚证患者，在治疗时多选用六味加石斛、墨旱莲等。周师有云，证含有时间、空间的概念，疾病发展是动态变化的，同一病可随五运六气节律兴替更迭，必须熟读《内经》"五运行大论""五常政大论""至真要大论"等篇，临证参悟，然运气学说理论渊奥，可谓皓首难精，医者应报谦虚态度，细辨精微。

三层辨症乃辨识病家所苦，即辨病人就诊时的不适症状，包括发热、疼痛、胃纳、大小便等。辨症状有利于缓解不适，改善生活质量，提高病人就诊的信心。然而症状变多端，临证需仔细询问，了解症之真伪、影响程度。甲状腺癌发病与情志内伤，尤其是忧思郁怒关系密切。患者得知罹患癌症，多是忧心忡忡，食欲下降，疲倦乏力。周师常细查舌脉，辨明真伪。曾经熟人介绍一中年女教师甲状腺癌术后就诊，纳呆，便溏，夜寐不安，舌边偏红，脉弦，自觉咽痒易咳，言语之间多声太息，周师诊为肝木郁结，横逆乘脾，导致脾失健运，方中柴胡、归、芍断然下之。周师云："识症最难，难于医家对病患的熟悉，现今有医者诊病，三言两语打发走人，甚至只看验单报告，那纯粹是医病，而非医得病之人，实属与中医整体观相悖。"

2　"三层广义"基础上灵活运用疏调肝脾法

辨病、辨证、辨症三层逐步深入，抽丝拔缕，周师在倡导"三层广义"理念基础上，运用疏调肝脾法治疗甲状腺癌上经验丰富、方药灵动。

2.1　情志内伤、肝气郁结是发病因素的内在特质

甲状腺癌女性明显多于男性，男女比例在1:2～1:4，提示女性激素在病因学上起到重要作用[3]。《圣济总录·瘿瘤门》中记载："妇女多有之，缘忧恚有甚于男子也。"《济生方》更以一言以概之："夫瘿瘤者，多由喜怒不节，忧思过度，而成斯病矣。"[4]周师教导时常言，肝者，何脏也？肝为刚脏，刚强之脏，喜条达而恶抑郁，情志致病，气机致病，总不离肝。《素问·灵兰秘典论》曰："肝者，将军之官，谋虑出焉。"情志抑郁，肝失调达，造成气血凝滞，经络痞塞，经年累月，渐至为瘿成瘤。肝胆相为表里，足少阳胆经分支至目眦下，经行下颌角，下行至颈部，经颈前人迎穴旁，会于缺盆。此经行路线恰好覆盖甲状腺。周师认为，瘿瘤病常发躁热不宁、心烦口苦，实与肝气不舒、胆腑郁热密切相关。此外，肝乃经血之源，肝贮藏充足的血液，方使女子月事以时下。若肝藏血不足，肝气失于涵养，又怎能冲和畅达，月事顺利呢？故周师诊中青年妇人瘿瘤病的特点是必问经行，经行不畅，痛经，舌黯脉涩，辨证为肝气郁结，瘀血阻络，于经前"迎而夺之"，加香附、延胡索；有围绝经期，经少滴沥，头晕寐差，舌淡脉弱者，辨为气血不足，常选参、芪、首乌藤、枸杞子等入肝经补虚。可见，临证时把握妇人甲状腺癌多责于情志内伤、肝气郁结的内在发病特点，恰是周教授师古而不泥古，灵活运用六经、脏腑辨证的

体现，亦印证其首层辨病的独特思维。

2.2 肝郁乘脾、痰凝血瘀是病理过程的重要变化

脾胃的运化机能与肝气的疏泄功能有密切关系。肝气郁结，则出现肝木乘土（脾胃）的病变。《素问·至真要大论》云："诸湿肿满，皆属于脾。"脾失健运，导致水液运转失常，停聚于体内，从而产生水湿痰饮等疾患。痰湿结聚，与瘀血搏结于颈项，是瘿瘤病发展过程中的重要病机。《金匮要略》云："夫治未病者，见肝之病，知肝传脾，当先实脾，四季脾旺不受邪，即勿补之。中工不晓其传，见肝之病，不解实脾，惟治肝也。"故周师常论，莫要头痛医头，脚痛医脚，上工治未病，须知疾病传变规律，脏腑机能联系，辨明病理，方能临证随机应变，灵活用药。对于痰凝、瘀血，周师视之为瘿瘤病理产物，需决以去之，亦不排斥手术、放化疗，方中也常见黄药子、龙葵等以毒攻毒、消积散结的攻伐药物。亲见一早期甲状腺癌患者，瘤块质硬可及，穿刺确诊后坚决拒绝手术，在周师劝言下，终于接受手术，术后门诊调治，已愈5年。抓住甲状腺癌发展过程中肝郁乘脾、痰凝血瘀的重要病理变化，也是周师二层辨证理念的具体体现。

2.3 调畅情志、药食双补体现中医治疗整体观

由于情志因素是瘿瘤病发病的重要因素，且甲状腺癌多经手术、放射性碘治疗，长期服用甲状腺素等激素治疗，常有情志失调的表现。初诊患者，大多忧心忡忡，周身不适，主诉颇多。周师每每不厌其烦，问诊周详，一例患者诊病开药甚至达半小时之多。周师认为开导病人，树立战胜癌肿之信心，积极参加社会活动，则气和志达，有利康复。久而久之，很多长期就诊的患者也成为周师的好朋友，逢年过节，就是身体无恙，也来问候，甚至有患者说听到周教授爽朗的话语，就感觉病去一半。周师常说，"医者意也"，好的中医师一定要有悟性，圆机活法，博采众长。古语有云："欲为医者，上知天文，下知地理，中知人事，三者俱明，然后可以语人之疾病。"

绝大部分甲状腺癌属于分化型，恶性程度低，发展慢，病程较长，因此，针对甲状腺癌术后的调治方法应以确保患者在较长的生存期内拥有较高的生活质量为目标，从而提高整体治愈率。其中，"药食双补"体现甲状腺癌的中医治疗整体观。周师认为食物与药物一样，也有寒凉温热四气，辛甘酸苦咸五味。甲状腺癌病人术后常服甲状腺素片或放射性碘治疗，容易出现阴虚火旺证候，症见口干、潮热盗汗、舌红少津、脉细数者，宜多吃养阴生津之品，如马蹄汁、生梨汁、藕汁、甲鱼、芦笋等，术后体虚，牛奶、猪蹄筋也不应避讳，"存得一分津液，便有一分生机"。而韭菜、狗肉、羊肉等辛热香燥伤阴之品则要尽量忌食。孙思邈云："春日宜省酸增甘，以养脾气。"康复中的甲状腺癌患者饮食调补也可循六气学说，顺应四时，护养肝脾。

3 验案举隅

3.1 病案一

患者，女，32岁。初诊日期：2004年9月10日。患者于2004年3月在单位体检时发现双侧甲状腺肿大，2004年4月在肿瘤专科医院行全甲状腺切除术，术后病理为滤泡性腺癌。术后3月复查发现双下肺多发转移灶，遂行放射性碘治疗。患者来诊时已完成放射性碘治疗1月余，服用优甲乐片，其姐陪同就诊。诉神疲乏力，口干口苦，时有咽痒，黄痰难咯，心烦易躁，夜睡不宁，易醒，醒后难再入睡，无心悸，胃纳一般，大便偏硬，两日一行，小便调。平素月经正常，近期月经已两月未行，体重自发病后下降十余斤。查见颈前疤痕，愈合良好，未触及明显肿块。舌质黯红，苔薄白少津，脉细略数。其姐诉病人患

病后情绪不宁，常为琐事埋怨丈夫，忧心忡忡，除与亲姐联系外，不见他人。证属肝气郁结化火，耗伤阴津，痰瘀内结。治法以疏肝清热、养阴降火为主。处方：夏枯草30g，牡丹皮15g，栀子15g，柴胡10g，白芍15g，枳实15g，厚朴15g，生地黄20g，浙贝母15g，首乌藤15g，竹茹15g，苍术15g，14剂，每天1剂，水煎取汁200mL，早晚分两次温服。并嘱服马蹄汁、生梨汁，适当饮用鲜牛奶。

二诊：2周后，神疲乏力明显好转，大便顺畅，每天一行，稍偏溏，夜寐不佳，仍觉口干，月经未行，舌质黯红，苔薄白，脉细。治法以滋阴安神、化痰祛瘀为主。上方去枳实、苍术，加茯苓20g，桃仁15g，香附15g，30剂。加六味地黄丸、小金丸口服。

三诊：1个月后，月经来潮，夹少许血块，无痛经，口干、夜寐较前改善，舌淡黯，苔薄白，脉细。治法以疏肝健脾、化痰祛瘀为主。处方去牡丹皮、栀子，加合欢皮15g，继服30剂。四诊时，患者因挂号不易，已在本院简易门诊抄方取药20剂，服用两月后自觉纳寐均可，二便调和，精神较前放松，体重回增，拟回原单位工作。后定期复查，现随诊8年，未见复发。

按：周师认为本病发病的内在因素为情志失调、肝火郁结，并在病程中成为关键病机，降郁火、散痰结是甲状腺癌治疗常用的方法。而手术、放化疗的介入，使病机更为复杂，如手术削伐正气，可造成脾胃虚弱，放射性碘治疗容易灼伤阴津，导致阴虚火旺证候。本例初诊时侧重于肝郁化火、阴津受损，痰瘀证不明显，又时值南粤炎夏，故首当重用夏枯草、牡丹皮、栀子，加枳实、厚朴、苍术行气通便，有"釜底抽薪"之意，大便行，郁火散。二诊则现阴虚血瘀之象，此时六味地黄丸养肝肾之阴，桃仁、香附活血通经，经血通畅，则祛瘀生新，气机条达，尤证肝气疏泄功能与女子经行关系密切，故有"女子以肝为先天"之说。三诊体现"治未病"理念，注意顾护脾胃，牡丹皮、栀子等苦寒之品中病即止，药性平和，适于长期调补。

3.2 病案二

患者，女，45岁。初诊日期：2009年1月20日。2007年底因自觉右颈肿大，在当地医院B超检查发现右侧甲状腺肿块，甲功正常，未加注意。2008年7月至广州某三甲医院行彩超检查提示右侧甲状腺低回声团，考虑甲状腺癌可能性大，遂于次月行甲状腺峡部＋右叶切除＋右侧颈部淋巴结清扫术，术后病理提示甲状腺乳头状癌。同年10月单位体检B超发现右侧乳腺肿块约1cm大小，即到原甲状腺手术医院行穿刺活检提示浸润性导管癌，于12月行右乳癌改良根治术，病理为右乳浸润性导管癌Ⅱ级，$T_1N_0M_0$（肿块尺寸≤2cm，未见同侧腋窝区淋巴结转移，未见远处转移），Ⅰ期。患者来诊时胃纳欠佳，口干，夜寐不安，二便尚可，月经正常，舌淡黯，苔白腻，脉细沉。细问病人1年经历两次大手术，自觉体虚乏力，腰酸软，体重下降约5kg。证属脾气亏虚，痰湿内蕴。治法为健脾化痰，兼以宁心安神。以补中益气汤加减，处方：黄芪30g，党参15g，茯苓15g，薏苡仁30g，淫羊藿15g，法半夏15g，陈皮6g，浙贝母15g，当归10g，首乌藤15g，白术15g，30剂，每天1剂，水煎取汁200mL，早晚分两次温服。建议服山药、薏苡仁合成的"珠玉二宝粥"健脾醒胃，可按口味酌加山楂等。

二诊：1个月后，胃纳增多，腰酸症状明显减轻，夜寐较前转佳，口微干，舌质淡黯，苔薄白，脉细沉。前方既效，在原方基础上去当归，加黄药子10g，30剂，加小金丸口服。

三诊：1个月后，原方加夏枯草30g，继服30剂，后定期复查。现随诊3年半，身体健康，体重稳定，未见新发肿瘤。

　　按：本例患者 1 年罹患两次恶性肿瘤，手术造成脾胃亏虚明显，初诊时虽有口干、舌黯等瘀热内结征象，但仍需使用黄芪、白术等不致寒凉太过、损伤脾胃。此外，运用法半夏、陈皮、茯苓等健脾化湿之品，可助消散痰凝之功。名医张锡纯所推崇的"珠玉二宝粥"，周师常将其运用于癌瘤术后体虚患者，虽材质平淡无奇，却每奏良效。方中夏枯草、黄药子消瘿散结，降火解毒，是周师治疗甲状腺癌的常用药对。本例患者重复患癌，为脾虚痰湿体质，体质致病，重在调补，缓缓图治。"丸者，缓也。"周师选用有活血消肿功效的小金丸长期服用亦有此深意。

参考文献

[1]　Kobawala TP, Patel GH, Gajjar DR, et al. Clinical Utility of Serum Interleukin-8 and In terferon-alpha in Thyroid Diseases ［J］. Journel of Thyroid Reseerch，2011：270149.
[2]　朱文锋. 证素辨证学 ［M］. 北京：人民卫生出版，2008：39.
[3]　万德森. 临床肿瘤学 ［M］. 北京：科学出版社，2006：238.
[4]　周岱翰. 临床中医肿瘤学 ［M］. 北京：人民卫生出版社，2003：125

林洪生教授运用益气养阴法治疗非小细胞肺癌的临床经验

　　林洪生教授，主任医师，博士生导师，中国中医科学院广安门医院肿瘤科主任，从事中西医结合治疗肿瘤的临床及科研工作 30 余年，是第四批北京市级老中医药专家。肺癌在中医文献中散见于肺积、息贲、咳嗽、喘息、痰饮等病证的有关记载中[1]。根据多年的实践总结，林教授运用益气养阴法为主治疗本病取得良好疗效。笔者有幸投于林师门下，随师侍诊学习，略有感悟，遂将其治疗经验总结整理，撰写成文，以飨同道。

1　林洪生辨证分型论治非小细胞肺癌

　　林教授认为，其发病原因主要与正虚有关，正气虚贯穿肺癌的整个发病过程，其中尤以中晚期肺癌最为明显。非小细胞肺癌是正虚邪实的疾病，正虚为肺、脾、肾三脏虚损，邪实为邪毒侵肺、痰湿壅盛、血瘀阻络[2]，故肺、脾、肾虚是本，痰蕴、血瘀、络阻、癌毒是标。林洪生教授根据多年的临床经验得出，肺癌是一种全身属虚、局部属实的疾病，虚则以气虚、阴虚、气血两虚为多见，实则以痰凝、气滞、血瘀、毒结为多见。

　　根据《中药新药临床研究指导原则（试行）》[3]及《中医内科学》[4]分类，并结合林教授多年的临床观察和治疗经验，将晚期肺癌分为 4 个基本证型：①气阴两虚证：咳嗽少痰或带血，咳声低弱，神疲乏力气短，自汗或盗汗，口干不多饮，舌质红，有齿印，苔薄脉细弱；②阴虚内热证：咳嗽无痰或少痰，或痰中带血，气急，胸痛，低热，口干，盗汗，心烦失眠，舌质红或红绛，少苔或光剥无苔，脉细数；③脾虚痰湿证：咳嗽痰多，胸闷气短，纳少便溏，神疲乏力，面色少华，舌质淡胖，有齿印，苔白腻，脉濡缓或濡滑；④气滞血瘀证：咳嗽不畅或有痰血，胸闷气急，胸胁胀痛或剧痛，唇甲紫暗，大便干结，舌质

薛新丽（北京市朝阳区双井社区卫生服务中心）

暗红，舌有瘀斑，苔薄黄，脉弦或涩。

2　益气养阴是中医治疗肺癌的主要治法

气阴两虚贯穿该疾病的始终，因此林洪生教授提出益气养阴是临床治疗肺癌的主要方法，同时采用清热解毒、软坚化痰、活血化瘀等法配合治疗。

益肺气、养肺阴贯穿治疗始末。现代医学认为免疫力低下引起的免疫监视失败是肿瘤发生的重要原因[5]，古代医家也提出"正气虚则成岩"之正虚致瘤的观点。大样本病例调查显示气阴亏虚是肺癌的基本证型[6]，孙桂芝等现代名家皆强调益气养阴的重要性[7-8]。孙青等[9]认为中晚期肺癌证型复杂，在趋势方面以气虚证、阴虚证、血瘀证、痰证多见。肺癌以气阴亏虚居多，林教授认为主要与肺脏的生理病理特征及肺癌独特的致病因素相关。肺为华盖之脏，易受邪侵，烟毒为公认的首要致病因素，然"烟为辛热之魁"，烟毒袭人，随气入肺，耗气伤阴，易生癌变。故肺癌患者常可见干咳无力、痰少质黏、胸闷气短、声音低怯、自汗盗汗、口舌干燥等肺气阴亏虚症状。肺气亏虚，无力行气，则血行缓慢易成瘀，痰瘀互结，胶结日久，此为内生之癌毒。同时肺阴不足，虚火内生，灼津成痰，加重痰瘀互结，促进病情的发展。故林教授强调气阴亏虚为肺癌的基础证型，可见于各期肺癌患者。治疗上首推益肺气，养肺阴，且贯穿于治疗始末，视患者虚实变化调整益气养阴药物所占比重。

林洪生教授在 30 余年的临床实践中，逐渐总结出了治疗非小细胞肺癌的基本方，具体为：在众多肿瘤中，肺癌患者多以肺阴亏虚居多。从辨证来看，肺癌邪实之肿块是客观存在的，肺为娇脏，易伤气阴，一般多见阴虚或气阴两虚，故肺阴亏虚贯穿于疾病的始终。因此，林教授一般选用沙参麦门冬汤加减。气阴两虚用玉屏风散和沙参麦门冬的合方加减。另外，临床上林教授也常用于放疗期间。中药的配合使用能减轻放疗引起的副反应。林洪生教授[10]谨守肺癌正虚为本的病因病机，对于晚期患者，注意顾护患者的胃气。中晚期肺癌患者经过手术或放、化疗后多出现肺阴亏虚、气血两虚、肾精亏损等证候表现，故治疗上不能急于求成。如果攻伐太过，不仅癌瘤未能控制，而且常常导致脾胃受损，正气益虚。宜平调阴阳，缓缓图之，以培补正气，顾护胃气。林教授[11]常在处方中加入半夏、竹茹等药健脾和胃，加入姜、枣等调养气血，加入焦山楂等健脾消食，使患者食欲增加，体力增强，生活质量提高。同时，处方中也加入一些抗癌解毒药，如半枝莲、白花蛇舌草、白英等，抑制肿瘤的进展，处方中包含了抗癌、扶正、对症三方面的药物，以达到标本兼治的目的。

3　医案

患者，男，58 岁，初诊时间：2009 年 7 月。患者 2008 年 8 月底行左肺肿物切除术，术后病理为中分化非小细胞肺癌，行 6 期化疗。2009 年 4 月结束化疗。症见：自觉轻度口干，头晕，轻度乏力，咳嗽，食纳可，大便日行 3 次。舌红苔白，脉细略弦。现代医学诊断：非小细胞肺癌。中医诊断：肺积。证型：气阴两虚型。治法：益气养阴，清热散结。处方：天冬 12g，麦冬 12g，沙参 10g，知母 10g，石斛 15g，浙贝 10g，夏枯草 10g，党参 12g，太子参 10g，枸杞子 12g，陈皮 6g，补骨脂 10g，怀牛膝 10g，芡实 10g，白花蛇舌草 15g，半枝莲 15g，金荞麦 15g，每天 1 剂，配合中成药健脾益肾颗粒。

2009 年 11 月二诊：自觉口干症状明显好转，大便次数减少，咳黄痰，动则气短，轻度乏力，食纳可。舌红苔白，脉细略弦。处方：法半夏 10g，竹茹 12g，浙贝母 10g，百合 12g，天冬 12g，麦冬 12g，沙参 12g，石斛 15g，莪术 10g，党参 12g，苏梗 10g，补骨脂

12g，柏子仁 12g，桑白皮 10g，八月札 15g，土茯苓 15g，白英 15g。每天 1 剂，配合中成药健脾益肾颗粒。患者服药后复查胸部 CT，没有明显变化，癌胚抗原稳定在正常范围内。继续门诊治疗至今，患者咳嗽、气短症状消失，体力明显恢复。

　　按：该患者属于中晚期非小细胞肺癌，手术和化疗后恢复阶段，化疗药物虽然消灭了对人体有害的肿瘤细胞，但对人体正常细胞如骨髓细胞、胃肠道黏膜细胞等也有相当程度的损害。临床常出现的毒副反应有免疫功能下降、身体衰弱、消化障碍等。该患者化疗后，出现轻度口干、乏力、大便不调等症，结合舌脉，属热毒损伤机体耗气伤阴，火热刑金耗伤阴液，故辨证为气阴两虚证。一诊治法以益气养阴为主扶正固本，清热解毒、活血化瘀治疗标实，防止肿瘤复发转移，以沙参麦冬汤加减治疗。复诊服药效果明显，二诊继以益气养阴为主，同时针对痰多酌情配伍化痰散结药物，如法半夏、竹茹、浙贝母等。最后为避免患者对抗癌中药耐药，交替轮换使用抗癌药物。林教授通过准确的辨证施治，明显改善了患者的症状，提高患者生活质量，临床取得满意疗效。

4　结语

　　林洪生教授运用益气养阴法综合治疗晚期非小细胞肺癌，使患者耐受性较好，不良反应小，是一种安全、有效的治法，值得推广应用。但在临床实践中，非小细胞肺癌临床症状不一，应辨证准确，抓住主要病机，灵活加减，方能取得满意效果。

参考文献

[1]　李道睿，崔太荣，吴皓. 林洪生辨治肿瘤学术思想初探 [J]. 中国中医药信息杂志，2008，15（6）：86.

[2]　胡小梅，张培彤，杨宗艳. 中晚期非小细胞肺癌患者中医证型分布规律研究 [J]. 中国肿瘤杂志，2007，16（1）：51-53.

[3]　郑筱萸. 中药新药临床研究指导原则（试行）　[M]. 北京：中国医药科技出版社，2002：216-221.

[4]　陈湘君. 中医内科学 [M]. 上海：上海科学技术出版社，2004：74-75.

[5]　王晓戎，李平. 益气养阴法抗肿瘤作用机制研究进展 [J]. 中医药临床杂志，2004：16（4）：391-393.

[6]　龚亚斌，王中奇，赵晓珍，等. 晚期非小细胞肺癌基本证型探讨 [J]. 上海中医药大学学报，2012，26（3）：44.

[7]　顾恪波，王逊，何立丽，等. 孙桂芝诊疗肺癌经验探析 [J]. 中国中医药信息杂志，2013，20（2）：94.

[8]　吴继，刘嘉湘. 刘嘉湘扶正治疗肺癌用药经验 [J]. 辽宁中医杂志，2012，39（4）：617.

[9]　孙青，夏莹，王景，等. 中晚期肺癌中医辨证分型的初步探讨 [J]. 中华中医药杂志，2010，25（10）：1702.

[10]　林洪生，李道睿. 生存质量与中医肿瘤疗效评价 [J]. 癌症进展杂志，2007，3（5）：249-250.

[11]　姜恩顺，代金刚，林洪生. 林洪生主任治疗肿瘤用药思路总结 [J]. 环球中医药，2012，5（4）：289-291.

林洪生教授治疗恶性淋巴瘤经验发微

　　恶性淋巴瘤（malignant lymphoma，ML）是原发于淋巴结或结外淋巴组织和器官的免疫细胞肿瘤，其死亡率在发达国家全部恶性肿瘤排第 7 位，在发展中国家为第 9 位，发病率在所有恶性血液病中居首位。ML 约占全人群恶性肿瘤的 3% 左右，中位发病年龄 51 ~ 60 岁，发病率随年龄增长有持续上升的趋势，是严重威胁人生命健康的恶性疾病[1]，医学界目前尚无有效的根治手段。近年来，中医药参与下的淋巴瘤综合治疗取得了较好的临床疗效，最大限度地发挥治疗的有效性。因此，如何规范化、最大化地发挥中医药在恶性淋巴瘤治疗中的作用，成为临床研究的热点。

　　导师林洪生教授从事恶性肿瘤的中西医结合诊疗 40 余年，积累了丰富的临床经验。她在继承余桂清教授等老一辈专家学术思想的同时，结合自己的临床实践，将中西医治疗优势有机结合，强调在肿瘤治疗过程中始终贯彻扶正培本的基本纲领，重视固护脾肾，通过对肿瘤患者阴阳气血的扶助补益改善肿瘤患者的虚证状态，从而达到防治肿瘤的目的[2]。提出在不同治疗阶段规范化中医治疗的原则，倡导中药配合肿瘤手术，放、化疗以达到减轻毒副作用，提高完成率，增加疗效的目的，进而控制肿瘤发展，减轻临床症状，提高生活质量，延长生存时间[3]。重视心理、营养、运动等多因素对疾病的影响，提倡将非药物治疗纳入肿瘤治疗体系，多方位、多角度对病人进行干预，努力改变患者不良的生活习惯[4]。笔者有幸跟随林洪生教授临证学习，受益匪浅，现将林洪生教授治疗恶性淋巴瘤的经验初步概括如下，与同道共勉。

1　扶正培本为纲，解毒散结为要

1.1　扶正培本是治疗的基本原则

　　所谓扶正，就是扶助正气，所谓培本，就是培植元气，扶正培本实际上就是通过对肿瘤患者的阴阳气血的扶助，补益与调节从而改善肿瘤患者的虚证状态，达到防治肿瘤的目的。它不单指"虚者补之"，《内经》中提及的"燥者润之""衰者补之""精不足者，补之以味""形不足者，温之以气""损者温之""劳者温之""下者举之"均属其列。

　　依据淋巴瘤的临床表现，可以归属于中医"积聚""瘰疬""马刀""侠瘿""失荣""石疽""痰核"等范畴。中医学对恶性淋巴瘤的论述，早在《灵枢·寒热》就有论述："寒热瘰疬在于颈腋者……此皆鼠瘘寒热之毒气也，留于脉而不去者也。"在病机方面，《灵枢·百病始生》指出："湿气不行，凝血蕴里而不散，津液涩渗，著而不去，而积皆成矣。"隋代巢元方的《诸病源候论》中即有"石痈者，亦是寒气客于肌肉，折于血气，结聚而成"。元·朱丹溪言："痰夹瘀血，遂成窠囊。"清·邹岳《外科真诠》亦曰："石疽……乃肝经郁结，气血凝滞而成。"《医宗必读》认为："积之成者，正气不足而后邪气踞之"。虽然分别论述了湿、痰、毒、瘀、虚等因素在恶性淋巴瘤发病中的作用，但核心环节是正虚导致"正气不足而后邪气踞之"。

　　林教授在总结前人经验后指出，恶性淋巴瘤是正气内虚，痰、湿、瘀、毒搏结于经脉

郑佳彬　王学谦　刘杰（中国中医科学院广安门医院肿瘤科）

或五脏六腑所致的恶性肿瘤。在临床辨证时，切不可因标证显著而一味祛邪，忽略了本虚之内因，治宜标本兼顾。在正虚为主要矛盾时，采用扶正为主、祛邪为辅；在邪盛为主要矛盾时，则应采用祛邪为主，但不可一味祛邪致使患者正气不足，少辅扶正药物，使邪气不至留滞，正气不至亏甚，故扶正培本的治疗原则，应贯彻于整个肿瘤治疗过程。而且当今社会，放、化疗已经成为现代医学治疗恶性淋巴瘤的主要手段，大多数临床接诊的病人，在初诊时已经接受了化疗、放疗、造血干细胞移植、氩氦刀、射波刀等手段的治疗，形成了"获得性内虚"体质，如若仍不分时宜地大剂量应用"以毒攻毒"中药，非但不能有效控制肿瘤，反而会因攻伐太过，使肠胃受损，体质变差，自体免疫力下降，削弱了肿瘤自体免疫清除作用。林教授在扶正培本法中，尤重固护脾肾，认为脾为水谷运化之所，气血化生之源，脾肾功能旺盛，气血有源，则生命存根。若脾胃亏虚，气血生化乏源，人的抗病能力就会随之减弱，正如张景岳指出："脾肾不足及虚弱失调之人多有积聚。"方药多以黄芪、党参、白术、防风健脾益气固表，脾胃元气不虚，则不能因虚受邪，且常配健脾消食药，如鸡内金、焦山楂、焦神曲等助纳谷运化，或加入生姜、大枣、甘草等温养脾胃之药，以防止损伤脾胃。肾为真水、真火之脏，真水滋养肝木而生心火，真火扶助脾土而生肺金，因此如何培补都应以肾为根本，方中多以川续断、怀牛膝、补骨脂、枸杞子滋水涵木，补益肝肾。

1.2　解毒散结是治疗的重要方法

林教授认为，在不同疾病阶段，单纯的扶正无法有效控制痰、湿、瘀、毒的化生，从而使"癌毒"进一步流注播散，使疾病预后变差。因而虽然扶正培本是治疗肿瘤的根本，但在不同阶段用药时还要分清矛盾主次，如果补益不当，则会造成助邪伤正的结果。恶性淋巴瘤与其他恶性肿瘤相比，其最显著的特点是多样性，临床特征以无痛性、进行性淋巴组织增生，尤以浅表淋巴结肿大为特点，其多归于中医学认识中的痰结，而肿瘤痰结中往往兼夹瘀、毒、热等多种病理因素，因而解毒散结时，常以浙贝母、山慈菇、夏枯草、葶苈子、桑白皮、法半夏等化散痰结，以莪术、三棱、桃仁、仙鹤草等散瘀化结，以白花蛇舌草、半边莲、半枝莲、郁金等清热解毒。

由于恶性淋巴瘤可发生于全身各处淋巴结，决定了恶性淋巴瘤治疗中引经药物应用的重要性。《医医病书》云："药之有引经，如人之不识路径者用向导也。"林教授指出，"癌毒"病位于鼻咽、颈部者，可加羌活、桂枝、姜黄、桑枝等；病位于纵隔者，加桔梗、桑白皮、北沙参等；病位于腹腔内、肠系膜者，加苍术、白芍、防风等；病位于腹股沟者，加牛膝、杜仲等。引经的使用可改变解毒散结药物的作用方向或部位，使其作用侧重或集中于特定的方向和部位，大大增强治疗的靶向性。

2　辨证与辨病相结合，辨证与分期相结合

由于肿瘤病性不同于其他疾病，诸多学者对于辨证与辨病的关系争论纷纭。辨证是指辨别症状，根据四诊所得的资料进行分析、综合、归纳，以判断疾病的原因、部位、性质，从而做出正确的诊断，为治疗疾病提供依据；辨病，则是在病因学、病理学、生理学、解剖组织学等基础上，充分地采集病人的病史、临床症状和体征以及实验室检查、疾病的分类等为依据做出相应的诊断及治疗。林教授学贯中西，重视西医辨病与中医辨证有机结合，在不抛离中医辨证的基础上，根据西医辨病，明确恶性淋巴瘤起病隐匿、亚型繁多、发展缓慢等特点，早期对病人采取放、化疗联合中医药治疗往往可收到良好的临床疗效；晚期的恶性淋巴瘤，当依据病情积极采取化疗、造血干细胞移植、手术、放疗、氩氦

刀、射波刀等手段，中医药可以很好地弥补其弊端，缓解不良反应及并发症，增强机体免疫力。林教授在大量临床和研究基础上，提出了以证候要素为核心的辨证方法，根据淋巴瘤的不同治疗阶段，将其不同的证候要素复合，进行辨证分型，倡导建立不同治疗阶段的复合证候要素辨证分型，将恶性淋巴瘤治疗分为手术阶段、化疗阶段、放疗阶段、单纯中医药治疗阶段。

2.1 手术阶段

淋巴瘤的主要治疗方法以放疗和化疗为主，外科治疗的范围有限。手术主要用于行病理活检或用于分期性剖腹探查术。但原发于胃肠、肾脏、膀胱、睾丸、卵巢、子宫、皮肤、乳腺等处的恶性淋巴瘤宜早期手术切除，术后再辅以化疗和放疗。林教授认为，手术易耗气伤血，术后患者或气血亏虚或脾胃失和，患者在术后积极配合中医药治疗，对于加速患者康复，增强体力，尽快为放化疗创造条件均有不同程度帮助。

2.1.1 气血亏虚 临床出现手术后疲乏，精神不振，头晕，气短，纳少，虚汗，面色淡白或萎黄，脱发，或肢体肌肉麻木、女性月经量少，舌体瘦薄，或者舌面有裂纹，苔少，脉虚细而无力者，治宜补益气血。方予黄芪、党参、太子参、防风益气固表；鸡血藤、阿胶珠、当归、白芍养血育阴；川续断、补骨脂、怀牛膝、天冬补肾固本。

2.1.2 脾胃虚弱 术后患者出现食欲不振，腹胀，腹痛，大便或秘结或不成形，治疗重点在于补气健脾。方多予自拟"养胃方"：太子参、焦白术、枳壳、香附补中益气，健脾行气；半夏、竹茹、猪苓、茯苓化湿和胃；鸡内金、焦山楂、焦神曲等健脾消食；生姜、大枣、甘草等调养气血。

2.2 化疗阶段

非霍奇金淋巴瘤在临床治疗中首选化学药物治疗，而霍奇金氏淋巴瘤ⅢA-B期，治疗方案也以MOPP/ABVD等联合化疗为主，是国际上公认的标准性经典方案。中医学认为化疗药物损伤人体气血精津，导致五脏六腑功能失调，表现为骨髓抑制、胃肠道不良反应，以及对心脏和肝、肾功能的影响。林教授认为，在化疗阶段合理搭配中医药治疗，既可以减轻和改善这些不良反应，又能在一定程度上增加化疗效果。化疗结束后，攻补兼施，继续中医药治疗，可以使机体更快地恢复，防止复发转移。化疗阶段的病人多见于以下几证。

2.2.1 脾胃不和 胃脘饱胀，食欲减退，恶心，呕吐，腹胀或腹泻，舌体多胖大，舌苔薄白、白腻或黄腻。多见于化疗引起的消化道反应。治宜健脾和胃、化痰止呕、滋补肝肾为法，脾胃气虚较明显则用"养胃方"加减。法半夏、竹茹、茯苓、砂仁等针对痰湿蕴结证，用于肿瘤本身引起或化疗治疗过程中有痰湿壅盛的恶心呕吐等；腹胀，以香附、枳壳、大腹皮、露蜂房理气和胃；腹痛加延胡索、川楝子；严重腹泻，常用芡实、诃子、补骨脂、豆蔻温补脾肾止泻。

2.2.2 气血亏虚 症同2.2.1，不同点为化疗阶段患者常常表现为不同程度的骨髓移植，外周血象下降。此时用药除在补益气血的基础上，针对白细胞下降患者，酌情加熟地黄、山茱萸、女贞子、枸杞子、菟丝子健脾补肾辅助升白细胞；血小板下降患者，少佐淫羊藿、石韦等辅助升血小板；化疗后出现肝脏毒性者加茵陈、五味子、虎杖等。

2.2.3 肝肾阴虚 午后潮热，五心烦热，盗汗，腰膝酸软，倦怠乏力，形体消瘦，舌质暗红，苔少，脉细数。治宜滋补肝肾，方中天麦冬、沙参、知母、玉竹滋阴生津润燥，怀牛膝、续断、山茱萸、补骨脂补益肝肾，泽泻、丹皮、炒栀子泄热除烦。

2.3　放疗阶段

随着新的 REAL／WHO 恶性淋巴瘤病理分类的广泛应用和化疗的研究进展，放射治疗在非霍奇金淋巴瘤治疗中的地位发生了很大的变化。放射治疗是大部分早期低度恶性、惰性淋巴瘤的主要治疗手段。其次，化疗和放疗综合治疗是早期弥漫性大 B 细胞淋巴瘤的标准治疗原则。部分侵袭性淋巴瘤如鼻腔 NK／T 细胞淋巴瘤对化疗抗拒，放疗是主要治疗手段或根治性治疗手段，Ⅰ～ⅡA 期鼻腔 NK／T 细胞淋巴瘤通过放射治疗可取得好的疗效[5]。中医学认为放射线性属热毒，作用于人体，可出现口干喜饮、心烦易怒、口腔溃疡、小便赤涩、大便秘结等气阴两虚或热毒瘀结的症状。

2.3.1　气阴两虚

除肝肾阴虚证治宜滋补肝肾、滋阴生津等法外，热毒多伤营血，灵活运用活血解毒中药如莪术、郁金、蒲公英等药，以缓解病人症状，改善病人生活质量。

2.3.2　热毒瘀结

在放射线局部照射的部位，热毒聚集，灼伤皮肤，临床常表现为皮肤红、肿、热、痛，严重者局部破溃不愈。宜清热解毒，方中金银花、连翘、板蓝根、黄芩、黄柏与滋阴润燥之玄参、麦冬、生地黄等药相配，消补兼施。对于破溃日久者，可用生肌玉红膏放于纱布蒸热，敷于患处，待患处化脓消失换以四黄膏涂之，疗效显著。

2.4　单纯中医药治疗阶段

对于一些不适合或不接受手术、放疗、化疗的患者，或既往接受过手术、放疗、化疗，中医药维持治疗的患者，如何针对此类人群有效地控制肿瘤生长，减轻症状，提高生存质量，延长生存时间是中医药的己之所长和优势所在。在治疗始终，除贯彻"扶正培本"的治疗原则外，林教授提出辨主症、辨标本虚实的辨证要点。气滞痰结者以醋柴胡、陈皮、香附、枳壳、川芎等行气化痰；痰湿凝结者以半夏、竹茹等化湿健脾，郁金、夏枯草、浙贝等散结消肿；寒痰凝滞者以熟地黄、附子、肉桂温化寒痰；久病虚损型以牛膝、山药、补骨脂、枸杞子等补益肝肾。同时在此阶段，林教授强调在不违背中医辨证原则的基础上，有选择性地应用现代药理研究中有抗癌作用的中药，往往收到良好的效果，其中如金荞麦、土茯苓、半枝莲、半边莲、白花蛇舌草、预知子等药的周期性合理应用，对于控制肿瘤发展、转移均收到较好疗效。

3　重视非药物疗法，综合多种康复手段

多年来，林教授一直十分重视非药物治疗手段在肿瘤治疗中的应用。她认为肿瘤治疗是一项多学科交叉、综合的系统工程，是在临床肿瘤学、心理学、营养学、社会学、运动医学等多学科共同参与协作下进行的治疗与教育兼顾的独特医疗模式。

3.1　心理因素

恶性淋巴瘤病程周期长、医疗费用昂贵、易出现复发和转移，给患者身心乃至整个家庭都造成了很大的负面影响，导致患者自身情绪消极，出现抑郁、焦虑，进而诱发肿瘤或加速肿瘤的恶化。针对这些问题，林教授每在接诊时，都会以亲切和蔼的语言与患者交谈，耐心地讲解肿瘤的发生、发展及预后的过程，注重沟通方式，言语亲切婉转，引导患者走出消极情绪，重新树立战胜癌症的信心。另外，林教授时刻为病人着想，不开或少开昂贵药物，尽量避免应用口感难于接受的药物，在确保疗效的前提下，为患者减轻了心理负担和生理负担，从而调动患者积极主观能动性，形成良性循环。

3.2　营养因素

恶性淋巴瘤属于消耗性疾病，常出现不同程度的营养不良，导致患者出现消瘦、乏力、食欲不振，晚期常出现贫血、发热和恶病质等，严重限制化、放疗等肿瘤治疗手段的

运用，降低治疗敏感性，影响生活质量，缩短生存时间。林教授主张"清淡饮食，科学搭配"，提倡主副搭配、荤素结合，宜清淡、新鲜、易消化的健康食谱。服药期间除忌烟酒、忌生冷辛辣等食物外，不必过多忌口，食后无不适，都可以适量食之，一方面避免了患者在长期消耗的情况下营养状态再次受到限制，另一方面也缓解了患者的心理负担，使患者生活趋于正常。

3.3 生活因素

《素问·上古天真论》曰："上古之人，其知道者，法于阴阳，和于术数，食饮有节，起居有常，不妄作劳，故能形与神俱，而尽终其天年，度百岁乃去。"林教授提倡患者"起居有节，科学运动"，通过生活习惯的改变增强患者体质。根据患者的具体情况，制定出适宜运动处方，如"八段锦""五禽戏"等，既有益于肿瘤患者病体的恢复、身体素质的增强，又能对药物治疗起到积极的辅助作用。

林教授强调，中西医结合不能仅仅停留在药物治疗层面，更要深入到患者的生活中去，最大限度地发挥中医药特点，逐渐引导病情向好的方面转归。

4 小结

林教授对恶性淋巴瘤的治疗经验丰富，主张中西医结合治疗，提倡分阶段规范化的治疗思路，逐渐形成了一套以扶正培本为纲，辨病与辨证相结合的治疗理论和用药方法，重视患者心理、营养、生活等多方面的调节，以达到提高患者生存质量和延长患者生存时间的目的。林教授的临床经验为探索恶性淋巴瘤的规范化中西医结合治疗提供了一定参考。

参考文献

[1] 林洪生. 恶性肿瘤中医诊疗指南 [M]. 北京：人民卫生出版社，2014.
[2] 林洪生. 建立中医肿瘤规范化治疗方案 [J]. 癌症进展杂志，2005，3（6）：524-527.
[3] 李道睿，崔太荣，吴皓，等. 林洪生辨治肿瘤学术思想初探 [J]. 中国中医药信息杂志，2008，15（6）：86-87.
[4] 吴皓. 林洪生治疗肺癌临床用药特点初探 [J]. 中国中医基础医学志，2011，17（11）：1228-1229.
[5] 李晔雄. 非霍奇金淋巴瘤放射治疗的现状 [J]. 中国癌症杂志，2006，16（6）：421-432.

何世东名中医治疗肿瘤的临证经验

何世东教授，广东省名中医，主任中医师，硕士研究生导师，2012 年全国名老中医药专家传承工作室建设项目专家，全国第三批老中医药专家学术经验继承工作指导老师，从医四十余载，深谙岐黄之道，对肿瘤的辨证施治有独到见解。何世东教授认为无论手术、化疗或放疗，都是暂时从表面上杀伤了癌细胞，体内环境并没有彻底改变。因此，要想防

邓丽娥（广东省东莞市中医院内科，东莞市中医院何世东全国名老中医药专家传承工作室）
宁为民　房志科（东莞市中医院何世东全国名老中医药专家传承工作室）

癌、抗癌就必须改变"癌"状态，改变产生"癌细胞"的"癌环境"，主张采用中医药综合治疗，调节五脏六腑的功能，调整人体内环境，恢复人体阴阳、气血平衡，从源头上控制癌细胞转移和扩散。

1　辨根本，正虚邪实

何世东教授根据前人的认识及临床实践，认为肿瘤的形成是日积月累的，主要分为外因和内因两个方面。外因是由于毒邪入侵、饮食劳伤，蕴结于经络、脏腑；内因是正气不足，情志抑郁，脏腑功能紊乱，使毒邪乘虚而入，蕴聚于经络、脏腑，导致人体阴阳失调，气血运行失常，致气滞血瘀，痰湿凝聚，热毒壅塞而逐渐形成肿物。此乃本虚标实之证，多是因虚得病，因虚致实，相互胶结，且"正虚"是形成肿瘤的主要矛盾，"邪实"是形成肿瘤的重要条件。

2　辨阶段，攻补兼施

通过长期大量的临床观察，何教授提出了肿瘤的中医治疗应分为四个阶段而论，分别为围术期、辅助阶段、稳定期及晚期，不同阶段的肿瘤患者有不同的处理原则，各阶段各具病机特点，处方用药显然不同，准确辨治方能提高临床疗效。

2.1　围术期，重祛邪兼顾扶正

通过化痰散结、活血化瘀、清热祛湿等遏制肿瘤的加速生长、转移；同时兼顾扶正，通过调理气血、健脾行气等提高患者对手术、放化疗等治疗的耐受力，帮助术后、放化疗后的恢复，为后续治疗打好基础。

2.2　辅助阶段，重扶正兼顾祛邪

主要配合手术、化疗、放疗、生物靶向、免疫等治疗，提倡扶助正气，重视健脾补肾、固本培元，适时攻邪作为辅助治疗。对于正在实行化疗的患者，即使没有明显的正气虚弱表现，何教授认为防止化疗后期出现正气溃散，必先顾护正气，主张"但留一分正气，便得一分生机"。在西医手术、化疗之后正气均有不同程度的受损，应先以健脾、益气、养阴、补肾等法补益，待脾气健运、胃气充实、正气恢复、元气充足时，再配合化痰散结、清热祛湿、解毒泄浊等法攻邪。另外临床上鼻咽癌、肺癌等恶性肿瘤，除手术、化疗作为主要治疗手段外，多配合放射治疗，何教授认为放疗为热毒之邪，容易伤人阴津，所以患者多表现为热灼津伤，治疗上注重清热解毒、养阴生津。

2.3　稳定期，攻补兼施

稳定期或称为缓解期主张扶正祛邪，攻补兼施，调节人体的阴阳平衡、气血和调，坚持抗癌食疗、运动，改善人体内环境，以提高免疫功能，抑制肿瘤复发、发展、转移。

2.4　晚期，重扶正轻祛邪

晚期多正气亏损，甚则精枯气竭、正气衰败，当以扶助正气为主，且多选用大补元气之人参、黄芪，温阳固摄之附子、鹿茸，大补阴精之龟甲、熟地黄、山茱萸等，倘若患者未经西医手术、放化疗等治疗，尽管晚期仍需扶正不忘攻邪。

曾有一恶性淋巴瘤患者经化疗后造血系统损伤，血白细胞极低，面色黧黑，疲乏懒言，纳差，需中断化疗，建议寻求中医治疗，何教授通过首先重扶正边祛邪，健脾补肾、补益气血兼化痰之法，配合食疗3个月后，患者白细胞恢复正常，生活可自理，但颈部淋巴结明显增大，所谓"补益容易助邪"，见此即需加大化痰散结之力，一边扶正，一边祛邪，颈部淋巴结2个月后才缩小。概而言之，不管处于哪个阶段，关键在于把握攻邪与扶正的动态辩证关系，攻邪需扶正，扶正不忘攻邪。

3 辨脏腑，知常达变

肿瘤患者常为中老年人，虽为有形之邪，局部病变为实，内因为脾虚不足以滋养五脏六腑，邪乘虚入侵而内蕴为痰、成瘀、化毒而成，正如金代张元素《活法机要》曰："壮人无积，虚人则有之，脾胃虚弱，气血两衰，四时有感，皆能成积。"由于病邪久羁，耗血伤精，久病必虚，穷必伤肾，早在明代张景岳就认识到脾肾不足与肿瘤之间的关系，指出"脾肾不足及虚弱失调之人，多有积聚之病"。而且复经手术、放疗、化疗等祛邪之伤，正气愈亏，必有脾肾衰败之候。

在治疗过程中放疗所用的各种射线皆属中医的"热毒"之邪，通过照射损伤肌肤、黏膜、脏器、筋脉等，多损伤肺胃之阴，而致阴虚津亏，症见干咳或微咳，甚则痰中带血，口干饮水不能缓解，胃脘灼热，饥而不欲食，甚则形体消瘦，面色枯槁，甚则伤及肾阴。久病服化疗、生物标靶药物、抗癌中药等伤脾败胃，症见恶心呕吐、嗳气反酸、疲乏懒言、腹痛便泻、纳差、便血等。放化疗常出现骨髓造血功能不继等损耗肝肾，症见面色萎黄、头晕、脱发、腰膝酸软、肌肤瘀斑、尿血等。

经过现代医学的综合治疗后，病情轻重及疾病传变不一，反映证候特征也不相同，不能只辨病不辨证，更不能不明脏腑。同是鼻咽癌放化疗后，有肺、胃、肾阴虚之别；同是肺癌术后多为肺、心、脾亏虚，放疗后多伤及肺、胃、肾，化疗后多伤及肺、脾、肾。同是胃癌术后、化疗后，有表现肝胃不和、脾胃虚弱、脾肾亏虚之分。

4 辨病性，对症下药

肿瘤种类繁多，各种临床征象错综复杂，病机繁复多变，虚实夹杂，数型兼见，须根据患者就诊时肿瘤病人看病时最为痛苦的症状及其兼有症状，分清病机主次，辨明寒热虚实兼杂的病性而立法遣方。如鼻咽癌患者出现咽干难忍，辨为热毒津伤，选用清热解毒、养阴生津之药；若出现食欲不振、便秘、睡眠欠佳等症状，多适当加入健脾开胃、通便、改善睡眠的药物。

4.1 虚者补之

何教授临床总结，补益主要针对脾肾二脏。首先重视健脾益气，选方黄芪四君子汤或参苓白术散加减，药用黄芪、薏苡仁、党参、太子参、西洋参、白术、茯苓、山药、五指毛桃、大枣、灵芝等。其次，重视补肾，以加大固本的力量。补肾固阳方面，多选方六味地黄丸、二至丸、左归丸、肾气丸加减，药用海马、巴戟天、枸杞子、女贞子、旱莲草、熟地黄、山茱萸、杜仲、桑寄生、续断、淫羊藿、肉桂、熟附子、菟丝子等。

4.2 实者泻之

何教授概括攻邪主要为行气解郁、化痰祛湿、活血化瘀、清热解毒等方面。行气解郁选方四逆散或逍遥丸加减，药用柴胡、枳实、白芍、香附、延胡索、乌药等。化痰祛湿选方二陈汤或温胆汤加减，药用法半夏、陈皮、胆南星、浙贝母、山海螺、昆布、天竺黄等。活血化瘀选用桃红四物汤或活络效灵丹加减，药用桃仁、红花、蒲黄、赤芍、当归、川芎、炮山甲、莪术、三棱。化瘀通络善用虫类药，多选全蝎、土鳖虫、水蛭、蜈蚣、僵蚕等。清热解毒方选五味消毒饮加减，药用蒲公英、白花蛇舌草、夏枯草、半枝莲、半边莲、重楼、紫杉叶、山慈菇、黄药子等，大量清热解毒、散结化瘀药易伤阴，勿忘辅用养阴柔润之药，如枸杞子、女贞子、北沙参、麦冬、百合等。

4.3 分经论之

何教授在临床中根据中药的归经理论及现代药理学对中药的研究，使用时注意不同脏腑的肿瘤使用不同的中药，特别是一些攻邪之药。如鼻咽癌常用罗汉果、夏枯草；肺癌多使用猫爪草、仙鹤草、山海螺、瓜蒌皮、浙贝母、山慈菇；肝癌常用紫杉叶、莪术、石见穿、穿破石、水蛭、赤芍、白芍、陈皮、香附，并使用引经药柴胡；胃癌常用薏苡仁、砂仁、黄药子、灵芝；肠癌常用槐花、地榆、凤尾草、薏苡仁、白花蛇舌草、白头翁，并使用引经之品葛根；妇科肿瘤如卵巢癌、宫颈癌等常用白花蛇舌草、半枝莲、半边莲、重楼、山慈菇；脑肿瘤则加用可强力搜剔脑络之虫类药全蝎、蜈蚣、僵蚕以引药入脑。

5 辨个体，身心调和

许多肿瘤患者获知病情后出现情绪低落，精神高度压抑、紧张，加之高额的医疗费及漫长的治疗等使脏腑气机逆乱，气血失调，往往加速了病情的恶化。尤其是对惧癌或心理承受能力较差的患者，要注意尽量改善患者的心理情绪，以人为本，告知患者带瘤生存的道理，增强信心并积极配合治疗，必要时加用疏肝行气解郁之药。让患者理解中药治疗应贯穿整个癌症的治疗过程，若同时配合西医治疗，坚持服用中药汤剂 2 年以上为宜，进入稳定期后可间断服用中药；而未配合西医治疗的患者，因邪实正虚，多需长期服药为主，以期达到带瘤生存。同时，因其症状复杂，多为复方大剂，建议患者多煎药汁，每次熬成约 500mL，分次温服或代茶饮。

肿瘤患者必须要忌口，尽量避免"发物"。推荐薏苡仁粥、牛蒡根瘦肉汁平补抗癌；患者体质虚弱，久病者可予海马参七汤扶正[1]。

6 体会

在肿瘤的治疗中，务必贯彻辨证论治的原则，不可一味追求"抗癌"药的运用，或"固本培元"对抗现代医学的损伤，须重视患者整体状况，攻补兼施。适当选择中药，治疗过程重点掌握扶正与祛邪的比例，关键在于患者之症状表现、服中药后的反应，综合辨虚实，明阶段，知脏腑，辨病性而选方遣药。

参考文献

[1] 宁为民，邓丽娥，何绍初. 何世东教授运用饮食疗法辅助治疗肿瘤经验浅析 [J]. 河北中医，2014，36 (9)：1288-1289.

史锁芳教授治疗恶性胸水的临床经验

史锁芳教授是南京中医药大学附属江苏省中医院呼吸科主任中医师、教授、博士生导师，从事中医药治疗肺系疾病三十余载。在临床实践中，勤求古训，博采众长，勇于创新，在诊治恶性胸水方面积累了丰富的临床经验。笔者有幸侍诊其左右，亲历言传身教，获益良多，兹将其临床经验介绍如下。

1 对恶性胸水的认识

恶性胸水是多种恶性肿瘤中后期较为严重的并发症。常因大量胸水压迫肺组织引起呼

李兆荣　刘华平（江苏省溧阳市中医院肿瘤科）

吸困难，影响呼吸、循环，加速病情恶化，临床治疗较为棘手。西医治疗上多采用反复胸腔穿刺放水、胸腔内注射化疗药或抗肿瘤辅助药，但临床疗效不佳，就如割韭菜，割一茬，长一茬，给患者经济及心理上带了极大负担。

史教授多年来精研岐黄之学，深究仲景方术，认为癌性胸水归属于中医的"悬饮病"。该病多由于吸入秽浊之气或久吸烟毒，邪毒滞留体内，损伤脏腑，或正气虚弱，脏腑功能失调，致气血水运行失常，或情志所伤，气机不利，气血痰浊壅滞，导致痰瘀毒聚结，邪毒流于胸胁，阻滞三焦，水液停积，留于胁下而发为悬饮病。结合前贤古训，提出悬饮病与肺、脾、肾、肝密切相关，提倡温阳化气利水。重视辨证论治，结合个人具体情况，扶正与祛邪相结合，注重标本缓急。治疗上多采用中医治疗为主，辅以西药，从临床上看疗效显著。史师根据多年临床经验，认为中医药治疗恶性胸水在改善症状、减少胸水生成、提高生存质量、延长生存的时间、配合放化疗等方面具有显著优势。

2　治疗经验

2.1　温阳利水

《金匮要略》云："饮后水流胁下，咳唾引痛，谓之悬饮。"《素问·经脉别论》曰："饮入于胃，游溢精气，上输于脾，脾气散精，上归于肺，通调水道，下输膀胱，水精四布，五经并行。"《金匮要略·饮咳嗽病脉证并治》提出："病痰饮者，当以温药和之。"结合中医经典的论述，经过多年临床探索，史教授认为，悬饮与痰饮流异而源同，多由人体阳气虚弱或困遏，运化失司，气化无力所致，亦总属阴邪，遇寒而凝，得温则行，所以治疗悬饮，须从本而治。温药能振奋阳气，开发腠理，通行水道，使人体恢复正常的水液运化状态，减少悬饮的生成[1]。对于已成之饮邪，用温药使人体阳气得以振奋，三焦得以通利，大气得转，水精四布，五经并行，痰饮自然得消，饮不复聚。温药不可拘泥于温性的药物，辛温、苦温、甘温等温性方剂亦当在内。因此史教授治疗上提倡温阳利水，选方多在苓桂术甘汤基础上辨证加减。

2.2　重视疏肝活血和胃

因悬饮结于胸胁特殊位置，两胁又为肝经所过部位，水流胸胁，阻遏气机，津液输布代谢障碍，水饮停聚。气机不畅，又可血行受阻，易出现瘀血内阻，《金匮要略·水气病脉证并治》谓："经为血，血不利则为水，名曰血分。"水血生理上皆为阴，相互倚行，互宅互生；病理状态下水病可致血瘀，血瘀可致水病。

史教授认为恶性胸水与肝的疏泄功能密切相关，用药上不主张用大剂量攻瘀破血之品，以防肿瘤生长、转移。疏肝时常加入佛手、八月札疏肝行气，认为这些药理气不伤阴，且有抑制肿瘤生长的作用。活血时，多选用丹参、赤芍、白芍，使其活血不伤正，养血不滞血，祛瘀生新，使血脉通利而胸水逐渐消退。处方注重简约，用药轻清醇正，忌用大温大燥，遣药用药以脾胃受纳为度，主张脾宜升健，胃宜通降，补中寓泻，兼顾泻肺豁痰，以固本清源。

2.3　善用芫花

《本草纲目》曰："（芫花）治水饮肠澼，胁下痛。""芫花留数年陈久者良。用时以好醋煮数十沸，去醋，以水浸一宿，晒干用，则毒灭也。或以醋炒者次之。"[2]《名医别录》云："消胸中痰水，喜唾，水肿，五水在五脏皮肤及腰痛，下寒毒，肉毒。"[3]《医方集解》"芫花、大戟，性辛苦以逐水饮，甘遂苦寒，能直达水气所结之处，以攻决为用，三药过峻，故以大枣之甘以缓之，益土所以胜水，使邪从二便而出也。"[4]史教授历来勤求古训，博采众方，精研本草，曾 3 年研究十余部本草书籍，对临床常用中药了然于胸，尤其以芫花最为突出。根据多年本草知识的积累，临床反复验证，体会出芫花泻下逐水治疗恶性胸水的治疗精要。

芫花药性峻猛，泻下逐水，祛痰止咳，善泻胸胁停饮[5]。史教授认为有是证，用是药，癌性胸水顽固难消，非重药峻剂难以取效，只要辨证准确，遵循个体化原则，掌握好药物的用法用量，同时注意中病即止，时时顾护胃气，可达胸水消退，正气不损的临床疗效。因芫花药性迅猛，多选用醋制芫花，多在正气尚旺，纳食可，反复胸水，反复胸腔抽水，舌体胖大，脉沉弦有力的患者中使用。临证时常在温阳利水方剂中加入芫花 0.5～3g（煎剂），然后红枣汤送服，抓住时机，中病即止，以免伤正，常效如桴鼓。因芫花峻下逐水，对于芫花使用出现阴伤者，常加入当归芍药散、猪苓汤育阴利水。

2.4　辨证化裁

史教授对于恶性胸水，秉持温阳化气利水治疗大法，辨证丝丝入扣，灵活化裁加减，治法上步步为营，常疗效显著，为病人所称道。对于症见胸闷、呼吸急促、畏风自汗、懒言少动、咳嗽无力、形弱神疲、舌质淡红、苔薄白、脉细属肺脾气虚者，方中常加入玉屏风散、补中益气汤、参苏饮益气健脾化饮。临证时见胸闷、气短心悸、小便不利、畏寒肢冷、舌体胖大、苔少、脉沉细弱辨证为脾肾阳虚者，常选用张氏复元丹（炙附子、炒白术、肉桂、吴茱萸、炒川椒、茴香、木香、姜制厚朴、泽泻、肉果、茯苓）[6]、实脾散、真武汤温阳化饮。对于胸闷、呼吸不利、胸痛干咳、口干咽燥、烦躁易怒、午后潮热、颧红、手足心热、小便赤少、舌红苔少、脉细数的肺肾阴虚证者，治宜育阴利水，选用大补阴丸、猪苓汤、当归芍药散加减。症见胸胁刺痛、胸闷不舒、呼吸不畅或有闷咳、面色晦暗、唇舌紫斑、脉涩辨为瘀血饮停者，加入复元活血汤化裁以祛瘀化饮。对于身体壮实、大量胸水、声高语亢、舌体大苔腻者，提示邪实正未虚，多予疏凿饮加瓜蒌皮、葶苈子、冬瓜皮、车前子泻肺利水。兼见元气未伤，阳水便秘脉实，加用禹功散（黑牵牛、茴香、木香）或三白散（白牵牛、桑白皮、生白术、陈皮、木通）泻下逐水。恶性胸水乃邪毒所致，史师在治疗恶性胸水时，常结合现代药理加用白花蛇舌草、半枝莲、蒲公英、猫爪草、山慈菇等清热解毒抗癌之品，或加用炮山甲、露蜂房增强攻毒消肿、通络止痛之功，直接针对胸水产生的根源，使邪毒去、癌毒清，水液输布恢复常态，胸水吸收或减少，邪去正安。

3　典型病例

患者，女，72 岁，患者半年前因"咳嗽气促"在江苏省中医院住院治疗，胸部 CT 平扫示：右下肺癌伴右肺阻塞性炎症，右侧胸腔积液，右胸膜转移，纵隔淋巴结转移。纤维支气管镜病理示：鳞状细胞癌。予 GP 方案化疗（吉西他滨1.4g，第 1、8 天加顺铂 30mg，1～4 天），化疗后反应较大，不能耐受，拒绝再次化疗，半年来因胸腔积液反复住院抽液。2010 年 5 月 20 日求治于中医。2010 年 5 月 20 日查胸腔 B 型超声示大量胸腔积液。刻下：咳嗽，咯痰，痰少而黏，稍有胸闷，神疲乏力，纳食尚可，小便偏少，舌体胖，边有齿痕，少苔，脉沉弦。西医诊断：右下肺鳞癌伴转移，右肺阻塞性肺炎，右侧恶性胸腔积液。中医诊断：悬饮。辨证为气阴两虚，毒瘤内结；治宜益气养阴，利水解毒。方药：太子参 15g，生白术 30g，茯苓 15g，桂枝 10g，猪苓 30g，泽泻 30g，阿胶10g烊化，白芍15g，当归 20g，山慈菇 15g，半边莲 20g，芫花 2g，葶苈子 15g，露蜂房 10g，炒麦芽30g，红枣汤送服。7 剂，水煎服，早晚分服。二诊：服上药后患者诉胸闷消失，咳嗽减少，痰能咳出，精神转佳，小便增多，舌红有齿痕，脉如故，上方加入八月札 10g，佛手 10g。之后患者一直在中医门诊治疗，2 个月后复查胸腔 B 型超声示少量积液，未曾住院抽水。

参考文献

[1] 陈凡，宣丽华. "病痰饮者，当以温药和之"的认识与运用［J］. 江西中医学院学报，2012，24 (5)：6-9.
[2] 李时珍. 本草纲目［M］. 重庆：重庆出版社，2009：315.
[3] 陶弘景. 名医别录［M］. 北京：中国中医药出版社，2013：185.
[4] 汪昂. 医方集解［M］. 方向明，校注. 北京：中国中医药出版社，2009：77.
[5] 雷载权. 中药学［M］. 上海：上海科学技术出版社，2009：104.
[6] 张璐. 张氏医通［M］. 北京：人民卫生出版社，2008：709.

薛博瑜教授辨治肝癌经验探析

原发性肝癌是恶性程度高、预后凶险的肿瘤病变，在全球恶性肿瘤中发病率排名第五，死亡率排名第三，5 年生存率只有 9%。据统计，2012 年全球共有约 78.2 万新发肝癌病例，死亡人数约为 74.5 万，其中约有 50% 发生在中国[1]。薛博瑜教授是国家中医药管理局重点学科中医肝胆病学科带头人，江苏省重点学科中医内科学带头人，南京中医药大学中医内科学教研室主任，卫生部"十三五"规划教材《中医内科学》主编。薛教授师从国医大师周仲瑛教授，深得其真传，擅长各类肝病的诊治，对于肝癌，精于处方用药，造诣颇深。笔者有幸师从薛教授，获益匪浅，现将薛教授辨治肝癌经验整理如下，以飨同道。

1　肝脾两虚，湿热瘀毒互结为肝癌发病的基本病机

中医古籍中无肝癌病名，根据其临床表现，归属于"癥积""鼓胀""肝积"等范畴。薛教授总结本病病因系肝之阴阳失去平衡，或肝气郁滞、化火伤阴，或气滞血瘀、瘀毒蕴结，或气郁湿阻、湿毒内蕴，著而不去，日久而成积块，肝脾两虚夹湿热瘀毒之邪是肝癌发病的基本病机，病位主要在肝，涉及脾胃肾。薛教授指出肝脾两虚是肝癌发病的内在基础，正如《景岳全书》所云："凡脾肾不足及虚弱失调之人多有积聚之病，盖脾虚则中焦不运，肾虚则下焦不化，正气不行，则邪滞得以居之。"其"虚"主要责之于肝脾两虚、肝肾阴虚、正气亏虚；"实"主要表现为气滞、血瘀、痰湿、热毒等相互蕴结，凝阻脉络，隐伏于血分，胶着于肝体，迁延日久变生癌毒，发为癥积，其中以"湿热瘀毒"之邪为主，贯穿整个肝癌病程的始终。薛教授治疗肝癌的经验沿袭了周仲瑛教授的"癌毒"理论，认为癌毒是导致肿瘤发生的一种特异性致病因子，与其他病邪形成复合病机共同致病，如恶性肿瘤患者临证常见湿毒、瘀毒、热毒等复合病机[2]。

正虚与邪实绝非单独存在，而是相互转化，癌体一旦形成，则狂夺精微以自养，致使机

袁馨　华胜毅（南京中医药大学）
万凌峰（江苏省中医院感染科）

体迅速衰弱；正气亏虚，更无力制约癌毒，而癌毒愈强，又愈益耗伤正气，终致毒猖正损，难以回复之恶境[3]。因此，薛教授总结其病机变化：肝癌发病之初多为肝郁脾虚，气滞血瘀；日久则气郁化火，湿热内生，瘀毒互结，临床则见积块、黄疸、鼓胀、疼痛等症；晚期由于邪毒耗气伤阴，正气大损，致肝肾阴虚，气虚不摄，血瘀窍闭，临床见血证、昏迷等。

2　辨治经验

肝癌病因病机虽错综复杂，但薛教授认为本病总属本虚标实之证，正虚与湿热瘀毒互结为发病关键，因此补益正气、调和肝脾、清化肝经湿热瘀毒乃是根本治疗大法，但具体辨证之时还需灵活变通，应牢牢把握病位，注意在气在血、邪实正虚的轻重、病证结合等具体情况，现将薛教授临证四大治则总结如下。

2.1　肝脾同调，兼顾补肾

肝癌发病，病位在肝，而肾为先天之本，脾为后天之本，脾肾亏损为肝癌发病的重要基础。肝木易克脾土，肝癌患者脾虚更为多见，所谓"见肝之病，知肝传脾，当先实脾"，薛博瑜教授指出调和肝脾为肝癌基本治法之一。又因肝病日久横逆传脾犯胃，中土受阻，脾胃之运化失常，则见胃脘痞塞，恶心欲吐，食纳不馨。脾胃乃后天之本，肝病辨治，应脾胃并重，综合健脾、理气、消导三方面，调节脾胃之运化升降，加强恢复其原动力。健脾理气药温补，又可纠滋阴柔肝药物之偏寒，每选炒白术、生薏苡仁、生炙黄芪、党参、太子参、山药、茯苓等，其中健胃以导为治，常用砂仁、焦三仙、莱菔子、鸡内金等健脾开胃，载药以达病所，奏"脾旺不受邪"之效。现代药理研究表明，健脾理气中药具有提高机体免疫功能、诱发肿瘤细胞凋亡等作用，不但能提高淋巴细胞增殖和网状内皮系统的活力，增强机体对外界恶性刺激的抵抗力，而且对肝癌细胞 SMMC-7721 端粒酶的活性具有抑制作用，能诱导 HAC 肝癌细胞凋亡并加强肿瘤细胞 bax 基因蛋白表达[4]。

薛教授指出晚期肝癌常表现为肝肾阴虚，所谓"乙癸同源，肝肾同治"，肝肾同源于精血，肝癌患者病程长，病情缠绵，邪毒久困，必暗耗肾精。且肝体阴用阳，而阳长有余，阴常不足，临床肝病患者多性情忧郁、急躁，故治肝宜柔，以滋阴柔肝为主，使肝阳得潜、肝气得舒，常用药物有鳖甲、青蒿、白芍、女贞子、枸杞子、生熟地等，常以之为君药。

2.2　气血同治，重在疏通

本病发病多基于肝气郁结，气滞血瘀，瘀毒结块，耗伤正气，因此薛教授认为治疗本病宜疏通气血，条达为要，如《素问·至真要大论》所云："疏其气血，令其条达，而致和平。"肝喜疏泄条达而恶抑郁，郁则气滞、气逆，久则血瘀，因此不管处于什么阶段，始终贯彻疏通气血的基本治则。肝调节人体一身之气机，脾乃中土，为气机升降之枢纽，故治疗肝癌应以调理气机为先，气行则血行，气行则湿化。遣方用药，多用八月札、柴胡、青皮、绿萼梅之类，辛开理气，不损胃，不耗气，不伤阴。肝气郁久而气滞血瘀，治应疏肝理气，活血化瘀，现代医学研究显示[5]，绝大部分肝癌患者的血液系统存在高凝状态，而运用活血化瘀的中药或中成药后，可以明显改善这种高凝状态，有利于疾病的康复。常用的化瘀软坚药有赤芍、炙鳖甲、当归、丹参、大黄、三七、郁金、炮穿山甲、生牡蛎、夏枯草等。薛教授指出，治疗时亦有轻重之分，轻则理气养血活血合用，配伍郁金、丹参、当归等，重则理气活血化瘀同用，配伍赤芍、莪术、泽兰等。若瘀阻脉络，则宜和肝通络，宣通而不辛窜，化瘀而不峻猛；陈旧性瘀血、难破之血宜用虫类药，其攻逐瘀血力量强，以毒攻毒，搜经剔络[6]，且很多虫类药既可活血又有解毒功效，为临床医所喜用，如全蝎、蜈蚣、斑蝥等。

肝癌晚期患者须合理使用活血化瘀之剂，宜活血不宜破血，恐有出血之弊，或使癌毒扩散之嫌，故三棱、水蛭、穿山甲、皂角刺等破血逐瘀之品宜少用，防其耗散正气。薛教授临床常用乳香、没药、桃仁、红花、延胡索、大黄、虎杖、川芎、三七、石见穿、牡丹皮等；若肿块明显而体质较强者，可适当加用三棱、莪术，张锡纯认为此二药"既善破血，尤善调气"，于补药剂中用之，"将有瘀者可徐消，即无瘀者亦可借其流通之力，以行补药之滞，而补药之力愈大也"[7]，其常与党参、白术、黄芪相配伍。

2.3　体用结合，补泻适宜

薛教授指出，治疗肝癌时尤应注重补肝体之不足，泻肝用之有余。肝体不足，主要表现为肝气虚衰、脾失健运、肝肾阴虚等气血阴阳不足之证，治疗时常用疏肝健脾理气法和养阴柔肝法，用甘缓辛补之品，以疏肝气，建中气，以达到"养正积自消"的目的，用药如黄芪、白术、薏苡仁、太子参、茯苓、山药、陈皮等；"肝欲酸，急食酸以补之"，用酸性药物补益肝体，如白芍、乌梅、山茱萸等。肝用之有余，主要是指因外邪侵袭，饮食不节，或情志抑郁，导致肝气郁滞，气血瘀阻，或湿浊内蕴，气机不畅，致湿热、瘀毒等病理产物胶结于内。

补虚泻实是中医基本治则之一，所谓"正气存内，邪不可干"，正气先亏，而后邪气凑之是本病发病的基础，故扶正法在治疗中有重大意义，应首先辨明气血阴阳之虚损，调和阴阳，化生气血，促进人体的免疫功能及抗癌能力。薛教授常言："毒邪去，似釜底抽薪，可顿挫病势，兼夹之邪随之而消。"[8]薛教授临床强调清化肝经湿热瘀毒，善用凉血和血、化解肝毒、化瘀滞、通肝络等治法。对临证湿热较甚者，加茵陈、金钱草、山栀子、车前草、生薏苡仁、黄柏等；热毒较甚者，常用半枝莲、漏芦、龙葵、白花蛇舌草、瓜蒌、茵陈等；痰毒剧者，用制天南星、炙僵蚕等；并加用炙鳖甲、山慈菇、生牡蛎、夏枯草等软坚散结之品。

肝癌既有毒瘀之实，又有气血亏损之虚，应慎重权衡，补虚泻实兼而用之。肝癌初期，以疏肝理气、解毒散结为主，中期宜攻补兼施，后期正气亏损愈渐，治以扶正为主，兼以解毒利湿，化瘀散结，达到攻补兼施，补泻适宜的目的。

2.4　病证不离，解毒散积

薛教授认为肝癌病因病机复杂，病程进展快，极具侵袭性，明确诊断时大多已出现转移，单纯采用中医辨证治法抗癌抑瘤的效果并不理想，因此要注意辨病与辨证相结合的治疗原则，选用具有一定解毒抗癌作用的中药进行"辨病"治疗至关重要。辨病用药直接作用于肿瘤，与化疗药物的"细胞毒"作用类似，现代研究表明[9]，中药抗肿瘤的机制包括促进肿瘤细胞凋亡、提高机体免疫功能、抑制肿瘤血管生长、逆转肿瘤细胞多药耐药、抗癌抗突变等。常用抗癌解毒药有猫爪草、八月札、白花蛇舌草、半枝莲、山慈菇、老鹳草、土茯苓、炙僵蚕、炙蜈蚣、蜂房、漏芦、炙蟾皮、马钱子等。

除强调解毒法之外，薛教授尤其注重散积法在辨治肝癌中的重要作用，如程钟龄所言："消者，去其壅也，脏腑经络之间，本无此物，而忽有之，必有消散，乃得其平。"在临证时除了通过驱逐的手段将入侵的外邪排出体外，更优的选择是通过"消"的手段使邪气在体内瓦解，并最终化于无形，以防攻伐药滥用之弊。朱丹溪论积证曰："在左为血积，在右为食积，在中为痰积。"薛教授指出，散积当从以下四个方面着手：①消食散结法：通过消食药如焦山楂、焦神曲、莱菔子、半夏曲、麦芽曲、枳实、厚朴等消食行气化积，祛除积滞，用药缓和不伤正气。②软坚散结法：《内经》中很早就提出了"坚者消之……结者散之"的治法，因"咸能软坚"，故一般选用昆布、海藻、牡蛎、夏枯草、瓦楞子、炙鳖甲等。现代药理研究表明[10]，鳖甲多糖对移植实质性癌具有抑制作用，可使荷瘤小鼠 MH134 癌肿瘤直径显著减少，明显提高其非特异性免疫功能和特异性免疫功能。③化瘀散结法：瘀为肝癌的重要病理基础之一，血液瘀积形成血积证，常用药如莪术、当归、赤芍、三棱等，由于气滞实为各种瘀血证的病变基础，而肝主疏泄，故薛教授临证常选用一些引入肝经的药如佛手、川楝子、郁金、八月札、青皮、陈皮等配伍使用。④化痰散结法：痰既是一种病理产物，也是一种特殊的致病因子，在肿瘤的形成过程中起着关键性的作用，其胶着黏腻之性是肿瘤难以消散的重要原因，薛教授强调化痰散结法不仅可以治疗肝癌，而且可以改善组织环境，常用药如浙贝母、半夏、天南星等。

3　病案举隅

患者，男，61 岁，2016 年 10 月 26 日初诊。因"体检发现肝右叶小肝癌半月余"就诊于薛教授处。病史：患者 2015 年 10 月初自觉腹部不适，体重 1 月内减轻 4.5 斤，于当地医院体检，CT 平扫加增强提示肝右叶膈顶部小肝癌，MRI 提示肝右叶低密度灶。肝功能示：总蛋白 81.8g/L，白蛋白、球蛋白分别为 42.1g/L、39.7g/L，谷氨酰转肽酶 192 U/L。患者因惧怕手术求治于中医。刻下：不耐劳累，腹胀不适，口干渴，口苦不著，纳食欠佳，二便调，舌红少苔，脉弦滑略数。证属肝郁脾虚，湿热瘀毒留结，治宜健脾柔肝，化瘀散结，解毒消癥。处方：炙鳖甲 10g，赤芍 10g，白芍 10g，生黄芪 15g，制黄精 15g，浙贝母 10g，天冬 10g，麦冬 10g，生薏苡仁 10g，炒薏苡仁 10g，焦山楂 15g，焦神曲 15g，八月札 30g，佛手 10g，白花蛇舌草 30g，半枝莲 15g，猫爪草 15g，莪术 10g，炒白术 10g，仙鹤草 15g，砂仁 10g，生甘草 3g，生牡蛎 30g，14 剂，水煎服，每天 1 剂，早晚分服。

2015 年 12 月 21 日二诊：患者原方服用 2 个月，药后腹胀不适、口干症状有所好转，精神尚可，体重未见继续下降，但仍纳食欠佳，舌淡红，苔薄，脉细弦。2015 年 11 月 4 日复查 MRI 示：肝硬化，肝内多发结节；腹腔前腹壁下方多发结节影。甲胎蛋白 16.7 μg/L。谷氨酰转肽酶 152 U/L。治疗上继予柔肝健脾、化瘀散结、解毒消癥之法，前方加山慈菇 10g 加强抗癌解毒之力，继服以巩固疗效。

按：肝癌病机总属本虚标实，脾气亏虚，肝肾阴虚，湿热瘀毒留于肝脏。健脾柔肝，化瘀解毒消癥为基本治法。本方以炙鳖甲、黄芪为君，炙鳖甲咸寒，入肝脾血分，可软坚散结、滋阴清热；黄芪补脾气、益正气，研究表明，黄芪能够拮抗 HepG2 对 NK 细胞的免疫抑制，而且两者合用有协同效果，从而抗肿瘤，提高机体的免疫力[11]。砂仁疏肝利胆、健脾理气、芳化湿浊而走气分；浙贝母清热化痰、散结解毒；八月札、白花蛇舌草、山慈菇、莪术凉血活血化瘀、清化肝毒瘀滞、通络散结消肿而入血分，其中白花蛇舌草、山慈菇等尚有消除癌毒之功效。二诊时患者正气尚足，加强抗癌解毒。处方用药虽多，但组方严谨，肝脾同调，兼顾补肾；气血同治，以血为主；以攻为主，寓补于攻；病证结合，着眼于证。3 个月后随访，患者病情稳定，症状缓解。

参考文献

[1]　Torre LA, Bray F, Sigeel RL, et al. Global Cancer Statistics, 2012 [J]. CA Cancer J Clin, 2015, 65 (2): 87-108.

[2]　程海波，吴勉华. 周仲瑛教授"癌毒"学术思想探析 [J]. 中华中医药杂志，2010，25 (6)：

866-869.

[3]　赵智强，李嘉. 略论周仲瑛教授的"癌毒"学说及其临床运用 [J]. 新中医，1998，30（10）：
　　　7-9.

[4]　史国军，山广志，叶兴涛. 肝癌从脾论治与靶向治疗的相关性探讨 [J]. 中华中医药学刊，
　　　2013，31（11）：2501-2502.

[5]　高连印，韦艾凌. 活血化瘀药调控肝细胞癌癌微环境细胞因子影响肿瘤转移复发机制初探 [J]. 环
　　　球中医药，2014，7（2）：119-121.

[6]　宋荣强，魏明，姜学连，等. 虫类药治疗肝癌优势研究 [J]. 中医临床研究，2014，6（6）：
　　　120-123.

[7]　李宁隆. 张锡纯临证用三棱、莪术经验浅探 [J]. 现代中医药，2004，（1）：19-20.

[8]　孙丽霞. 薛博瑜论治病毒性肝炎的思想探析 [J]. 湖北中医杂志，2002，24（5）：11-12.

[9]　梁欣娜，张兴燊，滕红丽. 中药及其有效成分抗肿瘤作用研究 [J]. 时珍国医国药，2013，24
　　　（1）：119-122.

[10]　王慧铭，孙炜，黄素霞，等. 鳖甲多糖抗肿瘤免疫调节作用及其机理的研究 [J]. 浙江中医药大
　　　学学报，2006，30（4）：347-349.

[11]　汪蕾，陈红霞. 人参皂苷 Rb1 与黄芪协同逆转肝癌免疫抑制的实验研究 [J]. 当代医学，2012，
　　　18（32）：1-3.

薛博瑜教授辨治肝癌四法经验探析

　　肝癌是消化系统常见的恶性肿瘤之一，其发病率呈逐年增长的趋势，是全球第五大恶性肿瘤，而中国又是肝癌的高发地区，近年来一直位于国内癌症死亡率的第三位[1]，给人类的身心健康和生活带来了很大的威胁和痛苦。薛博瑜教授系南京中医药大学中医内科教研室主任、博士生导师、国家中医药管理局重点学科中医肝胆病学科带头人、江苏省中医药学会肝病专业委员会主任委员，从事中医临床、教学、科研工作三十余载，曾师从首届国医大师周仲瑛教授，并不断创新，学验双收，对肝癌的辨治更是有独到的见解和丰富的经验。笔者有幸跟师临证学习，获益颇多，现略述薛博瑜教授辨治肝癌经验并总结一二，供同道参阅。

1　坚持疏肝实脾，培本扶正防变

　　历代医家认为，癥瘕积聚之病与正气亏虚关系密切，正如《景岳全书》中记载："凡脾肾不足，及虚弱失调之人，多有积聚之病。"薛教授指出，现代人生活节奏快，生活压力大，过度劳累，损耗正气，而后邪气袭之，引发各类疾病。薛教授认为，肝主疏泄，脾主运化，肝的疏泄功能有赖于脾化生气血精微的滋养，脾运化功能的正常运行也有赖于肝的正常疏泄。一旦肝郁气滞，疏泄失常，影响脾的运化和输布功能，则出现水湿内停，聚而生痰。然脾虚失运，气血化生乏源，则肝失濡养，疏泄不畅，出现气滞血瘀，两者相互影响。薛教授强调肝郁脾虚是肝癌的基本病机，并一直贯穿于肝癌病变的整个过程中，尤其是肝癌早期常常出现情绪抑郁、腹胀腹痛、食少便溏等症状，治疗上要坚持疏肝实脾、

岳煜（江苏省第二中医院重症医学科）

培本扶正防变的原则。临床上，薛教授常在逍遥散的基础上进行加减用药，对伴有烦躁口苦、舌尖红者，加用牡丹皮、黄芩、知母等药清泄肝火；伴有腰酸腿软、失眠健忘者，加用熟地黄、枸杞、山茱萸等药补养肝肾；伴有恶心、呕吐、食纳不佳者，加用竹茹、橘皮、生姜、山楂等药行气和胃。

2 牢记祛瘀软坚，减少病理基础

早在《素问》中就有记载："血气不和，百病乃变化而生。"指出诸多疾病的形成都与气血失调有关，肝癌也同样如此。薛教授认为肝癌乃有形之肿物，必有形之血所致，血或受寒凝滞，或受气停滞成瘀，日久与痰湿、癌毒搏结于肝脏而成肿块。薛教授指出，瘀是形成肝癌的三大病理基础之一，在治疗肝癌时要牢记治病求本的原则，通过减少病理基础来降低疾病的复发风险。现代医学研究显示，绝大部分肝癌患者的血液系统存在高凝状态，血液黏稠度及血小板黏附力均较正常健康人要高，而运用活血化瘀的中药或中成药后，可以明显改善这种高凝状态，有利于疾病的康复[2]。临床治疗时，薛教授常在膈下逐瘀汤的基础上进行加减用药，对伴有疲倦乏力者，加用党参、黄芪等药补气活血；伴有面色苍白、潮热盗汗者，加用阿胶、鸡血藤、熟地黄等药滋阴养血活血。薛教授考虑到肝癌为坚硬不宜消散之物，治疗时当用软坚消积之药效果更佳，临床常用鳖甲、土鳖虫、牡蛎等药软坚散结，三棱、莪术等药活血消积。

3 注重化痰散结，改善微环境

中医素有"怪病多属痰"之说，肿瘤归属于怪病的范畴，其发生发展自然与痰密切相关。朱丹溪对肿瘤与痰的关系描述为"凡人身上、中、下有块者，多是痰"。痰既是一种病理产物，也是一种特殊的致病因子，在肿瘤的形成过程中起着关键性的作用[3]。薛教授还特别指出，痰具有流窜的特性，可以承载瘀血、癌毒等致病因子随气升降，畅达人体脏腑经络各处，是肿瘤侵袭转移的关键机制。早在 1889 年英国医生 Stephen Paget 提出了肿瘤的"种子-土壤"学说，癌细胞的生长、种植和转移都依赖于特定的土壤（组织环境)[4]。薛教授也很认同这一学说，指出这里的土壤与痰的特性很吻合，肝癌术后复发转移的风险很高，手术只是将高污染区予以清除，但癌细胞（种子）与痰环境（土壤）并未消除，只要癌细胞遇到适宜的痰环境就会再次生长。因而，薛教授指出化痰散结不仅治标，还能改善组织环境。临床上，常在导痰汤的基础上进行加减用药，对伴有腹部僵硬者，加用皂角刺、煅牡蛎、龟板等药软坚化痰散结；伴有胁肋胀痛、情绪低下者，加用香橼、佛手、橘核等药疏肝化痰；伴有食少、纳差、便溏者，加用党参、白术、茯苓等药除湿化痰；伴有咳痰色黄、口苦、舌红者，加用夏枯草、海蛤壳、浙贝母等药清热化痰，消肿散结。

4 强调清解癌毒，断绝肝癌之根

毒邪有内外之别，可由外界毒邪侵之，亦可由六淫化生或内生毒邪，包括风毒、火毒、痰毒、瘀毒、温毒等，都有强烈的致病特点。宋代杨士瀛认为癌肿与毒邪关系密切，指出："癌者，上高下深，岩穴之状……毒根深藏。"著名国医大师周仲瑛教授认为一般的毒邪、痰、瘀理论都难以全面论述肿瘤的难治性、转移性，其根据多年的临证经验，反复研究古籍，提出"癌毒"学说[5-6]。薛教授十分推崇周老的"癌毒"学说，认为癌毒是一种特殊毒邪，除具有普通毒邪的一般性质外，还具有潜伏性、反复性、缠绵性、流窜性、侵袭性等特点。癌毒在形成之后，又会使血瘀、痰浊等病理因子进一步增多，三者相互搏结，耗散正气，形成恶性循环。薛教授强调在临床诊治中，应根据患者的体质状况，合理运用清解癌毒的方法，并关注正气的变化，切记不可一味追求祛邪而忘正。常用药物有半枝莲、藤梨根、白花蛇舌草、山慈菇、马鞭草等。

5 典型病案

患者，男，69 岁。2014 年 3 月 25 日初诊。主诉：肝癌术后 5 月余，伴腹胀乏力 2 周。患者 2013 年 10 月因腹部不适入院检查，CT 提示肝左叶见一 3.5cm×2.8cm 肿块。遂在江苏省人民医院行手术治疗，术后病理检查提示中低分化肝细胞性肝癌。术后 3 个月复查 CT 提示肝癌术后复发，伴肝内多发转移灶。甲胎蛋白 569μg/L，谷丙转氨酶 212U/L，谷草转氨酶 187U/L。遂行经导管动脉化学栓塞治疗 2 次，效果不佳。就诊时症见：腹部胀满，四肢乏力明显，肝区时有疼痛，口苦咽干，不渴，失眠多梦，食少纳差，小便不利，舌质红，苔白腻，脉弦数。现代医学诊断：肝癌术后（伴肝内转移）；中医诊断：肝积；证型：肝郁脾虚，水湿内停；治法：疏肝实脾，利水除湿。处方：醋柴胡 9g，猪苓 15g，茯苓 15g，炒白术 10g，当归 10g，白芍 15g，黄芪 30g，党参 15g，煅牡蛎^{先煎}30g，泽泻 15g，丹皮 10g，虎杖 15g，垂盆草 15g，大枣 3 枚、甘草 6g，14 剂，水煎服，每天 1 剂，早晚分服。

2015 年 4 月 8 日二诊：复查甲胎蛋白 358μg/L，谷丙转氨酶 126U/L，谷草转氨酶 103U/L。服用 14 剂药物后，四肢乏力不显，腹胀稍减，口苦咽干明显好转，肝区疼痛时作，夜寐尚可，食纳一般，小便可，舌暗红，苔白腻，脉弦。治法：利水除湿，祛瘀解毒。前方去当归、黄芪、牡丹皮，加乌药 15g，延胡索 10g，鳖甲^{先煎}15g，藤梨根 10g，山慈菇 10g。继服 14 剂，服法同前。

2015 年 4 月 22 日三诊：复查甲胎蛋白 126μg/L，谷丙转氨酶 28U/L，谷草转氨酶 31U/L。患者偶有肝区疼痛，体力恢复，腹胀不显，食纳可，二便调，夜寐安，舌质暗，苔薄白，脉细。治以扶正祛邪，抗癌解毒。前方去猪苓，加白僵蚕 15g，蜂房 10g，三七 3g。继服 14 剂，服法同前。

按：患者肝癌术后，正气耗散，脾虚失运，水湿内停，故见腹胀、食少、纳差；气血化生不足，心神失养，故见四肢乏力、失眠；肝郁化火，故见口苦咽干、多梦；肝郁气滞，气机不畅，故见肝区疼痛。治以疏肝实脾，利水除湿，方中柴胡疏肝解郁理气，猪茯苓、炒白术、党参实脾利水，当归、白芍补血养肝，黄芪补气利水，泽泻利水除湿，丹皮清肝热，煅牡蛎重镇安神，软坚散结，虎杖、垂盆草护肝解毒，大枣、甘草调和脾胃。二诊时，患者正气尚足，肝郁化火症状渐消，予以乌药、延胡索理气止痛，鳖甲祛瘀软坚，藤梨根、山慈菇抗癌解毒。三诊时，患者正气恢复，诸症好转，予以白僵蚕化痰浊，蜂房助阳攻毒，三七活血化瘀，全方扶正祛邪，攻补兼施，实乃标本兼治的佳方。3 个月后随访，患者病情稳定，甲胎蛋白、谷丙转氨酶、谷草转氨酶指标恢复正常。

参考文献

[1] 魏矿荣，彭侠彪，梁智恒，等. 全球肝癌流行概况 [J]. 中国肿瘤，2015，24（8）：621-630.

[2] 高连印，韦艾凌. 活血化瘀药调控肝细胞癌微环境细胞因子影响肿瘤转移复发机制初探 [J]. 环球中医药，2014，7（2）：119-121.

[3] 张元清，陈曦琰，符昱，等. 舒鹏教授防治胃癌术后复发转移经验点滴 [J]. 时珍国医国药，

2014，25（8）：1974-1975．

［4］ 郝希山，魏于全．肿瘤学［M］．北京：人民卫生出版社，2010：120．

［5］ 程海波，沈卫星，吴勉华，等．基于肿瘤微环境的癌毒病机理论研究［J］．南京中医药大学学报，2014，30（2）：105-107．

［6］ 周计春，邢风举，颜新．国医大师周仲瑛教授治疗癌毒五法及辨病应用经验［J］．中华中医药杂志，2014，29（4）：1112-1114．

第十一章

外科疾病

国医大师李济仁教授辨治强直性脊柱炎经验探要

李济仁教授是中国首批 30 名国医大师之一，也是首批 500 名老中医学术经验继承人指导老师之一，国家非物质文化遗产新安医派"张一贴内科"第十四代传人。李老业医近七十载，临证屡起沉疴，学验俱丰。笔者有幸跟随李老侍诊抄方，收获颇多。现将李老诊治强直性脊柱炎经验简述如下。

1　补益肝肾，强壮腰督是根本

李老认为，强直性脊柱炎病位总属肝、肾和督脉，其病机为肝肾亏损、督脉不充、筋骨不濡、外邪侵袭，经络痹阻而发病。肝主筋，肾主骨，筋发挥功能依赖于肝精肝血的濡养，肝精肝血充足，筋得其养，才能更好地发挥其运动之功能，故《内经》中有"肝生筋"之说。若肝精肝血亏虚，则筋脉不得其养，运动能力减弱。肾为先天之本，肾藏精，精生髓，骨的生长发育，有赖于骨髓的充养。若肾精不足，骨髓生化乏源，骨骼滋养不足，不能发挥其功。故《素问·痹论》云："五脏皆有所合，病久而不去者，内舍于肾……肾痹者，善胀，尻以代踵，脊以代头。"充分说明肾脏在强直性脊柱炎发病中的重要性。督脉行身之背，《内经》言："督脉起于下极之俞，并于脊里，上至风府，入属于脑。"可见，督脉所行过人体之脊柱部位，"督脉之为病，脊强而厥"。《医学衷中参西录》亦云："凡人腰痛，皆脊梁处作痛，此实督脉主之……肾虚者，其督脉必须。"[1]阐明了肾脏与督脉二者密切的关系。故李老将补益肝肾、强壮腰督作为治疗强直性脊柱炎的根本原则[2]。

临床治疗本病，李老常用黄芪、潞党参、细生地、山药、肥玉竹、甘枸杞等药补益肝肾之本；常用杜仲、川续断、金狗脊、怀牛膝、桑寄生、宣木瓜等药强壮腰督。

2　久病入络，搜风通络是重点

《内经》云："（邪气）留而不去，传舍于肠胃之外，募原之间，留着于脉，稽留而不去，息而成积，或着孙脉，或着络脉。"叶天士正式提出"久病入络"，其《临证指南医案》中有"初为气结在经，久则血伤入络""百日久恙，血络必伤""经几年宿病，病必在络"的记载。李老精研新安医学，学术上推崇新安歙县的叶天士，临床诊治强直性脊柱炎注重"久病入络"学说。李老还认为，无论新病还是久病皆可入络。新病入络病位表浅，宜疏风散邪；久病入络，病位较深，邪犯阴络、血络，非草木之品所能缓解，必以虫蚁之品透骨搜络方能奏效。叶天士言："风湿客邪，留于经络，上下四肢流走而痛……且数十年之久，岂区区汤散可效？"又云："痹痛在外踝筋骨，妨于行走，邪留经络，须以搜剔动药。"[3]李老认为，强直性脊柱炎晚期筋骨变形、拘挛，以虫蚁之药搜风通络，活血祛瘀方能起效[4-7]。

临床治疗本病，李老常以川芎、制乳香、制没药、活血藤、鸡血藤等品活血祛瘀，通络止痛，常用淡全蝎、蜈蚣、地龙、土鳖虫、白僵蚕、水蛭等虫类药物，以达到透骨搜络、蠲痹豁痰、破瘀祛顽之效。

范为民　李艳（皖南医学院弋矶山医院中医科，国医大师李济仁工作室）

3　擅使藤药，舒筋活络是关键

强直性脊柱炎病至晚期，出现拘急挛缩、筋络涩滞、骨节变形等症，严重影响着患者的生活质量。李老常用藤类药物舒筋活络、通脉行滞，治疗强直性脊柱炎上述症状。因藤类药物质地坚韧，缠延蔓绕，横竖交错，外形似络，具有舒展、攀延之特性，既可舒筋活络、祛风除湿，又可作为引经药，引药直达病所[8-10]。故《本草纲目》曾言："藤类药物以其轻灵，易通利关节而达四肢。"《本草汇言》亦云："凡藤蔓之属，藤枝攀绕，性能多变，皆可通经入络。"[8]

临床治疗本病，李老常以海风藤、青风藤祛风通络、疏风止痛；以络石藤、忍冬藤、雷公藤清热通络、祛风除湿；以鸡血藤、活血藤补血活血，二药配伍既可活血行血，又可补血养血，舒筋活络，"治风先治血，血行风自灭"，为李老治疗经脉不畅，络脉不和病证的常用药对。

4　治养结合，重视调摄贯穿始终

李老认为，强直性脊柱炎在治疗的同时，日常调摄也非常重要，且调摄应贯穿本病治疗始终。为此，李老总结出"调饮食、适寒温、怡情志、多运动"十二字方针。调饮食，平素饮食既要注意营养得当，又要注意少食肥甘厚味、煎炸烹烤之品，防止湿滞脾胃，内外之邪合而致病。适寒温，《黄帝内经》中有"人以天地之气生，四时之法成"的记载，告诫人们应顺应四时，天人相应。春季万物生发，同时疾病也处在活动期，注意顾护正气。夏季暑热之邪旺盛，注意防暑将热，同时应避免长期在电扇、空调之下的"卧而当风"。秋冬之季，注意保暖防冷。怡情志，注意调节情志，避免不良情绪，移情怡志，使人体气机顺畅。多运动，患者可做适量的运动，改善拘挛状态，缓解临床症状，提高生活质量[11-12]。

5　验案举隅

患者，女，63 岁，2011 年 10 月 20 日初诊。主诉：腰及两侧髋部僵硬疼痛 2 年，加重半年。患者自诉从 2009 年开始出现背痛，后经中西药治疗，诸症稍轻。近来诸症复萌，腰及两侧髋部疼痛，晨起僵硬明显，夜间疼痛明显。患者刻下：腰背疼痛，弯腰受限，髋部僵硬疼痛，转侧不利，纳眠可，二便尚调，舌淡苔薄白，脉弦细。化验室检示：C 反应蛋白 13.5mg/L；抗链球菌溶血素"O"222U/mL；红细胞沉降率61mm/h；人体白细胞抗原 HLA-B27（＋）。现代医学诊断：强直性脊柱炎。中医诊断：大偻。证型：肝肾亏虚，痰瘀阻络。治法：补益肝肾，化痰逐瘀。方药：黄芪35g，当归15g，细生地20g，川续断20g，桑寄生20g，金狗脊20g，肥知母15g，忍冬藤20g，威灵仙15g，鸡活血藤各25g，制乳没各15g，制延胡索25g，青风藤10g，蒲公英25g，广木香15g，川芎12g，淡全蝎6g。14 剂，水煎服，每天 1 剂，早晚温服。嘱其加强腰部运动，配合治疗。

2011 年 11 月 17 日二诊：病史同前，来人代诉，服药后诸症好转，晨僵约 15 分钟，但久坐、久卧后腰部仍僵硬，两髋关节及左下肢时疼痛不适，夜寐差，夜尿频，饮食正常，大便每天 3~4 次。舌淡苔白腻，脉弦。中药守上方去肥知母、生地，加怀山药 30g，八楞麻15g。20 剂，水煎服，每天 1 剂，早晚温服。嘱其加强腰部运动，配合治疗。

2011 年 12 月 22 日三诊：病史同前，服药后诸症稳定，晨僵仍持续约 15 分钟，坐下或躺下后再站起时困难，睡眠、二便无明显改善。舌淡暗苔薄白，脉弦滑。中药守原方（2011 年 10 月 20 日）去生地黄、知母，加赤芍15g，淡附片^{先煎}15g，川蜈蚣 1 条、山石榴根 20g，威灵仙改 30g。继服 15 剂。医嘱同前。

2012 年 1 月 15 日四诊：上药服后，诸症皆有明显改善，故守法继续辨治。

按：强直性脊柱炎属自身免疫性疾病，病变多由骶髂关节开始，逐渐向上侵犯腰椎、胸椎及颈椎。该病属于中医"龟肾风""腰痹""肾痹"范畴。病因病机为肝肾亏虚、血气虚损、外邪内侵、痰浊瘀血，病属本虚标实。治疗本病宜标本兼治，切不可只治其标，而忘治其本，临床用药需注重 因时、因地、因人制宜。强直性脊柱炎治疗宜分期治疗，分急性期及缓解期，活动期可见腰痛甚，晨僵明显，红细胞沉降率及 C 反应蛋白指标明显增高，治疗中需加用金银花、蒲公英、连翘等清热解毒之药，而缓解期则偏向以补益肝肾。治疗中需强调"引经药物"使用，如上肢疼痛，需加用片姜黄、桂枝；下肢痛可加用独活、怀牛膝、宣木瓜、五加皮；腰痹、肾痹则需加用川断、杜仲、狗脊、功劳叶；骨关节疼痛则需加入威灵仙、补骨脂；肢体肌肉疼痛则可加用雷公藤，如此应用，可引药达病经，迅速改善局部症状，增强药力，提高疗效。故强直性脊柱炎治疗中需遵循"补益肝肾"为治疗总原则，需贯穿于疾病治疗始终，无论急性期或缓解期。

6　结语

强直性脊柱炎属于中医学"痹证"范畴，以疼痛、肿胀、麻木、强直，久则畸形为主要见症，以胶结迁延、顽固难愈为主要特征。国医大师李济仁教授认为肝肾亏虚、筋骨羸弱为其根本病机，督脉瘀滞为其根本病理表现。从络病学说出发，补益肝肾，通达督脉，活血化瘀，搜风通络，擅使藤药，舒筋活络，谨守病机，辨证施治，顾标顾本，防治结合，整体出发，故能取得较好疗效。

参考文献

[1]　张锡纯. 医学衷中参西录 [M]. 太原：山西科学技术出版社，2009：356.

[2]　李艳. 国医大师李济仁辨治痹与痿学术思想与经验 [J]. 中国中医基础医学杂志，2012，18（12）：1309-1310.

[3]　胡国臣，黄英志. 叶天士医学全书 [M]. 北京：中国中医药出版社，1999：246，237，245，218，223.

[4]　张英英，刘清国，刘金艳，等. 脏腑络脉探析 [J]. 北京中医药大学学报，2014，37（4）：224-226.

[5]　那海芬，刘书堂，王春民. 从络治痹 [J]. 湖北中医杂志，2009，31（3）：23-24.

[6]　张凯，范为民，胡怡芳，等. 从瘀论治痹证 [J]. 光明中医，2015，30（2）：252-253.

[7]　张婉瑜. 浅谈虫类药物在痹病中的应用 [J]. 中国中医药现代远程教育，2011，9（2）：28-29.

[8]　安卫征，王一飞，叶攀. 浅析藤类药在强直性脊柱炎中的应用 [J]. 四川中医，2007，25（6）：45-46.

[9]　刘宏艳. 藤类药物在痹证中的应用分析 [J]. 中国实用医药，2014，9（4）：188.

[10]　陆春玲，郭刚，张庆昌. 顽痹的中医治疗体会 [J]. 中国中医基础医学杂志，2002，8（6）：65.

[11]　林昌松，刘风震，孙正平，等.《金匮要略》"治未病"思想在痹病治疗中的运用 [J]. 按摩与康复医学，2014，5（4）：19-20.

[12]　范为民，胡怡芳，李艳. 李济仁教授辨治痹病学术经验撷要 [J]. 风湿病与关节炎，2014，3（8）：40-42.

温建民教授内服中药辨证治疗颈椎病经验

温建民教授，现为中国中医科学院望京医院主任医师、教授、博士生（后）导师，全国政协委员，享受国务院特殊津贴专家。从医近 30 年来，擅用手法、手术、中药、针灸等中西医方法治疗骨科各类疾病。笔者有幸随侍就诊，对其治疗颈椎病的经验进行总结如下。

1　温建民对颈椎病的病机认识

颈椎病又称颈椎综合征，是因为人体的骨质发生退行性病变而导致的疾病，病变可累及患者的颈椎部位的软组织、关节、骨等组织，从而导致周围的组织、神经受到刺激、压迫，出现心悸、头晕、颈臂痛等临床表现，属于中医"项痹病""颈筋急""肩颈痛"等范畴。中医对此疾病的认识很丰富，临床可将其分为脾肾亏虚型、气血不足型、痰瘀阻络型、寒湿痹阻型 4 型。脾肾亏虚型：颈项僵硬，头晕目眩，肢体麻木，腰膝酸软，舌淡苔白体大，有齿痕，脉沉细弱；气血不足型：头晕，手麻，面色微黄，少气懒言，颈项酸痛，舌淡苔白，脉细弱；痰湿阻络型：头晕昏蒙，四肢酸重，胸闷欲呕，疲倦乏力，肢体麻木，舌淡红，苔白腻，脉沉滑；寒湿痹阻型：颈项僵硬，头痛，畏寒肢冷，遇寒加重，遇热减轻，周身关节冷痛，舌淡暗，苔白腻，脉沉。温建民教授认为颈椎病的发生主要是由肝肾不足，经脉失养所致，因此在临证中尤重视补肝肾，补养气血，兼以通经络，这是与其他医家治疗颈椎病重用活血通络法的区别所在。

2　治疗经验

2.1　重视补肝肾

温建民教授在治疗颈椎病中非常重视补肝肾，叶秀兰等[1]从肝脾肾的角度论治颈椎病认为：①肝主筋，肝脏功能失常引起人体全身气血的功能失常，使其主筋的功能出现障碍，导致颈椎病的发生。②脾主运化，为后天之本气血生化之源。脾气虚则气血生化乏源，不能濡养筋脉，发生颈椎病。③肾主骨生髓。肾藏精，精生髓，髓养骨，肾有病精失去调节骨也病；另一方面骨的病变也累及到肾，以致肾精减弱或调节紊乱而出现肾脏病变。温建民教授在治疗中重用独活寄生汤、六味地黄丸、二仙汤、右归饮。

2.2　重气血

温建民教授认为在颈椎病的治疗中，补益气血亦尤为重要，遂使用四物汤，其中重用生地、熟地，随症加减，气血充足，则机体的抗病能力得到加强。施杞等[2]认为气虚血瘀是引起颈椎病劳损内伤、本虚标实证候的原因。吴弢[3]则将脊髓型颈椎病归属于痿证、痹证进行论治，痿者痿废不用，多为肝肾不足、脾肾虚寒导致气血筋骨失养，闭塞不通多为风寒湿侵袭、气滞血瘀或体虚感邪导致气血周流不畅发生。

2.3　重用虫类药

"虫"字在古代是作为动物的总称，如《大戴礼》云："禽为羽虫，兽为毛虫，它为甲虫，人为裸虫"。《周礼》有"五药"之说，郑玄注："五药者，草、木、虫、石、人

杨春平（北京市朝阳区垡头社区卫生服务中心中医科）

也。"这里就说明"虫"为五药之一，虫类药就是指小型动物药物[4-8]。早在汉代初期就有对虫药的记载，《神农本草经》记载了多种虫药，张仲景治疗内科及妇科疾病就曾应用过虫类药物，最著名的方剂有下瘀血汤、大黄䗪虫丸等。温建民教授研究历代医家对虫类药的应用并进行总结，认为：①需合理用药，对药物的剂量尤其重视，不可轻易加量，因其可导致患者正气受损。②应用药物应从最小剂量开始，之后再逐渐地增加药物的用量。③大多数虫类药物都有温燥之性，所以在应用时应加入养阴的药物制约。④对药物的剂型做出改进，以降低药物对患者的不良反应。

应用方剂中主要使用全蝎作为主药，其具有解毒化瘀、逐湿、定痉祛风的功效，此药物有毒，对人体的心脑血管有兴奋的效果，对呼吸中枢有麻痹的效果，现代药理学研究表明此药物有升压、扩张血管、抗惊厥的作用。一般用量为每天3g，多研成粉末分为3次服用。全蝎在颈椎病的治疗中止痛效果较好。

2.4　组方应用葛根汤

葛根汤是《伤寒论》中的经典方剂，其药物组成为大枣、生姜、甘草、芍药、桂枝、麻黄、葛根，全方具有发汗解表、濡养经脉、舒筋缓急、生津液等功效。温建民教授通过对前人的宝贵经验加以研究和总结，得出葛根汤为治疗颈椎病的主方。当颈椎局部经脉受寒，或气血不足，运行不畅，气滞血瘀，不通则痛，或不容则痛，症见颈部僵硬不舒，活动受限，上肢关节疼痛，麻木；或长期伏案，姿势不对，导致颈部慢性颈肌劳损；或由于肝血不足，经脉失养，而致头晕目眩，恶心呕吐，头晕头痛，皆可用葛根汤加减治疗。温建民教授常用葛根、鹿衔草、羌活、丹参、白芍、川芎、桂枝、当归、生地、全蝎等药物组成作为主方，其中鹿衔草重用30g，临床可随症加减。当患者伴有畏寒肢冷、周身酸痛等寒湿痹阻等证候时，合用除痹汤、三仁汤、二陈汤加减；气血不足可加四物汤、生脉饮；肝肾不足加独活寄生汤；畏寒较重，并伴有腰膝酸软，头晕耳鸣者，用二仙汤、右归饮加减；骨质疏松较重，温建民教授必加仙矛、骨碎补、淫羊藿、补骨脂等药；疼痛较重者加全蝎5g，蜈蚣1条。

3　验案举隅

患者，女，52岁。由于长期伏案工作，致头颈强痛、肩、手麻木，经外院拍片确诊为颈椎病。经用牵引、针灸、理疗等手法进行治疗，但疗效不佳，求用中药治疗。症见头颈强痛，头晕目眩，上肢酸麻，腰痛，腿部酸痛、无力，伴有潮热、心烦等表现。患者为中老年女性，内因肝肾不足，气血亏虚，经脉失养，外因长期伏案，导致经脉拘急，气血运行不畅，引起颈椎病的发生。肝肾不足，阴血亏虚，导致头晕目眩，气虚则木，血虚则麻；腰痛、腿部酸软为肾亏表现；乏力，潮热，则是气阴不足引起。患者脉沉细，苔白，舌红。现代医学诊断：颈椎病。中医诊断：项痹。证型为肝肾不足，气血亏虚型。治法：补益肝肾，补气养血，疏通经络，通络止痛。方药：葛根30g，桂枝12g，白芍15g，炙甘草10g，鹿衔草30g，川芎10g，全蝎5g，丹参30g，羌活10g，仙茅10g，淫羊藿10g，骨碎补12g，浮小麦30g，黄芪30g，白术10g，防风10g，炒栀子10g，当归10g，生地20g，生姜4片，大枣4枚，水煎服，并嘱连用7剂，每天1剂。二诊：服后头项强痛大减，潮热汗出减轻，仍有腰痛，双腿沉重感，上方加独活10g，桑寄生30g，川断10g，炒杜仲15g，连服1月余，症状解除。

4　小结

温建民教授治疗颈椎病，主要以葛根汤为主，临证进行随症加减。在辨证治疗中非常重视滋补肝肾，补益气血。温建民教授经常重用葛根，可达30g，同时酌加虫类药，疏通经络，此法可为治疗颈椎病的特色疗法。

参考文献

[1]　叶秀兰，谢兴文，李宁. 从肝、脾、肾论治颈椎病——施杞教授治疗颈椎病学术思想之一 [J]. 中国中央骨伤杂志，2005，13（4）：46-47.

[2]　施杞，王拥军，沈培芝，等. 益气化瘀法延缓颈椎间盘退变机制研究 [J]. 医学研究通讯，2003，32（6）：26-27.

[3]　吴弢. 从痉、痿证论治脊髓型颈椎病 [J]. 上海中医药杂志，1998，（11）：14-15.

[4]　姜平丁，丁沧清. 104 例颈椎病中医证型与 CT 指标 [J]. 辽宁中医杂志，1996，23（6）：249-251.

[5]　何育风，雷龙鸣. 中医辨证配合推拿治疗颈椎病 165 例临床观察 [J]. 湖南中医药导报，2004，10（7）：47-48，65.

[6]　孙晓嘉，胡泓，周红海. 中医辨证施治合颈椎牵引治疗颈椎病 190 例 [J]. 广西中医药，2001，24（3）：38-39.

[7]　李福东，秦桂珠. 黄芪桂枝五物汤治疗颈椎病 50 例 [J]. 现代中西医结合杂志，2008，17（21）：3354.

[8]　王安萍. 颈椎病的辨证体会 [J]. 山西职工医学院学报，2007，17（4）：54.

庞鹤教授益气法治疗下肢动脉硬化闭塞症经验

下肢动脉硬化性闭塞症（arteriosclerosis obliterans，ASO）作为下肢周围动脉疾病中发病率较高的一种常见疾病，已成为当前众多学者研究的重要课题[1]。下肢动脉硬化闭塞症，属于中医"脱疽"范畴，临床常以患肢发冷、麻木、疼痛、间歇性跛行、动脉搏动减弱或消失甚至出现溃疡或坏疽等为主要表现。它严重降低了患者的生活质量，也为家庭及社会增加了较沉重的负担。庞鹤教授为国家第五批名老中医，北京市第四批名老中医，长期从事中医外科周围血管病临床、教学、科研工作，对下肢动脉硬化闭塞症的治疗有着丰富而独到的经验。本人长期跟诊庞鹤教授，发现庞师以益气作为治疗本病始终贯穿的原则，现将相关认识总结汇报如下。

1　气虚作为基本病因病机贯穿疾病始终

血脉瘀阻作为动脉硬化闭塞症的基本病机已经成为共识，通过对文献的分析，血瘀是下肢动脉硬化闭塞症中出现频率最高的证候要素，而气虚仅排在第 5 位[2]。通过对现代相关文献、出版物和教材中对动脉硬化闭塞症或脱疽的辨证分型复习，气虚一般被归为疾病

张凡帆（北京中医药大学东方医院周围血管科）

余威（北京平谷区中医医院治未病科）

潘军　林冬阳（北京中医药大学东直门医院周围血管科）

发展后期的阶段才可见到的病因病机，以《中医外科学》[3]教材为例，书中例举了脱疽的5种分型，但是这几种分型经分析是根据疾病的发生发展过程中病因病机的演变规律进行描述的：疾病初期寒湿凝滞经脉，而后导致血脉瘀阻，日久化热则湿热毒蕴，湿热化毒熏蒸阴液则伤阴，到达疾病的终末期耗伤正气则出现气阴两虚或气血两虚。

庞师认为在本病的辨证中，要抓住问题的本质。从发病的年龄特点来看，动脉硬化闭塞症多发生在老年人中。据文献报告，本病在美国55~70岁人群中发病率高达17%[4]。而且本病的发生与高血压、血脂代谢异常、糖尿病等相关疾病密切相关。庞师指出，本病发于下肢，由于肢体肌肉丰厚，运动能力强，代偿能力强，导致很多患者病程较长、病情较重才出现症状，而此时患者已经过多年消耗，处于气虚状态。正如《灵枢·营卫生会》中记载"老者之气血衰，其肌肉枯，气道涩"，故庞师认为下肢动脉硬化闭塞症的发病特点决定了本病的病因病机应以气虚血瘀为本，毒邪扰结为标。气为血帅，血为气母，年老气弱，鼓动乏源，气虚血停，则血瘀于内，脉络阻塞。

临床中患者可能出现周身乏力倦怠、少气懒言、自汗等典型的气虚表现，但在诊疗过程中并不能忽视患者在临床中常见的下肢乏力、步履艰难、溃疡创面久不愈合等临床表现。特别是刚出现临床表现的患者，常可见行走无力，肌肉酸楚，此时尚没有见到长期不愈合的创面，庞师认为这些症状就是本病气虚的表现。综上，结合本病的临床特点，特别是面对老年患者，气虚应被视为在整个疾病发展中始终贯穿的不可或缺的证候要素，而不应该只作为在疾病终末期的病机特点。

2　本病益气法及益气药物的选择

2.1　补胸中之大气为本病补气要义

确定了益气作为治法之一，还需要确定的是采用哪一种益气的手段及选择最合适的药物，是健脾益气、补中益气、益气固表还是益气养阴都值得仔细推敲。脏腑功能失调可引起经络、气血功能紊乱，是引发本病的重要因素。庞师提出仲景在《金匮要略·水气病脉证并治》[5]篇中曰"阴阳相得，其气乃行，大气一转，其气乃散"，所以在治疗下肢慢性动脉闭塞性疾病的过程中，补胸中大气之法尤为适用。

心为君主之官，在体为脉，心能够推动血液在脉内循行，全赖于心气的作用，在生理情况下心气强健推动血液运行的功能正常，气血运行通畅，各脏腑器官的得到新输送气血的滋养，才能正常发挥各自的生理功能。心气不足，鼓动乏力，气为血帅，气虚则血行不畅，日久生瘀，脉道瘀滞。肺主气，主呼吸之气，主一身之大气，肺朝百脉，助心行血，血液的运行亦有赖于肺气的敷布和调节。若肺气虚损，宗气生成不足，助心行血功能减退，长此以往，气虚血停，脉道不利。故在采用益气的方法时庞师强调应该着眼于补宗气、补胸中之大气的方法。肺主皮毛脾主肌肉，脏腑功能失司则出现对应症状，故在治疗时当以脾、肺作为主要病变脏腑进行施治，治疗时注意调补脾肺。

2.2　益气法中将黄芪作为首选药物

黄芪性甘，微温，入脾肺经。功效为补气升阳，益胃固表，托疮生肌，利水消肿[6]。生黄芪固表止汗，托疮生肌，利水消肿，可说当为外科消托补三法中托法补法中最常用之品，补而不滞。而同样作为临床上补益脾肺的要药党参，在本病的应用中并不常见。《本草正义》云："党参力能补脾养胃……建运中气。"《医学衷中参西录·药物》言："黄芪，能补气，兼能升气，善温胸中大气下陷。"庞师认为黄芪与党参相较，党参善于补中气，使中焦温固，守而不走。而黄芪在补气之外具有升阳之功效，补气力量剽悍，善充沛宗气，还可四散达表，内守兼顾外走。动脉硬化闭塞症属久病入络之证，应用生黄芪益气效果理想。但如果见患者兼有虚陷之象，如大便溏薄等，则需要加用党参建运中焦，万不可拘泥。

中药讲究炮制，不同炮制产品功效不同。蜜炙黄芪，长于补气生血，适用于肺虚气短，气虚血弱，气虚便秘；炒黄芪补脾益气而不壅滞，治脾虚腹胀，食少便溏；酒炙黄芪温升作用较强，适于气虚肺寒，气虚下陷。在治疗动脉硬化闭塞症中，多用生、炙两种黄芪。重用生黄芪对动脉硬化闭塞症合并下肢水肿的患者疗效尤为明显，在益气温通的基础上利水消肿，可谓是一举两得；疮疡创面日久不愈，则予重用炙黄芪补气生血，托疮生肌。庞师在临床中生黄芪用量常在每剂30~50g，或根据病情需要改用炙黄芪或生炙黄芪同用，总量不超过每剂100g。

3　益气法在本病临床常用配伍

3.1　益气法需与其他治法联合应用

益气作为本病治疗中不可或缺的基本治法之一，庞师在临证过程中观察到，在补气的同时需要让所补之气有效运转，而不能只输入不导出，只有入路而不给出路，否则气有余便是火，反而造成不良后果。要让气起到有效而充分的推动、温煦、固摄、营养、防御、气化的功能。在用药时一为辨证，二为配伍，在动脉硬化闭塞症中，气虚不可能是本病的惟一证候，它多与其他证候要素兼夹，例如血瘀、血虚、寒凝、痰湿等，故须根据病情组方从而增强疗效。须同时配合使用辛散开解、健脾利湿之品，采用益气活血、益气祛湿、益气解毒等作为基本治疗原则或多法联用，从而达到补而不滞，宗气得充，正驱邪出的目的。

如寒盛则配桂枝、麻黄辛温发散；有热配金银花、连翘辛凉解毒；湿盛配茯苓、猪苓、白术、薏苡仁、泽泻等以利湿消肿。而如何进行配伍，更当配合局部症状、全身症状、舌象和脉相共同判断。特别值得一提的是，若舌质胖嫩，边有齿痕，或舌色紫、紫黯、淡红，舌苔薄白时，可适当加大益气的力量。

3.2　益气活血当作为基本治则贯穿始终

因对本病的病因病机有透彻的认识，庞师强调益气活血当作为本病基本治疗原则贯穿治疗始终。在临床中也有其他医家应用益气活血法辨证治疗本病，但遣方不同[7]。庞师在临床中最常选用的便是补阳还五汤或黄芪桂枝五物汤。补阳还五汤出自《医林改错》，主要功效是补气活血，祛瘀通络，可谓是益气活血首选方。而动脉硬化闭塞症患者多伴有其他基础病，如冠心病、脑梗等。补阳还五汤临床常被用于治疗中风[8]，如果在两种疾病都有的患者身上应用该方，也体现了中医异病同治的思想。黄芪桂枝五物汤主要用于治疗"血痹"。《金匮要略·血痹虚劳病脉证并治》[5]云："血痹，阴阳俱微，寸口关上微，尺中小紧，外证身体不仁，如风痹状。"通过对《金匮要略》的多年反复研习，庞师认识到，血痹与脱疽在临床表现上类似，都有肢体不仁的表现，而病因病机更同为气血失和。黄芪桂枝五物汤在桂枝汤基础上加用黄芪，去甘草，倍生姜，逐五脏间恶血，益气温脉，养血除痹。临床应用时对气虚血瘀基础上夹杂寒湿之邪的患者效果尤佳。而以上两个方中，均是黄芪为主药，也体现了将黄芪选为益气法中首要药物的思想。

3.3　补血养血助益气活血事半功倍

本病血瘀日久，脉道被瘀血壅滞而枯涩，旧血瘀阻，新血不生，脉道虚涩，仅用益气活血一法，甚至加用破血之品，有时候也并不能取得满意疗效。庞师认为，此时的脉道如干涸而淤泥堆积的河床，需要汹涌的河水才能充盈河道冲刷河床。故"增血行瘀"是庞师在治疗周围血管病的一个重要特点，也取"增水行舟"之意。故在治疗中须重视补血养血，而须使脉道充盈方有血可活，去菀陈莝。此时庞师常重用黄芪与当归配伍，即取当归补血汤之意。当归补血汤益气生血，使脉道充盛，祛瘀效果堪佳。气血双补，血为气母，气血相互化生，泉源不竭，气为血帅，推动血行，祛瘀力量事半功倍，形成良性循环，疗效事半功倍。如本病疮疡久不愈合、肉芽苍白、脓水清稀、辨证属气血不足者更为适用，临床常多应用当归补血汤，可补气养血以助生肌收口。

4　博采众长，益气为本

下肢动脉硬化闭塞症属终身性疾病，目前现代医学的手术治疗近期疗效尚好，但远期疗效并不理想，且患者大多数年龄偏高，合并心脑血管疾病，手术存在一定的风险，患者及家属往往不愿意选择手术治疗。中医药对本病治疗应用广泛，陈淑长治疗本病以活血化瘀贯穿始终[9]。崔公让认为本病正虚寒实是病本，从瘀论治是关键[10]。秦学贤治疗本病在祛邪、扶正的基础上使用活血化瘀药物[11]。众多学者治疗本病以活血化瘀为主，庞师在"血瘀证"基础上，抓住疾病关键，强调下肢动脉硬化闭塞症可以看作是气血关系失调，加之外邪侵袭所致气血虚衰、脉道瘀滞，所以使气盛血满、脉道通畅、脏腑调和则本病当除。而益气法在本病治疗中的重要性当受到充分重视，临床中重用黄芪来补益气血，扶阳行气，则血脉之瘀自去。笔者按庞师经验抓住患者气虚的本质，临床应用收效颇佳。

5　验案举隅

患者，女，89 岁，主因"双下肢间歇性跛行 6 月，双足踝浮肿 3 月"就诊。查体：双下肢间歇性跛行距离约 200 米；双足背动脉搏动消失，双胫后动脉搏动减弱，双踝轻度可凹性水肿。舌质紫黯，苔薄白，脉滑。下肢血管彩超：双下肢动脉硬化伴斑块，双股浅动脉、腘动脉、胫后动脉狭窄，双胫前动脉节段性闭塞，双下肢静脉无明显异常。现代医学诊断：下肢动脉硬化闭塞症。中医诊断：脱疽。证型：气虚血瘀，痰湿阻络。治以益气活血，祛湿通络。处方：炙黄芪 50g，生黄芪 50g，桂枝 12g，当归 15g，赤芍 15g，川芎 12g，三七 6g，丹参 15g，地龙 6g，土鳖虫 6g，水蛭 6g，茯苓 15g，薏苡仁 15g，苍术 15g，鸡血藤 20g，干姜 10g，大枣 3 枚。服 14 剂后患者双足踝肿胀缓解，以此为主方加减进行调理 3 个月，间歇性跛行距离延长至 600 米。间断服用后本方巩固疗效，1 年后随访正常行走至 1000 米。

按：庞师辨证本案，首重年龄，患者耄耋之年，主要在于本虚，阳气日衰，荣血亏虚，以黄芪桂枝五物汤为主方，重用黄芪补虚之力，非重剂无以起沉疴，庞师应用黄芪益气行血皆量大，而本案患者年高，且下肢肿胀，生、炙黄芪并用，剂量达 100g，以收行气消肿之功；脉道虚涩，痰湿蕴结，瘀阻脉络，桂枝温阳助气行血。患者苔薄白，脉滑，下肢水肿，干姜、甘草温中和胃，助脾运化，顾护患者后天之本，与陈实功"治外本于内，重视脾胃"之意不谋而合，老年患者更应该注重脾胃的调养；茯苓、薏苡仁、苍术健脾祛湿，当归、鸡血藤增血行瘀，土鳖虫、水蛭、地龙血肉有情之品，加强破血逐瘀通络。诸药共用，补气温阳通脉，祛湿化痰散瘀，脉络得以通行。

6　结语

"治外必本于内"是明清中医外科的学术共识，庞鹤教授临床功底深厚，几十年来从事血管方面疾病临床及研究，抓住血管疾病本质，外病内治，用药如用兵，以黄芪为大将，调方遣药，不拘法度，运转枢机，使气血运行，效如桴鼓。

参考文献

［1］ 杨文利，张凡帆. 庞鹤教授治疗下肢动脉硬化性闭塞症经验［J］. 环球中医药，2015，8（11）：1390-1391.

［2］ 张凡帆，庞鹤. 动脉硬化闭塞症中医证候要素文献分布研究［J］. 北京中医药，2012，31（3）：172-175.

［3］ 李曰庆. 中医外科学［M］. 北京：中国中医药出版社，2002.

［4］ 叶建荣. 下肢动脉硬化闭塞症的治疗进展［J］. 中国临床学，2001，8（3）：197.

［5］ 范永生. 金匮要略［M］. 北京：中国中医药出版社，2002.

［6］ 颜正华. 中药学［M］. 北京：人民卫生出版社，2005.

［7］ 马立人. 崔公让教授治疗肢体缺血性疾病经验撷要［J］. 国医论坛，2003，18（4）：10-11.

［8］ 李可建. 补阳还五汤治疗不同类型中风疗效的系统评价研究［J］. 天津中医药，2006，23（5）：372-376.

［9］ 徐旭英. 陈淑长教授诊治动脉硬化闭塞症经验［J］. 云南中医药杂志，2010，31（3）：3-5.

［10］ 张玉镇. 崔公让教授中医辨治动脉硬化闭塞症经验［J］. 中国中医药咨讯，2011，3（23）：287-288.

［11］ 韩颐. 秦学贤治疗动脉硬化闭塞症的经验［J］. 北京中医药，2011，30（2）：105-107.

第十二章
皮肤科疾病

庄国康教授运用重潜搜风法治疗顽固性皮肤瘙痒的经验

　　瘙痒是皮肤科最常见症状，多见于皮肤瘙痒症、神经性皮炎、异位性皮炎、结节性痒疹、嗜酸细胞增多症、慢性湿疹、银屑病等疾病，临床常常采用抗组胺药物以及祛风类中药治疗。而部分瘙痒症状剧烈、夜不能寐、持续月余、常规中西医治疗无效，是临床治疗的难点，通常被称为顽固性皮肤瘙痒。庄国康教授是中国中医科学院广安门医院皮肤科博士生导师，第五批全国老中医药专家学术经验继承工作指导老师，在五十余年的临床皮肤病诊疗过程中，积累了丰富而又宝贵的临床经验，他以重潜搜风法治疗顽固性皮肤瘙痒，收到较好的临床疗效，现总结如下。

1　对瘙痒的病因病机认识

1.1　痒必夹风——风盛则须重镇

　　瘙痒的病因病机非常复杂，既有外因，亦有内因。庄老博览中医古籍，融会贯通，认为痒与风的关系密不可分。如《素问》云："风邪客于肌中，则肌虚，真气发散，又夹寒搏皮肤，外发腠理，开毫毛，淫气妄行，则为痒也。"又如《灵枢·刺节真邪》曰："虚邪之中人也，搏于皮肤之间，其气外发，腠理开，毫毛摇，气往来行，则为痒。"而在《医宗金鉴·痈疽辨痒歌》则明确提出："痒属风。"以上诸多论述均阐明了风邪是痒症的重要病因。庄老认为，风有外风、内风之别，外风多由于感受风寒湿热等六淫邪气，壅遏肤腠所致，因此治疗上要选择轻清宣散之品；内风多由心肝火旺，热盛生风导致，治疗上要考虑相应脏腑的疏利。若病情缠绵反复，瘙痒剧烈，诸药无效，则为顽固性瘙痒，多在上述病因基础上，伴有情志失调，肝失疏泄，心神浮越，故治疗应采用重镇搜风法。

1.2　风火相扇——潜阳宁心安神

　　庄老强调人的情志改变与皮肤瘙痒关系密切，尤其在目前高压力、快节奏、人心浮躁的社会环境里，情志失常引起或加重皮肤瘙痒的病案不断增加。早在《素问·至真要大论》中即指出"诸痛痒疮，皆属于心"，明确阐明痒的知觉体验与心密切相关。而"心者，五脏六腑之主也……故悲哀忧愁则心动，心动则五脏六腑皆摇"，"心者，君主之官，神明出焉"，则说明心主神志功能异常，可出现失眠、焦躁、抑郁等情志改变。因此，庄老认为，顽固性瘙痒与情志失常，实际上是心失所司的两种典型表现，临床上可以见到此类瘙痒剧烈的患者常处于焦虑、抑郁等精神状态，而情绪急躁、郁闷不舒亦可导致瘙痒的加重。由此，如《东医宝鉴》所云"欲治其疾，先治其心"，庄老治疗顽固性瘙痒，常从心论治[1-3]。

　　庄老进一步由"心属火，火性炎上"之理，经过大量的临床实践后总结得出，瘙痒与情志，实际上是风火相扇的关系。患者瘙痒剧烈，影响起居，日久情志不畅，心火亢盛，以致心神躁扰，故施以潜阳之法，才可宁心安神，息风止痒。

颜志芳　张晓红　范瑛　宋坪（中国中医科学院广安门医院皮肤科）

2　用药规律与特色与特色

2.1　核心处方——重潜搜风为法

庄老结合自己的临床经验，针对顽固性瘙痒患者，认为常规祛风之法疗效不能收效，治疗应重镇潜阳、搜风止痒。依此法，庄老临床常用下方为核心处方：生龙骨30g，生牡蛎30g，代赭石30g，石决明30g，珍珠母30g，灵磁石30g，丹参15g，秦艽10g，漏芦10g等。

此方中大量采用金石和介壳类重潜药物以搜风止痒，并佐以活血通络之品。重潜药物在《神农本草经》中多被列为上、中二品，其质重坠，"重可去怯"，可导引心阳下潜，使之归藏于阴，以达到宁心安神之功效[4]。方中金石类药物之代表灵磁石、代赭石，质重能镇，含有铁质，金能平木，善平肝风，现代药理研究亦提示铁剂可促进血红蛋白的合成，从而补血强身、养血宁心。介壳类药物之代表龙骨，可平肝潜阳，张锡纯云："龙骨既能入气海以固元气，更能入肝经防其疏泄元气，且能入肝敛戢肝木。"牡蛎，可入肺潜浮阳以定魄。故龙骨、牡蛎为调养心神之妙药，二药合用可收敛心气之耗散，并三焦之气化，可使浮荡之魂魄安其宅地，使心有所主，神有所安[5]。现代药理研究亦表明，介壳类药物富含铜、锰、锌等微量元素，可抑制自主活动、抗惊厥、降低血管壁通透性[6]，故能多途径、多靶点缓解顽固性瘙痒。

2.2　用药配伍——灵活辨证

庄老认为，要提高重潜搜风药物的疗效，其配伍的灵活运用至关重要。临床在治疗顽固性瘙痒皮肤病时，庄老常根据皮疹颜色、形态以及患者整体辨证论治。如需养血，常配伍当归、熟地黄；如需润燥，常配伍生地、玄参、制何首乌；如需活血，常配伍降香、当归、川芎、茜草、三棱、莪术；如需滋阴，常配伍天冬、麦冬、石斛、黄精；如需凉血，常配伍生地、牡丹皮、紫草、生槐花；如需化痰，常配伍莱菔子、白芥子、海浮石、海蛤壳；如需健脾利湿，常配伍陈皮、半夏、茯苓、甘草；如需疏肝解郁，常配伍香附、柴胡、郁金；如需清热，常配伍白茅根、白花蛇舌草、大青叶；如瘙痒发于四肢，常配伍鸡血藤、首乌藤。

2.3　用药事项——质重需注意不良反应

重镇药如生龙骨、生牡蛎、石决明、珍珠母、灵磁石等不必先煎，但煎药前需浸泡达12小时以上。需注意老弱患者脾胃虚弱，重镇药物剂量宜小，大剂量常可致腹泻等胃肠不适，必要时可予少量砂仁、厚朴温中理气，防止重镇之品碍胃。重镇药物质重而坠，孕妇慎用。

3　典型病例

3.1　病案一

患者，男，76岁，主因"全身皮肤起疹伴瘙痒20余年，加重半年"，于2011年5月30日就诊。20余年前，患者无明显诱因皮肤出现红斑、丘疹，伴瘙痒，后反复难愈，半年前瘙痒加重，每晚不能安卧，经中西医多方治疗效果不显，生活极度痛苦。就诊时可见患者全身皮肤干燥，成片红斑，丘疹，结节，部分苔藓化，可见浸润、抓痕。舌质暗，苔薄，脉沉细。此患者，庄老辨病为湿疮，辨证为血瘀风盛，治以重潜搜风、活血止痒，药用灵磁石30g，代赭石30g，生龙骨30g，生牡蛎30g，珍珠母30g，乌蛇10g，秦艽10g，漏芦10g，丹参15g，三棱10g，莪术10g，苦参10g，浮萍10g，白鲜皮10g，浮小麦30g，首乌藤 15g，水煎服 7 剂。

2011 年 6 月 5 日二诊：患者近日双手掌及足底部皮肤出现密集丘疱疹，部分血疱，双下肢浮肿，躯干部结节性皮损较前平复，瘙痒程度减轻，舌质红，苔薄，脉沉细。庄老考虑患者目前兼有湿热之邪，当重潜搜风、清利湿热，故采用核心处方配伍龙胆泻肝汤化裁，水煎服 14 剂，并予生地榆 60g，马齿苋 30g，菊花 10g，苦参 10g，白矾 6g，水煎湿敷。

2011 年 6 月 19 日三诊：患者服药 1 周后手足部水疱、血疱消失，瘙痒明显减轻，夜间可入睡。查背部有小片红斑，无浸润，手背部皮肤散在结节，下肢轻度浮肿、潮红。舌质尖红，苔薄，脉细数。庄老认为患者目前湿邪已去大半，而兼有阴伤，应重潜搜风、滋阴除湿。故前方加黄精 10g，生地黄 30g，玄参 15g，天冬 15g，麦冬 15g，玉竹 15g，石斛 10g，水煎服，14 剂。后调治半年，患者顽疾获愈。

按：此患者湿疹病程日久，加之年事已高，阴血亏虚，肝阳上亢，瘙痒难耐，夜难安卧，庄老认为治疗首当重潜搜风、活血止痒，患者用 7 剂后瘙痒程度减轻。二诊时皮疹可见丘疱疹、血疱，伍以清利湿热，并予清热除湿之方湿敷。三诊时瘙痒明显减轻，夜间能可入睡。后随证伍以滋阴除湿、凉血活血、养阴益气等治法，调治半年，患者顽疾获愈。

3.2 病案二

患者，男，39 岁。主因"双肘部及尾骶部皮疹伴瘙痒 5 年"，于 2013 年 1 月 9 日就诊。患者 5 年前双肘、尾骶部皮肤瘙痒，常搔抓，外用糠酸莫米松乳膏、曲安奈德、益康唑等药膏后病情反复。现患者瘙痒剧烈，眠差，易急。查双肘部伸侧及尾骶部皮肤斑块，境界清晰，苔藓化，表面干燥，有抓痕。舌质暗，苔薄黄，脉弦细。此患者，庄老辨病为牛皮癣，辨证为阴伤血燥，治以重潜搜风、养血润燥，药用灵磁石 30g，代赭石 30g，生龙骨 30g，生牡蛎 30g，石决明 30g，荆芥 10g，防风 10g，生地 15g，熟地 15，全当归 15g，何首乌 10g，白蒺藜 10g，炙黄芪 10g，远志 10g，酸枣仁 10g，水煎服，14 剂。

2013 年 2 月 6 日二诊：患者自觉瘙痒明显减轻，仍眠差、梦多、乏力，大便偏稀。查皮疹变薄，面积明显缩小，边缘有小片皮肤轻度苔藓化，无浸润。舌质暗，苔薄，脉细滑。庄老改用养血安神之法调治 1 个月获愈。

按：神经性皮炎常因其剧烈奇痒难忍，持续时间较长，且临床疗效欠佳而严重影响了患者生活质量。庄老认为顽固性瘙痒与精神因素关系密切，紧张焦虑则病情加重，运用重潜搜风法为主治疗，屡起沉疴。

4 结语

重潜搜风法是庄国康教授治疗顽固性瘙痒的经验治法，经长期临床观察，疗效确切，庄老强调，采用重潜搜风法治疗顽固性瘙痒，应密切结合患者病情，标本兼治，依其不同症状，注重辨证灵活配伍，才能取得满意疗效。

参考文献

［1］ 王俊慧，王宁，刘瓦利. 庄国康教授治疗神经性皮炎临床经验 ［J］. 实用皮肤病学杂志，2012，5（3）：170-172

［2］ 王煜明，宋坪，沈冬. 庄国康治疗难治性湿疹经验 ［J］. 中医杂志，2012，53（24）：2083-2085

［3］ 王煜明，吴小红，曾雪，等. 庄国康运用重镇药治疗皮肤病经验举隅 ［J］. 中医杂志，2012，53

（12）：1372-1373

[4] 杨薇, 谢鸣. 重镇药在方剂中的配伍应用 [J]. 浙江中医药大学学报, 2010, 34（1）：79-80.

[5] 张锡纯. 医学衷中参西录 [M]. 太原：山西科学技术出版社, 2009：224-225.

[6] 高学敏. 中药学 [M]. 北京：中国中医药出版社, 2006：87, 453, 456.

许铣教授治疗湿疹经验

　　许铣教授是中国中医科学院研究员，主任医师，博士研究生导师，中国中医科学院专家委员会委员，中央保健委员会会诊专家，享受国务院政府特殊津贴，全国第五批老中医药专家学术经验继承工作指导老师。1958 年毕业于北京医学院（现北京大学医学部）医疗系，曾在北医第三医院从事西医皮肤性病科的医疗、教学、科研工作。20 世纪 70 年代初开始学习中医，后一直在皮肤性病、麻风、艾滋病领域内从事中医、中西医结合科研、医疗、教学工作。从事皮肤科专业近 60 年，对各种皮肤疑难杂症的诊断和治疗具有丰富的临床经验。

　　湿疹是皮肤科常见病之一，是由多种内外因素引起的一种具有明显变态反应性的皮肤炎症，皮疹呈多形性，瘙痒剧烈，易反复发作。中医药对本病治疗有效，但仍有部分患者顽固难治，反复发作，给患者带来身心双重伤害。笔者有幸跟随许老在门诊学习，对其临床治疗湿疹的诊疗思路有所体悟，现介绍如下。

1　审症求因，精益求精

　　湿疹是皮肤科门诊最常见病，但亦是最容易误诊的疾病之一。许多皮肤科医生，尤其是中医皮肤科医生，见到瘙痒、水疱、渗出就会给出"湿疹"的诊断，缺乏甚至忽略鉴别诊断。许老则十分强调根据病因及基本损害细分湿疹皮炎类别。致病原因不同的湿疹皮炎，应当归属不同类别，治法则大相径庭；基本损害相同的湿疹皮炎，治疗时亦需整体考虑，分阶段治疗。许老强调"经典湿疹"急性期的皮疹特点为密集的、粟粒大的小丘疹及丘疱疹，基底潮红，明显的点状渗出，小糜烂面，边界不清，皮疹呈多形性。慢性期可有浸润和肥厚，瘙痒剧烈。而对于其他皮炎类，如自身过敏性皮炎、特应性皮炎、传染性湿疹样皮炎、接触性皮炎、多形性日光疹、脂溢性皮炎、淤滞性皮炎等，许老十分强调应与经典湿疹的鉴别。因为这几种疾病还伴有感染、遗传、全身性变态反应、维生素 B 缺乏、下肢静脉曲张等各自不同的病因。其次，临床上许多湿疹还可能合并有毛囊炎、局部淋巴结炎等。慢性湿疹因常年发作，瘙痒剧烈，给患者带来较大情绪影响，还多合并有不同程度的神经性皮炎，诊断上需通过细致入微的观察逐一区分。

2　西学中用，宏微结合

　　许老厉行中西医并举，一直致力于将中医、西医从诊断到治疗相结合、相借鉴，在长期临床实践中取得了比单纯中医或单纯西医更好的临床疗效。

　　对于湿疹患者，许老常常从宏观和微观两个角度进行中医辨证。宏观角度，一方面是皮损辨证：表现为小水疱，丘疱疹，渗出，是湿邪浸淫的表现；基底潮红，是热邪壅于皮

杨佼　丁旭　吴小红　崔炳南　宋坪（中国中医科学院广安门医院皮肤科）

表的表现；浸润，肥厚的皮损，常是气滞、血瘀的表现；干燥，鳞屑，是伤阴的表现；瘙痒，抓痕，或有外感风邪，或为肝风内动。另一方面四诊合参：对于湿疹患者，饮食、二便、睡眠、情绪、女性月经是必问的要点，尤其是大便是偏干还是黏腻不爽，小便是否溺黄、灼热，情绪波动对皮损和瘙痒程度的影响以及是否影响到睡眠，都对辨证和治疗有着重要参考价值。湿、热、风、瘀是湿疹辨证几大要点，通过四诊资料可以判断几种证候的轻重程度。

微观角度，许老将西医组织病理学表现与中医辨证有机结合起来。湿疹的组织病理主要表现在：①细胞间及细胞内的水肿。许老将其作为中医湿证的物质基础，认为是水湿泛溢肌腠的表现。②真皮浅层毛细血管扩张，血管周围炎性细胞浸润。许老认为这是"益以火力，亢阳鼓荡，血脉贲张"所致，辨证为热证。③慢性期棘层增厚，可伴有角化过度和角化不全。其有形可征，甲错增厚，正是瘀证的表现。因此，许老在临床上十分强调湿、热、瘀三个基本证素在辨证中的作用，而每一证素的占比不同，在遣方用药上亦有所侧重。因此，湿疹微观皮肤病理表现是宏观中医辨证论治的物质基础，也同时引申出了急性湿疹的治疗以"清热祛湿"为基本法则，慢性湿疹在此基础上还需注重"化瘀"。

3 中西并重，标本兼顾

3.1 注重病因治疗

湿疹易反复发作，皮损表现多形态，且临床上常常合并毛囊炎、苔藓样改变，或因不同的致病原因发生自身过敏性皮炎、特应性皮炎、传染性湿疹样皮炎、接触性皮炎等，也可能伴有多形性日光疹、脂溢性皮炎、淤滞性皮炎等。患者的临床表现除瘙痒之外，还可有发热、皮肤肿胀、干燥、静脉曲张、脱屑等不同症状。因此，许老在解决患者主要湿疹症状的基础上，强调抓住病因，治病求本。例如，针对传染性湿疹样皮炎需进行抗感染治疗；脂溢性皮炎补充 B 族维生素；淤滞性皮炎需改善下肢静脉曲张；多形日光疹给予硫酸羟氯喹口服抗光敏，并嘱患者避光防晒等；特应性皮炎多有遗传因素，平素为过敏体质，中医考虑为先天不足，可加强健脾益气，滋补肝肾方法治疗。上述方法因为简单，往往被临床忽略，许老却不厌其烦，反复强调。许老擅长以最普通的西药来配合中医药治疗，往往收到意想不到的疗效。

3.2 止痒防变为先

无论哪种类型的湿疹皮炎，瘙痒是给患者带来最大痛苦的症状，直接影响患者的生活质量。瘙痒剧烈影响睡眠，导致患者情绪失调，引起肝阳上亢或肝气郁结。另一方面，瘙痒患者不断搔抓，进一步加重皮损，甚至出现全身变态反应或继发感染，使单纯湿疹演变成为自身过敏性皮炎或传染性湿疹样皮炎，加重病情。亦有患者情绪波动，长期反复搔抓，皮损肥厚浸润，出现神经性皮炎样改变。因此，许老常常中西医药并用，强调使用中药的同时，早期施以抗组胺药物。一方面快速止痒，减少对皮损的进一步刺激；另一方面，抗组胺药物可以阻断变态反应的发生途径，防止疾病进一步加重。同时，对于慢性湿疹皮损干燥，肥厚呈苔藓样变患者，许老常同时嘱患者每日晨起用硅霜外涂患处，增强皮肤的滋润程度，避免过度干燥加重瘙痒，帮助皮肤恢复屏障功能。

3.3 标本缓急论治

中药治疗方面，许老强调标本缓急，分步分层治疗。第一步"急则治标"，表现为急躁、易怒、焦虑、脉弦数等肝阳上亢证患者，采用重镇安神法，常用药物有生龙骨、生牡蛎、磁石、珍珠母等。表现为情绪抑郁、低落、腹胀、食纳不佳、便溏等肝气郁结证或肝郁脾虚证患者，采用疏肝解郁健脾法，常用药物有柴胡、郁金、白芍、茯苓、炒白术、枳壳等。进一步"缓则治本"，许老结合皮损及四诊辨证，在"清热祛湿"的基本法则基础上，根据湿、热、瘀的程度不同，随证加减。这里，在热证的辨证上，许老特别注重实热和虚热的区别。除了皮损潮红的程度，许老依据是否有皮温升高，来判断热的程度。还有一部分患者，描述自己常常有一种全身"热乎乎"的感觉，不同于大热汗出的实热，却类似于更年期妇女"烘热"的感受。许老将此类患者辨证为虚热，认为是阴不敛阳，虚阳外越所致，常采用银柴胡、地骨皮、五味子等药，滋阴清虚热，疗效颇佳。

4　核心处方，随症加减

许老总结多年临床经验，确立湿疹急性期"清热祛湿"的基本治法，并自拟龙芩除湿方为基本方化裁，用于湿疹急性期发作。此期患者湿热并重，皮肤潮红，水疱多，瘙痒明显，心烦急躁，口苦，大便偏干或便溏，小便色黄，舌红，苔黄厚或黄腻，脉弦滑，治疗以泄热除湿止痒为法。方药组成：龙胆草10g，黄芩10g，茯苓10g，泽泻10g，车前草10g，苦参10g，白鲜皮15g，滑石15g，甘草6g，藿香10g。方中君药龙胆草，味苦性寒，清热燥湿，并有息风止痒之效。臣药黄芩、苦参、白鲜皮，苦寒清热燥湿，可增强龙胆草清热除湿之功。其中苦参、白鲜皮主治疮毒疥癣，皮肤痒疹，且均有祛风之功，为许老治疗因湿所致瘙痒性皮肤病常用药。《药性论》记载苦参可"治热毒风，皮肤烦躁生疮"，白鲜皮可"治一切热毒风，风疮，疥癣赤烂"。二者合用，亦可增强龙胆草泻肝经湿热之功效。佐药茯苓增强脾的运化功能以除湿；滑石、泽泻、车前草清热利湿，使湿邪从小便而出；藿香芳香化湿，除肌表腠理之湿，亦可增强茯苓健脾功效。甘草补脾同时调和诸药，为全方使药。此方是在龙胆泻肝汤基础上加减化裁而来，增强了化湿之效，同时，急性湿疹患者瘙痒剧烈，心烦急躁，龙胆草、苦参、白鲜皮共用可增强清肝泄热之效，助患者情绪平稳。另方中祛湿诸法共用，苦寒燥湿，淡渗利湿，健脾除湿，芳香化湿并用，使湿邪从不同途径"代谢"出去。

慢性湿疹，病情迁延，搔抓日久，皮损浸润，肥厚，干燥，患者情绪焦虑，睡眠失调，虚烦躁热，进一步加重病情。许老强调从血瘀伤阴论治，针对这类患者，许老在过敏煎的基础上加减，常用柴胡10g，银柴胡10g，地骨皮10g，五味子10g，乌梅10g。其中乌梅、五味子经现代药理研究亦有抗过敏之功效。

随症加减，对于渗出明显患者，予白茅根、生薏苡仁、赤小豆增强祛湿之力；瘙痒难忍，予生龙骨、生牡蛎、灵磁石重镇止痒；皮损干燥，皲裂，予石斛、玉竹、麦冬、玄参；发于下肢，予牛膝、萆薢、黄柏引药下行；发于面部，予升麻、连翘、荆芥引药上行头面。

5　小结

湿疹虽然是皮肤科最常见、发病率最高的疾病之一，诊断容易，常规治疗大部分患者疗效颇佳。但其反复发作，许多患者随情绪、季节病情反复，严重影响生活。西医皮质类固醇软膏长期外用易产生耐药性，系统用药有反弹风险，且不能解决复发的难题。此时单纯止痒，抗过敏治疗难以取得满意疗效。在临床中，医者还需对患者进行生活调护指导，以及心理上的疏导，更助于疾病恢复。许铣教授经常强调，中西医并举，中西医诊断、治疗相结合、相借鉴，是每一个现代中医临床医生应当具备的基本技能，并通过其自身长期的临床实践得到了证实。中医治疗安全有效，从"治病求本"的角度出发，辨证准确，可从根本上减轻复发程度，治病兼治"心"，使患者长期受益。

许铣教授中医辨证治疗白癜风经验

　　许铣教授为中国中医科学院研究员，主任医师，博士研究生导师，享受国务院政府特殊津贴。1958 年毕业于北京医学院（现北京大学医学部）。20 世纪 70 年代初开始学习中医，后一直在广安门医院从事皮肤性病的中医、中西医结合临床科研、医疗、教学工作。退休后一直坚持工作在临床一线，从事皮肤科事业六十余载，德高望重，经验丰富。学术思想上，受唐容川、张锡纯及中医"皮外科泰斗"之称的朱仁康等的影响，倡导中西医汇通，二者不可偏废，应融会贯通，取长补短。在多年的临床实践中，既遵循中医辨证论治的基本原则，以辨证为主，同时又吸收现代医学的新理论，衷中参西，提高了临床组方用药的针对性及整体性，尤其擅长运用中西医理论治疗皮肤科常见的慢性顽固性疾病，如白癜风。

　　白癜风为皮科临床常见的易诊断、难治疗的顽症，以局部或者泛发性色素脱失形成白斑为特征，该病患病率约为 0.5% ~ 1%，儿童均可罹患，无人种和性别差异[1]。迄今为止，其病因及发病机理尚未阐明，发病机制假说主要涉及遗传、免疫、炎症、氧化应激、神经体液等。现多认为与自身免疫异常有关，该学说认为白癜风患者体内可产生抗黑素细胞自身抗体，引起黑素细胞破坏，从而导致局部色素缺失。由于白癜风患者紫外线的防御能力弱，皮肤癌的发病率较高，还可以伴发斑秃、银屑病等其他自身免疫性疾病。头面部等暴露部位对美容有影响，给患者带来了较大的心理负担，有人甚至产生精神方面的疾患。目前虽然中西医针对其治疗方法较多，但尚无特效治疗方法。

　　实践表明，中医中药治疗白癜风有着较好的疗效，但治疗白癜风的周期长，见效慢，疗效差异较大，而造成很多以盈利为目的私人诊所非正规化的治疗，给患者经济、身心上又造成伤害，因此，迫切需要临床医生重视此病，提高本病的治疗效果。许铣教授在皮肤科临床一线默默耕耘近半个世纪，笔者通过跟师学习，总结了许铣教授几十年临床形成的对此病宝贵的治疗经验，整理如下。

1　许铣教授治疗白癜风重视中医辨证

1.1　对白癜风病因病机的认识

　　白癜风中医称之为"白癜""白驳""白驳风"等，对其病因病机的最早认识可见于隋代《诸病源候论》，"白癜者……此亦风邪搏于皮肤，血气不和所生也"。《圣济总录》中说："论曰白癜风之状，由肺脏壅热，风邪乘之。风热相并，传流营卫，壅滞肌肉，久不消散故成此也。"《医宗金鉴·外科心法要诀》指出："此症自面及颈项，肉色忽然变白，状类斑点，并不痒痛。若因循日久，甚至延及全身。由风邪相搏于皮肤，致令气血失和。"王清任《医林改错》言："白癜风血瘀于皮里。"[2]至 20 世纪 80 年代朱仁康在《中

吴小红　廖桂兰　丁旭　曾雪（中国中医科学院广安门医院皮肤科）

医外科学》中提出"肝肾不足，皮毛腠理失养而发白斑"的观点[3]，开启白癜风从滋补肝肾治疗的思路。近年来有学者提出白癜风从寒论治的观点[4]，《素问·皮部论》曰："其色多青则痛，多黑则痹，黄赤则热，多白则寒，五色皆见则寒热也。"指出白色的表现多与寒有关，提示白癜风患者多内有虚寒。有医家将从寒论治的思想用于白癜风的治疗，收到了较好的疗效。以上论述可见古人认为病因病机主要有：一是风湿热邪外袭，二是气滞血瘀，三是肝肾亏虚，四是脾胃虚弱，五是阳虚寒凝。对白癜风的分型多从风湿热蕴结、肝郁气滞、肝肾不足、气滞血瘀、阳虚寒凝等进行辨证分型，治法上以祛风养血、疏肝理气、补益肝肾、活血化瘀、健脾温肾等为主。

许铣教授认为本病病变虽在皮肤，病因却在内，致病因素主要为外邪、情志、饮食、外伤等方面。素体羸弱，腠理不固，易乘虚而入，致经脉不通，气血失和，血不荣肤；或情志内伤，忧思过度，肝气郁结，气机不畅，疏泄失常，气血运行失调；或饮食失节，伤及脾胃，致气血运化失常，不能散精于血，荣养肌肤；或跌打损伤，致脉络瘀阻，气血失和，则肌肤腠理失养；或肾精亏虚、肝血不足，致机体气血不和，血不荣肤。证属本虚表实，外受风湿之邪，客于肌表，致局部经脉气血运行不畅，瘀阻脉络，血不荣肤，此为病之标。而肝脾肾亏，气血失和，此为病之本。临床常见气血失和、肝郁脾虚、风夹血瘀，肝肾不足等型，根据辨证分别运用疏肝健脾、活血祛风通络、滋补肝肾等法治疗，并认为风邪致病贯穿于疾病的整个过程中，注重祛风通络法的运用，药用如白蒺藜、乌梢蛇、僵蚕、荆芥、防风、羌活、独活等，并配合局部外用中药活血制剂、紫外线照射等疗法，达到了标本同治的目的，往往能取得较好的效果。

1.2　许铣教授对白癜风的常见的辨证分型

辨证属于气血失和者，方剂常采用桃红四物汤加丹参、补骨脂、白芷、首乌、白蒺藜、姜黄等活血理气，本型往往见于白癜风的早期，症见身体各部位均可发病，白斑色淡，边缘模糊，发展缓慢，局限或大面积色素减退斑，兼见神疲乏力，面色㿠白，手足不温，舌淡苔白，脉细，或无自觉症状，治宜调和气血，祛风通络。

辨证属于肝郁脾虚、风夹血瘀者则采用加味逍遥散加补骨脂、白芷、首乌、白蒺藜、郁金等疏肝滋肾，活血祛风；本型除了皮损外，往往有心烦易怒、纳呆、乏力困倦、失眠、舌质红或黯红、苔薄白、脉弦细等脾虚肝郁的症状，宜疏肝健脾，活血祛风。

肝肾不足者则采用六味地黄丸加桃仁、红花、补骨脂、白芷、首乌、白蒺藜、乌梢蛇、黄精、牛膝、淫羊藿、女贞子、旱莲草等滋养肝肾，活血祛风。其中乌梢蛇、白芷、白蒺藜等疏风；桃仁、红花、丹参活血；柴胡、郁金、香附等疏肝解郁；当归、首乌、赤芍、补骨脂、女贞子等滋肾养肝。本型患者往往见于白斑日久，长期精神紧张，烦躁忧郁，劳累过度等消耗日久至精气亏耗严重，或先天禀赋不足，症见身体出现色素脱失斑或原有白斑近日有新扩展，伴有精神疲惫、腰膝酸软、头晕耳鸣、胸胁胀痛、烦躁、失眠健忘、脱发、妇女经少、经闭、男子精少等肾亏症状，舌质红或淡，少苔，尺脉沉细，治宜滋补肝肾，养血祛风。临床上本病患者经许铣教授中医辨证治疗后，不仅白斑明显消退，而且心烦失眠、饮食、月经及腰膝酸软等全身症状均能明显改善。

由于中药大多是以健脾滋补肝肾治本为主，疏肝理气祛风活血等治标为辅，标本兼治，疗效往往持久，长期服用，对患者身体，尤其是小儿的生长发育有增强作用，而无不良影响。

2　许铣教授临证治疗白癜风的特色

许铣教授在临床治疗白癜风时，往往中西医结合，衷中参西。遣方用药时，重视调肝运脾，同时还要结合患者局部皮损与全身情况进行辨证施治，如发病原因、病变部位、进展情况以及饮食、二便、睡眠、情绪等。对于儿童患者重视调理脾胃，也重视外治，内外治结合等。

2.1　取类比象，从木比象，重视调肝法的运用

临床观察中，女性白癜风患者比例很大，而针对女性特殊的生理特点，论其病因病机，其中以肝的影响最大。肝主疏泄，性喜条达，女性易多忧思忿怒，郁结伤肝，肝失疏泄，引起全身气机失畅，以致全身气血津液的转化失常。白癜风以病发之如风无定处，故其病名曰风，内风当生于肝，外感风邪致病，正气不足引发内风。西医对白癜风分型大体分为节段型与非节段型，非节段型又包括局限型、肢端型、散发型、泛发型[5]。而节段型白癜风从发病分布特点及进展情况上看，犹如树木的枝杈或叶脉失去濡养而致枯黄不泽，加以局部外伤之力，其脉络受阻，瘀滞而不通，局部则不得濡养而脱色，而呈节段分布特点。再有本病春季发病居多，春季在脏和肝，为风所主，肝火易旺，导致肝之疏泄失常，气机郁滞，血行不畅，肌肤失养而致病；肝气郁滞，肝木克伐脾土，或先有脾虚，肝木相对过盛，则纳呆、纳差或挑食，水谷精微运化失司，肌肤失于荣养而发白斑。因此对于这型患者，许铣教授往往从疏肝以调气机，行气以开郁入手，兼健脾补肾。方药多选柴胡疏肝散、逍遥散、通窍活血汤、血府逐瘀汤、补阳还五汤、归脾丸、滋补肝肾丸、二至丸等辨证加减。肝气得疏，脾胃健，情志悦，气血畅，则肌肤得以润泽，而肝气太旺，勿忘佐以平肝息风之品。

2.2　用药考虑发病部位，酌加引经药物

许铣教授在临证治疗白癜风时，常根据发病部位酌情使用引经药物，引药直达病所。其中发于头顶加藁本、柴胡、川芎、细辛、吴茱萸、白芷等；头面部者加蔓荆子、桔梗；眉毛、上睑者选龙胆草、菊花；眼周者选枸杞；鼻部者加用苍术、辛夷；口唇部者加芡实；项部、上背部者加葛根；胸腹者选厚朴、青皮、瓜蒌；胁肋者加用柴胡、青皮、川楝子；腰部加生杜仲；白斑发于身体左侧者用川芎（左为气），右侧者用当归（右为血）；发于上肢用桑枝、片姜黄、羌活、独活等；发于下肢者加独活、牛膝、木瓜；外阴部选蛇床子、车前子。

2.3　重视调理患者精神情绪及睡眠

《素问·举痛论》云："百病生于气也。怒则气上，喜则气缓，悲则气消，恐则气下，思则气结，惊则气乱。"情志变化会影响气机，气机运行不畅导致气滞血瘀，肌肤失养而发病。故历代医家主张"善医者，必先医其心，而后医其身"。白癜风多因情志不畅，忧郁烦恼而发病，发病后如果发病部位在暴露部位易影响美观，则更加重其精神压力及心理负担，白癜风对患者的心理影响远大于皮损本身。许铣教授十分重视患者精神情绪及睡眠对本病的影响，除了在门诊中适当的心理疏导以外，常仔细询问患者的精神情绪及睡眠情况，重视疏肝解郁、养血安神等法的运用，常用如酸枣仁、柏子仁、柴胡、郁金、珍珠母、远志、石菖蒲、合欢皮等，强调无论是医生，还是患者，一定要树立"白癜风可以治好"的信心，劝导患者放下心理负担，保持心情舒畅，往往可使治疗事半功倍。

2.4 儿童患者重视调理脾胃

儿童白癜风与成年相比有其自身的特点，多伴有脾胃不适的症状，临床表现为厌食、挑食、时感腹胀等，舌象多淡胖或有齿痕。《育婴家秘·五脏证治总论》指出："五脏之中肝有余，脾常不足，肾常虚。"小儿生机旺盛，营养物质需要量大，而脾胃的运化功能尚未健旺，相对而言"脾常不足"，治当健脾。许铣教授在儿童白癜风的治疗中重视健脾养血法的运用，补气健脾养血，常用参苓白术散，有益气健脾、渗湿止泻之功效，主治脾虚夹湿证，主要药物为黄芪、党参、茯苓、白术、甘草、扁豆、山药、防风、丹参、砂仁、白蒺藜等。健脾贵在运而不在补，故在运脾药中加谷芽、麦芽。麦芽入脾主升，谷芽入胃主降，两者合用，开发胃气，宣发五味，使脾胃相合，升降有序，运化自如。异功散是由四君子汤加陈皮而成，常用于治疗小儿消化不良属脾虚气滞，故脘痞不舒、心烦易怒可取得良效。

2.5 重视局部皮损与全身辨证相结合，内外治相结合

许铣教授也重视局部治疗，外治之理即内治之理，白癜风局部往往也以肝肾不足、气滞、气虚血瘀为主，另外酌加遮盖剂。外治多以活血补肾的酊剂为主，如红花、补骨脂、白芷、丹参、姜黄等，遮盖剂则选用鲜核桃皮等。

2.6 衷中参西，根据病情参考应用现代医学研究成果等

许铣教授在临床治疗白癜风时，往往衷中参西，根据病情适当应用现代医学对本病的一些研究成果，中西医结合，多管齐下，治疗此顽疾。①进展期白癜风，许铣教授常常给予小剂量泼尼松（5mg，每天1次）抗炎治疗，往往能有效控制疾病的进一步发展。②根据现代药理学研究成果，酌加药理上对白癜风确有疗效的药物[6]，如补骨脂、白芷、独活、蛇床子、沙参、麦冬、防风、乌梅、鸡血藤、夏枯草、女贞子、旱莲草、白蒺藜、黄芩、泽兰、山慈菇、甘草等。③一些儿童患者，往往脾胃不好，吸收差，导致一些微量元素，如锌、铁、铜的摄入量减小，而这些正是色素生成的原料，除了中药辨证施治，许铣教授常建议患者坚持长期补充B族维生素、微量元素，保证色素生成有足够的原料。

3 典型医案

患者，女，27岁，因"头面及双上肢大面积白斑五六年"于2012年9月27日初诊。患者五六年前因惊吓后面部出现白斑，并逐渐扩大至全脸，双上肢也出现白斑，无自觉症状，多方求治，具体用药不详，无明显效果。情绪不佳，抑郁，少言寡语，饮食可，睡眠多梦，月经量较少。查体：一般情况好。皮肤科情况：头面部、双上肢泛发大面积白斑，境界清楚，如地图状。舌尖红苔白，脉细弦。既往史：体健。已婚已育，育1女，体健。否认家族类似病史，否认药物及食物过敏史。诊断：白癜风；治法：滋肾疏肝，活血祛风法。处方：①加味逍遥散（牡丹皮15g，栀子6g，柴胡10g，当归10g，白芍10g，白术10g，薄荷6g，茯苓10g，甘草6g）加何首乌15g，补骨脂10g，桑椹15g，菟丝子10g，桃红10g，白蒺藜20g，茯苓10g，生甘草6g，28剂，水煎服。②白驳酊、卤米松交替外用。③泼尼松5mg，口服，每次1次。④金施尔康1片，口服，每天1次。本例患者为青年女性，素体肝肾不足，后因惊吓后，"恐伤肾"，肾气进一步亏虚，气血不和，面部出现白斑。又因病导致肝气不舒，精神抑郁，气滞血瘀，白斑加重，并逐渐扩大。辨证属于肝肾不足，气滞血瘀，治以滋肾疏肝，活血祛风法。临证治疗则中西医结合，多管齐下，配

合口服小剂量泼尼松，维生素及外用药物等。

2012 年 10 月 25 日二诊：服上方 1 个月后，患者面部及双上肢白斑稳定，无新出皮疹，面部额头及两耳前皮肤出现色素岛，时有怕冷，手足冷，饮食、睡眠及二便正常。舌尖红苔白，脉细弦。病情好转，中药继续以滋肾疏肝，活血祛风，佐以温阳为法。①加味逍遥散（牡丹皮 15g，栀子 6g，柴胡 10g，当归 10g，白芍 10g，白术 10g，薄荷6g，茯苓 10g，甘草 6g）加生熟地黄各 15g，山药 15g，枸杞子 10g，附子3g，细辛 3g，山茱萸 10g，淫羊藿 10g，仙茅 10g，生麻黄10g，28 剂，水煎服。②补骨脂、何首乌、白蒺藜、白及、红花、青核桃皮各 15g，浸酒外搽皮损处。其余治疗不变。药证相应，患者病情得到控制，白斑无进一步扩大，患者出现手足冷等阳虚症状，因此在前法基础上给予附子、细辛、麻黄、淫羊藿、仙茅等通阳温阳之品。

2012 年 11 月 22 日三诊：面部皮疹继续好转，额头及耳前色素岛扩大，双手臂亦有色素岛形成，无明显怕冷，饮食、睡眠及二便正常，无不适。舌尖红苔白，脉细弦。病情继续好转，中药继续以滋肾疏肝，活血祛风法治疗，调整方药为六味地黄丸加枸杞子 10g，何首乌 10g，补骨脂 10g，桑椹 10g，菟丝子 10g，黄精 10g，白蒺藜 10g，白芷 10g，升麻 10g，柴胡10g，炙甘草 6g，28 剂，水煎服。病情好转，阳虚症状消失，继续上法治疗，并酌情给予升麻、柴胡、白芷、白蒺藜等祛风引经药，引药直达病所。

2012 年 12 月 23 日四诊：面部皮疹继续好转，额头及耳前色素岛继续扩大，双手臂大片色素岛形成，饮食、睡眠及二便正常，无不适。舌尖红苔白，脉细弦。中药继续以滋肾疏肝、活血祛风法治疗，上方加桃仁、红花各 10g，50 剂，水煎服，其余治疗继续。病情继续好转，继续上述治疗，加桃仁、红花增加活血通络之功。

2013 年 3 月 22 日五诊：面部皮疹继续好转，额头及耳前色素岛继续扩大，双手臂大片色素岛形成，饮食、睡眠及二便正常，无不适，舌尖红苔白，脉细弦。病情继续好转，中药继续以滋肾疏肝，活血祛风，兼以益气健脾为法，调整处方如下：生熟地黄各 15g，赤白芍各 15g，桃红各 10g，鸡血藤 15g，枸杞子 10g，桑椹 15g，菟丝子 15g，补骨脂 10g，白蒺藜20g，茯苓 10g，甘草 6g，山茱萸 10g，枳壳 10g，黄芪 15g，柴胡 10g，升麻10g，何首乌 15g，40 剂，水煎服，其余治疗不变。病情进一步好转，继续上述治疗。

2013 年 5 月 2 日六诊：面部皮疹基本消退，双耳前少量白斑，色较深，双手臂大片色素岛继续扩大，双手颜色较深，饮食、睡眠及二便正常，舌尖红苔白，脉细弦。中药继续以滋肾疏肝、活血祛风兼以益气健脾为法，上方加黄精 10g，40 剂，水煎服。

本病患者病史五六年，属于顽固难治性皮肤病，经许铣教授中西医结合治疗半年余，面部白斑基本消退，躯干白斑大部分消退，临床基本治愈。

按：此患者治疗成功的经验显示，中西医结合综合治疗白癜风有效，而且疗效巩固，无明显毒副作用，但治疗周期较长，平均 6 个月以上，治疗以中医辨证施治为主，本患者辨证为肝脾肾不足、风夹血瘀证等为主。方剂以滋肾健脾疏肝、活血祛风为主，并适当配合姜黄、白芷、白蒺藜等祛风活血及引经药，并内外治结合，药证相应，则疗效显著。此外，头面部白癜风易于消退，躯干、四肢皮损相对治疗周期长，消退缓慢，说服患者坚持治疗也是本病治疗成功的关键。

4　体会与感悟

对于本病的治疗，许铣教授经过几十年的临床摸索，坚持中医药辨证治疗，强调内治为主，外治为辅，认为发病部位以肝肾为主，涉及脾胃，主要治疗原则仍以调和气血、活血化瘀、疏肝健脾、补益肝肾等为主。重视调理精神、情绪、脾胃及睡眠，并适当运用引经药及现代药理研究对白癜风确有疗效的药物，配合小剂量激素、补充维生素及微量元素，适当配合外治法，如活血补肾的酊剂、钙调磷酸酶抑制剂[7]他克莫司及紫外线照射等。综合治疗，临床确有疗效，但治疗过程缓慢，至少需要半年以上，治愈率还有很大的提升空间，如何进一步挖掘传统医学的优势，结合现代医学的研究进展，提高治愈率，这是个漫长的过程，还需要不断探索。

参考文献

[1]　朱文元. 白癜风与黄褐斑 [M]. 南京：东南大学出版社，2002：124-125，177-185，221-222.
[2]　杨赛，陈其华. 关于白癜风的中医治疗及研究进展 [J]. 中医药导报，2008：14（3）：89-91.
[3]　朱仁康. 中医外科学 [M]. 北京：人民卫生出版社，1987：672-675.
[4]　欧柏生，魏飞，冯杲，等. 从寒论治法治疗白癜风 100 例 [J]. 陕西中医，2012，33（5）：570-571.
[5]　中国中西医结合学会皮肤性病专业委员会色素病学组. 白癜风的临床分型及疗效标准（2003 年修订稿）[J]. 中华皮肤科杂志，2004，37（7）：440.
[6]　李洪武，朱文元. 白癜风丸及其组方中药对酪氨酸酶活性的影响 [J]. 中国麻风皮肤病杂志，2007，23（1）：39-40.
[7]　曹妍，朱彦文，骆丹. 外用吡美莫司治疗白癜风的进展 [J]. 临床皮肤科杂志，2008，37（7）：483-484.

周平安教授病证结合治疗硬皮病经验

系统性硬化症（systemic sclerosis，SSC）又称硬皮病，是一种以皮肤及各系统胶原纤维硬化为特征的并可累及肺、脾、肾等内脏器官的结缔组织疾病，以女性多见，病程长，病情复杂，典型的皮肤损害依次经历肿胀期、硬化期和萎缩期，病情严重者可以引起脏器硬化如食道反流、肺纤维化、心肾衰竭等，严重影响患者生活质量，其病因与发病机制目前尚不完全明确，尚无有效治疗药物。周平安教授为名老中医，从事临床、教学、科研工作五十年，对系统性硬化症进行了深入研究，认为硬皮病当属于痹证的范畴，辨证施治疗效显著。笔者有幸跟随周教授学习，现就周平安教授治疗硬皮病经验略作浅析，以飨同道。

1　气血不足，寒凝经脉为主要病机

大多数硬皮病患者以雷诺征为早期表现，即患者的手足指趾受凉后出现发冷，颜色苍白，继而变紫。发病时首见皮肤硬化、绷紧、萎缩；病情发展，肌腱、滑膜萎缩，由于皮

李国栋　曹芳　吴志松　马瑞鸿　焦扬（北京中医药大学东方医院呼吸热病科）

肤、关节和肌腱受累引起关节活动受限，患侧肢体发育障碍；继而肌肉萎缩，指（趾）动脉出现退行性病变，肢体萎缩；进一步发展，可引起肺组织、消化道、心脏和肾等内脏器官的纤维化，甚至功能衰竭。思及硬皮病诸症，皮肤绷紧而发硬，似属中医"皮痹"；肌腱、滑膜萎缩、肌肉瘦削，不能屈伸，合乎中医"筋痹""肉痹"；全身骨关节酸痛，骨萎缩变形，又属中医"骨痹"。故硬皮病当属中医痹证范畴。从硬皮病的全身多器官损害来看，与中医学痹证的外痹不已、内舍于脏的脏痹有相同之处，正如《素问·痹论》云："风寒湿三气杂至，合而为痹也。……五脏皆有合，病久而不去者，内舍于其合也。故骨痹不已，复感于邪，内舍于肾。筋痹不已，复感于邪，内舍于肝。脉痹不已，复感于邪，内舍于心。肌痹不已，复感于邪，内舍于脾。皮痹不已，复感于邪，内舍于肺。"[1]周平安教授结合《内经》理论与自己多年临床实践认为，硬皮病虽病位在皮，但与五脏关联，病变由表及里、由浅入深、由轻到重，即由皮痹可发展为肌痹、筋痹、骨痹、脉痹，甚者累及内脏，继发全身多脏腑功能失调。可见，硬皮病是皮、肌、脉、筋、骨皆可发病，五脏均可波及的五脏痹。

周平安教授指出，硬皮病发病多以雷诺征为早期表现，乃是由先天禀赋不足，后天调养失当，中焦脾胃虚弱，气血生化乏源，气虚血少，不能达于四末，四末皮肤经脉失于荣养而致；患者出现雷诺征后，不断接触冷空气、冷水甚至进食冷饮等，反复感寒，而机体气血不足，卫外不固，无力祛除寒邪，邪气停聚于皮肤之间，以致营卫不和，气血凝滞，经脉闭阻，皮肤失荣，而见皮肤硬化、透明、菲薄、萎缩；久病不愈，气衰血少，阴寒凝滞，阳气衰微，渐致肌肉、脉道、筋腱、骨质萎缩，功能退化失用；久痹还可内舍于脏，引发五脏气血不足，脉络痹阻，脏腑功能失常，甚至功能衰竭，正如巢元方的《诸病源候论》所说："风湿痹病之状，或皮肤顽厚，或肌肉酸痛……由血气虚，则受风湿，而成此病，久不瘥，入于经络，搏于阳经，亦变令身体手足不遂。"[2]

总之，硬皮病是由于先天禀赋异常，气血不足，卫外不固，寒邪反复乘袭，致使寒凝经脉，脉道阻滞，气血不行，阳气衰微，肌肤失于荣养而致，乃本虚标实、虚实夹杂之证。

2　益气养血，温阳散寒为主要治法

2.1　基本治则

由于气血不足，外邪侵袭，经脉闭阻，阳虚寒凝为硬皮病的主要病机，且早期即以虚证为主，或虚实夹杂，因此扶正祛邪应贯穿疾病治疗始终。硬皮病为难治病，应早诊断、早治疗，早期诊治是决定疾病转归和预后的关键所在。

2.2　设立治法

因病在五脏，而表现为皮、肌、脉、筋、骨的病变，根据脏腑功能特点，脾胃为后天之本，气血生化之源，脾主肌肉四肢，由于脾气亏虚，运化无力，不能主四肢肌肉，又有外邪侵袭皮毛、肌肉、经络，气虚血瘀，经络痹阻不通而病，故而周教授主张治疗要紧紧抓住中焦脾胃这个关键，当治益气健脾，脾胃得健则气血生化有源，五脏得充，而疾病向愈。周教授强调，即使在病变早期，仅仅有皮肤损害之时，也要以健脾益气为主，此即治病求本之意。同时针对血瘀寒凝经脉，应当养血通络，温阳散寒。

2.3　确定主方

临床上周教授按照益气健脾、养血通络、温阳散寒的治法，喜在重用生黄芪、苍白术的基础上加用当归四逆汤加减。周教授认为，黄芪性甘微温，归肺、脾、肝、肾经，乃补气的圣药，可补肺健脾，益气固表，敛汗固脱，托疮生肌，升阳举陷，利水消肿，对于硬皮病的脾胃虚弱、气血不足、卫外不固、皮肤萎缩、肌肉消瘦有良好疗效，再配伍健脾补中的白术、苍术，共为君药。《神农本草经》说："术，味苦温，主风寒湿痹，死肌，痉疸，止汗，除热，消食。作煎饵，久服轻身延年，不饥。"[3]，可见那时即以"术"治疗"死肌"，说明术具有益气健脾，恢复脾主肌肉四肢功能的作用。在益气健脾基础上，配伍具有温经散寒、养血通脉功用的当归四逆汤[4]，组成治疗硬皮病的经验方：生黄芪 20g，苍术 20g，白术 20g，当归 10g，桂枝 6g，细辛 3g，赤芍 10g，白芍 10g，皂角刺 10g，鸡血藤 20g，积雪草 15g，白芥子 10g，炙甘草 10g。方中黄芪、白术、苍术是益气健脾的要药，用量宜大为君。当归甘温，养血和血；桂枝辛温，温经散寒，温通血脉；细辛温经散寒，助桂枝温通血脉；赤芍、白芍养血活血和营，助当归补益营血，为臣药。白芥子、皂角刺、积雪草温阳通络，化痰散结为佐药。炙甘草为使药。诸药合用，益气健脾，养血通脉，温经散寒，温而不燥，补而不滞，通而不泻，使正气得复，邪气得除，疾病向愈。

周教授同时结合硬皮病的西医病理生理改变，认为治疗主要是通过扩张病变部位的血管，改善局部血液循环，使皮肤肌肉等组织的营养得到改善，所以调畅经脉、促进气血循行是治疗硬皮病的关键。现代中药药理研究表明，当归四逆汤有调整血液循环，改善末梢循环障碍，促进消化功能，缓解肠痉挛等药理作用，符合硬皮病的病理，因此作为主方应用[5-6]。周教授治疗硬皮病还喜用积雪草，积雪草味苦辛性寒，归肝、脾、肾经，具有解毒消肿、清热利湿的作用。药理研究表明，积雪草具有促进皮肤生长、抑制成纤维细胞的增殖和胶原蛋白的合成、改善微循环、治疗皮肤溃疡、保护胃黏膜、抗肝纤维化等多种药理作用，能有效改善硬皮病的皮肤损害[7]。

2.4　加减应用

若病变局部疼痛可配伍威灵仙、防己、羌活、独活、姜黄以散寒通络止痛；皮肤色暗可配红藤、川芎、红花以活血通络；皮肤局部发热或舌质红可配葛根、桑枝、络石藤、海风藤以清热通络；病久皮肤肌肉萎缩疼痛可加全蝎、乌梢蛇以活血通络，搜风止痛；若口苦，咽喉至食道灼热疼痛，可配南北沙参、石斛等以清热养阴。

3　验案举例

案1

患者，女，40 岁。2010 年 8 月 20 日初诊。患者主因"面部、手臂及左肩背皮肤变硬而色暗十余年"就诊。患者在上海皮肤病医院皮肤活检病理示硬皮病改变，诊断为"局限性硬皮病"。刻下症见：双手指发凉，手指及上肢关节僵硬，屈伸受限，颜面肿胀，自汗，舌淡暗，苔黄腻，脉沉细。证属气虚寒凝，血脉痹阻。治以温阳通络，养血通脉。方药：生黄芪 20g，苍术 30g，白术 30g，当归 10g，桂枝 15g，赤芍15g，白芍15g，细辛 6g，羌独活各 10g，川芎 15g，威灵仙10g，鸡血藤 20g，红藤 15g，姜黄 10g，穿山龙 15g，白芥子 10g，皂角刺 10g，红花 10g，焦山楂 15g，伸筋草 15g，积雪草 15g，生甘草 6g。30 剂，每天 1 剂，水煎，分两次温服。

2010 年 9 月 28 日二诊：服药后皮肤硬度稍减，面色皮肤较前有光泽，仍面部肿胀，遇冷则手指末端变白，雷诺征阳性，舌暗苔微黄，脉沉细。上方减伸筋草、细辛、白芥子，加毛冬青20g，炮附子15g。60 剂，水煎服。

2011 年 2 月 28 日三诊：服药后病情明显好转，病变处皮肤变软，颜色仍偏暗，双手指肿胀冰凉，时有嗳气，反酸，舌红苔白，脉沉细。方药：生黄芪 20g，苍术 20g，白术 20g，当归 10g，桂枝 10g，赤芍 10g，白芍 10g，细辛 6g，羌活 10g，威灵仙 10g，鸡血藤 20g，红藤 15g，穿山龙 15g，葛根 20g，半夏 10g，旋覆花 10g，积雪草 15g，皂角刺 10g，煅瓦楞 30g，桑寄生 15g，吴茱萸 6g，炙甘草 10g。120 剂，水煎服。

2011 年 6 月 24 日四诊：患处皮肤较前明显变软，色泽接近正常皮肤，手指仍冰凉，关节僵硬，舌红苔白，脉沉细。上方减威灵仙、皂角刺，加白芥子 10g，桑枝 15g。90 剂，水煎，分两次温服。

患者于周老门诊就诊 1 年余，硬皮病明显好转，病情稳定。

按：患者初诊时辨证为气虚寒凝，血脉痹阻，治以益气温阳，养血通脉，生黄芪、苍白术合当归四逆汤加味；二诊诊见雷诺征阳性，双手手指冰凉，加炮附子、毛冬青温阳通络；三诊患者嗳气反酸，加用旋覆花、半夏、煅瓦楞以和胃降逆制酸。

案 2

患者，女，47 岁。2012 年 7 月 16 日初诊。于 2011 年 7 月在协和医院诊断为硬皮病。患者颜面及左上胸部皮肤变硬，颜色晦暗，皮肤变薄，接触摩擦可引起疼痛，足底疼痛，舌淡暗苔白，脉沉细。证属阳虚寒凝，血脉痹阻。治以益气温阳，散寒止痛，养血通脉。方药：生黄芪 20g，苍术 20g，白术 20g，当归 10g，桂枝 10g，白芍 15g，细辛 6g，鸡血藤 20g，红藤 15g，威灵仙 10g，葛根 20g，川芎 15g，白芷 10g，红花 10g，白芥子 10g，杜仲 10g，补骨脂 15g，炙甘草 6g。30 剂，每天 1 剂，水煎，分两次温服。

2012 年 8 月 20 日二诊：患者皮肤硬度稍减，皮肤晦暗，摩擦则痛，手指肿胀，面部怕凉，足底疼痛，舌淡苔白，脉沉细。上方去细辛、红花、白芥子，改炙甘草为 10g，加羌活 10g，桑枝 15g，川牛膝 10g，木瓜 10g。60 剂，水煎服。

2012 年 10 月 24 日三诊：患者面部、两颧处皮肤较前明显变软，胸部皮肤摩擦疼痛减轻，面部发凉，手足趾皮肤菲薄易磨破，舌暗红苔白，脉沉细。上方去木瓜、桑枝，加穿山龙 15g。60 剂，水煎服。

按：患者初诊辨证为阳虚寒凝，血脉痹阻，治以益气温阳，养血通脉，生黄芪、苍白术合当归四逆汤加味。由于该患者足底疼痛明显，故加杜仲、补骨脂温补肾阳。二诊时又加木瓜、川牛膝补益肝肾，舒筋活络。

根据硬皮病不同的侵犯部位和病理类型，有不同的治法方药，大部分患者经过适当的药物治疗，病情能得到改善和缓解。服药同时要求患者生活规律，避免过度紧张、各种刺激和吸烟，避免使用麦角碱及肾上腺素等药物。防止手外伤，避免诱发或加重血管收缩的因素，注意手保暖及适度的指趾活动，应经常使用凡士林、抗生素软膏等外用药保护皮肤。注意劳逸结合，增加营养，进高蛋白、高能量饮食。

参考文献

[1]　黄帝内经素问 [M]. 田代华，整理. 北京：人民卫生出版社，2005：85.

[2]　巢元方. 诸病源候论 [M]. 北京：人民卫生出版社，1956：5.

[3]　陈修园. 神农本草经读 [M]. 伍悦，点校. 北京：学苑出版社，2011：12.

[4]　张仲景. 伤寒论 [M]. 钱超尘，郝万山，整理. 北京：人民卫生出版社，2005：95.

[5]　窦昌贵，成俊，黄芳，等. 当归四逆汤镇痛抗炎作用的实验研究［J］. 中国实验方剂学杂志，1999，5（5）：38-39.

[6]　黄芳，黄罗生，成俊，等. 当归四逆汤活血化瘀作用的实验研究［J］. 中国实验方剂学杂志，1999，5（5）：31-33.

[7]　杨玉琴，丁永辉，夏玉凤. 积雪草活性成分的分析方法及药理作用研究进展［J］. 中国野生植物资源，2010，29（3）：6-9.

杜怀棠从气郁治疗痤疮经验浅析

　　痤疮是一种多发于颜面和胸背部毛囊皮脂腺单位的慢性炎症性皮肤病，其与中医学所记载的粉刺、肺风粉刺、面疱密切相关。痤疮的发病率达到36% ~ 51.3%[1-2]，对青少年的心理和社交造成了极大的影响。杜怀棠教授基于"百病生于气"，辨病与辨证相结合，治疗痤疮效果显著。笔者有幸随杜老学习，兹介绍其治疗经验如下。

1　气郁是痤疮的关键病机

　　传统认为，外邪郁表，湿食气血郁滞是该病主要病因病机，现代医家多认为是因风热外袭、肺经郁热、胃肠积热、血热偏盛、血瘀痰结、冲任失调以及阴虚不足等引起[2]。《素问·生气通天论》云："劳汗当风，寒薄为皶痱，郁乃痤。"其明确指出了"郁"是痤疮发病的重要原因。朱丹溪曾言："气血冲和，百病不生，一有怫郁，诸病生焉。"气血的郁闭不通成为许多疾病的重要诱因。杜怀棠教授着重从"郁"探讨病因病机，结合"百病生于气"理论，反复临床实践，提出气郁是痤疮的关键病机。

　　杜老认为，现代人出现痤疮，主要是因感受外邪，或饮食不当，过食肥甘厚味，生冷辛辣之品，或工作压力过大，生活节奏加快导致情志不遂，或素体虚弱，卫气功能不足，阳气偏亢，导致气血津液瘀滞不通，脏腑功能失调，从而出现痤疮。在临床上虽主要表现为实证，但究其根本，大多为本虚标实者。在辨证过程中，应将气郁与脏腑辨证相结合，正所谓有诸内必形于外，故在治疗时，以解郁为其根本。

2　气郁是其他变证的衍化基础

　　气机不畅，经络不通，心身不舒，气郁渐进，导致气血津液壅郁不行，从而导致在疾病进展过程中衍化出热郁、湿郁、痰郁、血郁等方面。

　　2.1　气郁

　　杜老认为，气的动力属性不足是诱发疾病的重要因素之一。气的郁滞主要从肝论治。肝主疏泄，喜条达而恶抑郁，肝气失于疏泄，气机不畅，脏腑功能紊乱，湿、热、痰、瘀乃生，上蒸于面，则发为痤疮。临床多表现为面部散在暗红色丘疹及散在囊性结节，平素性情急躁、多怒，口干口苦，经行乳房胀痛，小腹胀痛，痤疮于行经期加重，舌淡红，苔

黄瑞音　李雁　孙庆巧　王成祥（北京中医药大学东直门医院急诊科）

王双（天津中医药大学第一附属医院急诊科）

杜丹（北京市圣泽峰老年公寓）

刘宏（北京市铁营医院中医科）

薄白，脉弦。杜老在治疗时以行气疏肝解郁为主，以逍遥散为主方，常用药物有香附、当归、白芍、柴胡、丹参等。

2.2 热郁

杜老认为，郁久化热，火热上灼，最易扰肺，而胃为多气多血之脏，不喜火热。热郁发之，主要从肺胃论治。热郁病痤疮，病位以颜面、胸背为主，多表现为炎性丘疹，黑头粉刺，脓疱，囊肿，并伴有口苦、大便干燥等症状，舌质红，苔黄。在治疗时，杜老主要以清泻肺胃之热为主，以五味消毒饮为基础方，常用药物有金银花、连翘、野菊花、蒲公英、黄芩、黄连、黄柏、白花蛇舌草等。此外，"肺与大肠相表里"，基于"肺肠同治"理论，酌量运用大黄、炒枳实、瓜蒌等清肠通腑药实现上热下去，增强清肺热之效。

2.3 血郁

杜老认为，气与血的病理生理具有较高相关性，一虚俱虚，一实俱实。气不行则血凝，久则郁。血郁主要从心论治。心主血脉，血的生成与血的运行与心密切相关。心气不足引起血液运行不畅，或气机不畅，气郁日久，气不行血，导致血液瘀滞，面部毛窍闭阻而成痤疮[5]。多表现为痤疮颜色暗红或红而不鲜，疮体饱满硬结，瘢痕结节久不消退，反复发作，面色淡白少华或萎黄，头晕，心悸心慌，女性患者常伴月经量少，时有血块、腹痛，舌质暗红或淡，苔薄白，舌底静脉怒张，脉细无力或弦。治疗时，杜老以养血活血为主，用四物汤加减，常用药物有丹皮、当归、白芍、赤芍、川芎、生地黄、熟地黄等。

2.4 湿郁

气郁则水液不行，日久湿郁。湿郁主要从脾论治。脾为太阴脾土，主运化水液；脾气散精，其清轻部分经肺气宣发，散于皮毛、肌腠和头面。多食肥甘厚味之品或脾气不足，导致脾失健运，湿浊内停，郁久化热，湿热之邪行于肌肤而发。多表现为面颊两侧及鼻、口周皮肤油腻，皮疹红肿痛痒，或有脓疱，伴口臭、纳呆、便溏不爽、溲黄，舌红，苔黄腻，脉滑数。杜老在治疗时以清热祛湿解毒为主，以麻黄连翘赤小豆汤为基础，常用药物有大黄、白术、薏苡仁、泽泻、当归、茵陈、龙胆草等。

2.5 痰郁

痰郁主要从湿邪聚集而成，可从脾治。百病多由痰作祟，痰可随气流行，停于肌肤腠理，是人体常见病理产物，由水液代谢障碍，水液停聚而成。痰郁者，或由脾胃运化失健，酿成湿浊聚而成痰，或肝肾阴虚火旺，灼液成痰，痰凝肌肤发为痤疮。多表现为结节型或囊肿型痤疮，痤疮结节坚硬，不甚疼痛，胃脘痞闷，呕恶，纳呆，或形体肥胖，舌苔腻，脉滑。杜老在治疗时以化痰散结为主，以二陈汤为基础加散结药，常用药物有半夏、陈皮、连翘、三棱、莪术、浙贝母等。

2.6 寒郁

杜老认为，痤疮多实证，然临床中也不乏见虚寒内郁者，此类寒郁，主要从脾肾论治。肾为先天之本，为五脏阴阳之根本。患者素体阳虚，或者过食生冷，伤及脾阳，久病及肾，导致肾之阳气虚弱，中下焦阳虚火浮，寒火上冲，蒸腾上焦和面部，即可形成痤疮。痤疮表现为囊肿、结节，伴有畏寒怕冷、四肢不温、受凉或饮冷后腹胀、大便溏泄，或神疲乏力、少气懒言，舌淡胖，边有齿痕，或舌质紫暗，苔薄白，脉沉细。杜老常以温肾益气托毒为主，以麻黄附子细辛汤为主治疗，常用药物有麻黄、附子、黄连、吴茱萸、肉桂、连翘等。

3　病案举隅

患者，女，23岁，护士。2014年2月14日主因"面部痤疮两月余"就诊。患者两个月前突发面部痤疮，以口周、额面为主。平素喜食生冷，月经周期紊乱，量中等，有血块、色黑，伴小腹疼痛、双乳胀痛。偶有口干口苦，自觉燥热、心烦。舌暗红，舌尖红，苔薄黄，脉沉细。辨证为肝郁气滞，治宜疏肝解郁，理气活血，方以丹栀逍遥散加减。处方：牡丹皮12g，炒栀子10g，柴胡10g，当归15g，赤芍20g，生地黄30g，豆豉10g，桃仁15g，红花10g，枳壳15g，炙甘草5g，川芎10g，怀牛膝15g，酒大黄10g，益母草20g，香附12g。7剂，水煎200mL，早晚分服。

2014年2月21日二诊：服上药后，面部新发痤疮量减少，自觉燥热、心烦较前减轻，仍有口干，2014年2月17日月经至，量少，色黑，经行3天，无腹痛、乳房胀痛。舌尖红，苔薄黄，脉沉细。上方去桃仁、红花、生地、川芎、怀牛膝、益母草，加生薏苡仁30g，忍冬藤30g，白花蛇舌草20g。7剂，水煎200mL，早晚分服。

2014年2月28日三诊：服上药后，痤疮基本无新发，仍有口干不欲饮。舌红，苔薄黄，脉沉细。2月21日方去豆豉，加瓜蒌30g。7剂，水煎200mL，早晚2次分服。1个月后随访，痤疮无新发。

按：患者一诊时，突发面部痤疮，伴有月经不调，色黑有血块，且小腹疼痛、双乳胀痛，舌暗红、尖红，病位在肝，根据五郁辨证属气郁，但又兼有热郁、血郁，以丹栀逍遥散为主方，疏肝解郁清热。柴胡疏肝解郁，条达肝气，当归养血和血、柔肝，生地黄养血凉血，当归、生地与柴胡同用，补肝体而助肝用；丹皮、栀子、赤芍、益母草清热凉血泻火，增强疏肝清热之功，且益母草兼有调经之功；栀子、豆豉合为栀子豉汤，祛除心中虚烦。气为血之帅，血为气之母，气机不畅，血行瘀滞，而血行瘀滞，必会影响气机运行，桃仁、红花活血化瘀，枳壳行气，怀牛膝补益肝肾且引血下行，香附为血中之气药，川芎为气中之血药，共奏行气活血之功，从而气郁得舒，血郁得畅；酒大黄兼活血、清热、通便。患者服药后，经行腹痛、双乳胀痛消失，表示气郁之象减轻，但气郁日久化热，患者热郁表现开始突出，舌尖红，苔薄黄，均为热郁之表现，故治以清热解毒。处方减少行气活血之品用量，加忍冬藤、白花蛇舌草清热解毒，有利于减少痤疮新发，生薏苡仁健脾清热排脓，促进已发痤疮的愈合。三诊时，患者基本已无新发痤疮，但大便仍质干，加瓜蒌润肠通便。

4　结语

近年来，痤疮发生率明显升高，而中医在治疗痤疮上具有自己的特色。辨证是中医治疗痤疮的关键，除传统辨证思路，杜老的气郁辨证，可为痤疮的治疗提供新的思路。但在临床治疗中，切不可仅拘泥于某一辨证方法、某一证型，由于疾病发展，往往是多证结合，或在不同阶段，有不同的表现，故需辨证论治，随证治之。

参考文献

[1]　Wei B, Pang Y, Zhu H, et al. the Epidemiology of Adolescent Acne in North East China [J]. J Eur Acad Dermatol Venereol, 2010, 24（8）：953-957.

[2]　中国医师协会皮肤科医师分会《中国痤疮治疗指南》专家组. 中国痤疮治疗指南（讨论稿）[J]. 临床皮肤科杂志, 2008, 37（5）：339-342.

［3］　鲁思爱. 忍冬藤的化学成分及其药理应用研究进展［J］. 临沂大学学报，2012，（3）：132-134.

［4］　陈雅，杨坤星. 白花蛇舌草的化学成分及临床应用［J］. 中国药业，2008，17（5）：62-63.

周德瑛教授治疗白疕的临床经验

周德瑛教授出生于 1950 年，为北京中医药大学东方医院皮肤科知名专家，全国有独特学术经验和技术专长的中医药专家金起凤先生学术继承人。周德瑛教授传承及发扬了金起凤先生治疗皮肤病的学术思想。笔者跟随周德瑛教授学习十余年，现将周德瑛教授治疗白疕的经验总结如下。

1　局部辨证与全身辨证

周教授局部辨证常从白疕皮损的形态、颜色、薄厚、浸润程度、鳞屑等方面入手。寻常型皮损表现为点滴状斑片或丘疹，颜色淡红，鳞屑少，则多认为血热夹风热；若为点滴状斑片或丘疹，颜色鲜红或红赤，鳞屑厚，则多认为血热毒蕴。皮损表现为融合成大片的斑块，颜色淡暗，浸润感明显，鳞屑少则多认为血热血虚；若融合成大片的斑块，颜色紫暗，浸润感明显，鳞屑厚，则多认为血热血瘀；若大片斑块，仅见层层干燥鳞屑色白者，多认为血热血燥；层层鳞屑黏腻色黄者，多认为血热夹湿。

对于脓疱型白疕，皮损以红斑、脓疱为主，红斑较薄，浸润感不明显，鳞屑较少，多认为湿热毒聚，湿热并重；皮损以红斑、黄色痂屑为主，红斑色紫赤，脓疱较少，多认为湿热伤阴，热重于湿。

对于关节型白疕，无论皮损颜色如何，若患者关节红肿疼痛明显，关节变形较轻者，多认为湿热闭阻经络、关节；若关节变形，红肿不明显，疼痛不能屈伸，多认为湿热阻络，血不荣筋。

对于急性红皮病型白疕，全身皮肤红肿，色红赤，甚至有大量渗出，脱屑明显，伴壮热，多认为热入营血，气血两燔；对亚急性红皮病型，全身皮肤红肿，色淡红，午后低热，层层大片厚屑脱落，多认为热毒伤阴，余热未清；对于慢性红皮病型，全身皮肤粗糙肥厚，状如牛皮，质韧，色淡红或暗红，脱屑细碎，久治不愈，多为血热血瘀，气阴两虚。

周教授重视全身辨证，认为白疕初期未治，多为实证，随着病情迁延、变化，多为虚实夹杂证。周教授认为白疕病机初为血热内蕴，逐渐演变为血热伤阴或用药伤阴，继而血热生风化燥，肌肤失于濡养，脱屑明显，发展为血热血燥。病程日久，热毒伤阴耗气，加之药用清热解毒之品损伤脾胃，以致脾胃气虚，运化失司成脾虚血热证。病程迁延，或用药失当，致使脾气亏虚，阴液损伤，肌肤失养，以余热未清、气阴两虚证多见。后期气虚血行无力，加之血热煎灼阴液，则表现为血热血瘀，气阴两虚证。若进食喜寒、易口渴喜饮，大便干燥，无乏力不适，睡眠易多梦，情绪易急躁者，考虑多为实证，实热内盛。若

李　楠（北京中医药大学东方医院皮肤科）

林鸿春（北京市昌平区中医医院肺病科）

进食喜寒，易口渴不喜饮，大便溏泄，腹胀，睡眠尚可，乏力倦怠，考虑多为虚实夹杂，脾虚血热。若进食喜热，口渴不喜寒饮，腹胀便干，乏力不适，睡眠易多梦，考虑多为虚实夹杂，余热未清，气阴两虚。

2 临证诊断技巧

2.1 注重问诊

周教授临床上喜问饮食偏好、脘腹情况、排便情况、睡眠及性情。喜荤喜肥甘、辛辣刺激者，多系肠胃湿热，治疗上注重化食清热；喜素喜清淡者，多系肠胃虚弱，注重健脾益气。喜冷、多饮者，为中焦有热；喜冷、不喜多饮者，为中焦湿热困脾；喜热、多饮者，为中焦虚寒；喜热、不多饮者，为寒湿困阻脾土。食后脘腹胀满，多系脾胃虚弱；食后无不适，多系脾胃运化如常。若大便干，数日一行者，多系热伤津液，燥屎内结；若大便溏泻，日数次，多为湿邪困脾，运化不利；若大便呈香蕉状，日一次，则脾胃运化如常。周德瑛教授注重问入睡情况、睡眠时间、做梦与否。若入睡困难，多为心火上炎；若睡眠时间短，多为肝肾阴虚；若梦多，眠不实，多为心肾不交，肾水不能上济心火。周德瑛教授建议患者"子时大睡，午时小憩"，子午之时为阴阳交替之时，"阳气尽则卧，阴气尽则寤"，此时睡眠可调节患者阴阳平衡，又能保持经络通畅。若性情急躁，多肝火旺盛；若抑郁焦虑，多肝郁脾虚；若性情温和，多心火不亢，肝气舒畅。

2.2 重视舌诊

周教授在辨证治疗白疕时，尤其重视舌诊。舌边有齿痕的患者多考虑素体脾胃虚弱，用药不宜过于苦寒；或已脾胃气虚，临证用药上，注意健脾扶正。舌边无齿痕者，多为脾胃未伤，临证用药上，也考虑顾护脾胃。周教授认为，脾胃为后天之本，气血生化之源，脾胃若伤，不仅生化乏源，且一则水谷不化，二则中药不易吸收利用，不能达到治疗效果，三则伤及脾胃，则易出现兼夹证，对治疗往往不利。舌苔白腻多为湿邪内生，注意健脾化湿。舌苔黄腻，多为湿热合邪，注意清热除湿；舌苔少而乏津，多为阴液已伤，临证用药上，应用清热凉血药物的同时注意育阴保津；舌苔厚腻而少津，多为湿热伤阴，临证用药上注意清热利湿而不伤阴。周教授认为，脾主运化水湿，湿邪内生，舌苔厚腻，治疗上不仅要清热利湿，更重视健脾化湿。认为此病主要病机为血热内盛，热病后期，阴液内伤，舌质乏津，注重清除余热，养阴护液。

2.3 注重脉诊与全身症状、皮损、舌诊互参

周教授认为不能孤立地通过脉诊辨证，要参见全身症状、皮损、舌诊综合辨证。当脉证不相符时，往往是虚实夹杂证，辨证"舍脉从证"或"舍证从脉"，灵活用药。若脉沉细，全身泛发鲜红色斑片，舌质红赤，苔黄厚，考虑此为本虚标实，本为素体气血亏虚，标为血热炽盛，急则治其本，治疗上以清热凉血为主；若脉滑数，全身散在暗红色斑块，舌质淡红有瘀点，苔薄白少津，考虑此患者素体血热内盛，兼有气虚血瘀，治疗上在清热凉血的基础上，注意健脾养阴，化瘀消斑。

3 治疗特点

3.1 内以加味消银解毒汤为主，外以安抚润肤为主

消银解毒汤为金起凤先生治疗白疕的名方，在犀角地黄汤基础上化裁而来。周教授在治疗白疕的过程中化裁组方——加味消银解毒汤，继承了金老"清热凉血"的用药特点，

临证再进行加减运用，治疗白疕取得很好的临床效果。加味消银解毒汤由羚羊角粉、水牛角片、生地黄、丹皮、赤芍、金银花、拳参、土茯苓、半枝莲、茯苓、生薏苡仁、生白术等药物组成。水牛角片或者羚羊角粉为君药，水牛角性味苦寒，归心、肝经，具有清热凉血解毒之功效，一般用量 15～30g，建议先煎半小时；羚羊角粉咸寒，归心、肝、肺经，具有平肝息风、散血解毒、清肝明目之功效，一般用量 0.6～1.2g，与汤剂冲服。羚羊角清热凉血的力量强于水牛角，适用于白疕进行期或红皮病型，以凉血息风；另外羚羊角可清泄肺热，对于外感之邪诱发或加重病情时，用之清泄肺热以透邪外出。也可用与水牛角片同时合用，增强清热凉血的力量。生地黄、丹皮、赤芍为臣药；生地性味甘寒，归心、肝、肾经，具有清热凉血、益阴生津之功效，一般用量 10～30g，脾胃虚弱伴溏泄者，用量宜少或宜配健脾益气之品合用。牡丹皮、赤芍具有清热凉血活血之功，一般用量 10～15g，此二味清热而不凉遏血分，不宜留瘀。金银花、拳参、土茯苓、半枝莲、茯苓、生薏苡仁、生白术共为佐药。金银花、拳参、土茯苓、半枝莲以清热解毒利湿，茯苓、生薏苡仁、生白术以健脾益气利湿。诸药共用，起到清热凉血消斑、解毒健脾利湿之效。

有咽部不适者或咽部感染诱发加重病情者，喜用板蓝根、大青叶、北豆根。板蓝根用量可达 15～30g，大青叶用量一般不超过 15g，北豆根用量 3～6g。大青叶应用时间不宜过长，服用期间注意监测肝功能；北豆根对咽痛、扁桃体红肿都有显著疗效，用量一般 6g，应用时间不宜过长；亦可选用金银花、麦冬、木蝴蝶、胖大海等量代茶饮，开水冲泡后，徐徐频服，缓解咽干、咽部不适。

高热者，选用白虎汤，清气分热盛。重用生石膏，甘寒清热，用量 15～30g，先煎半小时。对于急性红皮病型患者，高热明显、全身红肿、脱屑，宜选用清瘟败毒饮加减，以清热解毒，凉血消斑，并重用玄参以化斑解毒。但患者高热一退，面部皮损颜色变暗变淡，鼻尖变白，立即停用苦寒解毒之品，以防过于苦寒伤于脾胃；对于亚急性红皮病，往往以凉血清除余热为主，兼养阴健脾益气，达到扶正祛邪的目的；对于慢性红皮病、全身皮肤色红、反复脱屑、无明显发热者，往往在清热凉血的同时，兼用活血通络、养血润肤、益气养阴之品，此时药味较多，但药量较轻，注重扶正益气养阴。

外用药物以保湿润肤、温和安抚为主，避免激惹白疕的皮损。皮损瘙痒重，喜用复方苦参止痒乳膏清热止痒，不刺激皮肤；皮损鳞屑多，瘙痒不明显者，可选用白凡士林与郁美净1∶1混匀外用或是白凡士林与橄榄油1∶1混匀外用，既温和安抚，又有效廉价。皮损呈斑块，可以用中药软膏封包，或局部先用强效激素软膏涂第一层，再用10%水杨酸软膏涂第二层，促进药物吸收、渗透。

3.2 慎用苦寒药物

应用清热解毒药物以甘寒药物为主，慎用苦寒药物，且药量不宜过大，时间不宜过长。周德瑛教授喜用金银花和草河车，金银花性甘寒气芳香，甘寒清热而不伤胃，芳香透达又可祛邪，用量可达 30g；草河车，其性味苦凉，归心经、肝经、肺经、胃经、大肠经，既可清热败毒，又可消肿抗癌，抑制银屑病表皮细胞的过度增殖，苦凉而不易伤脾胃，用量 10～30g。

3.3 顾护脾胃，养阴益气

对于舌边有齿痕的患者，处方中常用生白术、茯苓、薏苡仁以健脾益气除湿；对于皮损处于消退期的患者，若伴有腹胀便溏，处方常用炒白术（用量 6～10g）、茯苓（用量20

~ 30g)、炒薏苡仁（用量 20 ~ 30g）、炒白扁豆（用量 15 ~ 30g）以健脾除湿实大便；若伴有气虚乏力的患者，处方常选用生黄芪（用量 10 ~ 50g）、太子参（用量 6 ~ 15g），益气又不生温化燥。

对于舌质少津乏液、大便干燥、脱屑明显、口渴低热的患者，处方常用青蒿、知母、炒黄柏清余热，养阴津；常用天冬、麦冬、玄参养阴生津，润肠通便；常用白芍、生甘草酸甘化阴，养血润肤；疾病后期也可选用熟地黄填补真阴。

3.4 辨证施浴

由于白疕患者病情多复发，病程较长，周德瑛教授根据"外治之理即内治之理，外治之药亦即内治之药，所异者，法耳"理论，创立了辨证施浴。针对不同的皮损特点选择合适中药进行药浴，有效地缩短病人治疗时间，减轻患者经济负担。皮损进行期，颜色鲜红，重用马齿苋、紫草、大青叶、甘草清热凉血消斑；皮损静止期，颜色暗红，以海桐皮、川槿皮、大皂角、鸡血藤、首乌藤等活血消斑；皮损消退期，皮损干燥，颜色淡暗，则用当归、皂角刺、透骨草、苍术、威灵仙等养血通络消斑。红皮病型，全身红肿，药浴选用单一药味，马齿苋 500g 煎汤外洗，配合淀粉浴。药浴时强调水温不宜超过 38℃，浸浴时间 15 ~ 30 分钟，浴中不可搓掉鳞屑，强调鳞屑自动脱落；浴后注意保暖，避免外感风寒，及时外用保湿护肤品及中药软膏。

4　病案举例

患者，女，45 岁，2014 年 12 月 1 日初诊。主因"全身皮损反复发作 25 年，加重 2 周"就诊。就诊时见全身弥漫性浮肿性红斑，大量黄色鳞屑脱落，双小腿重度肿胀，红斑基础上有脓湖及粟粒大小脓疱，伴有发热，双膝关节疼痛，口渴喜寒饮，进食少，纳呆，大便干，每天 1 次，小便黄，舌质红赤，苔黄腻，脉滑数。现代医学诊断：红皮病型银屑病；中医诊断：白疕（红皮病型）。证型：热入营血，湿热毒聚证。治法：清热凉血，解毒利湿。处方：水牛角 30g，羚羊角粉^{分冲}0.6g，生地黄 20g，牡丹皮 15g，赤芍 15g，草河车 15g，板蓝根 15g，金银花 30g，黄芩 6g，土茯苓 30g，半枝莲 15g，厚朴 10g，生薏苡仁 30g，焦三仙各 10g，川牛膝 10g。7 剂，水煎服，每天 1 剂，嘱其早晚饭后分 2 次服用，外用药物白凡士林与郁美净 1∶1 混匀，早晚各 1 次。

二诊：服 7 剂后复诊，全身弥漫性红斑，浮肿已消，全身脱屑减少，鳞屑呈白色大片，双小腿脓疱及脓湖消退，轻度肿胀，无发热，双膝关节疼痛减轻，口渴喜饮减轻，进食及食欲正常，大便不干，每天 1 次，小便黄，舌质红，苔白腻，脉滑略数，调方去焦三仙，加木瓜 20g 祛湿疏经通络，14 剂，服法同前，外用药物同前。

三诊：面颈、前胸红斑消退，余弥漫性红斑颜色变淡，全身脱屑减少，鳞屑呈白色细碎状，双小腿无肿胀，无发热，双膝关节无疼痛，口渴喜饮，纳可，二便调，舌质红，苔薄白少津，脉滑，调方去羚羊角、厚朴、川牛膝，生地改为 15g，土茯苓改为 15g，生薏苡仁改为 15g，加玄参 10g，天冬 10g，茯苓 15g，14 剂，服法同前。

四诊：上肢、躯干红斑消退，双下肢弥漫性红斑颜色变淡，脱屑减少，鳞屑呈白色细碎状，口渴喜饮减轻，纳可，二便调，舌质淡红，苔薄白，脉滑，调方水牛角改为 20g，续服 14 剂，痊愈，随访 3 个月，未复发。

按：周德瑛教授根据患者全身泛发红斑、舌苔黄腻等特点，辨此例属血热湿毒蕴肤所致白疕（红皮病型），此为白疕重症，因血热湿毒蕴阻肌肤，湿热之邪阻滞中焦，下注经络所致。周德瑛教授在治疗中使用大量清热凉血药物，兼顾利湿而不伤中，醒脾通络，清热解毒药物中病即止；热病后期注重清热凉血同时养阴护液，此方利湿而不伤阴，健脾而不化热，解毒而不伤胃，使湿热毒邪分消。

王玉玺教授中医辨证论治黄褐斑经验

黄褐斑中医称之鼾黑斑，是一种色素沉着性皮肤病，多在面部发生，呈现对称分布的局限性褐色斑点或斑片，日晒后加重，临床比较难治，持久不易消退。目前随着生活水平的提高，人们对皮肤美观愈发重视，而黄褐斑的发生给患者造成巨大的心理负担。西医对其治疗以口服维生素 C 和酪氨酸酶抑制剂、外用激光照射为主[1]，但效果不佳，易反复。王玉玺教授从医四十余年，擅长中医药治疗皮肤科疑难杂症，对黄褐斑的治疗亦积累了丰富的临床经验，结合前人观点以及现代药理研究，摸索出自己独到的治疗思路，从六淫之风、脏腑之肝与肾、八纲之血四个方面辨证论治，通过祛风解表、疏肝行气、温肾散寒、活血化瘀之法，取得较好临床效果，现将王老中医药治疗黄褐斑经验整理如下。

1　从风论治

六淫之中风为阳邪，易袭阳位，阳主疏泄，人体禀赋虚弱，正气不足，腠理疏松，卫阳不固，易为风邪所袭，黄褐斑常因日晒发斑，首责之于风。《诸病源候论》记载："人面皮上，或有如乌麻，或如雀卵上色是也。此由风邪客于皮肤，痰饮渍于脏腑，故生鼾鼱。"风常携火热之邪一同侵袭肌表，火为热之极，"火曰炎上"，故多侵袭人体颜面部皮肤；火热之邪易生风动血，血热则燔灼津液，日久则瘀，则生暗斑。阳邪易耗伤津液，使皮肤失于滋润，故风邪所致褐斑常伴有脱屑；风性善行数变，走窜不定，侵扰肌肤，使其自觉瘙痒；《诸病源候论》又言："凡瘙痒者，是体虚受风，风入腠理，与血气相搏，而往来于皮肤之间，邪气微，不能冲击为痛，故但瘙痒也。"风热之邪日久入里耗伤津液，或出现小便黄，口渴喜饮水。

证候特点：黄褐斑常因日晒后发生面颊、鼻部红肿疼痛，愈后出现暗褐色斑片，伴瘙痒，尤以面颊、鼻头、双手暴露部位为重，颜面少量脱屑，或伴小便黄，口渴喜饮水，舌淡紫苔薄白，脉沉滑。治宜祛风解表，滋阴清热。

黄褐斑初期以风论治，王老选用赵炳南老先生的经验方"荆防方"[2]为基础方加减变化，以达疏风解表止痒之功，药用荆芥、防风、蝉蜕、黄芩、僵蚕、连翘、生地黄、牡丹皮、赤芍、薄荷、白鲜皮、白芷、白术、怀山药、竹叶、甘草。方中以荆芥、防风、薄荷、蝉蜕为主药。荆芥、防风宣在表之风，薄荷清轻凉散，善疏上焦风热，蝉蜕质轻性寒，凉散风热，善于透发。四味主药合用，清热疏风较强。若伴小便黄，心烦口渴，咽干口燥者，加连翘、竹叶。连翘既能透热达表，又能清里热而解毒，内外之邪并除；竹叶与连翘同用，以增强疏风清热之力，又可泻火除烦。同时加大黄芩用量可清上焦火。若瘙痒

杨素清　周兢兢　王姗姗（黑龙江中医药大学临床医学院）

重，加白芷、白鲜皮，清热燥湿，祛风止痒。

2 从肝论治

黄褐斑古之又称肝斑，肝主疏泄，情志不舒导致肝气郁滞。目外眦至太阳穴及胁肋部均属少阳经走行，邪在少阳，经气不利，郁而化热，而致胁肋胀满不舒，烦躁不安，口苦咽干。王老认为，黄褐斑多发于女性，与女性生理特点有关，女性以血为本，以肝为先天。气行则血行，气滞则血瘀。血瘀上犯于面，聚而成斑。《外科证治全书》载："面色如尘垢，日久煤黑，形枯不泽，或起大小黑斑，与面肤相平，由忧思抑郁，血弱不华。"

证候特点：多见于女性，颜面部黄褐色斑片，色深，以眼外眦至太阳穴处为重，对称分布，伴情绪烦躁不安，胁肋胀满不舒，月经不调，经前乳房胀痛，咽干口苦，舌质红，苔薄，脉弦细。治宜疏肝行气，活血化瘀。

王老常以小柴胡汤为基础方加减，药用柴胡、羌活、升麻、枳壳、郁金、丹参、益母草、怀牛膝、泽兰、僵蚕、生地黄、赤芍、当归、川芎、甘草。胁肋胀满不舒，胸中烦而不呕，为热聚于胸胁，小柴胡汤去半夏、人参，加枳壳、川芎，疏肝解郁，理气宽胸，配以郁金活血行气。其中柴胡条达肝气，为气中之血药，散少阳之风。枳壳理气开郁，泄热破结，与柴胡为伍，一升一降，加强疏调气机之功，并奏升清降浊之效；郁金、川芎善入肝胆经，解肝郁，利肝胆之气，同时郁金性寒，可凉血，川芎性温，既能活血祛瘀，又能行气止痛，为血中气药，二者相伍以防过寒过热伤正。另外符文澍[4]通过实验研究证明，疏肝理气活血方药不论是对黑素瘤细胞还是对黑素瘤酪氨酸酶和黑素瘤黑素都有抑制作用，进一步印证了疏肝理气活血之法对黄褐斑治疗的重要性。

王老以脏腑辨证从肝论治的同时十分重视顾护正气，他认为很多皮肤病先有营卫失调，才有六淫之邪所侵，正邪相争的过程都可致人体正气不足，因此才有正虚邪恋，疾病缠绵不愈，变化多端，故治疗上扶正祛邪，正胜邪退，疾病才能痊愈。常配伍升麻和羌活引诸药上行，且升麻可升举脾胃清阳之气，顾护正气。月经不调常配丹参、益母草、当归、怀牛膝、泽兰用以活血化瘀，调经温通。怀牛膝还可以补肝肾、强筋骨。泽兰辛散温通，药性平和不峻。若心烦、咽干口苦明显，即热入营血，加生地黄、赤芍用以清热凉血，养阴生津，当归、川芎养血活血，和营润燥。

3 从肾论治

陈实功《外科正宗》首提"黧黑斑者，水亏不能制火，血弱不能华肉，以致火燥结成斑黑，色枯不泽"，黑乃肾之本色，肾为先天之本，藏先天之精，内寄命门之火，为水火之脏。肾中水火，共处一宅。水火相抱，阴平阳秘。人身命门之火以潜藏守伏为宜，离其位便成病态。王老认为北方处寒水之地，阳虚体质较多，肾阳虚本色上泛而为黑色，畏寒肢冷，脉沉细尺弱，显露出肾火虚衰之象，肾火虚衰则不能温养肾水，肾虚精亏，肾水不能上行滋养颜面肌肤，故而成斑。

证候特点：褐黑色斑点或斑片，多在面颊部出现，面色晦暗，伴畏寒肢冷，头晕耳鸣，腰膝酸软，失眠健忘，口中异味，饮食减少，大便不实，舌质红，少苔，脉沉细尺弱。治宜温壮肾阳，益精散寒。

王老认为肾阳虚衰之证，应采用温肾散寒之法，以右归丸为主方加减，药用淫羊藿、菟丝子、制附子先煎、肉桂、鹿角霜先煎、肉苁蓉、巴戟天、杜仲、僵蚕、白芷、甘草先煎。方中附子、肉桂、肉苁蓉温壮元阳，淫羊藿、鹿角胶、巴戟天、菟丝子温肾阳、益精血，杜仲补肝肾、强筋骨，熟地黄、山茱萸滋阴益肾，填精补髓，于"阴中求阳"，补阳药与补阴药相配，"阳得阴助，则生化无穷"，辅以僵蚕、白芷祛风之品，一可行风祛痒止之效，二可防血虚生风之势。现代医学药理研究，白芷对酪氨酸酶活性有抑制作用[5]，具有抗炎[6]、活血[7]的作用，故加白芷有美白祛斑的效果，可改善皮肤色素沉着。伴畏寒乏力，大便不实，矢气恶臭者，王老认为属命门火衰日久，脾肾两虚犹存，食积不消，气不行而矢气恶臭，加焦三仙行气消食导滞。褐斑日久色深，且少气乏力者，加丹参、黄芪补气活血，正所谓"正气存内，邪不可干，邪之所凑，其气必虚"，加大黄芪用量可大补元气。

4 从血论治

血瘀气滞，脾虚湿盛。女性属阴，女子以血为本，且"年过四十，阴气自半"，月经以血为用，每次月经来潮都会消耗阴血，阴血的充盛与否关系到颜面之色的荣润枯槁，血瘀则不能上荣颜面而成斑，古之"无瘀不成斑"的说法，说明斑的形成与血瘀关系密切。《诸病源候论》曰："五脏六腑十二经血，皆上于面，夫血之行，俱荣表里。……气血不和，或涩或浊，不能荣于皮肤，故发生黑皯。"气血来源于水谷，化生于中焦，输布于上焦。人之皮肤靠气的温养，血的濡润，气血充沛，则皮肤维持并发挥其正常功能。气血的任何一方出现问题，或气血之间的协调出现异常，气滞血瘀，皮肤失去气血的温养、濡润，则见瘀斑瘀点。

证候特点：面部斑色灰褐或黑褐，对称分布，日晒后加重，伴瘙痒，大便燥结，经前小腹痛，月经量少，色暗淡，有血块，舌质黯红，舌边紫斑，苔薄，脉沉涩。治宜活血通经，化瘀行气。

王老认为黄褐斑的发生、发展与血瘀气滞息息相关，"气行则血行，气滞则血瘀"，对于此种黄褐斑，常以桃红四物汤为基础方进行加减，药用桃仁、红花、白芍、赤芍、当归、生地黄、川芎、柴胡、枳壳川牛膝、丹参、益母草、泽兰叶、鸡血藤、土鳖虫、三七粉、羌活、木香。方中取桃红四物汤与四逆散为主要配伍，加川牛膝功偏活血祛瘀，引药下行，引瘀血下行，使血不郁于胸中，桔梗、枳壳，一升一降，宽胸行气，桔梗并能载药上行。"气为血之帅，血为气之母"，再加行气之品，柴胡、川芎、羌活、木香。现代药理研究证明川芎有抑制酪氨酸酶活性的作用，从而抑制黑素的细胞合成，有助于褐色斑点的消除。月经量少，色暗者，加丹参、益母草、鸡血藤，有时王老用至30g之多，方能显效。《本草纲目》言，丹参既能破宿血，又能补新血，调经脉，其功类四物，但较四物补血力弱，而活血力强，配伍益母草、鸡血藤共达补血活血之效，以防过度活血化瘀伤人正气，故配以补血之力，使得祛瘀而不伤正。褐斑日久色深，且舌质紫黯，有瘀斑者，加配泽兰、土鳖虫、甲珠、红花、白芍、三七粉以达活血通经、祛瘀生新之效。若伴大便燥结者，加生地黄、赤芍，生地黄偏养阴凉血，赤芍偏凉血活血，二者同用，共致养阴凉血之效。用药之后患者未出现月经量多甚至崩漏的情况，说明辨证准确，血瘀甚，正如《内经》所言"有故无殒"。王老常讲，临床上辨证应抓虚实所在、脏腑所及、病邪偏颇，使标除本固，选方用药方面的灵活变化，方可运筹帷幄之中，决胜千里之外。另外对血瘀型黄褐斑的治疗王老常配合外治法，药用山楂片500g。粉碎过100~200目筛，用蜂蜜调糊状，外敷1~2小时，隔日一次。山楂具有活血化瘀的作用，程再兴等[8-9]通过实验研究发现山楂总黄酮能改善小鼠血瘀性脑缺血再灌注模型血液流变性。

5　讨论

黄褐斑主因暴晒而致，且瘙痒重者，以风邪侵袭为主，风袭阳位；平素情志抑郁或暴怒，斑多分布在眼外眦至太阳穴处，经前乳胀，经血色暗，舌黯有瘀斑者，以肝论治为主；面色晦暗，伴有腰膝酸软、头晕耳鸣者，以肾论治为主。王老认为肝藏血，主疏泄，其色主青；肾藏精，为精、血、津之源，其色主黑。肝肾功能失调均会导致气血悖逆、气血瘀滞，或气虚血亏、运行滞涩。风携火热之邪侵袭肌表亦可生风动血，血热日久成瘀，则生暗斑，以养血活血为法，养血以柔肝，配合疏肝理气之品，使肝疏泄条达。肝肾同源，若肾精不能化血、化气，则月经异常，精血亏虚，头面失荣，虚火上炎，血热滞结，亦生暗斑。因此，祛外邪补肝肾为主，辅以养血活血之法，可防血虚生风之势，且有血润止痒之效。

6　病案

患者，女，40岁，2016年7月27日就诊。患者一个月前外出日晒后面颊、鼻部红肿疼痛，愈后出现暗褐色斑片，伴瘙痒。刻诊：面颊、鼻头、双手暴露部位暗褐色斑片，伴少量脱屑，月经不调，有血块，舌淡紫，苔薄白，脉沉滑，大便日1~2次，小便黄，口渴喜饮水。中医辨证：风热侵袭肌表，耗阴动血。治法：祛风解表，滋阴清热。方药：荆芥6g，防风6g，蝉蜕15g，黄芩15g，僵蚕15g，连翘15g，薄荷10g，桃仁10g，生地黄15g，当归15g，牡丹皮10g，赤芍15g，益母草15g，白鲜皮10g，怀山药30g，甘草10g，14剂，水煎服，每日1剂，早晚饭后半小时服。二诊：面颊部褐色斑片略散开，手足心热，大便成形，月经正常，余症同前。上方加女贞子15g，墨旱莲15g，14剂，煎服法同前。三诊：手背及面颊褐色转淡，不痒，便成形，舌淡红，苔薄白，脉滑。继服前方加川芎6g，红花6g，丹参15g，14剂，煎服法同前。

按：该患者因暴晒，肌肤受风邪所侵，风携火热之邪侵犯皮肤乃至入里燔灼津液，日久成瘀成斑，主要从风、血论治。"治风先治血，血行风自灭"，王老选用荆防方与桃红四物汤为基础方进行加减，以达疏风止痒、凉血活血之功；同时伴大便不成形，小便黄，口渴喜饮水，属脾虚湿盛，湿邪郁久成热，上行至口而致口舌干燥。方中连翘既透热达表，又清里热而解毒，内外之邪并除；山药健脾除湿助运化，白鲜皮清热燥湿，祛风止痒。诸药合用，既祛表邪，又清里热。伍以赤芍、牡丹皮、益母草凉血活血以祛瘀。二诊日久耗阴伤血，遂加二至丸，平补肝肾，滋阴养血。三诊症状好转，火热风邪基本祛除，随方加川芎、红花，养血行气，活血祛瘀。丹参与生地黄、赤芍相配伍，以增强凉血活血之力。纵观全方，王老重用祛风、活血药物，从风、血治瘀治斑。风为百病之长，携火热之邪侵袭颜面，入里则燔灼津液，致血热、血虚、血瘀，祛外风的同时辅以清热、养血、活血之法，内外兼治，收效甚好。

7　结语

王老认为黄褐斑的治疗应以整体观念和辨证论治理论为指导，"有诸内，必形诸外""有诸外，必形诸内"，首先辨明外因致病、病邪偏颇、脏腑所及，急则治标，缓则治本，祛邪扶正相结合，重视温阳行血之法。分别以祛风解表、疏肝行气、温肾壮阳、活血化瘀为主要治法，在明确辨证的基础上，注意"守方"与"更方"，做到"该守则守，该更则更"，同时结合现代研究成果，治疗方法灵活而不拘泥，取得良好的临床效果。

参考文献

[1]　赵辨. 中国临床皮肤病学 [M]. 南京：江苏凤凰科学技术出版社，2009：1234-1236.
[2]　北京中医医院. 赵炳南临床经验集 [M]. 北京：人民卫生出版社，2006：339-340.
[3]　倪亚杰，王平，杜晓航. 女性黄褐斑与皮肤生理功能测试相关指标的相关性研究 [J]. 中华中医药学刊，2014，32（2）：344-346.
[4]　符文澍. 疏肝理气活血法抗皮肤色素沉着的理论与实验研究 [D]. 武汉：湖北中医药大学，2014：33-53.
[5]　胡大强，候丽娜，傅若秋，等. 白芷提取分离物体外对酪氨酸酶的抑制作用 [J]. 中国药师，2012，15（4）：457-459.
[6]　赵春苗，李亮亮. 白芷总香豆素对疮疡模型的影响 [J]. 中药药理与临床，2014，30（1）：61-63.
[7]　张慧，海广范，栗志勇，等. 白芷中活血化瘀有效组分的谱效关系 [J]. 中国实验方剂学杂志，2014，20（15）：139-143.
[8]　程再兴，陈红，方晓艳，等. 山楂总黄酮对血瘀合并脑缺血-再灌注小鼠的影响（一）[J]. 中国医药导报，2009，6（26）：20-22.
[9]　程再兴，陈红，方晓艳，等. 山楂总黄酮对血瘀合并脑缺血-再灌注小鼠的影响（二）[J]. 中国医药导报，2009，6（27）：15-17.
[10]　王辉. 宽谱中波紫外线、17β-雌二醇对人表皮黑素细胞非经典 Wnt 通路的作用初探及黄褐斑病因、加重因素、对生活质量影响的横断面研究 [D]. 北京：北京协和医学院，2015.

李元文教授治疗玫瑰糠疹经验

　　玫瑰糠疹，是一种色如玫瑰，表面覆盖糠秕鳞屑的常见自限性炎症性皮肤病[1]。中医称之为"风热疮"，又称血疳疮、风癣、母子疮等，主要因血热受风而得名。本病的特点是皮损呈向心性分布，好发于躯干及四肢近端，典型皮损为覆有糠秕样鳞屑的椭圆形玫瑰色斑疹或斑片，皮损长轴与皮纹走行方向一致，有不同程度的瘙痒。春秋季节好发，病程 4 ～ 8 周，通常具有自愈性，一般不复发。李元文教授从医三十余载，在本病的治疗方面颇具经验，临床上取得了满意的疗效，现将其对于本病的临证心得与治疗经验介绍如下。

1　病因有内外，合邪而致病

　　在病因病机方面，《医宗金鉴》中提出"此证由风热闭塞腠理而成，形如紫疥，痛痒

冯蕙裳（北京中医药大学第一临床医学院）
陈雪燕（北京中医药大学第二临床医学院）
蔡玲玲　张丰川（北京中医药大学东方医院皮肤科）
王宗华（北京中医药大学东方医院教务处）
杨柳（天津市中医药研究院附属医院脾胃科）

时作，血燥多热"。李元文教授认为这一观点说明了玫瑰糠疹内有血热之基础，外有风热之诱因，血热、风热相搏于肌肤，内外二因合邪为病。因此，需要抓住血热、风热两大基本病机。

1.1 素体血分蕴热为发病基础

患者血分蕴热的原因有很多。七情内伤，气机壅滞，郁久化火，致心火亢盛，加之心主血脉，故致热伏营血；或饮食失节，过食肥甘厚腻生冷之品，损伤脾胃，致脾失健运，内生湿邪，蕴而化热；或脾胃后天之本，生化之源，功能统血而濡养全身，因枢机不利则壅滞而生内热[2]。

1.2 外感风热之邪为主要诱因

风邪为六淫邪气之首，可夹热、湿、寒客于肌肤，郁而发热，闭塞腠理。风邪久羁则生热化燥，内耗阴血，以致血枯而肌肤失养。热盛则脉络充盈，表现为红斑；风袭肌腠，则瘙痒；风热燥盛，肌肤失养则搔之屑起。

2 辨证而论治，药至可疹退

2.1 风热壅肤，宜疏风清热[3]

素体血热，外感风邪，或汗出当风，风邪闭塞腠理，郁于肌肤。皮损分布于胸背部及四肢近端，可见大量淡红色斑疹，上覆较少鳞屑，可在躯干或四肢近端找到母斑，自觉轻度瘙痒，伴低热、咽痛、头痛、口干等，舌红，苔薄黄，脉浮数。治宜疏风清热，解毒消斑，选用消风散（《外科正宗》）加减。方中荆芥、防风、牛蒡子、蝉蜕共为君药，达到疏风透邪、消疹止痒之效；金银花、连翘、薄荷疏散风热，苦参清热燥湿，共为臣药；知母、大青叶清热泻火，生地黄清热养血，共为佐药；甘草解毒和中，调和诸药而为使药。本方特色为于外疏风，于内清热，于下燥湿。

临证加减：瘙痒剧烈者，加白鲜皮、地肤子、全蝎；头痛明显者，加白芷、藁本、川芎；有心烦者，加淡豆豉、栀子、淡竹叶；咽痛明显者，加北豆根、板蓝根、鱼腥草。

2.2 血热风盛，宜凉血祛风[4]

血分热盛，或情志化火，灼伤津液，加之外感风邪，久羁生热，积于肌肤。皮损颜色淡红、深红，集中在胸腹部，遇热或午后颜色更深，上覆较多鳞屑，瘙痒较为剧烈，伴心烦口渴、急躁易怒、小便短赤，舌红苔少，脉滑数。治宜凉血解毒，祛风止痒，选用凉血解毒汤（《中西医结合皮肤病学》）加减。方中以犀角地黄汤的水牛角、生地黄、赤芍、牡丹皮四味为君药，清热解毒，凉血散瘀；以知母、玄参、紫草、生槐花四味共为臣药，加强凉血解毒之功；大青叶、白花蛇舌草、山栀子清热解毒，防风、威灵仙解表祛风，苦参、土茯苓清热燥湿，共为佐药；甘草解毒和中，为使药。本方功效方如其名，对血热风盛证型的患者疗效显著。

临证加减：瘙痒剧烈者，加白鲜皮、地肤子、苦参、钩藤；心烦失眠者，加酸枣仁、黄连、淡竹叶、莲子心、生龙骨、生牡蛎；急躁易怒甚者，加川楝子、柴胡、黄连；皮损在腋窝、胁肋区者，加柴胡、青蒿。

2.3 血热夹湿，宜凉血除湿

饮食不节，损伤脾胃，致脾失健运，湿热内生，外感风邪夹湿，蕴结肌肤，病势缠绵难愈。病程较长，超过4周，仍有新皮损出现，皮损色红浸润，余部位可见淡红色、淡褐色或褐色皮损，上覆鳞屑，瘙痒明显，伴纳差、腹胀便溏、精神疲倦，舌红，苔薄腻，脉弦滑。治宜凉血解毒，除湿止痒，选用除湿胃苓汤（《医宗金鉴》）加减。方中以苍术、厚朴、茯苓、泽泻、猪苓五味，共为君药，燥湿利水，健脾和胃；重用丹参、生地黄、牡丹皮、赤芍、生槐花五味共为臣药，凉血活血，清肝泻火；重用土茯苓解毒，除湿，荆芥、防风、白鲜皮疏风止痒，茵陈蒿解热消肿，白花蛇舌草清热解毒，共为佐使。本方健运脾胃则湿邪除，凉血祛风则疹自消。

临证加减：纳差腹胀甚者，加生山楂、鸡内金、海金沙；疲倦乏力者，加生黄芪、党参、太子参；瘙痒剧烈者，加钩藤、全蝎、白鲜皮；皮损主要在下腹和大腿内侧加川牛膝、黄柏。

2.4　血虚风燥，宜养血润燥[5]

久病难愈，阴血耗伤，心神失养，风热燥盛，以致血枯，肌肤失养，搔之屑起。病程较长，迁延不愈，皮损色泽偏暗，呈淡褐至褐色，分布于下腹、腰部及大腿根部，上覆较多细碎鳞屑，瘙痒明显，伴口干咽燥、心烦失眠，舌淡红，苔少或无苔，脉细。治宜养血祛风，润燥止痒，选用当归饮子（《济生方》）加减。方中四物汤为君药，养血的同时，换熟地为生地，更可清热而不滋腻；防风解表祛风，生黄芪益气托毒，白蒺藜疏风解郁，何首乌滋阴养血，共为臣药，宜于血虚风燥，内蕴湿热者；川牛膝活血利湿，怀牛膝药效之高更被李时珍形容"滋补之功，如牛之力"，桃仁、红花活血祛瘀，石斛、南沙参养血滋阴，共为佐使。故凡各类皮肤疾患日久，正虚邪恋，均可考虑本方助正托邪之效。

临证加减：失眠较甚者，加首乌藤、珍珠母、煅龙骨、煅牡蛎；大便干燥者，加玄参、麦冬；瘙痒明显者，加苦参、钩藤、白鲜皮、地肤子。

3　临证治疗有心得，遣方用药讲方法

李元文教授在临床上治疗玫瑰糠疹时，不仅紧紧抓住其血热与风热两个基本病机，准确辨证论治，同时还很讲究用药的方法。针对病人的病情迥异，李元文教授很注重祛湿法、通络活血法以及镇静安神药物的灵活运用。

3.1　注重祛湿法的运用

风邪乃六淫邪气之首，百病之长，易夹湿而致；或因肝热伐脾，脾失健运，内生湿邪；或因饮食不节，喜食肥甘厚腻生冷之品，脾胃受损，运化乏力，痰湿内生。湿性黏滞，缠绵难愈，故对于病情迁延不愈，逾4周而不愈者，多属内有湿邪，只有清除湿邪才能让疾病得以恢复，应当酌情配伍清热燥湿、淡渗利湿或者清热利湿药，常用苦参、茵陈蒿、泽泻、土茯苓、生薏苡仁、茯苓皮、车前子、苍术等。

3.2　注重通络活血法的运用

风为阳邪，极易生热化燥，与血热相结，则煎灼津液，致营血浓缩成瘀；或伤阴耗气，推行血液无力，致血虚血瘀；或风邪夹湿阻于经络，致气滞血瘀；或因久病，络脉阻滞。只有化解瘀滞才有利于病情好转，而且血行有助于消散郁热，故在临床治疗中应酌情配伍通络活血药，常用鸡血藤、首乌藤、忍冬藤、红藤、红花、桃仁、威灵仙、当归、川芎等。

3.3　注重安神之品的运用

个别玫瑰糠疹患者夜间因瘙痒明显，影响睡眠，休息不佳，心情急躁，以致逾期延迟或病情加重，这一点在临床中常常没有得到医生的注意，若安神促进睡眠，既可以保持患者心情舒畅，也可以减少患者对皮疹的搔抓，有助于皮疹的康复，在临证中常配伍诸如合

欢皮、首乌藤、酸枣仁、煅珍珠母、煅龙骨、煅牡蛎等安神镇静药物，既有助于睡眠，又可止痒。

4　病案举隅

患者，女，31岁，初诊日期：2014年3月28日。主诉：躯干及四肢皮损逐渐增多3周，进食辛辣后加重1周。患者3周前外感风热后躯干及四肢近端出现散在红斑、脱屑，伴轻度瘙痒，夜间稍明显，至东方医院治疗。专科检查：躯干及四肢散在片状鲜红色至暗红色斑丘疹、斑片，边缘有领圈样薄屑，红斑的长轴与皮纹走行方向一致，大小不等的新旧皮损同时存在，皮损呈对称分布。刻下症见：皮损轻度瘙痒，口干口苦，伴心烦易怒，性急，纳可，眠欠佳，大便干，小便短赤，舌红，苔少，脉滑数。西医诊断：玫瑰糠疹。中医诊断：风热疮（血热风盛证）。治法：凉血解毒，祛风止痒。方药：水牛角20g，生地黄15g，赤芍15g，牡丹皮15g，知母10g，玄参10g，紫草30g，生槐花15g，大青叶15g，防风10g，苦参10g，土茯苓30g，威灵仙10g，白花蛇舌草30g，栀子10g，生甘草10g。7剂，水煎服，每天1剂，早晚饭后分服各1次。

二诊：红斑面积减小，脱屑减轻，皮损瘙痒缓解，仍夜较著，无明显心烦易怒，口干，纳可，眠欠佳，大便可，小便黄，舌略红，苔薄，脉滑数。继以上方去苦参、生槐花、栀子、防风，加连翘10g，芦根15g。7剂，水煎服，每天1剂，早晚饭后分服各1次。

三诊：躯干红斑消失，皮损无明显脱屑，无明显瘙痒，口干缓解，纳寐尚可，二便可。舌淡红，苔薄腻，脉滑。于上方去芦根，加首乌藤15g，生薏苡仁30g，茯苓皮30g。7剂，水煎服，每天1剂，早晚饭后分服。

后电话随访，皮损消失，无明显瘙痒，至今未复发。

按：患者躯干及四肢近端出现散在红斑、脱屑，伴轻度瘙痒，西医诊断为"玫瑰糠疹"，属于中医"风热疮"范畴。患者平素性情急躁，气机壅滞，郁久化火，致心火亢盛，又因心主血脉，故致热伏营血，加之外感风热，血热、风热相搏于肌肤，内外二因合邪为病；蕴于血分，血热生风而发，故见泛发片状红斑、丘疹，边界清楚；内火扰心，故见心烦、眠欠佳；热伤津液，故见口渴便干，小便短赤。风盛则瘙痒不适。舌红、苔少、脉滑数为血热风盛之证。初诊方中应用水牛角、生地黄、赤芍、牡丹皮、紫草等清热凉血之品[6]，玄参、知母等化斑解毒，大青叶、白花蛇舌草等清热解毒，配以威灵仙、防风、苦参等祛风通络止痒。诸药合用，共奏凉血解毒、祛风止痒之功。二诊时红斑减小，脱屑减轻，瘙痒缓解，无口苦口干，故去清热之品的苦参、栀子、生槐花及祛风之防风，加连翘以清热解毒兼以发表，使邪气由表而解，加芦根清热生津。三诊时红斑消失，皮损脱屑情况进一步好转，无口干，去芦根，加首乌藤清热通络，生薏苡仁、茯苓皮健脾祛湿，巩固疗效。

5　讨论

纵览文献资料，对于本病的研究西医多集中在病因机制方面，多认为与感染、过敏、遗传因素以及免疫因素等有关。目前研究发现本病与感染（尤其是病毒性感染）后导致细胞免疫和（或）体液免疫失衡有关。研究表明，患者血清中白细胞介素（interleukin，IL）-4水平较正常对照显著降低，血清中IL-12较正常对照显著增高，说明玫瑰糠疹患者体内上调辅助性T细胞（helper T cell，Th）1亚群的细胞因子处于优势表达，2亚群则处于劣势表达状态，机体有可能处于抗病毒激活状态。也有研究发现患者血清白三烯 B4（Leukot-rieneB4，LTB4）水平升高，LTB4 作为 I 型变态反应迟发相所释放的最经典的炎症介质，提示 I 型变态反应可能参与发病过程。皮损中 5 - 羟色胺的过度表达，使皮肤毛细血管扩张，通透性增高，引起皮肤红斑等炎症反应。皮损中 IL - 1β 的过度表达，从而增强白细胞与内皮细胞的黏附作用，促进炎细胞渗出与迁移，激活炎细胞，与其他因素共同造成了机体免疫损伤。

中医对于本病研究主要集中在辨证论治方面，治法以内治为主，外治为辅。

多数学者以风热、血热、血燥三型为主，治法则以疏风、清热、凉血、润燥为主；部分学者应用温病的卫气营血进行本病的辨证论治，初期疏风清热，中期凉血散血，后期顾护阴液；少数学者应用斑疹辨证法，根据斑疹的色泽、形态、分布和部位进行病情轻重和顺逆判定。陆子贤在《六因条辨》中说："斑为阳明热毒，疹为太阴风热。"阳明热盛，迫血外溢而成斑，邪重于血分；太阴气分邪热波及营分而发于血络而成疹，邪生于气分。初期疏风散邪，中后期凉血消斑。然而对于祛湿、通络、安神的应用研究较少，李元文教授的治疗经验亦是本病辨证论治体系的补充。

此外，李元文教授在本病治疗中提出一些注意事项：重视辨斑疹和辨证型结合，以斑疹为主症，中医证候为次症，若遇到虚实夹杂的患者，斑疹辨证为实，证候辨证为虚，则不拘泥于主次，可以证候为主，斑疹为次；凉血清热注意适度，不可过用寒凉药物，因本病本身遗留色素沉着，寒性凝滞，可使邪冰伏于内，致寒凝血瘀，加重色素沉着；本病根源于内，皮损显于外，治疗时可内外合治，如中药外洗、外抹等。

参考文献

[1]　薛伟杰，郭晨晖. 玫瑰糠疹治疗效果分析 [J]. 中国社区医师，2014，30（3）：81，84.
[2]　周宝宽. 审证求因治疗玫瑰糠疹 [J]. 辽宁中医药大学学报，2012，14（2）：16-17.
[3]　丁贺山. 中医药辨证治疗玫瑰糠疹的临床应用 [J]. 中国医药指南，2011，9（21）：332.
[4]　李长江. 自拟清热凉血清斑汤治疗风热蕴肤型玫瑰糠疹疗效观察 [J]. 北京中医药，2013，32（5）：375-376.
[5]　舒友廉，刘培红. 槐花凉血汤治疗玫瑰糠疹临床观察 [J]. 中国中医药信息杂志，2009，16（2）：63.
[6]　刘军. 紫草煎治疗玫瑰糠疹 56 例 [J]. 皮肤病与性病，2006，28（14）：28.

李元文教授治疗硬皮病经验

硬皮病是指局限性或弥漫性皮肤及内脏器官结缔组织的纤维化或硬化，最后发生萎缩为特点的疾病[1]。其病因及发病机制尚不明确，有研究表明可能与遗传、环境因素、血管损伤、免疫异常、胶原纤维增生及纤维化等多因素有关。本病一般分为系统性硬皮病和局限性硬皮病两型，前者以局部皮肤发硬及关节酸痛为主，后者可累及皮肤及内脏，特别是

姜颖娟　付蓉　李元文　孙占学　杨碧莲　张丰川（北京中医药大学东方医院皮肤科）

胃肠道、肺、肾、心、骨骼肌等，引起相应脏器的功能不全，如肺间质纤维性变、吞咽困难、胃肠道反流等，且目前无特效治疗方法，属皮肤科难治疾病。

李元文教授是北京中医药大学东方医院皮肤科学科带头人，从事皮肤病性病的临床、科研、教学工作三十余年，在治疗皮肤病、性病方面积累了非常丰富的临床经验。现将其治疗硬皮病的临床经验总结如下。

1 肺脾肾三脏亏虚，寒湿凝滞、络脉瘀阻为其病机特点

中医学认为硬皮病属"痹证"的范畴。《素问·痹论》云"风寒湿三气杂至合而为痹也""不与风寒湿气合故不为痹"以及"所谓痹者，各以其时重感于风寒湿之气也"。《类经》云："痹者，闭也，风寒湿三气杂至，则壅闭经络，气血不行而为痹。"《素问·痹论》云："痹在于骨则重，在于脉则血凝而不流，在于筋则屈不伸，在于肉则不仁，在皮则寒。"风、寒、湿三邪与硬皮病的发病密不可分。《诸病源候论》曰："风湿痹状，或皮中顽厚，或肌肉酸痛。……由气血虚外受风湿而成此病，久不瘥，入于经络，搏于阳经，亦变全身手足不遂。"

现代医家根据个人经验，就硬皮病的病因病机亦提出了诸多观点。秦万章教授将其病机概括为寒凝肌腠，气血瘀滞，久则耗伤气血，脏腑失调[2]；范永升教授认为本病的病机特点为虚、瘀、寒，阳虚寒凝，肺脾不足，络脉痹阻，终致皮肤失养[3]；宋欣伟教授在对硬皮病病因病机的认识中重视阳虚寒盛，认为阳虚可生内寒，亦可感外寒，最终出现寒凝经脉，气血不通，皮肤脉络失养而致病[4]；周平安教授认为本病以阳虚为本，风寒湿外袭、痰瘀互结、阻滞经络、气血不行为标，阳虚寒凝、痰瘀互结、血脉不通为硬皮病的主要病因病机[5]；张怀亮教授认为气滞血瘀是该病的主要病机，因外邪阻滞或者脏腑功能失调导致气机不畅，失去其推动、温煦及防御的作用，进而影响气血的流通和濡润，则会引起脏腑官窍、肌肤、筋脉失养，气血不畅，久之成瘀，气滞痰凝、痰瘀互结而生本病[6]；艾儒棣教授认为硬皮病病位在肺，其本在肾，瘀毒为标，因体虚感邪，瘀毒阻络而发[7]。

李元文教授认为硬皮病为本虚标实之证，本虚体现在肺脾肾三脏。肺主皮毛，朝百脉，布散气血精微；肾脏总司一身之阳气，能温煦脏腑；脾脏为后天之本，可将水谷精微输布于全身。因禀赋不足，或后天失养，或因情志等因素导致脾肾受损，使卫外不固，腠理不密，复受风寒湿之邪乘虚侵袭，客于经脉，气血运行不畅，瘀血内生，使脉络痹阻不通。寒气凝滞，聚湿成痰，阻于皮肤，皮肤肌肉四肢失于濡养，而出现皮肤肿块，肌肤麻木不仁等硬皮病的表现。若不及时救治，病情迁延，外邪入里，循经入脏，进一步造成脏腑功能失调，发为脏腑之痹。肺主皮毛，主气，主治节，肺气功能失司，则可表现为皮肤干燥、感觉异常，伴有咳嗽气短等；脾主肌肉、四肢，运化水谷精微，脾虚失于健运，四肢肌肉失于濡养，则表现为吞咽困难，舌体萎缩，四肢肌肉疼痛、无力等；肝藏血，主筋，主疏泄，肝血亏虚，则筋骨失于濡养，表现为关节活动受限等；肾主骨生髓，肾阳亏虚，则形寒肢冷，腰膝酸软；心主血脉，心失所养则失眠多梦，心悸胸痛。此时病情反复，迁延难愈。总结本病的病机为本虚标实，本虚为肺脾肾三脏之虚，标实体现为寒湿凝滞、络脉瘀阻。

2 紧扣病机，分期施治

李元文教授根据本病本虚标实的病机特点以及疾病三期（水肿期、硬化期、萎缩期）的不同表现，提出总的治疗原则为宣肺、温补脾肾治其本，活血通络软坚、祛风除湿散寒治其标。

水肿期：表现为皮肤光亮、肿胀，颜色苍白或淡黄，皮温偏低，出汗减少，伴形寒肢冷，易感外邪，持续数周至数月。多因肺卫虚弱，寒邪阻滞肌肤所致，治疗宜宣肺益气固表，温阳散寒通络。药常用麻黄、桂枝、黄芪、桔梗、当归、川芎、党参、陈皮、徐长卿、五味子、葛根、羌活、独活等。

硬化期：表现为皮肤增厚变硬，色素沉着或色素减退，毛发稀少，皮肤不易捏起，手指、手背发亮紧绷，表面可有蜡样光泽，不出汗。面部表情固定，唇变薄，张口困难，鼻翼缩小，手指变细，手指末节变尖，指端活动受限等，伴有大便溏稀，腰背酸痛，形寒肢冷，面色㿠白等。多因脾肾阳虚，寒湿痹阻经络所致，治疗应健脾补肾，温经通络。药常用黄芪、杜仲、菟丝子、枸杞子、肉桂、附子、肉苁蓉、秦艽、川芎、白术、茯苓、丹参、鸡血藤、海风藤等。

萎缩期：表现为皮肤萎缩变薄，僵如皮革，紧贴于骨，有时皮下组织及肌肉亦可发生萎缩及硬化，皮纹消失，毛发脱落等，伴气短懒言，乏力嗜睡等。此时多因气虚血瘀，脉络阻塞不通，故治疗以益气固本，活血通络为主。药常用党参、熟地黄、白芍、川芎、黄芪、白术、莪术、三棱、乳香、鸡血藤、独活、桑寄生、鬼箭羽、丝瓜络、秦艽等。

3　证治特点

3.1　益气

李教授在治疗硬皮病的过程中多用补气药物，气属阳，补气即有温阳之效。同时，本病多有血瘀之象，因"气为血之帅""气行则血行"，在治疗中多加补气药物亦可促进血行。且硬皮病患者多有气血亏虚，卫外不固，病程日久更易耗伤气血，正气不足则无力达邪外出，使疾病缠绵不愈，所以李教授常用黄芪、太子参、白术等补益正气，使正气得复，邪气得出。

李教授认为肺与硬皮病关系密切，"肺主皮毛"，"肺主一身之气"，肺之气阴不虚，才能"宣五谷味，熏肤，充身，泽毛，若雾露之溉"，肺气虚则卫外不固，皮毛失养，皮肤干硬萎缩。李教授在临证过程中重视补肺气，另外还加入少量麻黄、桂枝、细辛、杏仁、葛根等药物宣肺通窍，使肺输布的脾胃精微充分到达肌肤，使皮肤得以荣养。

3.2　温阳

李教授认为硬皮病发病的根本在于脾肾阳虚，肾为先天之本，脾为后天之本，其阳气虚弱，气血经脉脏腑失于温煦，活动功能减弱，复受外邪侵扰，而使经脉痹阻、气血瘀滞，肌肤失养而变硬、萎缩。所以治疗上多用温补脾肾之药物，常用白术、茯苓、党参、山药、熟地黄、杜仲、牛膝、肉桂、菟丝子等。

3.3　化瘀

李教授认为瘀血内生使经络痹阻、肌肤失养，血瘀在硬皮病的发生、发展过程中起着至关重要的作用，在温阳散寒的基础上使用行气活血化瘀软坚之品，有助于气血流通，血液的正常运行使阳达四末，有利于皮肤软化，所以活血化瘀应贯穿本病治疗的始终，所谓"瘀去则脉络通，脉络通则气血行，气血行则肌肉得养、皮肤得荣"。现代药理研究表明，活血化瘀的中药如当归、丹参、茜草等对皮肤成纤维细胞合成胶原有明显的抑制作用[8]。根据瘀的轻重不同，用药亦有侧重，瘀象不明显者，用当归、鸡血藤等养血活血；瘀象显著者，用桃仁、红花、川芎等活血化瘀；瘀象更甚者，用莪术、三棱、地龙、水蛭等破血逐瘀。

3.4　通络

李元文教授认为皮肤病与络脉关联密切，病络是很多皮肤病的病理基础，也是很多皮肤病发展的中晚期阶段的特征性改变，从络治疗顽固性皮肤病以通为用，包括祛风除湿通络、活血化瘀通络、温阳散寒通络、清热凉血解毒通络等。

李元文教授应用通络法治疗硬皮病常加入藤类药物，《本草便读》云："凡藤蔓之属，皆可通经入络，盖藤者缠绕蔓延，犹如网络，纵横交错，无所不至，其形如络脉。"如鸡血藤可补血活血通络，可用于伴有皮肤萎黄、月经不调、面色无华等气虚血瘀者；青风藤、海风藤可祛风湿，通经络，可用于寒湿凝滞者；络石藤祛风除湿，解毒通络，可用于湿热痹阻证，见筋脉拘急、喉痹、腰膝酸痛等；首乌藤养心安神，祛风通络，可用于伴失眠、劳伤、血虚身痛等气血亏虚之证；雷公藤可祛风除湿，解毒通络，现代药理研究表明其具有免疫调节的作用，可抑制胶原纤维的致敏反应。

4　典型案例

患者，女，39 岁，2015 年 6 月 8 日就诊。主诉：背部皮肤肿胀变硬 1 年。患者 1 年前无明显诱因背部左侧皮肤发红、肿胀，未在意，皮疹范围逐渐扩大，局部变硬，无明显自觉症状。患者倦怠乏力，畏寒肢冷，腰膝酸软，月经量少，小便调，大便溏，舌淡黯，苔薄白，脉沉细。查体：背部左侧近胁肋部可见范围约 8cm × 10cm 的淡红色水肿性斑片，中央呈淡黄色，边缘有轻度紫红色晕，表皮轻度萎缩，触之较硬。诊断：局限性硬皮病（脾肾阳虚，脉络瘀阻）。治法：健脾补肾，化瘀通络。处方：生黄芪 30g，川芎 20g，当归 10g，杜仲 10g，狗脊 10g，补骨脂 20g，枸杞子 10g，白术 10g，陈皮 10g，白扁豆 30g，地龙 10g，红花 10g，牛膝 10g，益母草 30g，木瓜 10g，鸡血藤 15g，白花蛇舌草 15g，虎杖 15g，水煎服。

二诊：上方服用 2 周，皮肤肿胀较前缓解，周围红晕消退，上方去白花蛇舌草、虎杖。

三诊：上方服用 2 周，皮损较前变软，范围缩小，乏力肢冷，腰膝酸软，月经量少等症状均较前明显改善，上方加红藤 15g，鸡血藤 15g，穿山甲 10g。

四诊：上方再服 2 周，皮损进一步变软，范围缩小，诸症均明显好转，上方去益母草、地龙，再服 4 周。之后患者每 30 天复诊 1 次，共服药半年，疾病逐渐痊愈。

按：本病属中医"皮痹"范畴，其临床以皮肤局限性肿胀、硬化为特征。本案中，患者素体脾肾阳虚，腠理不密，卫外不固，风寒湿邪侵袭，凝结于腠理，使经络痹阻，气血运行不畅而发病。治疗当标本兼顾，以健脾补肾扶其根本，辅以活血化瘀通络之品助气血流通，使阳气通达四末，助皮肤变软。方中生黄芪、白术、白扁豆健脾益气；川芎理气活血；当归养血活血；益母草活血调经；杜仲、狗脊、补骨脂、枸杞子温阳补肾；红花、地龙、鸡血藤活血通络；木瓜化湿通络；白花蛇舌草、虎杖清热解毒；陈皮理气燥湿，防药物滋腻。复诊皮肤红肿减轻，故去清热解毒药物，加红藤、鸡血藤、穿山甲加强通络之力，病情逐渐好转痊愈。

参考文献

[1]　赵辨. 中国临床皮肤病学 [M]. 南京：江苏科学技术出版社，2001：672-679.

［2］　范斌，迮侃，李斌，等. 秦万章治疗硬皮病经验［J］. 中医杂志，2013，54（8）：707-708.
［3］　吴德鸿，李正富，范永升. 范永升教授治疗硬皮病经验［J］. 中华中医药杂志，2015，（6）：1990-1992.
［4］　陶茂灿，关天容，曹毅，等. 宋欣伟教授治疗硬皮病的临床经验［J］. 中华中医药杂志，2015，（7）：2389-2392.
［5］　李颖，周平安. 周平安教授治疗硬皮病经验浅析［J］. 新中医，2012，44（3）：154-156.
［6］　杨克勤. 张怀亮教授治疗硬皮病经验［J］. 中医研究，2013，26（7）：55-56.
［7］　张霞，李艳，谢西梅，等. 艾儒棣教授治疗硬皮病经验［J］. 四川中医，2011，（3）：12-13.
［8］　朱鹭冰，李明. 活血化瘀中药对系统性硬皮病患者皮肤成纤维细胞胶原合成的影响［J］. 中国中西医结合皮肤性病学杂志，2004，3（4）：205-207.

段行武教授"辨病论治"寻常型银屑病用药特点分析

　　银屑病是一种常见的慢性红斑鳞屑性皮肤病，常反复发作，病程迁延，中医有"白疕""松皮癣""干癣"等名称。段行武教授是北京中医药大学东直门医院的皮肤科主任、博士生导师，主要研究方向为银屑病的临床及实验研究，在中医治疗寻常型银屑病方面具有丰富的经验，用药精准，疗效显著，颇受患者及同行的信赖和认可。他认为"辨病论治"是精准用药的必要条件，是提高临床疗效的关键因素之一。

　　本文从"辨病论治"角度出发，以"用药频率"为依据，对门诊 177 例方药进行整理，提炼和总结出段教授治疗本病的 15 种主要药物及药对，并通过对这些药物性味功效、入气入血特点的分析，初步总结了段教授"辨病论治"寻常型银屑病的用药特点，现介绍如下。

1　寻常型银屑病用药频率统计

　　本文收集了 2015 年 10 月、11 月间段教授于门诊治疗的 177 例寻常型银屑病患者的中药方，对所涉及的大约 126 种中药按照药物出现频率进行了归纳，结果如下：用药频次最高的是丹参（148 次，83.6%），其次是鬼箭羽（131 次，74.0%）、生槐花（119 次，67.2%）、黄芩（110 次，62.1%）；按用药频率高低进行排序，频率在 50.3% ~57.1% 的药物依次是土茯苓、莪术、茜草、生地黄、紫草；用药频率在 31.6% ~45.2% 的药物依次是白芍、生甘草、牡丹皮、忍冬藤、半枝莲、玄参。以上 15 味药仅占总药物种类的 11.9%，说明段教授在治疗寻常型银屑病方面确实存在"主病主药"的制方思想，针对该病的核心病机进行治疗。

2　从血论治为特色

　　段教授认为寻常型银屑病无论何种证型，病情如何发展，"从血分论治"应贯穿于银屑病治疗的始终，根据疾病不同阶段，以凉血、活血、补血为主要基本法则。以上 15 味药中，入血分的药有 9 味，分别为丹参、生槐花、莪术、茜草、生地黄、紫草、白芍、牡丹皮、玄参。其中生地黄、牡丹皮、玄参、紫草为清热凉血药；丹参、莪术为活血祛瘀

王丽新　钟牧晴　李凌　马卉　李建红（北京中医药大学东直门医院皮肤科）

药；茜草、生槐花为凉血止血药；白芍为凉血、补血柔肝药。

2.1　清热凉血法的应用

段教授认为血热是寻常型银屑病发病的关键因素，并且与疾病的转归、预后关系密切。在疾病初期及时给予清热凉血药可"直取其害"，防止病情恶化，缩短病情，减轻症状。

生槐花苦寒，入肝、大肠经，长于清肝泻火、清热凉血止血，多用于肝热目赤、头痛眩晕及各种出血证。根据"肺主皮毛""肺与大肠相表里"理论，段教授针对银屑病血热证确立"泻大肠以清肺金"的治疗方法，以生槐花为主药，通过清大肠血热给邪以出路，引邪从大肠而解。段教授认为生槐花质地较轻，又专入血分，既可以作为引经药，使其他药物的功效直达病所，本身又有清热凉血作用，可协同增强其他药物的清热凉血作用，所以在治疗血热内蕴型银屑病方面运用较多。在本次统计中，生槐花是段教授治疗银屑病的第三个常用药。现代研究也发现，生槐花能减少毛细血管通透性及脆性，对改善皮肤循环、促进银屑病皮损的营养供应起到良好作用[1]。

"紫草+茜草"（紫草15g，茜草10g）为段教授清热凉血、止血常用药对，二者同时出现的频次为70次（39.5%）。紫草性寒，凉血活血，解毒透疹，用于麻疹、热病斑疹，是治疗血热毒盛之银屑病的常用药物。茜草性寒入血分，一方面可增强紫草的清热凉血止血作用，又能祛瘀而不留瘀。段教授认为二者质地轻浮，善走肌表，善祛肌表之邪，又能直入血分，是治疗银屑病血热内蕴型的理想药对，以"皮疹颜色鲜红"为主要皮损特点。

"生地黄+白芍+牡丹皮"（生地黄20g或30g，白芍20g，牡丹皮10g）为段教授常用的清热凉血、活血补血药对，本次统计发现此三种药同时使用的频次为35次（19.8%）。生地黄甘寒，既清热凉血，又养阴生津；白芍性凉，养血敛阴，柔肝平肝；牡丹皮苦寒，清热凉血，又兼活血散瘀。三药合用，常用来治疗寻常型银屑病血热证后期，阴血津液耗损，虚热不除，皮损干燥又内有瘀血的证候。另外，"生地黄+白芍"（20次，11.3%）相伍，清中有补，是凉血补血法的代表药对；"生地黄+牡丹皮"（10次，5.6%）同用，凉血而不留瘀，是凉血活血法的代表药对，体现了段教授严谨的制方精神和精准用药艺术。

2.2　活血化瘀法常用药物及药对

丹参为段教授治疗银屑病的最常用药物，本次统计中丹参的用药频次最多。丹参性凉，入心、肝经，既可活血祛瘀、凉血消肿，又可补血安神、清心除烦，古人常以"一味丹参，功同四物"来形容丹参的多种功效。现代药理也证实丹参具有抑制凝血、扩张血管、消炎抗菌及抑制中枢神经系统等作用[2]。段教授擅用丹参用意深刻，取其"增效减毒"之意：其一，丹参活血、凉血、补血，是针对寻常型银屑病核心病机治疗的核心药物，对银屑病的各个阶段都有重要治疗作用；其二，本病病程较长，反复发作，服药周期较长，因此必须重视对患者肝肾功能的保护，而丹参既可增加肝脏血流量，改善肝内循环，起到保护肝损伤细胞、抗肝纤维化的作用，又有较好的抗缺血性肾损伤、防治肾炎、肾衰竭的作用[3]，有效拮抗药物不良反应。

在配伍方面，段教授常用"丹参+莪术"（丹参15g，莪术15g）增强活血化瘀的效果，治疗气滞血瘀型寻常型银屑病，以皮疹斑块肥厚、颜色紫黯为主要皮损特点。本次统计中，"丹参+莪术"同时出现的频率为96次（54.2%），为段教授第1个最常用的药对。

莪术味辛性温，善于温通，破血力强，能够破血祛瘀，行气解郁，推动瘀滞之血液的运行。段教授认为，莪术虽然功可破血，但药性和缓，安全性高，不会引起破血过度而导致出血，而临床观察也证明了这一点。张锡纯在《医学衷中参西录》中也说到"莪术性近和平，而以治女子瘀血，虽坚如铁石亦能徐徐消除，而猛烈开破之品转不能建此奇功，此……莪术独具之良能也。"

"丹参 + 玄参"（丹参 15g，玄参 20g）是段教授以水克火理论在寻常型银屑病中的具体应用。玄参苦寒，凉血解毒，养阴生津，既可清实热，又可养阴清虚热。段教授认为银屑病各个阶段都存在热盛（实热、虚热）的表现，通过滋阴以清热，"水多火自灭"。此两种药物相伍，丹参以活血为主，玄参以凉血生津为务，标本兼治，清中有补。"丹参 + 玄参"同时出现的频率为 46 次（26.0%）。

3　重用清热解毒祛湿药，以求气血同治

3.1　土茯苓的配伍意义

段教授认为，寻常型银屑病反复发作，常易继发关节病型银屑病，导致以手、腕、足等小关节为主的红肿疼痛、变形及功能障碍（残废性关节炎），对人体危害较大，所以在治病时应加入通利关节药物，做到既病防变。土茯苓是段教授治疗寻常型银屑病第五个常用药，考虑其既可"通利关节"，又有护胃作用，可防止他药对胃肠的刺激作用。土茯苓甘、淡、平，具有解毒利湿、凉血解毒、祛风止痛、通利关节的功效。《本草纲目》言此药能"健脾胃，强筋骨，祛风湿，利关节，治拘挛骨痛、恶疮痈肿"。现代研究证实土茯苓能治疗痛风性关节炎，同时具有保护肝损伤、胃黏膜的作用[4]。而段教授擅于中西汇通，将现代药理研究运用于施药之中，颇具典范，这是其用药精准、一药多效、量少而精、全面兼顾的重要思路。

"土茯苓 + 忍冬藤"（土茯苓 20g，忍冬藤 20g）为段教授治疗和预防关节型银屑病以及寻常型银屑病发于四肢的常用药对，二者同时出现的频次为 35 次（19.8%）。忍冬藤活血通经络，善走肢节，能清经络之中的风湿热邪而止疼痛，用于风湿热痹。二药同用可视为引经药的组合，起到通利关节、药布四肢、药达病所的作用。

"生槐花 + 土茯苓"（生槐花 15g，土茯苓 20g）是段教授第二个最常用药对，共用频次达 89 次（50.3%）。可见段教授在寻常型银屑病的各阶段，都十分重视气血同治，在银屑病初期血热证阶段，根据"入营尤可透热转气"理论，气血两清可阻断病情，直折火势；当银屑病发展至血瘀证、血燥证阶段，二药合用又可防止本病发展为关节炎型银屑病。

3.2　"板蓝根 + 半枝莲"的配伍意义

段教授认为，上呼吸道感染、扁桃体炎常是诱发寻常型银屑病的首要因素，临床上相当一部分银屑病病人存在咽部扁桃体红肿、胀大的情况，而银屑病的复发或加重与上呼吸道感染有密切关系，所以段教授十分重视对咽喉疾病的治疗。"板蓝根 + 半枝莲"（半枝莲 30g，板蓝根 15g）为段教授清热解毒、防治扁桃体炎的有效药对，二者同用的频次为 12 次（6.8%）。半枝莲苦寒，功能清热解毒利湿，凉血散瘀消肿，治疗热毒痈肿、咽喉疼痛、肺痈、肠痈等疾病。板蓝根清热解毒，凉血利咽，主治热毒炽盛之头痛、咽喉痛、发斑疹。二药功效相似，起到协同增效的作用。

3.3　黄芩气血同调法

黄芩有清热燥湿、凉血安胎、解毒的功效，主治温热病、上呼吸道感染、肺热咳嗽、

咳血、高血压、痈肿疔疮等症。段教授认为，黄芩善清部位在上、在外之邪气，能同时清泻气分、血分热邪，符合银屑病气血同调的治疗思想，为治疗银屑病的第四个常用药。研究发现黄芩素和黄芩苷具有抗菌抗病毒、解热、镇痛、抗炎、保护心脑血管及神经元、保肝等作用[5]，而"保护心脑血管及神经元""保肝"作用也是段教授治疗银屑病时比较注重的。

4　银屑病专用药

鬼箭羽归肝经，苦而不燥，寒而不凉，性峻而不猛，猛而不烈，善于活血通经，专散恶血，可破血通经，解毒消肿，散瘀止痛，为段教授治疗银屑病的第二个常用药，因其功效多，可在血热证、血瘀证、血燥证、阳虚毒蕴证等不同阶段运用，可谓是治疗寻常型银屑病的专用药。研究表明，鬼箭羽具有调血脂、降血糖、抗过敏、调免疫作用[6]，可治疗类风湿性关节炎、IgA肾病、慢性肾炎等多种疾病[7]。段教授善用鬼箭羽，取其药性缓和，既可破血通经，又可调免疫之效。

"鬼箭羽 + 半枝莲"（鬼箭羽15g，半枝莲30g）是段教授治疗银屑病常用的药对（40次，22.6%），取其"散瘀解毒"之效，常用于治疗气血瘀滞型、阳虚毒蕴型银屑病，皮损表现为"斑块肥厚、颜色黯红"或"斑块黯淡、经久不消"。段教授认为随着银屑病病程的发展，皮肤瘀阻的现象会明显加重，皮肤脉络痹阻不通，痰瘀互阻，不得外散，造成皮肤斑块肥厚。二药同用，共奏散瘀消肿之效。

5　厚积薄发谈用药艺术

其一，小剂量用药。段教授一贯注重通过药物之间的协同作用来增强疗效，而不主张大剂量用药，这样既可通过药物之间的协同作用增强疗效，减少药物的不良反应，又可减轻肠胃负担，提高患者对药物的耐受程度，常以15g为用药剂量。其二，药味数力求少而精。在选择一种药物时往往从多方面加以考虑，"一药多效"，充分运用每种药物的多种功效，达到既可治疗主病主症，又可兼顾兼夹症的目的。如丹参同时具有纠正失眠、保护胃黏膜、治疗胃溃疡[8]的功能，而土茯苓对胃黏膜也有保护作用[4]。段教授在用药时常全面衡量，力求将药味数控制在15味以内。其三，保肝护肾不能忘。段教授中西汇通，临证选药时常结合现代药理研究结果，避免使用对肝肾功能有影响的药物，而尽量选择保肝护肾之药，如丹参[3]、土茯苓[4]、鬼箭羽[7]、黄芩[5]等药。其四，力求个体化治疗。段教授十分注重根据患者的不同体质状况进行调理，坚持治病"以人为中心，以病为主导"，增强临床综合疗效，很大程度上提升了患者的疗效满意度，与现代医疗模式不谋而合。

6　讨论

中医自古以来就重视辨病与方药的对应关系，如《五十二病方》记载了包括内、外、妇、儿、五官等52种疾病，基本上以病论治。张仲景《金匮要略》则以专病成篇，其所指"辨某某病脉证治"乃体现专病专方思想，如百合病主以百合剂，黄疸病以茵陈剂，蛔厥用乌梅丸，肠痈用大黄牡丹皮汤或薏苡附子败酱散等。可见，"辨病论治"历来是中医治疗疾病的重要理论之一。

然而，现代中医界普遍重视推崇"辨证论治"，而忽略"辨病论治"的重要性，这无疑是片面的。岳美中先生是中国近现代著名的中医药专家，他主张中医治病必须专病专方与辨证论治相结合的学术思想，指出"对于确实有效的专方必须引起高度的重视"。当代著名中医体质学专家王琦教授认为，"专病专方"是对该具体疾病全过程的特点（病因、病机、主要临床表现）与规律（演变趋势、转归、预后等）所做的病理概括与抽象，是抓住核心病机进行的论治[9]，其所著的《王琦方药应用31论》中"用方9论"突破传统的辨证立法、以法统方的主流格局架构了"主病主方"的制方模式，并提出"辨证用方，专病专方，无需形同水火"的观点[10]。同时，不少现代学者也通过文献、临床及实验研究，研制出许多十分有效的专方专药，如消瘰丸治淋巴结核长期不愈之证，强肝汤治疗慢性肝炎，青蒿素治疗疟疾，加味活络效灵丹治疗宫外孕，雷公藤治疗类风湿病等，无不彰显出"辨病论治""专病专方"的良好疗效。因此，"辨病论治"作为一种重要的临证思维，必须引起中医工作者的高度重视。

寻常型银屑病是皮肤科常见的慢性复发性炎症性皮肤病，典型皮损为鲜红色皮疹，刮去鳞屑后可见筛状出血点（红斑鳞屑性皮肤病）。血热毒盛是本病发病的首要证型，在疾病发展的不同阶段，可表现为斑块肥厚、颜色紫黯、经久不退的血瘀证，也可表现为皮疹较薄、颜色淡红、鳞屑干燥、层层脱落、瘙痒明显的血燥证。可见，血分证贯穿于寻常型银屑病的全过程，是本病的核心病机，因而现代中医多"从血分立论"来论治本病。本次统计发现，段教授常用的15种药中有9种属于血分药，并通过这9种药物之间的配伍，或偏于清热凉血，或偏于活血化瘀，或偏于养血润燥；而本病专用药物鬼箭羽，也多是从其能"入血分""破陈血"的功效出发，应用于本病的各个阶段；其余5种主要药物如黄芩、土茯苓、板蓝根、半枝莲、生甘草，多是从清热解毒除湿角度治疗本病，既可防止上呼吸道感染、扁桃体炎等引发本病，消除诱因，又可防止本病累及关节部位，提高生命质量。可见，段教授常用的15种中药是紧紧围绕本病的核心病机进行的论治，"防、治结合，及时截断"，体现了段教授"专病专方"治疗寻常型银屑病的制方思想。

本次统计的126种中药中，用药频率在10%以下的药物达94种之多，如当归、炒栀子、藿香、鸡内金、蝉蜕、佩兰、炒苍术等，占总药物种类的74.6%，其中用药仅1次的药物达37种，如姜半夏、灯心草、黄精、桑螵蛸、黄芪、石菖蒲等，占总药物种类的29.4%。可见段教授治疗寻常型银屑病时，擅于针对不同个体的兼夹证候进行论治，辨证准确，用药灵活，全面兼顾，主次分明，体现了"专病专方"与"辨证论治"的完美结合。

需要特别说明的是，"辨病论治"与"辨证论治"本为异曲同源，不可截然分开，在临床上具有同等重要的作用，只有二者有机结合，才能做到既精准用药，又灵活施治。而本文仅从"辨病论治"角度，对段教授的用药艺术进行浅析，旨在引起同行学者对"辨病论治"的重视。同时，笔者认为"辨病论治"在近几年又被赋予了新的意义——"辨病论治、专病专方"是发展"精准中医"重要的环节，这一古老而全新的命题值得广大同行深入研究。

参考文献

[1] 李惠，原桂东，金亚宏，等. 槐花饮片及其提取物止血作用的实验研究 [J]. 中国中西医结合杂志，2004，24（11）：1007-1009.

[2] 肖志华. 丹参的临床应用 [J]. 中外医学研究，2012，36（10）：154-155.

[3] 索建兰，王东梅. 丹参的临床应用 [C] //中草药及天然产物资源开发与保护相关技术研讨会，2009：27-35.

[4] 王建平，张海燕，傅旭春. 土茯苓的化学成分和药理作用研究进展 [J]. 海峡药学，2013，25（1）：42-44.

［5］　辛文妤，宋俊科，何国荣，等．黄芩素和黄芩苷的药理作用及机制研究进展［J］．中国新药杂志，2013，（6）：647-653，659．

［6］　田永明，杨洪涛．中药鬼箭羽的现代研究进展［J］．吉林中医药，2010，30（10）：906-908．

［7］　张丽芬，赵进喜．中药鬼箭羽研究近况［J］．中国中药杂志，2005，30（24）：1895-1898．

［8］　张向荣，潘卫三，胡军．丹参对消化性溃疡的研究概况［J］．中草药，2000，31（8）：91-93．

［9］　王琦．学习岳美中老师"专病专方与辨证论治相结合"学术思想［J］．中国中西医结合杂志，2012，32（7）：875-876．

［10］　王琦．王琦方药应用31论（王琦医书十八种）［M］．北京：中国中医药出版社，2012：19-21．

邱明义教授治疗脂溢性脱发的经验

　　邱明义，湖北中医药大学教授、主任医师、博士生导师，享受国务院政府特殊津贴，湖北省首批老中医药专家学术经验继承指导老师。临证五十余载，学验俱丰，尤善治疗各类脱发。

　　脂溢性脱发（seborrheic alopecia，SA）指在青春期及青春期后以毛发进行性减少为主要特点的皮肤病[1]。好发于男性，男女患病比为3.55∶1[2]，西医认为本病与性激素紊乱、雄激素及皮脂腺分泌过多关系密切，故又称为雄激素性脱发。临床可见前额、两鬓伴有皮脂溢出、头屑、头痒的非瘢痕性脱发，病程长，治疗缓慢，容易复发，因此对患者生活和心理造成不良影响。邱教授强调临床治疗SA当把握病因病机，重视分阶段辨证论治，现将其经验介绍如下。

1　病因病机

　　SA属中医"蛀发癣""虫蛀脱发"的范畴，历代医家或从本虚肝肾精血论治，或专主湿热风燥之邪，即或能够兼顾二者，也常忽视该病在不同阶段有不同的临床表现和病机证候，因此治疗也不同，如喻文球教授将SA分为干、湿两性，从血热风燥和脾胃湿热两型分而治之[3]。邱教授指出SA病因复杂，虚实夹杂，基本病机乃肝肾亏虚、精血不足为本，湿热瘀结、血热风燥为标，且本虚与标实互为因果，并在疾病的不同阶段多有着不同的临床表现。病因上或因长期作息颠倒暗耗肾精，或因劳欲过度损及精血，或嗜食肥甘酿湿化热生瘀，湿热瘀结于脉道则血热，或情志不遂，思虑化火，郁火上攻，易生风动燥。"发为血之余，肾之候"，肾藏精，为先天之本，《诸病源候论·毛发病诸候》曰："足少阴肾之经，其华在发……若血盛则荣于须发，故须发美；若气血衰弱，经脉虚竭，不能荣润，故须发脱落。"肝藏血，精血同源，肝肾互生，是为毛发生发的根本；血虚则生风化燥，正虚则湿热之邪可乘，瘀结与内，发为标病。《素问·五脏生成》曰："多食甘，则骨痛而发落。"[4]提示过甘可致脱发；相关研究发现过食甘甜可致体内脂质沉积，甚者引起代谢综合征。[5]《儒门事亲》言"年少发白早落，此血热太过也。"而《外科正宗》云：

赵玉玲　陶春晖（湖北中医药大学中医临床学院）

霍青云（许昌市立医院急诊科）

周　芳（湖北省中西医结合医院老年病科）

"血虚不能随气荣养肌肤，故毛发根空，脱落成片……此皆风热乘虚攻注而然。"[6]均提示血热血虚，可生风化燥，导致脱发。

2　分阶段辨证论治

脂溢性脱发临证病情多变，证多兼夹，邱教授本着"有是证用是药"的严谨态度，治疗上明察秋毫，谨守本虚标实的基本病机，根据病情主次分阶段进行辨证论治。在临证中，多数患者初次就诊时已现肝肾不足之象，而以干、油混合性多见，因此不能以经验之谈而先入为主，临证必详察病机，分步施治。

2.1　整个病程：补肝肾，重"平补"

邱教授指出在SA各个阶段的临证治疗中要特别注意肝肾亏虚、精血不足的问题，脱发本身就是由发根不固所致，整个病程中都当平补肝肾，养血滋阴，以稳固发根。治疗脱发，遣方用药中特别强调"平补"，以二至丸、六味地黄丸、七宝美髯丹等平和药方为主，不可选用过于温燥的方药，以免伤血耗精。如用熟地黄、当归补肝肾、养精血以滋生发源，一静一动是谓"平"；制何首乌补肝肾、益精血、乌须发，且能化脂降浊，补中有泻是谓"平"；桑椹与熟地黄、制何首乌相须配伍以滋阴补血，寒温互制是谓"平"；女贞子、怀牛膝、墨旱莲均平补肝肾、荣发生发。六味地黄丸中山茱萸和山药均可补肾涩精，邱教授认为山药虽性味甘平，归肺脾肾经，收涩之性较强，多用恐敛邪不出；而山茱萸虽味酸性涩归肝肾之经，但具有肝木条达舒畅之性，正如张锡纯所谓"得木气最厚，收涩之中兼具条达之性，故又通利九窍，流通血脉"，临证应用山茱萸无留邪之弊，故多选山茱萸而少用山药[7]，以山茱萸涩而条达是谓"平"。

2.2　病初：祛邪当以攻为补

谨记"必先伏其主而先其所因"的求本思想，病初患者除了脱发，还存在湿热或瘀血等病理因素导致的头油头屑、满面油光的证候，故治疗首当利湿清热，活血化瘀，正如唐宗海《血证论》言"旧血不去，新血不生"，惟有祛除湿热瘀血，方可更好地平补肝肾，养血滋阴，体现邱教授以攻为补的祛邪原则。选用四妙散、萆薢渗湿汤、六一散等利湿清热方药。茯苓、泽泻、车前子、黄柏、苦参、土茯苓可使湿热从下而去，其中泽泻兼有化浊之效；薏苡仁、苍术合茯苓还能健脾除湿，使得"水津四布"，化湿邪于无形；佐以理气活血化瘀方药，如郁金、香附疏肝理气，条达怫郁，牡丹皮、赤芍、丹参活血化瘀。[8]

2.3　病中病末：祛邪不忘治风

随着湿热或瘀血等病理因素的祛除，在病程的中期，患者会表现出血虚风燥与湿热余邪相互交错的病证特点，以面部疖肿、头痒、头油为主要临床表现，此时祛邪不忘治风。头痒者，或凉血散风，或养血祛风，佐以清热利湿之品，选用桑叶、白蒺藜、菊花等祛风清热；痒解油甚，屑油粘黏者，以治湿为要，多甘淡渗之，苦寒泄之，因"风能胜湿"，且"颠顶之上，惟风药可到"，加防风、菊花润而不燥；至若病情进展至湿热蕴蒸、血热生风时，当凉血消风，清热利湿，稍佐养血之药，白鲜皮、地肤子既可利湿又可祛风。治疗后期，若患者额头及颜面部出现湿热内搏、血热蕴毒所致的疖、疹，应从血分论治，用犀角地黄汤加紫草、白茅根等凉血解毒，清热利湿。

临证中若伴有其他证候，当随证治疗，如阴虚火旺者，以知柏地黄汤滋阴降火；心肾不交者，予黄连阿胶汤使水火既济。若患者伴腰酸，可加补骨脂、菟丝子、山茱萸、枸杞子。

3　用药特色：重用黄芪

在临床用药特色上，邱教授注重以二至丸为底方平补肝肾、养血滋阴，重用黄芪以密腠理、固毛发。现代药理研究证实黄芪、女贞子等中药能明显减少退行期毛囊内细胞凋亡，进而促进毛发生长。[9]

"须发者，血之余，肾之华也。"基于该病的发病机理，邱教授注重二至丸的临证应用，以二至丸平补肝肾、养血滋阴贯穿治疗始终。《本草纲目》谓旱莲草能"乌须发，益肾阴"，《本草备要》论女贞子"补肝肾，安五脏，强腰膝，明耳目，乌须发"，即寓此理。

邱教授指出"气为血之帅，血为气之母"，气、血与发的关系密切，气足血旺则毛发生长有源。黄芪不仅能补气生血、卫外固毛窍、稳健发根，使发不易脱落，还能行血运血，尤其是黄芪大剂量使用时，活血化瘀效果明显。[10]和当归配伍，进而改善发根周围血液循环，促进毛发生长发育。另外，黄芪还兼治风之功，对于因风作痒之症亦有改善，《神农本草经》谓黄芪主大风，与发表药同用能祛外风，与养阴清热药同用更能息内风，可防风热之邪乘虚而入，临证重用生黄芪至30g，生用则性味更趋平和，因其能够托毒外出，在毒热炽盛阶段亦可用之，达到改善因风作痒、因风脱发的功用。[11]另外，黄芪还具有补肾功效，正如王好古《汤液本草》中言"黄芪补肾脏元气，为里药"，可见黄芪内则补血补肾，使精充血足，助于毛发生长，外则致密腠理，预防并阻止毛发进一步脱落[12]。

4　综合治疗

4.1　药物外洗

患者头发油腻显著者，邱教授喜在内治的基础上合用中药外洗法，方用透骨草、皂角刺各30g，以利湿祛风，药少效专，简便易行。嘱每次洗头时用上方煎水1剂，起初头屑较多可间隔1~2日洗1次，洗发过程中选用温和的洗发露，水温不宜过高，10~15日后，改为3~4日洗1次，随后根据病情逐渐减少洗发的频率，可避免频繁洗发对发根的刺激。

4.2　倡导食疗

邱教授指出饮食不仅能散邪，还能滋养血气，治疗中巧用食物疗法可收事半功倍之效。取黑芝麻、黑豆、黑米适量熬粥，坚持每天食用1~2次；血脂不高者，在此基础上配以核桃仁适量；或选用含铁丰富的食物以补血，如菠菜、黄豆等。有研究指出中医证型与毛发微量元素具有一定相关性[13]，立足于"五色入五脏"的理论，选用与头发相同的黑色，既能以色补色，又可取其入肾以益精血之效，如方中桑椹、熟地黄，即寓此义。

4.3　心理疏导

现代医学认为长期慢性的紧张状态可导致本病。该病顽固难治，病程较长，在一定程度上加重了患者心理负担。邱教授强调在坚持药物治疗的同时，需关注患者情志因素，注重情志疗法，调畅心情，纠正不良习惯，耐心治疗，切不可汲汲索效而延误病情，影响临床疗效。

5　病案举隅

患者，男，20岁，学生。2014年9月2日初诊。脱发伴头油增多4年余。患者4年前开始脱发，两额角较甚，每次掉200~300根，伴明显头油、头痒，搔之脱屑，屑油黏腻，甚是苦恼；面部萎黄、多油，纳差，寐可，二便调，舌苔白，脉弦。辨证为血虚风燥，湿热蕴蒸。治以养血祛风，清热利湿，滋补肝肾。中药方：女贞子、墨旱莲、制何首乌、桑椹、茯苓、薏苡仁、土茯苓、透骨草各30g，当归、山茱萸、怀牛膝、桑叶、白蒺藜、泽泻各15g，生熟地黄、苍术、苦参、防风各10g。进14剂，日一剂，水煎三服。食疗：黑芝麻、黑豆、黑米各200g炒熟磨粉，睡前食用一勺，坚持长期服用。心理疏导：耐心倾听并详细解答患者顾虑的问题，用临床相关治愈病例鼓励患者，使其树立信心，通过适当放松转移生活中的压力。7剂后患者病情改善，后继以上方随症加减治疗1月余。

　　2014年10月26日二诊：患者脱发、头油好转，脸上长小疖子，大便日2次，不成形，舌苔薄白，脉弦。湿热未尽，发根不固。处方：女贞子、墨旱莲、桑椹、制何首乌、茯苓、薏苡仁、透骨草、土茯苓、生黄芪各30g，泽泻、车前子、苍术、川牛膝、苦参、侧柏叶、柏子仁、白鲜皮、地肤子、生地黄各15g，当归、陈皮、黄柏、防风各10g。7剂，水煎内服。外用洗方：透骨草30g，皂角刺30g，2剂，水煎外洗。7剂后合犀角地黄汤化裁，再进14剂。2014年11月23日诉脱发已止，两额开始长出新发，手脚心汗出较多，舌红苔白，脉弦。依上方加煅龙牡各30g，7剂，以敛外泄之汗。逾年来告未有复发。

　　按：此案历时较长，患者病情顽固，邱教授谨守病机，分步施治，求稳不求速，循序渐进，四年顽疾两月余见效。患者以脱发兼见头油、头痒，血虚湿热并重，拟养血祛风，清利湿热。"发为血之余"，养血着眼于肝肾；病在湿热，头痒稍减，以治头油为主，加强清热利湿之时，佐活血通络之品，冀血行以湿行。湿邪重浊黏滞，夹热伤阴，非数剂可尽除，即使症状缓解，仍继须清利湿热。邱教授认为，同出一物之品，其功效亦有类似之处，侧柏叶除可凉血外，还寓柏子仁通便之效，可使湿热之邪因势利导、前后分消。面部疖子乃血分湿热蕴毒外露之象，此阶段开始重用生黄芪，在凉血散血中使欲出之邪顺势而出，巩固发根，多法同用，各有侧重，以药物内治为主，不到三月而病瘥。

参考文献

［1］　中华医学会皮肤性病学分会毛发学组. 中国雄激素性秃发诊疗指南［J］. 临床皮肤科杂志，2014，43（3）：182-186.

［2］　Wang. RL，Zhou C，Shen YW，et al. Prevalence of Androgenetic Alopecia in China：A Community-based Study in Six Cities［J］. BrJ Dermatol，2010，162（4）：843-847.

［3］　丁雄飞. 喻文球治疗脂溢性脱发经验［J］. 中医杂志，2005，46（7）：497-498.

［4］　黄帝内经素问［M］. 田代华，整理. 北京：人民卫生出版社，2005：20-21.

［5］　吴大兴，吴丽峰，杨宗兴，等. 雄激素性脱发与代谢综合征关系的Meta分析［J］. 浙江大学学报（医学版），2014，43（5）：597-601.

［6］　陈实功. 外科正宗［M］. 胡晓峰，整理. 北京：人民卫生出版社，2007：289.

［7］　张锡纯. 医学衷中参西录［M］. 北京：人民卫生出版社，2006：41.

［8］　余青，蔡玲玲，杨柳，等. 从气精血瘀论治脱发经验［J］. 环球中医药，2013，6（10）：753-754.

［9］　赵玉磊，范卫新. 中药黄芪、女贞子、人参促毛发生长的在体研究［J］. 临床皮肤科杂志，2003，32（6）：321-322.

［10］　陈仁波，张明明，张志强，等. 基于数据挖掘的黄芪临床用量及相关应用分析［J］. 环球中医药，2011，4（6）：438-441.

［11］　陈菡，胡晓松. 活血、补气中药抗肾缺血再灌注损伤作用机制研究进展［J］. 环球中医药，2012，5（1）：63-66，71.

［12］　曹玲玲，李维祖，司秀莲，等. 黄芪甲苷对肾小球系膜细胞氧化应激损伤的保护作用及其机制

[J]. 中国中药杂志, 2013, (5): 725-730.

[13] 蒋燕, 莫祥银, 王克宇, 等. 雄激素源性脱发的中医辨证分型与毛发电镜实验观察的分析研究
[J]. 时珍国医国药, 2011, 22 (3): 684-686.

浅谈中医治疗湿疹类疾病的流派特点

　　明清时期, 中医外科学发展鼎盛, 名家辈出, 理论探讨逐渐深入, 中医外科学术流派雏形渐现, 为当代皮肤科的流派发展奠定了基石。由于家传师承、区域地理等因素影响, 皮肤科形成了以名家为核心的赵炳南流派、朱仁康流派、顾伯华流派及以区域划分的湖湘流派、岭南流派、龙江流派大家。各流派在逐渐交融与临床实践中总结归纳皮肤科疾病的证治法则和处方用药, 形成了各具特色的证治策略要点。本文以皮肤科常见病证湿疹为切入点, 洞悉当代各流派医家对这一疾病的深入研究。

1　皮肤科流派形成

　　明清时期中医外科学著述颇丰, 代表性的有以陈实功《外科正宗》为代表的"正宗派", 临证以脏腑经络、气血为辨证纲领, 治疗上主张"外症发于外而源于内"的整体观, 内治重视调理脾胃, 提出"盖疮全赖脾土, 调理必要端详", 外治重视刀针、药蚀之法。以清代王洪绪《外科证治全生集》为代表的"全生派", 创立了以阴阳为核心的外科辨证论治法则, 治疗上"以消为贵, 以托为畏"。以清代高秉钧《疡科心得集》学术思想为代表的"心得派", 将温病发病机制及治疗原则应用于疡科, 将三焦辨证与外科审证求因相结合。各外科学术流派的学术思想、诊疗证治经验等给后世医家很大的启迪和影响, 是现代中医皮肤科学术流派的先导。

2　以湿为核心病机——赵炳南学术流派

　　明清之前, 对于湿疹的治疗以外治法为主, 到明清时期医家们逐渐意识及重视到内治法的应用, 当代皮肤科大家赵炳南先生继承了"正宗派"的整体观念, 认为湿疹虽形于外而实发于内, 内在湿热与湿热外邪相搏结是湿疹的实质[1]。前人辨证时多认为局部有渗出液而瘙痒明显的皮损为湿盛, 对于没有渗出, 皮损表现为肥厚、粗糙、高出皮面者, 如慢性湿疹, 赵炳南仍从湿论治, 对此, 赵老认为: "湿有内湿、外湿, 湿邪蕴久可以化热生虫, 湿热凝固结于肌肤腠理之间, 则皮肤粗糙肥厚, 瘙痒明显, 可谓之顽湿。湿性黏滞, 故反复发作缠绵不愈。"[2] 所以不能单纯根据有无渗出而辨湿, 应当根据临床特点来看, 知常而能达变, 这一观点丰富了湿邪致病的范畴。

　　在湿疹的治疗中, 赵老以湿邪为核心病机, 首次明确指出了湿疹治疗应先明确急性期与慢性期, 认为湿疹急性期多热重于湿, 处方以《医宗金鉴》龙胆泻肝汤为基础, 弃柴胡升散, 不用五味子敛阴, 同时在《内经》"诸痛痒疮皆属于心"理论指导下, 加入自创的"三心方"(莲子心、连翘心、生栀子)[3]以清心火, 急则治其标[4], 加大用药剂量, 力专

王天怡 (中国中医科学院广安门医院皮肤科, 天津中医药大学第一附属医院皮肤科)
宋坪 (中国中医科学院广安门医院皮肤科)

而宏。对于湿疹慢性期，赵老针对不同证型及临床表现而分疏风、健脾、搜风三种治法，对于湿疹表现为丘疹，丘疱疹，疹色淡红，遇热加重，灼痒难忍或皮肤干燥瘙痒，责之风热搏结，方选疏风除湿汤（荆芥穗、防风、蝉蜕、薏苡仁、枳壳、白术、黄柏、车前子、车前草、菊花），选用荆芥穗、防风、蝉蜕疏散风热，黄柏、车前子、车前草除湿消肿；针对慢性湿疹渗出较多，以丘疹、丘疱疹为主，皮损周围轻度潮红，瘙痒，抓后糜烂、渗液明显的，选用健脾除湿汤，侧重生薏苡仁、生白扁豆、芡实、白术健脾除湿之功；针对亚急性或慢性湿疹以瘙痒为主要表现，年久而致色素暗淡沉着及皮肤粗糙，常见抓痕、结痂，自觉阵发性巨痒（夜间尤甚），选用搜风除湿汤，以全蝎、蜈蚣搜剔风邪，辅以白鲜皮、海风藤、威灵仙祛风通络[5]，体现了赵老围绕除湿，治疗湿疹的层次与方略。

3　注重养阴扶正——朱仁康学术流派

朱老学术上以"心得派"为宗，临证中善于将温病的卫气营血理论融入皮肤科辨治体系内，认为："皮肤病的发生，与营血的关系甚为密切，临床上大致可分为血虚、血热、血瘀、血燥四者。"[6]扩宽了前人治风先治血、血行风自灭理论的应用范畴。对于湿疹病机认识，在既往内外湿、热、风邪的基础上，认为湿疹迁延日久多由于伤阴耗血，正虚邪恋，导致湿邪久羁不去。用药偏于清热解毒，尤其强调顾护阴液，培育脾胃之气。同时受温病"大凡看法，卫之后方言气，营之后方言血。在卫汗之可也，到气才可清气……入营犹可透热转气"[7]的治疗策略影响，朱老在处方用药中偏于清热透邪，用药轻清灵动，不妄用耗血动血之品。

朱老认为皮肤病发于外，望诊尤为关键。强调通过皮损形态及整体症状来把握慢性湿疹的辨证施治。细化分为三型[8]：①内湿外燥证[8]：皮损干燥肥厚，抓破偶有渗液，仍有新疹出现，伴见湿热内蕴证，方选芩连平胃散（黄芩、黄连、苍术、陈皮、厚朴、茯苓、生地、丹皮、赤芍、六一散）化裁。《疡科心得集·辨诸疮总论》云："诸湿肿满，皆属于脾。心主血，脾主肉，血热而肉湿，湿热相合，浸淫不休，溃败肌肤，而诸疮生矣。"朱老受心得派影响，对于内湿外燥型湿疹，强调清解脾胃湿热，冀脾胃湿热得除，中土运转不悖[5]，自津液输布，皮毛润泽。②阴伤邪恋证：病情迁延，渗水不多，皮损浸润明显，瘙痒明显，午后加重，处以滋阴除湿汤（生地、玄参、当归、茯苓、泽泻、丹参、地肤子、蛇床子、甘草）。该方为朱老经验方，朱老吸收了温病卫气营血的理论，认为湿热蕴久伤阴，处方时加入生地、玄参、当归滋阴养血，防渗利之品伤阴，同时不忘顾护脾胃，清利湿热，选用茯苓、泽泻、地肤子、蛇床子等健脾利湿止痒。诸药合用，滋阴与除湿并行不悖[8]。③伤阴耗血证：常见于老年人，皮损干燥脱屑，皲裂渗血，劳累后皮损加重，伴身倦乏力，食纳不香，舌瘦小少津，方选滋燥养荣汤（生地、熟地、当归、白芍、麦冬、秦艽、防风、黄芪、生山药等）。生熟地、当归、白芍、麦冬益阴养血，秦艽、防风消风止痒，加黄芪、生山药益气，"阳中求阴"，诸药相合，滋阴养血，血行风灭[8]。

4　从热毒论治——顾伯华学术流派

顾伯华教授出身疡医世家，受其父顾筱岩学术影响，熟诵《外科正宗》，欣赏其朴实无华、无虚妄粉饰之词。在陈实功传统神灯火照法[9]基础上，发挥并应用电吹风热烘疗法治疗慢性湿疹和神经性皮炎。对于湿疹的治疗，急性期倡"以消为贵"[10]，以清热为基本治法，认为"风淫于内，治之辛凉"，常用辛凉解表、祛风清热化湿为常法。及至热邪入里，则在宣散风热同时注重清热解毒，截断病势发展。其传人马绍尧自拟除湿止痒方（生地黄、赤芍、牡丹皮、白鲜皮、地肤子、土茯苓等）加减治疗。在清热解毒基础上，还采用攻下泻毒、清营凉血解毒、清化解毒等法，拓展消除"热毒"途径。在继承顾派学术上多有发挥，认为祛邪当先祛湿，祛湿必先理中焦。马绍尧治疗湿邪，对心得派的三焦观点多有领悟，以分利三焦为纲遣方用药。治上焦以芳化宣透，肺气调则湿自化，选用藿香、佩兰。治中焦以苦温燥湿，脾胃中焦得治，则湿自化，选用半夏、砂仁、厚朴等。治下焦以淡渗利湿，选用猪苓、泽泻、薏苡仁。[11]

5　受地域及文化影响——其他流派

区域流派中皮肤科名家的治疗施治风格，更多地受到地域气候、文化历史的影响，丰富了中医对于湿疹的证型认识。湖湘流派中欧阳恒在中医取象比类理论启发和指导下，借助于望诊直接观察，其皮疹外形与某类药材之相似性，在辨证或辨病准确的基础上创造性地提出了"以色制色，以形治形，以皮治皮，以毒攻毒，寓搔意治瘙"的直观论治五法[12]。在慢性顽固性湿疹治疗中，选用牡丹皮、白鲜皮为皮类药组方；针对湿疹瘙痒明显的特点，选用带钩、刺、棘类药物治疗瘙痒症的皂角刺、猪牙皂、漏芦；同时欧老认为，久病入络，风湿热搏结成毒，须选加一些具有入里搜风、走窜通络、化瘀镇痉之药，如全蝎、水牛角[12]，共同合成桑龙止痒丸（制何首乌、白芍、牡丹皮、地龙、水牛角、全蝎、桑枝、白鲜皮、皂角刺、猪牙皂、漏芦、路路通）[13]。

岭南濒海之地，土地低洼，雨露时降，山峦瘴气较多，人在其间，多感湿热、湿温，温病思想及理论在岭南地区更为推崇。岭南流派中皮肤科名家禤国维认为湿疹后期，湿邪深遏肌肤腠理之间，此时疏利的方法往往很难奏效[14]。禤老认为本病乃湿邪久蕴内变成"毒"，治疗上，以"湿毒"立论，组方皮肤解毒汤（乌梅、莪术、土茯苓、白鲜皮、地肤子、紫草、苏叶、防风、生地、丹皮、地龙、苦参、蝉蜕、甘草）[15]。慢性湿疹久病入络，常配伍虫类药物辅助治疗，如蝉蜕、乌蛇、全蝎、地龙亦是常见，同时注意处方中须有能解虫毒之品，如紫苏叶。

东北龙江流派中皮肤科名家王玉玺推崇"全生派"的阴阳辨证，认为皮肤病，阴阳辨证是为核心，同时认为湿疹的病因虽多与风湿热相关，但不拘泥于此，亦有寒湿为患者。这与东北地区天气寒冷，人多伤于寒邪有关。对于慢性湿疹，表现为冬季复发或加重[16]。皮损表现为增厚浸润，颜色暗红或灰褐色，表面粗糙，覆盖少许细碎鳞屑，常因搔抓而呈苔藓样变，或因抓破而结痂；多发于下肢，渗出不多，瘙痒，常冬重夏轻，伴有畏寒肢冷、便溏，舌淡苔白或微腻，脉沉细或细滑，王老认为多由于素体阳虚所致。若温煦失职，阴寒内生，气化无力，水饮自生；或过用寒凉，或素嗜冷食，损伤脾阳，运化失调，水湿内生。若复感风寒之邪，客于肌肤，为寒所郁，外不宣透，阻滞经络，寒湿相兼则可为寒湿证，处方常参照《脾胃论》，处以升阳除湿防风汤（防风、苍术、白术、白茯苓、青皮、乌药、小茴香、川芎、半夏）行气散寒除湿[17]。

6　体会

现代皮肤科各家受师承授受、地域气候、人文等的差异，在传承与融会贯通的基础上对外科各流派思想各有侧重，借鉴有别，形成了皮肤科流派独特的学术思想与遣方施治风格。赵炳南流派以湿为核心病机，采用疏风、健脾、搜风治疗手段各有侧重；朱仁康先生细化了慢性湿疹的治疗，并强调顾护阴液，滋阴润燥；顾派围绕毒邪，明确解毒途径；湖湘学派的欧阳恒在辨证施治基础上随皮疹形态直观论治加入形似中药；名家禤国维认为蕴久成毒，自拟皮肤解毒汤；龙江学派王玉玺在上述证型认识上，对于冬季加重，以增厚浸润等为特点的皮损自拟升阳除湿防风汤治疗。各家流派临证时，因时因地因人遣方用药，不拘一格，发挥辨证施治的内涵，相信能获得更好的疗效。

参考文献

［1］　赵炳南. 赵炳南临床经验集 ［M］. 北京：人民卫生出版社，2006.
［2］　赵颖. 中医皮肤科学术流派研究 ［D］. 济南：山东中医药大学，2009.
［3］　耿学英. 赵炳南中医皮肤科学术渊源及学术特点研究及学术特点研究 ［D］. 北京：北京中医药大学，2002：35-61.
［4］　王天怡，庞博，宋坪. 当代中医皮外科名家学术特色与流派探讨 ［J］. 北京中医药，2012，31（10）：746-750.
［5］　赵炳南. 赵炳南临床经验集 ［M］. 北京：人民卫生出版社，2006.
［6］　李林. 朱仁康学术经验初探 ［J］. 中医杂志，1981，（10）：18-21.
［7］　宋坪，李博鉴. 慢性湿疹的中医辨证治疗 ［J］. 中国全科医学，2004，7（12）：857-858.
［8］　宋坪，李博鉴. 理法方药，别具一格——朱仁康研究员治疗湿疹经验（二）［J］. 中国中西医结合皮肤性病学杂志，2004，3（2）：70-71.
［9］　施志经. 外科名家顾伯华学术经验集 ［M］. 上海：上海中医药大学出版社，2002.
［10］　顾伯华，顾乃强. 中医外科专家顾筱岩的学术思想和临床经验 ［J］. 上海中医药杂志，1985，1：4-5.
［11］　宋瑜，李咏梅，顾敏捷，等. 马绍尧从脾论治湿疹经验 ［J］. 上海中医药大学学报，2013，27（3）：1-3.
［12］　王芳芳，朱章志，李赛美. 欧阳恒教授直观论治法治疗皮肤病经验介绍 ［J］. 新中医，2010，（2）：109-110.
［13］　李小莎，刘翔. 欧阳恒教授诊治皮肤病验案拾零 ［J］. 中国医药导刊，2009，11（5）：855-856.
［14］　金小洣，李赛美. 岭南医学流派与名家学术传承研究 ［D］. 广州：广州中医药大学，2010.
［15］　陈建宏，王欣，禤国维. 禤国维教授运用皮肤解毒汤治疗顽固性湿疹经验撷萃 ［J］. 辽宁中医药大学学报，2010，12（7）：131-132.
［16］　闫景东，王玉玺. 王玉玺教授治疗湿疹的经验 ［J］. 中医药信息，2005，22（3）：43.
［17］　罗阳，王玉玺. 王玉玺教授运用升阳除湿防风汤治疗寒湿性湿疹经验简介 ［J］. 中医药学报，2011，39（6）：117-118.

第十三章

妇科疾病

肖承悰教授治疗崩漏的经验浅析

　　肖承悰是京城四大名医之首肖龙友先生之嫡孙女、学术继承人，国家级名老中医，第四批全国老中医药专家学术经验继承工作优秀指导老师，北京中医药大学东直门医院首席教授、主任医师、博士生导师、传承博士后导师，国家中医药管理局重点学科学术带头人，国家卫计委重点专科学术带头人。现任中华中医药学会妇科分会名誉主委等职。

　　崩漏相当于现代医学的功能失调性子宫出血，是妇科常见病、多发病、疑难病。肖承悰教授根据多年临床经验，博采诸家之长，并结合现代医学进展，进行辨证论治、综合论治、个体论治，形成了自己与众不同的诊治崩漏经验及方法。笔者有幸作为肖老的传承博士后跟师学习，收益颇多，现将肖老治疗崩漏的经验介绍如下，以飨同道。

1　衷中参西识疾病

　　崩漏是指经血非时而下或暴下不止或淋沥不尽。崩与漏有出血量多少及病势急缓的不同，前者出血量多而势急，又称崩中、血崩、经崩等，后者出血量少而势缓，又称漏下、血漏、经漏等。临床上崩与漏可单独发生，亦常交替出现。《诸病源候论》首列漏下候、崩中候，书中说："血非时而下，淋沥不断，谓之漏下。""忽然暴下，谓之崩中。"指出崩中漏下为经血非时而下，明确了崩漏的概念。崩漏发病时间均为非月经周期而阴道出血，虽在病势上有缓急之分，但在发病过程中又可互相转化。如血崩日久，气血大衰，可变为漏；久漏不止，病势日进，亦将成崩。临床上常见崩漏交替，故统称"崩漏"，即前人所说："崩为漏之甚，漏为崩之渐。"宋·严用和《济生方》云："崩漏之疾，本乎一证，轻者谓之漏下，甚者谓之崩中。"崩漏病因多端，病机复杂，既是妇科常见病、多发病，也是疑难急重病证。

　　现代医学的功能失调性子宫出血，简称功血，其发病原因主要是调节生殖功能的神经内分泌功能失调引起的子宫出血，表现为月经周期和月经量的异常，而全身及内外生殖器官没有器质性病变。功血可以发生于月经初潮至绝经的任何年龄，较多发生于绝经前期及青春期，亦可发生在育龄期。临床分为无排卵性及排卵性两大类，无排卵性功血多发生在青春期及更年期，排卵性功血多发生在育龄期。

　　肖教授具有深厚的中医学功底，兼具西医学基础及临床前沿知识，善于融会贯通，在中西医结合的基础上，她认为无排卵性功血其最常见的症状即不规则的子宫出血，与中医的崩漏相符，而排卵性功血的临床症状则与中医的月经先期、月经过多、经期延长等病变更相符。临证诊断明确，方能进一步指导临床辨证用药。

2　尊古重今识病机

　　肖承悰教授认为崩漏的病机是肾虚。月经产生的机制是肾气→天癸→冲任→胞宫→月

晏军　汤玲　刘雁峰（北京中医药大学东直门医院）

史梅莹（中国中医科学院望京医院）

王东红（中国中医科学院眼科医院）

经。冲任支配胞宫是月经产生的最后环节，任何原因使冲任损伤，则不能制约经血，经血从胞宫非时而下，这是崩漏发生的主要机理。常见的致病因素包括热、虚、瘀，热则迫经血妄行，虚则经血失于统摄，瘀则经血离经。但其发病并非单一，常是因果相干，气血同病，多脏受累，"穷必及肾"，反复发作，故其病因病机颇为复杂，有虚有实，或虚实夹杂，但以虚者居多。根据"肾主冲任""肾主胞宫胞脉""经水出诸肾"的道理，肖教授认为肾虚是导致冲任损伤引发崩漏的基本原因。

肖教授尤其赞成《黄帝内经》所述"阴虚阳搏谓之崩"的观点，认为这是崩漏发生的本质因素，是崩漏发病机理的总纲。人体阴阳之气是要相对平衡的，按阴阳消长的道理，阴虚可致阳亢，则阴虚是本，阳亢是标；所谓阳搏，即是阳气搏结亢进之意。李东垣解释为："妇人血崩，是肾水阴虚，不能镇守胞络相火，故血走而崩也。"也就是说：人体肾的阴精是基础，肾阴虚则火旺，火旺则阳气偏亢，冲任不固，迫血妄行，自然成崩，即"阳崩"，肖教授认为这个观点值得重视并应进行深入研究。另外，临床上也有观察到有少数阳虚而致崩者，多因素体阳虚或久病伤肾，肾阳不足不能温煦脾阳，使脾不统血，肾失封藏，冲任不固而致崩漏，即"阴崩"。

3　标本兼治先塞流

3.1　治疗原则——灵活运用塞流、澄源与复旧

明·方约之《丹溪心法附余》云："治崩之策，初用止血以塞其流，中用清热凉血以澄其源，末用补血以还其旧。"肖教授在治疗崩漏时本着尊古重今的精神，严格遵循传统的中医辨证论治宗旨，结合现代医学的理论与检测手段，采用"急则治其标，缓则治其本"的原则，灵活运用塞流、澄源、复旧三法，在临床治疗时三法不会截然分开，塞流与澄源，澄源与复旧，常常结合应用，而澄源贯穿始终，体现了中医辨证论治的精神。并自创方剂分期治疗本病，每获佳效，形成了自己独特的学术观点和治疗方法。

塞流：即是止血。在暴崩出血多时运用，采取紧急措施迅速止血，以防脱证的发生。所谓"留得一分血，便是留得一分气"。肖教授认为"气能缩宫"，气虚则子宫收缩乏力，致月经出血量多或逾期不止。因此采用益气缩宫止血为治疗大法，但若血势不减，应输血、诊刮等措施联合治疗。

澄源：即审因论治，澄清本源。澄清出血的原因，是辨证论治崩漏的重要环节，是治本的主要措施。其多在血止后或血势稍缓和后，根据不同病证，辨证论治。

复旧：即固本，为善后调理之法。其目的一是帮助机体脏腑恢复功能，以使正气充足，二是调整月经周期，使周期恢复正常。此时患者多出血日久，精血必亏，故应调理脾胃，使脾气健旺，化生精微，以充精血，固后天之本，以后天养先天，先天肾气才能得养。另出血日久，精血损伤，肝肾必亏，肾气亏虚，不能温煦脾阳，肝血不足，不能疏土，脾之运化将受影响。肾为先天之本，肝为女子先天，因此也要补养肝肾，先天本固，才能助后天脾胃。如此治疗，以图使本固血充，冲任相益，月经自调。

3.2　处方用药——生脉散合四草龙牡一苋汤（肖氏自拟方）加减

肖教授认为此病的基本病机虽然在于肾虚，但是崩漏患者多出血日久或出血量较大，气阴耗伤，故临床多为气阴两伤之证。治疗初期法当益气健脾，养阴止血，据多年临床经验，自拟四草龙牡一苋汤，临证多与生脉散合用，临床效果颇佳。

四草龙牡一苋汤药物组成包括仙鹤草、益母草、鹿衔草、旱莲草、马齿苋、煅龙骨、

煅牡蛎、生地黄、熟地黄和白芍。而在应用生脉散时，肖教授为防人参过热而动血，善以党参、太子参和南沙参配合使用，太子参平补气血，党参补气摄血，南沙参益气滋阴，三药配合，具有益气养阴且不动血、止血而不化热的功效。麦冬滋养阴液，五味子敛阴止血，两药均有生津作用，以增补阴液。仙鹤草、益母草均有收缩子宫的作用，去瘀生新，止血不留瘀。鹿衔草、旱莲草功能益肾止血，煅龙牡收敛益阴，固涩止血。马齿苋有明显的收缩子宫作用，故有较好的止血作用，又能清热解毒，可预防盆腔感染。生熟地黄既能清热凉血，又能滋阴补血，配合白芍尚能酸甘敛阴。全方守而不走，旨在益气敛阴，胞脉镇守，冲任固摄。为了加强止血效果，再选用一味炭类药，因如偏于血热者加贯众炭以凉止血。此处一定要根据辨证和药物性味归经精选炭类药，且不可多用，不可乱用，以防留瘀。之后随出血情况，而随症加减应用，以正本清源。

3.3　验案举隅

患者，38 岁。2012 年 11 月 9 日，因阴道淋沥出血不断 5 月余就诊。平素月经 5 ~ 7/（21 ~ 28）天，轻度痛经，末次月经 2012 年 6 月 30 日。量时少时多，色鲜红，量多时伴有血块，近 1 周量稍多，伴少许血块，色鲜红。两次怀孕史，一次生产史。2011 年 9 月 1 日行诊刮术，病理为子宫内膜单纯性增生。今日妇科超声显示：子宫内膜中等不均，厚 0.7 cm。血常规检查：RBC 3.18 × 10^{12}/L，HGB 95g/L。现患者贫血貌，自诉头晕，乏力，纳差，腰酸，二便调，夜寐安。舌淡暗，舌尖稍红，苔薄白，脉沉滑略数。诊断：功能失调性子宫出血；轻度贫血。中医诊断：崩漏（气阴两伤证）。治法：益气健脾，养阴止血。生脉散合四草龙牡一苋汤（肖氏自拟方）加减，处方：党参 20g，太子参 20g，南北沙参各 15g，生黄芪 15g，麦冬 15g、五味子 10g，煅龙牡各 30g，生熟地各 15g，制首乌 15g，白芍 15g，仙鹤草 15g，益母草 15g，鹿衔草 15g，马齿苋 15g，贯众炭 15g，女贞子 15g，旱莲草 15g，阿胶珠 15g，三七粉 分冲 3g。

2012 年 11 月 23 日二诊：服药 9 天后血止，乏力有所改善，近 1 周偶有小腹坠痛及腰酸，双侧乳房胀痛，纳差眠可。舌淡，舌尖稍红，苔薄白，脉细弱。处方：党参 15g，生黄芪 15g，南沙参 15g，山茱萸 15g，枸杞子 15g，女贞子 15g，旱莲草 15g，巴戟天 15g，白芍 15g，香附 15g，山药 15g，炒白术 15g，红藤 15g，马齿苋 5g。

2012 年 12 月 21 日三诊：12 月 17 日月经按期来潮，量较前有所减少，无血块，今日为经期第五天，量已极少。服药后小腹坠痛及腰酸症状明显改善，双侧乳房胀痛减轻，乏力改善，仍感纳差，12 月 19 日血常规检查：RBC 4.21 × 10^{12}/L，HGB 109g/L。舌淡略胖，苔薄白，脉沉细滑。故继服前方。

按：此患者出血量多且出血时间长，阴血丢失重，气随血脱，故患者表现为气阴两伤，治疗时应先抓紧时间塞流——止血，止血时也应做到塞流与澄源相结合，故以益气健脾、养阴止血为治法，予生脉散合四草龙牡一苋汤加减。因其偏于血热加贯众炭以凉止血；患者已经贫血，予阿胶珠以加强补血之力，三七化瘀止血，以防留瘀。二诊血止以后要采用固本治疗，体现复旧与澄源相结合，重点是调节月经周期。自拟调周系列方，采用补肾、调肝、健脾的方法，调理冲任的功能，使月经恢复正常。方中山茱萸、枸杞子、女贞子滋补肾阴，仅一味巴戟天补肾阳益精，其性微温而柔润，补而不腻，温而不燥。白芍、香附养血调肝，促使肝之疏泄有度，山药、白术健脾益气，补后天之本，以后天养先天，红藤苦而不燥、温而不烈、行血散瘀、调经止痛，同时又兼补血作用，马齿苋清热解毒，防治盆腔感染，全方补而不腻，温而不燥，直接或间接地达到调理冲任的功效，使血海安宁，力图经期按期而潮。三诊患者出血日久，精血损伤，肝肾必亏，肾气亏虚，不能温煦脾阳，肝血不足，不能疏土，脾之运化将受影响。调理脾胃之法，使脾气健旺，化生精微，以充精血，先天肾气才能得养，以后天养先天。患者出血日久，肾为先天之本，肝为女子先天，因此要补养肝肾，先天本固，才能助后天脾胃，即补养肝肾，补先天之本，以先天助后天。如此治疗，本固血充，冲任相益，月经自调，故守前方。

4　总结

肖承悰教授多年来倾心研究中医药治疗妇科常见病、疑难病，临证衷中参西，辨证论治，知常达变，形成了自己独特的学术观点和治疗方法。肖教授认为崩漏相当于现代医学的无排卵性功能失调性子宫出血，"阴虚阳搏"为其基本病机，治疗上以"急则治其标，缓则治其本"为原则，标本兼顾，灵活运用塞流、澄源、复旧三法；处方以四草龙牡一苋汤合生脉散加减，临床效果颇佳。

张玉珍教授从虚、热、瘀论治妇科血证的经验

妇科血证可见于经、带、胎、产、杂病各疾病中，如月经病中的月经过多、经期延长、崩漏，带下病中宫颈病变，妊娠病中的胎漏、胎动不安，杂病中的癥瘕出血，产后病的恶露不绝等。历来各版教科书及名家经验集均按病名来论治妇科血证，所出方剂纷杂，临证用之，时有疑惑。若能找到一条线索，抓住妇科血证的主要病机，以一个基本规律来应对各种繁复的疾病，无疑对于临证思维大有裨益。张玉珍教授为岭南罗氏妇科代表性传承人，根据自己深厚的理论基础和多年的临床实践，认为妇科血证有虚实之异，虚证多而实证少，热证多而寒证少。虚者多因脾虚、肾虚；实者多因血热、血瘀。主要病机不离虚（脾虚、肾虚）、热、瘀，治疗时依此病机，法由理立，方从法出，执简驭繁，可取得良好疗效。兹录其治疗妇科血证经验如下。

1　辨证论治以脏腑、气血立论，注重肾、肝、脾

张玉珍教授认为，妇科血证既以出血为主要表现，辨证当根据出血的期、量、色、质辨明血证的属性，以分清寒、热、虚、实。以出血量、色、质为辨证要点，结合全身症状表现、舌脉，可分虚（脾虚、肾虚）、热、瘀。出血量多、色淡质稀者多为气虚，再根据全身表现分脾气虚或肾气虚；若色淡清稀如水，则已有肾阳不足；出血量多，色深红或紫红，质黏稠者，多为实热；量少，色鲜红，质黏者，多为虚热；量多或淋沥不净，有血块，或排出不畅，多为血瘀。又出血急骤多属气虚或血热，淋沥不断多属虚热或血瘀。出血期多见标证或虚实夹杂证，血止后常显本证或虚证。虚、热、瘀三者可单独或复合成因为病，又互为因果。如虚热扰血，经血妄行，气随血耗，可致气阴两虚，气虚运化无力，可致气虚血瘀，瘀阻冲任，久而化热，可致瘀热并见，临证应详加辨查。

张玉珍教授师承罗元恺教授，宗易水学派，又深研《傅青主女科》，形成了自己的学

赵颖　廖慧慧　史云（广州中医药大学第一附属医院妇科）

术思想，治疗妇科疾病重视肾、肝、脾三经同调，先后天并重。肾为先天之本，藏精，主生殖，为冲任之本，《景岳全书》称"肾乃精血之海"。肾中精气化生肾中阴阳，而肾中阴阳为气血之根。脾主运化，为后天之本，气血生化之源，又岭南多湿，易损脾阳，故治疗血证应注重脾胃，顾护后天之本。脾肾之精气充足，气血化生有源，气血和顺。肝藏血，主疏泄，妇科血证多发于育龄期妇女，经带胎产乳均耗伤阴血，肝血亦相对不足，肝气偏旺，这一时期妇女特点为"血常不足，气常有余"，故治疗时应在补肾健脾基础上适当调肝，使冲任调畅。

2　虚证者出血期补气摄血，血止后补肾健脾

妇科血证属虚者，责之于脾、肾，常见脾气虚或肾气虚，乃因忧思过度或饮食劳倦等损伤脾气，脾气亏虚，统摄无权，冲任失固所致；或肾气不足，或命门火衰，阳不摄阴，封藏失职，冲任不固所致。在出血期间，多以补气健脾为主，固气以摄血；出血缓止后，则以补肾为主，兼理肝脾气血。

张玉珍教授认为，出血期应用补气摄血法辨阴阳。因出血量多或日久，气随血耗，阴随血伤，不论病发何因，最易出现气阴（血）两虚；又可因阴损及阳耗气，"气不足便是寒"，而见气阳不足，应在补气摄血的基础上，或益气养阴止血，或温阳固冲止血，因而创制了止血1方（党参、麦冬、五味子、山茱萸、白芍、龟甲、阿胶、三七、蒲黄、五灵脂、益母草）及止血2方（党参、黄芪、白术、炙甘草、艾叶、炮姜、补骨脂、阿胶、三七、蒲黄、五灵脂），分别用于气阴两虚证及气阳不足证。止血1方中以生脉散益气养阴收敛，山茱萸、白芍、龟甲、阿胶滋阴养血、固冲止血，龟甲又能补任脉之虚。止血2方以固本止崩汤为基础补气摄血，固冲止崩，艾叶、补骨脂补肾温脾固涩止血，阿胶滋阴止血。一阴一阳，相得益彰。又气虚无力推动血运，易于停留成瘀，故补气摄血法应配合化瘀止血法应用，两方均加入三七、益母草、失笑散化瘀止血。张玉珍教授治疗气虚所致之血证，大多以此两方化裁治疗，多能收到良效。若遇出血量多势急，则易见气随血脱，出现晕厥、虚脱之危候，当以固摄欲脱之气为当务之急，急投独参汤、参附汤等大补元气之品，所谓"有形之血难以速生，无形之气所当急固"，只要元气尚存，生命就不至于丧失。

张玉珍教授认为，若仅根据"脾主统血""气为血帅"的机理，采用补脾摄血法治疗妇科血证，在出血期间可以取效一时。然而，若从根本论治，出血势头缓解或停止后，应重视补肾固肾以治本，兼顾扶脾调肝，理气和血，调整月经周期。遵循月经周期中肾阴阳转化，气血盈虚变化规律而定，常采用补肾为主的中药周期疗法治疗，分四期（经后期滋肾养血、经间期补肾活血、经前期补肾疏肝、行经期活血化瘀通经）序贯治疗，连用3个月经周期，或采用更为简便的"三补一攻"方式治疗。经后乃冲任空虚之时，故从血止之后即以归肾丸或定经汤、左归丸滋肾填精、养血调经，连服3周，使子宫气血渐盈，血海满盈，在此基础上以桃红四物汤活血化瘀通经，如此"三补一攻"可达到调整月经周期或促进排卵的治疗目的。调周之法，主要在于调理肾、肝、脾，使冲任得固，胞宫藏泻有度，此乃治本之法。

需要注意的是，岭南地区气候温暖潮湿，其人体质以阴虚、气虚、湿热居多，常见气阴两虚之证，易虚不受补，治疗上应注意顾及阴阳，惟有平衡阴阳，益气养阴，固本培元，调摄冲任，方可奏效。

3　热证治以养阴清热止血为特点

热邪有外热、内热之异，虚实之分。素体阳盛，或肝郁化火，或过食辛燥动血之品，或外感热邪，尤其是月经期、孕期、产褥期，热邪易乘虚而入，热扰冲任、胞宫，迫血妄行，发为月经先期、月经过多、崩漏等妇科血证，此为实证。张玉珍教授认为，妇科血证虽可有实热所致，但更多的是虚热所致。女子一生之中经历经、带、胎、产、乳等生理活动，数伤于血，故常不足于血，阴虚之证尤为常见。阴液亏损，虚热内生，热伏冲任，血海不宁，迫血妄行，可发为月经先期、月经过多、经间期出血、崩漏、胎漏、产后恶露不绝等病。治疗时可参照《中医妇科学》治疗，清经散、保阴煎、两地汤、清热固经汤均为张玉珍教授喜用之方。

治疗血证属热者，应注意在治疗时须时时顾护真阴。不宜应用凉血清热止血法直折其热，而是养阴清热、固冲止血为宜。尤其是大量出血者，往往伤阴，不可妄用苦寒大剂凉血之品，以免犯"虚虚"之禁，寓清热于养阴之中更为稳妥。若去血过多，则热随血去，反当以补为主，于补阴之中行止崩之法。

4　瘀证治以化瘀止血法

血瘀，可为主证，亦可为兼证。经期、产后余血未尽，离经之血留滞冲任、胞宫；或外感邪气，邪气与血相搏结，瘀阻胞中；或情志所伤，气机郁结，气滞血瘀；或气虚运血无力而成瘀，或手术留瘀；或肾阳不足，血脉失于温运，发生肾虚血瘀。凡此种种，皆可致瘀血阻滞冲任，新血不得归经，可见月经过多、经期延长、崩漏、胎动不安、产后恶露不绝等疾病。瘀阻冲任，旧血不去，新血难安，可发为各种妇科血证，尤其是出血日久者，必有瘀阻冲任、胞宫的转归，故止血治疗务必兼顾化瘀止血的病机转归，灵活处理，可加用生化汤、失笑散等。

张玉珍教授认为，对于瘀阻冲任所致血证，临证需辨病与辨证相结合，先辨病后辨证，应注意结合盆腔 B 型超声、CT、MRI 等检查手段，了解妇科生殖器官有无器质性病变，尤其注意需排除恶性病变。治疗妇科血证，不能不辨病而一味见血止血。如久崩久漏者应行诊刮术，排除子宫内膜病变。又祛瘀以止血，多为治标之计，非治本之法，只宜在一定阶段适当应用，不宜长期应用。若辨证为血瘀者，一定要辨清导致血瘀的源头，分清寒、热、虚、实，治本澄源才可取得良好疗效。出血日久或反复发作者常常夹瘀，往往是虚实夹杂，尤其要注意止血后的调理，以防反复。瘀去以后，亦须补虚，或者寓攻（祛瘀）于补，攻补兼施，以求虚实兼顾。

对于血瘀所致血证，还要把握好"止"和"通"的关系。血证以止血为大法，"当止则止"，但不应因出血而忌用行气、化瘀、温通之品。若遇气滞、血瘀、痰凝者，"当通则通"，如出血淋沥日久不净，B 型超声提示子宫内膜仍厚达 0.8cm 以上者，为瘀血不去，新血难安，治以活血祛瘀，止血调经。

对于妇科血证，张玉珍教授多按"虚""热""瘀"论治，以上述方法治之，多能取得良好疗效。临证时若止血效果不佳，则首先应考虑辨证是否准确，是否出现了多脏受累或气血同病的情况。次查病机转化是否兼顾，如虚热扰血，经血妄行，气随血耗可致气阴两虚；气虚运化无力，可致气虚血瘀；瘀阻冲任，久而化热，可致瘀热并见等。再查选方用药是否妥当，有无合并感染邪毒，有无恶变，是否需要中西医结合止血等。临证时注意：辨证与辨病相结合，必要时中西医结合治疗；整体辨证与局部辨证相结合；应用止血药时要顺应胞宫的藏泻规律，不宜过用收涩；抓住主要矛盾，分清轻重主次和标本缓急，多种止血法结合应用；止血之后善后治疗，以防复发。通过反复思考，辨证论治，合理用药，可收止血之功。

张玉珍教授治疗卵巢早衰的思路与方法

卵巢功能早衰（premature ovarian failure，POF）是指女性 40 岁前由于卵巢内卵泡耗竭或因医源性损伤而发生的卵巢功能衰竭，其发病率占全部妇女的 1% ~ 3%。目前病因不清，多数学者认为自身免疫功能的异常是最常见的原因，约占 POF 的 20%，近几年有上升和年轻化的趋势。

由于本病给患者带来巨大的痛苦，常伴随月经涩少、闭经、不孕及围绝经期症状，严重地影响了患者的身心健康甚至家庭的稳定。本人有幸跟诊，现将张玉珍教授治疗卵巢早衰的多年经验总结如下。

1　张玉珍教授对卵巢早衰的病因认识

近十多年来，张玉珍教授先后带 4 批博士研究生及学术继承人从不同角度研究卵巢早衰，有着不断深入的认识。中医无卵巢早衰的病名，但根据中医学对本病的认识，大致认为属"闭经""月经过少""血枯""经水早断""年未老经水断""不孕"的范畴。《内经》云："月事不来，胞脉闭也。"在历代中医著作中有相关论述，认识到闭经可由肾虚、脾胃虚弱、大脱血、肝气郁结等因素，导致肝肾心脾功能紊乱而引起。

卵巢早衰的病因迄今不甚清楚，除了与遗传、免疫因素有一定关系外，张玉珍教授在诊治众多的卵巢早衰患者中，发现常见病因如下：①情志因素：强烈的、长期的精神刺激会导致卵巢早衰。中医情志异常致病源于《黄帝内经》，发展至今出现了《中医情志学》，在卵巢早衰的临证中，显示了情志异常足以致病。庞震苗等[1]调查研究得出卵巢早衰患者属于特质焦虑型人群，具有焦虑、抑郁、愤怒等诸多心理卫生问题，应积极及早采取有效的治疗措施。这就好比"弹簧拉紧了没弹性"，若不能及时调整就会发生相应病证。②激素损害：张玉珍教授提出"激素猛于虎"。目前多种促排卵治疗方案，对患者的卵巢功能存在潜在损害。③医疗行为：直接或间接的卵巢手术后对卵巢功能的影响不可忽视，还有内科、乳腺科、肿瘤科、皮肤科某些疾病使用化学药物治疗后出现卵巢早衰。④孕育过频、过多，反复清宫，足以损伤肾肝脾、气血、冲任、胞宫发生卵巢早衰。以上病因在临床上越来越凸显，以致发病率上升，尤其是情志因素、激素损害不容忽视。

2　临证思路与方法

2.1　补肾健脾，疏肝活血

张玉珍教授从多年来的反复实践中感悟到，卵巢早衰病因病机错综复杂，往往是脏腑、气血津精、天癸、冲任、胞宫先后受病，互为因果的严重疑难病证。分析其病因病机虽有肝肾阴虚血瘀、肾脾阳虚血瘀、肝郁肾虚血瘀和血枯瘀阻之异，但其病机本质是脾肾

廖慧慧　赵颖　史云（广州中医药大学第一附属医院妇科）

亏虚、肝郁血瘀，导致肾－天癸－冲任－胞宫轴的功能早衰[2-3]。

这是理论指导实践，从月经产生的机理的整体观出发，又源于实践，对卵巢早衰病机本质提出的观点。在《素问·上古天真论》"二七而天癸至，任脉通，太冲脉盛，月事以时下，故有子……七七任脉虚，太冲脉衰少，天癸竭，地道不通，故形坏而无子也"的经典论述中，已明确天癸决定着月经的潮与止，天癸是具有促进人体生长发育和生殖的一种精微物质、无形之水[4]。临证中发现，患者的"潮热"和"阴道干涩"上下部位两个症状，是反映阴精盈亏、病情进退的关键症状。又妇人以血为基本，月经以血为物质基础。同时卵巢早衰是慢性虚损病，久病必有瘀，虚滞为瘀，卵巢早衰以虚为主，虚实夹杂，由此产生了重治气血精以滋养天癸、振衰起废的治疗思路以及补肾健脾、疏肝活血的治法。张玉珍教授在继承罗元恺教授以归肾丸（《景岳全书》）为基础方治疗闭经的学术经验的基础上，结合临床的体会，合大补元煎（《景岳全书》）、益经汤（《傅青主女科》）、丹参饮（《妇人大全良方》）化裁，创制了"滋癸益经汤"，由菟丝子、党参、熟地黄、当归、女贞子、枸杞子、淫羊藿、丹参、杜仲、玉竹、炙甘草、柴胡、白芍组成为基础方，随症加减贯穿整个治疗过程[5]。本方以菟丝子、熟地黄、淫羊藿、女贞子、枸杞子调补肾之阴阳，填精补血，使肾精充盛，精血俱旺。脾胃为后天之本，气血生化之源，月经以血为用，故配以党参、炙甘草健脾益气，以益气血生化之源，补后天以养先天；而且人的衰老与"阳明脉衰"关系密切，以玉竹补益阳明胃经，具养阴润燥之功。肝藏血，司血海，主疏泄，肝体阴而用阳，故以柴胡条达肝气以实肝用，枸杞子、白芍补精血养肝以养肝体，丹参活血通经[4]。全方补肾不忘培脾，疏肝兼以养肝，补血兼以活血，肾肝脾三经同调，使精血得补，瘀血得化，水到渠成则经水自来，达到恢复肾－天癸－冲任－胞宫轴的调节功能，这充分体现了中医学"谨守病机"和"谨察阴阳所在而调之，以平为期"[2]的特点。

2.2　中西结合，冀求良效

POF被称为"生育死亡症"，从发生、发展到自然绝经年龄是一个漫长过程，而不孕和闭经严重地困扰着患者。如何解决生育问题，缓解临床症状，是临床医生面临的一个难题。西医人工周期疗法，不良反应多，患者难以长时间使用。张玉珍教授除了主要运用中医药治疗外，必要时结合西医人工周期疗法。其人工周期疗法为：戊酸雌二醇，每次2mg，每天1次，共21天；服药第12天时，加服地屈孕酮片，每次10mg，每天2次，共10天；待停药后撤退出血的第5天，重复上述用药。张玉珍教授选用中西结合治疗思路如下：①任何年龄的POF患者，尤其是若超过半年未行经，添加人工周期疗法3个月。②对有生育要求的POF患者，坚持中医药治疗，积极指导受孕。如受孕则尽早安胎，必要时借助辅助生育技术。

根据患者不同的病情和治疗目标，告之治疗方案，密切医患关系，一般治疗3个月为1个疗程，缓图取效。

2.3　温之以气，补之以味

卵巢早衰患者因肾－天癸－冲任－胞宫轴严重紊乱，肾气衰，冲任虚损，患者常伴肾精血不足以濡养，而表现干枯之象，如脱发、皮肤干燥、阴道干涩、手足麻木、口干等，或肾阳虚衰不足以温煦之象，如形寒畏冷、萎靡不振等。张玉珍教授在辨证用中药、中成药的基础上，指导患者饮食调补。《素问·阴阳应象大论》云："形不足者，温之以气；

精不足者，补之以味。""精不足"指阴精不足、精血亏损之病证，对于此类病证，治疗重在厚味填精，滋补阴血。《素问·腹中论》中出现了妇科历史上第一首方"四乌鲗骨一芦茹丸"，治疗血枯经闭，被认为是通涩兼用，补肾活血，通补奇经的祖方。其实古人服用四乌鲗骨一芦茹丸，丸以雀卵，饮以鲍鱼汁，即是中医妇科食疗的祖方。张玉珍教授常选用的食材有[7]：①鲍鱼肉，味辛、甘、性平、无毒，具养血柔肝、滋阴益精、通便之功。②海参，其性味咸，微温，入心、肾经。功能补肾益精、养血润燥。用法：150～200g，炖服，调味后用以佐膳。③鱼鳔，又名鱼肚、鱼胶，性味甘平，入肾经，含动物胶质和蛋白质等，功能补肾益精、滋养筋脉。用法：鱼肚（浸泡、切条）150g，瘦肉或鸡肉50g，水炖服。④白鸽或乌骨鸡炖汤，功能养血补气。⑤当归生姜羊肉汤，功能温通补血。⑥红参，其性味甘温，入心、脾、肺经，功能大补元气。用法：每次10g，单独炖服。⑦鹿茸或鹿胎膏，适用于肾阳虚者。⑧雪蛤炖木瓜，功能补肾益精、养阴润肺，尤适用于阴道干涩者。以上食疗根据患者证候及可获得之食材，择其一或交替服用，每周2～3次，作为辅助治疗，以增强疗效。

2.4 情志调摄，维持治疗

卵巢早衰患者的围绝经期症状不容忽视，甚至有因阴道干涩无法进行性生活而就诊，严重损害患者身心健康。因此，部分患者精神压力大，出现情绪低落、抑郁、烦躁甚至丧失生活信心。

张玉珍教授经常对POF患者进行日常生活宣教：①注意劳逸结合，生活规律，睡眠充足，避免过度疲劳和紧张。②适当散步，参加各项体育锻炼，增强体质。③维持适度的性生活，调畅情志。④饮食按《内经》"五谷为养，五果为助，五菜为充"摄入，注意补充新鲜水果蔬菜及高蛋白等物质，以提高患者战胜疾病的信心。

张玉珍教授依据以上思路治疗卵巢早衰，大多有不同程度的疗效。尤其是潮热、阴道干涩、失眠等症状得到改善，精力较治疗前充沛，月经可不定期来潮；有少数患者服中药可以来经，但经量偏少；有少数病人经调而子嗣，生育健康子女；有1例单纯用中药治愈的卵巢早衰病人，先后生一男一女，已健康成长。张玉珍教授在临证中首次提出"维持治疗"至关重要，纵然治愈生育后，仍有复发，若不能维持治疗，一旦病情反复，则后续治疗相当棘手。

POF患者维持治疗时，可酌情减量，嘱2～3天服1剂中药；或服用中成药，常选用滋肾育胎丸、乌鸡白凤丸、人胎盘片、六味地黄丸等。临证时，张玉珍教授选择膏方维持治疗者较多。妇科膏方源远流长，因其剂量较小、方便、便于久服、口感好等优点，很受青睐。膏方多为滋补之剂，适合用于防治妇科虚证或虚中夹实为主的各种妇科病[8]。《景岳全书》指出："妇人以血为主，血旺则经调而子嗣。""欲察其病，惟以经候见之，欲治其病，惟于阴分调之。"治宜滋养肝肾，大补气血精，方选归肾丸、大补元煎、益经汤、丹参饮合方加减，综合调治肾、肝、脾、气血、冲任、胞宫以充养天癸，逐渐恢复肾－天癸－冲任－胞宫轴的功能。

3 结语

从目前中医研究现状来看，虽然中医药治疗卵巢早衰取得一些效果，但仍不理想。临床中发现卵巢早衰发病多有一个过程，必须早诊断、早治疗，预防为主，防重于治。因此几年前在学术交流中，张玉珍教授曾发表《中医治未病在防治卵巢早衰中的应用》引起了专家们的重视和认可。探讨中医药防治严重危害妇女生殖健康的疑难病证是近年来中医妇科领域的研究热点，必须努力发掘、整理、继承、发扬和创新中医药治疗卵巢早衰的学术思想与经验。

参考文献

[1]　庞震苗，梁菁，邓高丕．卵巢早衰患者个性特征及心理健康状况调查［J］．临床心身疾病，2007，13（5）：428-430.
[2]　史云，张玉珍．补肾健脾，调肝活血法治疗卵巢功能早衰临床观察［J］．中医药学刊，2006，24（6）：1174-1176.
[3]　庞震苗，梁菁，辜学敏．张玉珍教授治疗卵巢早衰经验介绍［J］．新中医，2006，38（12）：13-14.
[4]　刘敏如，谭万信．中医妇产科学［M］．北京：人民卫生出版社，2001：441
[5]　张玉珍，史云，廖慧慧．试论中医药防治卵巢早衰的思路与方法［J］．中医杂志，2005，46（4）：116-117.
[6]　史云，蔡平平，邓高丕．张玉珍教授治疗卵巢早衰经验介绍［J］．新中医，2006，38（8）：15-16.
[7]　罗颂平，张玉珍．罗元恺妇科经验集［M］．上海：上海科学技术出版社，2005：188，191.
[8]　王占利，李坤寅，桑霞，等．张玉珍运用膏方调治卵巢早衰经验［J］．辽宁中医杂志，2011，38（12）：2341-2342.

罗颂平教授治疗先兆流产合并绒毛膜下血肿经验

先兆流产的主要临床表现为阴道出血及腹痛，部分患者 B 型超声发现绒毛膜下血肿，表现为宫腔内宫壁与妊娠囊之间的无回声区，有研究显示其对妊娠结局有不良影响，增加妊娠丢失、胎盘早剥、胎膜早破及早产的风险，尤其是重度血肿容易导致胚胎或胎儿停止发育[1-2]。因此及时采用安全有效的治疗方法治疗孕早期合并绒毛膜下血肿的先兆流产患者，对于降低自然流产的发生率，降低胎盘早剥、胎膜早破及早产的风险，提高妊娠成功率，均有临床意义。

西医目前治疗早期妊娠合并绒毛膜下血肿主要采用地屈孕酮、黄体酮、人绒毛膜促性腺激素（human chorionicgonadotropin，HCG）、间苯三酚单用或联合治疗，但疗程长，治疗费用高，中西医结合治疗可显著缩短疗程，明显降低自然流产率，降低治疗费用[3-4]。

罗颂平教授是中医妇科主任医师，广东省名中医，中华中医药学会妇科分会主任委员，擅长中医治疗反复自然流产，笔者有幸跟诊，受益匪浅，现将她治疗先兆流产合并宫腔积血的经验总结如下。

1　病因病机分析

1.1　脾肾两虚为致病之本

先兆流产合并绒毛膜下血肿属于中医"胎漏""胎动不安"的范畴，罗颂平教授认为

刘昱磊　王俊玲　刘新玉　滕辉（南方医科大学附属深圳妇幼保健院中医科）

脾肾两虚是引起先兆流产合并绒毛膜下血肿的主要病因。肾主生殖，冲任之本在肾，胞络系于肾，肾气不足或肾精亏损均可导致冲任不固，胎失所系，导致胎漏、胎动不安。或肾阴不足，虚热上扰，热扰冲任，损伤胎气导致胎漏、胎动不安。孕后因 HCG 及孕酮（progesterone，P）的作用导致孕妇出现恶心、呕吐、嗳气、腹胀等脾胃失和的状况，脾虚运化失司，气血生化不足，不能荣养、摄纳胎儿导致胎漏、胎动不安。综上，肾虚、脾虚均可导致胎漏、胎动不安，出现阴道出血。

1.2　血瘀为重要病因

罗颂平教授认为先兆流产合并绒毛膜下血肿，血瘀既是病理产物，又是重要的致病因素。

有先兆流产病人因阴道出血较多，不能及时排出体外和消散，形成绒毛膜下积血；还有部分病人存在隐性出血，可能与出血的位置有关，如出血位于宫底等处，血液不能从阴道排出，因此未见阴道出血，B 型超声发现绒毛膜下血肿。绒毛膜下血肿属于离经之血，停留于子宫，属于血瘀证。血瘀既是病理产物，又是新的致病因素，瘀血不去，新血不生，血不归经，导致反复阴道出血，呈咖啡色，可有血块夹杂其中，伴小腹刺痛或隐痛，或伴腰酸，部分患者舌质紫黯或舌体瘀斑、瘀点，舌下静脉曲张，脉弦细滑。舌、脉、症均是血瘀证的表现。

因此，先兆流产合并绒毛膜下血肿的病机为脾肾两虚为本，兼有血瘀。

2　中医辨治思路

先兆流产合并绒毛膜下血肿以脾肾为本，血瘀为标，故在治疗中注重培补脾肾，兼活血止血。

2.1　补肾健脾为基本治则

证见腰酸，小腹隐痛或坠痛，或伴神疲肢倦，胃纳欠佳，甚则恶心，呕吐，大便稀，舌淡红，苔薄白，脉沉细滑尺弱，治宜补肾健脾安胎，方药选用寿胎丸合四君子汤加减：菟丝子、桑寄生、续断、杜仲、党参、黄芪、白术、甘草。《女科经纶》曰："女之肾脉系于胎，是母之真气，子之所赖也，若肾气亏损，便不能固摄胎元。"《女科证治》曰"妇人有孕，全赖血以养之，气以护之。"气血有赖脾胃功能健运才能产生。方中寿胎丸固肾安胎，四君子汤健脾养胎，脾健肾固，自无堕胎之忧。若见手心烦热、口干咽燥，或兼潮热、小便黄、大便干、舌红苔黄、脉滑数等血热表现，宜滋肾凉血安胎，可选用保阴煎合二至丸加减：生地黄、熟地黄、黄芩、黄柏、白芍、续断、山药、甘草、女贞子。

2.2　活血化瘀以祛除病理因素

绒毛膜下血肿属于离经之血，不能及时排出和消散，停留于子宫，瘀血不去，新血不生，血不归经，导致反复阴道出血，治疗中需要活血化瘀治疗，瘀血的及时排除及消散利于妊娠囊的稳定，减少流产的发生。

在采用活血化瘀药物治疗先兆流产时因有动胎之弊，在临床治疗中存在争议与顾虑。古代医家认为"有病则病当之""有故无殒，亦无殒也"，提出了活血化瘀安胎的理论和方药如桂枝茯苓丸等，但应"衰其大半而止"。现代医家通过药理研究证实活血化瘀法治疗先兆流产具有一定科学性[5-6]，活血化瘀药物可治疗妊娠期出现的血瘀状态，可通过加强子宫和胎盘的血液循环，促进蜕膜发育，保持子宫静止环境，抑制母体对胚胎的排斥[7]。活血之品还具有明显的增加血管流量、抑制血小板凝聚、抑制血液凝固及防止血栓形成的作用，从而促进胎盘后或底蜕膜下血肿的吸收[8]。另一方面，古代医家亦强调妊娠病治则为"治病与安胎并举"。罗颂平教授认为对先兆流产合并绒毛膜下血肿患者宜在补肾健脾的基础上配合活血化瘀之法，从而达到治病而无动胎之弊的目的。在选用活血化瘀药物时宜选用平和之品，如养血活血的丹参、鸡血藤，活血止血的三七，不宜使用峻猛破血的药物以免伤及胎元。活血药物一般选用1～3味，药量宜轻，如三七粉3g，丹参10～15g，鸡血藤15g。

三七，甘、微苦，温，归肝胃经，散瘀止血，消肿定痛[9]，有"止血不留瘀"的特点。三七对离体子宫有抑制作用，还具有强壮滋补、生血安神的功效[10]。丹参，苦，微寒，归心肝经，具有祛瘀止痛、活血通经、清心除烦的功效，可治疗癥瘕积聚，胸腹刺痛，心烦不眠[9]。先兆流产合并绒毛膜下血肿的患者因反复阴道出血，常常造成患者紧张、焦虑，导致失眠的情况，绒毛膜下血肿的存在亦可刺激子宫收缩，造成腹部疼痛。三七粉、丹参不但可以活血止血止痛，而且均有安神的功效，且活血力度和缓，适合此病证的治疗。

2.3　结合疾病的发展阶段用药

罗颂平教授强调要根据疾病发展的不同阶段用药：阴道出血量多，色鲜红时，以健脾固肾为主，配合仙鹤草、阿胶等安胎止血药物，待阴道出血量减少，转为暗红色时，可考虑在补肾健脾安胎的基础上，配合加入少量活血药物，可选用有活血止血功效的药物如三七粉，活血养血功效的药物如丹参、鸡血藤。以上药物活血作用和缓，不会损伤气血，反而有补养气血的作用，适合在妊娠期使用。

2.4　严密观察病情变化

用药期间，应严密观察患者阴道出血的情况，服药后有可能阴道出血较前增多，但若为暗红色考虑为瘀血排出的情况，动态监测血P、雌二醇（estradiol，E_2）、HCG及B型超声了解胚胎发育情况。阴道出血排空血肿可产生有利的影响，因为它通过减少血肿的积累限制了妊娠囊的分离[11]。临床观察绒毛膜下积血自阴道排出后可较快使血肿消失，明显缩短病程。若阴道出血鲜红色，考虑为有新鲜出血可能，在辨证的基础上可选择加用仙鹤草、阿胶、苎麻根等安胎止血药物。

3　验案举例

患者，女，33岁，因"停经51天，反复阴道出血1个月"，由门诊拟诊"先兆流产"于2014年2月25日入院。

患者平素月经规则，经期4～5天，周期28天，末次月经2014年1月5日。2014年1月28日患者无明显诱因出现反复阴道出血，暗红色，伴有少量血块，间断下腹隐痛，于外院查血HCG 210.5IU/L，后就诊于广东省中医院。予肌注黄体酮60mg，每天1次；HCG 2000IU，2天1次；口服地屈孕酮片10mg，每天2次，进行保胎治疗，病情仍反复。2014年2月20～25日在中山大学孙逸仙纪念医院住院治疗。查封闭抗体阴性，抗核抗体阳性。2014年2月20日彩超示宫内早孕，6周4天，见胎心搏动，子宫肌瘤28mm×24mm×23mm。予止血解痉药、泼尼松和免疫球蛋白免疫治疗，并予低分子肝素改善微循环等治疗，监测HCG上升理想，P平稳，但诉阴道出血未见好转，要求中医进一步治疗。患者既往自然流产1次，2013年6月孕7周因"胚胎停育"行清宫术，未行绒毛染色体检查。刻下症见：患者神清，精神可，阴道少量出血，暗红色，偶下腹痛，无腰酸痛，无头晕头痛，无恶寒及发热，纳眠可，大小便正常，舌暗红，苔白腻，脉细滑。2014 年 2 月 26 日检查 HCG 134968 IU/L，P 180.1 nmol/L。西医诊断：先兆流产。中医诊断：胎动不安。证型：脾肾两虚。治法：补肾健脾，止血安胎。处方：桑寄生、肉苁蓉、菟丝子各 20g，续断、覆盆子、党参、黄芪、白术、山药、仙鹤草各15g，姜厚朴、麦冬各10g。另外，红参、阿胶各 10g，陈皮5g炖服。

经治疗 1 周后阴道出血停止，下腹稍坠胀感，无腹痛及腰酸，大便难解，小便正常。监测 HCG 上升理想，P 平稳，2014 年 3 月 6 日 B 型超声示宫内孕 8 周，活胎，见胎心搏动，孕囊边缘液性暗区 34mm×19mm，舌暗红，苔白腻，脉细滑。考虑脾肾虚兼血瘀证，前方加丹参 15g，三七粉 3g 活血，以西洋参10g易红参，阿胶 10g，陈皮5g，继续炖服。

服药 3 剂后患者出现间断少量阴道出血，咖啡色，无腰酸，下腹坠胀感较前减轻，大便干，舌暗红，苔白腻，脉细滑。2014 年 3 月 11 日 B 型超声示宫内孕 10 周，活胎，见胎心搏动，未见积血。考虑积血已除，前方去丹参、三七粉，继续以补肾健脾止血安胎为法，加茜草10g，仙鹤草10g，增强止血作用。加红参 5g，西洋参10g，阿胶 10g，陈皮5g，炖服，加强益气摄血的功效。2014 年 3 月 13 日阴道流出褐色小血块 3 次，后间断阴道少量出血，咖啡色，无腹痛，时觉腹部胀闷，无腰酸，时有胃脘部闷胀，舌暗红，苔白腻，脉细滑。监测 P 平稳，考虑脾虚湿阻明显，前方加陈皮5g，砂仁 6g 行气化湿。2014 年 3 月 19 日阴道排出咖啡色物 2 次，较前明显减少，后仍反复阴道少量咖啡色分泌物，时觉腹部胀闷，无腰酸，纳眠可，大小便正常，舌暗红苔白腻，脉细滑。继续服用补肾健脾止血方药，2014 年 3 月 26 日 B 型超声检查示宫内孕 12 周余，颈项透明层（nuchal translucency，NT）正常，妊娠合并子宫肌瘤 26mm×19mm。2014 年 4 月 5 日无阴道出血，2014 年 4 月 9 日 B 型超声示宫内孕 13 周余活胎，见胎心搏动，子宫肌瘤 27mm×18mm，出院。

按：本患者既往堕胎 1 次，损伤肾气，肾气不足，可导致冲任不固，胎失所系，故下腹时有坠痛，阴道少量出血。脾胃虚弱，运化乏力，时有胃脘部及腹部闷胀，舌苔白腻，气血生化不足，不能荣养、摄纳胎儿导致阴道少量出血。因反复阴道出血过久，不能及时排出体外和消散形成血瘀，故出血暗红色，且有血块夹杂其中。舌暗红，苔白腻，脉细滑，为脾肾虚兼血瘀的表现。综观舌、脉、症，证属脾肾两虚兼血瘀，治以补肾健脾兼活血止血、安胎。

在疾病的初期阶段，患者仅有先兆流产的表现，B 型超声未见绒毛膜下血肿，辨证为脾肾两虚，治以补肾健脾止血安胎，方药选用寿胎丸合四君子汤加减。桑寄生、菟丝子、续断、覆盆子、肉苁蓉、麦冬补肾益肾精；党参、黄芪、白术、山药、姜厚朴健脾益气和胃；仙鹤草止血；红参、阿胶、陈皮炖服，益气养血安胎。经治疗后阴道出血停止，2014 年 3 月 6 日复查 B 型超声提示宫内活胎，绒毛膜下血肿，结合舌脉辨证，考虑属脾肾虚兼血瘀证，前方补肾健脾基础上加丹参15g，三七粉 3g，活血止血，服药后阴道排出咖啡色积血。2014 年 3 月 11 日复查 B 型超声示积血已除，前方去丹参、三七粉，继续以补肾健脾止血安胎为法，经治疗后，患者阴道出血停止，胚胎发育良好。

综上，罗颂平教授认为先兆流产合并绒毛膜下血肿以脾肾为本，血瘀为标，治疗中宜在补肾健脾的基础上配合活血化瘀之法，活血药物需选用三七、丹参等平和之品，且用量宜少，中病即止，这样才能达到治病与安胎共举的目的。

参考文献

[1]　Tuuli MG, Norman SM, Odibo AO, et al. Subchorionic Hematoma (SCH) and Adverse Perinatal Outcomes: Systematic Reveiew and Meta-analysis [J]. American Journal of Obsterics and Gynecology, 2011, (1): S149.

[2]　查晓霞, 常山. 超声对先兆流产合并绒毛膜下血肿妊娠结局的预测价值 [J]. 实用医院临床杂志, 2009, 6 (5): 58-60.

[3]　姜向坤, 姚吉龙, 古衍. 补肾活血安胎方联合地屈孕酮治疗早期先兆流产合并绒毛膜下血肿 40 例 [J]. 山东中医药大学学报, 2009, 33 (2): 137-139.

[4]　潘勉, 郑加. 中西医结合治疗绒毛膜下血肿临床疗效观察 [J]. 中外健康文摘, 2012, 26 (9): 162-163.

[5]　水正, 陈华英, 柴阿园. 少腹逐瘀汤治疗先兆流产 68 例观察 [J]. 吉林中医药, 2003, 23 (4): 19.

[6]　杨鉴冰, 杨秀玲, 王惠萍. 化瘀安胎汤治疗血瘀型胎漏胎动不安 68 例 [J]. 陕西中医, 1994, 15 (12): 531.

[7]　尤昭玲, 王若光, 李军, 等. 益气化瘀法对胎儿宫内发育迟缓患者子宫动脉、脐动脉血流影响的研究 [J]. 中国中医药科技, 2000, 7 (5): 321.

[8]　罗丹峰, 汪锦飘, 吴少焜. 活血滋肾法治疗血栓前状态所致复发性流产临床研究 [J]. 中国中医急症, 2009, 18 (9): 1426-1428.

[9]　曾元儿. 中国药典 (2010 年版 1 部) 化学成分分析简明手册 [M]. 广州: 中山大学出版社, 2010: 11-71.

[10]　沈映君. 中药药理学 [M]. 北京: 人民卫生出版社, 2000: 598-666.

[11]　Dimitrie Pelinescu Onciul. Subchorionic Hemorrhage Treatment with Dydrogesterone [J]. Gynecological Endocrinology, 2007, 23 (S 1): 77-81.

金哲教授治疗子宫腺肌病临床经验

　　子宫腺肌病 (adenomyosis, AM) 是指子宫内膜腺体和间质存在于子宫肌层中, 伴随周围肌层细胞的代偿性肥大和增生[1], 本病好发于 40 岁以上经产妇, 15% ~ 40% 合并子宫内膜异位症[2], 约半数合并子宫肌瘤。主要临床症状表现为: ①继发性、渐进性痛经; ②月经量增多, 经期延长, 不规则阴道出血; ③不孕、贫血等非特异性症状[3]。国外文献报道的发病率不一, 5% ~ 70%, 大部分患者是多产妇[4]。其发病原因至今未明确, 目前多数学者认为该病的发生和患者体内的高雌激素血症有关联。本病目前还是临床上的疑难杂症, 现代医学对该病进行手术疗法切除子宫虽然能从根本上解决问题, 但不适合未生育的妇女, 其他手术疗法效果个体差异大, 激素治疗不良反应多, 临时给予止痛药易产生依赖性, 故而中药可以发挥它的优势。金哲教授是北京中医药大学博士生导师, 全国第五批

周梦波 (杭州市第一人民医院中医科)

沈凌宇　睢丛璐　庄雨龙 (北京中医药大学东方医院妇科)

老中医药专家学术经验继承工作指导老师，从医近40年，积累了丰富的临床经验，尤其对子宫腺肌病的治疗，形成了自痰瘀论治的特点，疗效显著。本文论述金哲教授对该病痰瘀互结病机的深刻理解、用药经验，并附验案一则，以期为子宫腺肌病的中医治疗提供更广阔的思路。

1　金哲教授对本病的病因病机总结

子宫腺肌病在历代文献中虽无专篇论述，但据其临床表现，分属于"癥瘕""痛经""月经过多""经期延长""不孕"等范畴。纵观古代文献，"瘕"作为病名首见于《黄帝内经》，如《素问·骨空论》中载有"任脉为病，男子内结七疝，女子带下瘕聚"，《灵枢·水胀》中有"石瘕"的记载："石瘕生于胞中，寒气客于子门，子门闭塞，气不得通，恶血当泻不泻，衃以留止，日以益大，状如怀子，月事不以时下，皆生于女子，可导而下。"并对此提出了"导而下"的治疗大法。张仲景在《金匮要略》首提"癥"名，指出妇女患癥瘕会出现"如怀子状"，兼有闭经或漏下的证候，制定了第一张治疗癥瘕的方剂桂枝茯苓丸。《诸病源候论》首将癥瘕并称，"癥瘕者，皆由寒温不调，饮食不化，与脏气相搏结所生也。其病不动者，直名为癥；若病虽有结瘕而可推移者，名为瘕，瘕者，假也，谓虚假可动也。"对癥瘕作了较为全面的论述。《景岳全书·妇人规》云："瘀血留滞成癥，惟妇人有之，其证或由经期，或由产后，凡内伤生冷，或外伤风寒，或喜怒伤肝，气逆而血留，或由忧思伤脾，气虚而血滞，或积劳积弱而不行，总由血动之时，余血未净，而一有所逆，则留滞日积而日久成癥矣。"指出瘀血是癥瘕的基本病机，为后世活血化瘀法治疗本病奠定理论基础。《丹溪心法·积聚痞块》言："气不能作块成聚，块乃有形之物也，痰与食积，死血而成也。""痰夹瘀血，遂成窠囊。"改变了以气血而分治积聚癥瘕的认识，提出癥瘕先因气聚，而后痰瘀阻滞而成，指出了痰结是其病机。叶天士曰："凡积聚有形可征，谓之癥，乃湿热结气也。"唐容川《血证论》言："血积既久，也可化为痰。"反过来论证瘀血也可转化为痰结。故金教授总结后认为，癥瘕作为病名是指积聚的形状而言，癥瘕并称从临床上看，反映出癥瘕的形成过程和病机特点，也是妇人下腹部肿块的总称。癥瘕虽多为瘀血所致，但并非仅有瘀血，常兼有痰浊之邪作祟。"痰瘀互结，积而成癥"是子宫腺肌病的基本病机，痰浊瘀血是其病理实质。

2　分期治疗子宫腺肌病

目前普遍认为瘀血阻滞胞宫、冲任是本病的病因病机，故临床多运用活血化瘀类药物[5]。金教授根据多年临床经验，认为痰瘀互结也是本病的主要证型之一。月经是在肾、天癸调节下，冲任二脉广聚脏腑之精血津液，受督带调约，协调作用于胞宫而成[6]。非经期与经期妇女胞宫内气血有余不同，因此主张宜分期治疗 AM。

2.1　非经期具体论治，化痰、祛瘀并重或兼顾调经促孕，辅以调摄养生

金教授认为非经期可再分为3期，即阴长期、排卵期、阳长期。对于无计划妊娠的患者，3期用药不加区别，以祛邪为主，化痰、祛瘀并重，选用夏枯草、川芎、连翘、浙贝母、延胡索、香附等药组成"川夏宁坤汤"[7]，应用于临床已有较好疗效。夏枯草辛能散结，苦寒能泻热，消无形之痰阻，川芎化有形之瘀血，两药合用，清热散结，消肿止痛，与浙贝母、连翘合用化痰散结，消散癥结；"气行则血行"，香附走气分，川芎行血分，两药同用，散壅理滞，调理冲任，活血行气止痛。《本草纲目》记载延胡索"专治一身上下诸痛"，配伍香附，增加其止痛之功。全方以夏枯草、川芎为君药，浙贝母、连翘为臣药，

香附、延胡索共为佐药，共奏化痰散结、活血消癥之功。由于本病为慢性进展性，患者的带病生存期长，所以用药治疗的同时需注重生活方式的改善，指导患者饮食上避免食用含雌激素高的食物如大豆制品、蜂蜜、蜂王浆，及含雌激素的保健品等；经期避免房事，避免倒立、增加腹压等动作，防止经血逆流。

对于计划妊娠的患者，则积极调经促孕，怀孕后体内激素剧烈变化，异位内膜可能因得不到足够雌激素支持而萎缩，有利于减轻病证，所以 3 期区别用药。阴长期为卵泡期，此期月经刚刚结束，阴血相对亏虚，以故名之，在"川夏宁坤汤"中适当加入滋阴养血、柔肝补肾药物，如女贞子、桑椹、枸杞子、当归、熟地黄、白芍等，以促进阴血逐渐充足，为下次月经做好物质准备，同时嘱患者：第一，避免熬夜，因为经常熬夜会暗耗阴血；第二，不能贪凉，否则轻则影响月经，重则影响孕育。排卵期随着体内阴血的不断充盛，逐渐进入重阴转阳，阴阳转化的过程，在上一阶段基础上加入温阳活血药物，如肉桂、羌活、丹参等促进排卵，并根据 B 型超声和促黄体生成素峰值指导同房，嘱患者保持乐观、稳定的情绪，以利于受孕。阳长期为西医的黄体期，此期子宫内阴血旺盛，阳气充沛，以健脾补肾、止血安胎药为主，如山药、炒白术、炒白扁豆、茯苓、砂仁、菟丝子、覆盆子、巴戟天、苎麻根等，将保胎治疗直接提前到黄体期，也是金教授治疗不孕症的特色，并嘱患者注意保暖，忌食寒性食物，以免影响孕卵着床。

2.2　经期因势利导，不妄用棱莪，结合养生

经血以通畅为主，经血排出的顺利与否，直接关系到身体日后的恢复。金教授一贯主张经期是排除瘀滞的最佳时期，当因势利导，然此期的胞宫颇为娇嫩，并不宜使用大量三棱、莪术等破血活血药物过度刺激，防止疏泄过度，耗伤气血；也不宜一味止血，使瘀血不去，新血无生。故仅使用三七粉 1.5g，每天 2 次，月经第 1～3 天服用，化瘀定痛，活血止血为主，为下一步非经期的治疗提供良好的胞宫环境。对于月经量多或经期延长的患者才进行特殊干预。月经量多者，用生牡蛎止血，兼顾散结止痛，如果没有生育要求，也用生寒水石软坚清热止血；经期延长者，用蒲黄炭、茜草炭、莲须化瘀止血通络，用地骨皮、金银花清热解毒，避免留邪；经行血块多者，用益母草、泽兰，活血调经化瘀；最后用炙黄芪、红景天益气健脾为佐使，从而荣养胞宫，复元通络，祛瘀止血，进而达到澄源复旧的目的，为下一步治疗做铺垫。同时患者自身也需要配合治疗，经期的养生以"暖"为主，务使肚脐、腰和脚心不着凉，忌食梨、西瓜、山竹、葡萄、螃蟹等寒凉食物，以免凝血、滞血，经行不畅；忌食辛辣食物，辛辣之品容易动血，可导致经量增多、经期延长。

故化痰消癥为攻邪的"釜底抽薪"之法，痰湿之邪祛除，则冲任气血得养；化瘀定痛为祛邪的"去腐生肌"之法，瘀血去而经脉通，癥瘕消而胞宫和。

3　用药特色

3.1　灵活运用药对

子宫腺肌病主要影响患者两个方面，其一是痛经，且是所有痛经中最严重的一种，其二是月经量多、经期延长、非经期出血等月经不调。金教授认为痛经剧烈者，一方面是其人瘀滞较重，止痛喜用全蝎 - 蜈蚣，以虫类药"入奇经八脉，达隐曲之所"，蜈蚣，天龙也，取类比象，形似督脉，有温养督脉、强健腰府之功，冲、任、督三脉，一源三歧，皆起于胞宫，故又能间接温养胞宫；另一方面认为还需从根本上化解，依然围绕化痰散结、

活血消癥根本大法，化痰喜用浙贝母－夏枯草，散结喜用连翘－生牡蛎－昆布、土茯苓－山慈菇，活血喜用香附－川芎，不求峻猛，但求缓消癥块。月经不调者，止血药对主要有茜草炭－侧柏炭，炒炭后两药止血功效增强，寒凉之性大为减弱，可防止寒凝血滞；喜用大小蓟－白茅根、蒲黄炭－三七粉，凉温搭配，不用白及、棕榈炭、血余炭等收敛止血药，因为瘀久多化热，临床上凉血止血效果更好。调经药对主要有益母草－香附、川芎－当归，"气为血帅"，调节经血蓄溢，也喜用丹参－泽兰，利水湿从下焦出，给邪以出路。

3.2　兼证不容小觑

金教授在论治中，也注意兼证的调理。如遇小腹凉者，会加少量桂枝、细辛。桂枝温通经脉，"走而不守"，使温煦之气通达濡养四肢百骸，细辛外散风寒，内祛阴寒，寓意温通。如肝气不舒明显，脾气急躁，经前乳房胀痛者，加川楝子、荔枝核，一寒一温，行气散结。如形体肥胖者，说明其人痰湿伤脾较重，可加少许陈皮、砂仁健脾化痰。如有面部痤疮经前加重者，主张不宜一味用清热解毒药，防止寒邪客于胞宫，寒凝血瘀，加重痛经，应寒热平调，运用紫花地丁、金银花、牡丹皮等清热凉血药的同时，酌加乌药、桂枝、肉桂等温通经脉之品，又加北沙参补益肺气、木蝴蝶清肺疏肝，暗合《内经》"肺主皮毛"之意。《灵枢·五味五音》言："妇人之生，有余于气，不足于血。"《景岳全书·妇人规》云："故凡欲治血则或攻或补，皆当以调气为先。"故调经当先调气，然叶天士曰"女子以肝为先天"，故不用柴胡、枳实、青皮等疏肝破气之品，而在香附、木香、陈皮、绿萼梅、佛手、香橼、郁金中择其二三。

4　医案举隅

患者，女，42岁，2014年5月7日初诊。主诉：经期腹痛进行性加重4年余。患者4年前人工流产术后3个月出现月经失调，每于经前淋沥出血5~7天，经量逐月增多，经色紫黯，伴较多大血块，经期腹痛进行性加重，痛连腰骶部，服用止痛片不缓解，严重影响工作生活。中度贫血，剖宫产术后10年。B型超声示"子宫腺肌症"，肿瘤抗原CA125为109 U/mL，血红蛋白85g/L。西医建议其行全子宫切除术，患者拒绝，要求中药保守治疗。末次月经：2014年5月4日，平素自感头身困重，头晕心悸，纳眠可，二便调。舌淡，苔薄白，脉沉细。现代医学诊断：子宫腺肌病。中医诊断：癥瘕（痰瘀互结证）。处方：生牡蛎15g，阿胶珠15g，夏枯草10g，浙贝母10g，昆布10g，连翘10g，茜草炭10g，炒蒲黄10g，三七粉3g，黄芪20g，白术12g，每天1剂，早晚温服。

二诊：服上方7剂，月经干净3天，诉乏力，纳眠可，小便调，大便不成形，舌脉同前。处方：上方去茜草炭、炒蒲黄，加川芎6g，薏苡仁15g，香附6g，红景天10g。

三诊：中药调理3个月后，患者诉经行腹痛明显缓解，可不用服止痛片，经前出血症状消失，月经量减少，少许小血块。复查B型超声子宫腺肌症，子宫大小6.6cm×6.4cm×6.0cm，肿瘤抗原CA125为40.4U/mL，血红蛋白120g/L。嘱其定期复查，仍建议必要时当手术治疗。

按：西医建议患者行全子宫切除术，患者有顾虑而转诊于中医。患者术后，冲任为金刃所伤，"冲为血海"，血海蓄溢失常，见经前淋沥出血、月经量多；离经之血蓄积胞宫，停为瘀血，日久化痰，痰湿壅滞，妨碍气机，气血运行不畅，加重瘀滞。瘀血阻滞冲任，冲任失调，气血运行失常，胞宫失荣，痰聚胞宫与血搏结，积而成癥。痰瘀阻滞经脉，不荣不通，则见痛经。根据患者舌脉症，辨为痰瘀互结证。

初诊时正值月经期，血室正开，经血下泄，气亦随血而泄，虚邪贼风易趁机而入，患者出血量大，此期不宜活血，宜顺应经水自然排出，治法化痰消癥，化瘀止痛。李东垣曰："善治癥瘕者，调其气而破其血，消其食而豁其痰，衰其大半而止，不可猛攻峻施，以伤元气。"故取浙贝母、牡蛎、昆布等软坚散结。《本草新编》言夏枯草"味苦，气温……直入心经……心火一平，引火下生脾土，则脾气健旺，而痰更消亡"，草药大都春生夏长，惟夏枯草至夏枯萎，用之以枯胞宫壁层留滞之结。连翘一味，叶天士谓之"清扬有散结之功"，世医多用其清热解毒、疏散风热之效，金教授将此药用于妇科病的治疗，可谓匠心独具。茜草炭、三七粉、炒蒲黄止血不留瘀。阿胶蛤粉炒珠后，降低滋腻碍胃之性，增强养阴润肺之功，便于入汤剂煎服，养血止血。白术、黄芪健脾益气，助脾化痰。二诊时患者月水方净，治法化痰祛瘀，益气健脾。因患者大便不成形，用薏苡仁健脾除湿。用对药川芎 – 香附活血行气止痛。《景岳全书·妇人规》云："凡妇人经行作痛，夹虚者多，全实者少。"且陈士铎谓川芎"不可单用，必须以补气、补血之药佐之，则利大而功倍……单用一味以止痛，则痛止，转有暴亡之虑"，因而佐以黄芪、红景天益气健脾，促进体内水湿运化。三诊守方巩固疗效而获良效。

参考文献

[1]　丰有吉，沈铿，等. 妇产科学［M］. 北京：人民卫生出版社，2013：377.

[2]　杜惠兰. 中西医结合妇产科学［M］. 北京：中国中医药出版社，2012：177-178.

[3]　中华医学会妇产科学分会子宫内膜异位症协作组. 子宫内膜异位症的诊治指南［J］. 中华妇产科杂志，2015，50（3）：161-169.

[4]　F. A. Taran, E. A. Stewart, S. Brucker. Adenomyosis：Epidemiology，Risk Factors，Clinical Phenotype and International Alternatives to Hysterectomy［J］. Geburtshilfe Frauenheilkd，2013，73（9）：924-931.

[5]　张丹焕，石燕萍. 子宫腺肌病的中医辨证与治疗研究进展［J］. 四川中医，2013，31（12）：153-154.

[6]　张玉珍. 中医妇科学［M］. 北京：中国中医药出版社，2007：15-20.

[7]　睢丛璐，佟庆，张芸娜. 金哲应用川夏宁坤汤治疗子宫腺肌病 1 例［J］. 北京中医药，2014，33（2）：146-147.

魏子孝教授治疗绝经前后诸症经验

魏子孝教授，主任医师，博士研究生导师，第四批全国名中医师承导师，全国名老中医药专家传承工作室专家，北京市 3＋3 名医传承工作站专家，享受国家特殊津贴。行医三十余年，长期从事中西医结合内科的临床、科研、教学工作，擅长糖尿病、甲状腺疾病、妇科杂症等的中医治疗。

绝经前后诸症是现代中医妇科病名，即西医所谓的更年期综合征。现代医学认为，妇

陈筑红　张燕　胡国庆（中国中医科学院西苑医院内分泌科）

女由壮年到老年的过渡时期称为更年期。卵巢功能开始减退直至消失，相应发生月经紊乱，至月经闭止，同时生殖器官开始萎缩，内分泌失调，出现一些自主神经功能紊乱的现象，称为更年期综合征。该综合征主要发生在绝经前月经紊乱阶段，也有在绝经后，甚至绝经后数年症状仍不缓解者。目前大多医家认为绝经前后诸症主要是指由于绝经前后雌激素缺乏导致的自主神经紊乱的一系列烘热汗出、失眠、烦躁易怒、情绪不宁等症状。魏师治疗绝经前后诸症效果肯定，有其独到之处。笔者有幸侍诊左右，受益匪浅，现将其治疗思路探讨如下。

1　魏子孝对本病病因病机认识

中医认为生、长、壮、老、已过程，与肾气、血脉的盛衰有直接的关系。《素问·上古天真论》对老年妇女的生理特点有简单描述"七七，任脉虚，太冲脉衰少，天癸竭，地道不通，故形坏而无子也"，是肾气、天癸、冲任二脉衰弱而然。肾气、天癸源于先天；冲、任二奇经的充盛又取决于正经气血充沛，来源于后天。

清代《竹林女科证治》载有"四六四七经证"治法，谓："妇人四十六七岁，肝肾二经气血方损，胁肋作痛，或头昏目眩，憎寒壮热，或遍身作痛经闭不通，或出盗汗，浸成痨瘵，补肝煎主之。"治在肝肾。《临证指南医案》谓女子以肝为先天。肝属木，主藏血，又主疏泄，喜条达而恶抑郁。血藏于肝，肝气舒畅，气血通达，对月经的生成和满溢起到调节的作用。

魏师一方面认为绝经的根源在于进入老年肾气衰弱与气血不足，另外认为肝肾同源，肾阴不足，水不涵木，致虚阳上亢；肾精不足，阴血亏虚，致肝失濡养，故临床上往往以肝肾论治为多见。此外魏师临床上还特别重视脾胃，认为补脾可安五脏，因脾胃为后天之本，气血生化之源，脾胃既健，气血生化有源，水谷之精充盛散精于肝，肝体得濡，下注于肾，补益于精。脾胃之气健壮则脏腑气血充盛，肾气充实，冲任二脉调和，其他疾患也可随之而减。正如张洁古谓："妇人童幼天癸未行属少阴，天癸既行属厥阴，天癸既绝属太阴。"是指童幼、育龄期、绝经期后三个阶段治疗疾病的不同侧重点，是从生理特点出发。但肾、肝、脾三脏之间有着密切的关系，对于精血的生化、贮藏和发挥功能三脏不能截然分开。

2　立法辨病与辨证相结合

魏师主张辨病与辨证相结合的诊疗模式，大体遵循如下步骤：①明确诊断；②抓主症；③标本先后；④基础方；⑤随症加减；⑥疗效评价。魏师指出，现代中医治疗对象是诊断明确的疾病，而不是某个症状，明确西医诊断可以对病的轻重、缓急、疗效指标做到心中有数。中医个体化强调任何疾病辨治之首在于"抓主症"。"抓主症"是中医辨证的前提，任何辨证论治均需在此基础上进行，否则辨证则漫无边际，这也是"中医病名"诊断的意义。进而进一步选定主方。抓主症的目的是有利于主要问题明朗化，有利于辨证过程简单化，有利于主要症情的控制。主症明确，此后处理好标本缓急问题，急则治标，缓则治本。再围绕主症辨证论治，确立基础方。然后根据病情对基础方进行药味的加减。药味加减主要从症状或证候、治未病方面考虑，同时结合现代药理的研究结果。

3　临证诊治

魏师认为绝经前后诸症病因是由于卵巢功能衰退，包括三方面的表现：①月经紊乱和功能性子宫出血；②自主神经功能紊乱；③骨关节病。针对三方面不同的情况，魏师采用抓主症方法治疗。

对于月经紊乱和功能性子宫出血，一般发生在绝经前期，此时的治疗首重调经，调经的目的在于避免失血过多，引起贫血；另一目的是减缓妇科内分泌紊乱引起的全身内分泌紊乱的速度，从而减轻绝经前后综合征的病情。

自主神经功能紊乱，是由于内分泌紊乱导致。魏师认为自主神经功能紊乱可表现有两个症候群：①心血管症候群：表现为烘热、阵汗、面及胸部潮红，突然发作，几分钟或十几分钟缓解，一日可发作多次；《素问·阴阳应象大论》曰："年四十而阴气自半也，起居衰矣。""七七"之年，肾水不足，不能上济于心，心火独亢，热扰心神，心神不安，则出现心肾不交之证。肾阴不足，阴虚内热，则出现潮热面红，烘热汗出，五心烦热。②精神神经症候群：表现为失眠、急躁、易怒、易激动、情绪不能控制、精力不能集中，或情绪低落、精神呆滞、悲伤欲哭、恐惧、多疑、记忆力减退等。绝经期妇女，肾阴不足，天癸渐竭；乙癸同源，肾水不足以濡养肝木，则易致肝肾阴虚。肝肾亏虚则脑髓失养，患者常表现为头晕健忘、失眠、紧张或情绪低落；肝血不足，则烦躁；心神不安，则眠差。总的治疗思路是调和气血，燮理阴阳。

骨关节病，多发生在绝经后期。在骨骼的生长代谢过程中雌激素有着明显的作用，绝经后由于雌激素缺乏容易发生骨质疏松。中医补肾壮骨配合祛邪通痹法对退行性骨关节病有很好的疗效。

另外，魏师临床尤其重视舌诊。凡临诊对舌之形、色、态，舌苔之厚、薄、黄、白、花剥等必详细描述。根据舌诊判断疾病的轻重缓急，主张急则治标，缓则治本。存在有形之邪者，先祛邪气治标。故此，临床先看舌苔有无黄腻，舌苔黄腻者，黄连温胆汤作基础方加减，白腻者，去黄连，加厚朴12g。绝经前后诸症的治疗常以养血、补肾为基础，先化痰湿以扫清障碍，基础方：黄连6g，竹茹12g，枳实9g，法半夏12g，茯苓12g，陈皮9g，甘草3g，石菖蒲15g，郁金12g。

没有痰湿的情况下，分阴证、阳证，以寒、热、动、静别之，凡寒、静属阴证，热、动属阳证。疾病之根本在于阴阳失衡，气机逆乱，气血失和，脏腑功能失调所致。凡寒、热、动、静错综交叉出现者，必然阴阳失衡，气机逆乱，先调肝，使气机升降出入复常，用逍遥散加减，基础方：丹参15g，当归12g，白芍20g，柴胡9g，香附9g，茯苓12g，苍术9g，白术9g，石菖蒲12g，远志6g。

阴证表现在精神状态抑郁的一面显著，心痛，胸闷，手足不温，脊背发凉、沉困，舌质淡红，苔薄白。当温阳活血，二仙汤加减，基础方：仙灵脾15g，仙茅12g，肉苁蓉12g，当归15g，川芎12g，葛根15g，菖蒲15g，郁金12g，紫石英^{先煎}30g。

阳证表现在精神状态焦躁的一面显著，烘热，阵汗，潮红发作频繁，舌质红，苔少。知柏地黄汤加减，基础方：知母9g，黄柏9g，生地30g，山茱萸12g，山药12g，牡丹皮12g，赤芍15g，白芍15g，夏枯草12g，生龙齿^{先煎}30g，紫石英^{先煎}30g。加减药物：潮热，汗出过多，汗为心之液，可选煅龙骨、煅牡蛎、浮小麦、糯稻根等2~3味敛汗，配合清心火之黄连、栀子、麦冬、百合等。烦躁易怒，绝经前后往往肝气郁结，郁久化火，可选黄连、栀子、黄芩、龙胆草等清肝泻火，并选用生地黄、白芍、玄参、麦冬、百合等以阴和阳。兼大便干燥者，用草决明。《内经》曰："心者，君主之官也，神明出焉。"绝经前后诸证多伴精神意志症状，心悸动，或有恐惧感，可选党参、茯苓、五味子、麦冬、柏子仁、丹参等补心气、养心阴，并用石菖蒲、郁金、远志等开窍安神。

魏师认为，更年期妇女在生理上有精血逐渐枯竭的趋势，因此用药总体上宜润不宜燥，苦寒之品中病即减。同时注重解郁、安神。魏师认为，患者性情因病而致怪异，精神抑郁、焦虑或情绪易于激动，从而因病致郁，并向家属解释病情，以便给患者创造有利于内环境调整的生活环境。另外，要注意明确绝经前后综合征的诊断必须除外疑似的器质性病变，这是个非常重要的前提，要避免因忽视某些疾病的诊断而贻误病情，特别是心脑血管、精神病和肿瘤等疾病。

4 验案举隅

案1：患者，女，48岁，2013年11月5日初诊。自述1年前停经，此后出现烘热阵汗出，烦躁，眠差，腰酸痛，大便干，每天1次。腰椎X片提示：腰椎退行性骨关节病，无明显腰椎间隙狭窄。舌胖略红，苔薄白，脉弦。诊断：腰椎退行性骨关节病。中医诊断：绝经前后诸症、腰痛。证候：肝郁肾虚。治法：养血疏肝，宁心安神，补肾壮骨。处方：丹参20g，当归12g，白芍30g，柴胡12g，香附10g，枳壳12g，瓜蒌皮20g，煅龙骨^{先煎}30g，煅牡蛎^{先煎}30g，石菖蒲15g，郁金12g，牡丹皮12g，栀子10g，桑寄生15g，续断12g，7剂，水煎服，每天1剂。2013年11月12日二诊：烘热、阵汗、烦躁症减，腰酸痛仍存。舌胖红，苔薄白，脉弦。患者诸症减轻，未见新症。守方，7剂。2013年11月19日三诊：烘热、阵汗、烦躁症减，偶有头晕，偶有胸骨柄下一过性刺痛，伴憋闷，但程度不甚，矢气多，大便偏干，小便如常，腰酸痛减轻，舌胖略红，苔薄白，脉弦细。处方：前方减煅龙骨、煅牡蛎、牡丹皮，加川芎12g，7剂，水煎服，每天1剂。后电话随访，诸症皆瘥。

按：患者年近半百，肝肾二经气血受损，无明显痰湿表现，故本案初诊、二诊皆以逍遥散为主方养血疏肝，栀子、丹皮清热凉血，加用石菖蒲、郁金解郁安神，煅龙骨、煅牡蛎敛汗，桑寄生、续断兼顾补肾壮骨。一方面养血疏肝，解郁安神，另一方面兼顾补肾壮骨，可谓考虑全面。三诊：患者增胸闷憋气症状，考虑抓主症，仍以前方为主，加用活血通脉络之品，共奏养血疏肝、解郁安神、活血通络之效，体现魏老师抓主症、辨证论治的临床处方用药特点。

案2：患者，女，51岁，2014年3月4日初诊。绝经3年，牙龈出血，身畏寒，偶有烘热、阵汗，眠尚可。白天饮水偏多，夜间口干，舌干，大便偶不成形，小便正常。舌胖，边有齿痕，略淡红，苔薄黄腻，脉沉细。诊断：更年期综合征。中医诊断：湿热内蕴。治法：清热化湿，佐以润肺生津。处方：生石膏30g，藿香10g，防风10g，知母12g，石菖蒲12g，郁金12g，北沙参15g，麦冬10g，玄参15g，石斛15g，7剂，水煎服，每天1剂。

2014年3月13日二诊：夜间口干、舌燥、牙龈出血，影响睡眠，未发烘热、阵汗。乏力，困倦，二便正常。就诊前一日咽发紧，喷嚏。舌胖淡红，苔薄白腻，脉沉。处方：前方减石菖蒲、郁金，加生地黄20g，白茅根30g，天花粉15g，生山楂12g，7剂，水煎服，每天1剂。

2014年3月25日三诊：口干舌燥减轻，又有烘热、阵汗，眠尚可。大便干燥，量少，情绪尚可。舌胖淡红，薄黄腻苔，脉沉。处方：前方加用火麻仁15g，石菖蒲15g，郁金12g，7剂，水煎服，每天1剂。

2014年4月8日四诊：口干舌燥好转，口渴多饮，血糖正常，走路偶有头晕。烘热、阵汗偶发，大便顺畅。舌胖，边有齿痕，淡红，苔薄黄腻，脉沉细。处方：前方加用葛根15g，7 剂，水煎服，每天 1 剂。后电话随访，诸症皆瘥。

按：患者年过半百，绝经期后，初诊根据症状及舌苔黄微腻考虑先抓主症，以生石膏、藿香、防风（泻黄散减味）清热化湿，佐以知母、沙参、麦冬、玄参、石斛润肺生津同时，辅以郁金、石菖蒲化湿解郁。二诊，患者烘热汗出症状减轻，口干燥情况明显，咽部发紧，据症状减郁金、石菖蒲，加用生地、白茅根、天花粉以增清热生津之力。三诊，烘热汗出症状反复，继续加用郁金、石菖蒲解郁化湿，同时大便干燥给予通便之品火麻仁。四诊，口干燥、烘热汗出各方面症状好转，偶有头晕，加用葛根升清阳、生津液。患者绝经期后，肾气亏虚冲任二脉空虚，阴血不足，肝肾阴虚则生内热，故见烘热汗出，魏师临证往往先抓主症，首先看舌苔判断是否有痰湿，同时根据患者具体情况施治。拟定基础方，围绕基础方，据每次就诊出现的问题进行适当加减，最后达到治愈疾病的目的，足见临床上准确的判断和抓主症的重要性。

夏亲华教授采用补肾活血方治疗子宫内膜异位症经验

子宫内膜异位症简称内异症，是妇科临床常见疾病，好发于育龄妇女之中。近年来其发病率有明显升高趋势，而患病年龄却在逐年下降。内异症属于妇科疑难病证之一，以持续加重的盆腔粘连、疼痛和不孕为主要临床表现，目前发病机制尚不明确，中医或西医对其治疗均较为棘手。夏师以补肾活血法治疗本病，自拟"补肾活血方"，取得了良好的临床疗效。现将夏师从中医药方面治疗本病的经验概述如下。

1　夏师对内异症病因病机的认识

1.1　血瘀为标，痰瘀互结

内异症在中医上可归属为"痛经""癥瘕""不孕症"及"月经失调"等病范畴中。现代中医学者普遍认可内异症血瘀致病机理。夏师不拘泥于成见，认为瘀血阻碍气机，影响津液代谢，产生局部痰湿，痰瘀互结，顽固缠绵，久积成癥，留聚为痛。瘀血、痰浊是内异症发生发展形成的病理产物和致病因素。若先天肾气不足，久病体弱或高龄，天癸乏源，冲任血海亏虚，因虚致瘀、致痰；房劳多产，经期产后房事不节，经产余浊血液混为一体，久积成瘀成痰；反复流产、手术损伤胞宫及冲任脉络，血行不畅，瘀血留滞生痰。痰瘀互结，气血不畅，不通则痛，故痛经；瘀痰久积成癥，发为癥瘕；胞脉气机阻滞不通，精卵相遇受阻，故不孕；瘀血痰湿阻滞，胞宫蓄溢失常，血不循经，经血非时而下，或暴下不止，或淋沥不尽，故成月经过多、经期延长、崩漏等月经病。

1.2　（肾）阳虚为本，不忘肝郁

夏师多年临床发现，本病患者可伴高泌乳素症（hyperprolactinemia，PRL）、未破裂卵泡黄素化综合征（luteinized unruptured follicle syndrome，LUFS）、黄体功能异常等生殖内

牛柳霞（南京中医药大学研究生院）

夏亲华（江苏省中医院妇科）

分泌或卵巢功能异常的一些临床表现，均与肝失疏泄相关。肝之疏泄太过或不及阻碍阳气生发，影响血运致冲任瘀阻，阳虚则情志默默，肝郁气结，条达失畅，疏泄失司，津液失布，痰瘀凝结。"肾之阴阳为五脏阴阳之根本"，"五脏之伤，穷必及肾"，或肾中阴血不足，胞脉失养，或元阳不足，真火衰微，胞胎寒极，致血行迟滞成瘀，瘀血浊痰伴随肾中阴阳消长变化而发。夏师根据多年临床经验总结，将瘀、虚、郁概括为内异症的重要病理因素，瘀结、肾虚、肝郁为内异症的病机要点，肾阳不足是本病主要病机。病情发展中，肝郁伴随本病发生发展的始终，有偏于肾虚者，有偏于瘀结者，强调肾中元阳不足在内异症发展中的作用。夏师认为内异症初起，气滞、寒凝、湿热、痰浊、瘀阻，邪气壅实，正气未虚，病理性质多属实；发展日久，病势深入，正气耗伤，可转为虚实夹杂之证。"瘀"为此病的主要病因，也是主要的病理产物，肝郁伴随本病发生发展的始末，证候属性以虚寒多见。罗元恺认为内异症辨证以气滞血瘀型居多[1]；刘瑞芬提出瘀血是产生内异症症状和体征的关键，肾虚是不容忽视的病机之一，瘀血夹痰，凝聚坚结而成癥瘕[2]；常暖等[3]主张瘀血内停为基本病理，气、血、痰为病机要点，瘀久生痰，渐成癥瘕为病机演变特征，血瘀是基本主线；黎烈荣强调，脾虚肝郁为内异症的病理基础，痰瘀交阻为内异症的病机核心[4]；高月平认为肾虚为内异症发病之本，肝郁为形成的中间环节[5]。现代医家多认为内异症与血瘀密切相关，在兼夹证型上又有肾虚、痰湿、肝郁等不同，临床辨证有寒热虚实之异。

2　补肾活血法治疗内异症经验

2.1　补肾活血，佐以疏肝治疗为主

夏师在总结前人经验基础上，根据自己临床心得，自拟补肾活血方，对于内异症的治疗，推崇在瘀者散之、虚者补之的基本原则上辅以"郁者解之"之法，一面消瘀化痰以祛除体内之癥瘕，一面补肾疏肝以杜绝痰瘀滋生，防止异位内膜再次种植。补肾活血方基本药物组成：当归10g，川芎6g，丹参10g，菟丝子10g，桑寄生10g，杜仲10g，春柴胡10g，炙甘草5g等。方中当归补血调经，活血止痛，甘温质润补而不燥，为补血、活血行瘀之要药；川芎辛散温通，既能活血化瘀，又能行气止痛，为"血中之气药"，具通达气血之功效；丹参能"破宿血，补新血"，通行血脉兼祛瘀止痛，祛瘀生新同时而不伤正；菟丝子为平补阴阳之品，既能益肾精、补肾阳，又能滋补肝肾养血；桑寄生、杜仲补肝肾，强筋骨，兼调冲任，有扶正固本之效；春柴胡辛散苦泄，善于疏肝解郁，条达肝气，"气行则血行，血行则瘀去"；炙甘草缓急止痛，调和药性。现代药理研究指出[6]，祛瘀活血药很大程度上可有效降低血液黏稠度，抵抗血小板凝聚，增加有效血容量，减少增生的结缔组织，使盆腔内微循环得到改善；而肝郁影响气机运行，疏肝理气药可调畅气机，改善血液运行状态。故针对内异症采用活血祛瘀、疏肝理气药，一定程度上能促进包块或结节吸收消散，并有效抑制其增生发展。研究证实[7]，化瘀补肾温阳药通过减少血管生成因子、调节性激素状态，改善内异症患者疼痛症状。亦有动物实验显示[8]，化瘀温肾方在调节黏附分子及血管生成因子表达基础上可改善内异灶局部缺氧水平[9]，起到治疗目的。而关于补肾滋阴化瘀药治疗内异症方面尚缺乏实验研究。

2.2　顺应月经周期阴阳消长变化

夏师在治疗由离经之血所致瘀血导致的内异症时，以补肾活血为治疗大法，并根据不同月经周期的肾中阴阳消长和气血变化调整用药。

2.2.1　经行前期　阴阳俱盛，瘀血蓄结，正邪交争，以理气助阳、活血止痛为主，以促进阳长至重，顺利转化、排出经血。"女子以肝为先天"，采用陈皮、佛手、香附、绿萼梅、玫瑰花等药物，疏肝解郁、理气调经；药选乳香、没药、延胡索、五灵脂等加强活血行气止痛之功；助阳选用紫石英、肉桂、淫羊藿等药物，并加入熟地、炙鳖甲、女贞子、墨旱莲等滋阴补肾之品，使阳得阴助而生化无穷，并有效避免辛温之品燥热伤阴之弊。

2.2.2　经行期　胞宫由阳至阴转化，血海由满而溢，旧血不去新血不生，部分经血受瘀阻滞，新旧瘀血留滞，以祛瘀活血，理气调经为主。偏虚热者，配伍黄柏、牡丹皮、连翘、紫花地丁等凉血通经；偏虚寒者，加用桂枝、吴茱萸、乌药、小茴香等温通活血；偏痰湿者，配合苍术、白术、砂仁、茯苓、瞿麦利湿祛浊通经；莫忘加入引经药如牛膝可引血下行。

2.2.3　经行后期　此期易阴精不足、气血衰少，偏于正虚血瘀，治以益气补肾为主，活血化瘀为辅。阳虚甚者多加二仙丸、肉苁蓉、补骨脂、紫石英等；阴虚甚者善用炙黄精、麦冬、枸杞子等。重在滋阴补肾，使肾气充，阴血复，改善经后血海亏虚状态，促进卵泡发育成熟。

2.2.4　经间期　阴阳交替，阴血旺盛，阳气内动，阴消阳长，偏于正盛邪实，活血化瘀与补肾养血并存。以红花、桃仁、赤芍、牡丹皮等活血之品配伍补阳之药，培补肾气，益养精血，改善血液循环，消瘀散癥，促进排卵。

2.3　兼顾临证加减

夏师在治疗内异症中除注意补益肾气结合活血化瘀外，还注重临证加减。若患者情绪欠佳、乳房胀痛等不适，酌加香附、木香、绿萼梅等；若患者痛经严重，可配伍乳香、没药、延胡索等活血行气止痛；若患者伴有输卵管不通或通而不畅，配鸡血藤、赤芍等行气活血化瘀药物；若患者外阴瘙痒，带下量多、色黄，舌脉属湿热之象，可加炒黄柏、败酱草、红藤等清热利湿；若夜寐不宁，加煅龙骨、煅牡蛎重镇安神，或莲子心、酸枣仁清心安神；若扪及有明显包块或结节者，酌加三棱、莪术、水蛭等破血消癥，行气止痛；若面部易生痤疮粉刺，可用枇杷叶、连翘、蒲公英、白花蛇舌草等清热散结。

3　验案举隅

患者，女，26岁。2014年9月5日初诊。患者自述经行腹痛数年，渐进性加重，近半年尤甚，每于经前2天及经期第1天小腹坠胀冷痛剧烈，腰骶酸胀，喜温喜按，痛甚则呕吐腹泻、冷汗出，伴手足冷感，乳胀、乳头胀硬。平素月经规律，量中等，色黯，夹大量血块。刻下症：经周第5天，月经将净，腰酸倦怠，心烦急躁，舌质黯淡，舌体胖大，苔薄白，脉细弦。妇科检查后穹隆触痛扪及多个不规则硬结节，活动差，右附件可触及鹌鹑蛋大小包块，压痛。B型超声：右卵巢囊性包块2.5cm×1.3cm（巧克力囊肿可能）。血清CA125为57U/L。现代医学诊断为子宫内膜异位症，中医诊断为痛经。证型为肾虚血瘀。①经后期：治以益肾填精、理气活血。酌加炙黄精10g，炙鳖甲[先煎]10g，木香6g，郁金10g，7剂，每天1剂，水煎服，分早晚饭后半小时温服。②经间期：治以补益肾阳，活血养血促排卵。酌加熟地、紫石英[先煎]、淫羊藿、赤芍各10g，陈皮6g，7剂，同上法。③经前期：治以理气助阳、化瘀止痛。酌加鹿角霜、紫石英[先煎]、郁金、绿萼梅、延胡索、五灵脂各10g，肉桂[后下]5g，7剂，直至经潮。④经行期：治以祛瘀活血、理气调经。酌加桂枝、狗脊各10g，乌药、吴茱萸、木香各6g。上法治疗4个月经周期，患者自诉经期腹痛症状不显，手足温意。停药3月后复查B型超声：右卵巢囊性包块未明显增大，CA125数值下降，妇检触痛结节不显。

4　结语

子宫内膜异位症发病机制尚未明确，临床治疗效果不显。对于轻中度内异症的治疗，夏师具有独特的经验体会，认为内异症总属肾（阳）虚为本，血瘀为标，肝郁、痰结亦扰，治疗上遵循标本兼治，顺应月经周期辨证施治，自拟补肾活血方，疗效确切。

参考文献

[1] 罗颂平，张玉珍. 罗元恺妇科经验集 [M]. 上海：上海科学技术出版社，2005：284.
[2] 张登山. 刘瑞芬教授辨治子宫内膜异位症经验 [J]. 天津中医药，2011，28（2）：95-96.
[3] 常暖，韩冰，李同玺，等. 妇痛宁治疗子宫内膜异位症临床和实验研究 [J]. 中医杂志，1997，（3）：26.
[4] 高玉敏. 黎烈荣治疗子宫内膜异位症经验 [J]. 湖北中医杂志，2005，27（6）：19-20.
[5] 侯建峰. 高月平治疗子宫内膜异位症经验 [J]. 中医杂志，2007，48（5）：407.
[6] 陈景伟，杜惠兰，杨剑，等. 补肾温阳化瘀方对子宫内膜异位症血管生成的影响 [J]. 辽宁中医杂志，2010，37（9）：1715-1717.
[7] 刘京芳，陈景伟，杜惠兰. 补肾温阳化瘀法治疗子宫内膜异位症30例 [J]. 中国实验方剂学杂志，2013，19（8）：332-334.
[8] 边文会，杜惠兰，陈惠娟，等. 补肾温阳化瘀方对子宫内膜异位症患者痛经影响的临床研究 [J]. 临床医药实践，2008，1（6）：370-373.
[9] 边文会. 子宫内膜异位症乏氧紧张状态及补肾温阳化瘀法对其影响 [D]. 石家庄：河北医科大学，2009：74.

杨进运用双补汤治疗不孕不育经验撷萃

杨进教授是江苏省名老中医、中医临床基础学科温病研究所所长，从事中医温病学及中医内科学研究工作五十余载，治病用药轻盈灵活，组方配伍平和而不杂，病机辨治准确，多得到患者口碑相传。杨进教授在温病大家孟澍江导师的指导下，运用温病方双补汤治疗因男性性功能减退、弱精子症、少精等导致的不育；或因女性月经失调、滑胎、胎萎不长等导致的不孕，证属脾肾阳虚型患者的临床调治效果显著，屡试不爽，验案颇丰，兹与同道共勉。

1　双补汤方源探析

双补汤方出自吴鞠通《温病条辨·下焦》第64条："老年久痢，脾阳受伤，食滑便溏，肾阳亦衰，双补汤主之。"这是吴鞠通治疗痢疾的一个方子。然本病的用药指导思路则是源自叶天士《临证指南医案·痢》第59蒋氏医案中："久痢，用辛甘温而效，是脾阳久伤，治有东垣法极是。述食血腥滑必便溏，四肢忽有肉疹。营卫内应脾胃，气血未得充

郭士杰（南京中医药大学基础医学院）

复。五旬外，下亦怯。用脾肾两补：人参、山药、茯苓、湖莲、芡实、补骨脂、苁蓉、萸肉、五味、巴戟、菟丝、覆盆子。"叶天士认为该患者的年龄已五旬以上，且久痢不愈，认为病情阶段当是脾肾两虚，故处以脾肾双补方药。吴鞠通善于总结并归纳叶氏经验，将其所用药物完整收录在《温病条辨》书中，并正式定名为双补汤。吴氏分析："人参、山药、茯苓、莲子、芡实甘温而淡者，补脾渗湿，再莲子、芡实水中之谷，补土而不克水者也；以补骨脂、苁蓉、巴戟、菟丝、覆盆、萸肉、五味酸甘微辛者，升补肾脏阴中之阳，而兼能益精气、安五脏者也。"

2　脾肾双补之精义

男性不育属于中医学"精冷""无子""艰嗣""虚劳"等范畴。临床辨治不孕不育患者虽然有男女之殊，但男性不外乎精寒、精薄、气馁、痰盛、精涩、无精、相火旺等，女性不外乎宫寒、气血不足、肝气郁结、冲任督带失调、脾胃虚寒等。病证虽变化不一，然脾与肾则是人体先后天之根本。固护先天元气，培补后天精气对临床辨治不孕不育大有裨益。正如陈士铎认为："男女皆一，知不一而一者，大约健其脾胃为主，脾胃健而肾亦健矣，何必分男女哉？"经曰："知其要者，一言而终，不知其要，流散无穷，此之谓也。"杨进教授指出中医认为肾为先天之本，藏精主生殖，肾阳不足，温煦失司，可导致脾阳不足；脾为后天之本，气血生化乏源，脾阳不足，亦可导致肾阳亏虚，脾肾不足会造成男性不育，影响精子的质量。正如《素问·六节藏象论》中所说："肾者主蛰，封藏之本，精之处也。"这说明肾若藏精功能正常，肾有所藏，则能促使精液进一步的发育成熟。因此，正是基于以上理论指导，杨进教授常常说双补汤药物组成，不在于其立方新奇、大温大寒、孟浪推陈，而是立足于患者根本治之以缓，对于慢性、久治不愈之虚损，平补脾肾，补益精气，守元顾本。以山药、茯苓、山茱萸，补脾而不腻，滋肾精以阴中求阳；补骨脂、肉苁蓉、巴戟天、菟丝子、覆盆子补肾阳而不耗阴，且能阳中求阴；五味子、莲子、芡实酸甘收涩，护阴固精，宁心安神。临床运用于脾肾两虚患者，久服自当治病出奇，效验非凡。

3　双补汤运用释义

3.1　谨守病机

杨进教授根据多年临床应用双补汤治愈不孕不育经验，在确立患者证属脾肾阳虚型为主后，即从先后天之本补脾益肾论治，若用于男性弱精子症导致的不育，脾肾双补可使脾阳充足气血生化有源，肾阳充足可促进男性精子的发育，最终提高精子的质量；若对于女性因脾肾两虚而月经失调、滑胎、胎萎不长所致的不孕，效果同等显著。因此，双补汤可称为治疗不孕不育的良方。在门诊学习过程中，杨进教授常常告诫学生，临床治疗不孕不育运用双补汤时，应找准适用要点，随症加减必求稳妥，切准病机；不可心浮气躁，随性换方，更不可大温大燥一概壮阳。须知，病非一日而成，药非一剂而愈，天施地造，男女媾精，禀赋各异。患者宜移情易性，强健体魄，顺而施之，再辅助以药，便可事半功倍。

3.2　双补汤适用要点

若女性出现婚久不孕，月经延期，或停闭不行，经色暗淡，小腹冷痛，带下量多，清稀如水，或腰膝酸软，夜尿多，或纳少便溏，形寒畏冷，手足不温，舌质淡胖，边有齿痕，苔白，脉沉迟或弱等脾肾虚弱的表现；在男性，则症见性欲减退，阳痿遗精，精液清冷，精子数量少，成活率低，有畸形，活动力弱，神疲乏力，腰膝酸软，四肢偏凉，小便清长，尿频数，夜间多尿，或完谷不化，大便溏，舌质淡，苔白，脉沉弱等，证符合脾肾阳虚为主，或有侧重于脾阳虚，或有侧重于肾阳虚等不同者，双补汤皆可适用。

4 双补汤辨证化裁

4.1 整体论治

由于临床病证复杂，患者病情不一，因此应灵活掌握运用双补汤辨证化裁原则，兼顾五脏为整体，辨证施治。如治疗因男性不育或女性不孕脾肾阳虚重者可加淫羊藿、鹿角霜温而不燥之品；命门虚衰者酌用附子、肉桂等。肾精不足者亦可选用熟地黄、枸杞子、女贞子益精填髓以阴中求阳；腰酸痛明显者加沙苑子、杜仲、川续断、锁阳以阳中求阴。兼气血不足者加炒白术、炙黄芪、当归等补气养血，使气血生化有源；必要时选用阿胶、鹿角胶、紫河车等血肉有情；兼气滞者，加紫苏梗、砂仁、木香、白豆蔻理气行滞；若肝气不舒，情志郁结者，加炒柴胡、炒白芍以理气解郁；兼血热者，加黄芩、生地黄合二至丸；兼瘀血者，加牡丹皮、红花等；小便频数者，加乌药、益智仁、升麻以培补下元，益气升提，温肾固摄；大便稀溏者可根据临床辨证需要选用石榴皮、大腹皮行气宽中收涩之品等。

4.2 调经种子

杨进教授根据女性月经周期的阴阳消长变化规律，临床运用双补汤化裁随之加减变化，或在原方用药剂量上有所侧重。在经前期是阳长之时，相当部分患者表现出心肝火旺之证候，运用双补汤补肾助阳的同时兼以凉肝清热，佐牡丹皮、生栀子、黄芩等；在行经期重阳转阴之时，排泄经血有利于阳转于阴，根据月经量的多少，方药剂量加减轻重不同，加丹参、益母草；若伴宫寒者加艾叶、炮姜等；在经后期，治以滋阴养血，脾肾双补，原方加炒白芍、熟地黄、当归、杜仲、川续断，以阳中求阴，促进阴长。经间期排卵之时，是重阴转阳时期，注重补肾调血，促进卵泡发育成熟，对于平素气血亏虚严重患者，血肉有情之品即随症加入，因经间期正合"的候""氤氲真机"，若此时男精壮，女经调，即有子之道也。

5 验案举隅

病案一：患者，女，33岁，2015年3月2日初诊，婚后两年未孕，多年来畏风恶寒，易倦怠，夜眠差，手足不温。主诉：经行量少，一天即净，有血块，色暗，周期尚可，经行乳房胀痛。饮食可，二便调。舌苔白，舌体胖大，边有齿痕，脉沉细。中医诊断：不孕。证型：脾肾阳虚兼有肝郁。治法：温补脾肾，佐以疏肝。处方：熟地黄15g，当归10g，补骨脂10g，巴戟天9g，沙苑子10g，炒山药12g，淫羊藿10g，肉苁蓉10g，肉桂2g，制香附10g，茯苓12g，炒白术10g，炙甘草3g。14剂，水煎服，每天1剂，早晚分服。

二诊：月经3月13日即净，经期乳房胀痛减轻，舌脉如前，嘱咐其服药期间注意自我调节、舒畅情志。前法续进。熟地黄15g，山茱萸8g，巴戟天9g，茯苓12g，沙苑子10g，菟丝子15g，补骨脂9g，肉桂2g，枸杞子15g，制香附10g，淫羊藿10g，肉苁蓉10g，覆盆子10g，炙甘草3g，服法同前。

三诊：畏风、恶寒症状好转，手足温可，夜梦减少，诸症减轻。大便稍干，上方去肉桂续服。

四诊：2015年5月30日，自诉月经逾期不至，经测血液人绒毛膜促性腺激素显示已怀孕。续服保胎法：党参10g，炙黄芪15g，炒白术10g，熟地黄12g，山茱萸8g，巴戟天9g，茯苓12g，炒山药12g，川续断10g，砂仁^{后下}5g，阿胶^{烊化}10g，木香4g，服法同前。

按：该患者身材瘦弱，自述平素易感冒，手足常年不温，尤其冬月更为明显。杨进教授认为患者先天禀赋稍差，加之后天脾胃虚弱，气血亏虚，肝肾不足，故畏风恶寒、易倦怠、月经稀少等。脾肾阳虚，不能温养四肢，故手足不温。治疗当以补益气血、健后天固先天为主，并嘱患者移情易性，调畅情志，少食生冷之品。

病案二：患者，男，30岁，结婚4年不育。在当地医院治疗1年无效，经朋友介绍来诊，2014年9月4日初诊。检查精子密度正常，睾丸B超、内分泌性激素及前列腺液检查均正常。患者平素腰常酸痛，四肢不温，大便稀薄，早泄，食欲较差，怕冷，小便清澈，舌淡胖，苔薄白，边有齿痕，脉沉细而弱。中医诊断：不育。证型：脾肾阳虚。治法：温补脾肾。处方：党参15g，炒山药15g，茯苓12g，炒白术10g，芡实10g，补骨脂10g，肉苁蓉10g，山茱萸10g，巴戟天10g，菟丝子12g，覆盆子12g，附子10g，炙黄芪12g，炙甘草3g，14剂，水煎服，每天1剂，早晚分服。

二诊：2014年9月20日来诊，腰酸痛减轻，手足已温，大便正常，食欲佳，自觉神清气爽，倦怠感消失。上方去芡实、熟附子，续服三月，并嘱咐服药期间可以试着怀孕。

三诊：2014年11月20日，在当地医院经人绒毛膜促性腺激素检查被告知，其妻子已怀孕。来诊续服，经复查精子活动率60.52%。

按：该患者辗转服药，多以大温大燥之品较多，虽时有好转，由于虚不受补，往往导致口疮、口干甚至鼻中常感有火气表现，杨进教授处方以平补脾肾为主，稍佐温养，治之稳图，须知欲速则不达。嘱患者服药期间节欲保精，加强体育锻炼，增强体魄。

赵瑞华教授从六郁论治子宫内膜异位症经验述要

子宫内膜异位症是指子宫内膜组织（腺体和间质）出现在子宫体以外的部位，简称内异症。本病是一种雌激素依赖性疾病，是妇科常见病、多发病，具有侵袭性强、广泛种植、易复发等特性。内异症的发病率逐年上升，内异症相关性月经不调、盆腔痛、不孕等给患者带来极大痛苦，严重影响女性的生活质量，是临床难治之症，归属于中医学"月经不调""不孕""痛经""妇人腹痛""癥瘕"等范畴。导师赵瑞华教授潜心致力于子宫内膜异位症临床、科研及教学三十余年，关于子宫内膜异位症的病因病机认识及诊断治疗有其独到的见解。赵师将丹溪"六郁"说用于子宫内膜异位症的辨治中，常收良效，现介绍如下。

1 "六郁"所致血瘀是子宫内膜异位症的主要发病机理

《丹溪心法》云："气血冲和，万病不生，一有怫郁，诸病生焉。故人身诸病，多生于郁。"赵师提出六郁（气、血、痰、火、湿、食六郁）所致血瘀是子宫内膜异位症的主要发病机理，六郁致病因素均可导致血瘀。子宫内膜异位症在现代女性中发病率呈逐年增高的特点与女性体质特殊性相关。现代女性身心经常处于精神紧张状态，引发抑郁、焦虑

王娜娜（中国中医科学院广安门医院妇科）

等情绪波动，致情志不舒，肝失疏泄，气机郁结。赵师认为内异症的形成发展与情志活动密切相关，情志过极，忧思恚怒，气机郁滞，疏泄失常，气郁由是而成。气滞而血瘀，瘀血结聚，久成癥瘕。赵师认为气郁为六郁之始，肝气疏泄不利，气机郁结，则可导致其他五郁。内异症病位在胞宫、冲任，其病机多以气郁为先。气郁及血，则为血郁。气既郁滞，则不能帅血畅行，是以血郁。导师团队基于"六郁"理论对相关古代文献进行研究，得出血郁所占比例最高。气郁化热，热郁即成。气属阳，其体热。气郁不解，久郁易从热化，所谓"气有余便是火"。气郁化火，则成火郁。赵师认为，内异症患者多见情志不舒，肝气郁结，日久气郁化火；或饮食不节，嗜食辛辣，化火生热，成火郁之证。赵师认为内异症病变迁延日久，可由气滞而血瘀，气虚而致瘀，或郁久化热，耗伤阴血，津枯血燥而致瘀。气郁不能化湿，则成湿郁。每因气化失司，湿则停滞于内。气机郁结，气化不利，或肝郁乘脾，脾运不健，水湿不得运化，停聚而生湿，聚为湿郁。痰湿的形成多由脏腑气化功能失调、津液代谢障碍所致，其既是病理产物，又是致病因素。气郁纳化失常，食滞内停，发为食郁。内异症患者由于情志抑郁，肝木失于条达舒畅，横逆犯土，或者饮食不节，饥饱失宜，以致脾失运化，胃失受纳，中焦壅塞，而成食郁之证。"六郁"致病因素均可导致血瘀。脾胃虚弱，饮食不节，痰湿内阻，或情志不畅，血行不畅而郁滞，或感受外邪等，内外因相合而病，正气不足，邪气亢盛，正邪相争，扰乱气血，损伤胞宫胞络、冲任，使气血运行不畅，瘀血结聚，久成癥瘕。冲任损伤及胞宫的藏泻功能异常，使得经血外溢而成离经之血蓄积局部，血滞不通，最终形成血瘀的病理状态，瘀血内阻会引起一系列病变。瘀血内阻，血溢脉外，致月经失调；瘀血阻滞冲任胞脉，气血运行失常，不通则痛，故致腹痛；冲任受损，胞脉不畅，两精不能相合，故不能摄精成孕。

2　子宫内膜异位症从"六郁"辨治

赵师临证中以化瘀为主，随证施以行气、活血、化痰、祛湿、清热、消食之剂，提倡"化瘀为主，气血同治，兼顾脾胃"，验于临床，屡试不爽。

2.1　气郁

气滞血瘀证是内异症相关古代文献中最常见的证候[1]，且是中医证候分布中最常见的类型[2]。临床可表现为面部长斑，胸闷不舒，胁肋作胀，忧郁寡欢，小腹胀痛，腹部包块，痛经，闭经，舌淡黯，苔薄，脉弦。导师辨治内异症从调理气机着眼，行气解郁，常用柴胡、香附、郁金、川芎、白芍、枳壳、延胡索、玫瑰花、砂仁等。赵师指出，内异症气郁证的治疗关键是行气化瘀。"气行则血行，气滞则血瘀"，以柴胡、香附、川芎、郁金疏肝解郁，调畅气机。柴胡归肝、胆经，有疏散退热、疏肝升阳之功能，《神农本草经》云："主心腹肠胃中结气，饮食积聚，寒热邪气，推陈致新。"香附，辛香燥烈，专治气结之病，《本草纲目》云："乃气病之总司，女科之主帅。""土得木而达"，用白芍柔肝敛阴，散收并用；以砂仁、枳壳和顺胃肠气机。内异症主要是血瘀致病，而对凝血起主要作用的纤维蛋白原、凝血酶原均由肝脏产生，因此，有学者认为肝脏调节抗凝和凝血动态平衡，中医疏肝行气化瘀法对于消除瘀血，治疗内异症起到重要的作用。[3]

2.2　血郁

临床常表现为面色黧黑，小腹胀满刺痛，腹部包块，病史较久，经色紫黯，有血块，纳少乏力，大便干结，舌质黯，舌边有瘀点，脉细涩。赵师宗《癥瘕门》"善治癥瘕者，调其气而破其血"，治以开郁行气，活血化瘀，以丹参、赤芍、鸡内金、皂角刺、三棱、莪术、川芎、延胡索、桃仁、红花祛瘀生新，活血止痛。以攻为主，气血同调。丹参养血活血，祛瘀而不伤正，《本草经集注》云："丹参除积聚，破癥除瘕。"《日华子本草》言其"能通利关脉……破宿血，补新生血"，"调妇人经脉不匀"。赤芍祛瘀止痛，《本草逢原》言"赤芍药，性专下气，善行血中之滞也，故有瘀血留著作痛者宜之"，且丹参、赤芍相伍，归肝经，入血分，活血祛瘀消癥。莪术有破血行气、消积止痛之功，为"医家治积聚诸气最要之药"，张锡纯谓："治女子瘀血，虽坚如铁石者亦能徐徐除之，而猛烈开破之品，不能建此奇功。"皂角刺辛散温通，穿透力极强。两者同用，破血行气消积块。延胡索"行血中之气滞，气中血滞，故能专治一身上下诸痛，用之中的，妙不可言。盖延胡索活血化气第一品药也"。鸡内金化坚消石，《医学衷中参西录》云："鸡内金不但能消脾胃之积，无论脏腑何处有积，鸡内金皆能消之，是以男子疼癖，女子癥瘕，久久服之，皆能治愈。"

2.3　火郁

临床常表现为腹部包块，胸腹部灼热感伴疼痛，胁肋胀痛，月经色红，带下发黄臭秽，大便秘结，小便短赤，舌质红，苔薄黄，脉弦数。导师治以化瘀泄热，解郁和胃，药用柴胡、黄芩、吴茱萸、延胡索、川楝子、陈皮、生姜。其中柴胡、黄芩开郁泄热，燮理枢机；延胡索、川楝子行气泄热止痛；生姜和胃降逆；陈皮疏肝解郁，调畅气机。津伤口干加沙参、麦冬、玉竹等养阴生津；津枯肠燥，大便秘结加全瓜蒌、生决明子等清润降泄，行气通导；小便短赤加车前子、车前草等利尿清心。

2.4　痰郁、湿郁

"百病多由痰作祟"，痰性黏腻，湿性重浊，两者皆为阴邪，易阻气机，不易速去。内异症患者病情演变过程中常见痰湿内蕴、缠绵难愈之证，临床表现为胸腹部闷胀，胃脘痞满，呕恶痰涎，腹部包块术后复发，大便黏滞不爽，舌苔厚腻，脉弦滑。赵师认为其多因饮食不节，嗜食肥甘厚味，导致脾胃损伤，脾不能运化水湿，聚湿生痰。内感七情激伤，脏腑气机失调，《证治准绳》谓："七情内伤，郁而生痰。"对此，赵师治以行气化痰，健脾利湿，解郁化瘀，药用广藿香、紫苏梗、半夏、川芎、厚朴、生姜、柴胡、延胡索、枳壳、白术、白芍、桂枝、茯苓、陈皮、党参等。其中广藿香、紫苏梗行气宽中，芳化湿浊；半夏、生姜、陈皮、茯苓健脾和胃，化痰利湿；"气行则津行，气滞则痰凝"，故以川芎、厚朴、柴胡、延胡索、枳壳、陈皮活血行气，导滞化痰；"脾为生痰之源"，故用党参、白术、茯苓运脾化湿，以绝生痰之源。

2.5　食郁

临床症见胸腹部胀痛或刺痛，嗳气泛酸，纳差，大便臭秽或秘结，舌苔厚腻，脉弦濡或滑。《血证论》云："木之性主乎疏泄，食气入，全胃赖肝木之气以疏泄之，则水谷乃化。"因而赵师在治疗内异症食郁证时注重疏肝理气，调畅气机，治以行气消积，疏肝健脾，和胃降逆，药用吴茱萸、生姜、半夏、柴胡、延胡索、焦山楂、焦神曲、白术、茯苓、党参、陈皮、广藿香、莱菔子等。其中吴茱萸降逆制酸；生姜、半夏和胃消痞；柴胡、延胡索、青皮、陈皮疏肝解郁，行气止痛；焦山楂、焦神曲、莱菔子三药相合，消食化积效力倍增；"脾主为胃行其津液"，故以白术、茯苓、党参健脾益气，助胃运化水谷。

3　典型病例

患者，32岁，已婚。患者于2015年6月16日因"双侧巧克力囊肿后4天，未避孕1

年而未孕"就诊。患者体瘦，既往月经规律，量中，经色暗红，血块多，痛经明显，末次月经2015年6月2日，孕0产0。2015年6月12日于本院行腹腔镜下双侧卵巢子宫内膜异位囊肿剥除术，术中见：子宫前位，正常大小，右侧卵巢与盆壁粘连，右侧卵巢见大小约6cm×5cm囊肿，左卵巢见大小约8cm×7cm囊肿。术后2015年6月13日复查CA125为100.3 U/mL，CA199为33.6 U/mL。症见：乏力，胸胁胀痛，小腹胀痛，纳差，食后胃脘胀闷，眠浅多梦，大便每天1～2次，质可，小便正常。舌紫黯，苔薄白，脉弦滑。诊为癥瘕，证属气滞血瘀，治以行气化瘀，活血止痛。中药处方：党参15g，柴胡10g，茯苓15g，炒白术25g，制香附15g，丹参20g，赤芍15g，莪术15g，生薏苡仁20g，鸡内金20g，甘草10g。2015年7月7日二诊：服上方21剂，6月30日行经，5天净，量中，血块减少，痛经可忍，乏力、小腹胀痛较前好转，胃脘部不适，二便正常。舌黯红，苔薄白，脉弦滑。处方：前方减党参，加广藿香10g，砂仁10g，茯苓加至20g，鸡内金加至30g。2015年7月30日三诊：服上方21剂，7月28日行经，量中，少量血块，痛经明显缓解，伴乏力，胃脘部不适明显减轻，纳眠可，二便正常。舌黯红，苔薄白，脉弦滑。处方：7月7日方加菟丝子20g，女贞子20g，去莪术、香附，赤芍减为10g，鸡内金减为20g。2015年8月5日B超复查：子宫5.4cm×4.8cm×4.0cm，内膜0.6cm，左卵巢大小2.5cm×2.1cm，右卵巢大小2.7cm×2.2cm；CA125为38.2 U/mL。2016年8月2日查血HCG为405 mIU/mL，2016年8月12日查B超：子宫5.8cm×5.6cm×5.0cm，宫内妊娠囊大小约1.6cm×1.2cm，可见卵黄囊，左卵巢2.6cm×2.1cm，右卵巢2.8cm×2.2cm，提示宫内早孕。后患者保胎至停经3月。2016年5月7日顺产一健康男婴。

此例为子宫内膜异位症不孕患者，双侧均见囊肿，治疗较为棘手。初诊患者，体瘦纳差，询其平素性格敏感，近日盼子心切不得而焦虑，瘀血留滞于冲任、胞宫，加之肝气不畅，日久则成癥瘕；"不通则痛"，引发痛经；病久损伤脾胃，可见乏力、胃脘部不适等；综合舌脉，辨证为气滞血瘀，当属气郁血郁。治疗当以行气解郁、活血化瘀为主，佐以健脾和胃。处方用丹参、赤芍、莪术、皂角刺等消冲脉之瘀血，柴胡、香附疏肝行气解郁以助血运行，茯苓、白术、生薏苡仁健脾利湿，鸡内金健脾消癥。全方祛瘀而不伤正，共奏行气解郁之效，方药精当，终收其功。

4 结语

赵瑞华教授以丹溪"六郁"理论为基础，探讨子宫内膜异位症的病因病机与发病机理，筛选出治疗内异症的活血消异方（柴胡、茯苓、炒白术、制香附、丹参、赤芍、莪术、皂角刺、鸡内金等），前期临床试验和动物实验取得满意结果[4-6]，已开发为新药。该方治疗内异症具有良好的临床疗效，组方值得一提。全方论治注重扶正祛邪，标本兼顾，化瘀为主，气血同治，兼顾脾胃，药味不多，却用药精当，不失为一剂良药，值得在临床上推广。

参考文献

[1] 郭雯雯. 子宫内膜异位症相关古代文献证候要素及用药规律研究 [D]. 广州：广州中医药大学，2012.

[2] 陈彦辛. 子宫内膜异位症证候分布研究与病证结合动物模型的研制 [D]. 广州：广州中医药大学，2014.

[3] 牟梅君. 疏肝化瘀法治疗子宫内膜异位症36例 [J]. 黑龙江中医药，2000，(2)：44-45.

[4]　Zhao RH, Liu Y, Tan Y, et al. Chinese Medicine Improves Postoperative Quality of Life in Endometriosis Patients: A Randomized Controlled Trial [J]. Chinese Journal of Integrative Medicine, 2013, 19 (1): 15-21.

[5]　孙伟伟, 杨艳环, 郝增平. 丹赤饮对于子宫内膜异位症患者血清白细胞介素的影响 [J]. 中国中医药信息杂志, 2014, 21 (6): 14-15.

[6]　杨艳环. 基于"AAA 通路"探讨活血消异方抑制大鼠子宫内膜异位症复发的机理 [D]. 北京: 中国中医科学院, 2011.

蔡连香教授治疗减肥所致闭经的临床经验

　　蔡连香教授是中国中医科学院西苑医院妇科教授、研究员、博士生导师, 全国第二、三、五届老中医药专家学术经验指导老师。蔡老从事妇科临床五十余载, 学验俱丰。笔者有幸随蔡教授学习, 受益匪浅。近年来, 减肥所致闭经的发病率呈增长趋势, 尤多发于青年女性。现将蔡主任治疗减肥导致闭经的经验介绍如下, 与诸同道分享。

1　月经与脾肾肝关系最为密切

　　闭经是指女子年逾 16 周岁, 月经尚未来潮, 或月经周期已建立后又中断 6 个月以上或停闭超过 3 个月经周期者。前者称原发性闭经, 后者称继发性闭经[1]。中医学又将闭经称为"不月""经闭""经水不通""月事不来"等。《兰室秘藏·妇人门》言:"妇人脾胃久虚, 或形赢, 气血俱衰, 而致经水断绝不行。"[2]《陈素庵妇科补解》曰:"经血应期三旬一下, 皆由脾胃之旺, 能易生血。若脾胃虚, 水谷减少, 血无由生, 始则血来少而色淡, 后且闭绝不通。"[3]《傅青主女科》云:"经本于肾", "肾水少则月经少", "经水早断, 似乎肾水衰涸"。

　　蔡老认为月经与脾、肾、肝三脏功能密切有关, 脾肾为先后天之本, 脾肾健旺, 则气血充足, 肾精充盈。女子以肝为本, 肝藏血, 主疏泄, 疏泄功能正常是"月事以时下"的必要条件。肝肾同源, 二脏一泻一藏, 一开一阖, 相互滋生, 相互依赖, 肝得肾水之滋养, 脾倚肝木之疏泄, 故脾、肾、肝三脏安和, 气血畅调, 则血海按时满盈, 经事如期。如《杏轩医案》言:"木虽生于水, 然江河湖海, 无土之处, 则无木生。是故树木之枝叶萎悴, 必由土气之衰, 一培其土, 则根本坚固, 津液上升, 布达周流, 木欣欣向荣矣。"[4]

　　近代医家对闭经亦有较多研究, 从理论探讨及临床治疗中验证了月经与肝、脾、肾的密切关系, 徐昉[5]对《内经》的相关条文进行分析, 通过对脾胃生理功能的研究, 并涉及肝、肾及其相关经络的理论研究, 认为月经与肝、脾、肾关系密切, 肾气旺盛, 肝脾调和, 冲任盛, 月经才能正常排泄。邓伟民认为继发性闭经多为女子脾胃虚弱, 气血乏源, 冲任亏虚, 进而导致血枯经闭, 毓麟珠治疗有较好疗效[6]。王香桂认为脾肾亏虚为其主要病机, 治疗以补中益气、补肾养血、调经育宫多获良效[7]。

2　病因病机为脾肾不足, 肝郁血虚

　　蔡老认为减肥引起的闭经, 主要病因为脾、肾、肝三脏功能受损, 导致"肾－天癸－

骨丽霞　黄欲晓　杨智杰　胡景琨　史宇思 (中国中医科学院西苑医院妇科)

冲任 – 胞宫轴"的功能失调, 肝郁气滞, 脾胃虚弱, 摄纳不足, 气血乏源, 肾精亏竭, 血海空虚不能满溢, 遂致月经停闭。临床所见减肥导致闭经的患者, 多有情志诱因, 或是学习工作压力大, 或是畏惧肥胖, 或是感情变故, 家庭不和, 或是生活环境的改变, 而后过分限制饮食, 以达到体重极度减轻的目的, 严重者可伴有神经性厌食。此类患者在饥饿、营养极度匮乏的状态下, 血清瘦素水平显著下降及昼夜分泌节律消失, 影响下丘脑促性腺激素释放激素 (gonadotropin releasing hormone, GnRH) 的释放, 不能有效促进垂体分泌促性腺激素, 进而减退了卵巢的正常功能, 导致促卵泡生成素及促黄体生成素不足, 特别是促黄体生成素水平过低引起雌激素的分泌减少, 最后导致闭经[8-9]。临床检查性激素六项, 多可见垂体分泌的促性腺激素降低, 促黄体生成素 (luteinizing hormone, LH) 和卵泡刺激素 (follicle stimulating hormone, FSH) 均低于正常, 进而导致雌激素分泌减少, 其靶向子宫内膜生长缓慢, 故月经不潮。当体重降至正常体重的85%以下时, 即出现闭经, 继而出现进食障碍和进行性消瘦及多种激素改变, 促性腺激素逆转至青春期前水平[10]。

3　健脾补肾、填精养血为治疗大法, 阴阳并调, 中西合参

《景岳全书》言: "调经之要, 贵在补脾胃以资血之源, 养肾气以安血之室, 知斯二者, 则尽善矣。"[11]治疗闭经"欲其不枯, 无如养营, 欲以通之, 无如充之, 但使雪消则春水自来, 血盈则经脉自至"。[11]蔡老认为, 治疗减肥所致闭经, 应从脾、肾、肝三脏入手, 治以健脾补肾, 填精养血, 以达脾肾健旺, 精血充盈之目的, 则血海满盈, 经水顺畅。临床上以毓麟珠为基础方, 加减变裁为毓麟调经汤, 收到满意疗效。

毓麟珠出自《景岳全书·新方八阵》, "治妇人气血俱虚, 经脉不调, 或断续, 或带浊, 或腹痛, 或腰酸, 或饮食不甘, 瘦弱不孕, 服一二斤即可受胎。凡种子诸方, 无以加此冶"[11]。蔡老的毓麟调经汤由党参、白术、茯苓、熟地黄、白芍、当归、川芎、菟丝子、盐杜仲、鹿角霜、醋龟甲、紫河车、巴戟天、佛手等组成。方中四物行血补血, 祛瘀生新, 补而不滞, 四君子健脾益气, 使气血得以生化, 源泉不竭, 冲任之脉得充而畅。加菟丝子、盐杜仲、巴戟天温养肝肾, 阳中求阴; 毓麟珠原方中川椒一味, 因其辛温小毒, 临床少用之, 方中巴戟天可替代之行温补之效。血肉有情之品龟甲、紫河车、鹿角霜等调补冲任, 益精养血, 酌加疏肝和中之佛手等。全方健脾补肾, 填精养血, 共达脾肾健、精血足、血海盈、经水通之目的。蔡老遣方用药中特别注意阴阳并调, 阴中求阳, 阳中求阴, 用疏肝理气之药以防滋补碍胃, 忌香燥之品以劫耗阴血。

蔡老临床用药注重中西合参, 常参考现代药理研究斟酌用药。药理研究证明熟地多糖可促进机体的造血功能, 并有调节免疫和抗氧化等作用[12], 龟板对实验动物的离体和在体子宫均有兴奋作用, 能增强免疫功能, 有补血、解热镇静作用[13], 紫河车含绒毛膜促性腺激素, 可促进乳腺和女性生殖器官发育, 含多种酶系统, 参与甾体激素如雌激素和黄体酮的代谢, 影响月经周期[13], 菟丝子具性激素样作用, 可增加去卵巢雌性大鼠的动脉平滑肌细胞的雌激素受体[14]。

4　依循补 – 通 – 调顺序, 加减化裁, 注重心理疏导

蔡老认为, 治疗中应遵循补 – 通 – 调之顺序, 月经可如期而至。减肥所致闭经患者精血不足, 血海空虚, 此时胞宫为封藏状态, 治疗之初应以补肾健脾、填精养血为法, 阴血逐渐蓄集, 肾精逐渐充盈, 待血海满盈之时, 适时因势利导, 活血引经, 血海由满而溢泻, 胞宫转为开阖状态, 泻而不藏, 经血顺畅排出。月经来潮之后, 血海亏虚, 继守原方

加减养血填精，充盈气血，以防月经再次停闭。具体临床实践中适时行超声检查，监测内膜增长情况，内膜增厚到 8mm 左右时，酌加益母草、泽兰、川牛膝等活血通经，引血下行。经后继用原法巩固疗效。

临床所见此类患者，多有情志诱因在先，故心理疏导贯穿治疗始终。蔡老首先建立良好的沟通模式，一方面告知患者过度减肥可引起闭经和严重营养不良，闭经可能影响将来的生育能力，严重营养不良会影响正常生活，甚者危及生命，使之认识该病的严重危害。另一方面，鼓励患者放松情绪，舒缓精神压力，中药治疗的同时配合生活调护，逐渐恢复正常饮食，加强营养支持，增加体重，并适度参加体育锻炼，规律作息，收效更捷。

5 医案举隅

患者，女，20 岁，学生，否认性生活史，2014 年 8 月 12 日初诊。主诉：闭经 4 个月。初潮 14 岁，（4～5）/（28～30）天，量中，色红，无血块，偶有痛经。自诉从 2013 年底因感情问题开始减肥，体重 3 个月内从 105 斤下降至 82 斤，身高160cm，自 2014 年 2 月起月经量明显减少，少于以往 2/3 量。末次月经 2014 年 4 月 10 日，在校医院肌注黄体酮注射液引经，量少，2 天净，色淡红。校医院建议人工周期治疗，患者拒服西药，于中医诊所服汤药数月月经未潮，7 月底自行口服黄体酮胶丸 200mg/d，共 6 天，停药 2 周余，月经未潮。现闭经 4 月，症见形体消瘦，面色萎黄，言语低微，气短乏力，手足冰冷，带下量少，畏寒，不思饮食，大便 3～4 天一行，不干，小便调，眠可。舌淡红，苔薄白，脉沉细。8 月 8 日外院 B 型超声示：子宫大小 3.5cm×3.5cm×2.9cm，内膜 0.45cm，双侧卵巢未见异常，子宫测值偏小。8 月 9 日外院查性激素结果：LH 1.56 U/L，FSH 2.03 U/L，E_2 28.2 pg/mL，余无异常。诊断：闭经。证型：肾虚血亏。治法：健脾补肾，填精养血。方用毓麟调经汤加减，处方：菟丝子30g，熟地黄 20g，醋龟甲[先煎]20g，紫河车 10g，鹿角霜[先煎]15g，盐杜仲 10g，肉桂 3g，党参 10g，白术 15g，生黄芪20g，当归 10g，赤白芍各 15g，焦三仙 30g，合欢皮 20g。14 剂，水煎服，每天 2 次，早晚分服。向患者交代其有神经性厌食的倾向，嘱其逐渐恢复正常饮食。

2014 年 9 月 2 日二诊：月经未潮，自觉手足较前温暖，白带量稍多，情绪尚可，乏力减轻，食欲较前好转，口渴，食量不大，每天三餐，舌脉同前，上方加黄精 12g，14 剂，水煎服，每天 2 次。

2014 年 9 月 16 日三诊：体重增长 3 斤，气色较前红润，偶有乳房胀感，复查 B 型超声子宫内膜厚 0.92 cm。舌红，苔薄白，脉弦细。前方加益母草 15g，泽兰 10g，川牛膝 12g，去紫河车、盐杜仲、醋龟甲。10 剂，水煎服，每天 2 次。

2014 年 10 月 6 日四诊：9 月 29 日月经来潮，量不多，5 天净。守初诊方加减治疗 3 个月，月经 35～40 天一行，4～5 天净，量不多。2015 年 3 月复诊，体重 93 斤，面色红润，自诉数月月经规律。

按：该患者因感情因素减肥，思忧伤脾，脾胃虚弱，气血生化乏源，肾精倚赖脾运化之水谷精微以滋养，故久必导致肾精亏，天癸竭，冲任虚衰，胞宫失养，无血可下，以致闭经。治疗上依循蔡老治疗经验，以健脾补肾、填精养血为主，方中重用菟丝子、熟地黄、龟甲，以补肾填精，少用肉桂以求少火生气，鼓舞肾气。焦三仙健脾开胃，行气消食，以补后天。复诊时用黄精补气养阴，健脾益肾。当精血充足，血海满盈之时，再加入活血通经、引药下行之品，使经水畅通。不可"见血告捷"，经后应继续养血益阴，使津血流通，疗效得以巩固。治疗始终，健旺脾肾为主，疏肝活血为辅，依循补－通－调之顺序，使患者逐渐建立月经周期。同时注重心理疏导，使患者正确认识该病的严重性，告知生活调护之具体细节，增强其治疗疾病的信心。

参考文献

［1］ 张玉珍. 中医妇科学 ［M］. 7 版. 北京：中国中医药出版社，2007：120.
［2］ 金·李东垣. 兰室秘藏 ［M］. 北京：人民卫生出版社，2005：72.
［3］ 清·陈素庵. 陈素庵妇科补解 ［M］. 太原：山西科学技术出版社，2013：21.
［4］ 清·程杏轩. 杏轩医案 ［M］. 北京：中国中医药出版社，2009：153.
［5］ 徐昉. 减食性闭经病理机制研究 ［J］. 中医学报，2013，28 (10)：1538-1539.
［6］ 张荣. 邓伟民教授临证应用毓麟珠经验举隅 ［J］. 环球中医药，2013，6 (1)：47-48.
［7］ 杨华娣. 王香桂治疗减肥性闭经经验 ［J］. 浙江中西医结合杂志，2013，23 (1)：3-4.
［8］ 彭君醒. 不同激素疗法对功能性下丘脑性闭经神经内分泌的对比研究 ［J］. 中国实用医药，2015，10 (17)：173-175.
［9］ 王晨曦，俞瑾. 神经性厌食引起功能性下丘脑闭经的作用机制 ［J］. 医学综述，2013，19 (13)：2393-2395.
［10］ 丰有吉，沈铿. 妇产科学 ［M］. 2 版. 北京：人民卫生出版社，2005：251.
［11］ 明·张介宾. 景岳全书 ［M］. 上海：上海科学技术出版社，1959：639，647，1009.
［12］ 沈映君. 中药药理学 ［M］. 2 版. 北京：人民卫生出版社，2010：854.
［13］ 高学敏. 中药学 ［M］. 北京：中国中医药出版社，2002：517，561.
［14］ 国家药典委员会. 中华人民共和国药典 （一部） ［M］. 北京：中国医药科技出版社，2010：1082.

第十四章

儿科疾病

安效先教授运用平肝法诊治儿科疾病的经验介绍

1　安效先教授有关小儿体质学说

小儿之病种类繁多，与成人有相似之处，但因其生理病理特点均异于成人，故其治疗亦与成人有别。有关小儿体质学说影响较大的是儿科专著《颅囟经》中提出的小儿体属"纯阳"的观点以及清代吴鞠通在《温病条辨·解儿难》中提出的"稚阴稚阳"的观点，这两种学说在解释小儿体质特点方面都有一定的道理，在临床实践中亦有一定的指导价值。在这两种观点之外，明代医家万全认为"肝属木，旺于春，春得少阳之气，万物之所以发生者也，儿之初生曰芽儿者，谓如草木之芽，受气之初，其气方盛，亦少阳之气方长而未已，故曰肝有余，有余者，乃阳自然有余也"，并且系统提出了心肝常有余、肺脾肾常不足的学术观点。安效先教授认为小儿为"少阳之体"，一方面指小儿初生犹如草木方萌之嫩芽，机体内部各种生理功能（阳气）及其物质基础（阴精）都处于稚弱状态，另一方面指的是小儿时期无论是形体还是功能都处于快速生长发育阶段，年龄愈小其生长发育愈快。小儿的这种生理特点犹如欣欣向荣、生机勃勃的春天，在天为春，在地为木，万物蓬勃生长却易化热化燥。心肝常有余为相对而言，小儿脏腑娇嫩，形气未充，易为邪扰，邪扰之后心肝症状表现较为明显，可表现为夜啼、不寐、躁扰不安、抽动等症状，诸多症状与肝气不调、心神不安有关。安效先教授从事中医临床工作近五十年，临床经验丰富，擅用调肝宁心法治疗小儿杂病，疗效颇佳，兹录于下。

2　平肝宁心法诊治夜啼

小儿白天安静，入夜啼哭，或每夜定时啼哭者称为夜啼。本病需要与其他疾病所引起的身体不适或护理不当引起的夜啼相鉴别。夜啼为儿科常见病，多发生于 1 岁以内婴幼儿，常与"不寐"并存。元代医家王履曰："小儿夜啼有四症，一曰寒，二曰热，三曰口疮重舌，四曰客忤。"明代医家万全按照病因将夜啼归纳为"惊啼、热烦啼、腹痛啼、神不安啼"四种。安效先教授认为小儿夜啼多与心肝受扰、神魂不安、气血不调有关，临床常用桂枝汤加减治疗，桂枝汤外能调和营卫，内能调和气血。桂枝具有调畅肝木的作用，芍药、甘草酸甘化阴，养肝且能调畅营血；蝉蜕、钩藤合用清肝经之风热，加强平肝之功。哭闹较重，躁扰不眠者，加半夏、夏枯草平肝敛阴，调和阴阳，促进入眠；心神不安，时时惊醒者，可加用甘麦大枣汤柔肝宁心。诸药合用，气血调和而夜啼止，且能使躁扰之阳气收敛，使阳入于阴而寐。

验案举例：患者，男，4 岁 2 月，初诊时间：2012 年 9 月 11 日。自幼入睡慢，夜间睡眠不实，易醒，哭闹不安，每夜 3 小时醒一次，汗多，纳食少，食欲欠佳，二便正常。生长发育缓慢，注射生长激素治疗，目前身高 95.5cm，体重 13kg。既往先心病手术治疗。查体：咽（－），舌黯红，苔白，肺心（－），腹壁脂肪 < 1 cm。处方：桂枝 6g，白芍10g，炙甘草 3g，生龙骨[先煎]20g，生牡蛎[先煎]20g，蝉蜕 6g，钩藤 6g，首乌藤 10g，浮小麦

张丽　潘璐　芮娜（中国中医科学院西苑医院儿科）

20g、大枣6枚、酸枣仁10g，夏枯草6g，法半夏3g，7剂，水煎服，每天1剂。

7日后复诊，患儿药后小便量增加，睡眠较前明显好转，夜寐转安，结合患儿生长发育迟滞，纳食少，食欲欠佳，处方以健脾消食为法，促进其开胃进食、生长发育。

按：患儿夜寐不实，时时惊醒，方用桂枝汤调和气血，甘麦大枣汤养心安神，蝉蜕、钩藤平肝息风，酸枣仁宁心安神，"半夏得阴而生，夏枯草得阳而长，是阴阳配合之妙"，两药合用调和阴阳，平肝敛阴。方中蝉蜕为治疗夜啼要药，蝉蜕药性甘寒，主入肝经，《本草纲目》云："治头风眩晕，皮肤风热，痘疹作痒，破伤风及疔肿毒疮，大人失音，小儿噤风天吊，惊哭夜啼，阴肿。"张锡纯云："蝉之为物饮而不食，有小便而无大便，是以其蜕亦有利小便固大便之力也。"蝉蜕的主要成分为甲壳质，有降低横纹肌紧张度，又能降低反射反应，并有神经阻断的作用，有解热、镇静、镇痉的功效。诸药合用，心神得宁，肝木得平而能惊悸止，安神入睡。

3　平肝化痰法诊治抽动障碍

抽动障碍是指儿童或青少年时期起病，以运动性抽动和（或）发生性抽动为特征的神经精神疾病。患者身体任何部位肌群出现不自主、重复和快速的收缩动作，抽动症状通常从面部开始，逐渐发展到头、颈、肩部肌肉，而后波及躯干、上肢、下肢，呈现多样化。抽动形式不断改变，抽动频度和轻度在病程中呈现波动性特征。安效先教授认为抽动障碍的基本病机为肝风夹痰，病位主要在肝。风性主动，肝主疏泄，喜条达而恶抑郁，小儿肝常有余，但自身脏腑娇嫩，生长发育未趋完善，在情志紧张等条件下肝木疏泄不及，而致肝风内作则发为抽动。风木疏泄不及则气机不能畅达，津液不得正常输布，蕴而生痰，风痰停滞经络，则使病情缠绵难愈，或愈而复发。小儿抽动病位主要在肝，但根据其兼夹症状，病位可波及心、脾、肾等。抽动患儿若兼有注意力不集中、小动作较多、夜间睡眠不安等心神不宁症状，在平肝化痰基础上常加用栀子豉汤、甘麦大枣汤、酸枣仁、珍珠母等宁心安神之品；若患者平素脾虚，痰多，纳食欠佳，大便溏薄，舌淡胖大苔白腻或有齿痕等症状，临床常加重茯苓、法半夏用量，同时加用炙黄芪、炒白术、山药等健脾之品；若痰液较多，可加用胆南星、竹茹；若小儿病程缠绵难愈，或小儿素体亏虚，则可用滋水涵木法，合用六味地黄丸加减以滋肾阴平肝木。安效先教授临床常用方中天麻、钩藤、蝉蜕、菊花平息肝风，甘寒之品平木但不过度抑遏其生机、生白芍、炙甘草柔肝阴，缓解其痉挛抽动，使其肝木条畅；茯苓、法半夏、石菖蒲等化痰，使其经络条畅；酸枣仁、生龙牡等养肝平肝而安神。总观其方，使肝木条畅、肝阴得养而风痰不兼夹为患则病痊。

验案举例：患者，男，15岁，2012年2月28日初诊。肢体抽动，腹肌抽动明显，喉中发声，吼叫不能自制2年，时有耸肩、眨眼、摇头，学习成绩差，精力不能集中，睡眠尚可，大便正常。舌红苔白，肺心（-），脉弦滑。处方：天麻10g，钩藤10g，蝉蜕10g，白僵蚕10g，全蝎6g，生白芍30g，炙甘草6g，法半夏10g，茯苓10g，木瓜10g，葛根10g，石菖蒲10g，酸枣仁10g，生龙骨[先煎]30g，生牡蛎[先煎]30g，15剂。羚羊角胶囊0.15g，每天2次，2盒。

2012年3月20日二诊：药后喊叫明显减轻，偶有发作，肢体抽动仍较明显，睡眠好。舌质红，苔薄白，脉弦细。2月28日方加当归10g，川芎10g，15剂，羚羊角胶囊0.15g，每天2次，2盒。

2012年4月17日三诊：病情减轻，抖动轻，喊叫间歇时间长，睡眠好。舌质红，苔薄白，脉滑弦细。处方：天麻 10g，钩藤 10g，白僵蚕 10g，蝉蜕 10g，全蝎 6g，法半夏 10g，茯苓 10g，生白芍 30g，炙甘草 6g，木瓜 10g，酸枣仁 15g，伸筋草 10g，当归 10g，川芎 10g，石菖蒲 10g，生石决明[先煎]30g，30 剂。羚羊角胶囊 0.15g，每天 2 次，5 盒。

　　按：患儿为抽动障碍，病位在肝，病机为肝风夹痰，腹肌抽动，吼叫不能自制，"肝其声为呼"，宜加重其平肝之力，方用天麻、钩藤、蝉蜕、僵蚕平肝息风，白芍、甘草柔肝缓急，缓解肌肉痉挛，法半夏、茯苓、石菖蒲化痰，当归、川芎养血活血，属养血息风之品，患儿抽动症状较重，加用搜风之全蝎，诸药合用，共奏平肝化痰息风之功。

4　平肝祛风法诊治惊风

　　惊风不是一个病，而是一个证，临床上出现抽搐都属于惊风的范畴，可由多种原因及多种疾病引起。古代把惊风的证候概括为四证八候，四证是指痰、热、风、惊；八候是指搐、溺、掣、颤、反、引、窜、视。根据惊风发病的急缓，证候的虚实寒热，可分为急惊风和慢惊风两类。病势急暴，临床表现为实证者，称之为急惊风；病势缓慢，临床表现为虚证者，称之为慢惊风。急惊风的病位主要在心肝，慢惊风的病位主要在脾胃。小儿阳常有余，生机旺盛，心肝常有余，感受邪气之后起病急，传变快，风木易动，心火上炎而发惊风。急惊风可由外感时邪、食积、惊忤等原因引起，安效先教授认为急惊风的病机多为"热盛生痰，痰盛生惊，惊盛生风，风盛发搐"。急惊风多属于热、痰、风、惊四证，四者又为致病因素，相互影响，互为因果，扇动肝风，心火上炎而导致惊风发作，治疗以祛风、祛痰、解热、定惊、平肝、宁心为法，达到肝木平、心火息而风停惊止的目的。临证时需根据其临床表现，分清主次，在治法上有所侧重，统筹兼顾。

　　验案举例：患者，男，7 个月，2015 年 2 月 7 日初诊。患者近两月反复抽搐，在外院行脑 CT、遗传代谢检查，诊断为"戊二酸血症""脑积水""大脑发育不全"。目前抽搐每 4～5 小时发作 1 次，发作时双眼直视，唇紫，角弓反张或肢体抖动、身体阵阵发紧，每次持续 30 秒～1 分钟，无发热，影响纳乳，有痰，大便稀。查体：哭闹不安，反复抽搐，肢体阵阵抖动，心肺腹查体未见明显异常。处方：天麻 6g，钩藤 6g，蝉蜕 6g，白菊花 10g，法半夏 3g，茯苓 10g，生白芍 10g，炙甘草 3g，石菖蒲 6g，川贝母 6g，生龙骨[先煎]20g，生牡蛎[先煎]20g，木瓜 6g，7 剂。

　　2015 年 3 月 2 日二诊：家长诉抽动哭闹明显减轻，纳乳好，大便稀，每天 4～5 次。查体：睡眠状态，心肺腹查体未见异常。处方：天麻 6g，钩藤 6g，蝉蜕 6g，白菊花 6g，法半夏 3g，茯苓 10g，生白芍 6g，炙甘草 3g，生山药 10g，芡实 10g，石菖蒲 6g，木瓜 6g，远志 3g，太子参 10g，川贝母 6g，生龙骨[先煎]20g，生牡蛎[先煎]20g，7 剂。羚羊角胶囊 0.15g，每天 2 次，2 盒。

　　按：患儿为戊二酸血症，戊二酸血症 I 型是常染色体隐性遗传病，因戊二酰辅酶 A 脱氢酶缺陷，导致赖氨酸、羟基赖氨酸、色氨酸代谢紊乱，从而引起 3 - 羟基戊二酸和戊二酸堆积而引发疾病。大多数患儿在 6～18 月龄之间，可因发热、呕吐、腹泻、预防接种等应激情况而诱发此病，主要表现为脑萎缩、大头畸形及纹状体变性所致的急性肌张力障碍。患儿症状表现以惊风为主，属急惊风范畴。方用天麻、钩藤平肝息风，蝉蜕平肝清心，菊花疏散肝风，芍药、甘草柔肝缓急，缓解筋脉肌肉痉挛，法半夏、茯苓化痰，使气机调达。羚羊角性味咸寒，具有平肝清热之功，既能消痉又能清热，使木清痉止。患儿大便偏稀，方中加用健脾利湿之品，同时减少白芍用量，以平肝息风为主同时加用健脾益肾之品，以健壮其先后天之本。

5　结语

安效先教授认为小儿为"少阳之体"，在天为春，在地为木，蓬勃生长却易化热化燥，心肝常相对有余而出现多种病证。安效先教授临证以小儿少阳之体为基础，通过分析患儿的症状从中把握其主证，进而分析其病因病机，处方用药清灵、活泼，直切病机，药简力专，辨证的同时结合辨病，中西医互参，对疾病的认识更为全面，临证处方精确把握理法方药，验之临床常获佳效。

浅析周平安教授诊治特发性性早熟临证经验

性早熟是指女孩 8 岁、男孩 9 岁之前出现第二性征，特发性性早熟是中枢性性早熟的常见类型[1]。西医目前治疗以激素为主，但由于该病本身由体内激素水平异常引起，且激素疗效有限，不良反应多，不能延缓骨龄成熟，防止患儿成年后身材矮小，且价格昂贵，患者依从性较差[2-4]。中医诊治特发性性早熟存在一定优势，成为当前研究热点之一。

周平安教授从事临床、教学、科研工作五十余年，除长于诊治呼吸病热病外，对疑难杂症的诊治也颇有心得，并有较好的临床疗效。笔者有幸跟随周教授学习，现就周教授治疗特发性性早熟经验略作浅析，以飨同道。

1　中医对特发性性早熟的诊疗思路

《素问·上古天真论》云："女子七岁，肾气盛，齿更发长；二七而天癸至，任脉通，太冲脉盛，月事以时下，故有子。"中医认为，肝藏血，主疏泄，各种因素的影响均可致肝失疏泄，肝郁化火，使天癸早至而出现性早熟的症状。现有中医文献对性早熟大多从肝肾角度论治，或滋阴降火，或疏肝泻火。尹蔚萍等[5]用疏肝泻火方治疗女童特发性中枢性性早熟，不但明显缓解了患儿的中医证候，还降低了患儿的血清性激素水平，进一步控制了其性腺的发育。王碧霞[6]、时毓民等[7]认为小儿乃纯阳之体，阳常有余，阴常不足，故主张滋阴降火治疗特发性性早熟。方立曙等[8]从"性早熟论肾精有余"提出了肾精有余的泻肾治法。

2　周老诊治特发性性早熟的清热解毒思路

周平安教授认为，性早熟其实是机体处于一种亢奋状态，随着社会经济发展带来的营养过剩及含激素类食品的增加，致小儿纯阳之体内蕴火热，且过食膏粱厚味易生痰生湿，痰湿阻滞气机，影响肝的疏泄，痰湿蕴久生热，湿热阻滞体内。中医认为乳房统属肝、胃二经，肝经循阴部抵少腹，布两胁，故肝的气机是否调畅对乳房起重要作用。小儿肝常有余，加之现代饮食、疾病、精神等因素的影响，容易导致肝气郁结，郁而化火，导致天癸早至而发展为性早熟。患儿往往可见咽痛，乳核增大，乳房胀痛，乳头泌乳，泌乳素增

王曼　王彤　万洁（北京中医药大学东方医院 ICU）

杨莉（陕西中医药大学第一临床医学院）

宋麦芬（首都医科大学附属北京中医医院 ICU）

高，淋巴结肿大，牙不长，带盛，喜冷饮，大便干，舌黯，苔黄腻等一派湿热之象，故以清热解毒为主要治法，抑制患儿机体功能的亢奋。以出自《东垣试效方》的普济消毒饮进行加减，方中清热解毒之品有蒲公英、金银花、升麻、板蓝根、连翘、菊花、柴胡、黄芩、玄参、白花蛇舌草、生甘草，其中蒲公英为清热解毒、消痈散结之佳品，兼能疏郁通乳，为治疗乳痈之要药，升麻、柴胡寓"火郁发之"之意，并用香附、郁金、青橘叶、枳壳、木香、生麦芽疏肝行气解郁，僵蚕化痰散结，土茯苓解毒、除湿，白芷除湿止带，萆薢利湿，赤芍、郁金凉血活血以助肝用，薄荷、板蓝根、桔梗、生甘草清热利咽。

3　周老临证用药特点

周老通过多年临床经验对本草学的钻研颇具心得，熟稔药物性用特长，且硕士期间师从颜正华先生，主攻中药药理学，临证用药自出机杼，治验独到。体现在：①临床应用中药时主张谨守证据和指征[10]。"证据"指本草学关于药物功能主治的传统论述与现代中药药理研究的综合资料；"指征"指针对此人、此病、此证的辨病辨证结论。举甘草一味，周老通过对甘草所含各种成分的功效认识，阐释了其主治不同病证获效的机理[11]。②辨证认识药物的治疗作用与毒副作用。在治疗中坚持辨病、辨证相结合的原则，根据中药药理研究，确定疗效最佳、毒副作用最低的用药剂量。例如对于麻黄的使用，发汗以解表寒，宣肺以平气喘，并宜于风邪袭表、肺失宣降的水肿、小便不利，但由于其兴奋交感神经系统和中枢神经系统，量大可致烦躁、失眠、心悸气短、血压升高等症状，甚至出现呼吸衰竭和心室纤颤而致死，其毒副作用对于病窦综合征、嗜睡症却可以获得良好的治疗效果[11]。再如使用黄芪以生用为主，周老认为黄芪味甘，易于壅滞，不利祛邪，若蜜炙则更甚，有胀满之弊，而用生黄芪不但补气血之力不弱，且托毒生肌、利尿消肿之力更佳。还有治疗口腔溃疡的方药中用到细辛，引火归原，结合现代中药药理研究，细辛为黏膜麻醉药，通过对口腔黏膜的麻醉作用，迅速缓解口腔溃疡引起的疼痛。③周老根据行医多年经验，体悟出治病即调整机体阴阳的偏盛偏衰，使机体达到阴阳平衡，主张以"和"为贵，故少用大毒之药，且在药味上尽量精简，一药多用，或药物互相增效、减毒，剂量均未超过药典范围，小儿则药量减半，尽量选择酸甘类药以顾护小儿脾胃虚弱不耐苦寒之特点。又如生晒参、龟板能滋补强壮，提高免疫功能，延缓衰老，在特发性肺间质纤维化治疗中，周老待其病情相对稳定后加用这两味药以替代激素，逐渐减量激素，以减轻其不良反应[12]。④除了在药味和药量上斟酌精选，周老对于特殊病患在给药方式上亦独具匠心。曾会诊一有传染性非典型肺炎接触史的23岁女性患者，其高热，头晕乏力，恶心呕吐不受药，大便3日未行，月经来潮，多日淋沥不尽，在无计可施之时，周老果断采用高位保留灌肠方式直肠给药，使药物尽可能在结肠多吸收，三日后患者上述症状好转，渐至痊愈出院[13]。

4　验案举例

患者，女，7岁，2015年6月9日初诊。患者因脐周痛查B超示肠系膜淋巴结肿大。慢性扁桃体炎，易感冒，前额头痛，右侧上颌窦、筛窦、额窦炎，乳房胀，带盛，大便干经常出现，脉弦细，舌黯，苔黄白腻。方药：生黄芪15g，蒲公英15g，枳壳6g，莱菔子10g，生麦芽15g，鸡内金10g，金银花10g，白芷6g，藿香6g，板蓝根6g，升麻5g，桔梗6g，厚朴6g，砂仁5g，木香10g，僵蚕6g，炒山药10g，生甘草6g，土茯苓10g，萆薢10g，14剂，每日1剂，水煎，早晚各服1次。

2015 年 7 月 15 日二诊：服药后患者仍咽痛，自觉乳胀痛，泌乳，淋巴结肿大，掉牙不长一年半，脐周痛，纳差，带盛，大便干。2015 年 4 月 29 日雌三醇 94.5pg/mL（正常值 <59.1pg/mL），脉弦细，舌黯红，苔黄腻。方药：生黄芪 10g，蒲公英 15g，金银花 10g，连翘 6g，菊花 6g，黄芩 6g，板蓝根 6g，桔梗 5g，升麻 5g，玄参 10g，僵蚕 6g，薄荷 5g，生麦芽 15g，枳壳 10g，木香 10g，香附 6g，土茯苓 10g，白花蛇舌草 15g，柴胡 6g，郁金 6g，青橘叶 15g，赤芍 10g，生甘草 5g，14 剂，每日 1 剂，水煎，早晚各服 1 次。

2015 年 8 月 19 日三诊：患者药后诸症均减，乳已不胀，带亦减少，惟吃凉食后脐周痛，脉弦细，舌红苔白。在上方基础上去板蓝根、薄荷、升麻，加萆薢 6g，乌药 6g，14 剂巩固疗效。

按：患者初诊时周老谨守证据和指征，对于患儿的一派热毒症状，采用普济消毒饮加减，但考虑初次用药避免过猛，清热解毒药只用了蒲公英、金银花、升麻、板蓝根，并一药多用，蒲公英用量过大可致缓泻，故针对患儿便干酌情加大药量。服后效果不显，二诊中加用了连翘、菊花、柴胡、黄芩、玄参、白花蛇舌草、生甘草，加大清热解毒力度，且升麻、柴胡寓"火郁发之"之意，并用香附、郁金、青橘叶、枳壳、木香、生麦芽疏肝行气解郁，赤芍、郁金凉血活血，其他症状采用对症治疗，如薄荷、板蓝根、桔梗、生甘草治咽痛，木香、生麦芽缓解纳差。用药过程中，周老主张将药物功能主治的传统论述与现代中药药理研究相结合，如生甘草杀菌消炎，尤其对热痛过程中的细菌毒素解毒作用较强，《本草纲目》载"解小儿胎毒，降火，止痛"[11]，因而可治热证和咽痛。大剂凉药 14 剂后诸症均减，乳已不胀，带亦减少，惟吃凉食后脐周痛，考虑凉药伤及胃肠，三诊则减少清热解毒药味板蓝根、薄荷、升麻，加用乌药既能散寒以制凉药，又能行气止痛，萆薢继续利湿以巩固疗效。

5 结语

周平安教授用清热解毒法治疗特发性性早熟尤其是肝郁化火、痰湿生热证型的思路很有临床价值。当然，性早熟的临床证型不限于肝郁化火型，临床上还需辨证论治，如是此证，即可借鉴此法。周老临床诊疗不仅关注"人的病"，而且关注"病的人"，辨证不仅辨别疾病本身表现的证，还包括人的体质、病因以及时令、环境等，以人为本，个体化治疗。吾辈当学习周老，勤求博采，惟效是求。

参考文献

[1] 中华人民共和国卫生部. 性早熟诊疗指南（试行）[卫办医政发（195）号][J]. 中国儿童保健杂志，2011，19（4）：390-392.

[2] 陈秋莉，马华梅，李燕虹，等. 促性腺激素释放激素类似物改善中枢性性早熟和快速进展型早发育女孩成年身高：单中心 15 年 102 例病例追踪研究 [J]. 中华内分泌代谢杂志，2013，29（3）：236-240.

[3] 白帮富，陶嫦娟. 儿童性早熟的药物治疗进展 [J]. 中国药业，2009，18（12）：87-88.

[4] 谢理玲，杨玉，杨利，等. 曲普瑞林治疗特发性中枢性性早熟的疗效 [J]. 南昌大学学报：医学版，2011，51（3）：46-48.

[5] 尹蔚萍，夏杰，苏艳，等. 疏肝泻火方治疗女童特发性中枢性性早熟 36 例临床研究 [J]. 河北中医，2015，37（7）：997-998.

[6] 王碧霞. 滋阴降火方治疗女童特发性中枢性性早熟 84 例临床观察 [J]. 河北中医，2009，31

　　　　（8）：1161-1162.

[7]　　时毓民，俞建. 从肝肾论治儿童性早熟 [J]. 中国中西医结合儿科学，2011，3（2）：109-110.

[8]　　方立曙，金梦祝，陈峰. 从性早熟论肾精有余 [J]. 新中医，2014，46（12）：1-3.

[9]　　邓中甲. 方剂学 [M]. 2 版. 北京：中国中医药出版社，2010：101-102.

[10]　周平安. 临床用药，谨守证据和指征 [J]. 健康报，2008-05-08（4）.

[11]　焦扬，王玉光，付小芳. 周平安临证用药经验琐谈 [J]. 中医杂志，2010：6（51）：89-90.

[12]　付小芳，刘锡瞳，焦扬. 周平安诊治肺间质纤维化的经验 [J]. 北京中医药，2010：29（2）：
　　　99-100.

[13]　周平安，焦扬，王玉光. 疑难病证治心悟——周平安临床经验辑要 [M]. 北京：人民卫生出版
　　　社，2008，9：76-79.

第十五章

男科疾病

国医大师李士懋教授平脉辨治阳痿的思路与经验

阳痿，又称阴痿、阳不举等。在临床上属于男科多发病、难治病。国医大师李士懋教授通过 59 年的溯本求源、临床验证，对该病"平脉辨证"，取得了良好的疗效。下面简述李士懋教授对阳痿一病的辨治思路与临床经验。

1　病因有内外，火郁亦致痿

李士懋认为，前阴为厥阴肝气集聚之所，凡外感六淫、内伤七情、劳逸颠仆均是致痿之病因。寒邪收引凝滞，可致宗筋拘急，缩肿。寒伤阳气，使阳气亏虚，鼓动勃起之力不足，亦可发为阳痿。湿浊下注，困阻宗筋，致阳痿。若有兼夹，寒湿困重，阳痿不起，湿热为患，弛纵不收亦为痿证。

尤其值得指出的是，郁火可致痿。阳热之邪，可煎灼津液，使宗筋不得濡润，亦可"壮火食气"，使气不得充壮阳具，可致阳痿。正如《灵枢·经筋》所言："热则筋弛纵不收，阴痿不用。"《冯氏锦囊秘录·卷十四》亦言："然亦有郁火甚而致阳痿者。"

此外，思虑过多、忧愁、郁怒等均是导致阳痿的重要内在因素。若意愿不遂，阳气郁结，易发阳痿。纵欲过度，使肾精过度耗散，进而宗筋失养，这是致痿的重要病因。过食肥甘厚味，或致清阳不升，或致痰湿阻于下，易致痰湿中阻。跌仆等外伤，造成瘀血阻络，气血难达宗筋，或者宗筋伤损，功能失常，故而痿弱不用。

2　病机有三类，首先分虚实

李士懋推崇景岳之言："千病万病无非虚实，千药万药无逾攻补，察虚实，无逾脉息。"在分析任何疾病或症状病机时首分虚实。

阳痿的发病机制亦可归结为三个方面：一者，正虚，气、血、阴、阳的不足，均可致宗筋失于温煦或濡养。二者，邪实和道路受阻。外感六淫之寒、湿、热，内伤之忧、思、郁、怒，病理因素之瘀血、痰湿等因素，均可造成邪实或有邪阻导致道路不通。三者，虚实夹杂，虚实同在，形成复杂病机。

3　四脏最相关，兼病为多见

李士懋认为，阳痿的发生与心、脾、肝、肾四脏密切相关。思虑过度，暗耗精血，心肝血虚，脾气不足，宗筋不得濡润，发为阳痿。肾藏精，主生殖，为先天之本，肾之阴阳为全身阴阳之根本。肾阳亏虚，阳具失于刚强，自然痿软，故医家多将阳痿归咎于命门火衰，多用补肾壮阳之法。

临床病机复杂，多为两脏或多脏同时病变，如心肾同病，心神浮越，不守其位，心火不能下济肾水，心火愈亢，肾水愈寒，心肾不交而为阳痿。清代《冯氏锦囊秘录·卷十四》云："君火伤而不能降，肾阴亏而不能升，亢阳运用于上，孤阴日衰于下，水火不媾而阳痿。"又如肝脾同病，肝气郁结，肝失疏泄，则宗筋所聚失其正常功能，性欲淡漠，

申玉行　张明泉　谭东宇（河北中医学院基础医学院）
杨阳（中国中医科学院博士后工作流动站）

宗筋痿废不用，成为阳痿。肝郁则影响脾胃的运化功能，则气血亏虚，宗筋失养而痿弱。

4 脉贵明理不拘迹

脉象以尺脉弱为主，左尺细弱，多为肾阴不足，右尺弱多为肾阳不足，或尺脉虚大，为阴不制阳或虚阳浮越。同时，临床表现有可以用肾阴、阳虚能够解释的一些症状，即可辨证为肾阴或阳虚型阳痿。

李士懋认为，瘀血无定脉，不局限于涩脉。血瘀则脉道不利，脉可见沉、伏、牢、涩、细、小、短、促、结等象，滑亦可主血结[1]，如《金匮要略》之血结胞门，脉即滑。李士懋平脉辨证，选用桃红四物汤加行气之品，或复元活血汤等方，酌加地龙、蜈蚣、全蝎等虫类通络之品，以贯通血脉，疏泄有余之肝气，活化瘀结之血脉，以符合"疏其血气，令其调达，而致和平"之意。

饮食不节，嗜食肥甘厚味，脾胃受损，不得健运，则痰湿内生。湿性下趋，痰湿阻于宗筋，宗筋不举，变生阳痿。而湿邪在人体易从化为热，导致脾虚与湿热互见则虚实夹杂，脉象多沉滑或濡，若湿夹热邪，脉可见沉濡滑数，法宜化痰通络。如清代华岫云在《临证指南医案·阳痿》按语所言："更有湿热为患者，宗筋必弛纵而不坚举，治用苦味坚阴，淡渗去湿，湿去热清，而病退矣。"李士懋多用薛生白《湿热条辨》第4条方加减治疗，效著。

临床上，肝阳虚馁的患者亦占一定比例。对于肝阳不足所导致的阳痿，李士懋教授认为肝阳不足的典型脉象为左关弦减脉，法宜温肝阳充筋，临床多运用乌梅丸加减治疗。

5 治法与用药特色

5.1 擅用虫药补通结合

李士懋擅用虫类药物既补且通。如，原蚕蛾，主入肝、肾两经，《别录》言其"主益精气，强阴道，止精"，具有补养肝肾之功，而尤以养宗筋为长，故于阳道不兴，宗筋痿废之阳痿常用。又如蜈蚣，《医学衷中参西录》言："蜈蚣，走窜之力最速，内而脏腑，外而经络，凡气血凝聚之处皆能开之。"蜈蚣为疏达肝脉之首选药物，阳痿之人，日久情志不舒，长期抑郁，以致肝失条达，疏泄无权，气血不至宗筋，而痿弱不用。蜈蚣疏泄郁滞，行气血以荣宗筋。

临床常见阳痿患者，补之不效，乃多因为过服壅腻温壮之品，中焦脾胃壅滞不化，药效更难吸收。对阳痿患者不可壅补，应注重补中有通，而蚕蛾和蜈蚣两药，为通补之品，其为血肉有情之品，既可峻补肝肾之虚，以壮阳起痿，又性喜走窜，可使补益之品的药效得到充分发挥，使鹿鞭、驴鞭、狗肾、鹿茸、紫河车等血肉有情之品补而不腻，补而不滞，通行筋脉，使阳痿自强。全方为散剂，久服效持。

5.2 刚柔相济阴阳求

李士懋在温补肾阳同时，亦多兼顾肾阴。一者，阳痿为难治性杂症，肾阳虚的同时，多兼有肾阴虚；二者，善补阳者，必于阴中求阳，则阳得阴助而生化无穷；三者，单纯用刚阳燥烈之品峻补真元，有致阳气偏盛之虑，多用血肉有情之品缓之，以刚柔相济，防止调补阴阳过于偏执，损伤体内正气。

5.3 擅调气机气血行

阴茎之勃起是脏腑相互协调的结果，但充实之物质，乃是气与血。《素问·上古天真论》言："丈夫二八，肾气盛，天癸至，精气溢泻，阴阳和，故能有子。"乙癸同源，男子二八之时，肾精足，肝血充，脏腑功能正常，则鼓动气血，使气血充盈阴茎，阴茎坚举，如《广嗣纪要》所说："男有三至者谓，阳道奋昂而振者，肝气至也；壮大而热者，心气至也；坚劲而久者，肾气至也。"即阴茎的正常勃起需要心、肝、肾脏腑之气旺盛，进而使气旺血足，才可有阴茎充血勃起、男女交媾之行为。

《本草经疏》言："恶血、瘀血……因而无子者。"临床多见由于外伤或者手术损伤，或者长期手淫，忍精不射，多为人为或者物理原因导致阴精不能正常排泄，最终导致精血瘀滞于宗筋络脉，心肝肾之气不能外达，阴精气血不能外达濡润宗筋，最终导致阳痿之患。此种阳痿多为虚实夹杂，并且有一定程度的物理损害，颇难调治。正如《本草经百种录》所言："盖血既离经，与正气全不相属，投之轻药，则拒而不纳，药过峻，又反能伤未败之血，故治之极难。"

气为血之帅，血为气之母。气行则血行，气滞则血瘀。气不行，则阴茎勃起无力；血不至，则阴茎痿软短小。

6　医案举隅

6.1　肾阴虚案

患者，男，25 岁，2013 年 12 月 27 日初诊。阳痿 5 年，饮食可，梦多，精神不振，便秘。脉沉弦细无力，尺尤甚，舌淡苔白。证属肾阴不足，阳道不兴。治宜补肾益精，壮阳起痿。处方：鹿鞭 1 具，驴鞭 1 具，狗肾 2 具，巴戟天 60g，肉苁蓉 60g，阳起石 40g，熟地黄 90g，山茱萸 80g，蛇床子 90g，菟丝子 90g，原蚕蛾 30g，鹿茸 40g，红参 50g，胡芦巴 60g，蜈蚣 40 条，紫河车 40g。服用方法：一料共研粉，早晚各一匙，淡盐汤服下。

2014 年 2 月 15 日二诊：脉弦滑数减，舌可。诸症较前减轻，痿证好转，梦多减半，精神不振减 1/3，便秘偶有。上方加生黄芪 80g，服药方法如前，以巩固疗效。

按：患者脉沉弦细无力，且尺弱尤甚。沉主里，可主下焦肝肾之疾；弦因肝失濡养；细乃精血亏少，不能充养脉道；无力主气或阳虚，不得鼓动血脉，此人无寒象表现，故不认为阳虚。以脉解舌，病人苔白，乃阳气虚，不能蒸化水饮，停聚为白苔。以脉解症，肾水不上济心阴，心阴虚，神失所养而多梦；肾阴虚，肠道失濡，可致便秘。故诊为肾阴不足，阳道不兴之病机。治法上，多重视肾气的"孤阴则不生，独阳则不长"的特点，阴阳并补，阴阳互求。方用鹿鞭、驴鞭、狗肾、紫河车等血肉有情之品，滋补阴精，同时温阳；肉苁蓉、阳起石、蛇床子等大补肾阳，复兴阳道。鹿茸温肾壮阳的同时益精养血，阴阳双补，正如晚清医家周声溢在其著作《周菱生医学二种》中言："是则治痿证不可不大补精血"。二诊脉弦滑数减，故加生黄芪，一者，补气复脉，二者，原方诸药多大补精血之品，二诊加生黄芪，乃是阴柔之品中加入阳强之品，使全方阴阳同调。复诊诸症皆减，脉象由沉弦细无力，尺尤甚，变为弦滑数减。李士懋常言："滑者，阳气来复。"此时见滑脉，非是滋补精血之品过多，而是阳气得充，疾病将要好转之象。而此时的数脉乃是正气来复之象。减脉乃李老独创之脉名，是脉力处于有力无力之间的一种脉象，主阳或气的不足，故二诊加生黄芪，补气以充脉道。平脉辨证，可见一斑。

6.2　肝郁血瘀案

患者，男，27 岁，2013 年 3 月 11 日初诊。身疲乏力，勃起不坚，腿软，饮食可，睡眠佳，二便调，易怒。脉沉弦滑细少力，舌质黯红，苔薄黄，口周红。证属肝郁气滞，气虚血瘀。治宜疏肝理气，活血化瘀。方宗血府逐瘀汤加减。处方：当归 10g，生地黄 10g，桃仁10g，红花10g，柴胡10g，川芎10g，枳壳10g，赤芍10g，桔梗10g，牛膝15g，甘草6g，太子参15g，合欢皮15g，郁金10g，栀子6g。14剂后，症大减。

按：本案脉滑，兼有舌质黯的瘀血之征，脉沉弦主肝郁，细为肝血不足，少力为气弱，故病机为肝郁气滞，气虚血瘀。立法为疏肝理气，活血化瘀，方宜血府逐瘀汤。

方用太子参益气生津。血虚脉细，而"津血同源"，生津，以使血得养；另补气使阳道得复。郁金行气解郁、清心、镇静，且活血化瘀，是气血双治药。伍合欢皮则肝郁得解，心神得定。少量栀子透发肝经郁热，防肝气郁滞，郁而化火。全方未应用一味所谓"补肾壮阳"之品，但效果显著，究其原因是平脉辨证，准确抓住本病的病因病机，方证相应。

7　结语

李士懋教授在临床中坚守平脉辨证思辨体系[2]，认为平脉辨证是中医辨证的灵魂和核心，是中医生存和发展的根基和源泉，是中医皇冠上的宝珠。在辨证过程中，恪守六条原则[3]：分别是以经典理论为指导；以脉诊为纲，以脉解症，以脉解舌，以脉定证；胸有全局，全面分析；首辨虚实；动态诊治；崇尚经方。

在平脉辨证治疗阳痿一病时，脉诊的比重占到50%～90%，以脉定证，执简驭繁，辨识病机，不固守一病一方。脉象形成的机理"一言以蔽之，乃气与血耳。"

李士懋认为，脉是辨证的灵魂，平脉辨证是学习中医的捷径和正确道路，把握住脉象的变化，就能执简驭繁，直中要害。不仅对于阳痿一病，对于任何中医病或西医病，均应在中医理论的指导下，平脉辨证，从而正确地运用中医中药施治以取效。

参考文献

[1]　李士懋，田淑霄. 中医临证一得集［M］. 北京：人民卫生出版社，2008：215.
[2]　杨阳. 李士懋教授"溯本求源，平脉辨证"思辨体系概论［J］. 河北中医药学报，2014，29（3）：2-3，6.
[3]　李士懋. 平脉辨证传承实录百例［M］. 北京：中国中医药出版社，2012：前言2.

李海松教授治疗勃起功能障碍药对浅析

勃起功能障碍（erectile dysfunction，ED）是指阴茎不能持续获得或维持充分的勃起以完成满意的性交，并持续至少6个月以上。最新研究显示，中国城市男性的ED总患病率为26.1%[1]，而40岁以上男性ED的患病率为40.2%～73.1%[2]，并随着年龄的增长而逐渐增高。但近年来随着工作、生活压力的不断增大，ED的发病率逐步升高，并且表现出年轻化的趋势。本病属于中医"阳痿"范畴，历来多以肾阳亏虚、命门火衰立论，治疗多用补肾壮阳之品。

李海松教授认为ED以"瘀血阻络，引动内风"为基本病机，贯穿疾病始终，但多夹兼证，常以"湿热、痰浊为启动因素，肝郁为病理特点，肾虚为变化趋势"，故提出"阴

马健雄　马凰富　王继升　祝雨田　刘洋　王彬（北京中医药大学东直门医院男科）

茎中风"的概念[3]，在临床上运用活血化瘀、通络息风的基本思路治疗本病，常获良效。笔者有幸跟随李海松教授学习，现将李海松教授治疗 ED 常用药对摘列一二，以供同道参考。

1　疏肝解郁活血

肝藏血，主疏泄，在体为筋，肝经循行绕阴器而过，故肝气条达，则能将气血下注于宗筋而勃起。李海松教授常引用《辨证录》"肝气旺，则宗筋伸"，可见阴茎的正常勃起与肝的功能密不可分。而现代社会竞争激烈，男性在各方面的压力都不断加大，从而产生较多不良情绪，若长时间不能排解，可影响肝的疏泄功能，导致肝气郁结，肝血运行失畅，不能灌溉宗筋，加之局部瘀血阻滞，而出现 ED。《杂病源流犀烛》中记载："失志之人，抑郁伤肝，肝木不能疏达，致阳痿不起。"此外，李海松教授指出"肝郁血瘀致痿"往往有两个特点：一是 ED 患者易产生不良情绪，容易自我否定，故而"因郁致痿"和"因痿致郁"常互为因果[4]；二是肝郁多见于青壮年男性，本质上肾虚不明显，但常因偶然状态不佳或新婚过度紧张，勃起功能未达到理想程度而出现较重的抑郁、焦虑情绪，临床上以疏肝解郁活血之品为主治疗此类 ED 患者，疗效明显。

1.1　柴胡 - 白芍 - 当归

柴胡苦而微寒，入肝胆经，善疏肝解郁，条达肝气，疏散之中又兼活血化瘀，能推陈致新；白芍酸苦而甘，其性微寒，能养血柔肝，平肝止痛，行血散邪；当归辛甘而温，入心肝经，因其味辛气轻，故能行能散，善活血化瘀，疏肝通络，疗气血之瘀滞，《景岳全书·本草正》云："当归专能补血，又能行血，补中有动，行中有补，诚血中之气药，血中之圣药。"

临床上李海松教授常将三药合用（柴胡 10g，白芍 20g，当归 15g），即借《太平惠民和剂局方》逍遥散之意发挥"解郁柔肝，养血活血"之功效，尤对心理压力过大，肝郁证候表现明显的 ED 患者效果明显。原方虽始用于治疗妇科疾患，但李海松教授抓住其"肝郁"的核心病机，兼夹脾虚血弱、瘀血阻络的特点，符合男科病"位在下焦，常以湿浊为启动因素，肝郁为病理特点，血瘀为疾病趋势"的重要病机规律[5]，将其应用范围拓展到男科诸多疾病的治疗。处方时可随症加减，如伴有失眠可配伍合欢皮、首乌藤、酸枣仁调肝养血；肝郁化火可配伍牡丹皮、栀子清肝活血。

1.2　青皮 - 郁金

青皮苦辛性温，专入肝经，苦能疏泄下行，辛能升散温通，故疏肝理气，散结止痛之效优，因其破气之力强劲，与活血之品合用兼治气滞血瘀诸证；郁金辛苦微寒，入心肝肺经，既能活血散瘀，又能行气解郁，属入血分之气药，其性寒沉降，有清心收敛之力，既可引血入下焦汇于宗筋，又能解 ED 患者郁而化火所生内热，可谓一举两得。

李海松教授将两药合用（青皮 10g，郁金 15g），一入气分，一走血分，使肝气条达，肝血充盈，宗筋受血而能勃大坚久。若伴有少腹、会阴或阴囊等肝经循行部位疼痛不适，多为气血瘀滞日久，不通则痛，可配伍延胡索、枳壳、小茴香加强理气止痛、活血化瘀之功。

2　清热利湿活血

李海松教授认为，随着生活条件的改善，ED 一病虚证渐少，实证渐多，肾虚房劳已不是致病的主要病因，提出湿热常常是 ED 发生的始动因素。一方面由于现代社会人们的饮食结构以肥甘厚腻为主，易伤脾土酿生湿热，加之男性应酬较多，饮酒过度，湿热难除；另一方面，劳累久坐，性生活不规律，易致下焦瘀血，日久生热，瘀热互结，疾病顽固。因湿热之邪易趋下位，中焦湿热困脾或肝经湿热下注，壅滞经络，使气血不行，宗筋失常，故痿废弛纵不用，或因湿浊下流，阻滞肝脉，闭遏肾阳，宗筋弛纵而致痿。正如《景岳全书·阳痿》所言："凡肝经湿热，以致宗筋弛纵者，亦为阳痿。"湿热瘀血型常见于中年男子，嗜酒无度，喜食肥甘，临房痿而不举，举而不坚，并有局部湿热明显，伴有排尿不适，灼热疼痛等症，临床上以清热利湿活血之品为主治疗此类 ED，疗效明显。

清热利湿活血代表药对为黄柏–丹参–凌霄花。黄柏苦寒，能入肾与膀胱二经，因其性沉降，善清下焦湿热，尤对因湿热浸淫所致经脉弛纵，软弱无力效果极佳，故下焦湿热之阳痿用之尤宜，《本草经疏》亦曰："黄柏乃足少阴肾经之要药，专治阴虚湿热内生诸证。"丹参味苦微寒，入心肝二经，能通行血脉，兼清血热，临床用治多种血瘀病证，尤宜于瘀热互结之证，《本草正义》谓："丹参，专入血分，其功在于活血行血，内达脏腑而化瘀滞，外达关节而通脉络。"亦有一味丹参饮功同四物汤之说，故可久服而利人血脉。凌霄花酸甘而微寒，入肝与心包二经，功善凉血祛风，活血破瘀，对湿热血瘀互结或瘀热生风诸证效果较好，《本草纲目》言其"能行血分之瘀热，去血中之伏火"，古今多用其治疗妇女月候不通，脐腹疼痛，一切血疾，仲景鳖甲煎丸中亦用之消散癥瘕，故李海松教授常将其作为男科下焦瘀热互结之良药。

临床上将三药合用（黄柏 10g，丹参 20g，凌霄花 12g），治疗湿热下注之 ED 效如桴鼓。"湿热不攘，大筋软短，小筋弛长，软短为拘，弛长为痿。"故本病与湿热所致下肢痿躄属异病同治，常配伍川牛膝、薏苡仁、苍术，借四妙之力，清利下焦湿热；如伴有小便黄赤、疼痛或尿道灼热不适，常配伍栀子、通草、生甘草、松花粉之品清热利湿，通淋止痛。

3　补肾助阳活血

随着年龄的增长，ED 发病率逐渐升高，因此老龄是 ED 不可避免的因素，正如《内经》所云："年四十而阴气自半，起居衰矣……年六十，阴痿，气大衰，九窍不利，下虚上实，涕泪俱出矣。"指出男子往往在五八之后，脏腑功能由盛转衰，首当其冲者即为肾。肾乃作强之官，主生殖，司前后二阴，肾气充则发更齿长，气血得以下聚宗筋；肾气衰则发槁齿枯，无力推动气血，形成肾虚血瘀之证，宗筋痿废。本型常见于中老年男子，肝肾渐虚，不能濡养宗筋，性欲下降，同房频率减少，临房痿而难举，举而不坚，常伴有乏力、尿频（或小便不利）、筋骨痿软、腰膝酸痛、舌质黯淡、苔面水滑感等表现，临床上以补肾助阳、活血化瘀之品为主治疗此类 ED 患者，疗效明显。

3.1　巴戟天–淫羊藿–锁阳

巴戟天辛甘微温，入肝肾二经，功善补肾助阳，强筋健骨，兼除风湿，其性温润不燥，常被用于治疗肾阳虚弱，命火不足所致的阳痿、腰痛，《神农本草经》言："巴戟天主大风邪气，阴痿不起，强筋骨，安五脏，补中增志益气。"故为补肾助阳之要药；淫羊藿辛甘而温，亦入肝肾二经，因其气味皆厚，故能甘温补阳，为温肾强阳起痿之良药，《神农本草经》曰："淫羊藿主阴痿绝伤，茎中痛，利小便，益气力，强志。"锁阳性甘而温，主入肾经，善补肾助阳，益精养血，有兴阳益精之效，其性温润而不燥烈，有平稳补肾之功，故常用于治疗阳痿，疗效可居。

临床上常将三药合用（巴戟天 15g，淫羊藿 12g，锁阳 15g）治疗肝肾亏虚、营血瘀滞型 ED，因三药在补益肝肾的同时皆能祛风除湿，故能舒活筋骨，使补而不滞。若伴有明显腰背酸痛，遇冷加重可配伍杜仲、狗脊强腰膝止痛。若平素易感，常因外风引动内风而致阳痿者，可配伍桂枝、细辛、葛根增强祛风散寒、温肾活血之功效。处方时还需注意肾乃阴阳水火之宅，肾虚常见阴阳两虚，故补肾壮阳之品勿纯补滥用，当阴阳同调，以防耗伤阴血。

3.2　牛膝 – 川续断

牛膝酸苦性平，专入肝肾二经，善活血通经，补益肝肾，且本品苦泄沉降，能引血下行，尤其适用于治疗肾虚血瘀之 ED，使血下注宗筋，勃大坚久，常作为治疗本病的引经要药。《本草纲目》云："牛膝为足厥阴、足少阴之药，得酒能补肝肾，生用能去恶血。"川续断苦辛微温，入肝肾二经，善补益肝肾，强筋健骨，因其甘温助阳，故为治疗肾阳不足、下元虚冷所致阳痿不举之要药，其兼有辛温破散之性，善活血祛瘀，疗伤止痛，故能补散兼施，《日华子本草》载："川续断助气调血脉，补五劳七伤。破癥结、瘀血……缩小便，止泄精尿血。"

临床上李海松教授常将两药合用（川牛膝 15g，川续断 20g）补益肝肾，活血化瘀，使宗筋得以濡养，故治肾虚血瘀之 ED 疗效较好。若乏力、汗出明显，平素少气懒言，可在补肾活血的基础上加用黄芪、防风、白术等补益中气之品，防过度活血有损气分。

4　通络息风活血

李海松教授认为，无论肝郁、湿热或是肾虚，其最终都能导致瘀血这一病理产物阻滞阴茎脉络，日久引动内风，发为阳痿[6]，故 ED 的核心病机是"瘀血阻络，络风内动"，多表现为阴茎痿软不用，病情时好时坏，发病突然而善行数变。《张聿青医案·阳痿》言本病"皆因经络之中，无形之气、有形之血不能宣畅流布"；清代医家叶天士提出"久病入络"概念，言"经主气，络主血，初为气结在经，久则血伤入络"。因此，任何病因引起的络中血行不畅皆可导致血瘀从生，而血瘀证的产生又可影响络脉生理功能的实现，由血瘀轻证变生血瘀重证[7]。临床上，李海松教授善用虫类药物通络息风，兴阳起痿。吴鞠通曰："以食血之虫，飞者走络中气分，走者走络中血分，可谓无微不入，无坚不破。"故用治阳痿功不可没。

通络息风活血代表药对为水蛭 – 蜈蚣，水蛭咸苦性平，有小毒，专入肝经，走血分，行脉络，故善破血逐瘀，散结消癥，功效峻猛，临证用之可活血破积，通行络脉，使血行通畅，经络风熄，宗筋得以气血濡养而自能坚硬勃起。蜈蚣辛温，有毒，亦入肝经，因其性善走窜，故能通达内外，活血通络，息风止痉，且其性辛散温通，能补肾助阳，故近代用之治疗阳痿每获奇效[8]。张锡纯在《医学衷中参西录》中指出："蜈蚣，走窜之力最速，内而脏腑，外而经络，凡气血凝聚之处皆能开之。"二药皆入肝经，故能通达肝脉，开宗筋血脉，亦为疗阳痿引经之品。

临床上李海松教授将二药伍用（水蛭 6～10g，蜈蚣 3g）治疗瘀血阻络，络风内动之ED，因药证相对，疗效明显。同时可配伍九香虫、土鳖虫、地龙等虫类药物增强活血通络，搜风兴阳之力。应用时需根据患者瘀血之轻重调整剂量，且二者需经严格炮制方可入药，用治多年，极少见毒副反应，但若药后出现皮肤红斑、瘙痒等过敏反应当立即停药。

5　临证验案

患者，男，41 岁，2015 年 12 月 23 日就诊。主诉：勃起硬度差 2 年余，逐渐加重近 1

月不能勃起。患者2年前因工作岗位调动（交警工作），压力较大，出现勃起后硬度下降，自觉性生活力不从心，伴有性欲降低、乏力、腰酸、晨勃减少，诸症逐渐加重，渐至晨勃消失，性交时中途疲软，难以完成同房。曾就诊于当地医院，查性激素：雄激素1.81ng/mL（1.75～7.81ng/mL），雌激素47ng/mL（0～53ng/mL），泌乳素14.31ng/mL（2.64～13.13ng/mL）；血脂：高密度脂蛋白1.75mmol/L，低密度脂蛋白3.82mmol/L。西医诊断为勃起功能障碍，予复方玄驹胶囊、苁蓉益肾颗粒口服，配合临房前服用枸橼酸西地那非片，药后效果欠佳，欲求中医治疗。来本院就诊时诉因难以勃起，已1月余未与妻子同房，近期乏力明显，偶有耳鸣、心慌，情绪紧张，纳可，眠差，入睡困难，睡中易醒，小便黄，异味重，大便干，2日一行。平素饮酒量多，否认高血压、糖尿病病史。舌黯胖大，边有齿痕，苔黄，脉沉。西医诊断：ED；中医诊断：阳痿。证型：肝郁肾虚、瘀热互结。李海松教授以疏肝益肾、活血通络立法，拟通络息风起痿汤加减，处方：柴胡10g，当归15g，白芍20g，郁金15g，川牛膝15g，青皮10g，水蛭10g，蜈蚣3g，巴戟天15g，白蒺藜30g，茯苓15g，川续断10g，锁阳10g，淫羊藿15g，丹参20g，黄芩10g，凌霄花15g，14剂，免煎颗粒，开水冲服，忌饮酒，避风寒，少久坐，多饮水，规律性生活。

2016年1月6日复诊：患者诉药后1周勃起功能明显改善，性欲增强，同房3次，成功2次，另一次可正常勃起，但因注意力转移，疲软后再次唤起困难。乏力、腰酸较前减轻，小便异味不明显，仍感睡眠质量差，入睡难，时有耳鸣。舌黯红稍胖，边有齿痕，苔薄黄，脉细。前方加石菖蒲15g，远志10g，九香虫10g，红景天15g，以宁心聪耳、益气通络，继服30剂，用法、调护同前。

2016年1月20日三诊：患者诉药后勃起硬度进一步改善，晨勃增多，同房时信心增强，性交4次均获成功，耳鸣减，睡眠可，精神体力明显好转，舌黯红，齿痕减轻，苔白，脉细有力。前方继服30剂，巩固疗效，用法、调护同前。

6　体会

ED是男科的常见病，常严重影响患者的生活质量和家庭关系，李海松教授以瘀血阻络作为ED障碍的核心病机，临床治疗时擅用精简而效专的药对组合，以增强药力，直达病所，在活血化瘀、通络息风的基础上兼以益肾、疏肝、清热、利湿，故常能迅速取效，值得临床进一步推广。

参考文献

[1] 张庆江，朱积川，许清泉，等. 三线城市2226例男性勃起功能流行病学调查 [J]. 中国男科学杂志，2003，17（3）：191-193.

[2] 冷静，王益鑫，黄旭元，等. 上海市1582例中老年男子勃起功能障碍流行病学调查 [J]. 中国男科学杂志，2000，14（1）：29-31.

[3] 李海松，马健雄，王彬，等. 阴茎中风探讨 [J]. 中医杂志，2015，56（23）：2064-2066.

[4] 李海松，李曰庆. 勃起功能障碍中医病因病机探析 [J]. 中国性科学，2005，13（4）：13-14.

[5] 马健雄，马凰富，赵冰，等. 李海松教授运用逍遥散治验男科疾病经验举隅 [J]. 环球中医药，2016，9（3）：320-322.

[6] 莫旭威，李海松，王彬，等. 阳痿从风论治 [J]. 环球中医药，2014，7（1）：43-46.

[7] 李海松，韩亮. 阳痿从络论治 [J]. 世界中医药，2013，7（2）：142-145.

[8] 邓泽军，蔡娟. 中医男科用药药对经验一得 [J]. 医学信息，2010，23（3）：144.

李海松教授治疗不射精症药对浅析

不射精症（anejaculation，AE）是指男性在性交过程中阴茎能够维持正常勃起，并可完成正常的抽送动作，但无法达到性高潮获得性快感，也不能在阴道内排出精液，性交后尿液检查无精子及果糖，偶有遗精现象或手淫时能射精的一种性功能障碍。本病主要见于青壮年男性，常导致男性不育症，约占性功能障碍所致不育症的72%[1]，可严重影响夫妻感情，甚至引起家庭破裂，给患者精神心理造成较大的压力。西医主要是以加强性教育、心理疏导、经直肠探头电刺激诱发射精等方式治疗本病，但在一定程度上受到患者的排斥，难以达到满意的疗效。

本病当属于中医"精瘀""精闭""精不泄"的范畴，其病位在精室。李海松教授认为 AE 以精气亏虚、瘀血阻窍为基本病机，且多夹兼证，病机特点为虚实错杂，临床上常运用益肾填精、温阳化气、活血通窍的基本思路治疗本病，每获良效。笔者有幸跟随李海松教授学习，受益匪浅，现将李海松教授治疗 AE 的思路做一浅析，以供同道参考。

1　益肾填精，温阳化气

肾为先天之本，其藏精，主生殖，又为作强之官，所化肾气能司膀胱、精关之开阖。《内经》云："二八肾气盛，天癸至，精气溢泻，阴阳和，故能有子。"因此，肾在男性正常射精过程中主要起两个方面的作用：一是封藏作用，使肾中精气保持充盈、满溢状态，以化生足够的精液；二是推动作用，即肾精所化阳气，在射精过程中把足量的精液排出体外。而不射精症即是由于肾精不足、阳气亏虚无以化生和推动精液所致。徐福松认为不射精的主要病机在于肾亏所致精关开阖失度[2]。故李海松教授将益肾填精、温阳化气作为本病的基本治则。

1.1　肉苁蓉 – 黄精

肉苁蓉咸甘而温，善补肾阳，益精血，其补肾益精，暖而不燥，滑而不泄，用治肾虚精亏，精液稀薄等症。《本草汇言》言其"养命门，滋肾气，补精血，为男子丹元虚冷而阳道久沉之平补剂也"。黄精性味甘平，能补诸虚，填精髓，为平补肺、脾、肾三脏之品。《本经逢原》载："黄精，宽中益气，使五脏调和，骨髓强坚，肌肉充盛，皆是补阴之功。"

李老师重用二药（肉苁蓉 20g，黄精 30g）取其补肾填精之功，促使精液化生，提高精液质量。且肉苁蓉尚能提高性欲，降低射精阈值，研究表明肉苁蓉所含甜菜碱及麦角甾苷具有雄性激素样作用[3]。黄精则能够使胰岛素受体与胰岛素结合率提高，从而起到调节血糖的作用[4]，因此，对糖尿病并发神经损害所致的 AE 用之最佳。如在备孕期间可与枸杞子、菟丝子、沙苑子、黄芪等品联合应用，增强补肾生精之力。

1.2　生麻黄 – 细辛

麻黄虽常用于发汗解表、平喘消肿，但亦有很强的温阳通窍作用。《千金要方》谓：

马健雄　祝雨田　王继升　李霄　董雷　王彬（北京中医药大学东直门医院男科）

"麻黄治水肿气喘，小便不利诸法，虽曰皆取解表，然以开在内之闭塞，非以逐在外之感邪也。"细辛性味辛温，辛者能散，温者能通，故善走窜全身，宣泄郁滞，祛风散寒，通利九窍。《本草正义》言："细辛，芳香最烈，故善开结气，宣泄郁滞，而能上达颠顶，通利耳目，旁达百骸，无微不至，内之宣络脉而疏通百节，外之行孔窍而直达肌肤。"故治疗肾气不足、肾阳虚衰所致不射精症用之尤宜。

李老师重用生麻黄（常用 15～20g）治疗 AE 其意有二：一借麻黄发表之力宣上窍以利下窍，起提壶揭盖之用，且生用通窍之力强，炙用平喘之力彰；二借麻黄温阳化气助精关开阖有度，使精满则有力排出。现代药理研究证实，麻黄具有兴奋中枢神经作用，能增强兴奋性及精道平滑肌收缩力，同时增加膀胱括约肌肌力，有利于促进射精[5]。应用细辛时以 3～5g 为佳，小剂量通窍，大剂量麻醉，且煎煮不当容易中毒。此外，临证时若见肾阳虚衰，常寒肢冷，腹痛而泻，小便频数者，常配伍制附子、桂枝增强温阳化气，散寒通滞之力。

2 活血化瘀，通络开窍

李海松教授认为瘀血阻络、精窍不通为本病的重要因素，而与射精功能相关的精囊、前列腺所在之精室应归属中医"奇恒之腑"，此处乃气血交会之所，其生理特点是"亦藏亦泄"，当以气血、津液疏通为本。但由于其结构隐匿屈曲不利疏泄，位处下焦又常常受到"压迫"，加之患者多年纪较轻，性知识缺乏，单纯为延长射精时间而强行忍精不射，均可导致精室中聚集败精瘀血，日久阻塞精道，使射精不能。另有肾气亏虚之人，无力推动精室血行，故易酿生瘀血之变。王琦等[6]认为，不射精症的病机一是湿热瘀血等闭阻精巧，以致精道瘀阻，不能射精；二是肝肾亏虚，精关开合失调，而致不能射精。但无论虚证还是实证，其根本又都由于精道阻滞，精巧不开，以致精液不能外泄。

2.1 马钱子 - 水蛭

马钱子苦温，有大毒，功善散结消肿，活血通络止痛。《医学衷中参西录》言："马钱子开通经络，透达关节之力，远胜予它药也。"水蛭咸苦性平，有小毒，入肝经，走血分，行脉络，故善破血逐瘀，散结消癥，功效峻猛，用之治疗本病能够活血破积，通行络脉，使精室血行通畅，败精瘀血得除，精液盈满自能排出。

临证时常将二药合用（制马钱子粉 0.3～0.5g，水蛭6～10g）。药理研究表明[7]，马钱子所含的士的宁成分对整个中枢神经系统都有兴奋作用，首先兴奋脊髓的反射机能，其次兴奋延髓的呼吸中枢及血管运动中枢，并能提高大脑皮质的感觉中枢机能。因此，用于AE 患者可以提高其神经兴奋度，较快达到射精阈值，惟本品毒性较大，应用时应注意使用量最好在每天 0.3～0.5g（打粉冲服）为宜，可保证安全和疗效。又因 AE 患者往往兼有勃起功能较差的情况，由于阴茎勃起不能达到足够硬度，而致局部压力过小，精液不易排出，故以水蛭活血化瘀，改善勃起，同时可适量配伍蜈蚣、鹿茸粉等活血通络、温肾壮阳之品，通达肝脉，引血入宗筋，使其得以气血濡养而自能坚硬勃起。

2.2 琥珀 - 王不留行

琥珀性味甘平，能活血散瘀，利尿通淋，常治疗湿热、瘀血、癥瘕积聚阻塞溺道而致小便不利，由于精道与溺道最终相互交汇，故可用之除瘀血、开精窍。《本草经疏》言："琥珀，专入血分，能消瘀血……其从辛温药则行血破血，从淡渗药则利窍利水，从金石镇坠药则镇心安神。"王不留行味苦、性平，善通利血脉，性走而不守，亦有利尿通淋之功，且入下焦血分、水分，对治疗 AE 之瘀阻精道之证尤宜。

因 AE 患者病程一般较长，瘀阻日久，非长期治疗而瘀不得化，故李海松教授将二药合用（琥珀3～6g 冲服，王不留行30g），引诸药深入，奏活血化瘀、通利精窍之功。且李老师认为精液、乳汁皆为阴血化生，各居其道，王不留行常以通行乳汁见长，故亦可通行精液，临证时可与炮山甲、黄芪等益气活血之品配伍用之，以增其效。

3　疏肝解郁，除湿化痰

由于 AE 患者在性生活过程中不能射精，甚至影响生育，因此其心理多有压抑情绪产生，加之现代人饮食结构偏于肥厚，易伤及脾胃，酿湿生痰，故在临床诊疗时常见肝、脾、肾等多脏腑功能失调，瘀血与气滞、痰浊、湿邪等多种病理因素夹杂，最终则影响到精窍的通畅而导致 AE 产生。因此，李老师常在温肾填精、活血通窍的基础上随症加减，通过疏肝解郁、除湿化痰等方法，开通精窍。

3.1　柴胡 - 白芍 - 刺蒺藜

柴胡苦而微寒，善疏肝解郁，条达肝气，疏散之中又能推陈致新；白芍酸苦而甘，其性微寒，能养血柔肝，行血散邪；白蒺藜辛苦而性平，主入肝经，因本品苦泄辛散，其性宣行快便，功能疏肝而散郁结，尚入血分而活血，故可用治胸闷、胁胀、乳闭诸症。《本草汇言》云："刺蒺藜，去风下气，行水化瘀之药也。其性宣通快便，能运能消，行肝脾滞气，多服久服，有去滞之功。"

临床上常将三药合用（柴胡10g，白芍20g，刺蒺藜30g），发挥理气解郁、养血柔肝之功效，尤对心理压力过大、肝郁证候表现明显的 AE 患者效果明显。刺蒺藜虽多治妇科乳疾，但李老师重用之，即借其长于疏通肝经循行之处郁滞窍闭，用于本病则能开通精窍。处方时可随症加减，如肝郁化火可配伍牡丹皮、栀子清肝凉血，伴有失眠可配伍合欢皮、首乌藤、酸枣仁调肝养血。

3.2　石菖蒲 - 远志 - 郁金

石菖蒲辛苦而温，辛开苦泄，温化阴邪，故善化痰开窍，除湿和胃。《神农本草经》云本品"主风寒湿痹，咳逆上气，开心孔，补五脏，通九窍，明耳目，出音声。久服轻身，不忘，不迷惑，延年"，故用于治疗 AE 之痰湿阻滞精窍最为对证。远志辛苦微温，因味辛通利，故能祛痰开窍，消散痈肿。郁金辛苦微寒，因亦具辛苦之味，故能解郁开窍，且其性寒，兼有清心之功。

痰湿皆为阴邪，易下注聚集精室，阻塞精道，若与瘀血互结则病久难除，临证时将三药合用（石菖蒲10g，远志10g，郁金10g），即取菖蒲郁金汤之意，增强化痰通窍之力，且三药均有活血之功，用之尤宜。

3.3　威灵仙 - 路路通

威灵仙性味辛温，辛者能散，温者能通，既能走表祛风，又通行十二经络，故善祛风除湿，通络止痛。《药品化义》言："灵仙，性猛急，盖走而不守，宣通十二经络，主治风、湿、痰壅滞经络中，致成痛风走注，骨节疼痛，或肿或麻。"路路通味苦性平，能祛风活络，利水消肿，兼可通乳。《本草纲目拾遗》言其"亦能通十二经穴"，故常用于治疗风湿阻络，气血周流不畅，水肿小便不利，妇女经少经闭，乳汁不畅。

李老师将二药合用（威灵仙15g，路路通15g），意在增强除湿化痰、温经通窍之力，从而增强在泌精、射精过程中的顺应性，减少排精阻力。临证时若伴有湿热下注，小便黄赤，尿道疼痛症状，可配伍通草、金钱草等清热利湿止痛之品，奏清利下焦、直开下窍之效。

4　临证验案

患者，男，25 岁，2016 年 5 月 3 日初诊。主诉：婚后 1 年，同房性交时不能排出精液。患者 1 年前结婚，发现与爱人同房时不能顺利射精，伴勃起硬度稍差，性欲较低，性生活每月 3～4 次，婚前曾有手淫史 5 年，频率较多，每周 1～2 次，自慰时能正常射精，射精潜伏时间约为 15 分钟，婚后手淫也可排出精液，不射精期间并无遗精现象。目前双方考虑备孕，故来就诊。来诊时见形体肥胖，诉近半年勃起不佳，硬度变差，常有困倦乏力，腰背痛，劳动时汗出量多，平素食欲尚可，睡眠质量一般，小便正常，大便质稀不成形，每天的 1～2 次。否认糖尿病病史及烟酒史。舌淡胖有瘀点，苔白，脉弦。诊断为不射精症。辨证为脾肾亏虚，瘀血阻窍。李海松教授以补肾健脾、温阳化气、活血通窍立法，处方：肉苁蓉20g，黄精30g，生麻黄20g，细辛3g，柴胡10g，白芍20g，白蒺藜30g，当归15g，川牛膝15g，石菖蒲6g，郁金15g，路路通10g，水蛭10g，制马钱子粉[冲]0.5g，蜈蚣3g，鹿茸粉[冲]2g，党参30g，白术15g，14 剂，免煎颗粒，开水冲服，嘱避风寒，少久坐，多饮水，戒除手淫习惯，延长性生活间隔天数，建议 8～10 天一次，性生活时做好性前戏，夫妻间相互配合。

2016 年 5 月 16 日二诊：诉用药期间同房两次均成功射精，惟精液量较少，射精感觉欠佳，勃起硬度较前改善，性欲增强，汗多、乏力等症状均有改善，余无不适。前方加生黄芪20g，远志10g，以益气宁心，化痰通络，继服 30 剂，用法、调护同前。

2016 年 5 月 31 日三诊：诉药后同房 3 次，均能射精，精液量有所增多，快感增加，勃起硬度进一步改善，晨勃增多，同房时信心增强，精神体力明显好转。前方继服 30 剂，巩固疗效，用法、调护同前。

5　体会

不射精症属男科的疑难杂病之一，常严重影响患者的生活质量和家庭关系，李海松教授以精气亏虚、瘀血阻窍作为本病的核心病机，临床治疗时擅用精简而效专的药对组合，以增强药力，直达病所，在肾填精、温阳化气、活血通窍的基础上兼以解郁、化痰、利湿，故常能迅速取效，值得临床进一步推广。

参考文献

[1] Ralph DJ, Wylie KR. Ejaculatory Disorders And Sexual Function [J]. BJU Int, 2005, 95 (9): 1181-1186.

[2] 郑怀南. 徐福松教授临床研究男性不育症的特色和优势 [D]. 南京：南京中医药大学, 2000: 1-48.

[3] 陈飞, 陈卓, 邢雪飞, 等. 肉苁蓉的研究进展 [J]. 药物评价研究, 2013, 36 (6): 469-475.

[4] 陈晔, 孙晓生. 黄精的药理研究进展 [J]. 中药新药与临床药理, 2010, 21 (3): 328-330.

[5] 赵冰, 李海松, 王彬, 等. 温肾活血法治疗不射精症理论浅探 [J]. 中国性科学, 2014 (8): 63-64.

[6] 王琦. 王琦男科学（第二版）[M]. 郑州：河南科学技术出版社, 2007: 269-278.

[7] 高学敏. 中药学 [M]. 北京：人民卫生出版社, 2000: 1164-1165.

李海松教授治疗良性前列腺增生症药对浅析

　　良性前列腺增生症（benign prostatic hyperplasia，BPH），又称前列腺肥大、前列腺瘤样增生，临床上以尿频、尿急和进行性排尿困难等症状为主要表现，严重者可发生尿失禁或尿潴留，甚至引起肾功能损害。BPH 的发病率随着年龄的增长而逐渐升高，已经成为引起中老年男性排尿障碍原因中最为常见的一种慢性进展性疾病。本病属于中医"癃闭"的范畴，其病位在膀胱与精室。

　　李海松教授认为 BPH 病机以肾虚、血瘀为主，多夹兼证，病机特点为虚实错杂，临床上善于运用补肾益气、活血消癥的基本思路治疗本病，常获良效。笔者有幸跟随李海松教授学习，受益颇多，现将李海松教授治疗 BPH 常用药对摘列一二，以供同道参考。

1 补肾益气

　　由于 BPH 多发于中老年人群，且发病率与年龄的增长具有正相关性，因此不断增长的年龄是 BPH 的发生必要条件。李海松教授常引用《内经》"年四十而阴气自半也"，指出男子往往在五八之后，脏腑功能由盛转衰，首当其冲者为肾。肾主关门，司二便，若年事渐高则肾气渐亏，气化失司，推动无力，终致关门不利、二便不通，临床所表现出的尿频、尿急、尿滴沥、尿无力、尿线细、射程短、排尿困难甚至尿失禁等症状皆属于"虚证"之范畴。故补肾益气是治疗 BPH 的基本法则，但需注意的是补益肾气当从阴中求阳，即在大队补肾益精的药物中佐以温阳化气之品，以达少火生气之目的。

1.1 熟地黄 - 山茱萸 - 菟丝子

　　熟地黄味甘而性微温，入肝肾经，善益精填髓，补血滋阴，其补阴平和而不伤阳。山茱萸味酸涩性微温，亦入肝肾，善滋肝肾之阴，涩精缩尿，其性温而不燥，补而不腻，既能补肾益精，又能温肾助阳。《药性论》言其能"补肾气，兴阳道，填精髓，疗耳鸣"。菟丝子甘温入肾，不燥不腻，善能补益肾阴、肾阳，为平补阴阳之品，对肾气不足，下元虚损之小便不禁、尿有余沥尤佳。

　　临床上李海松教授常取三药合用（熟地黄 20g，山茱萸15g，菟丝子 20g），即是借用右归丸之思路，以熟地黄、山茱萸为核心，配菟丝子调补肾气，阴阳并补，从阴中求阳，正如《景岳全书·本草正》所言："熟地兼温剂始能回阳，何也？以阳生于下，而无复不成乾也。然阳性速，阴性缓，熟地非多，难以奏效。"若以夜尿频多，尿后余沥不尽为著，并伴有头昏目眩、耳鸣不聪者，可增用山茱萸至 20～30g，配以白果 10～12g，五味子 10～15g，以达固肾缩尿、补敛并具之效；若腰膝酸冷、目暗不明或便溏泄泻等脾肾两虚证明显者，可酌加菟丝子至30g，益智仁 20～30g，以达到益肾温脾之效。

1.2 乌药 - 桂枝

　　乌药味辛行散，性温祛寒，能通散三焦，善行气止痛，温肾散寒，其入肺而宣通，入脾而宽中，入肾与膀胱而温阳化气，缩尿止遗，《药品化义》云："乌药，气雄性温，故

马健雄　马凰富　王继升　祝雨田　刘洋　王彬（北京中医药大学东直门医院男科）

快气宣通，疏散凝滞。"针对 BPH 患者早期以进行性排尿困难为主，后期又兼有膀胱过度活动所致尿频、遗尿最为适宜。桂枝辛温，入肺、膀胱二经，能助阳化气，善治肾阳亏损、下元虚寒、肾气不足之证，肾气丸中佐以桂枝治疗女子转胞小便不利即有此意。秦伯未曾以乌药合桂枝治疗初期小便不利，后期并见小便不禁、小腹胀满之石水证，疗效可参。

临床上李海松教授常将二药合用（乌药 20 ~ 30g，桂枝 10g），取温阳化气之品，辛温而热，气味均厚，能散能行，善走脏腑而补肾益气，可直补元阳而温煦他脏，从而使膀胱得以气化，水道得以通畅，小便自行；亦可使补肾益精之品通达全身，防过补而滋腻。若饮冷贪杯下焦受寒，出现短时急性尿潴留，可重用乌药至 50g，桂枝 15g，以达温肾益气、通阳利水、直开溺窍之效。

2　活血消癥

BPH 具有局部腺体增生伴梗阻尿道这一临床特点，当属中医"癥积"范畴，《圣济总录·积聚统论》指出："癥者，隐见于腹内，按之有形证可验也。"BPH 患者经肛门指检可扪及增大的前列腺，超声检查可见前列腺腺体增生，故可验证为癥块内结。《医林改错》曰："结块者，必有形之血也。"张景岳、唐容川皆提出"血瘀致水道不利"之说。因此，相较于气滞、痰浊、湿热等病理因素而言，瘀血阻络更为关键，故临床上李海松教授将活血化瘀、通络消癥的治疗思路贯穿 BPH 始终，对疾病的远期疗效十分明显。但由于 BPH 患者需要长期用药，故应选择针对性强、毒副作用小的活血化瘀药物，并及时调整处方用量，以求缓消癥块。

2.1　莪术 - 川牛膝

莪术辛苦性温，具有散泄之力，能破血行气，对癥瘕积聚，气滞血瘀所致诸证作用强烈，尤其对瘀阻日久而成的癥瘕痞块作用较好，用于治疗前列腺增生症恰到好处。《本草经疏》云："蓬莪术行气破血散结，是其功能之所长，若夫妇人小儿，气血两虚，脾胃素弱而无积滞者，用之反能损真气……与补益元气药同，乃无损耳。"说明莪术虽有破血行气之峻猛，但配合补气之品方可去性存用，化瘀消癥而不伤气。川牛膝酸苦性平，入肝肾经，既善活血通经，又能补益肝肾，利水通淋，其在消散腹内癥瘕的同时，兼有补益之效，可久服而不伤正。《医学衷中参西录》云其"善引气血下注，直入下焦，是以用药欲其下行者，恒以之为引经之品"。

李海松教授常引张锡纯之言："莪术、三棱之品，若治瘀血积久者，原非数剂能愈，必以补药佐之，方能久服无弊。"故临证时将二药合用（莪术 10g，川牛膝 15g），取相须之意，增强活血破血、化瘀消癥之力，旨在欲立先破，但又破中有立，借川牛膝补益肝肾，防莪术动血伤血，同时川牛膝有通利小便之效，用之可一举多得。

2.2　水蛭 - 丹参 - 王不留行

水蛭咸苦而性平，咸入血分，专属肝经，善破血逐瘀，以疗癥瘕积聚之重证，《本草汇言》言其为"逐恶血、瘀血之药，能行蓄血、血癥、积聚等血滞诸证"。丹参味苦微寒，入心肝二经，能通行血脉，临床用治多种血瘀病证，《本草正义》谓："丹参，专入血分，其功在于活血行血，内达脏腑而化瘀滞，外达关节而通脉络。"故可久服而利人血脉。王不留行味苦、性平，善通利血脉，性走而不守，又有利尿通淋之功，入下焦血分、水分，对治疗 BPH 瘀阻水道之证尤宜。

因 BPH 患者病程一般较长，症状、体征多显瘀象，非长期治疗而瘀不得化，故李海松教授将三药合用（水蛭 6～10g，丹参 20g，王不留行 30g），借水蛭善行通络，丹参善化瘀滞，引诸药深入，以消癥块，其效明显，王不留行长于除水道瘀阻，通利小便。临证时可与萆薢、车前子、路路通等利尿通淋之品配伍用之，以增其效。若同时存在小便频数无力、尿线变细等储尿期和排尿期的叠加症状，宜与乌药、益智仁参合，其效更著。

3 宣肺润肠，清热利湿

由于 BPH 的基本病机是肾虚血瘀，加之患者病程较长，易生变证，故在临床诊疗时常见肺、脾、肾、膀胱多脏腑功能失调，瘀血与气滞、痰浊、湿热等多种病理因素相互夹杂，从而呈现虚实错杂的表现。因此，李海松教授常在补肾益气、活血消癥的基础上，随症加减，以诸窍相通之理，通过宣上窍以利下窍，通后窍以利前窍，利小便直开溺窍等方法，以达急则治其标的目的。

3.1 桔梗－紫菀

桔梗苦辛而平，专入肺经为引经之良品，具有辛宣苦降之力，能开宣肺气，可用于肺气郁闭、肺失宣降所致小便不利，《本草求真》言其"升提肺气，为诸药舟楫，使清气得以上升，浊气自克下降"。紫菀苦辛而温，亦入肺经，能润肺下气，通利小肠，而专治小便不利，《本草通玄》谓："小便不利及溺血者，服一两立效。"《千金要方》亦载单用本品研末冲服，治妇人卒不得小便。

李海松教授将二药合用（桔梗 6～10g，紫菀 15～20g），取其相须之意，增强宣肺之力，使肺气欲降先升，宣上窍而利下窍，水道得以通调，达到"提壶揭盖"的目的。若见咳嗽声重、咳吐黄痰、舌红苔黄等肺热之象，亦可佐黄芩、桑白皮、麦冬、百合等清热宣肺之品。

3.2 肉苁蓉－火麻仁－生白术

肉苁蓉甘咸而温，入肾、大肠二经，能益肾润肠通便，专治肾虚精亏所致肠燥便秘之证，《景岳全书》中所载济川煎即以本品为君药治疗虚损所致大便闭结不通。火麻仁味甘性平，质润多脂，善润肠通便，兼有滋养补虚作用，老人、妇人虚秘用之最宜。生白术苦甘性温，能健脾以助肠运，复肠腑下行之机，善治脾虚肠运失济所致便秘。

李海松教授认为 BPH 患者多年高体虚，如伴有便秘，必将加重对前列腺局部的压迫，因此健脾助运，保持大便通畅十分必要，临床上将三药合用（肉苁蓉 20g，火麻仁 30g，生白术 50g），既能润肠开闭，又不伤及正气，可达通后窍而利前窍的目的。如遇肠道湿热致大便秘结者，可在此基础上酌加生大黄 5～10g 速通腑气，中病即止。

3.3 金钱草－瞿麦－琥珀

金钱草咸甘微寒，入肾、膀胱经，能清热利湿通淋，善治湿热下注膀胱所致小便不利，量大方可奏效。瞿麦苦而微寒，入心、小肠经，能清热利水，活血调经，善治血热瘀阻下焦所致小便不利，《本草纲目拾遗》言其"主关格癃闭，小便不通"，用之尤宜。琥珀甘平，入心、肝、膀胱经，能活血散瘀，利尿通淋，善治瘀血阻滞所致癥瘕积聚及癃闭，常合乌药、莪术、水蛭之品增强行气活血通络功效，《本草别说》云琥珀"治荣而安心利水"。

BPH 病位在下焦，气血推动不利，易使湿聚而热生，瘀热互结常致小便滞涩疼痛，故李海松教授将三药合用（金钱草 30g，瞿麦 10～15g，琥珀 6g），取其清湿热、利小便的同时兼具活血化瘀之效，标本兼顾，直开溺窍。

4 临证验案

患者，男，59 岁，2015 年 4 月 16 日就诊。患者诉进行性排尿困难 5 年余，加重半年。患者 5 年前开始出现排尿无力，小便分叉，夜尿增多（平均 2～3 次），每于饮酒或局部遇冷后症状加重，未予规范治疗。半年前开始症状明显加重，排尿等待时间延长，常大于 2 分钟，尿量较少时难以排出，伴有尿频、尿急、尿线细，夜尿 5～6 次，外院查泌尿系超声提示前列腺体积增大（3.9cm×5.1cm×4.2cm），前列腺特异性抗原 0.4，诊断为BPH，行射频治疗，配合口服保列治、翁淋通（不规律），效果不明显。来本院就诊时，自诉前日登山受凉，排尿不畅，当日已近 5 小时未排尿，小腹憋胀感明显，伴腰膝酸软、疼痛，耳鸣，易醒，纳可，大便调，舌暗淡，有散在瘀斑，苔薄黄，脉沉细。诊断为BPH。李海松教授以补肾活血立法，拟益肾消癃汤加减，处方：熟地黄 20g，菟丝子 20g，山茱萸 15g，莪术 15g，川牛膝 15g，王不留行 20g，丹参 20g，生黄芪 30g，乌药 50g，大黄 6g，桂枝 10g，紫菀 15g，桔梗 6g，黄芩 10g，金钱草 60g，琥珀^{冲服}6g，水蛭 10g，木香5g，薏苡仁 30g，五味子 10g，白果 12g，14 剂，免煎颗粒，开水冲服，忌饮酒，避风寒，少久坐，暖水袋热敷脐部，按摩小腹。

2015 年 4 月 30 复诊：患者诉首剂药后腹内热感明显，不久即顺利排出小便，服药期间排尿较强通畅，偶有等待大于 1 分钟，夜尿 3～4 次，腰痛减轻，睡眠改善，稍有乏力，大便次数增多，每天 1～2 次。舌淡红，有瘀斑，苔薄白，脉细。前方去大黄、金钱草、琥珀，乌药减至 30g，加党参 20g，肉桂 3g，益智仁 20g，防通利之品损伤阳气，继服 14剂，用法、调护同前。

2015 年 5 月 14 日三诊：患者诉药后排尿较前有力，排尿较为通畅，夜尿 2 次，偶有尿等待，白天不明显，乏力、腰膝痛已不著，仍耳鸣，可自行消失。舌淡红，有瘀斑，苔薄白，脉弦。前方加石菖蒲 15g，肉苁蓉 15g，益肾聪耳，继服 30 剂，巩固疗效，用法、调护同前。

5 结语

良性前列腺增生症是中老年男性泌尿系统疾病中最常见的疾病，常严重影响患者的生活质量。李海松教授以肾虚血瘀作为良性前列腺增生症的核心病机，临床治疗时擅用精简而效专的药对组合，以增强药力，直达病所，在补肾益气、活血消癥的基础上可以兼治气滞、痰浊、湿热等多种病理变化，常能在较短时间内取得良好的效果，值得临床进一步推广。

高瞻主任医师病证结合论治早泄经验

早泄是男性最为常见的性功能障碍疾病，本病不仅影响患者及其性伴侣的性生活质量，危及家庭稳定关系，患者还会因长时间的精神恐惧、焦虑等因素诱发勃起功能障碍，

吕双喜（北京中医药大学研究生院）

沈建武 邵魁卿 曾凡雄 李奇 李丁 王桂云 张林（中国中医科学院西苑医院泌尿外科）

更有甚者造成不育。2015 欧洲泌尿外科学会指南将早泄分为原发性早泄和继发性早泄[1]。原发性早泄是指首次性交射精潜伏时间低于 2 分钟，阴茎在阴道内抽动次数 <20 次，且经过长时间射精时间控制未起效者；继发性早泄是指既往射精功能正常，突然出现过早射精，可能继发于泌尿系疾病或心理疾病等[2]。目前，现代医学认为其发病可能与心理因素、生理因素及神经生物学因素有关，治疗以口服 5 - 羟色胺再摄取抑制剂、肾上腺能 α 受体拮抗剂、5 型磷酸二酯酶等药物为主，但不良作用明显，疗效不稳定[3]。高瞻教授现为中国中医科学院西苑医院泌尿外科主任医师，在泌尿系疾病的诊治、科研及教学方面学验俱丰，临床注重病证结合论治早泄，且疗效突出。笔者有幸跟师学习，现将高师经验总结如下，以飨读者。

1 立足内在脏腑阐释早泄的中医病机

中医文献中没有记载"早泄"的名称，根据其症状将其形容为"乍交即泄""鸡精"。高师认为早泄的论治不是简单地就症论症，更不是见泄治泄，而是应该立足于人体内在脏腑的生理功能进而分析早泄的病机。中医学认为，心主神明，肝主疏泄，脾主统摄，肾主封藏。从精的生理而言，藏精的机制在肾，排精的机制在心肝，摄精的机制在脾，即精其藏于肾，其动于心，其制于肝，其摄于脾，故早泄与肾、心、肝、脾四脏的关系最为密切。

肾者，主蛰，封藏之本，人体精微物质的输泄均赖以肾气的充实。若肾气亏虚，无以封藏固摄精液，易使精液施泄无常。《诸病源候论》云："肾气虚弱，故精溢也，见闻感触，则劳肾气，肾藏精，令肾弱不能制于精，故因见闻而精溢出也。"

心者，生之本，神之变也，主神明，可动精。心有所动，肾必应之。心有欲念，引发相火妄动，扰动精室，致精因神动而离其位，故而早泄。《辨证录》云："心喜宁静，不喜过劳，过劳则心动，心动则火起而上炎，火上炎则水火相隔，心之气不能下交与肾，肾之关大开矣，盖肾之气必得心气相通，而始能藏精而不泄。"

肝者，罢极之本，魂之居也，主疏泄，可制精。若情志抑郁，肝气郁结，疏泄失常，则可致早泄。《证治概要》云："凡肝经郁勃之人，于欲事每迫不育，必待一泄，始得舒快，此肝阳不得宣达，下陷于肾，是怒之激其志气，使志气不得静也。肝以疏泄为性，既不得疏于上，而陷于下，遂不得不泄于下。"

脾主统摄，可摄精。劳神过度，或意淫于外，损伤心脾，心脾两虚，或中气下陷，肾亏气耗，脾失统摄，气不摄精，导致早泄。"诸脏腑百骸受气于脾胃，而后能强"。

高师结合多年的临床经验认为早泄的基本病机不外虚实两端，虚证以肾气虚、肾阴虚为主，实证或虚实夹杂证以湿热、肝郁、血瘀贯穿疾病的始终。原发性早泄患者多是由于肾气虚、肾阴虚所致，而继发性早泄除常见的泌尿系统疾病引起外，由内分泌代谢性疾病引起者亦不在少数，此类患者虽证候特点与原发性早泄颇有雷同，但治法应当分清缓急主次，毕竟继发性早泄患者的症状复杂，不只早泄一个，因此临床治疗中应以基础疾病的治疗为主，佐以中医辨证施治，谨慎对待。

2 重视把握早泄的证候性质

早泄患者往往讳疾忌医，对自己的病情有所隐瞒。囿于对传统文化的片面理解，有些患者简单地认为自己的症状是"肾虚"所致，有些认为自己只是患有慢性前列腺炎。患者这些错误观念不仅容易贻误病情，而且对医生在临床诊断及治疗上造成了极大的干扰。高师临证中耐心询问并佐以现代理化检查明确早泄诊断，再根据患者的症状、体征及病史分清原发性早泄或继发性早泄。高师认为原发性早泄的患者尚未拥有成功的性体验，病程迁延，治疗的难度大，所需的时间长；而继发性早泄的患者曾经有过成功的性体验，但因患有慢性前列腺炎、尿道炎或甲亢等疾病，频繁刺激前列腺而诱发早泄。当原有疾病有所控制甚至消除后，早泄的症状往往有所缓解。早泄虽然是身体的局部症状，但是本着"有诸内，必形诸外"的理念，立足于整体，通过引起早泄的原因、伴随症状、舌苔、脉象等全方位、多角度地辨识去把握证候特征，这是对早泄病证认识的一种深化，体现了中医"整体观"与"辨证论治"的有机结合。

值得注意的是，临证中待诊断的早泄患者往往主诉表达明确，而实验室等辅助检查却并不能为早泄的诊断提供有力的证据，之所以对其进行辅助检查主要目的在于排除引起早泄的继发性病因如泌尿系统疾病、前列腺炎、糖尿病、肾上腺皮质功能亢进或减退、甲状腺功能异常、性腺功能低下、高泌乳素血症、垂体肿瘤等，而对于那些理化检查各项指标都正常的患者而言早泄却只变成了其个人的强烈感受。对此，高师循证溯源，积极发挥中医传统理论——辨证论治的优势，根据患者表现出的中医证候特点，先辨阴阳，后辨气血寒热虚实，继而归纳其辨证要点，层层推进，精确辨证，后据此遣方用药，辨证施治，临床常有佳效。由此可见，在早泄的诊断及治疗上，高瞻主任医师提倡先明确辨病后精确辨证，从总体把握疾病的情况，进而实施针对性的治疗。

3 重视辨证论治，专方化裁，治养结合

高师认为引起早泄的病因虽多，但多是由于后天养生不当所致，如外感、饮食不节、情志失调、过劳（房劳、神劳、形劳）、病伤药伤等。如果男性后天能够注重养生保健，做到饮食有节，起居有常，不妄作劳，恬淡虚无，精神内守，则早泄的发病率会大大降低。中医历来重视治未病，主张三分病七分养，对早泄也不例外。明确引起早泄的各种病因，能够有的放矢地指导患者养生，避免一些不良因素，促使患者早日康复。

高师根据患者的四诊资料加以辨证，以金锁固精丸为基础方随症加减。金锁固精丸源自清·汪昂《医方集解》，其药物组成为沙苑子（炒）、芡实（蒸）、莲须各30g，龙骨（酥炙）、牡蛎（盐水煮）各30g，以莲子粉糊为丸，盐汤下。高师精研该方，认为此方与原发性早泄患者的病机相契合，具有固肾涩精止遗之功，将其作为治疗早泄的专方，临床上随症加减，疗效突出。如腰膝酸痛者加杜仲、川牛膝补肝肾、强筋骨；心神不宁者加茯神、酸枣仁养心安神；大便不利者加枳实促进排便。

临床中常见的由泌尿生殖系统疾病引起的继发性早泄，尤其是慢性前列腺炎合并早泄的患者众多，约占55%左右，高师根据自己多年的临证经验，参照其不同的病因病机，将患者分为心肾不交、肾气虚弱、肝郁气滞、湿热下注及气滞血瘀五种证型进行辨证施治[4]，治疗上与金锁固精丸偶方配合，以滋补肝肾、清热利湿、活血化瘀为大法。对于心肾不交型，以金锁固精丸合三才封髓丹为基础，酌加黄柏、肉桂、龟板、麦冬等药物交通心肾、滋肾宁心；对于肾气虚弱型，以金锁固精丸合桑螵蛸散为基础，酌加桑螵蛸、金樱子、乌药、益智仁等药物补肾益气，收涩固精；对于肝郁气滞型，以金锁固精丸合柴胡疏肝散为基础，酌加白芍、柴胡、乌梅等药物疏肝解郁，调畅气机；对于湿热下注型，以金锁固精丸合萆薢分清饮为基础，酌加萆薢、龙胆草、黄芩、生地黄、竹叶等药物清热利湿，分清化浊；对于气滞血瘀型，以金锁固精丸合补阳还五汤为基础，酌加丹参、红花、红藤、黄芪等药物益气活血，疏经通络。同时配合西药α受体阻滞剂（盐酸坦索洛辛缓释胶囊）、抗抑郁药（盐酸舍曲林片）治疗，收效颇丰。现代研究证明[5]α受体阻滞剂可选择性阻断精囊、输精管等处的α₁受体，使平滑肌松弛，延长射精潜伏时间；舍曲林属于选择性5-羟色胺再吸收抑制剂类药物，不仅能够减轻患者的心理因素，而且通过抑制5-羟色胺重摄抑制射精中枢，从而治疗早泄[6]。

4 重视心理疏导及行为疗法

无论是原发性还是继发性早泄患者，高师都强调心理疏导的作用。有研究证明[7]早泄患者的生活质量偏低，普遍存在心理障碍，容易产生负面情绪，而持续存在的心理因素（如紧张、焦虑等）也可以加重早泄症状。相反，积极心态的早泄患者症状较轻，也容易恢复，生活质量也较高。因此，高师认为及时有效的心理疏导可以消除患者的焦虑及恐惧，有利于症状的改善和病情的恢复。此外，早泄缠绵日久，患者常伴随负面情绪及焦虑、抑郁等心理因素。在治疗上，短期疗程结束后，病情容易反复，患者常常在心理上难以承受，丧失信心，消极的心理因素又复出现，使疗效难以巩固，病情治疗更为困难。因此，高瞻主任医师主张病证结合治疗至少三个月，以足量的药物以及规范的疗程来巩固疗效。

所谓行为疗法，即停-动-停训练及默算性交抽动次数，通常情况下行为疗法的时间选择在药物治疗结束以后，但高瞻主任医师认为应当在药物治疗起始的同时即开始联合运用行为疗法，并在药物治疗结束后继续运用，以期掌握延长射精潜伏期的能力，打破原有的射精反射弧，重新建立射精反射，强化治疗效果。

5 病案举隅

5.1 案一

患者，男，25岁，2015年7月19日初诊。患者于3个月前无明显诱因出现尿频、尿急症状，于外院就诊被查出患有慢性前列腺炎。当时症状表现为尿频、尿急，会阴部时有刺痛，夜尿1次，射精时间1分钟，舌尖红，苔黄腻，脉细数。辅助检查：泌尿系B型超声示肾、输尿管、膀胱未见明显异常。尿常规示：白细胞计数14.4/μL，尿蛋白（-），尿潜血（-）。现代医学诊断：慢性前列腺炎合并早泄。中医诊断：淋证。证型：湿热下注。金锁固精丸加导赤散加减，处方：芡实20g，莲须15g，煅牡蛎30g，沙苑子15g，五味子15g，覆盆子10g，山茱萸30g，黄柏6g，知母10g，生地黄30g，淡竹叶6g，生甘草10g，牡丹皮15g，川牛膝15g，车前草15g，白芍15g，共30剂，每天1剂，水煎服，早晚温服。同时配以盐酸坦洛新缓释胶囊1粒，早晚各1次；盐酸舍曲林片1片，每天下午4点口服。嘱患者配合行为疗法，每次性生活时采用停-动-停方式，持续训练，以增强射精延迟能力。

患者于2015年8月18日复诊，自述尿频、尿急症状减轻，但会阴部仍时有不适，射精时间延长至2分钟，但近来睡眠欠佳，时感腰酸。尿检（-）。高师根据其症状去牡丹皮、车前草，加茯神15g，改川牛膝为30g。西药同上方，仍配合行为疗法治疗。又过一月患者第三次复诊，自诉已无尿频、尿急症状，会阴部不适感缓解，射精时间延长至4~5分钟，纳可，眠可，未见腰酸不适感。尿检（-）。效不更方，坚持配合行为疗法。三月后随诊，患者射精时间已稳定在5分钟左右，对性生活满意。

5.2 案二

患者，男，31岁，2015年8月9初诊。自诉曾在1年前于外院确诊为慢性前列腺炎，经检查及治疗后症状缓解。但 1 个月前，患者因工作压力大而心情抑郁，加之频繁饮酒、食用辛辣食物而出现尿频、小腹不适等症状。当时症状表现为尿频，尿道口灼热感，两胁及小腹部胀痛，夜尿 2~3 次，射精时间少于 1 分钟。舌质紫黯，脉细。辅助检查：泌尿系 B 型超声示肾、输尿管、膀胱未见明显异常。尿常规检查示（－）。现代医学诊断：慢性前列腺炎合并早泄。中医诊断：淋证。辨证为气滞血瘀。以金锁固精丸加柴胡疏肝散化裁，处方：芡实 20g，莲须 15g，煅牡蛎 30g，沙苑子 15g，覆盆子 10g，柴胡 10g，赤芍 15g，当归 6g，川芎 15g，枳壳 10g，川牛膝 15g，香附 10g，延胡索 10g，丹参 15g，泽兰 15g，共 30 剂，每天 1 剂，水煎服，早晚温服。另配合盐酸坦洛新缓释胶囊 1 粒，早晚各 1 次；盐酸舍曲林片 1 片，每天下午 4 点口服；前列安栓 1 粒，睡前塞肛门。同时嘱患者配合行为疗法，每次性生活时采用停－动－停方式，持续训练，以增强射精延迟能力。

2015 年 9 月 14 日二诊：患者已无尿频症状，两胁及小腹部胀痛感减轻，夜尿 0~1 次，射精时间延长至 2 分钟。但自觉口干，大便干。遂去枳壳、泽兰，加生地黄 15g，淡竹叶 6g，改柴胡为 6g。西药同上方，仍配合行为疗法治疗。

2015 年 10 月 28 日三诊：患者自述两胁及小腹部胀痛感消失，无尿频等症状，射精时间延长至 3 分钟左右，纳可，眠可。效不更方，坚持配合行为疗法。3 月后随访患者对性生活满意。

参考文献

[1] Prof. Dr. European Association of Urology Guidelines 2015 edition [M]. European Association of Urology, 2015: 145-159.
[2] 王晓峰，朱积川，邓春华. 中国男科疾病诊断治疗指南 [M]. 北京：人民卫生出版社，2013：209-210.
[3] 侯继开，曲海明，李一竹，等. 早泄的诊疗进展 [J]. 现代生物医学进展，2014，14（7）：1392-1397.
[4] 高瞻，曾凡雄，邵魁卿，等. 慢性前列腺炎合并早泄患者辨证分型及治疗经验总结 [J]. 环球中医药，2012，5（7）：502-505.
[5] Rosen RC, Giuliano F, Carson CC. Sexual Dysfunction And Lower Urinary Tract Symptoms (LUTS) Associated with Benign Prostatic Hyperplasia (BPH) [J]. Eur Urol, 2005, 47 (6): 824-830.
[6] 何军，孙士虎. 麒麟丸联合盐酸舍曲林治疗早泄临床观察 [J]. 中国民间疗法，2015，23（4）：67.
[7] 刘吉双，张贤生，夏磊，等. 1164 例早泄患者心理障碍调查分析 [J]. 中华泌尿外科杂志，2012，33（4）：298.

第十六章

其他诸病

薛伯寿教授调畅气血升清降浊治疗疑难杂症经验

薛伯寿教授为北京首都国医名师，全国师承制继承人导师，博士后合作导师，师从中医泰斗蒲辅周老先生达13年之久，继承和发扬了蒲老的许多宝贵经验，对各种外感热性病、疑难杂症有着非常丰富的临床经验，尤其继承蒲老调气血、重升降方面有其独到之处，蒲老讲气以通为补，血以和为补，气血通为生命之道，并倡用升降散。薛教授继承发挥蒲氏调畅气血、重视升降的医疗经验，治疗内科妇人疑难杂症，如擅长应用调气活血的黄芪赤风汤治疗疑难杂症，活血利水的当归芍药散治疗妇科疾病，行气解郁的柴胡剂、越鞠丸等治疗郁证，活用升降散以调理气机，都取得满意的疗效。

1 内伤病重视调畅气血与升降

1.1 倡用和法以调畅气血

薛教授认为各种疾病发生的根本原因为人体的"失和"，其原因有内因、外因、不内外因，治疗的关键在于气血、五脏六腑功能和谐，现代社会竞争激烈，工作压力非常大，导致心理失衡者很多，官场和经商者往往殚思竭虑，得意者踌躇满志，失意者意志消沉，闷闷不乐；脑力劳动者往往安逸少动，饮食和生活没有节制，以至大腹便便，腹中充满脂肪等垃圾。凡此种种，均导致脏腑气血失调，阴阳失和，而治疗则是"燮调阴阳"，所谓"谨察阴阳所在而调之"，故调和阴阳就成为治疗这些疾病的出发点，应用和解的方法以调和阴阳就成了该类"现代病"的灵丹妙药，薛教授在处方选药方面非常重视平字，即遵循《内经》"以平为期"的宗旨，临床擅长应用四逆散、柴胡剂及其他和解方剂，来调畅脏腑气血，是薛教授遣方用药特色之一。

1.2 重视升降，应用升降散调理气机

升降散出自杨栗山《伤寒瘟疫条辨》，为温病名方，蒲老对升降散推崇备至，指出"瘟疫之升降散，犹如四时温病之银翘散"，应用其加味治疗痄腮（流行性腮腺炎），合银翘散加减治烂喉痧（猩红热），合茵陈蒿汤加减治急性重型肝炎等，取得满意疗效[1]。

薛教授继承发挥了蒲老重升降倡用升降散的学术思想，撷取其精华，灵活变通，加味治疗多种疾患取得满意效果。临床上不仅应用于外感性疾病，亦常用于内伤性杂病。临床发现薛教授运用升降散治疗最多的中医疾病为发热、咳嗽、感冒、颤证、口疮、皮痒症、鼻衄、喉蛾、耳鸣、眩晕、便秘，凡由火热为主兼夹风、湿、痰、瘀所致者，以郁或气机升降失常的一类病证均可辨证运用升降散，常与小柴胡汤、银翘散、凉膈散、大柴胡汤等复方配合使用。

2 对妇科疾病的诊治以调理气血温通为主

女子生理正常则月事正常，生理失常则月事不以时下，所以薛教授认为治疗妇科疾病，首先应该重视血分。临证属血寒者当温经散寒，属血热者当清热凉血，属血虚者当养

刘文军（中国中医科学院广安门医院肾病科）

薛燕星　胡东鹏（中国中医科学院广安门医院名老中医研究室）

血补血，对于有瘀血者当活血。血为气母，气行则血行，气滞则血瘀，气通血和则诸病不起，而血分病多与气（虚、滞）和寒有关，所以重视理气活血、补气和脾、温通气血。

　　妇女由于情志郁结，常常气血郁滞，导致痛经和月经不调、经闭等证，治疗当以调理气血为主，而治血必须理气，薛教授常用逍遥散、四逆散、当归芍药散用来活血行气治疗月经失调、不孕症等。如月经不调，周期后延量少，兼有血块，或者痛经明显，常选用当归芍药散加减治疗。薛教授认为同时要重视和脾，《内经》言"二阳之病发心脾，有不得隐曲，女子不月"，这说明了妇科病与脾的关系密切，疏肝同时和脾亦是治疗妇科病的重要环节，临证喜用逍遥散、四逆散合和脾药治疗，如脾虚不摄血的崩漏、月经过多应用归脾汤加茜草、乌贼骨、仙鹤草等治疗，脾虚肝郁，湿浊带下可用完带汤补脾疏肝、化湿止带治疗。

　　再者薛教授认为气血得温则畅，故临床喜用温经汤、胶艾四物汤、桂枝茯苓丸加减治疗痛经、不孕等多种妇科疾患，取得很好的治疗效果。月经淋沥不止，使用温经汤；月经量多，属血虚寒者应用胶艾四物汤，血虚寒凝胞宫痛经或崩漏，子宫肌瘤等多用桂枝茯苓丸治疗，寒滞经脉导致痛经常用当归四逆汤温通经脉治疗，效果满意。

3　薛伯寿教授临床调畅气血重视升降的方药运用

3.1　应用黄芪赤风汤调畅气血

　　黄芪赤风汤出自《医林改错》，由黄芪、赤芍、防风三药组成，王清任用于治疗癫痫、瘫腿症。薛教授认为该方有调气活血、通畅经络的作用，力倡此方，用于治疗多种疑难杂症，取得很好疗效。王清任在《医林改错》中讲："此方治诸病皆效者，能使周身之气通而不滞，血活而不瘀，气通血活，何患疾病不除。"薛教授认为当今很多疾病多为气血不能调畅导致，故薛教授擅长应用该方治疗多种疑难病证，取得出乎意料的疗效。如患者，女，62岁，初诊2009年5月31日，发现血肌酐升高1年余，血肌酐达129.36μmol/L，有高血压病史18年余，经常服用拜新同、博苏、金水宝等，但血压仍偏高，目前乏力，下肢酸软，双下肢水肿，时有口苦口干，恶心欲吐，食欲欠佳，大便3~4天一次，辨证为气虚血瘀，湿浊内蕴，治以益气活血利水，升清降浊。处方以黄芪赤风汤、当归芍药散合方治疗。生黄芪30g，赤芍10g，防风8g，丹参18g，益母草10g，泽兰10g，当归12g，炒白术10g，猪苓12g，茯苓12g，泽泻18g，白茅根15g，怀牛膝10g，寄生10g，杜仲10g，车前子10g，焦大黄6g，服14剂，水煎服。

　　2009年6月14日二诊，血压正常，乏力恶心症状缓解，大便通畅，每天1次，食欲仍差，双下肢仍时有浮肿，尿量少，受凉诸症加重，舌胖偏暗，有瘀斑，唇暗，苔薄黄腻，脉关细弦。上方加肉桂3g温阳化气，继服14剂。7月26日复诊，诉血压能够很好控制，下肢浮肿缓解，体力增加，大便调，已不秘结，眠可。7月20日复查血肌酐94μmol/L，血尿素氮9.13mmol/L，尿酸394mmol/L，尿蛋白（-），血红蛋白118g/L，后继续服用此方加减巩固。

　　本病病机根本是脾肾衰败，瘀血湿毒壅塞，而脾为升降之枢，肾为升降之本，瘀血湿毒又阻滞经络血脉，以致升降失司，清浊逆乱。方中生黄芪益气补虚，炒白术、猪茯苓、泽泻健脾升清利水，补肾利湿，丹参、益母草、泽兰、当归、赤芍活血化瘀，寄生、杜仲、怀牛膝补肾，防风胜湿而剔除肾络风邪，大黄降浊，诸药相伍，共奏调畅气血、升清降浊之功效，全方配伍精当，升降有序，意在调畅气机，以助分清泌浊，复升降之枢纽，升脾之清阳，五脏得以充养，降胃之浊阴，六腑通利，二便通泄，给诸邪以出路，俾阴阳各归其位，故临床收到满意疗效。

3.2　活用升降散，着眼于调理气机升降

薛教授擅用升降散调理气机升降出入，是其选方用药特点之一。凡以郁或气机升降失常的一类病证均可辨证运用升降散，常应用于气机升降失常的实证。薛教授认为升降散中白僵蚕、蝉蜕意在透邪气于外，引清气上达，姜黄、大黄意乃凉降郁热，引浊阴下行，非强通其便。全方辛以开郁，凉以清热，旨在和其阴阳，调其升降。

薛教授认为，凡以郁或气机升降失常的一类病证，无论外感还是内伤疾病，均可辨证运用使用升降散。外感方面，薛教授常融会贯通伤寒、温病、温疫学说，配伍方剂和药物不拘泥伤寒方、温病方、温疫方，灵活运用升降散，寒温并用，表里同治，和解分消，融会贯通，择优而施，从而提高了临床疗效。如薛教授曾应用升麻葛根汤合升降散、甘露消毒丹合升降散在坦桑尼亚治疗艾滋病，应用升降散、银翘散、三拗汤加减治疗1998年冬北京"流感"，运用蒲老四季感冒方选合蝉衣、僵蚕、栀子、豆豉治疗2009年甲型流感，均取得满意疗效。2003年非典时，薛教授根据患者临床表现拟定了普济宣肺消毒饮等方剂，均合用了升降散，由人民卫生出版社印成小册赠送"非典"一线人员参考。

内伤疾病如鼻衄属于肺热灼络者，以升降散合丹皮、栀子、赤芍治疗；喉痹、喉喑属于肝郁化火上灼肺系者，应用升降散合四逆散加薄荷、桔梗、射干等治疗；牙痛、头痛、便秘属于胃热阴虚者，以升降散合玉女煎加味；胁痛、黄疸属于肝经湿热者，应用升降散合茵陈蒿汤加减治疗；带状疱疹属于湿热窜络者，应用升降散合龙胆泻肝汤加全蝎、连翘等治疗；中风属于风阳夹痰浊闭阻经络、痰瘀互结者，应用升降散合大黄黄连泻心汤加菖蒲、天麻、竹茹等化痰开窍、通络息风之药；梅核气常以半夏厚朴汤合升降散加减治疗；眩晕属于肝肾阴虚、风阳上扰者，应用升降散合大补阴丸加羚羊粉、黄连等，同时佐以磁石治疗。

笔者学习薛教授应用升降散经验，常用其透邪通络，升清降浊，治疗慢性肾小球肾炎、肾功能不全、过敏性紫癜肾炎，取得满意疗效。

3.3　四逆散柴胡剂为治疗气血失调"现代病"的灵丹妙药

四逆散见于《伤寒论》第318条："少阴病，四逆，其人或咳，或悸，或小便不利，或腹中痛，或泄利下重者，四逆散主之。"由柴胡、枳实、白芍、甘草组成，为疏肝解郁、调和肝脾的祖方，后世疏肝诸方，如柴胡疏肝散、逍遥散等，皆是从本方发展变化而来。薛教授应用此方甚广，用其治疗多种疑难杂症，常有良好效果。如薛教授用该方加减治疗外感内伤咳嗽亦取得满意疗效。《伤寒论》原文"咳者，加五味子、干姜"，薛教授临床常加半夏、细辛治疗慢性咳嗽有痰饮者；若外感咳嗽后期久治不愈，薛教授应用四逆散配合止嗽散，亦获良效。四逆散全方药性非常平和，薛教授认为无论外感、内伤的咳嗽，均可临证加减选用，常可取得出乎意料的效果。

薛教授认为张仲景言小柴胡汤能使"上焦得通，津液得下，胃气因和，身濈然汗出而解"，说明小柴胡汤证为少阳经证偏表，同时有和胃、宣通、通利之效；而大柴胡汤为少阳腑实之证偏里，有"下之"之义，宣通郁闭通腑力量更强。丹栀逍遥散可以疏肝健脾、和血清热，主治肝郁血虚，化火生热所致的烦躁易怒，或自汗盗汗，或头痛目涩，或烦赤口干，或月经不调，少腹胀坠，小便涩痛等，越鞠丸行气解郁，治疗气、血、痰、火、

湿、食等郁证。现代人往往气血郁滞，火郁血热，治疗上常应用大小柴胡汤或丹栀逍遥散、越鞠丸加清热凉血之品，解决病人的郁火血热问题，故取得了满意的效果。

4 结语

综上所述，薛教授继承发挥了蒲老调气血、重升降的思想，辨治内伤妇科疑难杂症，擅长应用调气活血的黄芪赤风汤治疗疑难杂症，应用逍遥散、四逆散、当归芍药散、桂枝茯苓丸治疗妇科疾患，四逆散、柴胡剂、越鞠丸等治疗郁证，灵活运用升降散以调理气机升降出入，临证灵活运用，屡屡收功，体现了薛教授调畅气血与升降两法治疗各种疑难病证的经验，值得学习。

王庆国教授应用双辛鼻鼽散治疗过敏性鼻炎的经验

过敏性鼻炎，也称变应性鼻炎，是特异性个体接触致敏原后释放由 IgE 介导的组胺等介质，并有多种免疫活性细胞和细胞因子等参与的鼻黏膜变态反应性疾病。本病属于中医学"鼻鼽""鼽嚏"等范畴，可发于任何年龄，常见于青年，属全身性疾病。近年来，由于工业化进程加快、经济发展、气候以及人们的生活习惯变化等原因，全球过敏性鼻炎发病趋势明显增加，严重影响人们生活质量和工作效率[1-2]。另外，过敏性鼻炎还是哮喘等重大疾病的诱发因素[3]。

王庆国教授师从于伤寒大家刘渡舟先生，是第五批国家级名老中医，在四十余载的临床实践中，积累了丰富的临床诊疗经验。其应用六经辨证治疗过敏性鼻炎疗效显著[4]，临证根据病机依法组方，形成了自拟方"双辛鼻鼽散"，疗效稳定确切，反应良好。现将王庆国教授对过敏性鼻炎的病因病机、治则治法的认识及诊疗经验介绍如下。

1 王庆国教授对过敏性鼻炎的病机认识

中医对过敏性鼻炎病因病机的认识有多个方面，如体质因素、胞痹不通、情志异常、寒邪致病、外寒内热、火热致病、气机紊乱、正气虚衰等[5]。在以往报道的文献中，对于过敏性鼻炎病机的认识一直存在寒热之争，侧重于寒者多反对郁热之说，侧重于热者则完全忽略虚寒之本。

现代诸多学者在临床实践基础上也提出了一些新的观点，如吴氏认为痰饮外流鼻腔引起鼽水[6]，李氏认为肺肾虚寒是其重要病因[7]。王庆国教授吸纳临床各家之长，先辨病再辨证，重视病证结合，认为肺脾气虚、外感风寒是本病发生的基本病机；同时继承发扬燕京刘氏伤寒学派思想，运用六经辨证体系论治该病，认为过敏性鼻炎属于内外合邪、寒热错杂之证，病涉太阴、少阴、少阳三经，与肺脾肾及肝胆等脏腑密切相关。王师认为太阴肺脾气虚，太阳外感风寒，并兼少阳郁热是该病的基本病机，客观来讲，其病机寒热俱存，以寒为主，以热为辅。

《灵枢·邪气脏腑病形》云："形寒饮冷则伤肺。"《素问·至真要大论》曰："诸病水

赵琰 王雪茜 赵妍 刘敏 闫军堂（北京中医药大学基础医学院）
赛佳洋（北京中医药大学第三附属医院风湿免疫科）

液，澄澈清冷，皆属于寒。"肺主气而司呼吸，开窍于鼻，故鼻为肺之门户。故风邪夹寒，侵袭太阳，肺之清窍为之闭塞，而鼻痒喷嚏以生。肺之通调水道功能受阻，停积为涕，涓涓而下，不可遏止。脾虚则土不生金，肺气亦虚，卫表不固，不任风寒异气侵袭，故鼽嚏阵发；脾虚土壅，湿浊内郁，上干清窍不利，则鼻胀、头重、头昏、鼻黏膜肿胀苍白或淡暗，并伴有倦怠懒言、气短音低、面色白、脉虚、自汗等肺脾气虚相关症状。

过敏性鼻炎病机以虚寒为主，却不独为寒所伤，又常夹有郁热，清涕涌出鼻腔实为火性急迫、肺失通调、清涕来不及化为浊涕所致，国医大师王琦即持此观点[8]。《素问·至真要大论》言："少阳司天，火淫所胜，则温气流行……胸中热，甚则鼽衄，病本于肺。"清代何梦瑶《医碥》认为："肺热则气盛，化水成清涕，其不为稠浊者，火性急速，随化随流，不及浊也[9]。"盖少阳、厥阴系于肝胆与三焦，少阳相火淫胜于上，则金受其制，金政不平，鼻为肺之外窍，故可发于上而为鼻鼽。另外，肝气郁久必及肺，肺气滞久则及肝。

2　王庆国教授治疗过敏性鼻炎的特点

关于过敏性鼻炎的治则治法，各家亦持不同观点。有医家认为本病以肺气虚寒为主，治以温补肺气，散寒固表之法[10]；亦有认为医家提出鼻鼽的病因病机、证候特点均与痰饮病类似，应按照痰饮论治[6]；袁颖[11]通过实验研究发现，瘀血在过敏性鼻炎的发展过程中有重要作用，应以活血贯穿其治疗过程；也有医家认为肺经伏热是过敏性鼻炎的常见原因之一，采用清肺泄热脱敏法治疗[12]。

王庆国教授师从刘渡舟先生，立足仲景学说，对经方运用有独到认识。其善用六经辨证，以经方加减治疗过敏性鼻炎。他认为，过敏性鼻炎属于内外合邪、寒热错杂之证，病涉太阴、少阴、少阳三经，与肺脾肾及肝胆等脏腑密切相关。临证主要分为三种常见证型：少阴肾阳不足，太阳经气不利；太阴少阴并病，肺肾经气虚寒；少阳经气不利，胆经邪热犯肺。治疗则可根据辨证将麻黄附子细辛汤、桂枝汤、玉屏风散、川芎茶调散、温肺止流丹、小柴胡汤、柴胡桂枝汤等方予以合方或加减运用。

在长期临证观察中，王师发现，上述三种证型常可兼夹出现，鉴于过敏性鼻炎本虚标实、寒热错杂的发病特点，治疗应补益、发散两相顾，寒热并用，以温补阳气、通阳散寒为主，和解枢机、清解郁热为辅，如此才能使表里和合，寒热平谐，邪不内侵。基于对此基本病机的认识，王老师以麻黄细辛附子汤、玉屏风散和川芎茶调散化裁，总结形成了自拟方"双辛鼻鼽散"。以此为核心方对过敏性鼻炎进行辨证论治，通过长期临床观察，不仅起效快，而且疗效稳定确切，反响良好，具有一定的推广价值。

3　双辛鼻鼽散方解

双辛鼻鼽散主要组成药物有：炙麻黄10g，细辛3g，黄芩10g，川芎10g，辛夷10g[后下]，黄芪20g，防风10g。方中麻黄开腠理外解太阳表寒，细辛辛温雄烈走窜，可温少阴，佐麻黄解散表寒，配辛夷祛风通窍。辛夷，《名医别录》谓其"利九窍，通鼻塞、涕出"；《本草纲目》云：辛夷可治"鼻渊、鼻鼽、鼻窒、鼻疮及痘后鼻疮"。辛夷、细辛是治疗鼻炎的常用必备药，是为本方主药"双辛"。黄芪益气固表，补益肺脾，使麻黄细辛外散寒邪之时，正气充足而不外亡，同时气足表固而防风寒之邪再度侵袭。黄芩清解少阳郁热，川芎祛风止痛，亦入少阳，辛温香燥，走而不守，上行可达颠顶；又入血分，活血而助气行。根据《本草经集注》的观点，川芎还为辛夷的使药，有助其宣通鼻窍的作用。

防风，《名医别录》称其为"屏风"，比喻其御风功效如同屏障一般，防风可增强黄芪益气固表之用，也可以助麻黄细辛祛除风邪。诸药合用，肺脾气固，风寒外散，郁热得清，标本兼顾，邪难再侵。

现代药理研究发现，双辛鼻鼽散中的炙麻黄、细辛、黄芩、川芎、辛夷、黄芪、防风等药物，在抗原提呈、T 细胞增殖活化、Th1/Th2 细胞偏移、IgE 分泌以及组胺、白三烯等炎症介质释放等过敏反应发生的上下游各个环节，均起到了有力的调控作用，既起到了干预变态反应、抑制炎症因子等祛邪作用，又发挥了改善免疫功能等扶正效应，其网络式调控作用双向调节、多管齐下、邪正兼顾、标本同治。

4　验案举隅

患者，女，35 岁。2014 年 1 月 2 日初诊。主诉：过敏性鼻炎多年，冬日加重，遇冷打喷嚏，流鼻涕不止，咽部不适，汗多。自述因冬季洗头后受风引起。舌体胖大，质淡暗，苔白腻。王师辨为少阴、太阳合病，兼以少阳郁热。处以双辛鼻鼽散加减。炙麻黄10g，制附子10g，细辛6g，生黄芪20g，防风15g，炒白术15g，川芎10g，白芷10g，黄芩12g，辛夷10g后下，生甘草10g，桔梗10g，桑叶15g，苍耳子6g，五味子10g。7 剂，水煎服，每天 1 剂，早晚分服。2014 年 1 月 9 日复诊，服前方后诸症减轻，舌苔仍白腻。前方加干姜10g，14 剂，水煎服，每天 1 剂，早晚分服。随诊半年未复发。

按：《内外伤辨惑论》谓："元阳本虚弱，更以冬月助其令，故病者善嚏、鼻流清涕……嚏不止。"本案患者原本肾阳虚，阳不化气，致肺之宣发失常，卫表不固，外邪侵袭肺窍而发病。肾阳不足，纳气无权，气浮于上，则鼻痒不适，喷嚏频频。治以双辛鼻鼽散，其中麻黄、附子、细辛温经解表。盖阳气盛于上，则上窍通利。黄芪、防风、白术益气固表，且黄芪能补三焦而实卫气，为玄府御风之关键。辛夷、苍耳子可引药入经。生甘草、桔梗则为《伤寒论》桔梗汤，可清热利咽解毒，配合黄芩可清解体内郁热。川芎、桑叶、白芷皆为疏风之品，因本病为内外俱病，本虚标实，故温阳同时更要祛外邪。五味子防止诸药温散太过耗伤正气。二诊苔仍白腻，故加干姜以温散寒湿。

5　结语

过敏性鼻炎易反复发作，属于临床难治性疾病之一。而多数过敏原难以避免接触，因而从体质上加以调理，标本兼治，内外同调，方可显效。王庆国教授从六经辨证入手，通过临证经验总结出自拟方"双辛鼻鼽散"，以此方为核心加减治疗，以益气固表，发散风寒，兼清里热，达到和解表里，同调寒热之用。其临证抓主证、用主方，辨证知机，知常达变，故常屡获佳效。

参考文献

[1]　Salib RJ, Drake-Lee A, Howarth PH. Allergic Rhinitis：Past, Present And the Future ［J］. Clinotolar-yngol Allied Sci, 2003, 28（4）：291-303.

[2]　韩德民，张罗，黄丹，等. 我国 11 个城市变应性鼻炎自报患病率调查 ［J］. 中华耳鼻咽喉头颈外科杂志，2007，42（6）：452-457.

[3]　Suojalehto H, Toskala E, Kilpeläinen M. MicroRNA Profiles in Nasal Mucosa of Patients with Allergic And Nonallergic Rhinitis And Asthma. Int Forum Allergy Rhinol. 2013, 3（8）：612-620.

[4]　赛佳洋，赵琰，王雪茜，等. 王庆国教授运用六经辨证治疗过敏性鼻炎举隅 ［J］. 中国中医急症，2013，22（12）：2046-2047.

[5]　石志红，石志福. 中医对过敏性鼻炎病因病机的认识［J］. 内蒙古医学院学报，2012，34（5）：842-846.

[6]　吴成山. 过敏性鼻炎从痰饮论治［J］. 陕西中医，1996，17（12）：544.

[7]　李凡成. 100例变态反应性鼻炎甲皱微循环初步观察［J］. 湖南中医学院学报，1987，(3)：48.

[8]　张惠敏，郑璐玉，杨寅，等. 王琦"主病主方"论治变应性鼻炎的经验［J］. 安徽中医学院学报，2013，32（1）：35-37.

[9]　何梦瑶. 医碥［M］. 上海：上海科学技术出版社，1982：207.

[10]　鹿道温，王明辉，赵畔波. 变应性鼻炎的中医辨证分型与变态反应指标的相关性研究［J］. 中国中西医结合耳鼻咽喉科杂志，1996，4（3）：112-114.

[11]　袁颖. 瘀血与变应性鼻炎的证治［J］. 中国中医基础医学杂志，2005，11（3）：217-219.

[12]　廖月红，李云英，陈海. 干祖望用清金法治疗过敏性鼻炎验案［J］. 广州中医药大学学报，2004，21：154-156.

刘景源教授辨治反复发作口腔溃疡经验

口腔溃疡以口腔黏膜局限性溃疡损害为主要表现，属中医学"口疮"的范畴。其本身虽非大恙，然而其溃处疼痛，有碍于正常饮食且不易根治，容易反复发作，缠绵难愈[1]。多因过度疲劳、精神压力大、失眠等引起[2]。临床上口腔溃疡也常作为伴随症状发生于脾胃病、过敏性疾病和西医放化疗等疾病和治疗过程中，困扰医患双方，影响疾病治疗。

刘景源教授是全国第五批名老中医专家继承工作指导老师，从事中医经典理论研究和临床研究45年，在杂病诊治中具有丰富的经验，对口腔溃疡治疗独具匠心，疗效显著。笔者有幸跟师学习，受益匪浅，兹将刘老诊治口腔溃疡的临证经验介绍如下。

1　辨病识机，重中气不足，寒热错杂

中气，即脾胃之气，在气机升降中有着重要作用。脾升胃降，脾胃升降的正常运行可使清阳上出心肺，浊阴下归肝肾，中气充实灵动是一身气机调畅和脏腑功能正常运转的基本保障。同时，脾升胃降的正常进行是人体一身气机调畅的基本前提，中焦气机阻滞常引起其他脏腑相兼为病，故《四圣心源》曰："中气者，和济水火之机，升降金木之轴，道家谓之黄婆，婴儿姹女之交，非媒不得……中气衰则升降滞……四维之病，悉因于中气。"刘老认为口腔溃疡反复发作与中气的充实灵动与否关系密切，因而常根据《伤寒明理论》所言之法"中气得和，上下得通，阴阳得位，水升火降"，通过补益中气、调理中焦气机升降，交通心肾，以达到平调寒热的目的。临床上若"脾胃气衰，元气不足，而心火独盛。心火者，阴火也，起于下焦，其系系于心，心不主令，相火代之"[3]，热盛于上焦日久而病因不除，就会导致口腔溃疡的反复发作，症见不能食，少气乏力，溃处淡红，肿痛不甚。更有甚者中气虚甚，土不能伏火，少气乏力，动则加重，自觉发热或低热，脉虚大无力，舌淡尖红，溃处淡红。对于这种由于阴火上泛而致的口腔溃疡治疗亦不离中气，

张宁　郑丰杰（北京中医药大学基础医学院）

刘宁（北京中医药大学东直门医院针灸推拿科）

"当以甘温之剂，补其中，升其阳，甘寒以泻其火则愈"[3]。

正是由于中焦脾胃在气机升降和脏腑正常生理功能的维持中的重要作用，以及其在平调寒热治法中所占的重要地位，刘老对于口腔溃疡反复发作的辨治注重中气，为根除其反复发作用药时亦常围绕中气。

2　遣方用药，借用成方，师古不泥

临证中刘老常以甘草泻心汤加减化裁，治疗反复发作性口腔溃疡病。甘草泻心汤证出自《伤寒论》与《金匮要略》。《伤寒论》158条说："伤寒中风，医反下之，其人下利日数十行，谷不化，腹中雷鸣，心下痞硬而满，干呕，心烦不得安。医见心下痞，谓病不尽，复下之，其痞益甚，此非结热，但以胃中虚，客气上逆，故使硬也，甘草泻心汤主之。"《金匮要略·百合狐惑阴阳毒病脉证治》第10条说："狐惑之为病，状如伤寒，默默欲眠，目不得闭，卧起不安，蚀于喉为惑，蚀于阴为狐，不欲饮食，恶闻食臭，其面目乍赤、乍黑、乍白，蚀于上部则声喝，甘草泻心汤主之。"其中甘草泻心汤在《伤寒论》中用炙甘草，在《金匮要略》中用生甘草。

狐惑病是由湿热虫毒所引发，因为湿热内壅，气机升降失调，湿热虫毒循经流溢于口腔、咽喉和前后二阴所致，其中犯于口腔者即表现为口腔溃疡。后世医家在此基础上又加以发挥，如清代徐彬在《金匮要略论注》中云："药用甘草泻心汤，谓病虽由湿热毒，使中气健运，气自不能逆而在上，热何能聚而在喉，故以参、甘、姜、枣壮其中气为主，芩、连清热为臣，而以半夏降逆为佐也。"该方重用生甘草四两清热解毒利咽，配黄芩、黄连之苦寒以泄热，半夏、干姜之辛温以散寒，人参、大枣之甘温以补中焦脾土，匡扶胃气。此方寒热并用，辛开苦降。刘老认为伤寒辛开苦降之法与治湿热病之分消走泄法有异曲同工之妙，对临床中上热下寒、脾胃湿热型口腔溃疡有良好的疗效，用于临床上多种证型的口腔溃疡亦可加减变化。

刘老应用甘草泻心汤加减治疗口腔溃疡反复发作时，常生、炙甘草同用，甘草生用清热解毒，炙用则补中益气，分别针对患者上焦热盛和中气虚弱。现代研究[4]表明，甘草中甘草素有类激素作用，甘草泻心汤具有抗炎、免疫调节和镇痛作用，对口腔溃疡有很好的治疗效果。

3　谨守病机，合方应用，精于配伍

冉雪峰先生曾说："欲知病之从何而去，当知病之从何而来。"辨证论治、辨病求因、辨病与辨证相结合是中医学起沉疴、愈顽症的前提。刘老在临证中谨守病机，无失气宜，重视分析病机，注重把握疾病过程中的因阴阳失调、正邪交争、升降失常等表现出来的主证，以明确病势和预后，进而遣药组方，使主证从根本上得到改善，同时针对诸多兼证进行选方用药和具体施治。临床上口腔溃疡常作为一些疾病治疗的副反应或作为疾病的伴发症出现，刘老对其辨治更为重视辨证求因，识病明理，以"合方"组方，不囿于成法。

"合方"组方一法始于汉代《伤寒杂病论》一书，张仲景以桂枝麻黄各半汤、桂枝二麻黄一汤、桂枝二越婢一汤治表郁轻证，以桂枝去芍药加麻黄细辛附子汤治疗水气病，开"合方"之先河。"合方"是在辨病识机的基础上，合参证候以确立治法，处方时将已有的方剂方方相合，形成几个方剂的合方。"合方"既可以使组方药味精而不杂，克服随意加减之弊，又如柯琴《伤寒来苏集》所言："两汤相合，犹水陆之师，各有节制，两军相为表里，异道夹攻也。"功效相加，甚至产生新效。

刘老临证中对于心火亢盛和肾阳不足而至口腔溃疡反复发作者，基于心肾之间特殊的生理联系，刘老常取孙庆增在《吴医汇讲》中所言"水不升为病者，调肾之阳，阳气足，水气随之而升；火不降为病者，滋心之阴，阴气足，火气随之而降"之义，将心肾作为一个整体调理，于甘草泻心汤中加入企边桂1~3g合成交泰丸之义，以交通心肾。若"壮火食气"，气阴两伤者，加入麦冬、五味子而成生脉散之义，以益气养阴。火旺阴伤者，加入生地黄、玄参、麦冬而成增液汤之义，以泻火养阴。伴失眠属心肾不交者，改加白芍、阿胶、鸡子黄，而成黄连阿胶汤之义，以交心肾、滋肾阴、泻心火。如风团瘙痒和口腔溃疡并作，常于甘草泻心汤加入防风、银柴胡、乌梅、五味子而成过敏煎之义，一则酸收以修复黏膜，二则辛开苦降、解表和里以畅枢机。若伴升降失常，兼见胸闷痞塞不痛，大便不畅，舌苔厚腻者，常加入全瓜蒌、枳实，而成小陷胸加枳实汤之义，以开胸散结；对于口腔溃疡时伴颈、颌下结节者，多加入夏枯草、生牡蛎、玄参、川贝母，而成消瘰丸之义，以散结消肿，并随证加入扶正补虚降火之品。对于口腔溃疡因于外感风火时毒者，常于甘草泻心汤中减干姜、半夏温燥之品，以及人参、乌枣扶正之品，合用五味消毒饮以清热解毒，并酌情加入浮萍、荆芥等透散之品以透邪外出。有因于食积内停、郁久化热而为口腔溃疡者，刘老常以甘草泻心汤加入焦三仙、大腹皮、鸡内金以除宿食，浙贝母、连翘以散结清热。若伴有反酸烧心、胃痛者，常酌情加入吴茱萸而成左金丸之义，并加入煅瓦楞、乌贼骨以制酸止痛。若脾虚中气凝滞不耐克伐者，加入生炒白术、党参以补气，并酌情加入荷叶、白僵蚕等清轻灵动之品，以复中气升降。

4 验案举隅

患者，女，24岁，2014年1月3日因常年口腔溃疡反复发作就诊。患者自诉口腔溃疡反复发作，若在北方生活则会并发身痒，困扰良久，痛苦异常。刻诊：舌边溃烂，舌嫩苔白略厚，脉沉滑。证属风邪外袭，升降失常。治当祛风止痒，辛开苦降。方用甘草泻心汤加减：党参30g，干姜10g，黄连10g，黄芩10g，生甘草10g，炙甘草10g，乌枣20g，生黄芪20g，生地20g，玄参15g，防风10g，白蒺藜10g，白鲜皮15g，秦艽15g，当归10g，荷叶15g。7剂，每天1剂，饭后1小时温服。

2014年1月10日复诊：自述药后身痒减轻，舌边溃疡已基本痊愈，脉弦滑左细，舌苔白略厚。仍属风邪外袭，升降失常，仍以祛风止痒、辛开苦降为治。方用甘草泻心汤加减：党参30g，干姜10g，黄连10g，黄芩6g，生炙甘草各10g，乌枣20g，生黄芪30g，生地黄20g，企边桂3g，制附子10g，白蒺藜10g，白鲜皮15g，玄参15g，防风10g，荆芥10g，丹皮10g，秦艽15g，当归10g，荷叶15g。7剂，每日1剂，饭后1小时温服。随访未再复发。

按：本案患者口腔溃疡常年发作，若在北方生活则身痒，就诊时间属于冬春之交，正当北方风寒主令之时，此为反复发作口腔溃疡，当属风邪外袭，升降失常证，故以辛开苦降、升降并调之甘草泻心汤为基础方。其中生炙甘草同用，取龚廷贤《药性歌括》所说"甘草甘温，调和诸药，炙则温中，生则泻火"之义，虚实兼顾；以生黄芪托疮生肌。补益中土。因患者又兼风邪外袭，升降失常，故以防风、白蒺藜、白鲜皮、秦艽祛风止痒，生地黄、玄参、当归和营养血止痒，寓"治风先治血，血行风自灭"之义，荷叶升达清阳于腠理以助祛风止痒。7剂之后，诸症减轻。但口腔溃疡反复发作虽减而未愈，故取法《丹溪心法》"口疮服凉药不愈者，因中焦土虚"之义，又因其瘙痒予祛风和营止痒药后当愈未愈者有卫气不固之嫌，当调补中气，整体论治，故于方中加重生黄芪至30g以补中益气固表，加入企边桂、制附片，而寓交泰丸之义，一则补火生土，二则交通心肾，引火归原，三则"卫出于下焦"，可助实卫气。经二诊周虑思考，精当用药，终愈顽症。

参考文献

[1]　李航，李佳瑜，黄颐玉，等.口疮饮治疗复发性口腔溃疡的临床疗效观察 [J].北京中医药大学学报（中医临床版），2011，6（18）：4-6.
[2]　胡江.心理因素对复发性口腔溃疡的影响分析 [J].中国医药指南，2013，11（4）：464-465.
[3]　李东垣.脾胃论 [M].北京：人民卫生出版社，2005：32.
[4]　王金凤，刘文辉，荆雪宁，等.甘草泻心汤配方颗粒剂对复发性口腔溃疡模型大鼠的作用 [J].中国实验方剂学杂志，2014，20（14）：143-146.

耿建国教授从上下辨证论治内科杂病经验浅析

耿建国，首都医科大学教授，对《伤寒论》的辨证体系研究颇深，见解独到，从医37年，对内科疑难杂病的辨证有丰富经验。他认为上下辨证在内科杂病的辨治中意义重大，可作为疾病定位和病机趋向的纲领。上下升降是生命活动的基本形式，其异常与疾病的产生密切相关，在辨证方面，上下升降关系到病机病位的把握、寒热真假的辨别和治则治法的明确。笔者有幸随师侍诊，略有心得，现简要介绍耿建国教授从上下辨证论治内科杂病经验体会。

1　上下辨证的理论溯源

耿教授认为上下辨证是中医临证中重要的辨证思想。辨病分上下，可进一步完善传统的八纲辨证方法，即上下表里，一横一纵确定病位，寒热虚实明确病性，从而使辨证更精确，更有效地指导治疗用药。

耿教授指出，辨证分上下的理念和意义在《黄帝内经》中已有体现，如用"上""下"指代病机所在，"诸痿喘呕，皆属于上"，"诸厥固泄，皆属于下"（《素问·至真要大论》）。"上下升降"一词，首见于《素问·本病论》："谓其上下升降，迁正退位，各有经论。"上与下，代表病变的部位；升与降，代表气机运动的基本形式。气机上下升降运动是人体生命活动的基本形式，上下升降失调是疾病发生的基本病机[1]；强调诊脉或观察症状必须上下兼顾，客观全面，"凡治病必察其下，适其脉，观其意志，与其病也。"（《素问·五脏别论》）。在治则方面提出上病下治、下病上治和因势利导的原则："病在上者下取之，病在下者高取之。"（《灵枢·终始》）"其高者，引而越之；其下者，引而竭之。"（《素问·阴阳应象大论》）上下辨证的思维方法在《伤寒论》的辨证体系中表现得更为具体，尤其在对寒热虚实错杂型病证的论述中，上下辨证思维方法指导着四诊和用药。如寒热错杂的黄连汤证："伤寒，胸中有热，胃中有邪气，腹中痛，欲呕吐者，黄连汤主之。"该证提示要根据胸腹上下的症状表现辨析病机的热与寒，热邪居上，致胃失和

孙碧云　郑亚琳（首都医科大学中医药学院）

降欲呕，寒邪居下，致寒凝气滞腹中疼痛，故用黄连汤清上温下，交通阴阳。对于少阴病之格阳证、戴阳证，则更须根据人体上下部寒热症状的表现来权衡病机的虚实。

近现代医家在总结古人学术经验的基础上，对上下辨证理论各有发挥。如有的医家形成了用整体观、脾胃升降学说治疗疾病的学术思想[2]，运用"上下交损，当治其中"的治则立法，并运用升降理论调理脾胃，提出"持中央，运四旁，怡情志，调升降，顾润燥，纳化康"的方针[3]；有的医家重视脾肾在上下升降中的作用[4]，认为脾肾两脏在生理病理上一升一降，相互对立制约，相互转化，相互依赖，脾虚不升阻碍心肾交通；有的医家认为应正确认识心肾相交与水火既济的关系[5]；有的医家将《伤寒论》中气机升降理论总结为营卫失调责之于升降，研究六经传变应重视升降，遣方用药尤重升降，调理气机升降多重视脾胃[6]；有的医家则认为脾胃的功能失调或肝肺的功能失调，都将会影响到心肾阴阳气机相交功能的正常运行，脾胃在心气和肾气的相交过程中起到中心枢纽的作用，肝升于左，肺降于右，肝与肺同时在人体的心肾相交中起着重要的调节作用[7]。

2　耿建国教授对上下辨证的理论发挥

2.1　上下辨证与八纲辨证

耿教授认为八纲辨证为"医道之纲领"。表里是辨别疾病部位的纲领；寒热是辨别疾病性质的纲领；虚实是辨别疾病正邪盛衰的纲领；阴阳是疾病性质的总纲领；而上下是确定疾病定位和病机（寒热、虚实）趋向的纲领，由于八纲无法取代上下对疾病辨证论治中的定位及病机趋向中的重要位置，因此，应将上下提高到辨证纲领的地位，这样对中医理论和临床实践都具有重要意义。由此，阴阳为总纲，表里为部位，寒热为性质，虚实为趋势，上下（升降）为机理。

2.2　上下辨证理论

耿教授认为上下升降理论可以总结为以下几点：①上下升降是人体生命活动的基本形式。脾之升清，胃之降浊；肝之升发，肺之肃降；肾水之上升，心火之下降；肾之主纳气，肺之呼吸之气，都是气机升降出入的具体体现。其中脾胃为人体气机升降枢纽，"脾胃居中，为上下升降之枢纽"（《医碥·五脏配五行八卦说》），脾主升，胃主降，三阳经随足阳明胃之降而降，三阴经随足太阴脾之升而升。②上下升降失和，百病由生。上下升降失常，脏腑功能失调，是疾病产生的重要原因。"上下升降……变易非常，即四时失序，万化不安，变民病也"（《素问·本病论》）。③上下升降在辨证中具有重要性。一是审病机、定病位。以心肾为例，心肾是升降的根本，肾是升降的启动力，所谓元阳发动，肾水升则心火降，水升火降，心肾交泰。二是辨寒热、别真假。临证多见上热（实）下寒（虚）。三是明方向、定治法。局部着眼整体，整体治从局部；上病治下，下病治上；"热象"温阳，"实象"补虚。

2.3　上下辨证理论临床应用

耿教授认为上下的概念是相对而言的，将人体视为一个整体，以横膈为界限可以分上下；将脏腑视为一个整体，以脏腑的位置、特性也可以分上下[8]；互相为表里的脏腑之间也可以按脏腑的阴阳属性来划分上下。辨证分上下，其临床意义不仅在于能更准确地确定疾病的病位，而且也是判断疾病寒热虚实性质的重要方法。

在外感疾病的诊治过程中，根据上下部位的症状表现可以判断感邪的性质。正如《素问·太阴阳明论》所述"伤于风者，上先受之""伤于湿者，下先受之"，阳热之邪如风邪、热邪易侵袭上部阳位，阴寒之邪如湿邪、寒邪易侵袭下部阴位。在外感疾病的诊察过程中，如果患者表现出了上部的一些典型症状如鼻流黄涕、头痛、目涩唇干、口渴等，多提示其感受了阳热之邪，如果患者表现出了下部的一些典型症状，如腰腿沉重、下肢浮肿、腹痛腹凉、泄泻等，多提示其感受了阴寒之邪。

在内伤疾病的诊治过程中，根据上下部位症状的轻重程度可以判断疾病的虚实真假。在临床诊疗中，疾病的证候表现往往是寒热错杂，虚实夹杂，其中以上热下寒证型最为多见，此型也最易表现出真寒假热的现象，这是上下辨证的重点。上热下寒证中，病人常以表现于上部的热证作为主诉，医生也容易片面地将治疗着眼于上热而忽视病人全身之寒热虚实，误用大队寒凉药物，使得病情加重，因此，上下辨证断虚实尤为重要。现以典型病案为例，以示其理。

3　典型案例

3.1　干燥综合征案

患者，女，81岁，河北固安人，2011年6月初诊。主诉：口干渴欲饮3月余。既往患高血压、干燥综合征病数年。刻下：口干欲凉饮，饮不解渴，入夜口渴更甚，纳少，眠差，下肢畏寒无力，肢肿，双膝关节肿大，夜尿频繁，小便不利，小腹胀满，饮食舌感刺痛，舌红干无苔，脉沉弦滑，双尺弱。辨证：肾阳不足，津不上承。处方：天花粉15g，生山药20g，炮附子[先煎]15g，茯苓20g，瞿麦15g，沙参10g，巴戟天30g，怀牛膝20g，7剂，水煎服，早晚2次。

二诊：服上方7剂后患者口渴减轻，双膝关节肿大消失，小便通畅，小腹胀满不作，夜尿减少，但觉胃纳不佳，胃脘堵塞感，二诊处方加用炒白术15g，法半夏10g，服7剂后胃脘不适诸症消失，口渴愈。

按：本案患者虽以口舌的干燥症状为主诉，但依据患者下部出现的症状如膝肿、肢凉、小便不利等判断该患者上部的干燥的症状并非实热所致。人体正常的生理功能依靠各脏腑功能的相互协调，心在上居阳位，属火，肾在下居阴位，属水，心火须下降于肾，使肾水不寒，肾水须上济于心，使心火不亢。如果肾阳虚不能温煦推动肾阴上济于心，则在上表现为阳热有余，在下表现为阴寒内盛，水火不济形成上热下寒证。本案口干渴等上燥之症实为肾阳不足、津不上承、本虚标实的表现，肾阳不足、气化不利、寒饮内停则见肢肿无力、小便不利，津不上承则口干舌燥，入夜阴助寒邪则上燥加重。因此该病在治疗时应滋上温下、标本兼顾。方以瓜蒌瞿麦丸（汤）加减，温肾利水，生津润燥。二诊下寒得除，诸症缓解，而现脾阳不振，余邪未解，故在上方基础上健脾和胃，患者得以痊愈。

3.2　发作性晕厥案

患者，女，20岁，学生。主诉：阵发性晕厥1月余。患者1个月内或因饱食或因劳累及受寒后突发晕厥，发作时自觉胸闷恶心，头晕，全身大汗，意识模糊，约1分钟后苏醒，西医检查并无异常。平素易乏力，易汗出，汗多见于头面后背，头昏头痛时作，面部易生痤疮。刻下：食凉则胃中不适，近期经行腹痛腹凉，下肢畏寒，月经色深，有少量血块，舌红苔白腻，脉寸滑数，尺弱。辨证：脾肾阳虚，虚风上扰。处方：黄芩12g，黄连6g，香附15g，干姜15g，怀牛膝30g，川椒10g，熟地黄30g，炮附子[先煎]10g，肉桂15g，7剂，水煎服，早晚2次。服药7剂后，汗出减少，痛经不作，精神振奋，晕厥再无复发。

按：此患者因晕厥来就诊，并伴见头昏头痛、头面汗出、面部痤疮，看似病在上部头面，且上部有热证，但病机其实在于下部虚寒。肾阳为元阳，是人体一身阳气之本，温煦全身脏腑形体官窍；脾阳促进水谷精微运化输布，转运中轴。患者虽有上热的表现，但其病机的关键在于脾肾阳虚，如用大队寒凉药物清其热，则会使阳气损伤更甚，加重病情。故在寒热药物的用药比例上应偏重温下，兼轻清上热。脾胃位居中央，在调畅气机、协助水火相济中起枢纽作用，故当上下俱病时当取其中，即健运中轴。肾阳虚，水寒不化，水淫浸木，故肝风内动，易发晕厥，此晕厥为阳虚所致，治当温肾以平肝。处方以熟地黄、炮附子、肉桂温补肾阳，干姜、川椒温中散寒，怀牛膝引药下行，香附行气解郁，调经止痛，稍佐黄芩、黄连清上之热，治以清上、温下、理中，重在温补脾肾，使阴阳平和，收效良好。

参考文献

[1]　倪世美. "上下升降学说"发微 [J]. 浙江中医学院学报，2005，29（3）：9-10.
[2]　冉青珍，路洁. 路志正"上下交损治其中"治疗妇科病验案举隅 [J]. 河北中医，2013，35（4）：485-486.
[3]　李福海，苏凤哲，冯玲，等. 路志正教授运用升降理论临证验案举隅 [J]. 环球中医药，2011，4（6）：465-466.
[4]　严灿，吴丽丽，徐志伟. 脾肾升降理论发挥 [J]. 辽宁中医学院学报，2004，6（1）：6-7.
[5]　谷建军. 从中医思维角度再论心肾相交与水火既济 [J]. 中国中医基础医学杂志，2009（8）：580-586.
[6]　董旭峰，徐月英. 《伤寒论》中气机升降理论研究概述 [J]. 河南中医，2012，32（9）：1110-1111.
[7]　高航. 浅析五脏气机升降和心肾相交之间的关系 [D]. 沈阳：辽宁中医药大学，2013.
[8]　郭华，张军领，烟建华，中医理论体系研究——五脏阴阳研究 [J]. 中国中医基础医学杂志，2007，13（11）：801-806.

周德安教授"耳聋治肺"新解在治疗突发性耳聋中的应用

突发性耳聋是指突然发生的，可在数分钟、数小时或3天以内，原因不明的感音神经性听力损失，至少在相连的2个频率听力下降20 dB以上，简称突聋。突聋发病率为每年（5~20）例/10万人，且近年发病人数有增加趋势。本病病因尚不明确，病理改变复杂，治疗困难，如未及时治疗，常导致不可逆的听力损失，至今国内外尚无广泛公认的治疗方法，目前临床上多采取综合治疗。西医认为如果10天后仍无好转，则病情基本无恢复可能。耳聋之证，病因众多，有"精脱者耳聋"，有"髓海不足则脑转耳鸣"，有"痰火郁结，壅塞而成聋"，有"肝气逆则头痛耳聋"，也有与过汗伤津有关，如《伤寒论》有"未持脉时，病人叉手自冒心，师因教试令咳而不咳者，此必两耳聋无闻也，所以然者以重发汗，虚故如此"等。自古以来治疗耳聋多从肾与肝胆入手，但临床上有许多耳聋患

李彬（首都医科大学附属北京中医医院针灸科）

者，并无肝胆、肾经见症，反见鼻塞、咳嗽或有恶寒、发热等肺卫不和之状，临床从肺论治效果明显，《续名医类案》曾载有"耳鸣"，"右寸关洪大"，服过人参、熟地四两无少效，以治肺为主则耳鸣渐已的验案。对于耳与肺的关系历代虽有论及，但其势不彰，惟刘河间明确提出"耳聋治肺"。现代也有一些相关论述与研究，但尚未引起学术界足够的重视。

1　耳聋治肺理论的提出

"耳聋治肺"一语，首见于刘河间《素问病机气宜保命集》："耳者，盖非一也，以窍言之是水也，以声言之金也，以经言之，手足少阳俱会其中也。……假令耳聋者，肾也，何以治肺？肺主声，鼻塞者，肺也。"其理论可上溯《内经》《难经》，如"金肺者，肺主声，故令耳闻其声"。刘氏观察到耳聋伴有鼻塞症状的存在，又肺开窍于鼻，耳鼻相通，挖耳能引起咳嗽，耳联于肺系也，故其又提出了耳聋可以从肺来论治的观点。李东垣又进一步提出了关于肾、肺二脏与耳窍的体用关系，在《脾胃论》中云："耳者，上通天气，肾之窍也，乃肾之体，而为肺之用，盖肺长生于子，子乃肾之舍，而肺居其中，而能听音声也。""体"指形体实质，"用"指功能作用，说明耳窍形质实为肾所主，其听觉功能则根于肺。从肺论治代有发挥，南京中医药大学干祖望教授常取三拗汤加菖蒲、路路通宣肺解表治疗耳聋新发病患者。

笔者师从国家级名老中医周德安主任已近3年，在临床跟师发现前来就诊的患者因外感导致的耳聋几乎看不到，思考其中原因可能是绝大部分患者出现突发性耳聋首先想到的是去西医院的耳鼻喉科，如果治疗效果不佳或多方打听才会来中医院治疗，因此此时外感症状已无。但即便患者无外感症状，周老师还是认为相当一部分病人应从肺论治耳聋，并坚持将"耳聋治肺"的学术思想贯彻到突聋的治疗中，并取得良好疗效。

2　耳聋治肺病机详解

耳位于头两侧，左右各一，犹如屋笼之窗户，古时又称其为"窗笼"；因耳司听觉，刘完素《河间六书》又称其为"听户"。王孟英在《温热经纬》中提到："肺经之结穴在耳中，名曰龙葱，专主乎听。"全身经络会聚于耳，使耳与脏腑及全身各部产生密切联系，诚如《灵枢》所言："耳者，宗脉之所聚也。"耳与肺生理上存在一定关系，如《证治汇补》曰："肾开窍于耳，而能听声音者，肺也。因肺主气，一身之气贯于耳故也。"所以，脏腑经络的病理变化也常可反映或累及于耳，如《素问》曰："金肺受邪……嗌燥，耳聋。"

病邪袭肺致耳窍经气闭塞而致耳聋包括风热、风寒两种情况。尤在泾在《医学读书》中谓："愚谓耳聋治肺者，自是肺经风热，痰涎郁闭之证。肺之络会于耳中，其气不通，故令耳聋。故宜治其肺，使气行则聋愈。"《静香楼医案》谓："肺之络，会于耳中，肺受风火，久而不清，窍与络俱为之闭，所以闭塞不闻香臭，耳聋耳鸣不闻音声也，兹当清通肺气，药用苍耳、薄荷、桔梗、连翘、辛夷、黄芩、山栀、杏仁、甘草、木通。"《景岳全书》载："邪闭者，因风寒外感，乱其营卫而然，解其邪而闭自开。"

周老师在长期的临床诊治中发现，相当一部分患者在听力下降的同时，情绪都较低落和悲伤，宣肺可鼓舞一身之气，条畅情志。很多患者在耳聋时兼有耳闷堵感，宣肺有利于清利上焦之邪气，同时宣通耳窍从而较快缓解此症状。此外，有相当多的患者的耳聋耳鸣症状由于感冒会再次加重，成为影响疗效的重要不利因素，也提示了肺和耳的密切关联。

周德安老师认为，突发性耳聋主要分为虚实两型。实证常因外感或内伤情志、饮食，而痰湿内生，气郁化火，循经上扰，蒙蔽清窍所致。虚证多有久病体虚、气血不足、劳倦纵欲、肾精亏耗，精血不能上承，耳窍失养所致。实证中有风邪犯肺和痰热阻肺之别，虚证又有肺气亏虚和肾精虚损之分。但不管虚证、实证，最终均是引起肺气不宣，导致耳窍不通。

3　耳聋治肺的辨治思路

周老师在治疗突发性耳聋患者时，除了传统的活血药外，几乎所有患者的汤药中均会加上陈皮、桔梗、杏仁、郁金等药。陈皮，味苦、辛，性温，归肺、脾经，理气健脾，燥湿化痰，《本草备要》中记载："陈皮，调中快膈，导滞消痰，利水破癥，宣通五脏，统治百病，皆取其理气燥湿之功。"桔梗，味辛、苦，归肺经，能载药上行，具有宣肺祛痰之功，《医学心悟》曰："桔梗味苦辛，善于开宣肺气。"杏仁味苦，性微温，有小毒，归肺、大肠经，止咳平喘，润肠通便。陈皮、桔梗、杏仁三味药共用，可化痰理气，取"怪病多痰"之意。郁金，入心、肺二经，《本草备要》认为其有行气、解郁、泄血、破瘀之功，《本草从新》言其：能开肺金之郁。周老还喜用炒白术、炒苍术、茯苓、葛根。前三者取"培土生金"之意。葛根，入胃、肺经，现代研究认为，葛根总黄酮是豆科植物野葛的提取物，研究表明对非特异性免疫、体液免疫、细胞免疫有明显的调节作用，能降低红细胞压积，抗血小板聚集，降低全血黏度及血浆黏度，从而提高肺和组织的气体交换[1]。

另外，外邪袭肺加薄荷、防风、白芷；痰热阻肺加法半夏、天竺黄、胆星、菖蒲、竹茹；肺气虚明显的还加生炙黄芪；肾阴亏虚加沙参、麦冬、黄精、五味子，取金水相生，虚则补其母之意；伴耳鸣加蝉蜕。笔者在临证中也发现，耳聋患者的鼻炎发病率较其他病要高，尚待归纳统计，临床可酌加辛夷、苍耳子、薄荷、白芷。

4　耳聋治肺的临床验案

患者，男，56岁，干部。主诉：右耳突发性听力下降半个月。现病史：患者诉年底工作繁忙，连续开会、布置工作，于2014年12月底的一次开会中突发右耳堵塞感伴轻度耳鸣如蝉鸣，几个小时后，自觉听力下降，前往某三级甲等西医院就诊，测听力右耳在250、500、1000、2000、4000、8000Hz频率的听力分别为55、60、65、70、65、60 dB，左耳正常。予口服激素和营养神经药、输液扩血管药治疗10天，耳堵、耳鸣及听力测查均未见好转，该西医院表示此病西医没有其他的治疗手段，建议其试试中医治疗。既往患者有季节性过敏性鼻炎。前来就诊时除耳聋症状外，焦虑，失眠，得病后纳少，舌淡暗胖大，苔薄白，脉弦细，双寸脉弱。辨证为肺气亏虚兼血瘀。处方：生黄芪30g，黄精10g，炒白术10g，炒苍术10g，茯神15g，广陈皮10g，桔梗6g，杏仁6g，郁金10g，葛根10g，蝉蜕6g，白芍10g，柴胡6g，合欢皮30g，当归10g，赤芍10g。

1周后，患者告知听力在服用4剂汤药后就明显提高，7剂药后已经恢复正常，耳鸣、耳堵消失均有改善，10天后患者拿来某三级甲等西医院的听力复查结果，右耳在250、500、1000、2000、4000、8000Hz频率的听力分别为10、10、10、10、15、15dB，临床痊愈。

按：此患者工作劳累后突发听力下降、耳鸣、耳堵，经西医治疗效果不佳，中医根据其舌脉症及既往鼻炎史，辨证为肺气亏虚兼血瘀，予生黄芪、黄精补肺气之虚，炒白术、炒苍术、茯神培土以生金，陈皮、桔梗、杏仁、郁金、葛根、蝉蜕宣肺以消耳窍之壅，柴胡、合欢皮、白芍疏木以开肺金之郁，当归、赤芍活血以理气之不畅。此方点面结合，气血同治，补而不滞，始终围绕"耳聋治肺"这一核心思想施治，取得了满意的疗效。

综上以观，新解"耳聋治肺"，其意义不仅仅是耳聋治法的丰富，重要的是促使医生依据临床实践对耳聋的病因病机进行更广泛的探索，对耳聋的分类更加完善，使疗效更加显著。"耳聋治肺"之说实补充了《内经》《中藏经》以及《伤寒论》对耳聋论说之不足，为后世医家对耳病的辨证论治开拓了新的思路和法则，值得临床进一步推广。

参考文献

[1]　宋淑珍，田亚平，王成彬，等. 葛根总黄酮对实验性哮喘大鼠的预防效应 [J]. 中国临床康复，2005，9（19）：129.

仝小林教授凉燥治验初探

导师仝小林教授临证三十载，在借鉴古人治疗燥病经验的基础上，打破传统燥病分类方法，用凉燥、温燥概念归类具有干燥特征的内科杂症，审因论治，临床疗效大大提高。现将其治疗凉燥经验总结于下，以飨同道。

1　传统燥病概念

传统中医学认为，燥病是由外感燥邪或津伤化燥所引起的具有口鼻干燥、眼干口渴、干咳少痰、皮肤干涩甚至皲裂、毛发不荣、小便短少、大便干结等特征的一类疾病，有内燥、外燥之分。外燥由外感六淫燥邪所发，致病具有干燥、收敛等特性，多发于秋季，从口鼻入于人体，根据发病与夏末之余热或近冬之寒气的结合又分为温燥和凉燥；内燥为内生"五邪"之一，指机体津液不足，各组织器官和孔窍失其濡润，而出现的干燥枯涸的病理状态[1]。

燥证首见于《内经》，《阴阳应象大论》云："燥胜则干。"但此言只论及燥之表象，未及燥之缘由。刘完素研习《素问》，提出"诸涩枯涸，干劲皴揭，皆属于燥"，补充了燥证津亏的病机。清代喻嘉言创立秋燥论，着重强调燥邪与秋燥肺金的关系。叶天士首提燥有内外之分，其《临证指南医案》中云："外感者，由于天时风热过胜，或因深秋偏亢之邪……内伤者，乃人之本病，精血下夺而成，或因偏饵燥剂所致。"然叶天士认为燥属阳邪，有"燥气化火"之说。凉燥之论，始于清代吴瑭，他认为"秋燥之气，轻则为燥，重则为寒"，并提出"燥伤本脏，头微痛，恶寒，咳嗽稀痰，鼻塞，嗌塞，脉弦，无汗，杏苏散主之"的凉燥主症主方。

现代医家对燥病，尤其是凉燥证多有争议，有学者认为凉燥并不存在[2]，也有学者认为凉燥客观存在，并从临床及实验角度加以验证，但大多指秋季所发之外感凉燥[3-6]，内伤凉燥证无论古代医家还是现代学者，都较少论及。

于晓彤（中国中医科学院广安门医院内分泌科，北京中医药大学针灸推拿学院）
郭允（北京中医药大学针灸推拿学院）

2　凉燥概念解析

2.1　取类比象

仝小林教授形象地以气象状态解释燥病理论：理想状态下，气温和地表水分是影响空气燥湿度的两大要素，气温的高与低，地表水分的多与少，四者两两结合，共形成四种不同的气象状态。若气温高，地表水分多，空气中水蒸气大量形成，空气湿度大，则形成湿热气候；若地表水分少，即使气温高，空气中形成的水蒸气亦很少，则形成燥热气候；若温度低，地表水分又少，蒸发到空气中的水分就更少，则形成缺水冷燥气候；若温度低，即使地表水分较多，也不能蒸腾水气入空中，则形成多水冷燥气候。四种气候对应于人体则分别形成湿热、温燥、津亏凉燥、津充凉燥四种疾病状态。其中尤以津充凉燥最难辨识，此证患者并不缺水，而是体内阳气不足，水已结冰导致的身冷皮燥，多见于老年患者，病发四肢，临证若不问燥从何来，一概养阴，则致其证愈发加重，头绪难寻。

2.2　病因分析

中医学以往认识病因，除了解可能作为致病因素的客观条件外，主要是以病证的临床表现为依据，通过分析疾病的症状、体征来推求病因，为治疗用药提供依据，这种方法称为"辨证求因"[7]。这种朴素的病因认识方法长期以来有效地指导着中医的临床辨证，为一些机理未明病证的治疗提供思路。然随着现代医学的进步，"辨证求因"的病因认识方法再也不能满足中医临床的需求，中医若想在临床疗效上取得突破，对疾病病因的认识上必须借鉴现代医学研究成果，实现对传统病因的再认识，进而指导临床。

仝小林教授在临证中观察到，很多老年患者，尤其合并有糖尿病的患者，常出现四肢冰凉甚至疼痛、周身皮肤干燥、皲裂等燥邪偏盛症状，按传统燥病治法，滋阴生津，病人症状非但不改善，反愈发加重。于是在辨证求因，明确为凉燥致病的基础上，进一步参照现代医学研究，指出上述症状的出现多与肢体微血管的病变相关，尤其是糖尿病患者该病的发病率尤高，在活检中发现糖尿病患者有微血管病变者占53%，而非糖尿病对照组仅占7%。病变的微血管壁中多数无平滑肌细胞增殖，且伴有动脉粥样硬化斑块形成，进而导致微血管壁内皮细胞损伤，血管腔不光滑、狭窄甚至阻塞，血流瘀滞，从而引起微循环障碍，血流对组织细胞灌注量减少，肢端缺血，温度降低[8]，四肢皮肤也因此出现干燥、皲裂的表现。

3　凉燥治疗法则

此类内生凉燥因患者并无伤津耗液之处，证当为冰伏热少、阳气不足所致，治疗当用通阳化气、辛行温通、活血化瘀之品，故以黄芪桂枝五物汤、乌头汤、乌头桂枝汤等为基本方，概不可不问燥由何来，一律养阴。其实以辛温之法治燥，在《内经》中就有记载。《素问·至真要大论》云："燥淫于内，治以苦温，佐以甘辛。"《素问·脏气法时论》云："肾苦燥，急食辛以润之，开腠理，致津液，通气也。"

黄芪桂枝五物汤由黄芪、桂枝、芍药以及生姜、大枣组成。方中黄芪味甘微温，可益元气，温分肉，《长沙药解》言黄芪"善达皮腠，专通肌表"；桂枝调和营卫，温筋通痹；白芍则养血和营；大枣味甘，生姜味辛，"辛甘发散为阳"。诸药合用，可蒸发阳气，化冰润燥。乌头桂枝汤亦源自《金匮要略》，原治"寒疝腹中痛"，其中乌头辛热、有毒，《本经》载其可"除寒湿痹"，《药类法象》言其"治风痹血痹，为行经药也"。

若患者体质大寒，则可配合真武汤、二仙汤治疗。真武汤以附子温肾阳，通行十二经脉；二仙为人体之"阳光"，能益精气，治真阳不足者。

4 验案举隅

4.1 糖尿病周围神经病变

患者，女，50 岁，2013 年 4 月初诊。患 2 型糖尿病 4 年，现用精蛋白生物合成人胰岛素注射液（预混 30R）及二甲双胍控制血糖，糖化血红蛋白 7.5g/dL，肌电图示双胫、右腓深、双腓浅、双腓肠神经呈神经源性损害，诊断为糖尿病周围神经病变。刻下：自觉双足麻木发凉，皮肤干裂，纳眠可，二便调，舌质暗，苔薄白，脉沉细弱。现代医学诊断：糖尿病周围神经病变。中医诊断：凉燥。治法：益气温阳，活血化瘀。方以黄芪桂枝五物汤加减：生黄芪 30g，白芍 15g，桂枝 15g，鸡血藤 30g，首乌藤 30g，炙甘草 15g，黄连 15g，知母 45g，生姜 3 大片。上方加减治疗半年，双足皮肤干裂减轻 70%，麻木发凉感减轻 90%，随访至今未反复。

按：寒凝经脉，血滞为瘀，络脉失养，则见四肢麻木冰凉；阳气不足，气不化水，阴液不得滋养皮肤，则见皮肤干裂。患者无津亏之象，当属冰伏热少所致津充凉燥，惟益气温阳、活血化瘀之法方可。所用黄芪桂枝五物汤通阳宣痹；鸡血藤、首乌藤可增强活血通络之力；炙甘草甘温益气，调和药性；因患者血糖较高，故佐以降糖药对黄连、知母；生姜辛温宣散，既可增强温煦宣发之力，又可去黄连苦寒之性。全方虽不养阴，但可使水津四布而燥症皆除。

4.2 干燥综合征

患者，女，61 岁，2012 年 9 月初诊。确诊干燥综合征 1 年。实验室检查：抗 SSA 抗体（+），抗 SSB 抗体（+），C 反应蛋白 27.2mg/L，血红细胞沉降率 83.5mm/h，白细胞计数 $3.05 \times 10^9/L$。强直性脊柱炎病史三十余年。刻下：眼鼻口唇干燥难忍，自觉舌头干涩疼痛，阴道干燥瘙痒，情绪急躁，心烦易怒，全身关节疼痛，背部发凉，如躺在冰石板上，平素怕冷，胃寒，腿凉怕风，纳少眠差，大便干结，每周排便 2~3 次。苔黄厚干，脉沉弱。现代医学诊断：干燥综合征。中医诊断：凉燥。治法：温阳散寒，益气活血。方以乌头桂枝汤合黄芪桂枝五物汤加减：制川乌 30g（先煎 2 小时），桂枝 30g，白芍 30g，鸡血藤 30g，首乌藤 30g，生黄芪 45g，生姜 3 大片，黄连 6g，火麻仁 45g。上方加减治疗半年，干燥诸症缓解 60%，阴道干痒减轻 70%，畏寒改善，全身疼痛减轻，现仅肩、髋、膝部稍痛，稍烦躁，眠差，大便干结减轻，1~2 日一行。查：C 反应蛋白 13.8mg/L，血沉 45mm/h。

按：干燥综合征为内生燥病，必须区分凉燥、温燥。患者平素怕冷，胃寒腿凉，尤其自述背凉如卧石板，此为寒凝冰伏，机体失于温煦，气血凝滞，故以乌头桂枝汤温阳散寒，加黄芪以合黄芪桂枝五物汤之意，以益气活血，两方加减，未遵"燥者润之"，然患者凉燥症状得以缓解，关节疼痛明显减轻，血沉、C 反应蛋白亦有所下降。

4.3 雷诺症

患者，女，36 岁，2010 年 1 月初诊。患者 2006 年因情志诱因，出现面肿、肢末雷诺现象，诊断为未分化结缔组织病。刻下：手足末端冰冷，皮肤干燥，畏寒怕风，头痛心悸，肢端皮肤潮红发绀，左侧肢体麻木，纳眠可，大便溏，小便调。舌淡苔白，舌下脉络瘀滞，脉细弱。现代医学诊断：未分化结缔组织病。中医诊断：凉燥。治法：温阳散寒，化瘀止痛。方以乌头汤加减：制川乌 60g（先煎 8 小时），黄芪 60g，白芍 45g，炙甘草

15g，川桂枝 45g，鸡血藤 60g，羌活 30g，生姜 5 大片。分早、中、晚、睡前 4 次分服。后据病情变化加当归15g，制川乌加至120g，加减服用 3 个月，皮肤干燥好转80%，头痛心悸、左侧肢麻改善70%，二便正常，余症皆有缓解。

　　按：雷诺症至今病因未明，现代医学认为可能与寒冷刺激、情志不遂及内分泌功能紊乱等因素有关。中医学认为四肢为诸阳之末，得阳气而温，失阳气而寒。患者因寒而瘀，因寒而燥。阳虚寒凝则四末逆冷，血脉瘀阻则见肢端发绀，头痛心悸，阳虚不能蒸腾津液外达则见皮肤干燥。故仝小林教授以乌头汤加减温阳散寒，化瘀止痛，痼疾日久，非重剂不足以撼动，故重用乌头以温阳除陈寒。有毒药物的使用除配伍外，还应注意煎服法。制川乌虽用至120g，但嘱患者一定先煎 8 小时，且分 4 次服用，以使其毒性降至最低，保证用药安全。患者服药 3 个月寒除皮润，未见不良反应。

5　结语

　　燥病温凉之争，自古有之。仝小林教授从临床出发，发现凉燥不仅客观存在，且将其理论应用于现代内伤杂病、难病的诊疗中，通过明辨病因，发现燥之缘由，运用经方，直指病因，取得了较好的治疗效果。因此，应汲取此类经验，正如喻昌所言："凡治燥病，不深达治燥之旨，但用润剂润燥，虽不重伤，亦误时日，只名粗工，所当戒也"。

参考文献

[1]　刘燕池，雷顺群. 中医基础理论 [M]. 北京：学苑出版社，2005：177-178.
[2]　刘汉祥. 说杏苏谈凉燥 [J]. 中医杂志，1983，(11)：77-78.
[3]　谢光厚. 关于温病凉燥的思考 [J]. 世界中医药，2007，2 (2)：109.
[4]　刘刚. 凉燥辨治 [J]. 四川中医，1999，17 (2)：6-7.
[5]　刘玉娟. 小青龙汤治疗凉燥型咳嗽51 例 [J]. 实用中医内科杂志，2012，26 (6)：36-37.
[6]　丁建中，张六通，龚权，等. 凉燥致病机制的实验研究 [J]. 时珍国医国药，2007，18 (11)：2636-2638.
[7]　季绍良，成肇智. 中医诊断学 [M]. 北京：人民卫生出版社，2002：184.
[8]　迟家敏. 实用糖尿病学 [M]. 北京：人民卫生出版社，2009：146.

刘清泉教授通络散风法辨治运动神经元病经验

　　运动神经元病（motor neuron disease，MND）是一系列以上、下运动神经元病变为突出表现的慢性进行性神经系统变性疾病。临床表现为肌无力、延髓麻痹及锥体束的不同组合，感觉和括约肌功能通常不受伤害。其病因迄今未明，目前缺乏有效的治疗措施。现代医学多认为 MND 属中医"痿病""喑痱"范畴，中医治疗多从肝、脾、肾入手，认为本病病性为本虚标实。刘清泉教授以通络散风法治疗运动神经元病，临床疗效显著，现将其经验分享如下，以供参考。

陈腾飞　郭玉红（首都医科大学附属北京中医医院 ICU）
张磊（北京中医药大学）

1　关于运动神经元病的中医诊断

运动神经元病属神经内科疑难重症，目前其病因及发病机制尚不明确，西医缺乏有效的治疗手段。本病主要累及四肢肌肉及呼吸肌，出现肌肉萎缩、肢体无力、肌肉震颤、呼吸困难等症状。临床预后差，大多数患者出现进行性呼吸困难，最终因呼吸衰竭致死。

中医古籍中并没有运动神经元病的病名，现代医学认为本病属中医"痿病"的范畴，而段保亮、杜宝新、张朝霞等人的研究虽提出的治疗方法各异，但在疾病的诊断上均认同"痿病"的诊断[1-4]。江尔逊老中医[5]累述《千金要方·论风状》《灵枢·热病》《医学纲目》《圣济总录》中关于"风痱"的记载，认为"风痱"是以突然四肢瘫痪（或偏瘫或全瘫），而身无疼痛，多无意识障碍（或仅有轻微意识障碍）为主症的疾病。众所周知，《古今录验》续命汤是治疗"风痱"的良方，在原文下有这样的记载"并治但伏不得卧，咳逆上气，面目浮肿"，"风痱"可兼有肺气䐜郁之症可知。观其所述诸症，与运动神经元病累及四肢肌肉及呼吸肌出现肌肉萎缩、呼吸困难一致，故刘清泉教授认为 MND 在病名诊断上当属"风痱"无疑。

除病名诊断外，刘清泉教授认为，本病的诊断上还当结合"络病"理论。络脉既包括经络系统的经络之络，也包含着脉络之络（即《内经》中之血络）。王永炎院士认为在疾病的发病上，由于络脉分布的广泛性，初病入络每每多见；而由于络脉间联系的紧密性，任何部位的病变都可由他入络，并提出了气络、血络的理论[6]。刘清泉教授认为 MND 在辨证时首先应判断病位气血之别；其次，在明确气血的基础上知道病情的轻重，在血络则病情重而急，病情预后差，救命为根本；在气络，则病情看似很重，但实际上病情不重，可以缠绵很久，故治本为核心。

在病因诊断方面，刘清泉教授认为本病当属外风。《素问·风论》云："风之伤人也，或为寒热，或为热中，或为寒中，或为疠风，或为偏枯，或为风也。""风与太阳俱入，行诸脉俞，散于分肉之间，与卫气相干，其道不利，故使肌肉愤䐜而有疡，卫气有所凝而不行，故其肉有不仁也。"故六淫外邪之风邪致病可导致肌肉的病变，且"风性主动"，与临床患者起病多见肉跳相符合，而西医研究亦表明病毒感染（如朊病毒、HIV）等与 MND 的发病相关，故外邪致病无论中医西医都具备理论依据。《素问·风论》云："风者，善行而数变，腠理开，则洒然寒，闭则热而闷。"外风伤人，多腠理闭塞，日久而络脉不通，更有甚者，伤及精血。故风入而痹其荣卫，即身体不能自收，口不能言，冒昧不知痛处，或拘急不能转侧也，甚而但伏而不得卧，呼吸困难。

2　关于运动神经元病的治疗

刘清泉教授认为运动神经元病当散风通络，主要以《古今录验》续命汤为基础。续命汤为《金匮要略·中风历节病脉证并治》的附方，是林亿等重新整理《金匮玉函要略方》时，采集散在于《古今录验》中的方剂。原文云"治中风痱，身体不能自收持，口不能言，冒昧不知痛处或拘急不得转侧"，正因为自金元以来痿厥多从内风论治，故而续命汤鲜少有人问及。近代以来，续命汤逐渐得到大家的重视。在中风、急性脊髓炎等病的治疗中都有续命汤使用的医案记载[5,7]。原方组成：麻黄、桂枝、当归、人参、生石膏、干姜、甘草各三两，川芎一两，杏仁四十枚。方中所用之麻黄、杏仁之类，仲景以治太阳伤寒；桂枝之类，仲景以之治太阳中风，对外邪与太阳俱入伤及卫气，致肌肉有伤之类贴合。而风在体内易生寒热，寒则饮食不能，热则肌肉萎缩，《内经》之言虽远，但十分切合运动神经元病的临床表现，除肌肉萎缩、肌肉无力、呼吸困难等症外，大部分病人都伴有纳食减少。故助以石膏之辈清热，干姜之类散胃寒，而人参、当归、川芎自当归于气血，刘清泉教授认为续命汤中散风之法亦为通络之用，故麻、桂虽治在表，而实为在络，人参与归、芎并用，气络与血络并调，收效甚著。原方附注："当小汗，薄覆脊，凭几坐，汗出则愈，不汗，更服，无所禁，勿当风。"故续命汤以麻黄汤为基础方，且因本病本来属于外感所致，所以服药后当避风邪，且应出薄汗为度，麻、桂用量也当以汗出为评价指标。

3　病案举隅

3.1　案 1

患者，男，64 岁，主因"记忆力减退 2 年，肢体肌肉萎缩 7 个月，间断胸闷 1 周余"以"下运动神经元综合征"于 2016 年 9 月 13 日入院。患者 2 年前无明显诱因出现记忆力下降，1 年前出现胆怯、入睡困难等症状，7 个月前出现双上肢乏力，于上肢远端开始，表现为拿筷子、系衣扣困难，6 个月前患者逐渐出现双下肢无力，蹲起困难，患者患病以来多次于首都医科大学附属北京中医医院针灸科及北京中医药大学附属东方医院住院治疗。3 个月前于首都医科大学附属北京中医医院诊断为"下运动神经元综合征"。1 周前患者无明显诱因出现胸闷憋气，活动后气短等症状，休息后未见明显减轻，诊断为"Ⅱ型呼吸衰竭"。现症见：嗜睡，每日卧床时间长，记忆力减退，肢体肌肉萎缩，肌力减退，蹲起困难，上下楼梯费力，身体瘦弱，胸闷憋气，活动后气短，双上肢不自主运动，夜间明显，体重近 4 个月由 50kg 下降至 41kg，不欲饮食，大便日行 1 次，质可，小便黄。既往无慢性疾病史。入院诊断：中医诊断：痿证，气阴两虚。西医诊断：下运动神经元综合征，Ⅱ型呼吸衰竭。入院后对症予保持呼吸道通畅、吸氧、营养神经、改善记忆等治疗，无创呼吸机床边随时备用。中医方面予针刺治疗、中低频理疗、红外线照射、中药泡洗改善肌无力症状。

2016 年 9 月 18 日一诊：患者入院 5 天，精神状态极差，肌肉萎缩明显，长时间卧床，病房内如厕即觉呼吸困难，时有胸闷憋气，纳食不能，无自主觅食，吞咽功能减退，小便调，大便日一行，舌绛红无苔，脉弦。查体：胸廓活动度 < 1.0 cm。床边无创呼吸机备用。请刘清泉院长会诊，予处方如下：鲜地黄 120g，石斛 30g，山茱萸 60g，当归 30g，羌活 15g，防风 15g，鲜芦根 120g，陈皮 10g，麻黄 6g，马钱子面 0.3g，每日一剂，水煎200mL，每日两次。

2016 年 9 月 22 日二诊：服上方 3 天后，患者精神状态及纳食较前好转，已有自主活动，活动区域在病房楼道，无明显汗出，余症状及舌脉同前。继续予上方加减：鲜地黄90g，石斛 30g，山茱萸 60g，当归 30g，羌活 15g，防风 15g，鲜芦根120g，陈皮 10g，麻黄6g，桂枝 10g，马钱子面 0.3g，每日一剂，水煎 200mL，每日两次。

2016 年 9 月 27 日三诊：患者出院，于门诊随诊，症见：患者精神症状明显好转，活动增加，可自行行走及散步，此次随诊自行步入诊室，但仍觉乏力，偶感憋闷，纳食明显好转，已有自主觅食，吞咽功能增强，眠差，有困倦感。大便日行 2 ~ 3 次，成形。家属述每食后总有便意，夜尿 2 ~ 3 次，尿黄。舌绛红无苔，脉弦。予处方如下：鲜地黄 30g，生地黄 60g，当归15g，羌活 10g，防风 30g，麻黄 10g，桂枝 15g，炒白术15g，竹茹 10g，生石膏 30g，干姜 10g，黄芩 15g，马钱子面 0.3g，每日一剂，水煎 200mL，每日两次。病人于 10 月中下旬因"呼吸衰竭"去世，虽最终未能挽救患者生命，但在一定程度上改善了患者的生活质量，值得临床参考。

3.2　案 2

患者，男，54 岁，2016 年 11 月 15 日初诊。主因"四肢肌肉萎缩 2 年"前来就诊。患者 2 年前于郑州大学第一附属医院诊断为"酒精中毒周围神经损伤""运动神经元病"。现症见：四肢肌肉萎缩，自主呼吸弱，夜间需要呼吸机，上肢肌力 5¯级，下肢肌力 3 级。纳眠可，小便频，便秘，依赖药物辅助排便。舌尖红，苔黄，有齿痕，脉滑数。予处方如下：生麻黄10g，桂枝 10g，杏仁 15g，生石膏 60g，当归 30g，川芎 15g，党参 30g，干姜 15g，防风 30g，炙甘草 10g，黄芩 15g，羚羊角粉[冲]0.9g，生地黄 30g，生大黄10g，14 剂，水煎服，早晚分服。

2016 年 12 月 20 日二诊：呼吸困难症状较前明显减轻，两肩疼痛，大便稀，膝盖以下发凉，四肢软弱无力，纳差，舌红，苔腻略黄，脉滑数。查体可见胸廓活动度增加。予处方如下：生麻黄 15g，桂枝 15g，杏仁 15g，生石膏 30g，当归30g，川芎 15g，党参30g，干姜 10g，防风 30g，炙甘草 10g，黄芩15g，羚羊角粉[冲]0.6g，生地黄 60g，14 剂，水煎服，早晚分服。

4　讨论

上附两则医案，在病名诊断方面均属中医"风痱"的范畴，而因病情轻重，处方略有不同，经治疗两位患者呼吸困难的症状均有一定程度的好转，改善了患者的生存质量。所以在疾病的治疗方面，病名诊断及病因诊断决定治疗的大体方向。而两则病例之所以处方上具有差别，则在于辨络病层次的差别。

案一患者病情较重，初诊时即卧床，不能下地行走，呼吸极度困难，身体十分消瘦，床边呼吸机随时备用，舌绛红无苔，故而辨病为风痱，病位在血络，证属腠理闭塞，络脉不通，病情危重，当以救命为主。《神农本草经》中记载："干地黄，味甘、寒，主折跌绝筋，伤中，逐血痹，填骨髓，长肌肉，作汤除寒热积聚，除痹。"《医学启源》言鲜地黄能"凉血、（润）皮肤燥"。《本草从新》谓其能"消小肠火，清燥金，消瘀通经，治诸大热、大渴引饮之证"，故鲜地黄能走皮肤，通经络，逐瘀破血可知。方中马钱子亦作通络之用，其乃番木鳖子，据《本草易读》，其善疗咽喉痛痹，消痞块坚硬，还可堕胎，乃开通经络、透达关节之要药。现代药理学研究发现马钱子含有番木鳖碱，能使脊髓、延髓和大脑皮层兴奋，从而增强骨骼肌紧张度，改善肌肉无力状态，陈文光[8]运用马钱子治疗重症肌无力、格林－巴利综合征并发呼吸肌麻痹均收到很好疗效。故方中以大剂量干地黄合马钱子通络逐痹。《素问·风论》云："风者，善行而数变，腠理开，则洒然寒，闭则热而闷。其寒也，则衰食饮；其热也，则消肌肉。"散风之法亦可为通络之用，故以生麻黄发汗、开腠理，并防风、羌活消善行之风。且目前病人肺热叶焦，津伤不能濡润四肢肌肉筋脉，在散风通络的基础上，辅以鲜芦根、石斛、山茱萸、当归养阴填精，故收效甚佳。二诊时患者症状好转，络脉得通，减马钱子及鲜地黄量，而虽用麻黄 6g，目前仍无明显汗出，故加桂枝以开肌腠、和表里。三诊时患者活动能力明显增加，呼吸困难好转，饮食吞咽功能逐渐恢复，但目前纳食欠佳，风生寒热，生寒而衰其饮食，患者目前纳差食少，故用干姜以散胃寒。患者目前病情较重，发汗之法当慎重用之，不可贸然麻黄桂枝同用，大发其汗，伤其正气，当以大剂通络法，发汗小剂徐徐图之。

案二患者病在气分，络脉郁闭不甚，虽未使用鲜地黄、马钱子通络，但散风之法亦为通络之用。以《古今录验》之续命汤加减，仍用防风散风，生麻黄、桂枝开腠理，此患者舌脉表现属热象明显、津伤不重，脉属滑数，故用黄芩、石膏、生地黄清其内热，当归、川芎行血以灭风，干姜温散胃寒。患者便秘，故用大黄泻热通便。患者既往喜饮酒，酒毒内盛，易伤肝脾，湿热内生，肝热较重，以羚羊角专泻肝火，且羚羊属木，善平肝风。全方收清热凉肝、散风通络之效。二诊时患者大便已稀，故去大黄；且未诉明显汗出，故酌情增加开肌腠之力，麻黄及桂枝用量增加；患者目前苔黄较前好转，减石膏用量。另外，刘清泉教授认为鲜地黄通血络，虫类药通气络，而在疾病的发展过程中，患者之所以没有用虫类药的原因在于：第一，虫类药窜，易伤气，该病人本身则气虚。第二，该病情还达不到用虫类药的时候，虫类药在本病的发展过程中更多的是用于止痉，通过搜剔络脉之风以达到止痉的作用，患者本身并没有抽搐痉挛等症状，故不用之。

刘清泉教授继承古法，开拓创新，继承历代以来对于风痱的研究成果及治疗经验，并在诊断及治疗过程中极大地丰富了络病理论的实践。

5　展望

历代医家对小续命汤的使用提出如下观点：《三因极一病证方论》云："有风疹家，天阴节变，辄合而服之，可以防喑。"《太平圣惠和剂局方》中亦有"久病风人，每遇天色阴晦，节候变更，宜防喑"的记载。西医记载病毒感染与本病的发病有关，是否皮肤类疾病的与运动神经元病的发病有关有待进一步研究证实。

参考文献

[1]　段保亮. 运动神经元病 62 例中医证候研究 [J]. 光明中医，2016，31（11）：1566-1568.
[2]　张朝霞. 健脾补气法治疗运动神经元病 10 例 [J]. 中医研究，2013，26（9）：27-28.
[3]　杜宝新，郑瑜，许浩游，等. 健脾补肾法治疗运动神经元病 21 例疗效观察 [J]. 新中医，2009，（2）：40-41.
[4]　李燕娜，陈万根. 从肝从风论治运动神经元病 [J]. 中医药研究，1996，13（1）：26-30.
[5]　江尔逊.《古今录验》续命汤治疗风痱之研讨——从抢救一例风痱危证谈起 [J]. 中医药学报，1984，（4）：38-41.
[6]　王永炎，常富业，杨宝琴. 病络与络病对比研究 [J]. 北京中医药大学学报，2005，28（3）：1-6.
[7]　米烈汉，孙秀珠. 黄竹斋先生论治中风偏瘫病经验简介 [J]. 国医论坛，1989，（1）：23-25.
[8]　陈文光. 马钱子散治痿证 [J]. 上海中医药杂志，1982，（10）：30.

张士芳治疗不安腿综合征辨治经验

不安腿综合征（restless legs syndrome，RLS）又称不宁腿综合征，于 1685 年由 Wills 首次提出[1]。临床表现主要为下肢尤其是小腿部有撕裂感、蠕动感、烧灼感、疼痛或者瘙痒感

钟学文（航天中心医院中医科）

等难以形容的异常不适感，于夜间出现，静息时明显，活动下肢后可暂时缓解，常伴有睡眠障碍，严重时白天亦可发作。我国患病率在 1.2% ~5%，以中老年人常见[2]。本病发病机制尚不清楚，现代医学多采用多巴胺类及镇静催眠类药物治疗，但疗效欠佳。中医对本病的规范化治疗并无统一标准，医家们或提倡祛邪，或强调扶正。张士芳主任是北京市名老中医，从事中医脑病临床工作六十余载，临证经验丰富，对神经系统疑难杂症的诊治颇有心得，现介绍张主任治疗不安腿综合征的经验，亦为本病的规范化治疗提供新思路。

1　病机探析

中医对本病并没有明确的命名，其相关症状散在于《金匮要略》"血痹"、《灵枢·百病始生》"足悗"中。薛己虽在《内科摘要》中有较为详细的酷似本病的症状描述，但对病机未予阐明。

各家对本病的病机认识并不是很一致。赵阳等[3]认为血脉瘀阻是本病的主要病机；何刚[4]认为脾失健运，湿浊内生，蕴而化热，湿热下注浸淫肌肉筋脉为本病的发生机制；别冬云[5]认为本病的发生与心、肝、脾、肾功能不足，气血亏虚密切相关；武宏[6]认为此类患者多为阳气虚弱，寒客经脉；而伊万里[7]则强调肝肾阴亏，阴不涵阳，虚阳扰动，筋脉失养，引发本病。

造成上述病机认识不一致的原因其实在于本病发作人群虽以中老年常见，但是其发病却可见于各种年龄，包括学龄前儿童[8]。且本病又同时分为两型，即原发性和继发性。原发性不安腿综合征患者往往伴有家族史，目前认为转录激活因子样效应物等基因可能与不安腿综合征有关；继发性不安腿综合征患者可见于缺铁性贫血、孕妇或产妇、肾脏疾病后期、风湿性疾病、糖尿病、帕金森病、Ⅱ型遗传性运动感觉神经病、Ⅰ/Ⅱ型脊髓小脑性共济失调及多发性硬化等[9]。发病年龄范围广，发病因素多样化导致其病机复杂。因此，张士芳主任纵观本病发展进程，提出该疾病的不同时期有其独特的病机特点。

张主任认为，本病初期以实证为主，外受寒湿之邪，客于经脉，脉络不通，血行不畅，肢端失养，或痰瘀内生，阻滞经络，阳气不得布达肢体，腿部不适，故初期病性主要责之于寒、湿、瘀。久病伤正，本病中期正气已伤，邪气尚存，故病性为虚实夹杂。后期尤以虚证显著，病位在肝、脾、肾。若肝阴亏虚，血不荣筋，则出现肢体麻木、筋脉拘急等症状。肝脏阴亏则阳气亢盛，阳盛生风，则出现筋挛肉瞤、手足蠕动等动风症状。若脾气亏虚，化源不足，筋失所养，则出现肢体软弱无力等症状。脾虚易生水湿、痰饮，则出现肢体困重等症状。若肾精虚损，五脏六腑不得滋养，筋骨肌肉失养失充，则出现肢体无力不适等症状。

2　辨证论治

据统计，仅 32% ~81% 的患者会寻求就诊，其中仅有 6% 的患者能得到正确诊断[9]。中医治疗同样也缺乏统一的指导方案，大多应用成方或者自拟方加减，或强调瘀血阻络[10]，或强调湿热下注[11]，或强调气血不足[12]。部分文献会依据经验对本病进行证型划分，如高先正等[13]将本病分为寒湿、湿热二型。张太平等[14]将本病分为瘀血阻络、湿邪痹阻、气血亏虚、肝血虚四型。

张主任依据本病发展特点，以分期病机为纲，进行辨证施治，认为本病初期多辨证为实证，治则以祛邪为主；中期多为虚实夹杂证，治则应扶正祛邪；后期多为虚证，治则以扶正为主。

2.1　初期从实论治

2.1.1　寒湿痹阻证

外受寒湿之邪，或内生痰湿。临床表现为双下肢胀、重、紧等难以名状的感觉，夜间休息时加重，可伴周身困重，胃脘痞满，舌淡，苔白腻，脉弦滑。治宜散寒祛湿，通络除痹。方选三仁汤加减，药物常用杏仁 10g，白豆蔻 10g，生薏米 20g，滑石 10g，厚朴 12g，白通草 10g，法半夏 10g，鸡血藤 20g，独活 12g。湿邪日久郁而化热，应加清热祛湿之品，如黄柏 15g，车前子 20g，泽泻 15g。

2.1.2　瘀血阻络证

因外邪等原因导致瘀血阻于脉络，肌肤筋脉失于濡养，临床表现为肢体酸胀麻木，伴针刺、蚁走感，必须经捏抓腿部肌肉才能缓解，夜间尤甚，伴舌紫暗，苔薄白，舌下脉络瘀粗，脉涩。治宜活血化瘀，通络止痛。方选血府逐瘀汤加减，药物常用桃仁 10g，红花 12g，当归 12g，白芍 20g，熟地黄 12g，川芎 10g，川牛膝 15g，柴胡 10g，乳香 10g，没药 10g。

2.2　中期从虚实夹杂论治

此时邪气尚存，正气已虚，治宜祛邪并扶正，同时辨清两者孰重孰轻。寒湿内停，困脾伤脾，需祛湿健脾，方选三仁汤合黄芪桂枝五物汤加减；瘀血阻络，血不养肝，肝阴亏虚，需活血通络，养肝柔筋，方选血府逐瘀汤合一贯煎加减。阴虚生风动，肝阴亏损夹杂风邪时，需养血柔肝，祛风止痉，方选一贯煎加全蝎、地龙、防风等祛风通络之品。

2.3　后期从虚论治

2.3.1　肝肾阴虚证

本病中老年人多见，且大多病程较长，迁延难愈，致肝肾亏虚。临床表现为下肢麻木、拘急，痿软无力，可伴烦乱不安，目干涩，腰膝酸软，舌嫩红少苔，脉沉细数。治宜滋补肝肾，养阴柔筋。方选一贯煎合左归丸加减，药物常用北沙参 20g，枸杞子 20g，当归 15g，生地黄 15g，川楝子 9g，菟丝子 15g，山茱萸 20g，炙龟板 20g。阴阳互根互用，肝肾阴虚日久，阳气亦亏损，此时需在方中加淫羊藿、肉桂，以补火助阳，达到阴阳双补功效。

2.3.2　脾气亏虚证

久病及脾，气血生化不足，气虚血亏不能濡养肌肉筋脉。临床表现为下肢无力、倦怠，可伴纳眠差，便溏，舌淡苔白，脉沉无力。治宜健脾益气，养血通络。方选黄芪桂枝五物汤加减，药物常用生黄芪 30g，白芍 20g，桂枝 15g，丹参 15g，当归 15g，生姜 4 片，大枣 4 枚。

3　验案举隅

患者，女，58 岁，主因"双下肢不适感 5 年，加重 1 周"就诊。患者自诉近 5 年无明显诱因常于安静或睡时出现双下肢烦躁、瘙痒、疼痛感，时又如蚁走虫爬感，难以明确表述，活动下肢后症状可略缓解。近 1 年症状加重，出现双下肢烧灼、抽动、无力感，活动肢体后症状缓解不明显。1 周前于外院就诊，治以活血通络，予身痛逐瘀汤加减。服药后患者下肢抽动、无力感加重。现症伴烦躁，眠差，大便秘结，小便黄，舌暗红少苔，质干，脉沉数。

张主任认为现阶段属病程中期，病性为虚实夹杂，证属肝肾阴虚，瘀血阻络。治疗以滋养肝肾、养血柔筋为主，辅以化瘀通络。处方：生地黄 20g，山茱萸 15g，北沙参 20g，枸杞子 20g，当归 15g，白芍 30g，川楝子 6g，丹参 15g，乌梢蛇 10g，木瓜 30g，川牛膝 15g，枳壳 15g，首乌藤 20g。7 剂，水煎服，每天 1 剂。方中生地黄、山茱萸滋养肝肾；北沙参、枸杞子滋阴养肝，以加强养阴作用；当归、白芍配生地以养血柔筋；川楝子疏肝清热，清肝中虚火；配以活血通络药物，如凉血活血的丹参，性善走窜、长搜风邪、透关节、通经络的乌梢蛇；选用木瓜、川牛膝为引经药，使药达病所，同时起到活血、祛风湿、补肝肾的功效。全方合用，共奏养阴、柔筋、通络之功。

二诊：服药后双下肢烧灼感明显缓解，睡眠时间延长，心中烦躁感亦有减轻，但双下肢抽动感仍明显。考虑滋补肝肾后患者阴虚阳亢的烧灼症状缓解明显，此时抽动为夹杂的风邪，故应加大祛风邪力度，上方加全蝎 6g，地龙 10g，防风10g，鸡血藤 20g。继服7 剂。

三诊：服药平妥，双下肢烧灼、烦乱、抽动感消失，乏力感较前缓解，二便调。现有双下肢寒凉感，伴反复疼痛不宁，舌暗红，苔薄白，脉沉细。患者出现肢凉症状，与首诊时下肢灼热感有相佐之处，考虑患者年过半百，在肝肾阴亏的同时，阳气亦亏损。如《素问·生气通天论》云："阳气者，精则养神，柔则养筋。"筋脉失于阳气温煦，故表现为寒凉、疼痛。治疗上去北沙参、生地黄、川楝子等性凉之品，加淫羊藿、肉桂以补火助阳，温肾散寒，用通阳药物带动活血化瘀药物行走经脉。血遇寒则凝，故用水蛭以破血除瘀，加强通络搜风功效。调方如下：山茱萸 15g，枸杞子 20g，当归 20g，白芍 20g，熟地黄 12g，木瓜 30g，炙龟板 20g，淫羊藿 12g，肉桂 3g，乌梢蛇 10g，鸡血藤 15g，炙水蛭 5g。继服 7 剂。

四诊：服药平妥，双下肢不适感较前明显缓解，眠可，二便调，舌暗红，苔薄白，脉细。将上方加工为丸剂，早晚各 1 丸，温水送服，连服 1 个月，巩固疗效。

两个月后随访，患者病情平稳，双下肢未再有烧灼、烦乱、抽动感，眠可，二便调。

按：患者就诊时病程已属中期，病性为虚实夹杂，此时是以正虚为主，邪实为辅，故应重在补虚，辅以祛邪。张主任是在补其虚的基础上逐渐增大祛邪力度，取得较好疗效。患者在外院疗效不佳的原因在于辨证分期的失误，将病性定为初期实证，故治疗上只采用祛邪，不予扶正，出现了耗气伤正的情况，表现为下肢无力加重。相反，若只扶正，不采用祛邪手段，则会闭门留寇，亦加重病情。纵观全程，张主任时时审证求因、辨证施治，故每每收到良好疗效。

4　总结

张主任认为不安腿综合征可以不同病程阶段而确定病机及辨治分型。上述辨证为本病的基本证型，临床中可单一出现，亦可间杂出现。初期病机多为寒、湿、瘀；中期多为虚实夹杂；后期多体现为肝肾阴虚、脾气亏虚。而本虚与标实孰重孰轻，需灵活辨证。治疗上或散寒、祛湿、通络，或滋补肝肾，健脾益气，或扶正祛邪兼顾。张主任对不安腿综合征的辨治分析也为本病的规范化诊治提供了新思路。

参考文献

[1]　Ekbom K A. Restless Legs Syndrome [J]. Neurology, 1960, (10)：868-873.

[2]　马建芳，辛晓瑜，梁樑，等. 原发性不宁腿综合征的患病率调查 [J]. 中华神经科杂志，2012，45 (12)：873.

[3]　赵阳，刁倩，李涛，等. 活血化瘀治疗不宁腿综合征的理论探讨 [J]. 国际中医中药杂志，2012，34 (4)：335-337.

[4]　何刚. 三仁汤加减治疗糖尿病不宁肢综合征 36 例 [J]. 中医杂志，2000，41 (1)：56.

[5]　别冬云. 归脾汤配合美多巴治疗不安腿综合征 [J]. 湖北中医杂志，2011，43 (4)：54.

［6］　武宏. 当归四逆汤治疗不宁腿综合征 45 例 ［J］. 四川中医, 2006, 24 （10）: 65-66.

［7］　伊万里, 李春红. 李春红滋补肝肾养阴柔筋法治疗不安腿综合征经验 ［J］. 云南中医中药杂志,
　　　2014, 35 （7）: 8-9.

［8］　Pack AI, Pien GW. Update on Sleep And Its Disorders ［J］. Annu Rev Med, 2011, 62 （2）: 447-460.

［9］　Salas RE, Gamaldo CE, Allen RP. Update in Restless Legs Syndrome ［J］. Curr Opin Neurol, 2010, 23
　　　（4）: 401-406.

［10］　朱树宽. 血府逐瘀汤治疗不安腿综合征 103 例 ［J］. 山东中医杂志, 2010, 29 （3）: 162-163.

［11］　房继英, 王桂枝, 谷万里, 等. 四妙丸加味治疗不安腿综合症 40 例 ［J］. 中医药信息, 1995
　　　（5）: 43.

［12］　刘娟, 仲诚. 黄芪桂枝五物汤治疗不安腿综合征 20 例 ［J］. 光明中医, 2012, 27 （4）:
　　　738-739.

［13］　高先正, 陈烨, 白海运. 不宁腿综合征治验 ［J］. 现代中医药, 2003, （2）: 62.

［14］　张太平, 金晓霞. 不安腿综合征的汤药治疗 ［J］. 中国卫生产业, 2014, 1 （5）: 175-176.

余惠民主任医师治疗老年性聋经验

随着中国逐步迈入老年化社会, 老年病学日益受到重视。而老年性聋是老年人的常见病种, 直接影响到了老年人的生活质量。在英国, 20% 的成年人有听力的受损, 60 岁以上人群中则达到了 75%。在美国, 预计到 2030 年将有 4000 万人出现听力受损[1]。中医学对耳聋的记载早有阐述, 并有详细的治疗方药。余惠民是湖北省荆门市中医医院主任医师, 首批湖北省知名中医、湖北省中医名师, 从医五十余载, 擅诸科疾病, 常获良效。笔者曾有幸师从于余惠民老师, 侍诊其左右多年, 现将余老在临床上治疗老年性聋的经验总结一二, 以供同道参阅。

1　余师对病因病机的认识

老年性聋是指随着年龄的增长, 双耳听力对称性进行性下降, 以高频听力下降为主的感音性耳聋。尽管老年性聋是生理现象, 但对生活质量有较大影响, 因此延缓其进展是其主要目的。

余师指出, 老年性聋有徐发和急发之分。急发多与肝有关, 而徐发责之于肾。如《医学心悟》云:"若病非外观, 有暴发耳聋者, 乃气火上冲……若久患耳聋, 则属肾虚, 精气不足, 不能上通于耳。"急性发病多见于情绪波动或情怀少畅, 导致肝气逆乱或郁结, 气郁则阳郁, 气乱则阳气不伸, 失其宣畅, 闭塞耳窍, 双耳失聪; 或郁而生热, 热化为风, 风热相搏, 炼液成痰, 痰随阳升, 蒙蔽耳窍, 导致耳聋。《素问·六元正纪大论》云:"木郁之发, 甚则耳鸣旋转。"《医宗金鉴·目眩耳聋》说:"耳聋者, 耳无所闻也, 皆少阳经主证。"《素问·至真要大论》说:"厥阴之胜, 耳鸣头眩。"肝胆相表里, 足厥阴肝经、足少阳胆经皆络于耳。肝易动难静, 喜柔喜畅, 而畏抑郁。胆为中精之府,"少阳病

王长江 （湖北省荣军医院肾内科）

陈丽娟　陈明达 （荆门市中医医院肾病科）

衰，耳聋微闻"。

徐发多由一些慢性病发展而来，日久耗气伤精，或瘀血内停，耳窍失养，故致耳聋。《灵枢·脉度》指出："肾气通于耳，肾和则耳能闻五音。"肾藏精，"精脱者，耳聋"，因此耳聋与肾气密切相关。但耳为七窍之一，七窍的功能渊源于五脏之精气，"五脏不和则七窍不通"（《灵枢·脉度》）。肾精受五脏之精而藏之，故余师指出，五脏相安，则肾气充足，耳有所养；五脏不和，则肾精亏虚，故耳失聪。

耳聋常伴有耳鸣，初为间歇性，常在夜间出现，此后演变为持续性。《医学入门》言："耳鸣乃是聋之渐也。"耳鸣、耳聋病机相同，程度不同而已。《灵枢·决气》记载："脑髓消……耳数鸣。"余师指出，老年性聋亦守"旦慧、昼安、夕加、夜甚"之规律。其原因是，一是老年人精亏血少，无以充耳；二是半夜阴气渐盛，肾以封藏为主，不达耳窍，精气则无以养耳。《灵枢·营卫生会》云："老者之气血衰，其肌肉枯，气道涩，五脏之气相搏。""夜半为阴隆，夜半后而为阴衰，平旦阴尽，而阳气受矣。"

脾居中州，主运化升清，交通上下，斡旋人体全身之气血。脾与耳聋的关系主要有：一是脾胃无力运化水谷，化生血液，则耳失血养；二是无力将肾精上输至头面诸窍，耳失精充；三是老人脾胃虚弱，木气犯土，枢机不利，升降失运，清浊反作而耳聋。

2　急、慢性分期论治

2.1　急性期病情较重较急，从肝论治

急性发病期，主要病位在肝，治疗在于疏肝理气或平肝潜阳，兼顾通窍聪耳。疏肝理气常以逍遥散或柴胡疏肝散化裁，平肝潜阳则以镇肝息风汤、天麻钩藤饮加减。余师指出，逍遥散多用于情志不畅，兼有脾胃运化不力之患者，柴胡疏肝散则用于肝气郁结为主的患者。镇肝息风汤用于肝阳上亢，有化风之象，天麻钩藤饮则用于肝阳略亢之患者。常用药物包括柴胡、枳壳、白芍、茯苓、薄荷、代赭石、龙骨、牡蛎、磁石、珍珠母等。代赭石、龙骨、牡蛎、磁石、珍珠母诸药，均有平肝潜阳之功，但使用有别。代赭石苦寒，质重沉降，用于肝火盛者，常与夏枯草联合使用；而龙骨甘、平，牡蛎微寒，归肝、肾经，常相须为用，镇潜肝火，用于伴有失眠、尿频、夜尿多等正虚不固且肝阳略亢之耳聋。磁石咸、寒，归心、肝、肾经，用于伴失眠、多梦、双目干涩等肝肾亏虚之证。若肝气久郁，伤血，化火，伤阴，阳亢，以致风热上扰于耳，耳聋突然加重，则加用菊花、夏枯草、薄荷等疏散风热、清肝火之品，保津护液，清火而不伤水。《本草正义》指出："凡花皆主宣扬疏泄，独菊花则摄纳下降，能平肝火，息内风，抑木气之横逆。"《本草求真》记载夏枯草"是以一切热郁肝经等证，得此治无不效"。薄荷疏散风热，疏肝解郁，此为清轻疏散之药，散邪而不伤精。若肝气久郁，每多动血、化火、伤阴、阳亢，以致动风之兆，需要镇阳散郁，渗湿和胃，清热调气之药，一则疏肝气，二则运中州，三则滋肾水，荣肝木，防肝风大动。

2.2　慢性期病情较缓，从肾徐调

慢性期多由于肾失潜藏，肝肾精血互致匮乏，水不涵木，以致水愈亏而火愈旺。根据肾精亏虚病情之轻重，以遵育阴潜阳之要旨，固本培元，以防病渐，多选用六味地黄丸、耳聋左慈丸、左右归丸等补肾名方为基础方。若患者初期，病情较轻，以六味地黄丸加减为主；若伴有眩晕，肝气不疏，情志不畅，则选用耳聋左慈丸或者六味地黄丸配合逍遥散。耳聋左慈丸乃六味地黄丸加磁石、柴胡二药而成。磁石具有重镇降逆、平肝潜阳、聪

耳明目之功，能摄纳虚浮之肝阳而潜于肾，恰如《本草衍义》所言："肾虚、耳聋、目昏者皆用之。"柴胡疏肝理气，气顺则耳窍通。若耳聋较甚，根据阴阳之不同，选用左、右归丸，方中龟胶、鹿角胶配合蛤蚧等血肉之品，血肉情浓，直补肾精。在补肾基础上，配合健脾升清、开窍之中药，如加入黄芪振奋元气，补气升阳，升麻、葛根透气外达，菖蒲、远志宣通耳窍，使药直达病所。并酌加木香，行三焦之气，疏通三焦，则精行通畅，交通无碍。现代研究也证实耳聋左慈丸[2]、葛根[3]等方剂、中药对耳聋具有保护作用。

另外，老年人脾胃运化功能减退，易聚湿生痰，痰蒙清窍，发为耳聋。此期，多加用薏苡仁、苍术、厚朴之品，健脾化痰祛湿。病程日久，久病入络，则加用蜈蚣、全蝎、地龙之品，灵动走窜，祛邪剔络。

3　典型病案

患者，男，69岁。因"双耳听力下降伴耳鸣1个月"就诊。患者近1个月来感听力下降，并出现耳鸣，尤以情绪激动时耳鸣明显。因为耳鸣，夜间睡眠差。无高血压、糖尿病病史。舌质淡红，苔黄腻，脉弦细。诊断为肾精亏虚，肝阳上亢。处方：生地黄20g，山药15g，山茱萸15g，牡丹皮15g，泽泻10g，茯苓15g，黄芪20g，葛根10g，当归15g，白芍15g，柴胡10g，木香10g，法半夏10g，夏枯草15g，薄荷6g，薏苡仁20g，丹参15g，甘草6g，共5剂。

5剂服完，复诊，耳鸣大减，夜间睡眠好转。舌质淡，苔薄白，脉弦细。上方去薄荷、法半夏，加淫羊藿15g，补骨脂15g。再进5剂，耳鸣消失。嘱其服用六味地黄丸巩固疗效，随访1年，听力无明显减退。

按：《内经》云：人年四十，则阴气自半。患者年近七旬，阴虚阳亢，阴阳失衡。情志郁怒动火，加之肝肾皆虚，更易生火化风，闭阻耳窍。结合舌脉，有痰湿之患。但其病不太久，故以六味地黄丸化裁。六味为养阴圣方，方中生地黄、山药、山茱萸直补肾阴，牡丹皮、泽泻、茯苓专于利湿。黄芪、葛根补气升阳，载药上行。白芍柔肝养肝，柴胡、夏枯草、薄荷疏肝热。法半夏燥湿化痰，薏苡仁淡渗利湿，丹参活血。三焦虽为水道，亦为元气之别使，故加木香疏浚三焦，使水湿、精气不致壅塞。本方阴中有阳，防止阴柔过量，碍脾生湿，燥中有利，燥化痰湿。二诊病情缓解，舌脉示痰湿已除，加淫羊藿、补骨脂补肾充耳，从肾调之。继予六味地黄丸补肾精，充耳窍。以上诸法，随证用之，故如灯取影。

4　讨论

在长期的临床实践中，余师体会到，老年性聋并非完全不可逆转，辨证施治，肝肾同治，可以改善患者的听力，提高患者的生活质量，不能仅仅局限于西医之听神经、感受器、耳蜗等，应着手于全身脏腑气血。

耳聋之变，无非肝肾两脏。肝阳之病，实为郁怒伤肝而起，为郁火、实火；虚则肾阴不足，水不涵木所致，为虚火。实证以清火为主，虚火以壮水为先。叶天士在《临证指南医案》中指出："肾液不营，肝风乃张。"因耳聋之病，本于肾之虚，标于肝之变。余师常道："凡病往来之迅速，多从肝治；凡病发展之徐缓，多从肾调。"

在急性期以治肝为主。肝之为病，往往变化多端，有化风、生火、动血、犯土等之变，较重较急，须直指病处。肝阳升亢，则平抑肝阳；肝阳化风，则镇肝息风；肝火伤阴，则柔肝养阴；累及他脏，随症加减。慢性期以肾为主，发展多缓慢，须徐徐调之。肾精初亏，六味地黄丸加减；精虚已重，随阴阳轻重，左归丸、右归丸增损。肾虚无以涵木，耳聋左慈丸化裁。在此基础上，随证配以通窍、活血、化痰、利湿、健脾之品，以达到培补相兼，通涩相伍之功。

参考文献

[1]　Ciorba A，Bianchini C，Pelucchi S，et al. the Impact of Hearing Loss on the Quality of Life of Elderly A-dults［J］. Clin Interv Aging，2012，7（1）：159-163.

[2]　王静，郭春荣，董杨，等. 耳聋左慈丸及有效拆方拮抗庆大霉素诱导毛细胞凋亡的实验研究［J］. 中国中药杂志，2010，35（18）：2464-2468.

[3]　陈望燕，姚琦，刘卫红，等. 葛根对老年豚鼠听功能的保护作用［J］. 听力学及言语疾病杂志，2009，17（6）：573-575.

第十七章

针灸推拿

路志正"持中央、运四旁"在针刺
治疗神经根型颈椎病中的应用

颈椎病是指颈椎间盘退变及其继发椎间关节退变导致周围组织受累，出现一系列症状。其中神经根型颈椎病临床发病率最高，临床表现主要为颈肩臂僵硬疼痛、麻木，颈后有压痛并有上肢放射痛等。中医认为神经根型颈椎病属于"项痹病"的范围，古人亦有"项强""颈筋急"等多种论述。中医认为"项痹"在病因上多为气血不足、痰浊内蕴、外感六淫之邪、外伤跌仆等。治疗则以局部治疗为主，缺少中医整体辨证思想。路志正教授行医七十余载，致力于脾胃学说和温病学说的研究，在继承古人的基础上提出了"持中央、运四旁、怡情志、调升降、顾润燥、纳化常"调理脾胃的学术思想，并应用于临床常见病、疑难病的诊治[1]。笔者运用此思想指导临床针刺治疗神经根型颈椎病效果显著。

1　持中央、运四旁

路老认为"中央"者，脾胃也，后天之本，气血生化之源。《医方考》曰："脾胃人身之坤元也，至哉坤元，万物滋生，故脾胃为百骸之母。"[2]《黄帝内经》指出："脾胃者，仓廪之官，五味出焉。""谷气通于脾。"脾胃者，一阴一阳，一脏一腑，共同完成饮食水谷的受纳和运化，可化生气血津液，调和营卫，使气血无所不达，周身无器不养，是维持人体正常生命活动的后天之本。四旁者，狭义包括肝、心、肺、肾四脏，广义则指四肢百骸、五官九窍、皮肉筋骨，周身之器无所不含也。《黄帝内经》曰："胃者，五脏六腑之海也，水谷皆入于胃，五脏六腑，皆禀气于胃。"又曰五脏之中，"脾为孤脏，中央土以灌四旁"，言"运四旁"禀《内经》"灌四旁"之说。脾土将精微物质化生气血运行至全身各脏腑、孔窍、四肢、百骸等，脾胃健则周身气血充足，不失其用[3]。

李东垣在《脾胃论》中说，脾胃居中焦属土，与四旁脏腑密切联系，无论何脏腑受伤均可伤及脾胃，从而临床中通过调理脾胃，来治疗周身脏腑疾病。脾胃位居中焦，可交通上下左右而统摄四旁，能化生气血津液而滋养诸脏，濡养四肢皮肉筋骨，脾胃运化正常则生机不尽，脏腑安和，四肢筋骨强劲。若脾胃失运，则气机不畅，气血不荣，脏腑、四肢、筋骨、百骸失养而患病[4]。

可见人体的脊柱四肢功能、肌肉活动是否正常与脾胃有很大关系。《素问·太阴阳明论》曰："四肢皆禀气于胃，而不得至经，必因于脾，乃得禀也。"《素问·痿论》曰："脾主身之肌肉。""阳明者五脏六腑之海，主润宗筋，宗筋主束骨而利关节也。"皆明确指出了中焦脾胃对于四肢、关节、肌肉的重要作用。脾胃主调和营卫，化生气血，脾胃健运，化源充足，则气血充盈，营卫周流不息。营阴濡养脏腑四肢百骸，卫气温煦四肢，使卫气充足，营卫调和，"正气存内，邪不可干"，风寒湿热病邪不易侵犯[5]。这在神经根型颈椎病的临床辨证论治中，起到重要的指导作用。

于志谋（北京市石景山区中医医院骨伤科）
张华东（中国中医科学院广安门医院风湿科）

2 从脾胃论治神经根型颈椎病

神经根型颈椎病的病因包括内外诸多因素，路老认为气血不足、营卫不调是神经根型颈椎病重要内在病因。《灵枢·本脏》中提到："经脉者，所以行血气而营阴阳、濡筋骨，利关节者也。"如果脾胃失常，气血不足，营卫不调，不但有表卫不固，风寒湿热燥等邪气容易侵犯人体，而且会有经络不通，筋脉失养，肢体酸痛，活动不利等。施杞等认为颈椎病不论在脏腑经络、皮肉筋骨皆不离气血，临床根据"气血兼顾，以气为主，以血为先""益气化瘀，标本兼顾"的原则，运用益气化瘀法可延缓颈椎间盘退变[6]。

《素问·痹论》曰："荣者，水谷之精气也，和调于五脏，洒陈于六腑，乃能入于血脉也，故循脉上下，贯五脏，络六腑也。卫者，水谷之悍气也，其气慓疾滑利，不能入于脉也，故循皮肤之中，分肉之间，熏于肓膜，散于胸腹，逆其气则病，从其气则愈，不与风寒湿气合，故不为痹。"若机体先天禀赋不足或后天失养，脾胃功能失调，不能化生水谷精气，营气不能正常入于脉内，以调和濡养五脏六腑，乃至项背等周身关节肌肉筋骨皆失濡养，因此出现项背、上肢肌肉疼痛、肢体麻木等；项背为诸阳之会，若卫气失营气之濡养，卫气不足，则与营气不相和谐，以致营卫不调，肌腠疏松，藩篱不固，卫气失常，卫外不固。《医学入门·痹风》："痹属风寒湿三气侵入而成，然外邪非气血虚则不入。"[7]此时生活起居稍有不慎，则风寒湿热即可乘虚侵袭，或留着肌肉腠理，或阻滞经脉，或流注筋骨关节，凝滞气血，从而成"项痹病"。

气血不足，营卫不调，责之于脾胃。脾胃者，后天之本，气血化生之源，人之所赖以生也。所以临床治疗项痹病时不应大量选用活血化瘀力量较强的药物，路老认为此类药物活血通络祛瘀作用愈强，其对脾胃伤害愈大。应从根本调理脾胃功能，使气血充足，调和营卫，增强人体卫外之气，提高机体对外界环境的适应能力，从根本治疗项痹病。另外路老认为对于脾胃受损严重的患者，在治疗时常常以调理脾胃扶助正气为主，待脾胃功能恢复，五脏真精气血充足，营卫调和，正气存内，自然祛邪外出。

3 针刺治疗应用

针灸治疗颈椎病可通过整体辨证，以调理气血、疏通经络、活血化瘀等达到治疗的效果。用路老"持中央、运四旁"的调理脾胃思想指导针刺辨证取穴，改变了只对于局部腧穴、阿是穴的运用，不但提高了临床疗效，也为临床针刺治疗提供了新的思路。郭元琦等[8]研究认为腹针疗法以中脘、关元为君臣穴配伍其他腹部脾经胃经穴位，从远端取穴治疗颈椎病迅速缓解患者疼痛，效果显著。在临床辨证选穴中，以"中央"脾胃出发，选用补益后天、健脾益胃作用的经络穴位，如任脉之中脘、关元、气海以调周身阴脉；选足三里、三阴交、大椎、百会等强脾胃、通督脉、壮阳气以扶助正气，强壮身体，从而治疗项痹病脾胃虚弱，中气不足的内在病因。中医认为"通则不痛"，"荣则不痛"，所以在"持中央"的基础上以"运四旁"，以颈部、四肢远端穴位为主，既可活血化瘀，通调经络，又可输布气血，以养筋骨。路老认为"痿痹更以通补阳明为要"，因为阳明主束骨而利机关，"通补阳明"可益气血生化之源，调和营卫，濡养筋骨。凡罹患"项痹病"脾胃虚弱，气血不足，筋骨失养，肢体麻木者，即应以本法为主，辅以曲池、手三里、列缺、风池、肩井、天宗、外关、合谷等穴位以祛风除湿散寒、通经活络。神经根型颈椎病年久患者，应以本法以治巩固其本，避免反复发作，远期疗效稳定。

4　验案举隅

患者，女，38岁，2012年1月8日初诊。主诉：颈肩背部疼痛10年，加重伴左上肢麻痛1周。患者于10年前因产后失于调理，受风寒后出现颈肩背痛，曾有口服中药、针灸等治疗略好转，时有肩背疼痛反复发作，劳累、受凉后加重。就诊时诉颈肩背部疼痛、左上肢麻木、疼痛，无眩晕、恶心呕吐，双目少神，四肢乏力恶寒，面色白，唇色淡，眠差，舌淡苔薄白，边有齿痕，脉涩。查体：颈肩背肌肉紧张，颈椎各方向活动均受限，叩顶试验阳性。X颈椎片显示：颈椎生理曲度变直，退行性改变。现代医学诊断：颈椎病（神经根型）。中医诊断：项痹病（气血两虚证）。治疗方法：患者仰卧位，取中脘、关元、上脘、气海、风池、足三里、三阴交、曲池、手三里、合谷。其中足三里、三阴交、中脘、下脘、气海、关元行捻转补法；风池、曲池、手三里、合谷用泻法，常规针刺，留针约28分钟，每天1次。3次后，患者颈肩背部及上肢疼痛明显减轻，上肢偶有麻木。继续守上穴治疗2周后疼痛、麻木症状完全消失，后针刺5次以巩固疗效。随访3个月未复发。

按：本例患者为气血两虚证，产后失于调养，脾胃功能不足，气血生化乏源，四肢周身筋骨失于濡养，故见长期颈肩背疼痛，不耐风寒湿邪。故针刺时遵路老"持中央、运四旁"之说，以调养脾胃为治疗中心，补益气血，以濡养四肢百骸。穴选针刺中脘、气海、上脘、关元、足三里、三阴交，调理脾胃，资气血生化之源，先安后天之本。曲池、风池可祛外风，配手三里、合谷疏通经络。

5　结语

神经根型颈椎病是临床常见病，发病率逐步增高，且有年轻化趋势，针刺治疗本病效果显著。中医论治此病不能光着眼于局部病变，应从整体观念、辨证论治出发，重视人体气血、营卫虚实变化在颈椎病中重要作用，除配合特效穴、局部穴位外，应加用补益脾胃，强壮气血，调和阴阳的经络穴位，遵路老"持中央、运四旁"学说思想，以脾胃为中心，固后天之本，调和营卫，增强机体卫外之气，提高机体对外界环境的适应能力，又可通调周身气血津液，濡养筋骨，缓解肢体麻木，从根本治疗神经根型颈椎病。

参考文献

[1]　刘喜明，路洁，苏凤哲，等. 路志正教授调理脾胃法治疗疑难病证的学术思想研究之二 [J]. 世界中西医结合杂志，2009，4（4）：233.

[2]　吴昆. 医方考 [M]. 北京：中医古籍出版社，1999：96.

[3]　张华东，杜辉，于志谋，等. "持中央、运四旁"以治燥痹 [J]. 中国中医风湿病学杂志，2010，13（3）：359.

[4]　刘喜明，路洁，苏凤哲，等. 路志正教授调理脾胃治疗疑难病证的学术思想研究之三 [J]. 世界中西医结合杂志，2010，5（6）：471.

[5]　姜泉，焦娟，张华东. 路志正调和营卫治疗产后痹临床经验 [J]. 北京中医药，2010，29（9）：664.

[6]　施杞，王拥军，沈陪芝，等. 益气化瘀法延缓颈椎间盘退变机制研究 [J]. 医学研究通讯，2003，32（6）：27.

[7]　李梴. 医学入门 [M]. 天津：天津科学技术出版社，1999：829.

[8]　郭元琦，陈丽仪，符文彬. 腹针治疗颈椎病临床随机对照研究 [J]. 中国针灸，2007，27（9）：653-655.

傅杰英教授针灸调体质治疗慢性腰痛病经验

1 辨体质

辨证论治、辨体识病、治病求本是中医临证精髓，傅教授认为体质与机体处于健康或疾病的状态密切相关。《灵枢·五癃津液别》曰："阴阳不和，则使液溢而下流于阴，髓液皆减而下，下过度则虚，故腰背痛而胫酸。"腰为肾之府，各种慢性腰痛中医治之多责之肾虚。傅教授认为补肾调体是治疗慢性腰痛的基础，阴虚体质、阳虚体质、气虚体质是慢性腰痛的易感体质。而这些体质多兼夹痰湿、瘀血等，故体质的复杂性和偏颇程度决定了腰痛类型的多变性、治疗的困难性。具体应用上，应不拘泥于局部病变，要以辨病 – 辨体 – 辨证的整体观，从患者的疾病、证候与体质三方面整体治疗[1]。

1.1 阴虚体质

阴虚体质多基于肺肾阴虚而阴阳水火失调状态，主要是由于体内津液精血等阴液亏少，以阴虚内热为主要特征的体质状态，并对某些疾病具有高度的易感性[2]，多见形体偏瘦，皮肤偏干、偏薄，腰膝酸软[3]。傅教授认为该群体"肾气热，则腰脊不举"（《素问·痿论》），应"先补其阴，后泻其阳而和之"（《灵枢·终始》）。具体操作上，"肺为水之上源，肾为水之下源"，调整太阴、少阴功能，使营阴充盈，从而濡养筋脉。颈百劳、肺俞、膏肓，予以捻转补法或择之一穴温针灸法滋补肺阴；选取肾俞行温针法充养肾阴。配以关元、归来、三阴交三组穴位，滋肾润肺，补脾益元，从而"通调水道"，使"水精四布"。另外，在泻阳方面，傅教授常用手太阴肺经、手阳明大肠经二经井穴点刺放血，加配肾经荥穴然谷针刺，用捻转泻法，以开通经络，补而不滞。

1.2 阳虚体质

阳虚体质是基于脾肾阳虚而阴阳水火失调的状态，多见畏寒怕冷，腰膝冷痛，尿清便烂，形体偏胖，肤色白[3]。傅教授认为，"阳化气，阴成形"，阳气在人体内调控水谷精微的气化、转化过程，阳气不足则脾阳健运失司，痰湿瘀滞故而体胖。同时，"阳气者，精则养神，柔则养筋"（《素问·生气通天论》），阳气不足则神疲乏力、筋骨疲痹、卫外失司，内虚而风邪侵入肾府，故见腰痛。治疗上，常选用腰三针（肾俞、大肠俞、委中）为基础穴，配以气海、关元、命门温针灸以温补阳气。同时，注重阴阳同调，选取归来、三阴交联合太溪、肾俞行补法，共同补益元气，温阳固肾。

1.3 气虚体质

气虚体质多是基于脾虚气血不足，以气息低弱，机体、脏腑功能状态低下为主要特征的体质状态[4]。临床表现以疲乏、气短、自汗等气虚表现为主要特征，伴随肌肉松软不实，平素语音低弱，气短懒言，容易疲乏，精神不振，易出汗，性格内向，不喜冒险，舌淡红，舌边有齿痕，脉弱。易患感冒、内脏下垂等病。病后康复缓慢。对外界环境适应能

赖鑫（广州中医药大学针灸康复临床学院）

阎路达（深圳市宝安区中医院针灸临床应用中心）

力差,不耐受风、寒、暑、湿邪[5]。在腰痛病中多伴肌肉酸软无力。先天之本在肾,肾应北方之水,水为天一之源。后天之本在脾,脾为中宫之土,土为万物之母。天人合德,二气互用。"故后天之气得先天之气,则生生而不息;先天之气得后天之气,始生化而不穷也"(《医宗金鉴》)。因此傅教授认为治疗应脾肾兼顾,充后天以养先天。选穴予腰三针配百会、脾俞、章门温针灸,健脾益气,调和气血。

1.4 痰湿体质

痰湿体质本质上源于阳虚,主要指脾肾的阳气相对不足。痰湿体质多见肥胖,胸脘痞闷,纳呆,或头晕目眩,倦怠乏力,行动迟缓,睡多动少,腹胀,大便不畅,舌淡胖,有齿痕,苔白腻,脉濡滑等。仲景曰"病痰饮者,当以温药和之",阳气能促进废物排泄,鼓舞生机。故对于痰湿体质之腰痛者除选用腰部常规用穴外,傅教授善用隔姜灸神阙,温针灸气海、中脘、关元、足三里、丰隆、肾俞、大肠俞来激发元阳,使肾气蒸腾气化,健脾以助运化痰湿。

1.5 瘀血体质

瘀血体质者形瘦居多,情绪抑郁,健忘,易脱发,月经不调,经色暗,多血块,痛经,男性面带晦暗、紫红,舌有瘀斑或瘀点,或舌体紫黯,脉沉涩。瘀血体质腰痛者多呈刺痛。傅教授认为新陈代谢最关键的部位就是血络,并认为气郁体质在某种程度上是瘀血体质的上游阶段,那么疏肝活血是其调养方法。而针灸改善循环、祛瘀活血的效果很直接,故傅教授认为瘀血体质之腰痛者比较适合用针灸治疗,可配合舒展肝气,促进微循环的形体运动等。治疗多选体表浮络、舌下络脉点刺放血,心俞、膈俞、肝俞可刮痧放血,委中、期门、日月、太冲、血海、三阴交针刺、拔罐为主。

2 整体调治

2.1 细辨证

腰痛病除有体质特点外,还有明显的年龄、性别和职业规律。对于老年性的腰痛,由于原本肾虚,又加之年老体衰,或久痛体虚,致使肾精更加亏损,腰府经脉失于濡养,"不荣则痛"。傅教授常注意补肾元,调冲任,多选用腰三针、气海、关元、太溪、绝骨等。对于职业性的腰腿疾病,如 IT 行业者,在正气不足的前提下,由于久坐久站、长久保持固定体位等原因,导致气血运行不畅,经脉阻滞不通,"不通则痛"。除基础穴位外,傅教授常配四关穴(合谷、太冲),金元时代针灸医家窦汉卿的《标幽赋》云"寒热痹痛,开四关而已之",合谷和太冲一为手阳明经原穴,一为足厥阴经原穴,原穴是调整人体气化功能的要穴,两穴一阴一阳,一气一血,一脏一腑,一升一降,共同调理全身气血,气血通则痛自愈。

2.2 心肾兼顾,注重调神

刘河间云:"坎中藏真火,升真水而为雨露也;离中藏真水,降真火而为利气也。"[6]指出心肾相交的机理。心血、心神与肾精同源互化,相互为用,如此阴阳和平,水火相济,坎离上下交通。若心肾不交,心不静,则扰乱肾火,使心火亢于上,乱其神明,精亏于下或伏而不用,则见健忘、痴呆等症;若肾精亏虚,心失所养,则见虚烦少眠、惊悸健忘等症。失眠伴慢性腰痛在临床上非常多见,往往因失眠转而腰痛,或因腰痛辗转反侧而失眠。因此如两者并见,必同治同调。傅教授治疗以神阙拔罐,督排(穴神庭、上星、囟会、前顶、百会)、太阳、印堂针刺调神为基础用穴,再随证加减。阴虚体质者配以颈百劳、涌泉、少府、劳宫等交替使用以清心泻火，滋补心肾；阳虚或气虚体质者常伴有胆怯易惊、睡眠轻浅、心悸等症，配气海、关元等穴。如此心肾兼顾，使上火不窜，下水不寒，肾精充以养心神，心火降以资肾阳，从而使君相安位，各司其职。

3　病案举隅

患者，女，37岁，2015年12月9日初诊。主诉：腰痛5年余。腰膝酸痛，记忆力下降，偶有耳鸣，心烦，纳差，眠差，多梦易醒，醒后难入睡，便结难解质干，月经周期正常，量可，色暗，有血块，经前乳房胀痛，平时易紧张、焦虑。舌体小，色红，舌苔薄少，质干，脉细数，左关尺细弱。辨体：阴虚体质。辨病：腰痛。辨证：阴虚火旺证。治法：滋养肝肾，滋阴降火。初诊：取俯卧位，于双侧肝俞、胆俞、心俞刮痧、走罐、放血；后颈白劳温针灸以滋水之上源，肾俞温针灸充养肾阴，针刺大肠俞、委中等；再取仰卧位，针刺定神针（印堂、阳白）以宁心安神，天枢调畅中焦气机，丘墟、阳陵泉潜降阳气，配以关元、归来、三阴交滋肾润肺，补脾益元，通调水道，水精四布。二诊：取膏肓、四花穴温针灸滋阴清热，太溪、丘墟、阳陵泉针刺滋阴潜阳；俯卧位继续取腰三针（肾俞、大肠俞、委中）、肝俞。经治3月余，腰部酸痛、眠差、便秘等症状较前明显好转，目前继续于门诊调体。

按：患者女性，素体阴虚，长居岭南地区，长年炎热，四季替换不显，阴湿也重，不断蒸腾津液，耗散阳气，人体会出现腠理疏松、气阴外泄，致使阴津亏耗更甚，最终形成阴虚体质。病理上患者平素思虑较多，耗伤阴血，虚火上炎，则见腰膝酸痛、耳鸣、记忆力下降等症；火旺扰神，则眠差多梦；血不濡肠，则便结难解。经滋养肝肾、壮水制火、滋阴降火及宁心安神调治后，遂症状缓解。

参考文献

[1]　林培挺，傅杰英. 傅杰英针灸调理体质临证经验［J］. 江西中医药，2014，45（3）：59-60.
[2]　张新普，李敏，薛丹. 阴虚体质易感疾病针灸调治规律探析［J］. 上海中医药大学学报，2012，26（6）：30-31.
[3]　傅杰英. 中医体质养生——阴虚体质养生［J］. 家庭中医药，2012，8（7）：10-11.
[4]　李永福，尹艳，靳佩. 气虚体质的研究进展［J］. 中医药学报，2012，40（1）：91-92.
[5]　王琦. 中医体质分类与判定［J］. 世界中西医结合杂志，2009，4（4）：303-304.
[6]　金·刘完素. 素问病机气宜保命集［M］. 北京：人民卫生出版社，2005：105.

郝学君教授以火针治疗湿疹经验

郝学君教授是国家级名中医，第五批全国老中医药专家学术经验继承工作指导老师，从事临床工作近40年，曾先后7次赴俄罗斯、意大利等国家从事针灸临床和针灸讲座工作，传播弘扬中医针灸技艺和学术，临证经验丰富。郝教授在湿疹的治疗中认为，湿疹为内湿与外风相搏而成，在辨证论治基础上采用内服外用、针药结合之法，疗效满意[2]。其

刘悦（辽宁中医药大学附属第二医院脑病二科）

对湿疹的辨治见解独到，临床疗效显著。笔者有幸跟随郝教授学习，对郝教授治疗湿疹的辨证施针思路有所领会，以火针替代普通针刺，选择穴位时多标本兼顾，临床疗效显著。现将郝教授采用火针治疗湿疹的临床经验总结一二。

1 守火针之意，取科技之新

火针疗法是将一种特殊质料制成的粗细针在火上烧红后，迅速刺入人体一定穴位和部位的治疗方法，至今已有数千年历史。火针有激发经气、振奋阳气、调节脏腑功能，从而疏通经络，推动气血。该疗法在《针灸学》中又被称之为"温通刺法"[1]。火针在文字上，始见于《内经》，称"燔针""焠刺"，《灵枢·官针》云："凡刺有九，以应九变……九曰焠刺，焠刺者，刺燔针则取痹也。"指出火针适用于治疗寒痹。至宋代，火针疗法不仅在外科、五官科、痹证治疗中应用成熟，还开始用于内脏疾患的治疗[2]。至明代，《针灸聚英》对火针进行了系统记载，在针具、加热、刺法、适应证等方面论述颇详，治疗范围也远远超出《内经》所述。郝教授认为，利用火针，通过一种特殊、迅疾的方法强刺激背部俞穴，可以调节相应内脏功能，奏活血祛瘀、祛风除湿、清热泻火之效。相较于普通针刺，火针迅刺后形成的烧灼性创伤可产生持续刺激效应，远非普通针刺留针刺激可比。

传统火针疗法是采用古代九针中的"大针"，于火上烧红后，迅速刺入穴位。郝教授现在所用的是"火针仪"，即"电火针"疗法，较传统火针针具略粗。该疗法既保留了火针的"温热"之意，又具有针尖温度高、进针深度可控、患者痛苦小等优势。

依据郝教授多年经验，湿疹虽多为热证，但火针疗效甚佳。盖因火针具有火热之性，取"火郁发之"之意，正如《类经》所云："因其势而解之、散之、升之、扬之，如开其窗，如揭其被，皆谓之发。"一则火针既有针刺之实又兼灸法之意，可温通经络，激发经气，行气活血；二则火针借其热力可灼烙人体经穴腠理，强开外门，以热引热，将热邪引出体外，而达到邪去病愈之目的。

临床上，采用电火针治疗湿疹之时，以点刺背部俞穴为主，一般选择 4 ~ 6 对背部俞穴，取穴时强调精而简，其意在控制每次施针的穴位数量，以防正气外泄而伤正；同时在达到治疗目的的前提下尽可能减轻患者痛苦。操作上，应疾进疾出，以点刺、浅刺为主；视病情轻重选择进针深度，轻者进针 2mm 左右，重者可进针 3 ~ 4mm。通常每周治疗 1 次，4 周为一疗程。治疗多在 2 周左右开始起效，一般需治疗 2 ~ 3 个疗程。

2 遵《内经》病机，定基本用穴

在采用针刺疗法治疗湿疹时，郝教授避繁就简，首先依据湿疹的病位、症状特点，拟定基本穴，在此基础上，辅以辨证选穴，以达到标本兼治的目的。所拟定的基础穴包括肺俞、风门和膈俞。

选肺俞之依据在于湿疹的病位在皮肤。《素问·五脏生成》云："肺之合皮也，其荣毛也。"因此，湿疹的发病与肺密切相关。肺气不宣或肺热内蕴，皆可致皮肤腠理开阖失司，内湿不得发散，与外邪相搏而发病；久病者，亦可因肺气不足，不能将水谷精微散于肌表而致皮毛失养，皮损迁延难愈。肺俞穴是治疗肺脏疾患的重要腧穴，为肺脏经气转输、输注膀胱经之穴，可调整内脏功能。因此据"肺主皮毛"之理，首选肺俞，以开腠理，散内湿，除外邪，兼可益肺，输布精微以濡养肌肤，助皮损恢复。瘙痒是湿疹的最常见症状，轻者不适，重则难耐，甚或影响睡眠，鉴于"无风不作痒"，痒症多因风所致，是以"风邪客于肌中则肌虚，真气发散又被寒搏，皮肤外发腠理开毫毛，淫气妄行之则为痒也"（《素问》），而"此穴能泻一身热气，常灸之，永无痈疽疮疖等患"（《图翼》），故取风门穴作为基本穴，以祛风散邪，宣肺固表。除直接取风门以疏散风邪外，郝教授借鉴"治风先治血，血行风自灭"之论，取穴膈俞。盖因"血会膈俞"，该穴具有其他腧穴不可替代的活血及凉血作用，同时兼可补血及调节诸脏腑功能，因而作为基本穴选用。

3　重辨证施治，消兼变之邪

湿疹发病虽以湿邪为核心病机，但在其发生发展过程中多兼见或变生他邪，特别是反复发作、迁延难愈患者。郝教授认为，发病之初多外受风、湿、热邪合而为病，至慢性阶段，多因湿热相搏、阻遏气机或素体气虚致血行不畅，而变生、兼夹不种程度的血瘀，正所谓"久病入络"。因此，临床施治中，应在基础选穴基础上，依据皮疹的局部表现以及全身症状、舌脉特征，辨风、湿、热、瘀之有无和轻重，适当辅以散风、祛湿、清热、化瘀之法。

具体而言，对于皮疹特点为表面以鲜红为主，高出皮肤，瘙痒，无明显渗出及抓痕，舌质偏红，脉偏数者，以热盛论治，可加刺心俞、督俞、胃俞。刺心俞者，因"诸痛痒疮，皆属于心"，故针刺此穴以清心泻火，兼可助膈俞以凉血、活血；刺胃俞者，则因此类患者之湿热多因过食肥甘厚味、酒浆之品而酿生湿热，脾虚之本尚不明显，故针刺胃俞以清阳明湿热，使湿无所附，热无所依；督俞为膀胱经接受督脉阳气之处，加刺此处，配合胃俞可加强清热之力。对于皮疹特点为发红、瘙痒较重，并可见搔痕、渗出、出血等，伴见大便秘结、舌质红苔白或黄腻、脉滑或弦者，以湿盛论治，可加刺督俞、肝俞、大肠俞。刺督俞以清热，使湿无所附；瘙痒重者，或因外受风邪较盛，或内热至极以生风，但均内应于肝，故刺肝俞，以配合风门，加强散风止痒之力，同时可兼清血中之热；刺大肠俞，旨在给邪以出路，使湿热从下焦而去。对于皮疹特点为皮肤较干，色泽较淡，病程较长，反复发作的慢性湿疹者，可加刺心俞、脾俞。盖因此类患者脾虚之本较为明显，故当选用脾俞，以健脾除湿，恢复中焦运化之力，使气血生化有源，从而达到固本、祛邪的目的；刺心俞者，一则清内热，二则配合膈俞祛久病之瘀。

4　湿疹不离湿，除湿重益脾

湿疹在中医学中，属于"湿疮""浸淫疮"等范畴。郝学君教授认为，湿疹之病的发生发展终不离湿邪，以湿邪为其核心病机，因内有湿热内蕴，兼受外邪而发病，即所谓"外症发于外而源于内"。然其内湿多责之于素体禀赋不耐、饮食失节及劳思过度等失于调摄，终致脾胃受损，运化失司，气化不利，而水停生湿。因此，郝教授依《内经》所言"诸湿肿满，皆属于脾"之病机，在湿疹治疗过程中，重视调理脾胃，脾健则湿除，内湿渐去，外湿亦无所依附，终达治病求本、预防复发的目的。临床治疗中，应依据疾病所处阶段、治疗目的的不同，兼顾取穴数量，适时、适量选用健脾益胃之穴。具体而言，对于急性期、瘙痒症状明显的患者，遵"急则治其标"的原则，少取或不取健运脾胃之穴，待症状有所改善后，再依"缓则治其本"之原则，酌情选用一二穴，以固本祛邪；对于素体脾虚、病情反复、迁延难愈者，可在治疗之初即适当选用脾俞、胃俞等穴位，以恢复脾胃运化之力，一则祛除致病之湿邪，二则恢复机体正气以助外力祛邪。

5　小结

湿疹为皮肤科常见病之一，虽然大多数患者治疗后可获痊愈，但仍有一部分患者仅有一时取效，难以根治。近年来虽不乏火针治疗湿疹的报道，但郝教授在取穴上不同于他人。既往报告中，大多针对皮疹施火针，以强开外门，给邪以出路[3-5]。而以火针刺俞穴之法治疗湿疹的报告甚少[6]。郝教授所用之火针，以辨病、辨证为基础，直求病因，通过火针调理脏腑功能，从而达到治疗疾病的目的。在选穴上，据病在肌肤而取肺俞以责其脏；因其夹杂风邪、多有瘙痒之特点，取风门以祛风散邪；据"治风先治血，血行风自灭"之理，选取膈俞作为基本穴。再依据皮损和脉症辨风、热、湿、瘀之有无和轻重，酌情加刺督俞、肝俞、大肠俞（热盛者），或心俞、督俞、胃俞（湿盛者），或心俞、脾俞（反复发作者）。郝教授在利用火针治疗湿疹方面自成一法，不同于他人，且长期以来在临床应用中疗效显著，值得借鉴。

参考文献

[1]　张吉. 针灸学 [M]. 第 2 版. 北京：人民卫生出版社，2006：511.
[2]　黄昌锦，黄应杰，陈楚云，等. 火针疗法的发展源流 [J]. 中国针灸，2013，33（5）：455-458.
[3]　王桂玲，郭静，谢新才，等. 贺普仁治疗皮肤病验案举隅 [J]. 中国中医药信息杂志，2011，18（3）：94-95.
[4]　钟润芬，黄石玺，苏俊娥，等. 火针配合温和灸治疗湿疹临床观察 [J]. 上海针灸杂志，2010，29（10）：646-647.
[5]　侯加运，易伟民，陈柳丹，等. 火针围刺治疗慢性湿疹 30 例临床观察 [J]. 中国民间疗法，2014，22（7）：19.
[6]　黄蜀，姚戎，陈纯涛，等. 火针治疗慢性湿疹的临床研究 [J]. 四川中医，2004，22（12）：86-87.

李华东手法治疗颈性眩晕经验介绍

　　李华东，主任医师、教授，全国第三批名老中医王国才教授推拿学术继承人，从事中医推拿临床、教学以及科研工作近 30 年，对"伤筋"类疾病颇有研究，尤其擅长将中医传统推拿手法与现代医学相关理论相结合治疗此类疾病。

　　1955 年最先出现颈源性眩晕这一概念，关于本病的发病机制以及发病原理都存在多种学说，而临床治疗方法也是种类繁多。目前多数学者认为颈椎失稳后刺激交感神经引起血管痉挛是颈性眩晕发生的基础。李华东教授认为不论是改善脑供血还是阻滞神经兴奋来缓解眩晕症状，都只能"治标"，疗效也只是暂时的。要想"治本"，最终需要解决的是颈椎的病变。只有从根本上改善颈椎失稳的状态，才能找到颈性眩晕的治疗方案。

1　治疗中注意频率、力度和方向的协同作用

　　中医推拿手法种类很多，主要包括摆动类、摩擦类、振动类、挤压类、叩击类和运动关节类等；按手法施力的方向分为垂直用力、平面用力、旋转用力、用对称合力、对抗用力、屈伸运动关节等。运用推拿手法治疗疾病，实际就是使用"力"治疗疾病，因此力的频率、方向、力度大小等因素对于推拿手法治疗疾病效果有着重要的影响作用。周信

李牧真　吴昊（山东中医药大学针灸推拿学院）

文[1]、曾庆云[2]、姚笑[3]等都通过实验研究证实推拿手法施力的频率、力度、方向对治疗效果有着重要的影响。

李华东教授认为，针对正在发作期的颈性眩晕患者，前期治疗一般以高频短时强刺激的"点"治疗为主，达到"醒脑开窍"的治疗效果；待患者眩晕症状有所缓解后，则以深透柔和的"面"治疗为主，在维持治疗效果的基础上，进一步恢复局部软组织的正常生理状态。盖因医者使用同等的力刺激"点"产生的压强必然比刺激"面"要大，同等时间内，高频手法做功也必然多于低频手法，从而快速刺激患者病痛"点"，使症状迅速缓解；与此同时，柔和地刺激"面"，又能舒缓局部软组织，间接治疗并巩固疗效。因此，医者在临床手法治疗中需要因人制宜，因病制宜，选择正确的手法以及适配的力度与频率等，可以产生事半功倍的治疗效果。

2　诊治中注重经络腧穴理论与现代解剖相结合，注重推拿经验与现代医学相结合

李华东教授认为将经络腧穴与颈椎生理结构、局部神经血管走向、肌肉韧带起止部位及生物力学相结合，强调推拿手法治疗颈性眩晕患者应有严密的诊疗过程，仅凭"手摸心会"来"知其体相"这样的经验是不够的。在治疗之前，若能运用现代医学检测手段与诊断理论，可以快速准确地判断出如骨质疏松或有占位性病变等不适合推拿手法治疗的患者，也能鉴别出梅尼埃病或耳石症等不适合单纯运用治疗颈性眩晕手法的患者。对于适合治疗手法的患者，则可通过 X 线等检测手段清楚地了解颈椎曲度改变、局部肌肉软组织的紧张情况及解剖特点，从而找到最有效的治疗部位，更有针对性地进行治疗。这不仅可以提高手法对颈性眩晕患者治疗的有效性与安全性，对疾病的转归预后也能有较为清晰的判断，是临床治疗的根本。

3　手法治疗颈性眩晕特色手法

3.1　舒筋解痉

患者取坐位，医者站于患者身后，先在患者颈肩部施以擦法，尤以斜方肌分布区域为主进行放松治疗。手法操作频率要求维持在 120 次/分钟左右，持续时间 5 分钟。沿颈椎左右两侧的夹脊穴连线、横突连线以 50~80 次/分钟左右的频率，使用拿揉法从上到下依次操作，每侧 3~5 分钟。为使手法的作用力渗透到深层肌群，必须同时配合患者被动摇颈。具体操作为：施术时嘱患者颈部完全放松，并微向施术侧侧后方伸颈，术者一手扶于患者前额（以下称为辅助手），一手拿于颈部（以下称为操作手）要操作的软组织，以拇指罗纹面或指端桡侧为发力点向深层组织用力按揉，辅助手与操作手拇指同时相对用力，使患者颈部被动侧弯。当操作手拇指力透及骨时，双手同时减轻用力，使患者颈椎缓缓回复正常位，此为一次摇颈拿揉手法操作周期。

3.2　醒脑定眩

患者坐位，医者面对患者站立，用一手扶住患者一侧的头颞部，另一手在患侧颞部作扫散手法。操作时将拇指屈曲，通过小幅度摆动前臂带动手腕，使拇指指间关节桡侧骨面沿头侧部胆经循行区域摩擦、按揉，余四指仍以指端为着力点，在手腕的带动下沿弧线扫散。每遍 30~50 次，左右各 3 遍。医者站于患者身后，一手扶住患者前额，一手以掌根摩颈枕部 2 分钟，频率 50 次/分钟左右，使热透入里，患者局部有温热感最佳。然后食指屈曲，以罗纹面着力，探及 C6 横突处，即人迎穴稍下方，平环状软骨（相当于星状神经节处），施以轻缓的按揉治疗，以得气为度。左右两侧各 1 分钟，30~50 次/分钟。

3.3　调曲整复

患者坐位，医者位于患者身后，双手托住患者下颌部，两拇指分别点按两侧风池穴、完骨穴拔伸颈椎，每穴持续数秒，重复 3 次。再在拔伸状态下行小幅度的低头、后仰及左、右旋转运动各 3 次，活动幅度 15°~20°。医者站于患者一侧，嘱患者略低头，同时一手扶住患者头侧部，另一手按压于患者同侧肩井处，两手同时相反方向用力，行压捴法，每侧持续数秒，重复 3 次。此处应注意，扶住头侧的手仅起辅助固定作用，肩井处为主发力手，切勿使用暴力、蛮力，以免造成患者局部关节或软组织的损伤。最后，以颈椎定位旋转扳法作为结束手法。

4　李华东教授手法特色及与同类手法的比较

推拿疗法是临床中治疗本病较为常用、疗效也十分确定的一种治疗手段。如高俊领[4]用一指禅推法、揉法、弹拨、拿法、擦法作用于患者颈肩太阳经、少阳经及督脉的循行部位，尤以上颈椎部为重点，并在棘突偏歪或有明显压痛的颈椎处行复位手法，然后，在头顶、前额、眼眶周围行推、揉、抹、运、点、拿、梳理、扫散等手法。共治疗颈性眩晕患者 56 例，治愈 37 例，占 66%；显效 14 例，占 25%；有效 5 例，占 9%；无效 0 例，总有效率 100%。吕德良等[5]对 36 例颈性眩晕患者均运用点、压、揉、按、推、拿、擦等手法进行颈椎及颈肩背部推拿松解，并在手法治疗后结合颈椎牵引，以达到整复颈椎的目的，结果总有效率为 94.4%。陈红亮等[6]治疗时首先在需要整复的位置以一指禅放松周围软组织，后在手法牵引状态下行颈椎整复。

李华东教授通过改进常规推拿手法的操作，加强了手法针对病所的有效治疗量，从而提高了整体疗效。如在放松类手法中，将拿法、揉法与患者被动摇颈相结合，可以确保拿揉处局部肌肉的放松，从而加强手法渗透，使作用力可以到达患者颈部肌肉浅层、深层乃至骨关节。在作用于患者头部颞侧的扫散法中将常规的以操作手拇指桡侧为着力面，变为采用屈曲拇指指间关节桡侧骨面为接触点。这样变"面"为"点"，增加了操作局部的压强，不仅可以产生热效应促进血液循环，还能使用作用力较大的手法刺激局部神经、有效缓解颈性眩晕引发的头痛、失眠、眼睛干涩等伴随症状，使患者舒缓紧张，放松心情。

除此之外，按揉人迎穴旁更是治疗过程中不可缺少的重要部分。人迎穴位于颈部，在胸锁乳突肌前缘与甲状软骨接触部，当颈内、外动脉分歧处，其解剖位置上有颈阔肌、甲状腺上动脉、颈前浅静脉、颈内静脉，布有颈皮神经，面神经颈支，深层为颈动脉球，最深层为交感神经干，因此按揉人迎穴不仅可以改善患者血运，还能减轻颈性眩晕继发的各种神经紊乱症状。而刺激点选在人迎穴稍下方一方面是避开颈动脉小球，以防治疗不当出现安全隐患，另一方面在人迎穴下方平环状软骨处分布有星状神经节。星状神经节是临床应用椎旁神经阻滞治疗颈性眩晕常用治疗点，由第 6、7 颈部神经节构成的颈部节和第 1 胸神经节融合而成，有时还包括了第 2 胸神经节和颈中神经节，其节后纤维广泛分布于 C3~T12 节段的皮肤区域，在功能上属于交感神经节。椎 - 基底动脉是脑的重要供血动脉，脊髓动脉、小脑后下动脉、小脑前下动脉、迷路动脉、脑桥支、小脑上动脉等均为其分支，其中迷路动脉又名内听动脉，起于小脑下前动脉，行于第 Ⅶ、Ⅷ 脑神经之间，是供应面神经、前庭蜗神经和耳蜗与前庭器的主要动脉。若因椎 - 基底动脉痉挛致使迷路动脉缺血，可导致前庭系统血循环障碍而引起眩晕。通过按揉刺激星状神经节能缓解因交感神经的过度兴奋而导致的椎 - 基底动脉挛缩，从而使血流量升高，供氧增加，迅速缓解患者的眩晕症状。

在整复类手法中，李华东教授在使用颈椎定位旋转扳法之前，还运用了拔伸法和压揉法。拔伸法的作用类似于牵引，其优势在于在牵引颈椎的同时还可以根据不同患者颈椎曲度的病理改变有目的、有指向地做小幅度的颈椎屈伸与侧弯活动，对颈椎曲度反弓患者意义尤其重要，而压揉法可以同时对患者颈部肌肉和颈椎小关节做出调整，操作于扳法之前，也可以有效减轻患者的恐惧感，有利于治疗效果的提高。

5　治疗体会

临床中，推拿手法治疗颈性眩晕多以整复类手法作为核心治疗手法。但通过多年临床观察发现，局部组织的放松对本病的治疗结果同样有着重大影响。李华东教授在舒筋解痉类手法中通过控制操作力度、频率和时间，以达到对某一部位产生强"渗透"作用力的目的。而手法的"渗透性"直接保证了在治疗时"机械力"的刺激通过肌肉牵张反射抑制肌肉痉挛，解除肌肉过度紧张和僵硬[7]，同时也能转变为动能，提升局部组织温度，加快血液循环。如此，通过对"筋"针对性治疗，不论是直接受到肌肉、筋膜挤压牵拉而引起的动脉痉挛、扭曲，或是因肌痉挛而激惹到周围交感神造成的动脉挛缩，都能被缓解，使供血恢复，眩晕症状解除[8]。邹乐明[9]依据中医传统理论和经典力学理论，指出作用力较大的手法能刺激神经，因而经改进后的摩法与扫散法不仅可以活血行气，通过手法操作时产生的热效应，使局部毛细血管扩张，促进血液循环和代谢，还可以直接刺激到局部神经，有效缓解头痛、失眠、眼睛干涩等伴随症。按揉人迎穴旁则以现代医学治疗本病的神经阻滞理论为基础，直接快速改善眩晕症状，缓解患者"神"方面的痛苦。最后的调曲整复手法属推拿中的特重手法（手法作用力很大，或使用突然的爆发力），可以扩大椎间隙，松解粘连，拉伸颈项相关肌群、经筋和骨骼系统，解除因椎体曲度改变或错位对椎动脉的压迫和神经根的刺激，缓解颈部血管痉挛和大脑缺血缺氧状态，疏通经络，调节气血，重塑脊柱力学平衡，从"骨"的根本上消除颈性眩晕的病理基础，从而缓解临床症状[10]。

参考文献

[1] 周信文，金卫东，朱梁，等. 丁氏擦法推拿不同频率、力度和作用时间对血流动力学影响的实验观察 [J]. 上海中医药杂志，1998，（6）：42.

[2] 曾庆云. 擦法作用原理的运动生物力学研究 [D]. 济南：山东中医药大学，2003：12.

[3] 姚笑. 不同方向推脊对家兔体温的影响——论推拿补泻与穴位功效的关系 [D]. 济南：山东中医药大学，2001：14.

[4] 高俊领. 手法治疗颈性眩晕的临床体会 [J]. 长春中医药大学学报，2011，27（3）：445.

[5] 吕德良，赵卫华，吴慧琴. 推拿手法松解软组织治疗颈性眩晕36例 [J]. 陕西中医，2011，32（4）：443.

[6] 陈红亮，王单一. 一指禅整脊对颈性眩晕患者的生存质量分析 [J]. 光明中医，2011，26（12）：2486.

[7] 门志涛. 中医推拿舒筋作用机制研究 [J]. 按摩与导引，2008，24（3）：11-13.

[8] 舒剑锋. 范炳华运用三部推拿法治疗颈性眩晕经验 [J]. 浙江中医杂志，2013，48（2）：81-82.

[9] 邹乐明. 从力学观点浅析按摩治疗软组织损伤 [J]. 江西中医药，1983，（6）：38.

[10] 冯卫星，袁海光，王斌，等. 刘智斌推拿整脊手法治疗经性眩晕 [J]. 辽宁中医药大学学报，2013，15（11）：114.

师瑞华主任医师按动理筋法治疗臀中肌综合征经验总结

臀中肌综合征，又称臀中肌劳损，是引起臀部疼痛的重要原因之一。师瑞华主任医师认为其属于中医"筋伤"范畴，其主张治疗筋伤疾病"重在松筋，筋松则气血通，通则不痛"。按动理筋法是师瑞华主任医师在其独特的理筋法——师氏理筋法[1]的基础上，结合患者相应关节的活动，创立的一种特色治筋手法，对深层的软组织损伤效果尤为突出。此法属于北京按摩医院按动疗法[2]范畴。现介绍如下。

1　按动理筋法的治疗步骤

1.1　操作步骤

共分为五个步骤：①患者俯卧，医者掌揉腰部及患侧臀部肌群，放松腰臀部软组织。手法缓慢渗透。②患者健侧卧位。医者一侧手或肘沿师氏臀部三线[3]中的臀上线和臀中线（臀上线：沿自髂后上棘沿髂骨翼向外的弧线；臀中线：自次髎穴至居髎穴的直线）做师氏理筋法，重点理顺臀部痉挛的肌肉以及阳性反应物，以缓解臀部尤其臀中肌周围肌肉张力，改善周围血液循环。操作时，按照寻筋、控筋、理筋[4]的步骤操作。③医者用掌根或前臂理顺下肢足少阳经路线，重点施术于风市穴附近阳性反应物，以通经止痛。④体位同上。于患侧臀部施以按动理筋法，即医者一手托起屈曲的膝关节从而使其髋关节外展外旋，用另一侧的肘部在痉挛臀中肌处施以理筋法，先理顺筋结周边，再在筋结上施以按压或按揉。理筋的同时，令其髋关节做被动的外展－内收及屈－伸动作，使痉挛的肌束得以平复，解除与周围组织的粘连。⑤患者仰卧，医者站其患侧，用一手扶其膝部，另一手握其踝部，做患肢的屈髋屈膝内旋牵拉拔伸法，动作缓慢，活动幅度要大。以拉长肌纤维，松解腰臀部及下肢肌群。

1.2　操作要领

"按动理筋法"在操作时要遵循寻筋、控筋、理筋三个步骤：①寻筋：选择所要施术的部位，按照肌肉及经络的走行方向，通过反复捋顺的手法来寻其筋结。②控筋：在寻到筋结后，通过挤、压的方式，将筋结挤靠于邻近的组织，从而控制在医者手下或肘下，防止其来回滑动，为理筋做好准备。③理筋：是指医者用手或肘顺着肌纤维的走行方向或筋结的长轴做往返的捋顺法。较小的"筋结"可只在其周边做捋顺法，较大"筋结"可在筋上加以按揉法或按压法。

"按动理筋法"在操作时，双手（肘）要尽量协调配合。以活动关节的手为动力，施术之手按于患侧不动或随着关节的活动顺势做理筋法，这样便可使手法更加灵活、渗透。

1.3　注意事项

若急性损伤，使用本法时力量宜轻，或改用拇指进行理顺。切勿使用暴力，以防止进一步损伤，增加患者痛苦。若患者过于肥胖，可取消关节活动，改为患者健侧卧位，患侧屈髋屈膝，于患者膝下垫一高枕即可。治疗期间患者应以休息为主，避免感受外邪或过

谢文佳男　李兵（北京按摩医院腰痹病科）

劳等。

2　按动理筋法的治疗特色

2.1　在动中寻

本病属中医"筋伤"范畴，师老认为："治疗筋伤病，首先要找到伤筋之所，了解损伤性质及程度。"正如《医宗金鉴·正骨心法要旨》言："以手扪之，自悉其情……摸者，用手细细摸其所伤之处……筋强、筋柔、筋歪、筋正、筋断、筋走。"临床上，笔者经常发现，有些病变组织或病灶点因其位置较深，普通手法和体位不易触及，操作也不甚方便。在本病的诊治过程中，由于臀中肌位于髂骨翼的外侧，臀大肌的深面，其位置靠外且深，大部分肌束被臀大肌所覆盖，而且遮盖臀中肌的部分较致密，具有腱膜性质[5]，因此普通手法操作不甚方便。师老选用健侧卧，患肢屈髋屈膝位操作，可使患侧臀中肌充分暴露，但此体位，由于臀大肌的紧张，较轻的手法则不易触及臀中肌。过重的手法又会使得臀大肌更加紧张，同时也增加了病人的痛苦。而当髋关节被动外展外旋位时，臀大肌则相对松弛，使医者可以较轻松地触及臀中肌，从而方便手法施术，即所谓"在动中寻"。

2.2　在动中理

臀中肌综合征，多由于急慢性损伤，使局部肌肉产生无菌性炎症，出现肿胀或形成硬结，又或与周围组织产生粘连，从而刺激神经引起疼痛症状。因此，师老强调，在治疗此类病证时，对阳性筋结的处理是治疗疾病的关键。师老还说："筋伤类疾病，重在松筋。筋松则气血通，通则不痛。"本着这个原则，与理筋散结、解痉止痛的治疗思路。师老采用按动理筋法来治疗本病。其优势在于：①关节在做被动活动的过程中，肌肉发生了张弛变化，使得力的作用更加渗透，对深层的病变组织有着很好的治疗效果。②在师氏理筋法中包含了动态的捋顺法和静态的按压法。对于局部组织有肿胀、瘀滞者，捋顺法配合关节活动，有助于炎症的快速消散；按压法配合关节活动，可使挛缩的肌束被动拉长，更好地达到解痉散结，松解粘连的作用。③现代医学研究也证实，人体感受器对恒定刺激，常在初期最强，之后逐渐减弱并适应。肌肉肌腱中的感受器对肌肉张力变化最为敏感[6]，因此按动结合在治疗软组织方面比普通手法更有优势。理筋法与动法协调配合，从而共奏舒筋活血，松解粘连，解痉止痛之效，即所谓"在动中理"。

3　验案举隅

患者，女，32岁，因右臀部疼痛1个月，加重1周前来就诊。患者1个月前因踢毽儿不慎扭伤臀部，出现右臀部疼痛，不能久坐、久立，自行贴敷膏药后疼痛略有缓解。1周前因着凉导致右臀部疼痛加重，疼痛向右大腿后外侧放射。起坐、行走均感困难。查体见右臀肌紧张，右髂嵴中点下方深层可触及一条索状硬结，有明显压痛，按之疼痛可向右大腿后外侧放射。右髂前上棘后侧有明显压痛。腰椎外观无明显异常，椎旁无放射痛。单足站立试验阳性。髋关节做抗阻力外展外旋时，可使疼痛症状加重。梨状肌紧张试验阴性。直腿抬高试验，"4"字试验均为阴性。腰椎X光片未见异常。现代医学诊断：右臀中肌综合征。中医诊断：痹证。治法：理筋散结，解痉止痛，用按动理筋法。施术手法：掌揉法、理筋法配合相应经络腧穴按揉后再施以按动理筋法。

按：本患者因踢毽儿损伤臀中肌，筋膜破裂，产生炎症反应，释放炎性介质，刺激神经感受器而引起疼痛和肌肉挛缩。受凉后，使肌肉的痉挛加重，局部血液循环障碍，有害代谢产物堆积，刺激了周围的神经而产生局部疼痛和下肢放射痛。在手法治疗时，师老首

先运用掌揉法、理筋法配合相应经络腧穴以消肿通络，随后再施以按动理筋法，从而痉挛
之筋得以松解，气血畅通，疼痛消失。1 次治疗，患者自觉症状缓解。后又经 3 次治疗，
患者自觉臀部及下肢症状消失，活动自如。3 个月随访无复发。

4　结语

按动理筋法是师瑞华主任医师在多年的临床实践中总结出来的一种特色治筋手法，常
用于治疗肩峰下滑囊炎、肩周炎、臀中肌综合征、骶髂韧带损伤等筋伤类疾病，尤其适用
于慢性疾病，病变位置较深，不易触及，或与周围组织发生粘连者。此法操作安全，针对
性强。由于本法操作过程中，以平行于肌肉纤维走行方向施力为主，而很少垂直施力，因
此可避免造成进一步损伤。再配以相应关节的活动，可起到很好的延展肌纤维，解除肌痉
挛的作用。另外，由于力的作用更渗透，可使患者产生较强烈的酸麻胀痛的得气感。故疗
效也更加显著，值得在临床上推广。

参考文献

[1]　周顺利. 师氏理筋法治疗髋股关节疼痛综合征经验总结 [J]. 中国中医药科技，2014，(21)：60-61.
[2]　任蒙强. 按动疗法初探 [J]. 北京中医药，2010，29 (1)：36-37.
[3]　骆文. 师瑞华主任医师臀部三线理筋法治疗腰腿痛的经验 [J]. 中国中医急症，2013，22 (6)：938-939.
[4]　郗志鹏. 师氏理筋法治疗臀上皮神经卡压综合征疗效观察 [J]. 北京中医药，2012，31 (3)：204-206.
[5]　冯慎远. 大白鼠臀中肌神经的脊髓内起源 [J]. 兰州医学院学报，1987，(2)：1-4.
[6]　金福兴. 慢性软组织损伤环链理论与实践 [C] //中国针灸学会微创针刀专业委员会成立大会学术研讨会学术论文集，北京，2009：28-33.

武连仲教授巨刺止痛针法经验举隅

武连仲教授是国家级名老中医，天津中医药大学第一附属医院针灸科主任医师，从医近
50 年。武教授精研古籍，融会贯通，有丰富扎实的中医理论基础，在多年的针灸临床工作
中，总结出了许多独到的理论和经验。针灸治疗痛证早已被国内外医者采用，其效果也是立
竿见影，武教授根据中西医理论以其独到的思维在治疗痛证方面，总结归纳出调神止痛、通
经止痛、巨刺止痛、刺络止痛、郄穴止痛、温经止痛、阻力针止痛、围刺止痛、鼎刺止痛、
透刺止痛、龙虎交战止痛等止痛十二法。笔者有幸跟师学习，获益匪浅。其中一些针法已有
学者对其详细论述[1-2]，本文仅将武教授巨刺针法治疗痛证经验总结整理如下。

1　武连仲对痛证病因病机认识

疼痛是临床上常见的症状之一，也是针灸治疗的适应证。中医学认为痛证的病因是外

李树娟（天津中医药大学研究生院）
李晶（天津中医药大学第一附属医院针灸研究所）

感六淫、内伤七情或不内外因，导致经络不通，气血运行障碍，进而引发痛证。而对于痛证病机的阐述，《素问·举痛论》[3]指出：人体任何部位的疼痛，其病理均在经络之中。引发人体疼痛的原因很多，但其病变均体现在气血方面，中医学将其病理过程归结为"不通则痛"和"不荣则痛"两方面。武连仲教授在长期的临床实践中发现，贯穿痛证始终的无外乎气、血、神的失调或不足，其中起决定作用的是神。武教授认为，神为人体的最高统帅，主宰全身，司职运动、感觉等全身各种功能活动，接受人体内外各种刺激并做出反应，故神与痛直接相关。而气血是人体生命活动的物质基础，且两者相辅相成，辩证统一[4]，"血为气之母"，"气为血之帅"，气血不足或失调常常导致脏腑经脉失于充运、濡润、温煦、营养，从而引发疼痛的产生。武连仲教授在临床实践中认识到痛证的发生多是神、气、血的功能失调引起。

1.1　止痛当调神

神是人体精神活动、思维意识、躯体运动等功能活动的主导，是脏腑功能盛衰、气血津液盈亏的外在表现，是人体生命活动的主宰。因此，人的神志活动、五志或七情的变化均显示着神的作用，而神对全身感觉有调节作用，神的失调会影响全身经络运行，经络循行不畅或阻滞，即可引发各种疼痛感觉。《广雅·释诂三》曰："疼，痛也。"《说文解字》曰："痛，病也。"可见疼与痛密切相关。《灵枢·官能》云："用针之要，勿忘其神。"强调针灸治疗疾病要注重精神的调理[5]。

在诊断疾病方面，武教授通过对病家神的观察，譬如动作、语言、眼神、思维、步态等可以得出疾病的病位、病情、病势、预后等的诊断。武教授同时提出：神明则治，神妄则乱。只有脑神正常，才能保持身体五脏六腑功能的正常。武教授强调，疼与痛密切相关，因疼而痛，因痛而苦，止痛才能止疼，故欲止痛首当调神；其次，因痛而苦，痛苦发于心，而心主神明，故止痛当调神；再次，志是神之功能的一部分，志随神动，调神可以使神转志移而达到住痛移疼之功。因此，武教授在临床上治疗痛证，常常重用一些调神通窍的经穴，以畅达神气而止痛。同时，还嘱患者调畅情志，调理饮食起居，坚定信念配合治疗。

1.2　止痛当调畅气血

气血是人体生命活动的物质基础。人身之气，外护于表，内贯五脏六腑。气为血之帅，血为气之母，气行则血行，两者共同维护生理功能的正常，如果气行阻滞，血必因之而阻塞，气行受阻，血必因之不通，气血运行障碍，经络发生不同程度的堵塞，则出现不同程度的疼痛。气血失调主要表现为气虚、血虚、气滞、血瘀等。

武教授根据多年临床经验总结，将气血失调引发的痛证总结为两方面：一是经络不通，二是经气不通。经络不通主要是因为风邪、寒邪、气滞、痰浊、食积等阻塞经络本身，使脉道不通，多表现为实证；经气不通主要是因为气虚或血虚导致经脉失于温煦濡润营养，从而血脉空虚经气不通，临床多表现为虚证。总之，武教授在临床上治疗痛证往往重视调畅气血，达到疏通经络止痛的目的。

2　武连仲应用巨刺法止痛选穴原则

2.1　巨刺法止痛机制

现代研究表明[6]，针刺可影响基因的表达，增加阿片基因、阿片受体的功能，有利于内啡肽物质的分泌与利用，从而达到镇痛效果。武教授在临床上多次强调，经络具有维筋相交的理论，且与现代医学的"椎体交叉""丘系交叉"理论相应，现代医学认为[7]，人体的运动感觉功能接受中枢神经系统控制，而中枢神经系统损伤会导致患者对侧肢体运动感觉方面的功能障碍，这为巨刺法提供了直接的理论来源。武教授认为，人体经络气血阴阳相贯，左右对应，上下互调，健侧肢体正气胜，患侧肢体邪气实，针刺健侧肢体可以激发人体正气，从而调节全身气机，疏通经络，有利于患侧肢体功能的恢复。

巨刺法是左侧有病取右侧经脉的穴位，右侧有病取左侧经脉穴位的一种针刺手法。武教授在临床上运用巨刺法止痛主要取疼痛的对应穴位，非穴位处则取阿是穴，采取的总治疗原则是上痛针下，下痛针上，左病针右，右病针左。如脑内疼痛取涌泉，左上牙痛取右内庭。同时，武教授针对痛证的特殊病因病机特点，提出了巨刺法选穴以调神通窍穴为主，同时选取具有"窜、动、抽"针感的穴位为辅。两者相结合，共奏调神、疏通经络而止痛之功。

2.2　以调神通窍穴为主

《素问·至真要大论》曰："诸痛痒疮，皆属于心。""心躁则痛甚，心寂则痛微。"明代医家李时珍曾说"脑为元神之府"，而"心主神明"。故武教授在治疗痛证时多采用具有清心开窍作用之穴以调神止痛，在临床上取得了良好的效果。临床常用穴位有内关、郄门、通里、劳宫、涌泉、少府、颔厌等，诸穴操作时皆施提插泻法。例如：口舌生疮疼痛患者，多为心火盛，可选取健侧通里穴，施提插泻法，通里为心经络穴，可使心火下移小肠，使邪有出路，通里达外，清心泻火而止痛。此外，对于神明失调而致疼痛的患者，武教授还嘱其调畅情志，多听舒缓音乐，指导患者多进行放松疗法练习等，对于患者病情恢复起到了积极的作用。

2.3　以具有"窜、动、抽"针感穴位为辅

根据"经络所过，主治所及"原则，在病变部位相关经络上，选距离病变部位较远的具有"窜、动、抽"针感的穴位来激发诱导经气。武教授认为，具有"窜、动、抽"针感的腧穴，能起到"神转志移，住痛移疼"的效果。对于经络不通引起的疼痛，可以激发患者经气，从而止痛，针刺时皆施泻法，以患者抽动 3 次为宜，不可操作次数太多，以免伤及患者经气；对于经气不足的患者，可以施补法或者灸法，以鼓舞气血，促进经气运行。武教授临床常用的穴位有阳白、四白、巨髎、大肠腧、合谷、委中、浮郄、三阴交、跗阳、内庭等穴位。此法穴位作为调神通窍穴位的补充，起到疏通患者经气的作用。

3　巨刺法常用穴位及主治病证

3.1　颔厌穴

此穴是足少阳胆经在人体中位置最高的穴位，为胆经交叉支配代表穴，足少阳胆经有维筋相交的原理，维筋相交理论最早见于《灵枢·经筋》："足少阳之筋，维筋急，从左之右，右目不开，上过右角，并脉而行，左络于右，故伤左角，右足不用，命曰维筋相交。"头部的经络和腧穴与肢体有交叉对应的关系。武教授在临床上多次强调颔厌穴通脑府导神气的作用，可用于治疗中风病，是有确切的中西医理论依据的。其次，经过多年临床经验总结出，在治疗面瘫、三叉神经痛、偏头痛、偏身疼痛等疾病时，针刺健侧颔厌穴可止患侧的疼痛。且武教授认为胆气作为少阳之气，胆气升，诸气皆升，胆气降，诸气皆降。由于气机升降失常导致的痛证可针刺胆经颔厌穴治疗。

3.2 巨髎穴

巨髎穴是足阳明胃经在面部的腧穴。巨，大也，形容穴内气血场覆盖的区域巨大；髎，孔隙，说明本穴是面部气血旺盛的穴位之一。巨髎穴是足阳明经与阳跷脉之会，《奇经八脉考》认为跷脉可主一身左右之阴阳，而阳明经为多气多血之经，因此针刺巨髎穴，可以调畅气血运行，调节人体左右之阴阳。又因三叉神经痛、面肌痉挛等疾病多因气血运行不畅，经筋失于濡养而致，故可针刺健侧巨髎治疗患侧病变。

3.3 涌泉穴

涌泉穴是足少阴肾经的井穴。涌，外涌而出也。泉，泉水也。该穴名意指体内肾经的经水由此外涌而出体表。本穴为肾经经脉的第一穴，它联通肾经的体内、体表经脉。武教授认为阴阳两气之根皆从下而上，涌泉穴位于人体的最低处，针刺其穴可固阴阳之根，滋阴清热，交通心肾，水升火降，上下相贯。对于肝肾不足虚火上炎导致的一侧头痛，可针刺健侧涌泉穴以滋阴补水，古代文献《肘后歌》中这样记载："顶心头痛眼不开，涌泉下针定安态。"对于上部的头痛可针刺下面的涌泉穴，正是上病下取的体现。

3.4 内庭穴

内庭穴是足阳明胃经的荥穴，《难经·六十八难》记载："井主心下满，荥主身热。"对于阳明经热引起的疼痛可针刺内庭穴以泄热止痛。此外，《针灸甲乙经》中记载："四厥，手足闷者，使人久持之……下齿痛……内庭主之。"武教授在临床中对于胃火引起的一侧牙痛多次采用针刺对侧的内庭穴，屡试屡效，正是上病下取的体现。

4 验案举例

患者，女，56岁，主诉右侧面部疼痛3天。疼痛部位不固定，主要在右侧眉棱骨、太阳穴、颧部处刺痛，疼痛时轻时重，夜间加重，痛时不可触摸，触摸即痛。口黏，口中气味重，睡眠稍差，大便不通，小便可。舌红，苔黄厚腻，左脉弦滑数，右脉沉数。中医诊断：面颊痛。证型：阳明热盛。现代医学诊断：神经痛。治法：清胃祛火，通经止痛。选穴：颔厌（左）、巨髎（左）、攒竹透鱼腰（右）、四白（右）、颈臂（右）、温溜（左）。颔厌穴平刺，行平补平泻；巨髎穴直刺，行平补平泻；四白穴取穴靠近鼻侧，激发经气，引发局部窜、动、抽；温溜穴取穴靠近尺侧，针尖朝向桡侧进针，行提插泻法，以局部酸胀为度；颈臂穴取穴在第四颈椎棘突水平，斜方肌前缘和喉结的后缘连线的前1/3和中1/3的交界处，可激发经气，有窜动针感，不留针。每次留针30分钟，7次为1个疗程，隔天1次，针刺1次后患者诉疼痛减轻，疼痛持续时间缩短。1个疗程后基本痊愈，后继续治疗1个疗程，随访半年未复发。

参考文献

[1]　张骊，杜元灏. 武连仲教授通经止痛针法经验举隅［J］. 云南中医中药杂志，2008，29（4）：11-12.

[2]　郭富彬，徐强. 武连仲教授调神学术思想浅识［J］. 福建中医药，2011，42（3）：22-23.

[3]　鲁瑛，常雪健，肖红霞，等. 中医四部经典［M］. 太原：山西科学技术出版社，2008：69-70.

[4]　孟艳娇. 中医气血之辨［J］. 环球中医药，2008，1（2）：15.

[5]　田雁华，李志安. 试述《内经》调神理论在针灸临床中的应用［J］. 陕西中医，1999，20（8）：368-369.

[6]　朱现民，尹连海. 新时期针刺镇痛机理的研究趋势［J］. 中国中医急症，2012，21（1）：33-35.

[7]　　张舒峣，李静. 浅析针刺颔厌穴治疗中风病的理论基础及临床应用 [J]. 湖南中医杂志，2015，31（4）：98-99.

徐占英教授针灸治疗咳喘病临证要点

　　徐占英教授从事针灸教学、临床及科研四十余年，为新疆首批名老中医药学术经验传承导师。善用针灸治疑难病证，注重针刺手法操作。笔者对徐教授治疗咳喘病的思维理念及治疗方法感悟颇深，现整理如下。

　　咳喘病包括现代医学慢性支气管炎、支气管哮喘等，中医称之"咳嗽""痰饮""喘息""肺胀"等，该类疾病临床上以多见咳嗽、咳痰、呼吸急促甚至张口抬肩等症及反复发作的慢性过程为特征，根治困难。徐占英教授治疗该类疾病，理论上注重分期辨证，分清虚实，针刺操作时标本兼治，常能有效缓解疾病的复发次数甚至根治。

1　理论上注重分期辨证，分清虚实

1.1　诊断重辨证，明标本

　　咳喘病的发病和（或）诱发因素无外乎外感与内伤。《景岳全书·咳嗽》篇指出："以余观之，则咳嗽之要，只惟二证。何为二证？一曰外感，一曰内伤而尽之矣……但于二者之中当辨阴阳，当分虚实耳。"徐占英教授亦赞同景岳之观点，认为明辨外感、内伤是治疗咳喘病的关键。外感引发多为急性期，辨证当以外邪侵袭，邪气客肺，肺失肃降，肺气上逆，发为咳喘；临床发病较急，病程较短，若不及时诊治，或病变深重，或迁延不愈，较为棘手；病性以标实为主。当然，内伤亦有急性发作者。平稳期多以内伤为主，辨证当责之肺脾肾三脏，肺气不宣，脾失健运，肾失温煦，致饮食水谷不化精微津液而生痰成饮，壅滞于肺，阻滞气道，发为咳喘；临床发病多缓，病程较长；病以正虚为主，属本虚标实之证。

1.2　治疗分虚实，调阴阳

　　《景岳全书·喘促门》记载："喘有夙根……未发时以扶正气为主，既发时以攻邪为主。"徐占英教授认为平稳期以益气固本、培补脾肺之气为主，急性期外邪客表，病性标实，急则治标，当宜宣发，以疏散外邪、宣肺平喘、化痰止咳为大法。临床外邪以风寒之邪多见。待表证已解，病情进入平稳期，病性本虚，则治病必求其本[1]，治疗当以调和阴阳，补益肺脾肾气虚之本，兼以祛痰除湿。《注解伤寒论·辨脉法》云："一阴一阳为之道，偏阴偏阳为之疾。"《景岳全书·传忠录》云："凡诊病施治，必须先审阴阳，乃为医道之纲领，阴阳无谬，治焉有差。"徐师认为，人体得病，虽表现为不同的症状，但究其原因乃为阴阳失调，脏腑功能偏盛偏衰。经过多年的临床，总结出了以神阙为中心十字取穴法，来调整阴阳，平衡脏腑功能，培元固本，从而达到治病求本的目的。此法用于咳喘病的治疗，亦是疗效显著。

骆芳（新疆医科大学附属中医医院）
李晶（乌鲁木齐市新兴街 83 号李晶诊所）
黄刚（新疆医科大学中医学院）

2　针刺操作讲究手法

2.1　急性期取穴及针刺方法

取穴：天突、定喘、风门透肺俞透厥阴俞、大椎透陶道透身柱、孔最、丰隆、内关、列缺。方法：孔最、丰隆用泻法，余穴平补平泻，双风门穴接电针20分钟，留针30分钟，每天1次，10次为一疗程。随证加减：脾虚痰瘀者配足三里、三阴交，肾不纳气者配肾俞、照海，心阳不振者配通里、膻中。

2.2　平稳期取穴及针刺方法

以脐为中心的腹部十字取穴法[2]：纵向：中脘、下脘、气海、关元；横向：天枢（双）、大横（双）、内关、丰隆、足三里、三阴交、照海、风门透肺俞透厥阴俞、大椎透陶道透身柱。针刺方法：足三里、三阴交、照海用补法，丰隆用泻法，余穴平补平泻，留针30分钟，每天1次，10次为一疗程。再辅以温灸器温灸神阙穴。

2.3　拔罐疗法

急性期起针后在大椎、风门、肺俞闪罐，至皮肤潮红，留罐5～10分钟，隔天1次。平稳期起针后在膀胱经第一、二侧线走罐，并留罐5～10分钟，隔天1次。

2.4　重视化脓灸

取穴：大椎、肺俞（双）、膏肓俞（双）。操作方法：每年三伏天入伏开始施灸，先灸大椎，次灸双肺俞，再灸双膏肓俞，10天（即每伏）1次，3次灸毕结束，连灸3～5年。此法对于正虚咳喘病省力而又有奇效。

3　操作经验

3.1　天突穴针刺注意安全

全国高等中医药院校规划教材《针灸学》[3]中的取穴方法是：直刺0.2～0.3寸，然后将针尖向下，靠近胸骨柄后方刺入1～1.5寸。必须严格掌握针刺的角度和深度，以防刺伤肺和有关动、静脉。此取穴方法未阐明针刺体位、针感，以及如何安全进针、如何严格掌握针刺的角度和深度、具体如何操作等。徐占英教授的操作方法是：患者先取坐位，先以左手食指第一节指腹按于胸锁关节胸骨切迹上，食指甲所指之处为进针点，取2.5寸毫针，右手持针，先直刺进针0.2分，穿透皮肤，后左手大拇指压于针身，右手竖直针身，缓慢刺入1.5～2.5寸，针身在胸骨后缘与气管前缘之间，针感为局部酸胀感、憋闷或前胸部窒息感，捻转10秒后出针[4]。

3.2　芒针卧针透刺激发精气

右手持针，取4寸毫针由风门沿膀胱经第1侧线向下斜刺，针刺角度15°～30°，透刺至肺俞、厥阴俞，大椎沿督脉向下斜刺，针刺角度15°～30°，透刺至陶道、身柱，捻转使针身全部刺入。针身在竖脊肌肌层，针刺角度不能过大，否则容易刺伤肺部，引起气胸。针感为局部酸胀感，有时向胁肋部扩散。《针灸大成》云："风门，主上气喘气。"《会元针灸学》云："风门者，风所出入之门也。"《广雅·释言》云："风，气也。"徐占英教授言以上文献记载的"风"并不单指风之邪气，风门乃是肺气出入的必经之处，内应肺脏，亦是风邪侵犯人体之门户。取风门沿膀胱经向下透刺，穿过肺俞、厥阴俞，一针透三穴，激发脏腑精气，宣发膀胱经气，膀胱主一身之表，故可疏通卫阳、疏风散寒、宣肺止咳。督脉乃阳脉之海，统一身之阳，大椎穴为督脉与诸阳经之交会穴，大椎沿督脉向下透刺陶道、身柱，激发督脉经气，振奋阳气，鼓邪外出，祛风解表。卧针而刺，刺卫而不伤营，既可扶正又可疏风解表，宣肺止咳。

3.3　拔罐方法讲究

急性期在大椎、风门、肺俞闪罐，闪至穴位下出现红晕后留罐。先闪罐意在开泄腠理，留罐则使在表之邪尽出。平稳期在膀胱经第1、2侧线走罐后留罐。《类经》云："五脏居于腹中，其脉气俱出于背之足太阳经，是为五脏之俞。"五脏俞位于膀胱经第一侧线，膀胱经走罐，激发脏腑精气，调补五脏，气血调和，则顽痰得去，顽疾可除。

4　治疗选穴依据

《灵枢·根结》曰："用针之要，在于知调阴阳，调阴与阳，精气乃光，合形与气，使神内藏。"以脐为中心的腹部十字取穴法则是徐占英教授总结调和阴阳的良方。慢性喘咳，虚实并见，多为本虚标实，阳虚更为多见。故在治疗时调和阴阳，既治其本，又治其标。以脐为中心的腹部十字取穴法中，神阙为先天之结缔，后天之气舍，隶属任脉，任脉与督冲"一元而三歧"，督脉"总督诸阳"，任脉"总任诸阴"，故温灸神阙有可温肾纳气、培元固本、回阳救逆、健运脾胃、和胃理肠之功能。胃为"水谷之海"，脾胃为"后天之本"。纵向之中脘、下脘、气海、关元皆属任脉经穴，又中脘为胃募、腑会，有健脾和胃、调理胃肠之功能。下脘是治胃病的要穴，气海为肓之俞，总督一身之气，关元为足三阴经与任脉交会穴，为小肠募穴，两穴均为真元之气所系，可补肾固精、温阳固脱、通调三阴之功能。天枢为足阳明胃经穴，大肠募穴，能调理胃肠、行气活血，大横属足太阴脾经，为足太阴、阴维脉交会穴，有健脾益气、通调肠胃功能。诸穴合用，可协调阴阳，气血同补，从而起到先后天同治的整体调节作用。配合足三里、三阴交健脾益气，培土生金；照海为八脉交会穴，可补肾纳气，止咳平喘；孔最为肺经郄穴，可激发肺脏深藏之精气，祛痰止咳；列缺乃肺经络穴，宣上通下；丰隆为化痰要穴；内关为手厥阴络穴，通于阴维，可宽胸理气，诸穴相配，扶正祛邪，则咳喘止。

《针灸甲乙经》"咳、上气、喘、暴暗不能言，及舌下夹缝青脉"，即指天突穴，在《素问·气府论》中也有记载"任脉之气所发者二十八穴，喉中央二"，天突为任脉与阴维脉交会穴，针之理气降逆化痰，清咽利喉止咳，此处行针，可使针感沿任脉循行扩散，上可至鼻窍，下可至胸膈。从现代医学看，针刺天突穴，可能暂时阻断局部周围神经的传递冲动，减弱神经系统对呼吸道黏膜受刺激的兴奋性，从而使呼吸道的痉挛性紧张度下降[5]。但徐占英教授告诫，天突穴层次解剖很复杂，其下血管、神经较为丰富，附近又有气管、肺等重要器官，针刺时要宁心守神，避免引起气胸或血管、神经损伤。

古人素来重视灸法，《扁鹊心书》云："保命之法，灼艾第一。"咳哮喘病人多反复发作，迁延难愈，致正气大伤，究其病因复杂，多因寒、痰、虚所致，以阳虚为其本，阴虚则多为阳损及阴所致。故要重用灸法，以升提阳气。在咳喘病的缓解期利用化脓灸来益气升阳，培元固本。化脓灸以夏季"三伏天"为佳，这与中医"天人合一"观点一致，采取"冬病夏治"温补阳气，温经散寒，行气活血，强壮真元，祛除顽痰，以去其根。但灸务必出脓，则疗效显著，《太平圣惠方·卷一百》说："灸炷虽然数足，得疮发脓坏，所患即瘥；如不得疮发脓，其疾不愈。"如灸疮不发者，嘱其多食鱼虾等发物以促脓发。

现代医学亦认为，伏天化脓灸治疗过敏性哮喘可以降低患者血清免疫球蛋白E、白细胞介素 – 4、白细胞介素 – 13，改善肺功能，具有增强体质、抗过敏作用，对于过敏性哮喘有较好的治疗作用[6]，化脓灸可有效改善消化道恶性肿瘤患者临床症状、生活质量、贫血等，调节 CD4$^+$、CD25$^+$、Treg 细胞和自然杀伤细胞可能是其主要作用机制[7]，并能明显提高易感患者白细胞介素 -2 的水平，从而调节免疫反应[8]，提高化脓灸治疗支气管哮喘的远期疗效。

5　典型病例

患者，女，43 岁，哈萨克族，以"咳嗽咯痰伴轻微喘息 3 天"为主诉于 2009 年 12 月 16 日入院。查体：体温 36.5℃，咽红，扁桃体无肿大，双肺呼吸音粗，两肺底可闻及中量湿性啰音，舌体胖大，边有齿痕，苔白腻，脉细滑。患者既往慢性支气管病史 5 年。诊断：慢性支气管炎急性发作。中医诊断：咳嗽。辨证：风寒袭肺。病属急性期，病性标实本虚，以标实为主，当发散外邪，再予扶正。患者因对所有抗生素均过敏，且既往曾服用中药调理疗效不佳，故治疗以针灸、中药为主，不使用西医抗感染治疗。中药处方以止嗽散加减。针灸使用急性期处方，针灸 1 次后，咳嗽咯痰即减轻，3 次后喘息缓解，后症状渐轻，10 次为一疗程，第二疗程用平稳期针刺取穴，15 次症状消失，继续巩固治疗 5 次，临床治愈出院。1 年随访未见复发。

按：该病属典型本虚标实之证，外邪袭肺，肺气失宣，本属外感咳嗽，然患者久咳本虚，无力祛邪，外邪留恋不去，故反复发作。既当解表去标，又当扶正固本，所以治疗必须层次分明，缓急有序，轻重权衡，一丝不差，方能效捷。徐占英教授辛勤耕耘 40 载，博采众长，形成了自己独特针法及治疗特色，如是介绍，以飨同道。

参考文献

[1]　骆芳，黄刚. 异病同治法在针灸临床中的应用 [J]. 新疆医科大学学报，2009，32（11）：1602-1603.
[2]　米勇，骆芳. 徐占英教授经验谈针刺调阴阳论 [J]. 新疆中医药，2012，30（4）：59.
[3]　王华，杜元灏. 针灸学 [M]. 北京：中国中医药出版社，2012：120.
[4]　骆芳，米勇. 徐占英教授经验谈针刺深度 [J]. 新疆中医药，2012，30（5）：42.
[5]　宗蕾. 针刺天突穴治疗咳嗽 22 例 [J]. 上海针灸杂志，2006，25（2）：26.
[6]　杨丹红，贾仰民. 化脓灸治疗过敏性哮喘的临床疗效及分子免疫学机制研究 [C] //浙江省针灸学会，浙江中医药大学附属第三医院. 浙江省针灸学会第五次会员代表大会学术论文汇编，2008：42-46.
[7]　吴焕淦，施征，王乾瑶，等. 化脓灸对消化道恶性肿瘤患者免疫功能调节作用的临床研究 [C] //中国针灸学会. 2011 中国针灸学会年会论文集（摘要），2011：45-63.
[8]　杨力强，邓柏颖，李晓红，等. 化脓灸对感冒易感患者白细胞介素 -2 影响研究 [J]. 四川中医，2009，27（1）：116-118.

袁青"突三针"为主治疗结节性甲状腺肿经验

结节性甲状腺肿是指各种原因导致的甲状腺内出现一个或多个组织结构异常团块，往

陈洁　黎少玲　武玉（广州中医药大学针灸康复临床医学院）

往无全身症状，部分由地方性甲状腺肿发展而来[1]。结节性甲状腺肿常双侧发病，单侧发病者多发于右叶，女性患者居多，35～55 岁是该病的高发年龄段[2]。本病的人群发病率为 4%～8%，且近年来发病率呈上升趋势。目前，结节性甲状腺肿的西医治疗方法主要有左旋甲状腺素治疗、手术治疗以及经皮酒精注射、激光光凝、高频超声消融治疗等，多伴有一定程度的不良反应。针灸治疗以其简、便、廉、效的特点，在治疗结节性甲状腺肿方面具有一定的优势。袁青教授是已故岭南针灸名家靳瑞教授的学术经验继承人，广州中医药大学靳三针研究中心主任，从事针灸教学、临床和科研工作三十余年。笔者有幸跟师学习，兹将袁师治疗结节性甲状腺肿的经验介绍如下。

1　袁青教授对结节性甲状腺肿的病机认识

结节性甲状腺肿以甲状腺肿大及结节为主要临床症状，属中医学"瘿瘤""肉瘿"范畴。袁师指出结节性甲状腺肿的发生与患者的精神情志密切相关，《灵枢·小针解》言："神者，正气也，神寓于气，气以化神，气盛则神旺，气衰则神病。"[3]表明神是人体精神活动的外在表现，当机体处于失神状态下，如精神情志失和，极易导致疾病的发生。袁师认为结节性甲状腺肿在发展过程中与肝、脾、肾三脏关系密切。肝为刚脏，体阴而用阳，肝主疏泄，可疏通畅达全身气机。肝气不疏，肝气郁结，会导致肝经循行部位出现胀痛或者结块；气郁日久化火，致肝气上逆，则出现头目胀痛、急躁易怒等症。气能行血，肝失疏泄，常易导致气滞血瘀；气能行津，气机郁结，则会产生水湿痰饮，致使痰瘀互结，结块渐成。脾为后天之本，气血生化之源，主运化，可运化水谷和水液。脾气不足，气血生化乏源，易致怠倦、消瘦等症的出现。脾居中焦，为水液升降布散的枢纽，脾失健运，水液内停，湿聚成痰，壅于颈前，则生瘿瘤。肾藏元阴元阳，为"五脏阴阳之本"，肾藏精，是推动机体新陈代谢的原动力。肾阴肾阳失衡，则出现脏腑功能减退或虚性亢奋的表现，致机体阴阳失调，最终致使肾阴肾阳虚衰，可谓"久病及肾"。由此可见结节性甲状腺肿多因患者精神情志失常，致肝失疏泄，脾失健运，气血津液运行失常，气、痰、瘀互结于颈前而成，日久常损及肾阴肾阳。

2　袁青教授针灸治疗结节性甲状腺肿临证思路

2.1　从气、血、痰论治

《杂病源流犀烛·瘿瘤》言："瘿瘤者，气血瘀滞，年数深远，渐长渐大之证。"[4]袁师认为"久病多瘀，久病多郁"，故在治疗结节性甲状腺肿时首先考虑调畅病变局部之气血，以恢复局部气血运行，必选取多气多血的阳明经经穴，如水突穴、扶突穴。"怪病多痰"，袁师在临证时亦注重痰邪的化除，治疗时常使用排化有形实痰的天突穴和消散无形之痰的丰隆穴。

2.2　从肝、脾、肾调摄

袁师认为结节性甲状腺肿多为本虚标实，病位在颈前，涉及肝、脾、肾三脏，其在针灸治疗过程中十分重视脏腑经络的相关性。足厥阴肝经"上贯膈，布胁肋，循喉咙之后"[3]；足太阴脾经"上膈，夹咽"[3]；足少阴肾经"从肾上贯肝膈，入肺中，循喉咙"[3]。袁师于临证时常配合循经远端取穴，尤以五腧穴为主；袁师亦强调五脏有疾，当取其原，其在治疗结节性甲状腺肿时，常选用太冲、太白、太溪穴，达到调补肝、脾、肾的作用。

2.3　贵在调神

《素问·宝命全形论》言："凡刺之真，必先治神。"[5]袁师在针灸治疗过程非常注重调神（即治神，守神），认为针灸治病的内在关键在于"调神"。调神即是调气血、调脏腑、调阴阳，是治疗疾病的根本。结节性甲状腺肿病因虽然复杂，但神机失调是其最主要的内在因素之一，几乎所有患者都处于不同程度的失神状态。故袁师在治疗结节性甲状腺肿时，常配合使用调神穴组中的四神针和定神针，以宁神定志，调和气血，使机体达到阴平阳秘的状态。

3　袁青教授针灸治疗结节性甲状腺肿特色

3.1　针灸取穴特色

3.1.1　局部选穴　袁师在治疗甲状腺疾病时，首选"靳三针"疗法中的突三针。突三针由天突、扶突、水突三穴组成。《千金翼方》言："瘿，灸天瞿三百壮，横三间寸久之。"[6]天突为任脉、阴维脉的交会穴，其气以通为顺[7]，具有宣肺利气、利咽开音、行气化痰的作用，为治瘿要穴。《类经图翼》言："扶突……主治咳嗽多唾，上气喘息，喉中如水鸡，暴喑气破瘿。"[8]扶突为手阳明大肠经穴，有清热利咽、理气散结的作用，故可治疗颈前结喉两旁之肿大结块。水突为足阳明胃经穴，足阳明经脉循喉咙，络脉"合诸经之气，下络喉嗌"[3]，水突穴位于颈前结喉旁，故常用治瘿瘤。天突善宣肺行气化痰，扶突、水突可理气活血散结，三穴相配可达理气化痰、消瘿散结之功。袁师强调水突、扶突位于颈部，针刺前必须先以指探穴，触摸病变部位的大小、质地，做到指下明了，针刺水突和扶突穴时应向甲状腺方向沿皮平刺，不要针刺太深，以免损伤甲状腺体。天突位于前正中线上，胸骨上窝中央，针前亦需先探穴，天突穴可沿胸骨上缘边向下斜刺0.5~0.8寸，要注意防止气胸。此外，研究报道，针刺天突穴可消肿散结，治疗咽喉不利[9]；针刺水突穴能消除或缩小甲状腺肿[10]；针刺扶突穴可对甲状腺手术起到针麻效果，且效果稳定[11]。

3.1.2　远端配穴　袁师常取的配穴有列缺、照海、合谷、太冲、太白、太溪。列缺为手太阴肺经络穴，通于任脉，可宣肺理气、祛风散邪、通络利咽。照海为足少阴肾经穴，通于阴跷脉，可滋补肾阴、宁心安神、清热利咽。二者同属八脉交会穴，常配合治疗颈部疾病。合谷为手阳明大肠经原穴，阳明经多气多血，颈部又属阳明经之分野，循经远取合谷，可疏经活络、调和气血；太冲为足厥阴肝经原穴，可疏肝解郁、通调气机。二穴配合使用，可理气和血，散结消瘿。太白为足太阴脾经原穴，可健脾温阳、通络止痛；太溪为足少阴肾经原穴，可补肾益气、温阳散寒。二穴同用，可顾养先后天之本，以达未病先防之机。

3.1.3　调神用穴　在治疗结节性甲状腺肿时袁师善用调神针法[12]中的四神针和定神针。四神针在头顶部，当百会前后左右各1.5寸，落于督脉和足太阳膀胱经上，较之四神聪，其脑部投影区域更大，治疗作用更强[13]，可升阳气、调元神，为醒神聪脑、安神定志的主穴。百会穴为"诸阳之会"，四神针包绕百会穴，好似顾护天神之宝塔，百会穴喜温灸，故常在该部位进行温和灸，以加强提神稳神之功。定神针在前额部，当印堂和左、右阳白上各0.5寸，三穴相配，可疏利肝胆、清利头目、宁心安神，常用治注意力不集中、情绪不稳、心神不宁的患者。由于印堂穴和阳白穴位置表浅，袁师常从其上0.5寸向下透刺，既不离经，也不失穴，还可加强针感，增强安神宁心、调畅情志的作用。

3.2　针灸操作特色

针刺前，让患者取仰卧位，暴露颈部、手足部（腕踝关节以下即可），嘱患者放松，自然呼吸。针刺时，医者要全神贯注，做到手不离针，眼不离穴，四神针依次向百会穴前、后、左、右4个方向向外斜刺；定神针要向下平刺，注意进针前先用针尖轻刮穴位处皮肤，使患者的神气集聚于即将针刺的穴位处，以达两神合一之效。针刺突三针前需要探穴，天突，向下斜刺0.5~0.8寸，水突和扶突，沿皮平刺0.8~1.0寸。列缺、照海、合谷、太冲、太白、太溪等穴可按常规针刺。颈部穴位以捻转和刮法为主，同时配合温和灸。四神针，配合针上加灸，即左右手各持一段点燃的艾条，先用其燃烧端夹持针柄，根据患者对艾灸热度的反馈来调节艾条与针柄的距离[14]，艾灸时要注意下压穴周患者的头发，以免造成损伤。列缺、照海、合谷、太冲行导气通精法（导法）[12]，"徐入徐出，谓之导气。补泻无形，谓之同精"[3]，即进针后用同等的力度持针，缓慢提插。太白、太溪行提插补法。针刺过程中，每隔15分钟行针1次，留针1小时后出针。每周治疗2~3次，12次为一个疗程，根据具体疗效情况，应用2~5个疗程。

3.3　挑刺疗法特色

袁师在治疗结节性甲状腺肿时常配合使用甲状腺局部挑刺，以增强疗效。操作时，患者取仰卧位，甲状腺局部常规消毒，医者右手持三棱针，将针刺入结节处皮肤内，后将针身倾斜挑破表皮，然后再深入皮下，挑断皮下白色纤维组织，挑尽为止。挑毕，用消毒干棉球压迫止血，并贴止血贴保护创口。每次挑刺1~2点，每周1次。挑刺疗法由九刺中的"络刺"发展而来，常用于治疗瘀证、痛证。实践证明，挑刺疗法可通过对瘿瘤局部病灶或相应经穴之皮部产生良性、持久的刺激，调节脏腑气机而起到疏肝理气、化痰散结等作用，故对瘿瘤有良好的治疗效果。临床上亦有部分医家通过挑治法治疗甲状腺疾病，如李桂玲等[15]以挑治法治疗毒性弥漫性甲状腺肿，植兰英[16]以挑治法为主治疗瘿瘤。与之不同的是，袁师在使用挑刺法时，强调医者和患者双方共同配合，挑刺前需要患者按照医者的指令进行吞咽动作，以更好地确定挑刺入针点；挑刺中要求医者密切注意患者的面部表情变化，根据患者的表情及言语反馈调整挑刺力度；挑毕，医者要指导患者如何艾灸甲状腺局部，并嘱其回家自灸，做到授之以渔。

4　验案举隅

患者，女，36岁，2015年3月12日初诊。主诉：颈部异物感1年余，加重3月余。现病史：患者2014年初自觉颈部异物感，于2014年2月19日去广东省中医院内科门诊就诊，行甲状腺超声、甲状腺功能五项、甲状腺自体抗体检查。甲状腺超声示：甲状腺双侧回声异常，血供较丰富，右侧叶实质性病灶1.3cm×0.8cm。甲状腺功能测定及甲状腺自体抗体检查未见异常。诊断为结节性甲状腺肿，建议手术治疗。患者因惧怕手术，未采纳医生建议。后听其亲友介绍间断服用散结消瘿的古方中药（具体不详），症状稍有改善。患者由于年末工作繁重，颈部不适感加重。现为求进一步治疗，特来本院门诊就诊。刻下症：患者情绪不宁，急躁易怒，结喉右侧肿物应指明显，质软，可随吞咽上下移动，吞咽无疼痛，胃纳可，眠差，舌淡红，无瘀斑，苔白腻，脉弦滑。中医诊断：瘿瘤，气滞痰凝证。治法：疏肝解郁，理气化痰。针灸取穴：突三针、四神针、定神针、合谷、内关、神门、太白、丰隆、太冲。其中突三针、四神针加灸；内关、合谷、太冲用导法；神门、太白、丰隆用补法。局部选用突三针，效专力宏，直击结节病灶，具有宣通经气、散结消瘿之功。四神针、定神针、内关、神门同用，可安神宁心，定志调神。三阴交、丰隆用补法，可健脾化痰，促进结节消散，配合导四关，可通调全身气机，达到疏肝行气化痰之效。每周门诊针灸治疗 2 次。同时配合甲状腺局部挑刺治疗，每次挑刺 2 点，每周 1 次。嘱患者回家自灸甲状腺肿大部位，每次 15 分钟，每周 3 ~ 4 次，并嘱其清淡营养饮食，规律作息。

2015 年 3 月 19 日二诊：患者睡眠明显改善，性情较前安静，急躁明显减少，颈部异物感稍有减轻，但仍感不适。舌淡红，苔薄白，脉沉弦。袁师认为，患者失眠情况既有改善，可将神门穴除去，苔不腻，可将丰隆穴除去，为加强通络利咽的作用，加用列缺、照海二穴（导法）。2015 年 4 月 2 日三诊：患者自觉颈前异物感明显减轻，但近来常感疲乏。舌淡，苔薄，脉弦细。嘱在上方的基础上加用足三里穴（补法），回家自灸关元穴以补脾益气。2015 年 4 月 16 日四诊：患者的颈部异物感基本消除，但结喉右侧的肿物仍可触摸到，效不更方，继续治疗。

2015 年 7 月 30 日，经过 3 个疗程的治疗，患者颈部异物感完全消除，甲状腺超声示：双侧甲状腺质地欠均，其内未见明显异常团块回声。嘱其继续巩固治疗 4 次。随访 1 年未见复发。

5　小结

靳三针疗法，是一种传统针灸术，因其组穴精简深刻，治疗效果显著，被广泛运用于针灸临床。由天突、水突、扶突穴组成的突三针，能发挥通经活络、调和气血、消肿散结的作用，故选其用治结节性甲状腺肿，所谓"以突治突""奇病奇治"[17]。袁青教授强调"针灸治病，必先治神，神治则病易除"[18]，故结节性甲状腺肿的治疗需要局部与整体相配合，局部通过突三针常规针灸配合挑刺治疗，直击病所，以达消瘿散结之功；整体通过针灸"调神"，达到神治病除、阴平阳秘之效。可见以突三针为主配合调神，可为结节性甲状腺肿的临床治疗提供新的思路。

参考文献

[1]　张木勋，吴亚群. 甲状腺疾病诊疗学［M］. 北京：中国医药科技出版社，2006：103-109.

[2]　韩志江，陈文辉，舒艳艳，等. 结节性甲状腺肿和甲状腺癌的 CT 鉴别诊断［J］. 中国临床医学影像杂志，2011，6（22）：415-417.

[3]　灵枢经［M］. 田代华，刘更生整理. 北京：人民卫生出版社，2005：9-79.

[4]　清·沈金鳌. 杂病源流犀烛［M］. 北京：人民卫生出版社，2006：878.

[5]　田代华整理. 黄帝内经素问［M］. 北京：人民卫生出版社，2005：53.

[6]　唐·孙思邈. 千金翼方［M］. 北京：中国医药科技出版社，2011：345.

[7]　邵素菊，邵素霞. 针刺治疗单纯性甲状腺肿大 31 例［J］. 针灸临床杂志，2004，12（20）：27-28.

[8]　明·张景岳. 类经图翼［M］. 山西：山西科学技术出版社，2013：114.

[9]　朱现民，霍尚飞，卢璐，等. 天突穴在救治危急病证中的应用［J］. 中国针灸，2013，6（33）：523-525.

[10]　何金森，金舒白，恒建生，等. 不同针刺疗法治疗甲状腺功能亢进症的临床疗效分析［J］. 中国针灸，1986，5（6）：15-17.

[11]　赵文砚. 双扶突穴单针法针麻在甲状腺手术中的应用［J］. 北京中医药大学学报，1995，5（18）：67.

[12]　袁青. 靳三针法［M］. 北京：人民卫生出版社，2014：9-14.

[13]　袁青. 靳三针问答图解［M］. 广州：广东经济出版社，2003：25-26.

[14] 方晨晔，卢颖，陈飞，等."针上灸"法与"温针灸"法临床治疗效应的差异比较 [J]. 世界中医药，2013，11（8）：1344-1347.

[15] 李桂玲，周志贤，李建美. 挑治法治疗毒性弥漫性甲状腺肿疗效观察 [J]. 中国针灸，2006，11（26）：769-771.

[16] 植兰英. 针挑疗法为主治疗瘿瘤 12 例 [J]. 上海针灸杂志，2002，1（21）：35.

[17] 袁青. 靳瑞针灸传真 [M]. 北京：人民卫生出版社，2006：206.

[18] 袁青，韩德雄，邓晶晶，等. 靳三针与治神 [J]. 辽宁中医药大学学报，2009，5（11）：13-14.

赵润琛主任推拿治疗周围性面神经麻痹经验总结

周围性面神经麻痹又称面瘫，属于中医学"口眼喎斜""口僻"范畴，是一种以口眼向一侧喎斜为主要症状的病证[1]。多由茎乳突孔内发生的非化脓性炎症引起，主要表现为一侧面部表情肌麻痹，患者不能皱眉闭眼，额纹消失，病侧鼻唇沟变浅，口角下垂喎向健侧，不能鼓腮、吹口哨，并出现唾液分泌减少等症状，部分患者还会出现同侧舌前 2/3 味觉减退以及听觉过敏等。赵润琛主任从事临床推拿工作五十余年，在运用手法治疗本病方面积累了丰富的临床经验，形成了自己独特的治疗思路与手法。现将其总结如下，以飨同道。

1 善用温、通、补三法，补虚泻实

赵师认为本病乃属本虚标实。本虚为气血不足，卫外失司；标实为风寒等邪气侵袭面部肌腠，留滞经络所致。正虚邪实、经络痹阻、气血运行不畅，导致面部筋肉纵缓不收，被健侧所牵引。如《诸病源候论》言："风邪入于足阳明、手太阳之经，遇寒则筋急引颊，故使口喎僻，言语不正，而目不能平视。"赵主任指出标本和虚实是相对的概念，临床中不仅从病机方面进行分析，还考虑到病位。本病的病位在于面部肌腠，其特点为患侧虚、健侧实。张仲景说："邪气反缓，正气即急，正气引邪，喎僻不遂。"对于标实的理解不仅要考虑到病机还要兼顾病位的特点。赵师遵从标本兼治、补虚泻实的治疗原则，主张治标注重舒筋通络、祛风散寒，使面部两侧筋肉恢复平衡，治本注重益气活血，使气血运行通畅。因此，在手法治疗中赵主任采取温、通、补三法，温以散寒，通以活络，补以治虚，虚实兼顾。

在手法施术上，先用揉法、擦法温经散寒；用大小鱼际揉面部、前额部表情肌，用手掌或多指，置于两侧面颊部，自下向上经耳前到前额部，进行搓摩，重点施术于前额部、颊部、颞部，以局部有发热感为宜。

再以弹、拨、点、按等手法通络散瘀；以食、中、无名三指拨揉患侧耳前部与下颌部，然后缓缓提捻颊车筋、弹拨颧髎筋，以有酸胀感为宜，再以多指揉颞部、乳突部（少阳经循行路线）；用拇指揉口轮匝肌、眼轮匝肌 3～5 遍，然后用拇食二指捏起地仓筋，施以弹拨和捻揉法，以有酸胀感为宜。拨揉水沟、承浆、阳白、四白筋，然后点、揉睛明、鱼腰各 1 分钟。

李鹏 许苏旸（北京按摩医院推拿三科）

最后，局部施以擦、揉摩等手法，配合远端取穴补虚活血，摩、揉面部2分钟，远端取膈俞、血海、足三里、合谷等穴。前两者善于治血，所谓"治风先治血，血行风自灭"。后两者善于调气，气行则血行。赵师同时指出：标本兼治，补虚泻实也应体现在手法的刺激量以及施术部位上，即手法施术上应轻重适度，健患有别。手法刺激量不宜过大，因为重手法为泻法，此症患者多为虚证，宜补不宜泻。临床实践证实，若手法刺激量过大患者会出现面肌痉挛现象。另外，如口眼向左喝，说明左侧正气急，右侧邪气缓，病当在右侧，施用手法时应在右侧面部以较深沉的揉法、点按法、擦法令其收缩；而左侧面部则采用力度较轻浅手法，使其松弛。

2　重治阳明，经穴、经筋并取的手法治疗原则

2.1　以重治阳明为治疗、取穴之要

古代医家通过大量实践总结出"经络所过，主治所及"的治疗原则。面部为诸阳经所聚会，但面颊部以足阳明胃经和经筋分布最为广泛，所以各家文献中取穴也以该经为主[2]。故《灵枢·邪气脏腑病形》说："（邪）中于面则下阳明。"李国徽等[3]通过临床观察发现，循阳明经针刺和手法拍打能有效激活阳明经多经穴三磷酸腺苷（adenosine triphosphate，ATP）复合酶，产生足够经穴能量，打通组织细胞间通道，加快经穴能量沿经络传导速度，增加ATP传导数量，促进受损面神经快速复愈。赵师结合古代文献及长期的临床观察，在取穴上提出重治阳明的原则，就是以手足阳明经为主，主要取阳明经及与其相交会的腧穴进行治疗。

重治阳明不仅要选取本经及其所交会的腧穴达到行气活血、修复面神经功能的作用，还要治疗阳明经筋，改善面部筋肉，纵缓不收的状态。经筋行于体表，结聚关节周围，主司肢体运动[4]。《灵枢·经筋》记载其循行"上夹口，合于頄，下结于鼻……从颊结于耳前"，广泛分布于口、眼及周围表情肌。"卒口僻，急者目不合……颊筋有寒则急，引颊移口"中阳明经筋病与现代医学对本病证状的描述完全吻合。同时，还明确提出了按摩（为之三拊）治疗的方法。因此，可以看出《灵枢·经筋》特别是对足阳明经筋，从"卒口僻"（周围性面瘫）的病候、病机以至治疗均有详尽的论述，为后世治疗此疾病提供了可靠的理论依据[5]。

2.2　操作细节

2.2.1　远近相合　局部取四白、下关、颊车、地仓等穴，配水沟、承浆、翳风等穴，前二者与足阳明经相交会，《针灸甲乙经》记载："口不正，翳风主之。"可舒筋通络，刺进面部气血运行。赵老师同时指出，上述腧穴的深层有面神经分支分布。例如：下关、颊车、地仓等穴都处于面神经分支的部位；翳风穴的深层，正是面神经干从茎乳突孔发出的位置；禾髎、听宫穴深层是腮腺所处的部位，面神经就从腮腺中穿过而呈放射状分支，分布于表情肌。临床试验研究发现穴位电刺激可促进兔面神经核中脑源性神经营养因子（brain derived neurotrophic factor，BDNF）的表达，并对损伤面神经修复有促进作用[6]。因此，在这些穴位上施以按摩手法可以起到兴奋面神经的作用，从而使瘫痪的肌肉恢复运动功能。赵老师还根据"病在上者，下取之"的理论，在远端取肩井、曲池、合谷、足三里、血海等穴。合谷穴善于治疗面部疾患，与肩井相配可祛风散寒；阳明为多气多血之经，曲池、足三里可调理阳明经气；足三里、血海可补益气血。临床中对面瘫患者面部温度观察发现，针刺手阳明经的合谷穴和足阳明胃经的足三里穴后，面瘫患者的面部均出现升温反应，说明合谷和足三里用于面瘫的治疗均可有效[7]。

　　2.2.2　揣穴为先，经穴、经筋并取　赵润琛主任指出筋伤疾患在腧穴周围寻找"穴筋"进行治疗效果显著。通过长期临床实践发现患者常在阳白、角孙、率谷、颊车、翳风、下关以及耳前等阳明经筋循行处，出现明显压痛。赵老师根据《灵枢·经筋》中"以痛为腧"的取穴原则，在痛点周围刺激"穴筋"对改善口喝眼斜等症状有明显疗效。如在局部取地仓筋、颊车筋和四白筋。地仓筋位于口角外下方深层筋节处，穴位深层有口轮匝肌。一侧面神经瘫痪时，该肌张力消失，口涎外溢，同时吸吮、吹口哨等动作皆丧失。颊车筋位于颊车穴上 0.5 寸[8]，深层为咬肌，常采用提捻地仓筋配合弹拨颊车筋作为治疗口僻的要穴。四白筋位于四白穴内下 0.1 寸，深层为眼轮匝肌和提上唇肌。上述"穴筋"可用拇、食指捻揉或弹拨，对失去功能的面部肌肉进行锻炼，增强肌力，缓解肌肉痉挛，改善血液循环，恢复肌肉功能。

3　倡导"治疗宜早，积极防护"的防治结合理念

　　周围性面神经麻痹常发生于感受风寒或感冒之后，多属急性发作。临床实践证明，若及时治疗效果显著；若病程在半年以上者疗效不佳，往往留有后遗症，如患者舌前 2/3 的味觉减退或消失说明鼓索分支以上同时存在病变，预后较差。此外，本症的护理极为重要，首先应用清洁的纱布眼罩将患侧的眼睛盖好，每天用金霉素眼药膏一次，以便保护角膜。当患侧面神经功能有所恢复时，对着镜子练习面肌的随意运动，如皱额、提眉、鼓腮等。另外，嘱患者注意保暖。

4　验案举隅

　　患者，男，34 岁。因"右侧口眼喝斜 3 天"于 2014 年 3 月来诊。3 天前因夜卧当风晨起后自觉面颊沉紧，右侧耳后部有轻度疼痛感，洗漱时发现右侧闭目露白，右眼分泌物增多，不能皱眉、鼓腮。经营养神经、改善微循环、中药等治疗未明显改善，就诊于本院。赵师检查发现患者右眼不能完全闭合，皱眉时右侧额纹消失，右侧鼻唇沟变浅，右口角低垂，无力鼓气，阳白、率谷、颊车、翳风等穴以及耳前处出现明显压痛。无肢体活动不利，血压及心肺功能未见异常，舌淡，苔薄白微腻，脉弦细。诊为"面瘫，周围性面神经麻痹"，证属风寒袭络，营卫失和，治以祛邪通络，活血祛瘀。采用手法治疗 12 次：于颜面部（患侧为主）施按、摩、点、揉、擦等手法；取阳白、角孙、率谷、地仓筋、颊车筋、翳风、肩井、膈俞、曲池、合谷、足三里等穴。

　　手法治疗 3 次后复诊，患者自诉面部轻松感，右侧额纹渐现，皱眉较前明显有力，眼睑闭合较前改善，但做鼓腮等动作仍不自如，赵老以揉法为主，配合弹筋法施术于地仓筋、颊车筋等有细小筋节处，意在恢复筋肉功能并嘱其进行抬额、皱眉、鼓腮等动作练习。手法治疗 10 次后，面部肌肉活动基本恢复，治疗 12 次后痊愈。同年 5 个月随访面部无明显不适。

　　按：赵师认为该患者平素熬夜，气血虚弱，复感风寒之邪，导致经络不通，气血运行不畅，面部筋肉失于濡养而发病。治疗及时，预后较好。治以活血通络，舒筋定痛。发病早期手法治疗宜轻，以擦法为主，适当使用弹筋法，避免过度刺激引发面肌痉挛。用上述手法治疗 1 次后，患者面部压痛减轻，自觉面部有热感。嘱其戴口罩，避风寒，隔 2 日复诊 1 次。

5　结语

　　赵师推拿治疗周围性面神经麻痹，突出标本兼治、补虚泻实的治疗原则，采取温、

通、补三法。取穴以重治阳明，经穴、经筋并取为特色。同时认识到手法治疗周围性面神经麻痹在注重中医辨证的同时，还要突出经穴触诊的应用，并在腧穴周围寻找"穴筋"进行治疗，效果显著。

参考文献

[1]　王启才. 针灸治疗学 [M]. 北京：中国中医药出版社，2003：69.

[2]　陆瘦燕，朱如功. 论针灸辨证论治 [M]. 上海：上海科学技术出版社，2014：30.

[3]　李国徽，陈凌，赵卫锋. 循阳明经针刺和手法拍打治疗 236 例周围性面瘫临床疗效观察 [J]. 现代中医药，2005，25（5）：48-49.

[4]　李鼎. 经络学 [M]. 上海：上海科学技术出版社，1995：40.

[5]　李欣明，阎丽娟. 从足阳明经筋辨证论治周围性面瘫 [J]. 天津中医药，2009，26（3）：215-216.

[6]　姜国华，卫彦，单丽莉，等. 穴位电刺激对周围性面神经损伤兔面神经核中 BDNF 的影响 [J]. 针灸临床杂志，2006，22（1）：44-46.

[7]　张栋，温宝珠，魏正岫，等. 针刺手足阳明经穴位对面瘫患者面部温度影响比较的热像图观察 [J]. 针刺研究，1990，25（3）：191-193.

[8]　赵润琛. 赵润琛按摩心悟 [M]. 北京：中国盲文出版社，2012：14，105-110.